科学出版社“十四五”普通高等教育本科规划教材

中医急重症学

第2版

主编　方邦江　梁　群　高培阳

科学出版社

北　京

内 容 简 介

本教材由全国20余所中医、西医高等医药院校长期从事急诊、重症医学专业医、教、研一线工作的专家编写而成。教材共分四个篇章，上篇总论部分重点介绍中医急重症学的发展历史、中医医院急诊科与重症医学科建设要求及标准、中医急重症的病因病机、中医急重症治疗方法、“急性虚证”理论在急重症中的应用、急重症临床思维方法等；中篇突出介绍了常见危重症，包括高热、暴喘、神昏、真心痛、脱证、脓毒症、复合伤、多发伤、多器官功能障碍综合征、猝死等主要病症；下篇主要介绍临床各科常见急症；附篇部分重点介绍临床常用危急重症诊疗与监护技术。

本教材同时提供了数字化案例与课件，可供高等中医药院校中医、中西医结合专业本科生急诊与重症医学教学使用，同时也是急诊、重症医学临床医师的重要参考书。

图书在版编目（CIP）数据

中医急重症学 / 方邦江，梁群，高培阳主编. —2版. —北京：科学出版社，2022.8

科学出版社“十四五”普通高等教育本科规划教材

ISBN 978-7-03-072224-9

Ⅰ.①中… Ⅱ.①方… ②梁… ③高… Ⅲ.①急性病–中医治疗法–高等学校–教材②险症–中医治疗法–高等学校–教材 Ⅳ.①R278

中国版本图书馆CIP数据核字（2022）第074833号

责任编辑：李 杰 刘 亚 / 责任校对：郑金红
责任印制：李 彤 / 封面设计：蓝正设计

科学出版社 出版
北京东黄城根北街16号
邮政编码：100717
http://www.sciencep.com
北京凌奇印刷有限责任公司 印刷
科学出版社发行 各地新华书店经销
*

2017年5月第 一 版 开本：787×1092 1/16
2022年8月第 二 版 印张：28 3/4
2023年8月第四次印刷 字数：702 000

定价：88.00 元
（如有印装质量问题，我社负责调换）

编 委 会

前　言

为了更好地贯彻落实教育部“十四五”期间高等教育中医药系列教材编写要求，进一步适应新时期高等中医药教育教学的发展需求，根据科学出版社“十四五”普通高等教育本科规划教材编写工作原则和意见，我们组织全国20余所中医、西医高等医药院校长期从事医、教、研一线工作的专家担任《中医急重症学》教材编写工作，经过集体认真讨论，科学整合课程体系及编写体例，教材紧扣本科生急诊与重症医学理论教学与临床实际，突出中医、中西医结合急重症医学特点，教材力求充分体现急重症医学的思想性、科学性、先进性、启发性及适用性，客观反映中医、中西医结合急诊与重症医学的基本理论、基本知识和基本技能。突出中医、中西医结合急重症医学特点，精选教材内容进行编写。

本书包括四大部分，上篇总论部分重点介绍中医急重症学的发展历史、中医医院急诊科与重症医学科建设要求及标准、中医急重症的病因病机、中医急重症治疗方法、“急性虚证”理论在急重症中的应用、急重症临床思维方法、急诊医学医患沟通技巧及人文关怀以及院前急救与绿色通道建设；中篇突出介绍了常见的危重症，涵盖了高热、暴喘、神昏、真心痛、脱证、脓毒症、复合伤、多发伤、多器官功能障碍综合征、猝死等主要内容；下篇主要介绍了临床各科常见急症，包括常见内科急症、外科急症、妇科急症、儿科急症、耳鼻喉科急症、急性中毒、理化因素伤害以及灾难医学概述等内容；附篇部分重点介绍了临床常用危急重症诊疗与监护技术。

本教材的编写，得到了各参编院校领导的支持，并由国医大师晁恩祥教授及于学忠教授、李应东教授担任审阅，广州中医药大学何健卓副主任医师、上海中医药大学彭伟主治医师等参加了教材校对、整理工作，对保证教材质量发挥了重要作用，谨此一并致谢！

本教材是在第一版《中医急重症学》有关高等中医药院校中医急诊教材和教学经验的基础上进行的改进和创新，由于修订时间仓促，加之近几年来急诊、重症医学的发展迅猛，在教材编写的探索过程中，难免有不足之处，敬请各高校教学使用单位、教学人员在使用过程中提出宝贵意见，以便日后加以修正和提高。

《中医急重症学》（第2版）编委会

2022年5月

目　录

上篇　总　论

中篇　危　重　症

下篇 临床各科常见急症

附篇 常用危急重症诊疗与监护技术

上篇　总　论

第一章　中医急重症学的发展历史

第一节　中医急重症学的概念与范畴

中医急重症学是在中医药理论指导下，运用四诊手段与临床思维方法研究临床疾病处于急、危、重阶段的病因病机及病证变化规律的一门综合性学科。它以患者为中心，关注的焦点是患者的生命，运用最先进的设施和方法，以最快的速度、最有效的手段，尽最大可能地挽救急危重症患者的性命和最大限度地减轻患者的伤残。其救治的范围主要有急危重症和一般急症，以急性创伤、急性病和慢性病急性发作的诊治为核心内容。中医急重症学包括急诊医学、危重病医学、灾害医学、复苏学、创伤学、毒物学、儿科急救学和急诊医疗服务体系八个方面。急诊医疗服务体系（emergency medical service system，EMSS）概括来说由院前急救、医院急诊科（室）急救、重症监护病房（intensive care unit，ICU）急救三个部分组成。院前急救主要包括院前现场初步急救与维系伤病员的生命，并将需要进一步诊疗的患者安全运送至最近的接收医院。院内急救与ICU，主要针对患者的危险因素进行逆转性救治，进而维系患者生命体征的相对平稳。现代西医急诊医学则是在1968年，由美国麻省理工学院倡导建立EMSS；1970年美国部分城市成立了地区性的急诊医疗体系，通过通讯指挥中心统一的急救呼叫，协调院前的现场急救；1972年美国医学会正式承认急诊医学是医学领域中的一门新学科。在我国，1980年卫生部颁发了“加强城市急诊工作”的文件；1983年颁布“城市医院急诊室建立方案”，在协和医院率先成立了我国第一个急诊科；1985年开始培养急诊医学专业临床研究生；1986年10月召开了全国第一次急诊医学学术会议，中华医学会常委会正式批准成立“中华医学会急诊医学专科学会”，并于次年在杭州召开成立大会，至此我国急诊医学正式被承认为一门独立的学科；1987年正式成立了“中华急诊医学学会”，规定我国统一急救呼号为“120”。1997年中华中医药学会急诊分会成立，标志着我国中医急诊与危重症医学学术进入正式学术建设轨道。2014年由方邦江教授组织成立的世界中医药学会急症分会，表明中医药治疗危急重症正式步入国际社会。

第二节　中医急重症学发展简史

中医的临床核心体现在急症治疗上，扁鹊、华佗、孙思邈、张仲景等皆是急救大家，他们诊治急症，法多效奇。中医学有着悠久的历史，中医急重症学源远流长，关于急症诊疗的中医古籍文献汗牛充栋，几千年来已形成了完整的理论体系，积累了丰富的临床经验。

一、春秋战国及先秦时期

这一时期为中医急重症学基础理论体系的奠基期。成书于战国时期的《黄帝内经》（简称为

《内经》）基本建立起中医急重症学的理论框架，对急症的病因病机、治则治法、转归预后等均有一定的论述。在急危重疾病命名上，《内经》对其均冠以"暴""卒"等以区别于非急诊疾病，如"卒中""卒心痛""暴厥"等。其中"卒心痛"一病基本涵盖了现代医学的急性冠脉综合征。其中《灵枢·厥论》中"真心痛，心痛甚，手足青至节，旦发夕死，夕发旦死"，与现代医学的急性心肌梗死临床表现相当吻合。在急危重症的诊断上，《素问·阴阳应象大论》曰："以表知里，以观过与不及之理，见微得过，用之不殆"，即司外揣内，强调望诊对中医急诊急救的重要性。《素问·玉机真脏论》曰："天下至数，五色脉变，揆度奇恒，道在于一"，即知常达变，强调在面对病情复杂多变的急诊患者时，我们要思维灵活以不变应万变。在急危重症的治疗上，提出"治病求本，观其所属""因势利导、祛邪外出""异法方宜，三因制宜"等治疗原则。《内经》所用方药中，著名的十三方均是急救的重要方剂，如生铁落饮治疗怒狂之阳厥证等。另外，《内经》在治疗上非常重视起效迅速的针刺、灸法等的应用。此外，成书于东汉时期的《神农本草经》收载中药365种，创立了四气、五味等理论，奠定了中医急危重症药物治疗学的理论基础。

二、两汉时期

该时期为中医急重症学临床理论体系的形成期。两汉时期，医圣张仲景对东汉以前的急诊急救理论和经验进行了科学的总结，并上升到新的理论高度，使中医急重症学得到了空前的提高和发展。张仲景《伤寒杂病论》的问世，彻底摆脱了中医急诊急救理论与临床脱节的现象，使其诊治有章可循，有法可依，有方可使，有药可用，临床疗效也得到了空前提高。《伤寒杂病论》指导中医急诊以六经和脏腑辨证论治急症，并总结出病、证、理、法、方、药的临证思维。《伤寒杂病论》全书397条原文中，论及有关急症条文的约有300余条，涉及与急诊相关的急症有：喘证、胸痛、神昏等近20种。故有学者提出《伤寒杂病论》之"杂"实为"卒"字之误。书中明确指出急诊救治的原则：急症——"当祛邪为先"；重症——"祛邪不可伤正"：危症——"救逆为本"。对高热、昏迷、谵妄的治疗，他创立了清热、攻下两大治法。基于此，现代选用白虎汤治疗乙型脑炎，选用大承气汤治疗中风均获良效。《伤寒杂病论》在急症救治上，强调抓主要矛盾，急救为先。如大承气汤的"急下之"，四逆汤的"急温之"等。在急症病情观察上，建立危重病监测指标。如"汗出""呼吸""肢温"等以利及时判断预后，对后世具有很大的启发和指导意义。张仲景还创立了用于急救自缢患者的原始人工呼吸术，可以说是现代人工呼吸的前身，为中医急诊急救技术的发展奠定了基础。此外，汉唐方书中记载了大量关于急危重症的救治方法。如医家华佗以赤小豆、丁香治疗急黄，以桔梗治疗喘急，以猪牙皂、白矾治疗急喉痹等。治急喉痹法原文如下："以猪牙皂、白矾、黄连各等分，瓦上焙干为末，以药半钱吹入喉中，少顷吐出脓血，立愈"。

三、三国两晋南北朝时期

这一时期是中医急重症学理论体系的逐渐兴盛期。晋代医家葛洪所著的《肘后备急方》是第一部真正的中医急诊手册。本书收集了魏晋南北朝时期治疗急症的经验，包括内、外、妇、儿、五官各科，大至肠吻合术，小至蝎虫咬伤，"众急之病，无不毕备"。在中医急重症学的发展历程中具有十分重要的地位。在病因学上，葛洪重点论述了"疠"的概念，指出"疠"具有传染性，提出"断温病令不相染"的隔离方案。在诊断学上，《肘后备急方》十分重视"目验"的重要意义，重视客观体征的检查。如对黄疸的诊断采用了"急令溺白纸，纸即如柏染者"的验溺实验方法。在治疗学上，提出了“急救治本，因证而异，针药摩熨，综合治疗”。首先创立了用于抢救自缢患者的口对口人工呼吸术。首先记载了蜡疗、烧灼止血、放腹水、小夹板固定、溺水急救术、灌肠术等。如“治卒大腹病方第二十五”的“若唯腹大，下之不去，便针脐下二寸，人数分，令水出孔合，须腹减乃止”，是最早放腹水的方法。此外，《肘后备急方》还记载了一些特效药物，如青蒿、常山治疗疟疾，汞剂治疗蛲虫病，羊肝治疗雀目暴盲等。总之，《肘后备急方》为后世研究晋朝以前的中医急诊急救提供了重要的文献资料。

四、隋唐时期

这一时期是中医急重症学理论体系的兴盛期。隋唐时期，巢元方等编著的《诸病源候论》是我国第一部论述病因病机的专著，载病 67 类、证候 1739 种，其中急诊病证占四分之一以上，急诊证候占六分之一左右。《诸病源候论》首次采用了疾病统领证候的方法；首次提出了“津液紊乱”病因说，将消渴、水肿等归属于津液紊乱的范畴；开始对冻伤、烧伤、溺水等物理性致病因素进行阐释研究。并且首创扩创引流术；首次尝试用血管结扎法治疗外伤出血等。其为后世急诊病因学和急诊急救技术的发展奠定了基础。晋唐著名医家孙思邈对急诊医学的贡献集中反映在他的《备急千金要方》和《千金翼方》上。书中除“备急方”27 首专供急救外，差不多每一门中均有关于急救的名方，至今仍广为应用，如犀角地黄汤、苇茎汤、温胆汤等。孙思邈在急诊医学的疾病分类上按学科进行，科学实用，至今仍有较大的指导意义。对急性出血、急性腹痛、暴吐暴泻等的论述颇为详尽，还首次尝试用烧烙法治疗外伤出血。孙思邈对急诊治疗倡导综合疗法，临证时常常内、外治法并用，针灸、汤药共施，尤其强调针灸在急诊急救中的重要性，提出“针灸之功，过半于汤药”，“针灸攻其外，汤药攻其内，则病无所逃矣”，“故知针知药，乃是良医”。孙思邈还是世界上第一个运用导尿术的医家。《备急千金要方·胞囊论》曰“凡尿不在胞中，为胞屈僻，津液不通，以葱叶除尖头，纳阴茎孔中深三寸，微用口吹之，胞胀，津液大通，便愈”。这一时期还有许多医家医著充实和发展了急诊理论，大大丰富了急救方药，如王焘《外台秘要》及由国家颁布的充实和发展了急诊用药的《新修本草》等。总之，这一时期前后不仅出现了中医急重症学的专著手册，同时在理论、急救技术上也有较大的进步，对后世急诊医学的发展产生了深远的影响。

五、宋金元时期

这一时期为中医急重症学理论学术争鸣昌盛期。金元时期，名医辈出，“金元四大家”对中医急重症学做出了巨大的贡献。刘完素以阐发火热病机及善治火热疾病成为后温病学派的奠基人，他大大扩充了病机十九条中有关火热证的证候条目，强调六气中的风、湿、燥、寒皆可化火，并在此基础上制订了防风通圣散、双解散等治疗热性外感疾病行之有效的著名方剂。“攻邪派”的代表张从正，在祛邪治疗中善用汗、吐、下三法，并认为此三法可结合应用，丰富了急症治疗经验。在用药上强调注意“中病即止，不必尽剂”。张从正还首创了钩取咽部异物术。“补土派”代表李杲著《脾胃论》《兰室秘藏》等书，重点阐述了《素问·太阴阳明论》“土者生万物”的理论，在内伤急症的治疗方面，多以益脾胃、升阳气为主，对此类发热采用“甘温除大热”之法，对发热性疾病提出了另一种辨证和治疗思路。李杲还十分重视活血化瘀法，在其创制的 300 余首方剂中，具有活血化瘀作用者达 80 余首，应用在中风、吐血、急性胃脘痛等疾病中，对后世产生了极大影响。朱丹溪则倡导“阴不足而阳有余”，强调痰、气在急危重症发病中的重要地位。在治疗方面他主张滋阴降火，对后世温病学派滋阴、救津、填精等治则的形成产生了深远的影响。这一时期另有许多医家医著丰富了急诊方书与抢救技术，对急诊病机理论进行了阐释发展。《圣济总录》“治中急风，牙关紧……若牙紧不能下药，即鼻中灌之”，标志着北宋时期正式将鼻饲术应用于临床。《世医得效方》记载有护胎急救方“治漏胎下血不止。胞干，子母即死。生地黄汁一升，好酒五盏，煎五沸，分三服。或为末，酒服”。《太平圣惠方》载有治热病喘急诸方、治风入腹拘急切痛诸方、治急风诸方等。

六、明清时期

这一时期温病学说的兴盛将中医急重症学的发展推向鼎盛时期。吴又可《温疫论》首次提出“厉气学说”，创“疏达膜原法”以达原饮治疗时行天疫。他提出辨气、辨色、辨舌等是识别温疫的大纲，在治疗上尤重下法的运用，并提出“数日之法，一日行之”的急症急攻的瘟疫治疗策略。叶天士在长期的临床实践中，体会到温病发展变化非伤寒六经所能概括，创立了著名的卫气营血辨证理论体系。叶天士将温病发展分为四个阶段，制订出相应的治疗大法，即“在卫汗之可也，到气才可清气，入营犹可透热转气……入血就恐耗血动血，直须凉血散血”，成为温病治法之纲要，遵此创制了著名的急救方药——清心开窍的凉开三宝。吴鞠通《温病条辨》创三焦辨证的辨证理论体系，提出湿温治疗的三禁八法，为湿温病的诊疗提供了理论依据，并对温病后期阴液耗竭形成的下焦大虚之证进行了概括，总结和创立了大量行之有效的温病急症治疗方剂，如银翘散、三仁汤、加减复脉汤等。其他温病学派医家也对温病急症学的发展做出了贡献。如薛生白对湿温病的论述，使湿温病的辨证和治疗区别于一般的温热病；杨栗山创立的著名方剂——升降散，至今仍被广泛使用；王孟英《温热经纬》对历代温病理论进行总结，并在书中对“伏气”和“新感”进行了详辨。吴锡璜在温热病治疗上，指出“留有一分津液，便有一分生机”是中医补液疗法的鼻祖。明清时期对中医急重症学发展做出重大贡献的医家还有很多。张景岳在急诊学中有诸多创见，他提出表里寒热虚实六变，并以阴阳统之，已具八纲之形。对急症的治疗以阴阳虚实为纲，再按病机、证候分证论治，提纲挈领，便于掌握。对于药物的使用，他主张用药捷效，并将人参、熟地、附子、大黄称为“药中四雄”，为治疗急危重症不可缺少的药物。此外，张景岳在实践中提出“探病”一法，对急症中一时难辨之证的诊断颇有启迪意义。明代医家张浩，在其所撰的《仁术便览》中对救自缢死、救落水冻死、救伏暑伤人等的治疗方法进行论述。清代医家赵学敏在《串雅外编》中收集了大量民间疗法，此书专列死门，也对溺水、误死、卒暴死等急症的临床表现及治疗方法进行了描述。清代医家王清任倡导补气活血和逐瘀活血两个治疗原则，创立了中医急诊常用的行之有效的方剂——补阳还五汤、通窍活血汤、血府逐瘀汤等。楼英《医学纲目》中记载了大量用于心痛危急症的治法方药，清代医家在此基础上，又扩充了其治法方药，如鲍相璈《验方新编》、丁尧臣《奇效简便良方》、陈杰《回生集》等中均有关于救治心痛危急症的奇效方。如“黄瓜一条，剖对开，去肉去子，填入明矾末合住，用线缚悬挂阴干，待瓜皮上起白霜，刮下研入瓷瓶封固。凡遇急症心痛危极欲死者，但口有微气，将瓜霜点眼四角，立愈”。

七、新中国成立以后

新中国成立后，党和政府非常重视中医急症学的发展，特别是国家中医药管理局成立以来，中医急诊工作得到了迅速的发展，主要体现在如下方面。

（一）急诊科与中医急诊医学会的成立

1984 年国家中医药管理局医政司在全国组织了外感高热、胸痹心痛、厥脱、血证等公关协作组，在全国范围内有领导、有计划地开展了中医急症工作。在中医急症诊疗规范化、临床研究、剂型改革、基础与实验研究等方面取得了一定成果。随着形势的不断发展，有条件的单位陆续增设了 ICU。为便于中医急诊的进一步发展与学术交流，由中华中医药学会创办的《中国中医急症》杂志，对中医急症的新进展、新技术、新成果进行报道，刊载有关急症的治疗、预防、科研等方面内容，推动着中医急症学术的进步与发展。

1997 年中华中医药学会急诊分会正式成立，标志着我国中医急救学术进入正式学术建设轨道，2014 年由上海中医药大学方邦江教授首任会长成立了国际中西医结合急救组织世界中医药学会联合会急症专业（国际卫生组织正式学术组织），表明中医、中西医结合治疗危急重症正式进入国际社会。

（二）中医急重症学教育工作步入正轨

随着中医急诊工作的开展，中医院校陆续开设了中医急诊医学选修课或专题讲座。国家中医药管理局于 1992 年 4 月在杭州召开了全国中医药本科生教材建设工作会议，明确了《中医急诊学》为规划教材，并列入正规的教学计划，由长春中医药大学任继学教授主编的第一部国家规划教材《中医急诊学》诞生。国家中医药管理局又陆续成立了十大全国急症医疗中心，承担对下级医院急诊人员的业务培训等教育工作。

（三）中医急重症学的科研工作不断进步发展

中医急诊的科研工作虽于 20 世纪 60 年代起步，但发展十分迅速，成绩显赫。任继学教授是中医急重症学的开拓者之一，创建了较为完整的中医急诊医学体系。自 60 年代始，任老带领我们医务人员即着手系统研究常见急症，运用中医药手段进行临床研究。目前已开发了益脑复建丸、双黄连注射液、参麦注射液等一大批科研成果，为中医药治疗急症提供了有效的治疗药物。任继学教授对中风的治疗提出“气血逆乱、痰瘀内结、水毒伤害脑髓元神”的病机观。首先提出“破血行瘀、泻热醒神、化痰开窍”的治疗原则。王永炎教授针对中风急性期痰热腑实证设计研究的化痰通腑汤与清开灵注射液静脉滴注疗法，显著提高了疗效，降低了病残率，目前在全国范围内被广泛应用于临床。他主持制订的中风病中医诊断与疗效评定标准，已经被推广试行，该标准首次应用医学计量学记分方法评价疗效，应用辨证量表、CT、MRI、临床流行病学等方法进行了深化研究，为提高中医临床学科的科学性发挥了重要作用。王永炎教授运用中医药治疗甲流、手足口病等传染病，引起国际广泛关注。不仅肯定了中医药疗效，也推动了中医药走向世界的进程。孙塑伦教授对清开灵注射液治疗中风病和清开灵注射液治疗中风病痰热证进行了临床与实验研究，在中风病的中医药治疗方面做出了贡献。陈绍宏教授长期致力于中医药治疗急危重症和疑难杂病的研究，在应用中医药治疗急性脑出血、脑梗死、心绞痛等多种急危重症上取得很好疗效。用中医药治疗急性脑出血疗效显著，降低了病死率和病残率；应用经方治疗感染性发热疾病，涉及西医 19 种病毒和细菌感染疾病，其总有效率为 70%，肯定了仲景学术思想在今天的实用价值和科学价值。刘清泉教授在国内中医界率先引进了血流动力学监测、急诊床旁血滤、机械通气等多项技术，极大地提高了中医急诊的抢救成功率。方邦江教授等对中医急诊临床和科研做出了积极贡献，提出“复元醒脑”用于脑复苏，“表里双解”“早期截断”治疗脓毒症、拓展“治痿独取阳明”的中医理论，运用针灸治疗慢性阻塞性肺疾病急性发作呼吸肌疲劳引起的呼吸衰竭，创新使用“中药灌肠”治疗呼吸衰竭、“胃肠减压技术”治疗上机和脱机困难等，在急救领域取得突破。王融冰教授对中医药治疗传染病急症特别是病毒性肝炎、艾滋病等进行了深入研究，丰富了中医传染病急症学的内容。方邦江教授构建了“急性虚证”理论体系，“急性虚证”在祖国医学中没有明确、系统提出，其基于近四十载中医临床急救实践，并系统总结与“急性虚证”相关中医文献，首次提出“急性虚证”是“突感外感六淫、疫疠、中毒、失血、失液、各种外伤等急性的、严重的病理因素导致人体正气迅速耗伤的一种病理状态”的明确定义，界定了“急性虚证”与“一般虚证”的区别，首次构建了“急性虚证”的理论体系，打破了中医素来“急则治其标，缓则治其本”的传统治疗原则，开创了“治急则亦可治其本”的中医治疗危急重症新模式，进一步完善中医治疗危急重症的学术理念体系；提出“三通疗法”治疗外感高热病，根据《黄帝内经》“平治于权衡，去宛陈莝……开鬼门，洁净府”、《温疫论》“邪从窍入，未有不从窍出”传统理论，在继承先师朱良春国医大师“先发制病，发于机先”的学术思想基础上，创造性提出了“三通疗法”治疗外感高热病，以发表、泻下、通利三法并举的“截断逆转”治疗方略，重用麻黄、大黄、滑石三药，直捣病巢，直挫热势。广泛应用于上呼吸道感染、肺部感染等呼吸道感染性高热，2020年该疗法在武汉雷神山医院治疗新冠肺炎效果显著，临床对照研究无一例普通型新冠肺炎转重或死亡，明确中医药可降低重症/危重症患者病死率，并阻止疾病进展，研究成果在国际主流学术期刊*Phytomedicine*上发表；倡导“复元醒脑”“荣脑醒神法”治疗体系：创造性提出了重症脑病“元气虚损为根本，痰瘀互结、脑窍闭阻，神灵失用”的核心病机，倡导“复元醒脑”“荣脑醒神法”治疗体系，针、药并举，力用人参、大黄等中医“雄药”，重用安宫牛黄丸等救治措施，临床效果显著；借鉴张仲景传统心肺复苏技术，探索出“胸路不通走腹路”的新途径——腹部提压心肺复苏仪，广泛应用于心脏骤停实施传统的胸外按压心肺复苏胸骨骨折等临床禁忌证，创新性运用“腹部提压心肺复苏法”，同时针对患者肺部的分泌物是黏稠的，储留较深的气道，痰液引流不畅，可有效解决新冠肺炎患者因此而引起的呼吸困难和感染加重等临床疑难问题，如此“一举多得”，不仅能有效替代传统心肺复苏术，更能减少和避免施救人员的感染，该方法因不需胸外按压可广泛适用于胸部外伤复苏的患者。

随着科研工作的不断进步，急诊中药剂型改革突飞猛进，除传统的丸、散、膏、丹等，各种高效、速效、稳效制剂大批涌现。创制了一大批急救药品，国家中医药管理局已下发了两批中医医院急诊科（室）必备用药，为临床医疗提供了强有力的保障。

第三节　中医急重症学学术近代研究现状及展望

（一）诊断、疗效标准规范化

胸痹急症协作组首先将中医病名内涵赋以西医病名，实现规范化。例如，将胸痹的5个证候表现分属于不同的现代医学疾病：胸痹心痛相当于心绞痛，胸痹心悸相当于心律失常，胸痹心水相当于心力衰竭，胸痹心厥相当于心肌梗死，胸痹心脱相当于心搏骤停。其病名诊断的描述举例为“胸痹心痛，心气虚损兼痰浊闭塞证”。总之，随着国家中医药管理局医政司出版《中医内科急症诊疗规范》一书在全国的推行使用，中医急症诊疗标准规范化迈出了可喜的一步。

（二）抢救手段多样化

近年来各种急救中药新制剂不断涌现，剂型有注射剂、吸入剂、栓剂等。这些新制剂的研制成功大大丰富了急症的救治手段。抢救上中西医结合、内外治法并用，针灸推拿并施，急救药物多品种、多制剂、多途径的应用，不但最大限度地满足了中医对急症治疗的应急之需，而且最大限度地发挥了中医救治上综合处理的优势，使中医诊治急症的临床疗效明显迈上了新台阶。

（三）急救理论创新化

近年来中医急救理论不断创新。在外感高热和多脏衰的救治上提出“热毒学说”；以“肺与大肠相表里”为理论基础，对急腹症、感染性休克、脑卒中、菌痢等的治疗采用通下法；对急性脑出血提出“毒损脑络”的新理论；对流行性出血热应用凉血行瘀，解毒开闭固脱法；对冠心病的治疗提出痰瘀同治等。任继学教授首创口对耳人工呼吸术；首先提出脏器脏真病机；任老提出了脑出血的破血行瘀，泻热醒神疗法，以及急性心肌梗死的从痈论治观点等。王今达教授总结出“三证三法”，提出“菌－毒－炎”并治的脓毒血症的中医药防治法，以及活血化瘀法救治弥散性血管内凝血（disseminated intravascular coagulation，DIC）等新概念、新理论。吴咸中教授将阑尾炎的病理过程分为瘀滞期、蕴热期和毒热期，并创制了阑尾化瘀汤、阑尾清化汤和阑尾清解汤，应用于临床后，取得了良好的治疗效果，大大缩短了病程。陈绍宏教授在总结历代医家治疗中风病的基础上，从“辨病”的角度，提出中风的核心病机为：元气亏虚、痰瘀互阻、风火相煽。其中，元气虚为本，痰、瘀、风、火为标，其中痰、瘀为中间病理产物，风火为最终致病因素。在治疗上提出“复元醒脑、逐瘀化痰、泄热息风”多法并举的治法，研制出中风醒脑口服液，有效降低了超急性期（0～6h）急性脑出血患者的病死率和致残率。姜良铎教授在多年的急救临床实践当中，提出了“状态医学理论”、“中医微生态理论”等。晁恩祥教授在国内首先创立了“从风论治”风咳、风哮的学说。尤其是2020年武汉疫情期间，方邦江教授根据30多年治疗感染与危重症临床经验，针对重症新冠肺炎临床特点，提出了“截断扭转”、“急性虚证”治疗策略，研制治疗重症新冠肺炎创新方剂“参黄颗粒”，在华中科技大学同济医院、武汉雷神山医院、湖北省黄石传染病医院、武汉市精神卫生中心的多中心、随机、对照、前瞻性研究研究结果发现，自拟方“参黄颗粒”可有效阻止重症患者病情进展，明显降低重症新冠肺炎患者病死率。研究成果在国际学术期刊 *Phytomedicine* 上发表，也是最早在国际主流期刊发表中医药治疗重症新冠肺炎的多中心、随机对照、前瞻性研究文章，为中医药治疗重症新冠肺炎提供了循证依据。这些创新理论对于推动中医急重症学学术与临床工作有重大的贡献。方邦江教授根据“脓毒症”发病规律，创新提出“急下存阴”和“清热解毒”两法并举、早期截断、表里双解治疗“脓毒症”等整体治疗体系，“未病防传”防止脓毒症多脏器功能障碍取得显著成效等。随着学术的发展和研究的不断深入，不断在中医急重症学理论上有新的突破，极大推动中医学的全面发展。

（四）研究方法科学化

临床和实验研究引入现代科技方法，使中医迈入了科学化、现代化的新殿堂。诊断和疗效评判，采用社会公认的标准；临床观察研究，采取严格的科研设计，遵循随机对照的原则。中医急诊现代科学研究开始从现代分子、细胞、组织水平阐释中医药理论的科学性、有效性。如对中药制剂及单味中药的药理研究，立足于现代医学的分子药理学基础。由此促进了中医急诊制剂作用机理的研究，加强了对急症发生、传变、预后机理的认识。中医急诊正走向现代化、国际化，在现代社会中找到自身定位点与发展点。在继承为基础的同时，正在不断创新、进步。

（五）治疗体系中西医结合化

中西医结合医学是我国独创的一门新兴医学学科。1980 年 3 月召开的全国中医和中西医结合工作会议上，创立了中西医结合研究会、创办了《中西医结合杂志》。中西医结合医学已赢得国内及国际公认，并在国际医药学界产生广泛而深远的影响，特别是中西医结合医学研究实践及其取得的进展、成果和成功经验，引起世界各国的关注和瞩目，并促进越来越多的国家重视和开展传统医药与现代医药结合研究。当今的中医急重症学实际是中西结合以中医为主的现代中医急重症学，是以中医急重症学理论为主体，汲取现代急诊医学之所长，并以能中不西、中西结合的诊治顺序处理各科急危重症的一门新兴学科。赋予中医急诊医学以新的生命，从而适应社会的需要，把继承、发展、创新统一起来。无论在基本理论、抢救措施、药物研制方面，或是在证候规范方面，都应瞄准世界先进水平，与世界同步，这是搞好急症、促进其发展成熟的要素。在科技高度发达的今天，集中力量、团结协作，大胆地汲取现代人类科技的新成果，多学科交叉研究，发展中医急重症学，从而推动中医学的发展。目前，大量有关于中西医结合方法治疗急危重病的临床实验研究已经证实中西医结合方法救治危重患者较单纯西医治疗更具优势。实际临床中，应采用西医检测手段明确西医病名及病因、病理生理、治疗方案及预后，将西医疾病诊疗全貌了然于心，才能在疾病各个阶段有的放矢、恰到好处地进行中医辨证论治。以达到最佳疗效、提高治愈率、降低病死率为出发点，而不是中医、西医相互攀比、排斥。在急性脑卒中和高热昏迷的抢救方面，中医传统的安宫牛黄丸、至宝丹等依然发挥着重要作用，安宫牛黄丸的拆方制剂清开灵、醒脑静等在各级医院及急救中心广泛应用。对急性肠梗阻的治疗，过去以手术方法为主，术后并发症多，病死率较高，采用中西医结合治疗，手术率下降，有些病例在严密观察下保守治疗，病死率减少了。任继学教授以温补肾阳法治疗顽固性高血压、通达膜原法治疗肺热病等均获治愈之佳效。王今达教授在国内最早应用中医活血化瘀法抢救各种病因导致的急性弥散性血管内凝血，在病因未能去除的情况下，可在 48 h 停止出血，凝血功能恢复正常。他研制出具有拮抗内毒素作用的中药针剂“神农 33 号”以“菌毒并治”理论为指导，使国际上公认的感染性多脏衰竭患者的病死率从 100% 下降到 50%，彰显了中西医结合在救治急危重症患者中的优势和特色。体外血浆脂蛋白过滤使用上海江夏血液技术有限公司自主研发的体外血浆脂类吸附过滤器，该系统用于缺血性脑卒中的治疗，它可以通过降低血脂水平及降低血液黏稠度从而达到缺血性梗死治疗中的抗凝、降纤及血液稀释等治疗原则。它能在两小时内迅速有效地降低总胆固醇、低密度脂蛋白、脂蛋白、三酰甘油等脂质成分从而降低血液黏稠度，在改善血液流变学方面，能全面降低高切、低切血液黏度、血浆黏度，改善微循环，提高红细胞携氧能力及脑组织供氧能力，降低红细胞的聚集指数，清除自由基和炎性介质等，为急性脑梗死患者尤其是脑梗死合并有高脂血症的脑梗死的治疗提供了一条新方法且不受时间窗的限制，有关临床多中心研究表明，该方法对急性脑梗死中医各个证型均具有良好效果，尤其是对危重阶段的中脏腑的“闭证”具有显著疗效。

总之，我们要从客观实际出发，敢于突破传统的医学模式，顺应现代医疗发展形势和把握现代急诊医学的发展脉络。大力挖掘中医急诊精华，梳理中医急诊的学术体系，走中医特色的现代医学道路。中西医结合模式的急诊医学是最优化、最高效、最科学的急诊医学模式。事实证明，危重症急诊医学中西医结合具有显著优势，填补现代医学的空白，实行强强联合，对人类健康具有重大意义。中西医可以相互取长补短，大大提高救治患者的成功率，同时具有减少侵入性检查与治疗操作、缩短病程、节约医疗资源等优势。

思维导图

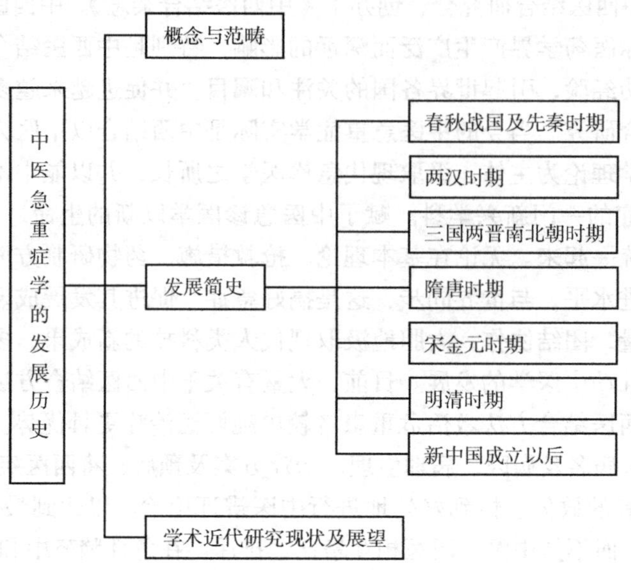

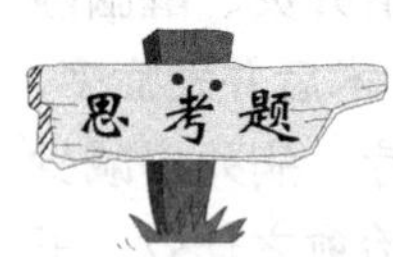

1. 什么是中医急重症学？
2. 中医急诊源远流长，你知道哪些急救大家？并试阐述他们的学术观点。
3. 中医药在防治新冠肺炎中发挥了重要的作用，医护人员克服重重困难的战“疫”故事对你产生了什么影响？

第二章 中医医院急诊科、重症医学科建设要求及标准

第一节 急诊科、重症医学科的任务及基本设施

一、急诊科、重症医学科的任务

（一）任务

急诊科是中医院独立于内科之外的一级科室，是日常 24h 急危重病患者的首诊救治场所，是社会急诊医疗服务体系的重要组成部分，是开展院前急救、急诊急救、危重病临床研究的重要场所。其首要任务是负责危重病急救患者及时、安全、有效、连贯性的救治，负责普通急诊和慢性病急性发作时的急诊处理，为全院专科急诊患者提供诊治的场所并负责其协调与管理。

急诊科的任务标准为五中心：即急危重患者的医疗救治中心、急诊医学人才培训中心、急诊医学科学研究中心、急诊医学知识的科普中心、应对突发公共事件即刻反应组织中心。

中医医院急诊科应具备常见、多发急症、重症诊治的能力。二级中医医院应能开展各相关专科的常见急症、重症的诊疗；三级中医医院应当在为二级中医医院服务基础上，开展疑难病症及危重病的临床研究。

中医医院重症医学科是医院集中监护和救治重症患者的专业科室，它应对因各种原因导致一个或多个器官与系统功能障碍危及生命或具有潜在高危因素的患者，及时提供系统的、高质量的医学监护和救治技术。重症医学科的任务是对生命垂危的重症患者进行密切监护和强化治疗，使患者重要的生命指征得以提携和稳定，从而赢得抢救治疗的宝贵时机。

重症医学科是重症医学学科的临床基地。我国三级医院和有条件的二级医院均应设立重症医学科。

中医医院急诊科、重症医学科应制订常见急救病及本科室常见病种（病证）的诊疗方案，诊疗方案应包括规范的中西医病名、诊断、治疗、难点分析、疗效评价等。难点指临床上需要解决的有针对性的实际问题，通过中医治疗方法的改进有解决问题的可能。要定期对诊疗方案实施情况进行分析、总结及评估，以提高中医临床疗效为目的，不断优化诊疗方案。

中医医院急诊科、重症医学科应根据发展方向和建设规划，注重引进、吸收新的诊疗技术，并以临床为基础、疗效为核心，在中医理论、技术方法、药物制剂等方面积极探索、大胆创新。应根据不同疾病、不同病情灵活运用中药、西药在治疗急症方面的长处，以提高急危重症抢救成功率，要主动融入现代急救体系，在把握中医药学主体特征的基础上，积极汲取现代医学的成果，突出中医药特色，充分发挥中医药优势，继承、创新和发展中医特色诊疗技术，加快中药剂型改革，坚持中西医结合，将中医治疗的优势应用于现代的急症治疗体系中。

（二）范围

凡猝然起病、病情危急、慢性病急性发作、危及患者生命的病、证、症，或因意外损伤、伤害等处在危急阶段者，均属救治范围，需予紧急处理。

1. 中医医院急诊科的急诊范围 中医医院急诊科与西医医院急诊科的急诊范围应大致相同，具体包括：①心跳呼吸骤停；②急性冠脉综合征（包括不稳定型心绞痛和急性心肌梗死）；③严重心律失常；④高血压急症与危象；⑤急性心力衰竭；⑥急性呼吸衰竭；⑦急性肾衰竭；⑧重症哮喘；⑨内分泌危象（糖尿病酮症酸中毒、甲状腺危象、肾上腺危象等）；⑩急性中毒（包括药物中毒、农药中毒、有害气体和毒物中毒、毒蘑菇和食物中毒等）；⑪呼吸道出血；⑫上消化道出血；⑬急性胃肠炎；⑭高热、惊厥、昏迷等急症；⑮脑中风；⑯癫痫持续状态；⑰中暑、电击伤、淹溺；⑱急性多脏器功能障碍综合征；⑲各种类型休克；⑳水电解质酸碱平衡紊乱；㉑慢性病急性发作需要急诊处理者；㉒脓毒症；㉓创伤（原发性创伤需要止血、清创、包扎、固定、手术者）；㉔创伤致命性并发症（气道梗阻、血气胸、创伤失血性休克等）；㉕急腹症（急性胆囊炎、急性胰腺炎、急性阑尾炎、肠梗阻、胃穿孔、急性腹膜炎等）；㉖蛇、犬等咬伤（急诊内科医生要求①～㉒项，急诊外科医生要求㉒～㉖项，急诊科医生要求①～㉖项）。

2. 中医医院重症医学科的急救范围 对入住重症医学科的患者应进行疾病严重程度评估，重症医学科急救范围：①急性、可逆、已危及生命的器官或者系统功能衰竭，经过严密监护和加强治疗短期内可能得到恢复的患者；②存在各种高危因素，具有潜在生命危险，经过严密的监护和有效治疗可能减少死亡风险的患者；③在慢性器官或者系统功能不全的基础上，出现急性加重且危及生命，经过严密监护和治疗可能恢复到原来或接近原来状态的患者；④其他适合在危重病医学科进行监护和治疗的患者（注：慢性消耗性疾病及肿瘤终末状态、不可逆性疾病和不能从加强监测治疗中获得益处的患者，一般不是危重病医学科的收治范围）。

下列病理状态的患者应当转出重症医学科：①急性器官或系统功能衰竭已基本纠正，需要其他专科进一步诊断治疗；②病情转入慢性状态；③患者不能从继续加强监护治疗中获益。

二、急诊科、重症医学科的基本设施

（一）科室设置

急诊科、重症医学科的设置应有其特殊的地理位置，需设置于方便患者转运、检查和治疗的区域并考虑以下因素：①接近主要服务对象病区、手术室、影像学科室、检验室和血库等；②在横向无法实现“接近”时，应该考虑楼上楼下的纵向“接近”；③此外，急诊门诊门前应有停车区，便于急救车停靠和输送病员。

中医医院急诊科、重症医学科的环境形象建设，应通过内部装饰，重点宣传中医药防治急危重症的理念，介绍中医药防治急危重症的方法及本科室专家特长，彰显科室防治急危重症的特色和优势，营造良好的中医药文化氛围。宣传知识、介绍方法和彰显特色的具体内容，应依据病种的变化而及时调整。

中医医院急诊科、重症医学科布局应按照国家颁布的《急诊科建设与管理指南》《中国重症加强治疗病房（ICU）建设与管理指南》的相关要求进行设置，且应设置中医综合处置室，并保证24h中药饮片或中药配方颗粒服务，有条件的可以设置急诊煎药室。

同时急诊科、重症医学科的急诊通讯装置及临床信息系统应与整个社会急救网对接。

1. 急诊科　急诊科应独立分区，布局合理、分区明确，24h开设相关专业的急诊，设置医疗区和支持区。医疗区包括分诊处、就诊室、治疗室、处置室、抢救室和观察室；支持区包括挂号、各类辅助检查部门、药房、收费等部门。医疗区和支持区的布局，应有利于缩短急诊检查和抢救距离。二级医院应当设置急诊门诊、抢救室、留观室，有条件者可设重症监护室；三级医院应当设置急诊门诊、抢救室、急诊留观室、重症监护室，有条件者可以开设急诊病房。

承担区域急救中心的三级综合医院，尤其是创伤中心，应设急诊创伤复苏室或急诊手术室。

其他辅助区域包括：办公室、会议室、值班室、医患沟通室、更衣室、储存室、家属等候区、饮用水间、杂用间、污物处理室及厕所等。

急诊科医疗区内应常驻有挂号、收费、住院、病案等处（室）的工作人员，各窗口应当有危重患者优先的措施。

急诊科区域设置应以“急”为中心，标志应突出、醒目。白天有指路标志，夜间有指路灯光标明急诊科及急诊科各区域位置，患者就诊流程要有标识牌，逐步推行急诊患者病情分级与分区相结合，患者诊治区域可分为红、黄、绿三个区域，分流急诊患者。

（1）观察床应占医院总床位的3%。二级医院不少于5张；三级医院不少于15张，其中包括隔离观察床1～2张。

（2）抢救室应有足够的使用面积。二级医院面积$24m^2$以上，可摆放1～2张抢救床；三级医院$40m^2$以上，可摆放抢救床2～3张；抢救床单位面积：每张床位$15m^2$。

（3）急诊手术室的建设标准：①二级乙等综合性医院设急诊手术清创室；②二级甲等以上综合性医院急诊手术室面积$30m^2$，设2张手术床，同时配置手术准备室；③急诊手术室应与抢救室相邻；④能开展急诊开颅、开胸、开腹手术和清创止血等手术。

（4）急诊监护病房（emergency intensive care unit，EICU）的建设标准：①EICU床位编制标准：根据每个医院日急诊量，按照“急诊科医师与床位编制标准”设置EICU床位数；②EICU与急诊科一体化管理。

2. 重症医学科　重症医学科的整体布局应使放置病床的医疗区域、医疗辅助用房区域、污物处理区域和医务人员生活辅助用房区域等有相对的独立性，以减少彼此之间的互相干扰并有利于感染的控制。

重症医学科病床数量应符合医院功能任务和实际收治重症患者的需要。三级综合医院重症医学科床位数为医院病床总数的2%～8%，床位使用率以75%为宜，全年床位使用率平均超过85%时，应该适度扩大规模。重症医学科每天至少应保留1张空床以备应急使用。

重症医学科的设计要求应该提供满足医护人员便利的观察条件和在必要时尽快接触患者的通道。

重症医学科病房建筑装饰必须遵循不产尘、不积尘、耐腐蚀、防潮防霉、防静电、容易清洁和符合防火要求的总原则。

重症医学科应具备良好的通风、采光条件。医疗区域内的温度应维持在（24±1.5）℃。具备足够的非接触性洗手设施和手部消毒装置，单间每床1套，开放式病床至少每2床1套。地面覆盖物、墙壁和天花板应该尽量采用高吸音的建筑材料。

重症医学科的基本辅助用房包括医师办公室、主任办公室、工作人员休息室、中央工作站、治疗室、配药室、仪器室、更衣室、清洁室、污废物处理室、值班室、盥洗室等。有条件的重症医学科可配置其他辅助用房，包括示教室、家属接待室、实验室、营养准备室等。辅助用房面积与病房面积之比应达到1.5 ：1以上。

重症医学科每床使用面积不少于$15m^2$，床间距大于1m；每个病房最少配备一个单间病房，

使用面积不少于 $18m^2$，用于收治隔离患者。

（二）医疗仪器设备

中医医院急诊科、重症医学科的设备配置，应与医院级别、科室功能相适应。在配备基本诊疗设备的同时，应配备针灸器材（针灸针、头针、艾条、耳穴板、刮痧板、火罐等）、中药结肠透析设备等有助于提高中医诊疗水平的设施设备；急诊煎药室，应配备煎药设备；急诊药房应当储备足够数量用于急救治疗的中药针剂。

二级以上医院必须配备除颤仪、监护仪、呼吸机、吸痰器、洗胃机、简易呼吸器、气管插管设备、输氧装置等。

急救仪器设备完好率应为 100%，具体要求如下：

（1）急诊科仪器设备基本配置除抢救仪器之外，特别要求应配备便携式超声仪、血液净化仪和快速床旁检验设备，从某种程度上体现“急诊急病人所急，为急危重症病人设想的快速、安全、便捷、高效”的救治理念。

（2）抢救室设备：①每张抢救床配备 1 台监护仪，输液泵注射泵≥ 1 台；②每个抢救室配备有创、无创和便携式转运呼吸机各1台，便携式转运监护仪1台，除颤仪1台，临时起搏器 1 台，心电图机 1 台，洗胃机 1 台，心肺复苏仪 1 台，气管插管箱 1 套（装有喉镜、两种型号以上的气管套管、导引钢丝、送管钳、牙垫、注射器、胶带、备用电池等，有条件者配置高清晰度可视喉镜），抢救车 1 辆等；③此外应能提供床旁 X 线摄片、B 超检查；④没有设儿科编制的综合性医院的急诊科，应配备儿童急救需要的儿科面罩、球囊、气管插管、鼻胃管等急救设备。

（3）急诊监护室仪器设备：①每张监护床配备：监护仪1台、输液泵和微量注射泵各≥ 1 台；②每 1 ～ 2 张监护床配备：1 台呼吸机；③每个 EICU 配备：无创呼吸机≥ 1 台、便携式呼吸器≥ 1 台、除颤仪 1 台、临时起搏仪 1 台、心肺复苏机 1 台、心电图机 1 台、降温仪≥ 1 台、肠内营养泵≥ 3 台、连续动态血糖监测仪≥ 1 台、血气生化分析仪 1 台（如 EICU 未配备，院内应提供血气分析检查）、抢救车 1 辆、气管插管箱 1 套（装有喉镜、两种型号以上的气管套管、导引钢丝、送管钳、牙垫、注射器、胶带、备用电池等，有条件者配置高清晰度可视喉镜）等（注：监护病床≥ 8 张的 EICU 配备纤维支气管镜 1 套，血液净化仪≥ 1 台；监护病床≤ 7 张的 EICU，医院其他相关专科能提供纤维支气管镜和床旁血液净化的诊疗服务）。

（4）重症医学科仪器设备：①每床配备完善的功能设备带或功能架，提供电、氧气、压缩空气和负压吸引等功能支持；②每张监护病床装配电源插座 12 个以上，氧气接口 2 个以上，压缩空气接口 2 个和负压吸引接口 2 个以上；③医疗用电和生活照明用电线路分开；④每个重症监护病房（intensive care unit，ICU）床位的电源应是独立的反馈电路供应；⑤ ICU 最好有备用的不间断电力系统（uninterruptible power system，UPS）和漏电保护装置；⑥最好每个电路插座都在主面板上有独立的电路短路器；⑦应配备适合 ICU 使用的病床，配备防褥疮床垫；⑧每床配备床旁监护系统，进行心电、血压、脉搏血氧饱和度、有创压力监测等基本生命体征监护；⑨为便于安全转运患者，每个 ICU 单元至少配备便携式监护仪 1 台；⑩三级医院的 ICU 应每床配备 1 台呼吸机，二级医院的 ICU 可根据实际需要配备适当数量的呼吸机；⑪每床配备简易呼吸器（复苏呼吸气囊）；⑫为便于安全转运患者，每个 ICU 单元至少应有便携式呼吸机 1 台；⑬输液泵和微量注射泵每床均应配备，其中微量注射泵每床 2 套以上；⑭另需配备一定数量的肠内营养输注泵；⑮其他设备配备要求：心电图机、血气分析仪、除颤仪、血液净化仪、连续性血流动力学与氧代谢监测设备、心肺复苏抢救装备车（车上备有喉镜、气管导管、各种接头、急救药品及其他抢救用具等）、体外起搏器、纤维支气管镜、电子升降温设备等；⑯医院或 ICU 必须有足够的设备，随时为 ICU 提供床旁 B 超、X 线、生化和细菌学等检查。

除上述必配设备外，有条件者，视需要可选配以下设备：①简易生化仪和乳酸分析仪；②闭路电视探视系统，每床 1 个成像探头；③脑电双频指数（bispectral index，BIS）监护仪；④输液加温设备；⑤胃黏膜二氧化碳张力与 pHi 测定仪；⑥呼气末二氧化碳、代谢等监测设备；⑦体外膜氧合器（extracorporeal membrane oxygenation，ECMO）；⑧床边脑电图和颅内压监测设备；⑨主动脉内球囊反搏（intra-aortic balloon counterpulsation，IABP）和左心辅助循环装置；⑩防止下肢深静脉血栓（deep vein thrombosis，DVT）发生的反搏处理仪器；⑪胸部震荡排痰装置。

（三）“120”急救网和急诊绿色通道

1.“120”急救网　为保证院前急救的快速有效，急诊科应尽力开通“120”急救电话，装备良好的通信设备，以利信息传递。急诊医护人员应随时为院前急救做好准备，能正确、高效完成创伤、出血、休克、中毒，以及重要脏器衰竭患者的急救和运送。

2. 急诊绿色通道　急诊绿色通道是医院为急诊危重病急救患者建立的快速、高效、安全的服务系统，应包含急诊预检、抢救室、手术室、ICU、药房、血库、体液检验和影像检查等的参与。急诊抢救室、手术室和监护病房是急诊绿色通道中救治危重病急救患者的主要场所。急诊抢救室、手术室和监护病房的标准建设，是确保危重病急救患者快速高效安全救治的基础。

（1）急诊绿色通道的运行机制：①救护车护送患者到急诊时，急诊科有专人立即迎接。如果是抢救患者，接车人员直接护送患者到抢救室，立即展开救治并与救护车工作人员作好交班工作。急诊科根据急诊量及时分流，救护车送患者来急诊时无搁车情况。②各专科抢救由首诊科室急诊医师和当班护士负责。③遇有批量伤病员、严重创伤、多发伤等情况时由急诊科专职医师和急诊科专职护士牵头负责抢救，并同时报告急诊科主任和有关职能部门。多发伤或诊断未明的伤病员，在未明确收治科室前，首诊科室医师应承担主要诊治责任，并负责及时邀请有关科室会诊，即首诊医师负责制。④急诊抢救室应安排急诊科医生、护士固定值班。遇有抢救患者，急诊科医护人员应立即对伤病员接诊，抢救工作中遇有诊断、治疗、技术操作等方面的困难时及时请示上级医师，上级医师应迅速赶到参加抢救。⑤患者确需转科且病情允许搬动时，由首诊科室或首诊医师负责联系安排。如需转院，且病情允许搬动时，由首诊科室或首诊医师向有关职能部门汇报，落实好接收医院后方可转院。⑥伤病员经抢救，病情稳定或需转入 ICU 病房或手术室救治者，应有医护人员护送并作好交班工作。

（2）患者进入急诊绿色通道的指征：①心跳呼吸骤停；②各种类型休克；③急性心肌梗死；④致命性心律失常；⑤急性心力衰竭；⑥急性呼吸衰竭；⑦严重创伤、多发伤；⑧急性中毒；⑨电击伤、溺水等其他急性致病因素引起的生命体征不稳定需要抢救的患者。

（3）急诊绿色通道的醒目标志：急诊预检、化验、X 线、CT、超声、药房、收费等处张贴醒目的“抢救患者优先”急诊绿色通道醒目标志，并立即提供优先服务。

（四）专科医院急诊要求

（1）各专科医院开设与本专业相关急症的急诊服务。

（2）各专科医院急诊设抢救室，具备抢救室的基本条件。

（3）急诊抢救室每天 24h 有护士值班。

（4）急诊抢救患者到达后相关医生 10min 内到达现场。

（5）抢救室设备

1）监护仪/床＝1 ∶ 1、呼吸机≥1台、便携式呼吸机1台、除颤起搏仪1台、输液泵/床＝1 ∶ 1、洗胃机≥1台、心肺复苏仪1台、抢救车1辆、气管插管箱1套。

2）抢救器具与药品齐全。

3）环境等符合急诊抢救的基本要求。

（6）抢救技术：能开展抗休克、复苏、除颤、临时起搏术、机械通气治疗、洗胃术、气管插管术、深静脉置管术、胸腹腔穿刺闭式引流术等。

（7）本院技术力量不能满足抢救需要时，及时联系会诊或转院。

（8）急诊量多且具备条件的专科医院，可酌情设立急诊科。

第二节　急诊科、重症医学科组织

一、急诊科、重症医学科的管理体制

建立健全急诊科、重症医学科的相关管理制度，以保证其执行“急诊”和“急救”医疗的功能，并能与医院相关联科室协调运转。

（一）急诊科

中医医院急诊科应建立健全并严格执行各项规章制度、岗位职责、诊疗规范与技术操作规程，保证医疗质量及医疗安全。对于急诊门诊、抢救室、留观室、重症监护室、急诊病房应实行一体化管理。

根据科室情况，应制订以下制度：①急诊科应对重大、紧急、意外事件处理预案；②急诊科首诊医师负责制度；③急诊科病情分级；④重症优先诊治制度；⑤急诊科各区工作规范制度；⑥急诊科分诊制度、常见急危重症的抢救制度、抢救流程；⑦突发公共卫生事件或群体灾害事件处置程序；⑧绿色通道制度及流程；⑨急诊请示报告制度；⑩急诊医疗诊治知情签字制度；⑪急诊科医嘱制度；⑫急诊科输血规范及制度；⑬急诊科急诊病历紧急封存制度；⑭急诊科对“三无”人员医疗救治制度；⑮急诊科病历书写制度；⑯急诊科“危急值”报告制度；⑰急诊科与“120”急救车工作人员的交接制度；⑱急诊科设备管理制度；⑲急诊科奖惩制度；⑳急诊科工作人员外出参加学术会议与短期学习的规定等相关管理制度。

（二）重症医学科

重症医学科必须建立健全各项规章制度，制订各类人员的工作职责，规范诊疗常规。除执行政府和医院临床医疗的各种制度外，应当制订以下符合重症医学科相关工作特征的制度，以保证重症医学科的工作质量：①医疗质量控制制度；②临床诊疗及医疗护理操作常规；③患者转入、转出重症医学科制度；④抗生素使用制度；⑤血液与血液制品使用制度；⑥抢救设备操作、管理制度；⑦特殊药品管理制度；⑧院内感染控制制度；⑨不良医疗事件防范与报告制度；⑩疑难重症患者会诊制度；⑪医患沟通制度；⑫突发事件的应急预案、人员紧急召集制度等相关管理制度。

（三）特殊规定

1. 危重病急救患者抢救的相关规定

（1）心肺脑复苏、严重中毒、严重创伤（多发伤）、休克、心力衰竭、呼吸衰竭、电击伤、溺

水等抢救患者，直接进入“急诊绿色通道”先行抢救，在不影响抢救的前提下再补办挂号、收费等手续。

（2）急诊绿色通道应设醒目标示和（或）制作专用标牌，对进入急诊绿色通道的伤病员在取药、检查及收费时应给予最优先的照顾。

（3）对进入急诊绿色通道的患者在送检查过程中，应有医护人员全程陪同。

（4）一般抢救由有关科室急诊医师和当班护士负责。

（5）涉及多科重大抢救由急诊科主治医师以上医师和急诊护士长组织协调相关科室参加抢救。

（6）遇有批量伤病员、严重多发伤、复合伤等情况时，应按“急诊绿色通道”相关工作要求开展抢救，并立即报告有关职能部门。

（7）如当班医生正在抢救患者而诊察室无接诊医生时，对后续急诊患者的接诊工作，预检护士应酌情报告科主任或有关部门，尽快另行安排医生接诊。

（8）医疗文书应及时、准确、清楚、扼要、完整记录，每次必须记录生命体征并注明执行时间和签名。

（9）口头医嘱要准确、清楚，尤其是药名、剂量、给药途径与时间等，护士要复述一遍避免有误，及时补记于病历上并补开处方。

（10）各种急救药物的安瓿、输液空瓶、输液空袋和输血空袋等用完后应暂行保留，以便抢救结束后统计与查对，避免医疗差错。

（11）抢救室一切急救用品实行“四固定”制度（定数量、定地点、定人管理、定期检查维修），各类仪器要保证性能良好。抢救室抢救物品不得外借，用后归放原处，清理补充。值班护士要班班交接，作记录并签字。

（12）经抢救病情稳定需转入病房或手术室治疗的患者，急诊科应派医护人员护送，病情不允许搬动者，需专人看护或经常巡视。

2. 特殊伤病员的处理规定

（1）对于自杀、他杀、重大交通事故、斗殴致伤及其他涉及法律问题的患者，医护人员应积极救治，同时应增强法纪观念，提高警惕。预检护士应立即通知有关职能部门，并报告当地公安机关。

（2）病历书写应准确、规范、字迹清楚，检查应全面仔细，病历要妥善保管，切勿遗失或被涂毁。

（3）开具验伤单及诊断证明要实事求是。对诊疗工作以外的其他问题不能随意发表自己的看法，严格执行保护性医疗制度。

（4）对于服毒患者，应保留患者呕吐物、排泄物以备送毒物鉴定。

（5）对于昏迷患者，需与陪送者共同检查患者财物，有家属陪伴者均应交给家属，并做好记录：若无家属陪伴，则由值班护士代为保管，但应同时有两人共同签署财物清单。

（6）患者留观期间，应有家属或公安人员陪守。

（四）工作制度

急诊科、重症医学科是每个医院的重要部门，是医院服务的形象和窗口。急诊科、重症医学科的管理是医院管理工作的重要组成部分，管理的质量直接关系到患者的安全。

急诊科、重症医学科当一周 7 天，一天 24h 全天候开放，实行 24h 主治医师负责制。主任或主管医疗的副主任负责落实或修订首诊负责制度、岗位职责制度、教育与培训管理制度、抢救管理制度、病历书写和管理制度、会诊制度、突发事件应急处理流程等科室管理核心制度。

具体包括：

（1）建立“急诊绿色通道”，切实保证急危重症患者的就诊治疗。

（2）建立工作领导小组，以主管医疗的院长为主要负责人，成员应有医疗、护理、后勤和急诊科负责人。主管医疗的院长需定期或不定期检查急诊工作，每月至少行政查房1次，每半年按质量控制的要求结合工作情况全面查房1次，以改进工作的不足。

（3）落实主任负责制。

（4）制订并执行各类人员岗位责任制度，包括科主任、护士长、各级医护人员、工人等。

（5）制订并落实医疗规章制度。

（6）制订医院紧急医疗救援预案，建立院级紧急医疗救援队，配备必要的急救仪器设备、急救药品和通信设施，进行定期演练。组成人员联系方式须在科室备案，能在通知后20min内到达。

（7）制订接诊大批伤病员的预案，有处理急危重症患者或突发公共卫生事件所致大批伤患者的能力。

二、人员配置及要求

中医医院急诊科、重症医学科旨在培养一支既具备坚实中医理论知识，又对现代医学知识和技能熟练掌握的全科人才队伍。

人才队伍的稳定性和连续性，关系着中医急危重症医学的未来和发展，应坚持“外来引进与内部培养相结合”的人才定编模式。

（一）人员数量要求

中医医院急诊科、重症医学科应根据病种、医疗、科研和教学等功能配备足够数量的医护人员。

1. 急诊科

（1）医师：急诊科医师应根据本院实际情况配置，且医师配备必须结构合理。中医医院急诊科医师中中医类别执业医师的比例不低于60%，并根据工作需要配备其他类别的执业医师。三级医院固定医师不得少于10人，二级医院固定医师不得少于6人。

固定医师与轮转医师的比例：三级医院≥3∶2；二级医院≥2∶1。

医师人数与病床的要求：①抢救室，三级医院（1～1.2）∶1（每班≥1人），二级医院≥4人（每班≥1人）；②监护室，三级医院（1～1.5）∶1（每班≥1人），二级医院设监护室者每班≥1人；③留观室，三级医院1∶（5～10）（每班≥1人），二级医院每班≥1人。

（2）护士：护士人数与病床的比例：①抢救室，三级医院（1.0～1.5）∶1，二级医院（1.0～1.2）∶1（每班至少1人）；②监护室，三级医院（1.0～1.5）∶1（每班≥1人），二级医院（1.0～1.2）∶1（可与抢救室合并计算，每班≥1人）；③留观室，三级医院1∶（4～6），二级医院每班至少1人。

另需根据各医院的实际情况配置适当数量的工人、护理员、保卫人员等。

2. 重症医学科

（1）医师：重症医学科专科医师的固定编制人数与床位数之比为（0.8～1）∶1以上。重症医学科日常工作中可有部分轮转、进修医师。重症医学科医师组成应包括高级、中级和初级医师，每个管理单元必须配备至少一名具有高级职称的医师全面负责医疗工作。

（2）护士：重症医学科专科护士的固定编制人数与床位数之比为（2.5～3）：1以上。重症医学科可以根据需要配备适当数量的医疗辅助人员，有条件的医院可配备相关的技术与维修人员。

（二）人员资质要求

中医医院急诊科、重症医学科具备高级、中级、初级专业技术职务任职资格的人员比例应合理，年龄构成基本均衡，对于本科室的优势病种和主要病种，均有连续的人才梯队。

中医医院急诊科、重症医学科护理人员应系统接受中医知识与技能培训，西医院校毕业的护士三年内中医知识与技能培训时间不少于100学时。

中医医院急诊科、重症医学科护理人员应掌握科室常见病、多发病的基本护理知识和方法，掌握科室中医护理常规和中医特色护理技术操作规程，提供具有中医药特色的护理指导。

1. 急诊科

（1）科主任：为专职急诊科主任，应有在中医医院急诊科3年以上工作经历并具有一定的行政管理能力。二级中医医院急诊科主任为副高以上职称，应由具备中级以上专业技术职务任职资格的执业医师担任；三级中医医院急诊科主任为正高职称，应由具备高级专业技术职务任职资格的执业医师担任。

（2）护士长：中医医院急诊科护士长是急诊科护理质量的第一责任人。二级中医医院急诊科护士长应具备护师以上专业技术职务任职资格、具有3年以上急诊科临床护理工作经验；三级中医医院急诊科护士长应具备主管护师以上专业技术职务任职资格、具有3年以上急诊科临床护理工作经验。

（3）医师

1）固定医师：有医师资格证书和执业证书。三级医院均应具有本科及以上学历；二级医院具有本科及以上学历者≥60%。

2）轮转医师：必须有3年以上临床工作经验，且在急诊科轮转培训不少于3个月，熟悉急诊规章制度，掌握一般常用的急救仪器设备的使用和心肺复苏等急救技能。

3）进修医师：急诊医学专业的进修医师必须具备3年以上临床实际工作经验，且必须在所进修的医院急诊科轮转培训至少6个月，熟悉该院的急诊规章制度并掌握常用急救仪器设备的使用和急救技能后才能单独值夜班。非急诊医学专业的进修医生不得派往急诊科单独值班。

（4）护士

1）固定护士：有护士执业证书，必须具有3年以上指导护理工作经验。三级医院50%以上具有大专以上学历；二级医院30%以上具有大专以上学历。

2）进修护士：急诊医学专业的进修护士必须具有2年以上临床工作经验，且必须在急诊科实际工作至少1年，才能单独值班。非急诊医学专业的进修护士不得派往急诊科。

2. 重症医学科

（1）至少应配备一名具有副高以上专业技术职务任职资格的医师担任主任，全面负责医疗护理工作和质量建设。

（2）重症医学科的护士长应当具有中级以上专业技术职务任职资格，在重症监护领域工作3年以上，具备一定管理能力。

（三）人员技术要求

中医医院急诊科、重症医学科医师均应通过规范化培训，接受过中医急救专科训练，掌握本学科常见病种（病证）的诊疗方案（包括规范、指南），熟悉300首方剂，重点掌握100首常用方剂，具有较高的中医理论素养，熟悉基本理论，掌握急诊医学的基本理论、基础知识和基本操作技能、常用急救技术等。同时，重症医学科医师应能胜任对重症患者进行各项监测与治疗的要求，具备重症医学相关理论知识，掌握重要脏器和系统的相关生理、病理及病理生理学知识、ICU相关的临床药理学知识和伦理学概念等。

急诊科、重症医学科中医类别主治医师、副主任以上医师应在基本要求基础上，具备应用中医理论处理急诊疑难病症、危重病的能力，对临床常见急危重症形成较系统的中医诊疗思路，积累一定的诊疗经验，并能指导下级医师开展中医急危重症救治工作，且对本学科常见病症诊疗方案（包括规范、指南）做出最终决策的能力。

中医医院急诊科、重症医学科护士必须经过严格的专业培训，熟练掌握相关护理基本理论和技能，经过专科考核合格后，才能独立上岗。

1. 急诊科医师基本技能

（1）常规辅助诊断技能：熟练掌握以下检查项目正常值、意义，并迅速作出判断：①血、尿、便三大常规，尿酮体、尿三胆、大便隐血试验；②电解质、血糖、肝肾功能、血气分析、肥达反应；③血、尿淀粉酶活力；④三P试验、凝血酶原时间、出凝血时间；⑤脑脊液糖、氯、蛋白测定；⑥胸部平片（气管炎、支气管肺炎、大叶性肺炎、肺不张、血气胸、心包积液）；⑦腹部平片（肠梗阻、空腔脏器穿孔）；⑧胸、腹部超声、CT（血气胸、主动脉夹层、肝脾胰肾外伤、腹膜后血肿）；⑨心肌酶谱、肌钙蛋白；⑩心电图（常见心律失常和心肌梗死）；⑪外伤性骨平片（骨折和脱位）；⑫头颅CT及MRI（急诊内科医生要求①～⑩项，外科医生要求①～⑧、⑪、⑫项，急诊科医生要求①～⑫项）。

（2）床旁快速诊断检测技能：①血气；②血糖；③心房钠尿肽；④心型脂肪酸结合蛋白；⑤CK-MB；⑥肌钙蛋白；⑦D-二聚体；⑧降钙素原；⑨床旁快速凝血酶原时间。

（3）急救操作技能：①气管插管、机械通气；②体外或体内临时起搏；③深静脉置管；④初级和高级心肺复苏术（含除颤）；⑤胸腔穿刺闭式引流术、腹腔穿刺引流术；⑥留置胃管、胃肠减压；⑦洗胃术；⑧三腔管压迫止血术；⑨导尿术；⑩止血、包扎、固定技术。

2. 急诊科护士基本技能　①掌握中医医院急诊护理工作内涵及流程，急诊分诊；②掌握急诊科内的院内感染预防与控制原则；③掌握常见急危重症的中西医急救护理和辨证施护；④掌握创伤患者的中西医急救护理；⑤掌握急诊急危重症患者的监护技术及急救护理操作技术；⑥掌握针灸、擦浴、刮痧、拔罐等中医急救技术；⑦掌握急诊各种抢救设备、针灸、火罐等物品及中西急救药物的应用和管理；⑧辨证掌握急诊患者心理护理要点及沟通技巧；⑨掌握突发事件和群伤的急诊急救配合、协调和管理。

3. 急诊绿色通道工作人员的要求　①急诊绿色通道医护人员应具备高度责任心和时间就是生命的观念，对进入急诊绿色通道的患者，各类医护人员应立即提供温馨、优质、高效的医疗服务；②急诊绿色通道的各级医护人员职责明确，各班各类人员要坚守工作岗位，随时做好急救准备；③急诊绿色通道医生、护士要训练有素，技术熟练，胜任抢救各种危重病急救患者的需要，按照诊疗常规、职责、临床路径和抢救流程进行工作；④医生口头医嘱要准确清楚，尤其是药名、剂量、给药途径与时间等，护士执行医嘱前要复述一遍，避免有误，抢救结束后及时记录于病历上，并补开处方；⑤急诊室护士应保持警惕，对进入“急诊绿色通道”的伤病员尽快做好抢救准备工作，立即通知护士长或主班护士、值班医师，并及时给予必要的处理，如胸外心脏按压、吸氧、吸痰、测体温、血压、脉搏、呼吸及开放静脉通道等。

4. 重症医学科技能要求

（1）ICU医师应掌握重症患者重要器官、系统功能监测和支持的理论与技能：①复苏；②休克；③呼吸功能衰竭；④心功能不全、严重心律失常；⑤急性肾功能不全；⑥中枢神经系统功能障碍；⑦严重肝功能障碍；⑧胃肠功能障碍与消化道大出血；⑨急性凝血功能障碍；⑩严重内分泌与代谢紊乱；⑪水电解质与酸碱平衡紊乱；⑫肠内与肠外营养支持；⑬镇静与镇痛；⑭严重感染；⑮多器官功能障碍综合征；⑯免疫功能紊乱。要掌握复苏和疾病危重程度的评估方法。

（2）ICU医师除一般临床监护和治疗技术外，应具备独立完成以下监测与支持技术的能力：①心肺复苏术；②人工气道建立与管理；③机械通气技术；④纤维支气管镜技术；⑤深静脉及动脉置管技术；⑥血流动力学监测技术；⑦胸穿、心包穿刺术及胸腔闭式引流术；⑧电复律与心脏除颤术；⑨床旁临时心脏起搏技术；⑩持续血液净化技术；⑪疾病危重程度评估方法。

5. 重症医学科护士要求 ①经过严格的专业理论和技术培训并考核合格。②掌握重症监护的专业技术：输液泵的临床应用和护理，外科各类导管的护理，给氧治疗、气道管理和人工呼吸机监护技术，循环系统血流动力学监测，心电监测及除颤技术，血液净化技术，水、电解质及酸碱平衡监测技术，胸部物理治疗技术，重症患者营养支持技术，危重症患者抢救配合技术等。③除掌握重症监护的专业技术外，应具备以下能力：各系统疾病重症患者的护理、重症医学科的医院感染预防与控制、重症患者的疼痛管理、重症监护的心理护理等。

第三节 人才培养

不断提高人员技术水平是保证医疗质量的首要条件，因此急诊科、重症医学科必须有明确的人才培养计划，有全面的人员培训制度。

三级中医医院和有条件的二级中医医院应建立学术带头人制度、学术继承人制度。

学术带头人作为本科室的学术权威，应在专业领域有一定学术地位，具有正高级专业技术职务任职资格。学术带头人应负责本科室中医特色的传承和创新，负责组织研究确定本科室发展方向与发展规划，组织制订与实施重点项目。

学术继承人，应具有中级以上专业技术职务任职资格。学术继承人的培养应充分利用本科室、本院及本地区的资源，通过跟师学习、进修、学术交流等方式，着重进行中医理论素养、老专家独特经验、中医急救新进展等方面的培训。

中医医院急诊科、重症医学科应做好本科室名老中医专家学术经验继承，采取师带徒、名医讲堂、老专家工作室等方式，整理、传承名老中医专家的学术经验。

中医医院急诊科、重症医学科住院医师应在完成住院医师规范化培训后，在上级医师指导下，重点培训本学科主要病种的诊疗方案（规范、指南）和基本诊疗方法、急救技术，学科基础知识、基本理论。

中医类别主治医师主要通过参加研修班、专科进修、跟师学习、参与相关课题研究等方式，重点培训疑难重病的中医诊疗技术方法、新技术新方法、名老中医专家的学术经验、中医急诊学科科学研究方法等，明确个人专业发展方向。

中医类别副主任医师以上人员主要通过参加高级研修班、国内外相关学术会议、跟师学习、主持不同级别科研课题等方式，重点培训解决急救疑难、危重病的中医诊疗能力，开展本学科常见病症临床难点的科学研究，掌握学科专业最新学术动态。

各级应不断提高中医诊疗水平，上级医师正确指导下级医师进行中医药诊治工作。中医治疗的病例，辨证准确，理法方药一致。及时开展病例讨论，提高中医诊治急危重症、疑难病的水平。

此外，重症医学科医师每年至少参加 1 次省级或省级以上重症医学相关继续医学教育培训项目的学习，不断加强知识更新，具体包括：

（1）制订各类人员的培养计划，包括科内固定人员、新进人员、进修医生、院内轮转人员的培训计划，定期复训。新进人员必须经岗前培训并达要求后方能上岗。应建有专门培训室，配备心肺复苏、气管插管等培训模型。

（2）制订本科人员医学继续教育规划。科内不满 45 岁的副高职称以下各级人员必须参加医学继续教育。每年参加至少 1 次院级以上的“三基”（基础知识、基本理论和基本技能）培训。

（3）建立定期业务学习制度。学习新知识、新技术、新进展，科内每月业务学习（含教学病例讨论）至少 1 次。

一、科研与教学

（一）以提高临床疗效为核心，充分发挥中医特色及优势

从深层次系统探索中医药在急危重症领域的疗效优势，加强科研攻关。重点研究典型病种，揭示不同病期、病程、阶段中中医药的疗效优势，总结单病种的中医药治疗率和抢救成功率，并结合现代急救技术和方法加以充实完善，对有确切疗效的病证进行辨证论治和理法方药的诊疗序列配套，并形成标准规范加以推广应用。

（二）深化急危重症科研，提高研究水平

以急危重症协作组为龙头，急症医疗中心为依托，深化中医急救的基础、临床和实验研究。采取“继承与发展相结合，中医与中药相结合，基础研究与应用开发相结合，科研成果与新药研制相结合，临床观察与实验研究相结合”五结合的研究思路和方法，本着“取长补短，优势互补”的原则，立足于本学科研究前沿，针对具有中医特色和优势的病种进行科研攻关，避免低水平重复，提高科研水平。组织多学科联合攻关，探索有利于推动中医急症学术发展的“突破口”，创建现代中医急症理论。同时，加强中医急危重症预防、保健、康复方面的研究工作。在中医急症制剂研究上，坚持传统方药的剂改和新制剂的开发同步、注射剂与非注射剂研制同步的方针，加强具有中医特色优势、高效速效、安全可靠、质量稳定、使用方便，又能形成序列配套的制剂研究，特别应加强注射剂、气雾剂、速溶滴丸等制剂的开发和研究。在制剂的配套研制方面，应遵循“多途径、多剂型、多制剂”的原则。

（三）重视教学工作

有条件的急诊科、重症医学科，除应承担临床进修、本科实习生及研究生的培养外，还应举办中医急症临床学习班，以讲授中医急症的新理论、新经验、新技术、新成果、新进展为主要内容，培养专业骨干人员，培养急救思维。

急诊科、重症医学科的教学重点应该把敏锐和关注作为一名医学生的专业品质来重视。这意味着医学生更能在繁乱复杂的急救环境中，敏锐地把握住威胁生命病情的瞬息变化；能关注到来自医院环境之外急救医疗的问题和需求。在急救中，首先要确定生命体征是否平稳，以抢救生命作为根本原则。要培养快速采集患者病史信息的能力，如简要询问发病情况、既往病史，针对相关的伤病部位进行查体。根据伤情决定应做哪些必要的辅助检查，对获得的所有临床资料进行综

合分析，并将分析的结果用于病情判断和急诊救治上。由于急救时间紧迫，往往患者发病信息及检查内容有限，在考虑急症的病因时可参照病因分类表，帮助快速鉴别诊断，以减少漏诊。

培养医学生急救处理临床问题的思维方法和解决问题应遵循的急救流程，可归纳为：①评价患者A、B、C（气道、呼吸、循环），判断有无生命危险，如有危险要立即抢救；②无论是否能立即做出临床诊断，都要马上评估病情严重程度；③根据病情采取相应的救治措施；④救治中要继续观察病情变化，重复评估，以确认治疗效果。

培养医学生急救思维方式，急救的思维方式更倾向于思考的顺序为：有无生命危险？器官功能障碍及可能导致的原因？原发疾病及其解剖部位？急救诊治过程首先要抢救生命，边救治、边观察、边诊断，目的是稳定病情，减轻痛苦。

（四）加强工作人员培训与学习

加强考核力度，成立操作培训与考核小组，以提高理论知识和实际操作能力。内容包含三基知识和急救技术操作内容，急危重症患者的抢救处理程序、急诊患者的转运及转交接流程、120接诊抢救演练、沟通告知技巧等急救技能和急救仪器的使用。科室每2周组织1次科内业务学习。通过参加学习班、邀请知名专家讲课、外出进修学习、继续教育培训等，对全科医护人员进行系统培训。

二、国内外技术交流与合作

建立健全以全国重点中医急症协作组和重点中医急症医疗中心为“龙头”，省级中医医院急诊科、重症医学科为中坚骨干，市（县）级中医医院急诊科、重症医学科为基本队伍的中医急症学术网络，扩大交流与合作，建立并逐步完善中医急症信息库，科学管理、利用各种医疗、科研文化资料，了解国内外学术动态及先进水平，推动中医急诊工作发展。

在危重病急诊医学领域中，继承、发掘中医药抢救危重症的经验，深入系统地研究中医药急症理论和实践经验，充分发挥中医特色优势，提高中医对急症的临床疗效，进而提高医疗质量，是增强中医医院综合服务功能的关键，是建设现代化综合性中医医院的重要环节。

急诊科、重症医学科应在现有综合急救基础上，逐步提高中医急救的整体水平，努力拓展科室的服务功能，更好地适应社会需求；加大资金投入，用于增添医疗设备和科研设备；以病员为中心，开展优质服务；加强急诊科的内涵建设，强化科学管理，不断创新和开拓中医急诊工作的新局面。

应当学习和借鉴发达国家的先进模式，在实践中不断总结经验，逐步完善制度，稳定专业队伍，培养出新一代医师，这是急诊医学可持续发展的基本保证。

第四节　急诊科与重症医学科质量控制

中医医院急诊科、重症医学科应建立绩效考核制度，将辨证论治优良率、中成药辨证使用率、中医治疗率、中药饮片处方占处方总数的比例、应用中医诊疗技术治疗率、急危重症抢救中医参与率、治愈好转率、病死率、再入院率等纳入医师绩效考核指标体系。

省级卫生行政部门可以设置省级重症医学科质量控制中心或者其他有关组织对辖区内医疗机构的重症医学科进行质量评估与检查指导。医疗机构应当配合卫生行政部门及其委托的重症医学质量控制中心或者其他组织开展对重症医学科的检查和指导，不得拒绝和阻挠，不得提供虚假材料。

一、加强急救质量管理

（1）强调急诊科检诊、分诊的重要性，保证接诊工作顺利进行。要求抢救室护士主动热情接待患者，不得以任何理由拒绝或推诿患者，对危重急诊患者按照“救人治病”和“先抢后救”的原则救治。

（2）加强医护人员正确使用抢救及监护设备的训练，保证急救措施及时、到位，医护人员配合及时、高效。

（3）严格执行“三查七对”制度，正确执行口头医嘱，抢救过程中密切观察患者病情及生命体征变化，做好记录。危重、昏迷、烦躁患者有床挡、约束带等保护措施，腕带标识正确。

（4）检查和转科需由医护人员陪同，做好病情观察并记录，抢救过程中注意保护个人隐私。需住院患者做好转科交接手续，填写《患者身份确认表》。

（一）急诊科质量控制指标

急诊科质量控制指标包括：预检分诊正确率、急诊诊断正确率、危重患者抢救成功率、病历合格率、处方合格率、医疗事故发生率。

（二）急诊科质量控制管理

质量控制以“零缺陷”为最高目标，并有相应的制度和要求来进行管理。

（1）科内须成立质量管理小组，定期对全科人员进行质量管理教育；定期进行医疗、护理质量检查，建立检查登记和质量控制信息反馈登记。

（2）质量控制指标要求：①预检分诊正确率≥ 95%；②急诊诊断正确率：三级医院≥ 90%，二级医院≥ 80%；③危重患者抢救成功率：三级医院≥ 85%，二级医院≥ 80%；④病历合格率 100%，优良率≥ 85%，无病历丢失；⑤急危重症抢救记录和监护记录合格率≥ 95%，三测单、医嘱单、护理记录单准确、详细且全面，合格率≥ 95%；⑥处方合格率达 100%；⑦医疗事故零发生。

（3）预检分诊护士护龄应在 10 年以上，以保证预检分诊的及时准确。

（4）制订常见急、危重症抢救规范或程序，抢救室有抢救规程备查。

（5）制订并落实急诊患者告知制度：危重患者告知签名制度；急诊手术知情同意书、有创操作知情同意书、输血知情同意书、特殊诊疗知情同意书等。

（6）建立急诊药物不良反应监测制度。对药物不良反应要登记、上报和及时处理。特殊（包括麻醉、剧毒）药品管理按照国家有关规定执行。

（7）专科诊室基本齐全，诊室医生不脱岗，科间协调合作、无推诿。省级医院实行总住院医生制度，实行 24h 值班制。二线咨询班医生应召能在 20min 内到达急诊现场。

（8）抢救室和监护室原则上应实行封闭式管理。

（9）综合治疗室（输液注射室）要求设施完好，布局合理，操作规范。

（10）处置室要求有专人负责，用物分类清楚、整洁、有标识。

（11）挂号、收费处应该安全、方便、服务热情，无排长队现象。

（12）单设急诊药房，药物满足常规急救需要。

（13）急诊化验室应位于急诊区内，三级医院急诊科化验室应能开展动脉血气、血糖和心肌酶学和肌钙蛋白等项目的快速检测。

（14）影像学检查室（含X线检查室、B超室、CT室）应位于急诊区内。三级医院急诊科应能实施床旁照片、床旁B超检查。

（15）有条件的医院胃镜、纤支镜和血液净化等检查和治疗应能床旁实行。

（16）急诊化验和检查项目应于2h内发出检查结果的报告。

（三）重症医学科医疗质量控制目标

（1）重症医学科患者收治率和重症医学科患者收治床日率。

（2）急性生理与慢性健康评分≥15分患者收治率（入重症医学科24h内）。

（3）感染性休克3h集束化治疗完成率。

（4）感染性休克6h集束化治疗完成率。

（5）重症医学科抗菌药物治疗前病原学送检率。

（6）重症医学科深静脉血栓预防率。

（7）重症医学科患者预计病死率。

（8）重症医学科患者标化病死指数。

（9）重症医学科非计划气管插管拔管率。

（10）重症医学科气管插管拔管后48h内再插管率。

（11）非计划转入重症医学科率。

（12）转出重症医学科后48h内重返率。

（13）重症医学科呼吸机相关性肺炎发病率。

（14）重症医学科血管内导管相关血流感染发病率。

（15）重症医学科导尿管相关泌尿系感染发病率。

（注：本重症医学专业医疗质量控制指标适用于包括重症医学科、EICU等重症医学救治单元。）

（四）急救设备质量管理

（1）增强医护人员急救仪器设备管理意识。

（2）及时报废老化仪器，购置先进急救仪器设备。

（3）完善急救仪器的管理制度及相关措施。

二、加强会诊管理

（1）会诊前应依据病史、辅助检查初步确定患者所需会诊，需综合治疗或病因难以确定及危重患者抢救等需多学科医师共同参与。

（2）强调首诊医师会诊前做好准备工作，并向患者或家属做好解释说明，取得其理解与配合。

（3）确保会诊医师资质，要求5～10min内到达会诊现场。要求会诊医师综合首诊医师介绍、患者或家属陈述、专科查体结果等做出初步诊断，给予正确处理。

三、增强医护人员的法律意识

加强医护人员相关法律法规知识的学习，增强其法律意识。定期邀请法律专业人士对医护人员进行培训，讲授医护法律知识及医患纠纷的有效防范措施，使医护人员在工作中做到有章可循、有法可依，更好地保护患者及医护人员的合法权益。

中医医院急诊科、重症医学科属于现代急危重症急诊医学研究中的分支，是医院最前沿、高风险的医疗科室，其规范化建设直接关系着全社会的利益。应当建立一支完整、稳定的人才队伍，坚持 5P 精神［即对急诊医学要有热情（passion）、有恒心（patient）、坚守（persistent）、脚踏实地的实践（practice）、必定能达到辉煌的前景（prosperity）］，自强不息，抓住机遇，开拓进取，在继承中求发展，在实践中再创新，对急危重症医学发展有自信、坚持自尊、自强、自立、不妄自菲薄，发扬愚公移山的精神，永不言弃，坚信未来急危重症医学、急诊科和重症医学科必当充满生机。

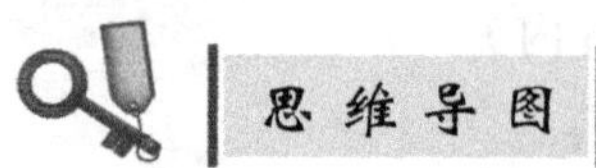

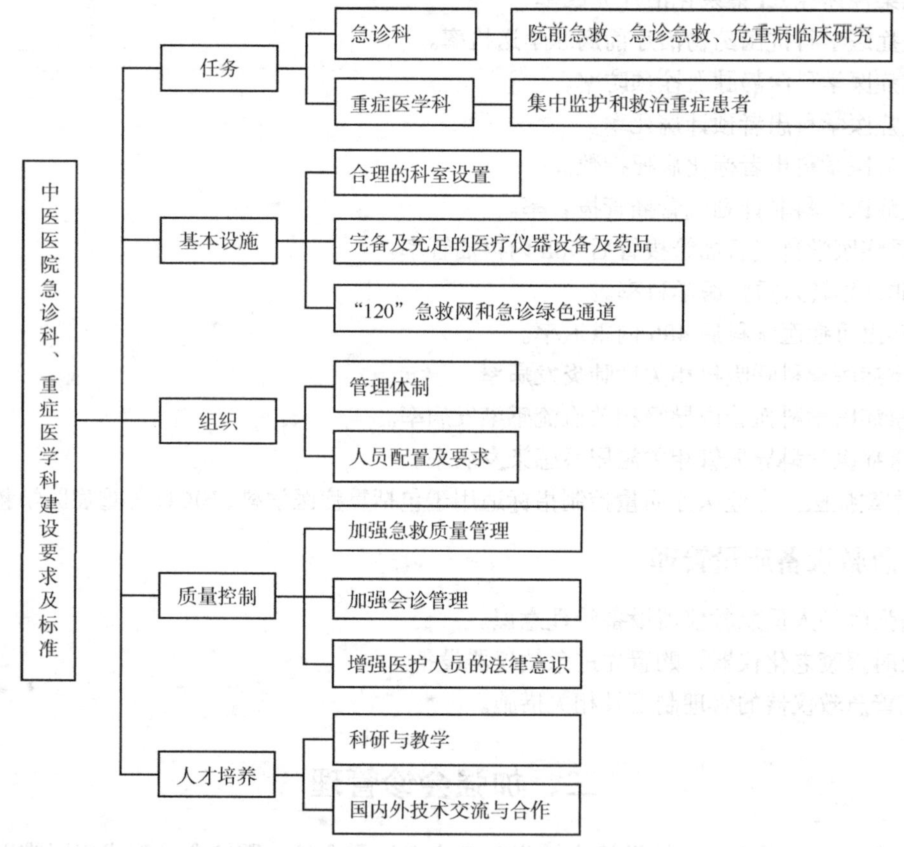

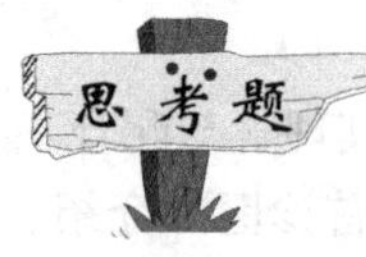

1. 急诊科收治范围是什么？
2. 如果你是急诊科值班医生，此时 120 送来一名不知身份的昏迷患者，你的处理流程是什么？你为该患者开启绿色通道，体现了急诊科的何种管理制度及治疗原则？
3. 如果你是急诊科医生或护士，同时面对以下患者，你将如何引导患者就诊：①内分泌门诊查尿酮体 + 的患者；② 2 小时前饭后出现压榨性胸痛的患者；③手指割伤、少量出血的患者；④持续呕吐的患者；⑤ 120 急救车送来猝死的患者；⑥晨起出现头晕、言语不利、一侧肢体活动不利的患者；⑦今日前来开具诊断证明的患者。
4. 重症医学科一个床位至少配备哪些设备？

第三章　中医急重症的病因病机

疾病是病邪作用于人体，人体正气奋起抗邪，引起正邪相争，进而破坏人体阴阳平衡，或使脏腑气机升降失常，或使气血功能紊乱，并进而影响全身脏腑组织器官的生理活动，产生的一系列临床表现的总称。中医急重症学是中医临床医学的一门跨学科、跨专业的重要学科，明确引起急重症发病的病因及其发生、发展和变化的机理，对于治疗和预防急重症具有非常重要的临床意义。

第一节　中医急重症的病因

病因，即是指凡能导致疾病发生的原因。病因种类繁多，宋·陈无择在《三因极一病证方论》指出："六淫，天之常气，冒之则先自经络流入，内合于脏腑，为外所因；七情，人之常性，动之则先自脏腑郁发，外形于肢体，为内所因；其如饮食饥饱，叫呼伤气，尽神度量，疲极筋力，阴阳违逆，及至虎狼毒虫，金疮踒折，疰杵附着，畏压缢溺，有背常理，为不内外因"，将其分为六淫邪气侵犯所致的外因，七情内伤所致的内因，以及饮食劳倦、跌扑金刃及虫兽所伤的不内外因。就急重症的病因来说，可概括为"四因理论"，即在陈无择的"三因理论"基础上加上"合因"。

一、外　因

外因主要是指风、寒、暑、湿、燥、火（热）等外感六淫及疫疠邪毒等，具有发病急骤等特点。临床急重症除了少数是单个过极病因所致，如"火热迫血妄行"导致的吐血、便血、咯血等各种危重血证；大多是由多个外因相兼而引起，如"风火相煽"所致的各种神昏，"湿热内蕴"所致的各种感染性高热。明·吴又可《温疫论·原序》更提出"夫瘟疫之为病，非风非寒，非暑非湿，乃天地间别有一种异气所感"，指出了疫疠之邪，其发病迅速，变化多端，病情危重，是有别于外感六淫的具有强烈传染性的外感病邪，其包括现今的多种恶性传染病，如流行性出血热、大头瘟、白喉、新冠肺炎等。

二、内　因

内因主要是指七情内伤，七情即喜、怒、忧、思、悲、恐、惊，具有直接伤及脏腑，影响脏腑气机等特点。一方面，五脏精气影响情志活动，《素问·阴阳应象大论》说："人有五脏化五气，以生喜怒悲忧恐。"五脏精气阴阳出现虚实变化及功能紊乱，气血运行失调，则可出现情志的异常变化，导致疾病的产生，正如《灵枢·本神》中所说："肝气虚则恐，实则怒……心气虚则悲，实则笑不休。"另一方面，七情过极常导致各种危重病症，如"大怒则形气绝，而血菀于上，使人薄厥"，即急性脑血管意外；而"喜伤心"，过喜常致"心悸、胸痹"。

三、不内外因

不内外因指除六淫、七情以外的所有其他致病因素，主要包括饮食失节、劳逸过度、起居无常、外伤、中毒和失治误治等。嗜食肥甘厚味，脾运不健，湿热内生，加之暴饮暴食，食填中脘，郁而内腐，腐浊之气上循中焦，逆犯于胰；或酗酒无度，脾胰受损、肝胆受伤而致急性胰腺炎（脾心痛）等消化系统危重病，即“饮食自倍，肠胃乃伤”。或误食有毒之物、虫兽毒蛇所伤，致毒邪壅盛，侵入人体，损伤人体正气，致脏腑功能失调，甚则损伤脏器。或外伤及失治误治而致脏腑气血受损，百病丛生。

四、合　因

合因指两种不同属性的原因共同致病，包括外因合内因、外因合不内外因、内因合不内外因，这是目前最常见的致病因素。随着社会的进步，人们精神、生活、工作压力不断加大，加之起居无常、饮食失节、劳逸过度，导致脏腑功能失调，阴阳失衡，痰饮、瘀血等多种病理产物产生，而致多种疾病发生。如重症哮喘多是由于痰伏于肺，因外邪侵袭、饮食不当、情志刺激等诱因引发；又如中风病病因复杂多变，与虚、瘀、痰、火、风有关。

第二节　中医急重症的病机

中医急重症病机是阐明急重症发生、发展和变化规律，其任务旨在揭示疾病发生、变化的本质，是对疾病进行正确诊断和有效救治的理论基础。中医急重症的病机内容主要包括邪正盛衰、阴阳失衡、气血精神失调、脏腑失和四个方面。

一、邪正盛衰

疾病的发生和变化虽错综复杂，但概括起来，不外乎是邪气作用于机体的损害与正气抗损害之间的矛盾斗争过程。急重症患者发病即是人体正常生理功能在某种因素作用下受到破坏，也就是邪正斗争对机体破坏的过程。在人体生命活动中，一方面正气发挥着维持人体正常生理功能的作用，另一方面，邪气也不断地侵袭着人体，两者不断地发生斗争，也不断地取得平衡和统一，保证了人体的健康。

疾病的发生、发展和变化，是一定条件下邪正斗争的结果。在疾病发生发展过程中，正气不足是疾病发生的内在因素，而邪气是发病的重要条件，正如《素问·评热病论》中所说“邪之所凑，其气必虚”。邪气与正气的斗争贯穿于疾病过程的始终，两者既相互联系又相互斗争，是推动疾病发展的动力。邪正斗争的结果，常常影响着疾病的发展方向和转归。中医发病学说认为正气的强弱在发病中具有主导地位，但同时也不排除邪气的重要作用，两者对疾病的发生发展都具有重要作用。

正气在邪正斗争中居主导作用，是决定发病的关键因素。若人体脏腑功能正常，气血充盈，卫外固密，则病邪便难以侵入，即使邪气侵入，亦能驱邪外出。因此，一般不易发病，即使发病也较轻浅易愈。当正气不足时，抗邪无力，外邪乘虚而入，感邪后又不能及时驱邪外出，导致疾病的发生。《医论三十篇》中说：“凡风寒感人，由皮毛而入；瘟疫感人，由口鼻而入。总由正气适逢亏欠，邪气方能干犯。”因此，在病邪侵入之后，机体是否发病，一般是由正气盛衰所决定的。病邪入侵，正能抗邪，正胜邪却，则不发病；正不敌邪，正虚邪侵，则发病。

邪气是发病的重要条件。一方面，没有邪气的侵袭，机体一般不会发病；另一方面，不同的邪气作用于人体，可以表现出不同的发病特点，如外感六淫致病，发病多急，病程较短；而七情内伤致病，发病多缓，病程较长。此外，感邪的轻重与疾病的预后密切相关，感邪轻者，临床表现较轻，预后较好；感邪重者，临床表现较重，预后较差。同时还应注意在疫疠、外伤、虫兽伤等情况下，正气虽盛但也难以抗御，此时，邪气在疾病的发生中起着决定性作用，因此应"避其毒气"。

由上可知，正气和邪气是相互对抗、相互矛盾的两个方面。正气与邪气不断地进行斗争，疾病的发生决定于正气和邪气双方斗争的结果。急重症就从这两个方面的辩证关系出发，建立了中医急重症发病的基本观点，即"正气虚于一时，邪气暴盛而突发"。

二、阴阳失衡

阴阳失衡，即是指在疾病的发生发展过程中，由于各种致病因素的影响，导致机体的阴阳双方失去相对的平衡协调而出现的阴阳偏胜、偏衰、互损、格拒、亡失等一系列病理变化。

临床上主要用阴阳二气的关系来阐述寒热病证及动静失常的病变机制，其可用于说明脏腑、经络、营卫及气机升降出入等的相互关系，是最基本的病机。危重症患者发病，多出现真寒假热、真热假寒或阴阳亡失等复杂的病理现象。如虚寒性疾病发展到严重阶段，其证除有阴寒过盛之面色苍白、四肢逆冷、精神萎靡、畏寒蜷卧、下利清谷、脉微细欲绝等症状外，又见面红、烦热、口渴、脉大无根等假热之象。又如热性病发展到极期，既有阳热极盛之心胸烦热、胸腹扪之灼热、口干舌燥、舌红等症状，又有阳极似阴的四肢厥冷或微畏寒等症，或者表现为大汗淋漓、手足逆冷、精神疲惫、神情淡漠，甚则昏迷、脉微欲绝等一派阳气欲脱之象及汗出不止、汗热而黏、四肢温和、渴喜冷饮、身体干瘪、皮肤皱褶、眼眶深陷、精神烦躁或昏迷谵妄、脉细数无力，或洪大按之无力等阴脱之症。

综上所述，阴阳失衡的病机，是以阴阳的属性，阴和阳之间存在的相互制约、相互消长、互根互用和相互转化关系的理论，来阐释、分析、综合机体一切病理现象的机制。阴阳失衡的各种病机，并不是固定不变的，而是随着病情的进退和邪正盛衰等情况的变化而变化的。

三、气血精神失调

气、血、精、神在人体生命活动中占有极其重要的位置，是人体脏腑经络、形体官窍等一切组织器官进行生理活动的物质基础，是构成人体和维持人体生命活动的基本物质，中医急重症的发生发展取决于病变过程中气、血、精、神的盛衰，它们决定着人的生与死、顺与逆，是人体生命之链、性合之用，正如明·张景岳所说："人身以气血为本，精神为用，合是四者以奉生，而性命周全矣。"因此，如果气、血、精、神失常，必然会影响机体的各种机能，从而导致疾病的发生。

1. 气　气的病变，包括气的生成不足或耗散太过，气的运行失常，以及气的生理功能减退等。元气亏虚，脏腑功能活动减退及机体抗病能力下降，则出现少气懒言、疲倦乏力、脉细软无力等症。升降出入，是气的基本运动形式，其推动和调节着脏腑经络的机能活动和精气血的贮藏、运行、输布和代谢，维系着机体各种生理机能的协调。气的升降出入失常，则能影响脏腑经络及精气血等各种功能的协调平衡，而出现胃下垂、肾下垂、子宫脱垂、脱肛等气陷之证；或出现心神浮越，脉微细欲绝等气脱之证；或出现以闷胀、疼痛为其临床特点的气滞之证；或出现咳嗽、恶心、呕吐、嗳气、呃逆等气逆之证；抑或出现神昏猝仆、小便不通、大便秘结等气闭之证。

2. 血 血的病变，包括血的生成不足或耗损过多，血液运行失常等方面。血是维持人体生命活动的重要物质之一，对人体具有濡养作用。外伤、呕血、咯血等致失血过多，或因脾胃功能虚弱，饮食营养不足，导致血液生化乏源、血的濡养功能减弱，从而引起血虚之证，临床表现为眩晕，面色不华，唇、舌、爪甲淡白无华等。血的正常运行有赖于气的推动和脉管的通畅，若气的升降出入失常或脉管为瘀血、痰浊等所阻，则可出现以面目黧黑、肌肤甲错、唇舌紫黯以及瘀斑、红缕为主要表现的血瘀之证；或导致血溢脉外，而出现亡脱之危候。

"血气不和，百病乃变化而生"，气血的病理变化总是通过脏腑生理功能的异常而反映出来。由于气与血之间有着密切关系，"血为气之母，气为血之帅"，所以在病理情况下，气病必及血，血病亦及气，而表现为气滞血瘀、气虚血瘀、气不摄血、气随血脱、气血两虚等。

3. 精 《素问·金匮真言论》说："夫精者，身之本也"，精源于先天，济养于后天，津、液、血、汗、唾、涕等均为精之属。当外邪侵袭，如火毒、寒毒、疫疠之气等，可损伤精，导致本精亏虚，气不化生，正虚于内而不能托邪外出，极易导致邪毒肆虐而内陷，攻心冲脑，病情较重。又或邪毒内盛，伤及骨髓，久久不出，邪轻则伤津耗液，耗血动血，使正气被邪毒所束，而出现病情危重之势；若邪气重则出现精亏髓枯，精不化气，正气亏虚较甚，而致邪毒内陷，损伤脏器，导致脏腑功能障碍，甚至出现亡脱的表现。

4. 神 《灵枢·本神》说："两精相搏谓之神"。神源于先天之精，并以后天水谷之精气充养，藏于脑，分属于脏腑、百骸之中，故五脏、百节皆有神。神、魂、魄、意、志五神统领五脏活动之用，使之相辅相成，生而有序，制而有节，承而不绝，生化不息，神为其主。神之伤，有因邪毒内侵，直犯神明者；亦有脏腑、气血病变侵伤五神；或情志失节，内动神明；或脑髓病变，神明失主，均可造成神病，心神失主，五神失用，以致脏腑功能紊乱。轻则精神恍惚，神情错乱，或妄言妄行。重则脑髓受伤，神失其宅，神机不用，升降出入不灵，窍络闭塞而见神昏谵语，循衣摸床，甚则神气散败，两目正圆。故曰："得神者昌，失神者亡。"

四、脏腑失和

人体是一个完整统一的有机体，是由脏腑、形体、官窍等所组成的，虽然各个脏腑、形体、官窍具有不同的结构和机能，但他们不是孤立的、彼此互不相关的，而是相互关联、相互制约和相互为用的。因此，脏腑之间，在生理上协调统一、密切配合，在病理上也是相互影响的。

中医学认为，脏腑之所以能发挥其生理功能，有赖于脏腑的精气阴阳的充养。脏腑之精气阴阳，即所谓"藏真"。藏真者，五脏皆有，承受于先天，济养于后天。即《灵枢·刺节真邪》所说："真气者，所受于天，与谷气并而充身也。"当外因、内因以及不内外因等侵袭人体，引起脏与脏，脏与腑，脏腑与经络、气血的互用失常，若病邪未损及脏腑组织及脏腑的精气阴阳，此时正气尚能托邪外出，因此病象虽重，但邪犯较浅，病情亦轻，病势为微，病证属顺。若邪气强盛，伤及脏腑，累及脏腑精气阴阳，则正气受损，不能托邪外达，使经络血脉壅滞，以致精、气、神败伤，造成"十二官相危，使道闭塞而不通，形乃大伤"。因此其发病猝暴，凶险丛生。正如《素问·玉机真脏论》说："急虚身中卒至，五脏绝闭，脉道不通，气不往来。譬如堕溺，不可为期"。

第三节 中医急重症的传变特点

疾病是处在不断运动变化之中的，任何疾病都有其发生、发展到结局的过程。由于致病因素的不同，患者体质强弱的差异，以及外在环境条件不一等多方面的影响，疾病的发展和演变趋向不尽相同。

疾病的传变，主要表现为顺传和逆传。一般而言，若邪气不盛，而机体正气亦不虚，尚能与邪斗争，则多表现为顺传。其传变多按照疾病的普遍规律，有序相传。如《伤寒论》中的循经传、表里传；《温热论》中的“卫之后方言气，营之后方言血”；以及杂病急症中的脏腑表里传及生克乘侮规律相传等。若正气虚衰，或邪盛毒剧，正气无力抗邪，邪毒长驱直入，内陷脏腑，导致脏器受损，脏腑功能障碍，则多表现为逆传，其传变多不按疾病的普遍规律发展变化进行传变。如热病，邪热在手太阴肺，应顺传入阳明胃与大肠，但反逆传心包、脑神，累伤于肾。

在中医急重症中，常见逆传，这是由于急重症本身特点所决定的。导致急重症的病因或由于正气太虚，或是由于邪毒过盛，这些都易导致“直中”等情况的发生。

综上，中医急重症的病因可分为外因、内因、不内外因及各种合因，从中医急重症的发生、发展与变化的过程来看，它与机体的正气、气血、精神以及脏腑功能密切相关。其病机关键是“正气虚于一时，邪气暴盛而突发”，病机变化突出正邪交争，而这种相互作用的关系，不仅关系到疾病的发生发展，而且决定了疾病的传变方向。在急重症的治疗过程中，审症求因，把握病机特点，抓住阴阳属性，拓宽中医治疗危重症的治疗手段，创新治疗和抢救技术，以更好地推动中医急重症学的发展。

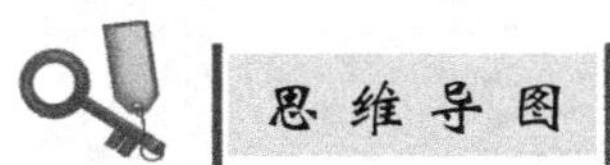

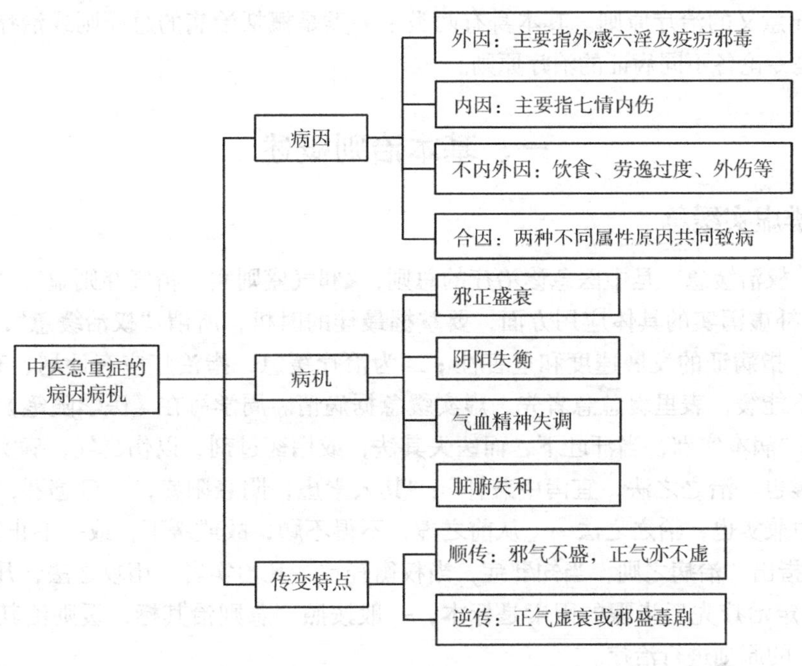

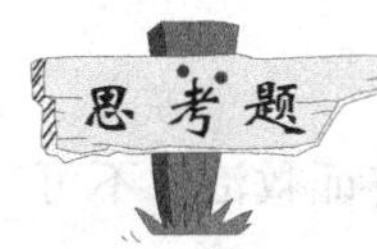

1. 导致中医急重症的常见病因？
2. 中医急重症的常见病机？
3. 结合《素问·评热病论》中“邪之所凑，其气必虚”，说明疾病发生的内在机制？
4. “阴阳失调”热病发展到极期，人体的主要表现症状有哪些？
5. 中医急重症的传变特点是什么？

第四章 中医急重症治疗方法

中医急重症，是指外感热病或内伤杂病发病过程中，由于邪毒过盛，直中机体，起势急骤，正气无力抵御邪气，或致病因素长期作用于机体猝然起病，致使脏腑气血阴阳极度失调所引起的紧急而危重的病证。中医急重症包括高热、昏谵、痉厥、抽搐、出血、剧痛、暴吐、暴泻、癃闭、大便秘结等。由于急症的范围较广，涉及的病种繁多，因此，研究中医急症的基本治则治法，探索治疗的基本规律，乃是急症辨证论治研究的重要内容之一。

及时而正确的治疗，是辨证论治的基本要求，也是诊治疾病的最终目的。本章论述的治疗方法，包括基本治则、常用治法两部分内容。

第一节 基本治则

基本治则是在中医整体观念和辨证论治理论指导下制订的，对疾病治疗的立法、选方、用药等具有普遍指导意义的治疗原则。其本身有两类：一类是概括治病的总原则或治疗一类病证的总原则；另一类是专论各不同病证的治疗原则。

一、基本治则概述

（一）明辨虚实缓急

明辨虚实，权治缓急，是中医急诊治疗的总则，“邪气盛则实，精气夺则虚”，“盛则泻之，虚则补之”，但在补虚泻实的具体应用方面，要掌握最佳的时机，所谓“权治缓急”，缓急有两义：一为病证缓急，指病证的发展速度和危害性；二为治疗缓急，指治疗应有计划、有步骤地进行，就是暴病当急不能缓，表里缓急急者先，虚实缓急据病情。周学海在《医学随笔》中对虚实补泻的应用中说到：“病本实邪，当汗吐下，而医失其法，或用药过剂，以伤真气，病实未除，又见虚候，此实中见虚也。治之之法，宜泻中兼补”；“其人素虚，阴衰阳盛，一旦感邪，两阳相搏，遂辨为实，此虚中兼实也，治之之法……从前之虚，不得不顾，故或缓下，或一下止服”。张景岳在《景岳全书》中指出“治病之则，当知邪症，当权衡轻重。凡治实者，用攻之法，凡治虚者，用补之法”。同时决定治疗先后步骤的因素是标本，一般按照“急则治其标，缓则治其本，标本俱急者，标本同治”的原则进行治疗。

（二）把握动态变化

急危重症，传变无定，起势急骤，临证时需掌握疾病发生发展，动态观察，辨证救治，不可固守一方一法，延误治疗的最佳时机。

（三）治病宜早，已病防变

“治病宜早，已病防变”是中医学治则中“治未病”的重要体现，根据病机的变化，随证救治。可以体现在如下几个方面：

1. 治病宜早　治病宜早有两层意思：一是早期治疗，轻病防重，即疾病的早期应及时治疗，防止病情发展。一般情况下，疾病的发展总是由轻到重，由单纯到复杂。疾病的早期，机体正气充足，及时地予以早期治疗，容易收到较好的疗效，能尽快地解除患者的疾苦。而随着疾病的发展，病情复杂多变，虚实互见，寒热错杂，给治疗带来许多困难，甚至产生严重的后果。正如《素问·阴阳应象大论》说：“邪风之至，疾如风雨，故善治者治皮毛，其次治肌肤，其次治筋脉，其次治六腑，其次治五脏。治五脏者，半死半生也。”《素问·八正神明论》又说：“上工救其萌芽……下工救其已成，救其已败”，不仅把早期治疗视作应该遵循的基本治疗原则，也把它作为衡量医生服务态度和业务水平的一个标准。

2. 已病防变　已病防变指疾病发生后早期诊断、早期治疗，防止疾病进一步发展与传变，即治疗“务在先安未受邪之地”。脏腑经络是相互联系的，疾病也是不断变化的，机体某一部位发生病变，必然要向相邻的部位或有关脏器发生传变。这种传变一般是有规律的，如《素问·玉机真脏论》指出：“五脏受气于其所生，传之于其所胜，气舍于其所生，死于其所不胜。”治未病的原则，就是要求医生根据疾病的传变规律，从全局的观点、动态的观点，对可能受到传变的脏器和可能受到影响的气血津液，采取预防性的治疗措施，阻断和防止病变的转移、扩大和传变，把病变尽可能控制在较小的范围内，以利于病变的最终治愈。如《金匮要略》“见肝之病，知肝传脾，当先实脾”的治法，即体现了这一治疗精神。

二、常用方法

1. 扶正法　扶正法是中医学重要的治则，不仅广泛用于多种慢性虚弱性疾病，对于急危重症也很重要。扶正是指采用如益气、养血、滋阴、助阳等种种有助于扶持、补益正气的治疗方法。疾病的过程，在某种意义上可以说是正气与邪气相争的过程，邪胜于正则病进，正胜于邪则病退。治疗上扶持正气有助于抗御、祛除病邪。在一般情况下，扶正适用于正虚邪不盛的病证，即“虚者补之”之意。代表方如独参汤、参附汤、生脉散等。

2. 祛邪法　祛邪是指采用如发表、攻下、渗湿、利水、消导、化瘀等种种有助于祛除、消灭病邪的治疗方法，祛除病邪有助于保存正气和正气的恢复。因此，扶正祛邪的治疗原则旨在改变邪正双方力量的对比，使之有利于疾病向痊愈转化。临床上主要用于实证，即“实则泻之”之意。代表方药如承气类方、白虎汤等。

3. 扶正祛邪法　扶正祛邪同时并举，适用于正虚邪实的病证，但具体应用时，也应分清以正虚为主，还是以邪实为主，以正虚较急重者，应以扶正为主，兼顾祛邪；以邪实较急重者，则以祛邪为主，兼顾扶正。若正虚邪实以正虚为主，正气过于虚弱不耐攻伐，若兼以祛邪反而更伤其正，则应先扶正后祛邪；若邪实而正不虚，或虽邪实正虚，若兼以扶正反会助邪，则应先祛邪后扶正。总之，应以“扶正不留邪，祛邪不伤正”为原则。

三、三因制宜

三因制宜，即异法方宜治则，指治疗疾病不能固守一法，对不同的个体、时间、地域等情况应采取不同的治疗方法，方为适宜。这种因人、因时、因地制宜的治疗原则，是具体问题具体分析，是治病的原则性与灵活性相结合。

1. 因人制宜 根据患者的性别、年龄、体质等不同特点，来考虑治疗用药的原则，称“因人制宜”。如不同性别，妇女区别于男性，有月经、怀孕、产后等生理特点，治疗用药必须加以考虑。年龄不同，生理机能及病变特点亦有差别，老年人血气虚少，机能减退，患病多虚证或正虚邪实，虚证宜补，而邪实须攻者亦应慎重，以免损伤正气。不同体质间有强弱、偏寒偏热之分，以及有无宿疾的不同，所以虽患同一疾病，治疗用药亦应有所区别，阳热之体慎用温补，阴寒之体慎用寒凉等。

2. 因时制宜 四时气候的变化，对人体的生理功能、病理变化均产生一定的影响，根据不同季节的时令特点，以考虑用药的原则，称“因时制宜”。如春夏季节，阳气升发，人体腠理疏松发散，治疗应避免开泄太过，耗伤气阴；而秋冬季节，阴盛阳衰，人体腠理致密，阳气敛藏于内，此时若病非大热，应慎用寒凉之品。

3. 因地制宜 根据不同地区的地理环境特点，来考虑治疗用药的原则，称“因地制宜”。如我国西北地区，地势高而寒冷少雨，故其病多燥寒，治宜辛润；东南地区，地势低而温热多雨，其病多湿热，治宜清化。说明地区不同，患病亦异，治法应当有别，即使患有相同病证，治疗用药亦应考虑不同地区的特点。例如，辛温发表药治外感风寒证，在西北严寒地区，药量可以稍重；而东南温热地区，药量就应稍轻。

第二节 常用治法

治法是在一定治则指导下制订的针对疾病与证候的具体治疗大法及治疗方法，其中治疗大法是较高层次的，治疗方法是指具体治疗方法。中医急重症基本治法归纳如下。

中医急重症治疗方法，从古至今理法方药甚多。但是由于急症的特点是正邪激烈相争，机体气血极度逆乱，或正气无力与邪气抗争，导致阴阳过度失调，从而发病迅速，病情危重，因此治疗宜采取简便迅速和行之有效的各种措施及适当地缩短给药时间或改变剂型，改变给药途径，紧张而有秩序地进行。这里从常用的12种治疗方法简述。

（一）解表法

解表法亦称疏表法，有人也称为汗法，是根据《内经》因“其轻而扬之，其在皮者，汗而发之”的原则所建立的一种治法。它具有辛散轻宣、疏泄腠理、透邪外出的作用。适用于邪在肌表，正邪相争之高热等急症。因其病邪不同，证候有异，故临床可采取：

1. 辛温解表 辛温解表是治疗急症风寒束表证的一种方法。风寒束表，卫阳被遏，经脉阻滞，正邪剧争，临床可见发热恶寒，头痛，身痛，无汗而喘，肢节酸痛，舌苔薄白而润，脉浮或紧等。治宜辛温解表，宣肺散寒。代表方如麻黄汤。麻黄汤为辛温解表之峻剂，主要用于太阳伤寒表实证。

2. 辛凉解表 辛凉解表是治疗急症温病初起，邪袭肺卫证的一种治法。温热病邪，入侵肺卫，卫气被郁，邪正相争，临床可见发热，微恶风寒，无汗或少汗，口渴咽痛，咳嗽痰稠，舌苔薄黄，脉浮数等。治宜辛凉解表，宣肺清热。代表方如银翘散。

3. 疏风解表 疏风解表是治疗急症风毒表证的一种方法。风毒之邪，侵犯肌表，阻遏营卫，邪正相搏，临床可见发热微恶风寒，皮肤红肿，或疼痛游走不定，舌红苔白，脉象浮数等。治宜疏风解表。代表方如荆防败毒散。

4. 祛湿解表 祛湿解表是治疗急症湿温表证的一种方法。湿温之邪，留恋肺卫气分，或直入中焦，外发于表，气机阻滞，卫阳被遏，临床可见发热汗出不解，恶寒身重疼痛，头胀且重如裹，脘腹胀闷口干，苔白微腻，脉象濡数。治宜祛湿解表，宣畅肺卫。代表方如藿朴夏苓汤、三仁汤。

5. 祛暑解表　祛暑解表是治疗急症暑温表证的一种方法。夏日先受暑湿，复因起居不慎，乘凉饮冷而感受寒邪，以致暑湿因寒所遏，临床可见发热微恶寒，身重倦怠，头昏重痛，有汗或无汗，口渴胸闷，小便黄赤，大便不爽，脉多濡数，舌苔白腻等。治宜祛暑解表，清化湿邪。代表方如新加香薷饮。

6. 益气解表　益气解表是治疗急症气虚外感证的一种方法。气虚卫外不固，感受外邪，临床可见恶寒较重，或发热，热势不高，鼻塞流涕，头痛，汗出，倦怠乏力，气短，咳嗽咯痰无力，舌质淡苔薄白，脉浮无力。治宜益气解表。代表方如参苏饮。

注意事项

（1）凡剧烈吐下之后，以及淋家、疮家、亡血家等，原则上都在禁解表发汗之列。究其原因，或是津亏，或是血虚，或是阳弱，或兼热毒，或兼湿热，或种种因素兼而有之，故虽表证，仍不可单独使用辛温发汗解表之法，必须酌情兼用扶正或清热等法。此外，对于非外感风寒之发热头痛，亦不可妄用发汗解表。

（2）解表发汗应以汗出邪去为度，不宜过量，以防汗出过多，伤阴耗阳。

（3）解表发汗应因时因地因人制宜。暑天发热，汗之宜轻；冬令寒冷，汗之宜重。西北严寒地区，用量可以稍重；东南温热地区，药量就应稍轻。体虚者，汗之宜缓；体实者，汗之可峻。

（4）表证兼有其他病证，解表法又当配用其他治法。

（二）清热法

清热法属于清法的范畴，具有清气生津、泻火解毒、清营凉血、清化湿热等作用，用于急症之气分热炽，火毒壅盛，热入营血，湿热阻滞等证。

1. 清热生津　清热生津是治疗急症热炽阳明伤津耗液证的一种方法。温热病邪，侵入气分或寒邪化热，内淫阳明，气热炽盛，烁伤津液，临床可见壮热不退，大汗心烦，狂渴饮冷，舌红苔燥，脉洪数等，治宜清热生津，代表方如白虎汤。白虎汤是治疗阳明经热证的代表方，本方应用于邪热亢盛的急症如乙脑、钩体病、流行性出血热、肺炎、中暑、热厥等，可收到很好的疗效。

2. 清热解毒　清热解毒是治疗急症热毒壅盛证的一种方法。外感热邪，内炽不解，化火成毒，热毒燔灼，犯及脏腑，临床可见大热烦躁，口燥咽干，谵语不眠，口苦而渴，甚或吐衄发斑，舌红苔黄，脉数有力等。治宜清热泻火解毒。代表方如黄连解毒汤。此法或合于清营，或合于凉血，或合于化瘀，从而组成清营解毒、凉血解毒、解毒化瘀诸法，可广泛用于高热、中暑、中毒，以及现代医学之败血症、尿毒症等急症。

3. 清营泻热　清营泻热是治疗急症营分热毒证的一种方法。温热病毒，深入营分，灼伤营阴，上扰心神，临床可见身热夜甚，心烦不寐，时有谵语，斑疹隐隐，舌质红绛等。治宜清营解毒，泻热转气。代表方如清营汤，适用于其高热、中暑、中毒、败血症、肝性昏迷、尿毒症、感染性休克等急症。

4. 清热凉血　清热凉血是治疗急症热入血分证的一种方法。温热病邪，化火成毒，侵入血分，迫血妄行，搏血为瘀，瘀热扰心，临床可见灼热躁扰，甚或狂乱，谵妄、吐血、衄血、便血、溲血、斑疹密布，舌质深绛。治宜凉血解毒，清热散瘀。代表方如犀角地黄汤。适用于出血性疾病，感染性休克等急症。

5. 清热化湿 清热化湿是治疗急症湿热阻滞中焦的一种方法。湿热病邪，或暑热挟湿，侵犯中焦，以致湿热交蒸，阻遏气机。临床可见身热不扬，午后热甚，口渴欲饮，脘痞腹胀，汗浊溺赤，便秘或溏而不爽等。治宜清热泻火，芳香化湿。代表方如甘露消毒丹。适用于高热、中暑、中毒等急症。

6. 清热通腑 清热通腑是治疗急症火毒之邪聚于脏腑的一种方法。邪热偏盛于某一脏腑，或某一脏腑的功能偏亢而发生各种不同的里热证候。症见：如心火炽盛，见烦躁失眠、口舌糜烂、大便秘结，甚则吐衄者，用大黄泻心汤以清心火；心移热于小肠，兼见尿赤涩痛者，用导赤散泻心火兼清小肠；肝胆火旺，见面目红赤、头痛失眠、烦躁易怒、胸胁疼痛者，代表方如龙胆泻肝汤清泻肝胆。

注意事项

（1）注意寒热真假。使用清法，必须针对实证之证而用，勿为假象所迷惑，阴盛格阳的真寒假热证，命门火衰的虚阳上越证，均不可用清热法。

（2）表邪未解，阳气被郁而发热者禁用；体质素虚，脏腑虚寒者禁用；因气虚而引起虚热者慎用。

（3）由于热必伤阴，进而耗气，因此尚需注意清法与滋阴、益气等法配合应用。一般苦寒清热药多性燥，易伤阴液，不宜久用。

（4）如热邪炽盛，服清热药，入口即吐者，可于清热剂中少佐辛温之姜汁，或凉药热服，是反佐之法。

（5）由于热必伤阴，进而耗气，因此尚需注意清法与滋阴、补气法的配合使用。一般清火泻热之药，不可久用，热去之后，即配合滋阴健脾益气药，以善其后。

（三）开窍法

开窍法即开通窍闭法，具有清心化痰，芳香透络，开闭通窍，祛瘀宣达之作用，可用于急症之痰浊内闭，热入心包，湿浊上蒙，瘀闭心脑之证。

1. 化瘀开窍 化瘀开窍是治疗急症热瘀闭阻心脑证的一种方法。温热病毒，内陷营血，络脉闭塞，血为邪滞，热搏为瘀，瘀热上冲，阻塞心脑，临床可见面色青滞，昏愦如迷，斑点隐隐，出血暗紫，唇青舌绛，六脉沉伏等。治宜化瘀通络，清心开窍。代表方如至宝丹等。适用于高热，昏迷、惊厥以及现代医学之感染性休克、DIC形成期等。

2. 清心开窍 清心开窍是治疗急症热闭心包证的一种方法。温热病邪，内陷营分，灼液为痰，痰热阻闭，包络被蒙，则发为热闭心包之证，临床可见神昏谵语，或昏愦不语，舌謇肢厥。治宜清心开窍。代表方如安宫牛黄丸、紫雪丹、至宝丹。适用于高热、中暑、败血症等属热闭心包者。

3. 化湿开窍 化湿开窍是治疗急症湿热酿痰，蒙蔽清窍证的一种方法。湿浊热邪，内阻气分，郁蒸不解，酿生痰浊，蒙蔽心脑，临床可见神识昏朦，似清似寐，时或谵语，身热不退，舌苔黄腻，脉濡滑数等。治宜清热化湿，涤痰开窍。代表方如菖蒲郁金汤。适用于湿热内闭型高热，昏厥等急症。

4. 通关开窍 通关开窍是治疗急症痰厥猝然窍闭证的一种应急治法。昏厥有气、血、痰、食诸厥之分，其属于闭证实证者，多由气机运行突然逆乱，或挟痰上壅，清窍为之壅塞所致，临床可见猝然口噤气塞，人事不省，牙关紧闭，痰涎壅盛等。治宜通关开窍，搐鼻取嚏，急救醒神。代表方如通关散，通窍散。适用于急症暑秽、癫痫、癔病、中风痰厥等无出血倾向而属此证者。

5. 涤痰开窍 涤痰开窍是治疗急症痰迷心窍等证的一种治法。若七情所伤，气机不畅，或感受湿浊，阻塞气机，以致痰凝气结，闭阻清窍，或肝气肝风挟痰上扰，壅闭经络，阻塞心窍，临床可见神志昏朦，举止失常，或突然昏仆，不省人事，喉中痰鸣，舌苔白腻，脉缓而滑。治宜涤痰开窍，息风镇惊。代表方如定痫丸。适用于痰浊内闭之昏迷、癫痫，痰气交阻之癔症等证。

注意事项

（1）开窍法多适用于邪实神昏的闭证，但临证还应结合病情，适当选用清热、泻下、凉肝、息风、辟秽等法。

（2）开窍剂的剂型大多是丸、散等成药，以便急救时立即应用，亦有制成注射液者，发挥作用更快。开窍剂都含有芳香挥发药物，应吞服、鼻饲或注射，不宜加热煎服。

（四）息风法

息风法具有平肝息风，抑制痉厥等作用，主要用于急症热动肝风、肝阳化风、虚风内动、风痰阻窍、风中经络等证。

1. 凉肝息风 凉肝息风是治疗急症热极生风证的一种治法。温热病毒，侵入气血，耗灼津液，内窜肝经，引动肝风，临床可见身热炽盛，头晕胀痛，手足躁扰，甚则瘛疭，角弓反张，舌红苔燥，脉象弦数等。治宜凉肝息风。代表方如羚角钩藤汤。适用于高热、抽搐、败血症、感染性休克、尿毒症等病症。

2. 凉营息风 凉营息风是治疗急症营热动风证的一种方法。温热病邪，内陷营分，营阴灼伤，致使营热炽盛，窜及肝经，引动肝风，临床可见全身灼热，舌绛，斑疹隐隐，四肢抽搐，甚或角弓反张，牙关紧闭，神识昏迷，脉弦而数者。治宜清营泄热，凉肝息风。代表方如清营汤加钩藤、丹皮、羚羊角或紫雪丹等。适用于暑厥、暑痫、高热等急症。

3. 滋阴息风 滋阴息风是治疗急症真阴亏竭，虚风内动证的一种方法。温病久羁，灼烁真阴，真阴亏竭，肝失涵养，而致虚风内动者，临床可见手足蠕动，心中澹澹大动，甚或神倦瘛疭，热深厥深，唇干齿黑，脉虚舌绛等。治宜滋阴息风。代表方如三甲复脉汤，大定风珠等，适用于传染病发热恢复期等。

4. 潜阳息风 潜阳息风是治疗急症阳亢化风证的一种方法。精血素亏，肝肾阴伤，肝阳上亢，亢极化风，或再挟痰挟火，上扰清空，致气血逆乱并走于上，临床可见头目眩晕，目胀耳鸣，以致猝然昏仆，舌强语謇，口眼㖞斜，半身不遂之中风危证。治宜滋阴潜阳，镇肝息风。代表方如镇肝熄风汤。适用于中风、瘫痪、眩晕等急症。

5. 搜风通络 搜风通络是治疗急症风毒、风痰中络证的一种方法。外风中络，经络挛急，临床可见口眼骤然歪斜，吐字不清，口角流涎，或误食毒物，毒中脏腑、经络而见肌肉瘫痪，震颤抽搐，昏迷惊厥，面部苦笑露齿，双目凝视者。治宜搜风通络，息风化痰。代表方如牵正散。适用于中毒、面神经麻痹、急性脑卒中等急症。

注意事项

（1）风证同时见有神志不清者，须与开窍法配合使用。

（2）各种风证慎用发汗、泻下、利水峻猛及过于温燥的药物，以免耗伤阴津，加重病情。

（五）固脱法

固脱法是针对虚脱证而提出的一种急救方法，具有益气回阳，滋阴救液等作用，可用于急症亡阳昏厥、元气暴脱、真阴卒竭等危重证型。

1. 回阳救逆 回阳救逆是治疗阳气极度衰弱，寒邪深入的危重证候的一种方法。心肾之阳，为人体阳气之根本，假若暴吐暴泻，亡缺真阳，或脏腑失调，阴盛阳衰，皆可导致心肾阳气衰竭，临床可见大汗淋漓，肌肤发凉，手足厥冷，神昏不语，脉微欲绝等危急证候。治宜回阳救逆。代表方如四逆汤，参附龙牡汤等。现代医学之感染性休克、脑血管意外、心力衰竭、心肌梗死等属于阳气虚脱之急症，皆可宗此法加减救治。

2. 益气固脱 益气固脱是治疗急症气脱津亡证的一种方法。《难经·八难》云："气者，人之根本也。"人体真元之气，具有推动、温煦、固摄、气化诸重要作用，若暴病气随津脱，或久病耗亡真气，临床可见气喘，自汗肤冷，昏厥脉微等气脱危症。治宜益气固脱。代表方如独参汤或生脉散加减。适用于急症呕吐、休克、暴泻、出血等属气脱者。

3. 滋阴固脱 滋阴固脱是治疗急症阴竭津脱或亡阴之证的一种方法。人体阴液有滋养脏腑，润泽肌肤，补益脑髓，化血成气的作用。症见热病伤津耗液或大汗失血、吐泻伤阴以致阴津大亏，亡阴液脱，临床可见肌肤灼热，手足躁扰，汗出热黏，小便短少，舌干红少津，脉细数而疾等。治宜滋阴固脱。代表方如增液汤，或加减复脉汤。适用于感染性休克，中暑，暴泻，呕吐，出血等证属阴竭液脱者。

注意事项

（1）本法为正气内虚，滑脱不禁的病证而设，凡热病汗出，痢疾初起，伤食泄泻，火动遗精等，均不宜应用。

（2）本法非治本之法，故应审证求因，标本兼顾，随证加减。

（六）化瘀法

化瘀法属于八法中消法的范畴，具有散瘀止痛，疏通经脉，促进血行，祛瘀生新，破血消瘀，止血归经等作用。可根据瘀血形成因素及血瘀性质，权宜通变，广泛应用于急症发病过程所出现的各类瘀血证型。

1. 理气化瘀 理气化瘀是治疗急症气滞血瘀证的一种方法。气为血之帅，血为气之母，气行则血行，气滞则血凝。凡七情所致之气机不利，气滞血阻，结血为病者，临床可见胸痹心痛、肾脏绞痛、胁肋脘腹胀痛、舌紫暗、脉滞涩等。治宜理气行滞，化瘀止痛。代表方如血府逐瘀汤、延胡索散、丹参饮、冠心苏合丸、丹参注射剂等，适用于气滞血瘀之心绞痛，心肌梗死，胃脘痛，肾绞痛，胁肋部疼痛等症。

2. 回阳化瘀 回阳化瘀是治疗急症之阳衰寒凝，血瘀不通证的一种方法。寒邪属阴，凝滞易伤阳气，其性收引。若机体暴感寒邪，阳气剧伤，或大吐大泻，吐衄失血，阳随阴脱，或脏腑失调，真阳日衰，临床可见心痛短气，汗出肢冷，或大汗淋漓，神昏谵妄，四肢厥冷，唇绀面晦，舌青紫，脉微涩等。治宜回阳救逆，活血化瘀。代表方如急救回阳汤，参附龙牡汤加丹参、桂枝，以及参附，生脉，丹参注射剂等。适用于阳虚欲脱之心绞痛、心肌梗死，阴损及阳之感染性休克，急性胃肠炎所致之虚脱等症。

3. 清热化瘀 清热化瘀是治疗急症属热毒炽盛，搏血为瘀证的一种方法。温热病毒，深入营血，或血热壅盛，化火成毒，热毒熏蒸，凝血为瘀，临床可见高热不退，神识昏狂，甚或谵妄，各部出血，斑疹紫黑，舌质紫绛等。治宜泻火解毒，凉血化瘀。代表方如清营汤，犀角地黄汤，清瘟败毒饮，解毒活血汤等。其感染性休克弥散性血管内凝血（DIC）形成期，高热邪入营血，败血症气血两燔，以及热入血室等急症，皆可参考此法救治。

4. 滋阴化瘀 滋阴化瘀是治疗急症阴血不足，血滞为瘀证的一种方法。热病后期，阴血亏竭，血滞不行，余邪留阻，气滞血涩，络脉凝瘀，或阴血素损，相火旺盛，煎炼阴血，以至成瘀，临床可见低热不退，神识昏朦，肢体麻痹，或心烦躁扰，夜寐难安，身热不退，舌绛紫暗，脉象细涩等。治宜益阴养血，破滞通瘀，或退热除蒸，化瘀活血。代表方如吴又可三甲散或王清任血府逐瘀汤。其病瘀血所致之发热或高热。适用于阴竭血滞之窍闭等症。

5. 益气化瘀 益气化瘀是治疗急症气虚气脱、血滞为瘀的一种方法。若剧吐暴泻，大汗失血，气随阴伤可致温运失司，鼓动无力，血滞为瘀，形成气脱之危重证，临床可见多有头晕目眩，少气无力，自汗倦怠，甚或短气喘喝，自汗淋漓，四肢厥冷，神昏肤凉，面部青灰，舌紫暗，脉微涩等。治宜益气固脱，活血化瘀。代表方如生脉散加黄芪、丹参等。适用于休克之气脱型，心力衰竭之气脱证等急症。

注意事项

（1）气滞则血瘀，气行则血行，血得温则行，遇寒则凝，适当配伍以增强化瘀的功效。

（2）化瘀法，对孕妇不宜应用。

（七）涌吐法

涌吐法，即吐法，是根据“其高者，因而越之”的原则立法，运用涌吐药物为主组成，具有涌吐痰涎、宿食、毒物等作用，可用于急症中风痰涎壅盛，暴食停积胃脘，痰气阻结咽喉，误食毒物尚留胃中等。代表方如瓜蒂散，盐汤探吐方，三圣散等，还包括消毒鹅羽、手指探吐法等。

注意事项

（1）涌吐法易伤胃气，而且能使胸腹腔内压发生剧烈变化，故凡有出血倾向的患者或高血压、动脉硬化、动脉瘤、肺结核等患者禁用。孕妇及老弱病人必须使用吐法时，均宜酌情慎用。

（2）使用涌吐剂后，如呕吐不止，可服生姜汁少许，或饮冷粥、冷开水等可以止吐。如仍不止的，应用特殊止吐药；服急救稀涎散或其他矿石类药呕吐不止的，可用甘草、贯众煎汤解之。

（3）涌吐之后，要注意调理胃气，宜食用易于消化吸收的食物。

（八）通下法

通下法，即下法，具有泻下热结，导滞通腑，攻下寒实，通瘀破癥，峻泻积水之作用，可用于内科急症热结胃腑，毒蓄肠中，血蓄下焦，水饮内结，寒实阻塞诸证。

1. 苦寒攻下 苦寒攻下是治疗急症之实热燥结或毒物内聚证的一种治法。外感热邪，内传阳明，热燥相结，肠实不通，下阻上蒸，临床可见潮热谵语，大便秘结，腹胀硬满，舌苔黄燥或焦黑起刺，脉沉实有力等，或误食毒物，内聚肠中，随见相应中毒症状者。治宜苦寒攻下，泻热通腑。代表方如大承气汤，小承气汤，调胃承气汤或单服番泻叶等。适用于高热、便秘中毒等急症属此证者。

2. 温通攻下 温通攻下是治疗急症便秘属寒实内结或食物中毒属寒结的一种治法。凡因贪食寒滞之品或阳衰阴结，真阳亏损，温煦无权，阴寒内生，凝结于肠，气机痞塞，二便不通者，临床可见猝然脘腹胀满剧痛，甚则面青气喘，口噤肢厥，苔白脉沉紧等，以及误食阴寒毒物，内聚胃肠见相应中毒症状者。治宜祛寒温中，辛热峻下。代表方如三物备急丸，温脾汤等。适用于冷秘、中毒等急症辨证同上者。

3. 峻下逐水 峻下逐水是治疗急症水液结聚胸腹证的一种方法。六淫外袭，肺失宣肃，饮食不节，脾湿内聚，肾气亏虚，皆可使肺脾肾功能失调，水液代谢障碍，以致胸腹积水，气机阻滞，临床可见腹部硬满，痛不可近，干呕逆气，小便短少，大便秘结，苔滑腻，脉沉弦等。治宜峻下逐水。代表方如十枣汤、大陷胸汤等。

4. 通下驱虫 通下驱虫是治疗蛔虫扰动证的一种治法。饮食不洁，损伤脾胃，酿生湿热，致使蛔虫内生，阻滞胃肠，上窜胆道，发为胆道蛔虫症。临床可见右上腹阵发性剧痛，有钻顶感，伴有呕吐，甚则手足厥冷为特征。治宜利胆驱蛔，攻下通腑。代表方如利胆驱蛔汤或乌梅丸。

5. 逐痰攻下 逐痰攻下是治疗急症实热顽痰，迷乱心神等证的一种治法。恼怒愤愤，不得宣泄，郁而化火，肝胆气逆，木火乘胃，津液被熬，痰火上扰，心脑被蒙，神志逆乱，临床可见神情抑郁，出言无序，或时悲时喜，息怒苦笑无常，或狂乱骂叫，舌苔厚腻，脉弦滑等。治宜逐痰理气，泻火攻下。代表方如滚痰丸，控涎丹等。适用于急症如癫狂属痰气郁结，痰火上扰者。

6. 顺气通便 顺气通便是治疗“气秘”的一种方法。忧愁思虑，情志不舒，气机不畅或久卧少动，气机郁滞而使肠失传导，糟粕内停，形成便秘。治宜顺气导滞，通腑泻实。代表方如六磨汤加减。

7. 润下通便 润下通便是治疗急症阴血亏竭，肠燥便秘的一种方法。热病久羁机体，耗灼阴液，或大病久病之后，阴血亏耗，致使大肠失润，燥粪内结，发为便秘，临床可见便秘，腹满，唇干咽燥，舌红少津，脉象细数等。治宜滋阴养血，润肠通便。代表方如增液承气汤，麻子仁丸等。适用于急症便秘，发热等属此证者。

8. 补益通便 补益通便是治疗急症气阴两伤，肠有燥结证的一种方法。劳倦伤脾，化源不足，或病后、产后，年老体弱，气血两亏，气虚运转无力，血虚不润大肠，可致虚秘之证，临床可见便秘不通，心悸短气，疲乏无力，面色少华，动则汗出为甚，舌淡苔白，脉沉细弱等。代表方如新加黄龙汤，当归补血汤等。适用于急症便秘属此证者。

注意事项

（1）通下法适用于里实证，误用之易损伤正气。凡邪在表或邪在半表半里一般不可下；阳明病腑未实者不可下；常年津枯便秘，或素体虚弱，阳气衰弱而大便艰难者，不宜用峻下法；妇女妊娠或行经期间，皆应慎用下法。

（2）下法以邪去为度，不宜过量，以防正气受伤。如大便已通，或痰、瘀、水、积已随泻解，则减量或停用下剂。

（九）解毒法

解毒法，是针对急性中毒而设立的一种特殊治法。具有解除毒物，清洁肠腑，疏通血脉，养阴扶正等作用。可用于多种食物或药物中毒后，而见发热，口干舌燥，心烦呕吐，甚则神昏谵语，小便黄混等症者。

注意事项

在应用解毒法时，中药汤剂应大剂频服。至于接触性中毒患者，则要清洗皮肤，以防毒物继续吸收。铅中毒，可用生蜂蜜调和适量麻油和饴糖服用。地浆水是解一切鱼、肉、菜、果以及药物、毒蕈中毒的良药。酒精中毒，食醋及雪梨、橘红、青果、广柑、甘蔗、西瓜、鲜藕等瓜果和葛花、砂仁等药，皆可解其毒。盐卤中毒，可大量饮用生豆浆以解其毒。鲜羊血是解砒霜中毒的药物。

（十）渗湿利水法

渗湿利水法具有利水化湿，通淋泄浊作用，可用于急症水湿内停，湿浊留滞之证。

1. 清热利水　清热利水是治疗急症之湿热壅塞，小便不利证的一种方法。湿热侵袭，流注下焦，蕴结膀胱，热炽湿蒸，气化失司，可发为癃闭、淋浊等症。临床可见小便量少，热赤不爽，或尿频涩痛，淋沥不畅，以至癃闭不通，少腹急结，舌红苔黄腻，脉数实等。治宜清热利湿，通淋泄浊。代表方如八正散等。其小便不利，尿毒症，尿血等急症，辨证属湿热阻滞下焦膀胱者，可仿此法治疗。

2. 解毒利湿　解毒利湿是治疗急症湿热毒邪熏蒸肝胆证的一种方法。湿热病毒侵及脾胃，壅塞中焦，蕴结肝胆，或误食毒物，阻胃酿湿，生热化毒，熏灼肝胆，以致疏泄失司，三焦不利，湿浊不行，发为肝胆湿热者，临床可见高热，身黄，心烦呕逆，便秘尿赤，胸脘痞满，甚至神昏谵语，舌苔黄腻，脉弦滑数等。治宜清热解毒，利湿开窍。代表方如茵陈蒿汤，千金犀角散加减。其急黄，肝性昏迷，中毒等急症，辨证属湿热温毒壅盛者，可仿此法治疗。

3. 温阳利水　温阳利水是治疗急症之阳衰阴盛，小便不利或水肿的一种方法。肾阳不足，命门火衰，膀胱气化无权，致水湿内结，临床多见小便滴沥不爽，排出无力，面色㿠白，腰膝冷软，或因脾肾阳衰，水湿泛逆，外溢肌肤，上凌于心，阻遏心阳，临床可见心悸气喘，畏寒肢冷，面色晦暗，周身浮肿等。治宜补肾温阳，利水通窍。代表方如济生肾气丸，真武汤等。其心肾阳衰之心力衰竭，命门火衰之小便不利等急症，皆可仿此法治疗。

4. 攻下逐水　攻下逐水是治疗急症之湿浊内阻，气机壅滞，尿闭证的一种方法。湿热浊邪内阻，三焦气化不利，气机壅滞不通以致湿浊停聚，郁久化热，闭塞二肠，熏蒸心包，临床可见尿少尿闭，大便秘结，呕恶厌食，头痛烦躁，甚则神昏抽搐，舌红苔腻，脉实有力者。治宜攻下逐水，破气通滞。代表方如疏凿饮子。其湿浊内阻之尿毒症等急症，可仿此法施治。

5. 通阳利水　通阳利水是治疗急症膀胱蓄水证的一种方法。外感时邪，稽留太阳，循经入腑，邪水相结，或肺、脾、肾、三焦功能失调，水液代谢障碍，致膀胱气化不行，皆可发为水蓄膀胱之证，临床可见小便不利，少腹急结，或暴泻如水，小便量少等。治宜通阳化气，分利水湿。代表方如五苓散。其小便不利，暴泻等急症，辨证属水湿内聚，气化失司者，可宗此法治疗。

注意事项

渗湿利水法使邪去为度，水湿过利则易伤阴，同时注意固护患者阴液。

（十一）补益法

补益法也称补法，是根据“虚则补之”的原则而立法，用补养强壮一类药物为主而组成，具有补益机体气血虚衰，阴阳不足，以治各种虚证的作用。

虚证有气虚，血虚，气血俱虚，阴虚，阳虚，阴阳两虚之不同，因此补益法应该分为补气，补血，气血两补，补阴，补阳，阴阳双补等类。而急症中补法的运用，已于固脱诸法中述及，故不再赘述。

注意事项

（1）凡实证而表现虚证假象者禁补。

（2）因气为血帅，血为气母。补气补血不能截然划分，补气时佐以养血，血充有助益气；补血时佐以益气，气旺可以生血。

（3）因阴阳互根，补阴补阳亦不应截然划分，当宗张景岳“善补阳者，必于阴中求阳；善补阴者，必于阳中求阴”之旨。

（4）根据五脏虚损不同，应分别脏腑确定补益，因脾为后天之本，气血生化之源，肾为先天之本，藏元阴元阳，故五脏之中应重点补益脾、肾两脏。

（5）养血滋阴时，注意勿壅滞脾胃；益气助阳时，注意勿化燥伤阴。

（十二）针灸及外治法

1. 针灸 针刺止痛，针刺救脱，或再配以灸法，救急疗效可靠，此将临床治急症常用穴位简要介绍如下，以供备急症参考。神昏：人中、内关、涌泉穴；心律不齐：神门、内关穴；高热：少商、大椎、合谷穴，或十宣放血；抽风：内关、太冲穴；血压过高或过低：内关、曲池穴；厥逆及脱症：足三里、三阴交，或艾灸百会；尿闭：复溜、归来穴；痰多：丰隆、太渊穴。

2. 外治法 中医外治法在中医急重症的处理中同样起到至关重要的作用，以下介绍几种常用的外治法。

（1）鼻疗：是指将辛散走窜药物制成粉末并作用于鼻腔部位，通过经络通行起到治疗局部或全身疾病的一种治疗方法，在急重症中可以起到快速控制疾病，缓解病情的作用，为下一步治疗争取时间和创造条件，如治疗中风急症（内闭）、喉风等。

（2）外敷：是把芳香、走窜药物制成极细粉末，并添加相应的辅料，固定于病痛部位，以达到减轻病痛或治疗疾病目的的一种方法，具体有贴敷药膏或中药外敷、熏洗等法，治疗虚寒或伤食胃痛或泄泻等，收效速捷。

（3）灌肠：是将一定量的药液通过肛管，经直肠灌入结肠，保留一定时间，治疗疾病的一种方法，灌肠疗法吸收快，起效迅速，生物利用度高，一方面避免了上消化道食物、胃液等对药效的影响，另一方面部分避免了肝脏的灭活，是中医救治急症等疾病的有效给药途径。

除以上在治急方面中医外治法外，还有粹法、刮痧法、熏洗法等。中医外治法简便易行，使用安全，容易推广，毒副作用小，患者易于接受，临证时皆可灵活选用，以收速效。

以上简述了中医诊治急重症的治则和常用治法，以及解表、开窍、息风等十二法在临床上的具体应用。除此，尚需说明的是，中医治疗急重症，目前的确还存在着一些亟待解决的问题，诸如一些政策措施、剂型改革、给药途径的改革等，有待今后共同努力，研究与提高。

思维导图

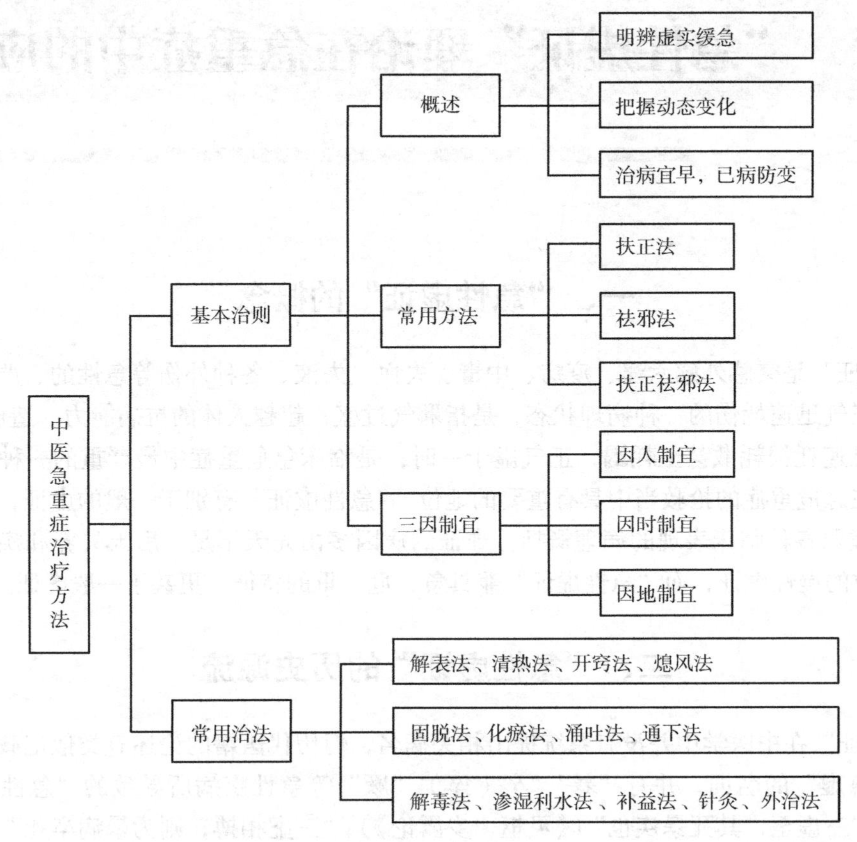

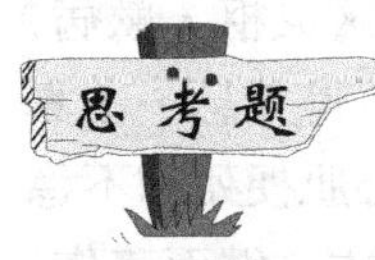

1. 为何中医急症治疗的常用治法中多为攻邪之法？
2. 中医的历代医家不断探索，总结了众多简便易行的中医外治方法。除教材中所列中医外治法，你还知道哪些简便有效的中医外治法？
3. 如何在急症治疗中顾护人体之正气？
4. 中医急重症学的基本治则是什么？常用方法有哪些？

第五章 “急性虚证”理论在急重症中的应用

一、“急性虚证”的概念

“急性虚证”是突感外感六淫、疫疠、中毒、失血、失液、各种外伤等急性的、严重的病理因素导致人体正气迅速耗伤的一种病理状态，是指邪气过盛，超越人体的抗病能力，造成人体气血、津液、阴阳迅速耗损耗散甚至耗竭，正气虚于一时，是临床急危重症中最严重的一种正邪交争的病理形式，在急危重症的抢救当中具有重要的地位。“急性虚证”有别于一般的虚证，一般虚证是对人体正气虚弱各种临床表现的病理概括，虚证的病因多由先天不足，后天失养和疾病耗损等多种原因所导致的慢性虚证，而“急性虚证”兼具急、危、重的特征，更甚于一般虚证。

二、“急性虚证”的历史源流

“急性虚证”在中医学中并没有系统提出相关病名，但历代医籍的论述有类似记载，在《黄帝内经》有“急虚”的名词，并有“暴”“卒（猝）”“厥”等急性疾病所导致的“急性虚证”的描述，并认为“三虚至，其死暴疾也”（《灵枢·岁露论》）；“三虚相搏，则为暴病卒死”（《灵枢·九宫八风》）；“出入废，则神机化灭；升降息，则气立孤危”（《素问·六微旨大论》）。《灵枢·厥病》中描述的“厥心痛，与背相控，善瘛，如从其后触其心……色苍苍如死状，终日不得太息……真心痛，心痛甚，手足青至节，旦发夕死，夕发旦死”，其所描述与现代医学的急性心肌梗死和不稳定型心绞痛，即现代急诊医学诊断的“急性冠脉综合征”相类似。该病多以邪实为主，继而正伤，正气败绝，而见阳亡阴竭危象。《金匮要略·禽兽鱼虫禁忌并治》载“所食之味，有与病相宜，有与身为害，若得宜则益体，害则成疾，以此致危，例皆难疗。凡煮药饮汁，以解毒者，虽云救治，不可热饮，诸毒病得热更甚，宜冷饮之”，并有“治自死六畜肉中毒方”“治食生肉中毒方”的记载。至晋代葛洪在《肘后备急方》中提出中毒急症之病名，列出“卒中溪毒”“卒中诸药毒”等19种中毒急症及数十首急救方。《诸病源候论》把中毒设为专章，这些文献均从不同角度阐述了毒物伤正造成阴阳离决，甚至致死的临床救治，内容十分丰富，为中毒急症积累了宝贵经验，有效地指导了临床急救。《景岳全书·厥逆》云“气厥之证有二，以气虚气实皆能厥也。气虚卒倒者，必其形气索然，色清白，身微冷，脉微弱，此气脱证也……血脱者如大崩大吐或产血尽脱，则气亦随之而脱，故致卒仆暴死”。此皆“急性虚证”之危候，并且针对急危症候，张景岳总结出临床救治的主要药物，并将“人参、熟地、附子、大黄”称为“中药四维”，视为治疗急危重症不可缺少的药物。四药之中，其中人参、熟地黄、附子3药均为补益药物，可见张氏对于顾护正气在急危重症中重视程度之高。对于“急性虚证”的临床表现，历代医家在不同的疾病当中均有确切的描述。在临床急危重症的救治中，发挥了重要的作用。

三、“急性虚证”病机

突感外感六淫、七情内伤、疫疠、中毒、失血、失液、各种外伤等导致的人体急剧的正气耗伤，气血、津液、阴阳严重耗伤，甚至阴阳离决，是“急性虚证”常见的致病因素。“急性虚证”是各种致病因素导致的机体短时间内出现阴阳、气血、脏腑功能迅速虚衰的证候。多表现为“邪实未去，正气已虚”，起病急、变化快、并发证多，病情危重，即“急、重、虚”的证候特点。导致“急性虚证”的原因甚多，虽不离乎五脏，又不外乎气、血、阴、阳的亏虚，甚则暴脱造成多脏器功能衰竭、重则猝死。“急性虚证”常见证型的病理机制如下。

（一）气虚、气脱

人体之气主要来源于先天之精所化生的先天之气、肺的呼吸功能吸入的自然界的清气和脾胃的运化作用所化生的水谷之气，也要靠肾的纳气功能才能吸入体内。正所谓肺为生气之主，脾胃为生气之源，肾为生气之根。若气的生成不足或耗散过多，就会导致气虚，从而表现为气滞、气逆、气陷、气闭或气脱等气机失调的病理状态。其中气脱与“急性虚证”的关系尤为密切。若正不敌邪，或正气持续衰弱，以致气不内守而外脱散失；或因大出血、大汗出等气随血脱、气随津泄而致正气外散虚脱，以致机体功能活动突然衰竭，这是各种虚脱病变的主要机理。临床常见于脓毒证休克，因毒热炽盛，耗气伤阴，正气暴虚。暴吐、暴泻在短时间大量失液而致气随液脱。急性创伤也可见气随血脱、元气不能内守而见神昏气脱之证。休克、急性出血、崩漏都因失血亡津而导致气随血脱、气随津脱。

（二）血虚、血脱

脾统血，脾胃为“气血生化之源”，其运化生成的水谷精微是化生血液的主要物质基础；营气和津液是化生血液的主要成分；肾藏精、肝藏血，防止出血并能调节血量，肾精与肝血之间有着相互滋生、转化的同源关系；并靠心肺主治节的功能输布全身。若脾失健运，脾气亏虚，统摄无力，气不摄血，则致血溢脉外，而见咯血、吐血、便血，甚或崩漏等各种出血证。如果肝脏的藏血功能失常，就会引起血液方面的病变，如疏泄太过，肝气上逆，血随气逆，又可导致吐血、崩漏等病变。出血严重则可出现血脱、甚则气随血脱的危候。因此，病发于血，有外生者，多因疫病之气、寒热外邪所致；有内生者，每由饮食不节、意外损伤或喜怒失常而成。其病先成于营，而后累伤于血，则邪扰血络，以致血不能安行脉中，轻则血由络渗，重则络破脉伤，而生痰生瘀，或内溢外泄，甚至亡血脱气。其病先成于气，造成气血逆乱，奔走横逆，脉络郁痹不通，变生厥逆阻绝之危候，亦有邪毒入血，逆陷腠理而发内痈外疮之患。“血者，水也”。津液也在其中。血液内变，津血失常，渗而为饮，聚结成痰，滞而生瘀，痰瘀之邪随血脉运行而流窜周身，阻闭气机，故病发为重。亦有血虚生风而发抽搐，或邪血相结，内扰神明，而见证多端。在临床中常见于大咯血、上消化道大出血、崩漏等短时间内因大量出血而出现血脱，是“急性虚证”的一种表现。

（三）阴虚、阴脱

阴虚多由热病之后，或杂病日久伤耗阴液，或因五志过极、房事不节、过服温燥之品等，使阴液暗耗而成阴液亏少，机体失去濡润滋养，同时由于阴不制阳，则阳热之气相对偏旺而生内热，故表现为一派虚热干燥不润、虚火躁扰不宁的证候。而阴脱的主要病因是机体内大量脱失津液，表现为身热肢暖，烦躁不安，口渴咽干，唇干舌燥，肌肤皱瘪，小便极少，舌红干，脉细数无力。以大汗淋漓，其汗温、咸而黏为阴脱的特征，是疾病的危险证候，若救治稍迟，死亡立见。在临床中常见于暴吐、暴泻后阴液暴脱致亡阴；休克时的失血亡津，津血耗伤，脉络空虚，阳随阴亡。

（四）阳虚、阳脱

阳脱的主要病因是阳气亡脱。因为气可随液脱，可随血脱，所以阳脱也常见于汗、吐、下太过以及大出血之后；同时，许多疾病的危笃阶段也可出现阳脱。主要表现为身凉恶寒，四肢厥冷，蜷卧神疲，口淡不渴，或喜热饮，舌淡白润，脉微欲绝。以大汗出、汗冷、味淡为阳脱的特征。也是疾病的危险证候，若救治不及时，甚则死亡。在临床中常见于心脏骤停、急性左心衰之心阳暴脱证、小儿喘咳肺炎重证所致心阳暴脱、休克及暴吐、暴泻之后阴竭于内，阳无以附而亡阳。

四、“急性虚证”的治疗原则

“虚则补之”（《素问·五常政大论》）是“急性虚证”的治疗原则。针对人体急性气血阴阳不足和脏器的虚损，分而补益是“急性虚证”的治疗方法。分而言之，可分类为：补益法、温里法、固涩法等。

（一）补益法

（1）补气：适用于急性气虚的病证，如倦怠乏力，呼吸短促，动则气喘，面色白，食欲不振，便溏，脉弱或虚大等。

（2）补血：适用于急性血虚的病证，如头晕眼花，耳鸣耳聋，心悸失眠，面色无华，脉细数或细涩等。

（3）补阴：适用于急性阴津亏耗阴虚的病证，如口干、咽燥、虚烦不眠、便秘，甚则骨蒸潮热、盗汗、舌红少苔、脉细数等。

（4）补阳：适用于急性阳虚的病证，如畏寒肢冷，冷汗虚喘，腰膝酸软，泄泻水肿，舌胖而淡，脉沉而迟等。

（二）温里法

（1）温中祛寒：适用于寒邪直中脏腑，或各种原因导致的急性阳虚内寒而出现身寒肢凉、脘腹冷痛、呕吐泄泻，舌淡苔白，脉沉迟等。

（2）温经散寒：适用于寒邪凝滞经络，血行不畅而见四肢冷痛、肤色紫暗、面青，舌有瘀斑，脉细涩等。

（3）回阳救逆：适用于疾病发展到阳气衰微，阴寒内盛甚至亡阳而见四肢逆冷、恶寒蜷卧、下利清谷，甚至大便失禁、冷汗淋漓，脉微欲绝等。

（三）固涩法

（1）固表敛汗：适用于表虚不固的多汗证，无论自汗、盗汗，皆可固表敛汗。

（2）涩肠止泻：适用于脾阳虚弱或脾肾阳衰，大便滑脱不禁的病证。

（3）涩精止遗：适用范围主要是指各种原因所致肾气虚衰、膀胱失约的小便失禁的病证。

五、常见“急性虚证”疾病

（一）脓毒症

脓毒症是由感染失控引起的宿主反应导致的危及生命的器官功能障碍。中医古代文献中并无此病记载。但在中医的“伤寒”“温病”“喘病”“关格”“急黄”“血证”“脱证”等病证的发生发展过程中，呈现脓毒症的临床特征。脓毒症早期以外感热病为特征。《伤寒论》云“凡厥者，阴阳气不相顺接，便为厥。厥者，手足逆冷是也”、“伤寒六七日，脉微，手足厥冷，烦躁，灸厥阴，厥不还者死”、“伤寒发热，下利，厥逆，躁不得卧者，死”。清代叶天士创卫气营血辨证，著《温热论》云“温邪上受，首先犯肺，逆传心包”。严重脓毒症（继发于感染的急性器官功能障碍）、脓毒症休克（严重脓毒症伴经液体复苏仍难以逆转的低血压状态），以厥脱为主要表现，均为临床急危重症。本病属于中医“脓毒流注”“疔疮走黄”“热毒内陷”等病证范围。基本病机是正虚毒损、毒热、瘀血、痰浊壅滞脉络、气机逆乱、脏腑受损，其发生主要责之于正气不足，邪毒尤盛，内侵化热，毒热炽盛，耗气伤阴；正气暴虚，毒邪内蕴，内陷营血，络脉气血营卫运行不畅，导致毒热、瘀血、痰浊内阻，壅滞脉络，进而各脏器受邪而损伤，引发本病。根据其临床表现可分为虚实两类：病变的初期以实证为主，表现为“正盛邪亦盛”的病理变化；随着病情的不断深入发展病变表现为“虚实夹杂”的复杂证候；极期突出在“正衰邪盛”及“正衰邪衰”的状态，由脏器的功能失调最终发生“脏器衰竭”的局面；恢复期多表现为正虚邪恋的状态。脓毒症常见的“急性虚证”病因病机是外感六淫、戾气、虫兽、金刃、毒物等侵袭机体，正邪交争，耗伤正气，邪毒阻滞，正虚邪实，气机逆乱，脏腑功能失调。脓毒症的发生主要责之于正气虚弱，邪毒入侵，正邪相争，入里化热，热毒炽盛，耗气伤阴；正气不足，毒邪内蕴，内陷营血，络脉气血营卫运行不畅，导致毒热、瘀血、痰浊内阻，瘀滞脉络，进而令各器官受邪而损伤，引发本病。其基本病机是正虚毒损，毒热、瘀血、痰浊瘀滞脉络，气机逆乱，脏腑功能失调，邪实未去、正气已虚；病机特点为本虚标实。

（二）多器官功能障碍综合征

多器官功能障碍综合征（MODS）是指机体受到严重感染、严重创伤、严重烧伤、休克等打击后，在相关急性致病因素所致机体原发病变的基础上，相继引发 2 个或 2 个以上器官同时或序贯出现的可逆性功能障碍的临床综合征。其恶化的结局是多器官功能衰竭（MOF）。MODS 具有高发病率、高病死率、高耗资和持续增加的特点，是当前重症患者中后期死亡的主要原因。MODS 和 MOF 是当前重症医学所面临的最大挑战。随着现代危重医学科学技术的进步与发展，使 MODS/MOF 危重患者的生存时间不断延长，MODS/MOF 是 20 世纪 70 年代以后出现的新课题。中医学历代医书中没有相应的固定病名论述，故直接使用“多器官功能障碍综合征”这一病名。历代文献相关证候表现散见于如“喘促”“关格”“虚劳”“厥证”“脱证”“急性热病重症（温病、伤寒变证）”等论述中，与“亡阴亡阳”“闭脱并见”“气血俱衰”等脏气衰败而导致的“急性虚证”的逆传危候多有相似之处。MODS 常见的“急性虚证”病因病机有以下几种。

（1）外感或内生邪毒、外感热毒、暑湿、疫疠之邪，或毒邪直中，或误治内陷，发生变证，或内生邪毒，正邪交争，邪热内盛而耗气、伤津、动血，邪气严重可遏阻经脉，从而导致气机郁闭逆乱，邪盛正衰，络脉瘀滞，气虚阴伤阳损，伤及脏真而引发 MODS。

（2）严重创伤、严重烧 / 烫 / 冻伤、大手术、急性药物或毒物中毒。此类原因多直接伤及气血津液阴阳，造成正气大亏，痰水瘀血内生，脏腑间丧失其本来的生克平衡，出现乘侮逆乱，耗伤脏真，阻滞经脉，引发 MODS。

（3）各种原因导致的猝死复苏后正气严重亏虚，阴阳不相包涵，渐致阴阳将离的脱证，或阴阳暴然离决而气不得接续而呈现临床死亡，经心肺复苏得以阴阳继相维续的，多接近孤阴孤阳状态下的生化顿失，阴阳初得续时必有邪气滞留，气机逆乱，脏真受损，引发 MODS。

（三）休克

休克又称急性循环衰竭，是指各种原因导致机体有效循环血量明显下降，引起组织器官灌注不足，细胞代谢紊乱和器官功能障碍的临床病理生理过程，它是一个由多种病因引起的综合征。临床常表现为：意识障碍、呼吸表浅、肢体湿冷或皮肤花斑、尿量减少、血压下降等。临床上各种急危重症均可出现休克。休克在中医学里的记载可溯于中医“脱证”的论述。“脱”之名源自《灵枢・血络论》篇。《景岳全书・厥逆》云“气并为血虚，血并为气虚，此阴阳之偏败也。今其气血并走于上，则阴虚及于下，而神气无根，是即阴阳之气相离之候，故致厥脱而暴死”。清・吴鞠通进一步认识到温热病出现厥脱则预后不良，如《温病条辨》九十七条云“春温内陷，下痢，最易厥脱”。休克的“急性虚证”常见病因病机有以下几种。

（1）外感六淫。外感六淫邪气，尤其是火热暑邪，最易炽盛猖獗而耗散正气，亡竭津液而致脱证，本证多见于感染引起的分布性休克。

（2）脉络受损。外伤或脏腑病变导致的脉络受损，血溢脉外，量多不止，亡失阴血，气随血脱失精而致脱证，本证多见于外伤失血引起的容量不足性休克。

（3）大汗大下。病邪势盛，或正气不固，或过用发汗吐下，致使津液亡失，气无所载而致脱证，本证多见于各种原因脱水引起的容量不足性休克。

（4）情志刺激：大怒、大恐、惊恐、疼痛等强烈刺激亦可导致脱证。本证多见于分布性休克。

（四）脑出血

脑出血据其症状和体征一般可归属于中医学“中风”范畴。有关脑出血认识的记载可追溯到《黄帝内经》，如《素问・生气通天论》中描述“大怒则形气绝，而血菀于上”，《素问・调经论》云“血之与气并走于上，使人大厥”。脑出血发生固然与积损正衰有关，但大多数脑出血患者先实后虚，因实致虚，甚至导致阳气欲脱的危急虚候。引起脱证，其主要的“急性虚证”病因病机为：阳浮于上，阴竭于下，阴阳有离决之势，正气虚脱，心神颓败，故见突然昏仆，不省人事，目合、口张、鼻鼾、手撒、舌痿、二便失禁等五脏败绝之危症。呼吸低微，多汗不止，四肢厥冷，脉细弱而微等均是阴精欲绝，阳气暴脱之症。治宜益气回阳、救阴固脱。笔者十分推崇王清任及其创立的补阳还五汤，补阳还五汤重用黄芪，常用至 150g，甚或更大剂量。对于气虚者，若煎水代茶，疗效亦佳。黄芪具有双向调节血压的作用，临床用量小时为升血压，重用黄芪则降血压，故笔者建议不必拘于血压高低，辨证为气虚者，大剂量用之，必获良效。针对中风病导致快速的元气耗损，笔者提出了以大量人参复元醒脑治疗脑出血的方法，取得良好的临床疗效。进一步印证了脑出血的“急性虚证”理论的可靠性。

（五）猝死

猝死（即卒死）是指各种内外因素导致心之脏真脏器受损，阴阳之气突然离决，气机不能复返，心搏接近停止或刚刚停止而表现为发病疾速，忽然神志散失，寸口、人迎、阴股脉搏动消失，呼吸微弱或绝，全身青紫，瞳仁散大，四肢厥冷等一系列临床病象的危重疾病。猝死相当于现代医学的心跳呼吸骤停，即心脏射血功能的突然停止，临床上表现为心音消失、脉搏不能触及，血压测不出，呼吸不连续，甚至停止，瞳孔散大，意识丧失。本病短时间内可致死亡，预后极差，是对生命具有极大危害的突发急危重症。猝死心脏骤停属中医学“卒死”范畴，是指各种内外因素导致心、肺、脑等重要脏器受损，阴阳之气突然离决，气机不能复返的危象。“卒死”之名始见于《灵枢·五色》，该书云“人不病卒死，何以知之？黄帝曰：大气入于脏腑者，不病而卒死矣”。晋·葛洪《肘后备急方》云“卒死……皆天地及人身自然阴阳之气，忽有乖离否隔上下不通，偏竭所致”。其病因病机为邪实气闭。瘀浊内闭心脉，或气逆血冲致心神大乱或伏遏不行，开合之枢机骤停，脑髓突被痰瘀、邪毒所闭，脑气与脏真之气不相顺接，枢机闭塞，气道为异物梗阻，肺气内闭而衰绝等，均导致心气骤损、肺气耗散、脏腑气机阻隔，升降之机闭塞，伏而不行，气息不用，神机化灭而发生猝死。从中医临床角度来看，其基本病机为气机逆乱，出入闭阻，阴阳之气相互离决。病机有虚实之分，病位主要在五脏（心肝脾肺肾）。常见的猝死“急性虚证”的病因病机有以下几个方面。

（1）七情内伤。七情内伤，气逆为病，以因大怒而猝死者多。若所愿不遂，肝气郁结，肝气上逆，或大怒而气血并走于上等，以致阴阳之气不相维系。

（2）瘀血阻滞：血总统于心，化生于脾，藏受于肝，宣布于肺，施泄于肾。五脏功能障碍，气机运行失常，都能导致瘀血内生。瘀血内阻，闭阻经络，瘀塞心窍，使营卫不通，加之情志刺激，阴阳气血突然离决而形成猝死。

（3）痰邪内伏。多见于形盛气弱之人，嗜食酒酪肥甘，脾胃受伤，运化失常，以致聚湿生痰，痰阻中焦，气机不利。如遇恼怒气逆，痰随气升，清阳被阻，心窍为之蒙蔽，神机失用则可发为本病。

（4）亡血伤津：如因大汗吐下，气随液耗，或因创伤出血，或产后大量失血等，以致气随血脱，阳随阴消，神明无主，均可出现猝死。

（5）外邪侵袭。感受六淫或秽恶之邪，使气机逆乱，阴阳之气难以接续，即可发为猝死。此即《素问·缪刺论》“邪客于手足少阴、太阴、足阳明之络……五络俱竭，令人身脉皆动，而形无知也，其状如尸，或曰尸厥”。六淫致死，其中以中寒、中暑导致元气耗伤、阳气暴脱比较多见。总之，无论外感内伤，均导致机体的急性阳气暴脱，进而发生猝死是其共同的发病机制。

（六）急性左心衰

急性左心衰在中医学归属“暴喘”“心水”“心衰”等病范畴，是指心体受损，脏真受伤，心脉“气力衰竭”，无力运血行气所导致的常见危重急症。主要有外邪侵袭、过度劳倦或久病伤肺、情志失调、饮食不节等内外二因交互作用于心体，造成心体受损，心气衰耗，血脉失用而成。病机以心阳虚衰为本，每因感受外邪、劳倦过度、情志所伤等诱发。病变脏腑以心为主，涉及肝、脾、肺、肾，同时与气（阳）、血、水液关系密切。病性为本虚标实、虚实夹杂。虚证以气虚、阴虚、阳虚为主，重则为气脱、阴脱、阳脱，造成心之阳气日渐耗损，心之运血行脉之功受累，发生心衰；实者为痰饮内停、瘀血内阻，甚则寒水射肺、水气凌心，均可导致心体受损，心之“气力衰竭”而成心衰。国医大师颜德馨认为心衰是本虚标实之证，与气血失常关系密切，“气为百病之长，血为百病之胎”，心衰的病机观点是心气阳虚，心虚瘀阻。在临床上将心衰分为心气阳虚、心血瘀阻。心气阳虚为主者，温运阳气是重要法则；心血瘀阻为主者，行气活血是关键。治疗以麻黄附子细辛汤加减，佐活血化瘀，行气益气等药味为主，畅利气机，净化血液，具扶正祛邪、固本清源的作用，具备多方面的双向调节功能的作用。

（七）外感热病

外感热病是感受六淫之邪或温热疫毒之气，导致营卫失和、脏腑阴阳失调，出现病理性体温升高，伴有恶寒、面赤、烦躁、脉数等的一类外感病证，是发热时人体对于致病因子的一种全身反应。外感高热主要见于急性感染性疾病、急性传染病等，多属卫气同病之候。“毒”“疠”是外感发热的致病因素，晋・葛洪重点论述了“毒”“疠”的概念，认为“毒”“疠”与“六淫”不同，“不能如自然恶气治之”。提出了“疠”具有传染性，丰富了中医学“毒”的范围。外感热病主要病理特点是伤阴耗血，导致“急性虚证”。邪自内发，病初即见里热证；病情复杂多变，易闭窍、动风、动血；易耗伤阴液，后期多肝肾阴伤。如温热病邪病位深而邪热重，故极易耗伤阴液。初起可见烦渴、尿短赤、便秘等症；病程中阴伤见症突出，病程后期，多耗伤肝肾之阴，出现低热，颧赤，口燥咽干，神倦，或手足蠕动，舌干绛而萎缩，脉虚等症状。正气素虚，无力束邪，毒邪入血，弥漫血络而为毒瘀证；阻格阴阳为厥为脱；衰耗脏气易伤及心阳，造成心之“气力衰竭”，而发心衰、心悸等证。笔者认为，外感热病应以六经、卫气营血及三焦统一的辨证体系为基础，突破原有的辨证理论框架，构建更加全面的“外感热病三维辨证观”非常必要。据临床观察，外感热病的证候及其病理变化都是由病期、病位和病性三大基本要素组成。病期反映的是外感热病疾病过程中各个层次或阶段，其体现出一般外感热病发展过程中的顺序和规律，可划分为卫分期、气分期、营血分期、正衰期、恢复期；病位指的是病变所在部位，反映了邪正相争的主要场所，一般会出现此部位功能失调的一系列症状，大致可分为邪在肌表、邪在半表半里、邪在脏腑、邪恋经络；病性是指病变的性质，包括了病变的正虚邪实状况、寒热属性以及病邪性质等，笔者提出的“外感热病三维辨证观”学术思想得到其他学者的印证。在治疗外感热病过程中，立足于病期、病性及病位的外感热病三维辨证方法，提倡“从风立论”，表里双解，养阴生津，顾护胃气，并善用虫类药物，疗效颇佳。治疗包括传染病在内的感染性疾病的“脓毒症”，意在“早期截断，防治传变”；经临床证明，对“禽流感”“猪流感（H1N1）”“非典”等有明显疗效。

（八）暴吐

暴吐是指邪毒犯胃，胃气不宁，暴逆上冲而引起的急性呕吐的病证。国医大师张镜人认为暴吐病是夏秋二季多发病、常见病。炎暑之际，人体内正处于外盛内衰的生理状态。所谓内衰者，是言阴气盛于内，阳气弱于中，脾胃为中气之源，因中阳外趋，中气随之也外达，造成外强内弱的生理状态。在此状态下，邪毒容易内侵为病。外有所感，内邪招引外邪内入，致使胃乏腐熟下降之功，脾失磨化上升之能，引发升降功能障碍，运化功能呆滞，中焦痞塞，毒邪内逆，激惹胃气上逆而成暴吐之疾。因此治则拟温中和胃，降逆止呕法。总之，不论外感寒湿秽浊之气，抑或猝受暑热疫毒之邪，一旦壅迫胃腑，失却和降，即可夹食夹痰上逆外涌为患。暴吐后，短时间大量失液而阴竭，导致气随液脱，阳无以附而亡阳。然暴吐既为势急之呕吐，无疑更多的是因为邪实，少数才因于正虚，正如《景岳全书・呕吐》所说“所谓邪者，或暴伤寒凉，或暴伤饮食，或因胃火上冲，或因肝气内逆，或以痰饮水气聚于胸中，或以表邪传里聚于少阳、阳明之间，皆有呕证，此皆呕之实邪也；所谓虚者……必胃虚也”。

（九）暴泻

暴泻是以突然暴迫下注如水，腹痛肠鸣，甚或抽搐、厥脱为主要临床表现的一类疾病。四季皆可发病，但以夏秋季节多见。病因病机不外乎外感湿邪，或饮食内伤，或由脾肾虚寒，脾胃运化失权，大肠传导失职，水谷与糟粕混杂而下，发为暴泻。暴泻病位在脾胃和大肠、小肠，与肝肾关系密切。病性以邪实为主。暴泻后，短时间大量失液而阴竭，导致气随液脱，阳无以附而亡阳。国医大师邓铁涛认为暴泻病位在中焦脾胃，因脾胃损伤，不能转输水谷，致使脾胃成为受邪之官，毒生之所，又是邪毒转移之枢。中气虚不能束邪，邪毒下注于大小肠，潜藏于肠内之脂膜，成为发病之源。就其并行而论，多以实者为要，但亦有虚中夹实者。治疗上拟定理脾、和胃、分利清浊、止泻保津、固气防脱等治法。

（十）急性出血

急性出血是指出血量较大，出血势较急，以及有广泛出血倾向的一类血证。本病发病急，病情重，病情变化迅速，并发症多（常见血脱、窒息等），不及时处理可危及生命。临床上急性出血主要见于咯血、呕血、便血。急性出血属中医“血证”范围，乃血液不循常道，上溢于口鼻诸窍，下泄于二阴或渗出于肌肤所形成的疾患。早在《内经》中就有“血溢”“血泄”等记载。咯血属中医学“血证”之“咳血”范畴，是因损伤肺及气道脉络而引起痰血相兼、唾液与血液同出的病证。肺为娇脏，脏腑之华盖，喜润恶燥，喜清恶浊，不耐寒热。内外之邪扰肺，肺气上逆则为咳，损伤肺络血溢脉外则为咯血。与肝脾密切相关。国医大师朱良春推崇仲景“柏叶汤”合刘鸿恩“独梅汤”化裁治支扩咯血、或肺痨咯血急证，其用药特点为“温不伤阴”。朱老认为风心之咯血，一方面是气虚不能帅血归经，一方面是瘀阻而新血难守。虚实错杂，殊难措手。选唐容川治“瘀血乘脾，喘逆喘促”之“参苏散”加味，消瘀宁络治咯血，益气固本寓其中，每收速效。呕血属中医“血证”中“吐血”范畴，是血由胃而来，经呕吐而出，颜色黯红或咖啡色，多夹有食物残渣，并常伴有脘胁胀闷疼痛的病证。呕血主要属脾胃病变。胃为水谷之海、多气多血之腑，脾主运化统摄。外感病邪、饮食不节、情志不和、劳倦过度、脾胃虚弱等因素均可使胃的脉络损伤，而见吐血。若失血甚则气血不足，可见神疲乏力，头晕心悸等，倘若出血量大，可致气随血脱，乃见昏厥、汗出肢冷等危象。国医大师邓铁涛认为上消化道出血证候辨证时首分虚实，实证为火热气盛，胃络受损，迫血妄行；久病多虚，失血失液过多，气随血脱，阳气虚衰，气虚不摄。“便血”属于中医“血证”范畴。便血的基本病机为外感湿热、饮食不节、情志失调、劳倦内伤等导致胃肠积热、胃肠脉络受损，或瘀血阻络、血不循经，或气不摄血，血液下溢入肠道由肛门排出体外。总之，急性出血的病因病机有虚实之别，实证责之于各种原因导致的火热熏蒸，迫血妄行，虚证责之于气虚不摄，血溢脉外，以及阴虚火旺，迫血妄行。实证和虚证虽各有不同的病因病机，但在疾病发展变化的过程中，又常常发生实证向虚证的转化。往往疾病的早期多表现为火盛气逆，迫血妄行之实证，但反复出血则会导致阴血亏损，虚火内生；或因出血过多，其无所附，以致气虚阳衰，不能摄血。另外出血之后，离经之血不能及时排出体外，留积体内而为瘀血，瘀血又妨碍新血的产生和气血的正常运行，形成瘀血致血虚，血虚加重瘀血的恶性循环。

（十一）中暑

中医认为中暑是在长夏季节感受暑热之邪，伤津耗气而骤然发生的以高热、汗出、烦渴、乏力或神昏抽搐等为主要临床表现的一种急性热病。对暑病的论述始于《素问·刺志论》，称之为“伤暑”。发病具有明显的季节性，多发于长夏季节。病因病机乃外感暑热之邪，内兼正气虚弱，正邪相争而成。轻者耗气伤津，气津两伤；重者可致暑热内闭，或内陷心包，蒙蔽心神，或暑热乖张，引动肝风，或暑热伤阴，阳亢风动，发为暑风。病位在肺、心与心包络，累及肝、脾、肾诸脏，病性虚实夹杂，既有暑热内盛，又有气阴两虚。

（十二）小儿肺炎喘嗽

肺炎喘嗽是小儿时期常见的肺系疾病之一。重证肺炎喘嗽又被称为肺炎喘嗽变证，在病程中突然出现面色苍白或青紫，呼吸浅促，甚而神昏抽搐，是肺炎喘嗽的急危重症，发病较急，来势凶猛，迅速出现心阳虚衰、内陷厥阴证候，常可危及患儿生命。本病四季皆有，而以冬春两季尤为多见，好发于婴幼儿，年龄越小发病率越高，病情越重。肺炎喘嗽的外因责之于感受风邪，内因责之于小儿肺脏娇嫩，形气未充。主要病机是外邪袭肺而致肺气闭塞，病理产物是痰热。其病位虽在肺，但与他脏互有关联，特别是肺炎喘嗽之重证的病理演变可累及脾、心、肝。若热邪炽盛，热从火化，内陷厥阴，则出现邪热内迫肝经，内陷心包之实证。若正不胜邪，肺气闭塞，则心血瘀阻，心失所养，心气不足，而致心阳虚衰之虚证。同时心阳不振则血脉不得温运，亦会加重血瘀和肺气闭塞，病理上的恶性循环最终会导致阳气暴脱。

（十三）崩漏

崩漏是指由于冲任不固，不能制约经血而引起的妇女不在行经期间，阴道突然大量出血，或淋沥出血不断者。一般来势急，突然出血，量多者，称之为“崩”；来势缓，出血淋沥，量少者，称之为“漏”。两者在疾病发展的过程中常常相互转化，呈现崩漏交替，缠绵难愈，为妇科临床常见的急重症。崩漏的发病机制主要是冲任不固，不能制约经血，胞宫蓄溢失常，经血非时而下。崩漏病因有血热、肾虚、脾虚、血瘀等，但由于损血耗气，日久均可以转化为气血两虚或气阴两虚，或阴阳俱虚，失血过多重则气随血脱。无论病起何脏，但其本在肾，即“四脏相移，必归脾肾”，“五脏之伤，穷必伤肾”。崩漏发病机制复杂，病程较长，常是因果相干，气血同病，多脏受累。

（十四）毒蛇咬

毒蛇咬是指被毒蛇咬伤后，蛇毒侵入机体引起的一种急危重症。该病起初在肌肤，但可迅速侵袭神明、营血、脏腑，造成严重的全身症状，甚至死亡。中医学认为蛇毒系风火二毒，风者善行数变，火者生风动血、耗伤阴津。风毒偏盛，每多化火；火毒炽盛，极易生风。风火相煽则邪毒鸱张，必客于营血或内陷厥阴、或闭肺或伤肾，导致急性的正气虚损，形成严重的全身性中毒症状。

思维导图

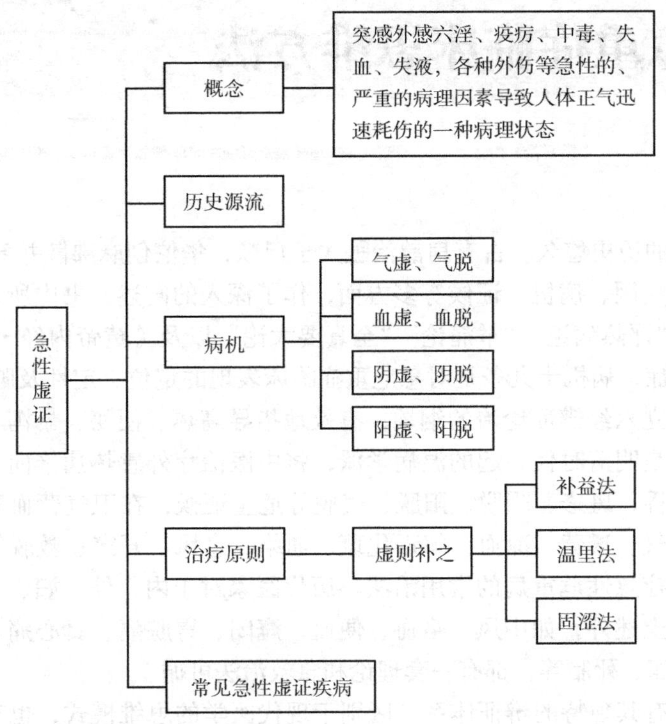

1. “急性虚证”见于哪些经典原文？
2. 谈谈你在临床中见过哪些病人是“急性虚证”表现？

第六章　急重症临床思维方法

中医治疗急重症的历史悠久。古有扁鹊治虢太子尸厥，华佗创麻沸散并剖腹切肠，《内经》对临床常见的急症，从病因、病机、证候等多方面，作了深入的阐述，书中所立暴、卒、厥、死诸症，更有“热病论”“评热病论”“举痛论”“至真要大论”以及《黄帝内经·灵枢》论述的针灸、经络问题，核心是急症，病机十九条是对急危重症临床表现的定位、定性及脏腑归属的高度概括。张仲景《伤寒论》创立六经辨证论治的纲领，有效地指导高热、便秘、暴泻、亡阴、气脱等急性危重病的治疗。特别是明清时代兴起的温病学派，将中医治疗外感热病推向一个新的阶段，对高热、惊厥、谵语、神昏、斑疹、阴脱、阳脱、气脱等危重证候，在卫气营血和三焦辨证理论指导下，采用了解表、清气、透营、凉血、解毒化斑、通络、息风、开窍、救脱等一系列的应急的治法，至今仍为中医治疗急性危重病的常用治法。历代医家对于内、外、妇、儿、针灸等学科均有丰富的治疗经验，除上述外，如中风、咯血、便血、癃闭、胃脘痛、真心痛、骨折、创伤、毒蛇咬伤、食物中毒、子痫、死胎等，都有一套理论和急救治法可循。

中医治疗急症，有其独特的辨证体系，区别于现代医学的思维模式，也有别于慢性疾病的辨证方法。急症的特点是起病急暴，变化迅速，或慢性病积渐突变、病势危重。

第一节　中医临床思维

中医临床思维是中医师在整个医疗过程中，运用思维工具对患者所患病证或相关事物及现象进行一系列的调查研究，分析判断，形成决策，实施和验证，以探求其疾病本质与治疗规律的思维活动过程。依其进程分为四诊思维、辨证思维、治则思维、治疗思维和治疗思维反馈等五个发展阶段。其中，四诊思维和辨证思维统属于诊断思维，治则思维、治疗思维及治疗思维反馈统属于治疗思维。具体如下。

一、四诊思维

四诊活动属于宏观认识论研究的感性认识阶段。四诊包括望、闻、问、切四种，这四种检查方法都是依靠医生的感官，接收各种症状刺激而反映至大脑。中医师将患者自诉的症状以及自己获取的征象综合，就形成了感觉。然后再通过回忆书本中的有关知识、师长的传授及自己的经验，通过比较与鉴别，辨清其性质。中医师临证诊疗时四诊合参，但具体到某一病证时常以某一诊或某几诊为主。医生在四诊过程中运用的思维方式方法称为四诊思维。

四诊合参以望为主，中医师在临证诊疗时，有时以望诊为主，再结合其他三诊的情况四诊合参，然后再辨证施治，这种思维方式方法称为四诊合参以望为主。经曰：“望而知之谓之神”。中医师在临证诊疗时，有时也以问诊为主，再结合其他三诊的情况四诊合参，然后再辨证施治，此时这种思维方式方法称为四诊合参以问为主。

二、辨证思维

分析、辨别疾病的证候称为辨证，是中医学认识疾病和诊断疾病的主要方法。中医师在辨证过程中运用的思维方法称之为辨证思维。中医的特色之一就是辨证施治。当获取了患者的症状之后，中医师就对感知表象进行一系列的思维加工活动，并根据其思维加工的需要，在大脑知识库中提取所需的知识，完成思维加工，达到把握疾病本质和联系的目的，并用简练的中医术语对疾病作出理性的概括。当然，中医师有时不一定用的是辨证思维，或许用辨病思维、辨症思维、病证结合思维等，但其机理大体一致。哲学认识论把整个诊治过程划分为诊断疾病的认识阶段和治疗疾病的实践阶段，并认为这两个阶段分属于“实践 - 认识 - 再实践 - 再认识”的认识发展中的两个环节。辨证阶段即为理性认识阶段。而中医在诊疗疾病过程中大多需要辨证后再施治疗，故辨证思维在中医师的诊疗中运用的较多。常用的有以下几种。

（一）八纲辨证体系

八纲辨证是根据四诊取得的材料，进行综合分析，以探求疾病的性质、病变部位、病势的轻重、机体反应的强弱、正邪双方力量的对比等情况，归纳为阴、阳、表、里、寒、热、虚、实八类证候，是中医辨证的基本方法。具体如下：

1. 阴阳分析辨证法　阴阳学说是中国古代的一种宇宙观和方法论，具有朴素的辩证法思想。阴阳对立统一思想被中医吸收，成为中医学的指导思想和全部学术思想理论基础之一，并与中医学的理法方药融为一体，形成了中医学所特有的理论体系和方法。在中医临证思维中，阴阳分析法既是指导思想，又是辨证施治的方法。中医的阴阳分析法主要体现在以下两个方面。首先，将阴阳状况作为区分病理或者生理的标准。在生理上，《素问·生气通天论》说：“阴平阳秘，精神乃治。”在病理上，“阴盛则阳病”，“阳盛则阴病”。其次，在诊断治疗中运用阴阳分析法，中医师在诊断中无不以阴阳作为总纲，遵守“善诊者，察色按脉，先别阴阳”的法则。中医师在辨证时分析阴阳属性的思维方式方法称之为阴阳分析辨证方法。

2. 表里分析辨证法　表与里是人体内外部位的划分。皮毛、肌肤、浅表的经络等部位属表；骨髓、血脉、脏腑等部位属里。疾病的病位有深有浅，其病轻浅者为表证，随着病情的发展而入里者为里证。《素问·阴阳类论》说：“三阳为表，二阴为里，一阴至绝。”中医师在辨证时分析表里属性的思维方式方法称为表里分析辨证方法。中医师在诊病时，通过表里分析思维方法区分病情属表或里，分别运用解表和清里治之。

3. 寒热分析辨证法　寒热者，是疾病的两种不同的性质，是机体阴阳偏盛偏衰的具体表现。从病性区分为寒证与热证两类。中医师在辨证时分析寒热属性的思维方式方法称为寒热分析辨证方法。中医师在诊病时，通过寒热分析思维区分出寒热性质，遵从“寒者热之，热者寒之”之旨，分别运用温药和凉药治之。

4. 虚实分析辨证法　虚与实，是指正邪盛衰的两个方面。《素问·通评虚实论》曰：“邪气盛则实，精气夺则虚。”中医认为疾病的过程是正气与邪气相抗争的过程。在这个过程中，以正气虚为主的疾病称为虚证，以邪气盛为主的疾病称为实证。中医师在辨证时分析虚实属性的思维方式方法称为虚实分析辨证方法。中医师在诊病时，十分重视虚实辨证，再辨清虚实属性后，根据“盛者泻之，虚者补之”的原则进行治疗。

（二）六经辨证体系

东汉张仲景创立了著名的六经辨证思维体系，并在《伤寒论》中详细进行论述，该书将外感疾病演变过程中的各种证候群进行综合分析，归纳其病变部位，寒热趋向，邪正盛衰，而分为三阳病（太阳、阳明、少阳）和三阴病（太阴、少阴、厥阴）六类，有效地指导了中医学的辨证施治。而六经辨证的诊断思维方法是以已知的病、证、脉、误治变证、方药为“媒介”的一种诊断方法，是通过病脉证治的综合、交互以及推理而得出的结果。分述如下：

1. 辨六病 太阳、阳明、少阳、太阴、少阴、厥阴，又称六气。六气名病，有助于人们借助自然现象的基本预想为引导，来认识人体复杂的生理病理及其变化规律。如三阳主表，三阴主里。三阳之中又以太阳为表，阳明为里，少阳主半表半里。这里需要说明的是，三阳三阴的概念虽然比较抽象，但名病之后，仲景各立提纲证一条，然后再借助提纲证来认识和探索其他的病证。

2. 辨证 《伤寒论》中的“证”也都有特定的症状和病机，如太阳伤寒，原文“太阳病，或已发热。或未发热，必恶寒体痛，呕逆，脉阴阳俱紧者，名为伤寒”以风寒束表，卫闭营郁为主要病机。所以条文中冠以“伤寒”二字，表明有表证或寒邪在表。“证”是继六病之后又一个探索疾病的工具，在临床思维中有承前启后的特别作用。

3. 辨脉 辨脉识病也占有很高的比重。有以脉为纲，如太阳主浮，阳明脉大。少阳脉弦细，少阴脉微细等，据脉而知病的全局，且脉象及其变化是正邪盛衰的反映，所以辨脉是探索疾病的主要方法。

4. 辨误治 误治后体内发生的病理改变有重要的参考价值，采用误治引导人们深入理解疾病的本质，对于诊断与治疗方法的确定有十分重要的价值。辨误治是辨证论治过程中不可缺少的中间环节。

5. 辨药 清·周岩曾说过这样的话：“读仲圣书而不先辨本草，犹航断港绝，演而望至于海也”，又说：“夫辨本草者，医学之始基，实致知之止境”。他把辨药识病作为临床思维的重要基本功的说法，是很有见地的。即以“项背强几几”一症的病机为例，如果不知道葛根的“起阴气”“升阳升津”作用，怎么知道这是由于经脉失养、经气不舒所致的呢？

（三）脏腑辨证体系

张元素以寒热虚实为纲创立的脏腑辨证体系是根据脏腑的生理功能和病理特点，辨别脏腑病位及脏腑阴阳、气血、虚实、寒热等变化，而判断病变的部位、性质、正邪盛衰情况的一种辨证方法。

这种辨证方法首先要求既定位，又定性，而且这种定位、定性必须落实到脏腑及具体的病因病机。显然，这不同于八纲辨证中概括性辨别病位表里及病性寒热虚实的要求。进行脏腑辨证后所得脏腑病机，内容确切、具体，为治疗立法、立方、用药提供确切依据。

其次，脏腑辨证以藏象学说为理论依据，各脏腑具有不同的生理功能和特点，因此，发生病变后，每个脏腑各表现自己特有的症状，而这些症状往往就是各脏腑病证的主症，脏腑辨证中，必须根据藏象学说的理论，从各脏腑的生理功能和特点出发，分析各脏腑的病理变化，掌握各脏腑病变的特有症状，从而判断病变归属何脏腑。

最后，脏腑辨证以整体观念为指导，以八纲辨证为纲领，综合运用病因辨证、气血津液辨证等内容，需克服思维的局限，注意脏腑、证候之间种种相关性的分析，以明确病证所属脏腑及病理变化，得出全面、正确的辨证结论。

（四）卫气营血辨证体系

清代温病学家叶天士创立了治疗温病的卫气营血辨证体系，以外感温病由浅入深或由轻而重的病理过程分为卫分、气分、营分、血分四个阶段并分述其相应的证候特点。叶天士说："大凡看法，卫之后方言气，营之后方言血。"概括地指出温病按卫气营血由浅入深传变的一般规律。即一般来说，温邪侵袭人体，先侵犯体表，由体表的卫外功能失常，进一步导致脏腑功能失常，脏腑功能失常到一定程度就消耗血中津液而深入营分，营分证再发展就要耗血、动血，深入血分。故要时刻考虑温病卫气营血证候传变的动态性，临床诊治温病时须见微知著，根据疾病运动变化规律来防止其传变。证变治亦变，以变应动。总之，面对动态变化的温病，不仅要根据当时表现分析其证候性质，更重要的还要根据其发展规律掌握动态变化，以动态思维进行随证施治。

三、治则思维

在治疗疾病的时候必须遵循的基本原则称为治则。它是从长期的临证实践中在认识疾病发生发展的普遍规律的基础上逐步总结出来的治疗规律。在拟定治则的过程中运用的思维方法称为治则思维。

（一）治病求本法

在临证治疗疾病时，必须研究和找出疾病的本质，针对产生疾病的根本原因进行治疗，称为治病求本，中医师运用的这种思维方式方法称之为治病求本方法。这是中医辨证论治的一个根本原则，也是临证治疗原则的总纲。《素问·阴阳应象大论》指出："治病必求于本"。《景岳全书·求本论》说："万事皆有本，而治病之法尤惟求本为首务。所谓本者，惟一而无两也。盖或因外感者，本于表也；或因内伤者，本于里也。或病热者，本于火也；或病冷者，本于寒也。邪有余者，本于实也；正不足者，本于虚也。但察其因何而起，起病之因，便是病本。万病之本，只此表里寒热虚实六者而已。"表里寒热虚实是诸病之本，也是治病之关键。中医师临证时首先充分收集和观察疾病的所有症状和体征，然后通过综合分析，找出疾病的根本原因，认清疾病的本质，从而确立正确的治疗方法。

（二）调整阴阳法

调整阴阳，是因为疾病的发生，从根本上说是阴阳的相对平衡遭到破坏，因而发生了阴阳的偏盛偏衰，因此必须进行调整，这也是中医辨证论治的一个根本原则。《素问·阴阳应象大论》指出："善诊者，察色按脉，先别阴阳。"《类经》说："凡治病者，在必求于本，或本于阴，或本于阳，求得其本，然后可以施治。"中医师临证调整阴阳主要是调整阴阳的偏盛与偏衰，使阴阳达到平衡，疾病即可获得痊愈，临证时运用的这种思维方式方法称之为调整阴阳方法。临证时疾病的各种病理变化往往都具有阴阳失调这一病机，比如上下升降、表里出入、寒热进退、邪正虚实、营卫不和、气血不调等。故从广义上来讲，解表攻里、升清降浊、寒热温清、虚实补泻、调和营卫、调理气血等治法，均属于调整阴阳方法的范畴。

（三）标本缓急法

标本，是用以概括和说明在一定范围内，疾病的相对两个方面及其内在联系的概念。《景岳全书·求本论》说："病有标本者，本为病之源，标为病之变。"一般来讲，"本"是疾病过程中占主导地位和起主导作用的方面，而"标"是疾病中由"本"相应产生的，或属次要地位的方面。但有时在特殊情况下，标也可转化为主要方面。因此中医师在临证辨证施治的时候，必然通过标与本两者的分析与归纳，分清其矛盾的主次关系，从而确定正确的治疗步骤，遵守标本并治、缓急兼顾的原则，才能正确地处理临证实践。这就是“治病必求于本”的真正含义。中医师分析标本缓急时运用的思维方式方法称之为标本缓急方法。

（四）扶正祛邪法

正，即正气，指人体对疾病的防御、抵抗和再生的能力。邪，即邪气，主要是指各种致病因素及其病理损害。正和邪是对立统一的两个方面，临证各种疾病的发生与发展，在一定意义上可以说是由正邪双方力量的消长而决定的。正盛则病退，邪盛则病进。因此，治疗的根本目的是改变疾病正邪双方的力量对比，使邪去而正复，疾病向有利于痊愈的方向转化。扶正，即使用扶助正气的药物或采用其他疗法，并配合恰当的营养及功能锻炼，增强体质，提高机体的抗病能力和自然修复能力，以达到祛除病邪，恢复健康的目的。临证适用于正虚而邪不盛，以正虚为主要矛盾的病证。中医师临证时根据患者的具体情况，分别运用益气、养血、滋阴、助阳等补法进行治疗。祛邪，就是使用攻逐邪气的药物，或运用针灸、手术等其他疗法，祛除病邪，以达到邪去正复的目的。临证适用于邪气盛而正气未衰，以邪实为主要矛盾的病证。中医师临证时根据患者的具体情况，分别运用发汗、攻下、消导、化瘀、涌吐、祛湿、祛风等治法进行治疗。扶正与祛邪并用，是对正气已虚而邪气盛的疾病的治则。中医师临证时根据具体病情灵活运用，或以祛邪为主，扶正为辅；或以扶正为主，祛邪为辅；或先扶正后祛邪；或先祛邪后扶正。中医师运用扶正或祛邪治疗时的思维方式方法称之为扶正祛邪方法。临证运用扶正祛邪思维的时候，要认真而细致地观察与分析邪正双方消长盛衰的实际情况，根据其在矛盾斗争中所占的地位，决定扶正与祛邪的主次与先后。临证时要注意扶正不要留邪，祛邪不要伤正。

（五）正治法

正治是以寒药治热证，以热药治寒证；虚证用补法，实证用泻法。因其所用药物的药性与疾病的征象相反故又称为逆治，即《素问·至真要大论》指出的“逆者正治”。正治是一般常规的治疗方法，是针对疾病的性质和病机而治疗。在一般情况下，疾病的症状与疾病的病因、病机相一致，即寒病见寒象，热病见热象，虚病见虚象，实病见实象，中医师临证时分别采用热者寒之、寒者热之、虚者补之、实者泻之等方法治之。这种针对疾病的性质和病机而治疗之思维方式方法称之为正治方法。

（六）反治法

反治又称为从治，是在疾病严重出现假象时，所用药物的药性与疾病的假象相顺，顺从疾病的征象以热治热，以寒治寒。即《素问·至真要大论》指出的“从者反治”。在特殊情况下，特别是在治疗某些复杂或严重的疾病时，由于临证所表现的症状是一种假象，与其内在的本质不相符合；或者在治疗大寒证、大热证时，患者对正治法发生格拒时，中医师所采用的治疗方法。《素问·至真要大论》说：“热因寒用，寒因热用，塞因塞用，通因通用，必伏其所主，而先其所因。”中医师这种顺从疾病的假象而治疗之思维方式方法称之为反治方法。

四、治疗思维

中医师需要在这个阶段中根据治则的内容要求，制订出具体改变病理状态的措施，从而组方、选药、定量，直至作出治疗的决策。本阶段是中医师临证思维的归宿，也就是实践阶段。本书主要从“组方用药思维”进行论述，常用的包括以下几种。

（一）升降法

中医师将升降学说运用于临证用药过程中的思维方式方法称为升降法。升降学说源于《内经》。《素问·六微旨大论》说：“出入废则神机化灭，升降息则气立孤危。故非出入，则无以生长壮老已；非升降，则无以生长化收藏。是以升降出入，无器不有。故器者，生化之宇，器散则分之，生化息矣。故无不出入，无不升降。化有小大，期有近远，四者之有，而贵常守。”

中医师运用升降方法主要体现在以下三个方面。

首先，调节脾胃气机的升降。人体气机升降出入与一年四季之气同理。正如李杲在《脾胃论·天地阴阳生杀之理在升降浮沉之间论》中说：“盖胃为水谷之海，饮食入胃，而精气先输脾归肺，上行春夏之令，以滋养周身，乃清气为天者也。升已而下输膀胱，行秋冬之令，为传化糟粕转味而出，乃浊阴为地者也。”脾胃是人体气机升降的枢纽，是人身元气之本。脾胃升降如常，则周身的气机转输如常。中医师在临证治疗时，十分注重调节脾胃气机的升降。

其次，调节五脏的升降出入。以五脏而言，心主血脉与藏神，肺主宣发与肃降，脾主升清、运化与统血，肝主疏泄与藏血，肾主气化与藏精。五脏的生理功能特点，一开一合，一升一降，并存于一脏之中，其正是《内经》所谓“升降出入，无器不有”的具体体现。中医师在治疗五脏病证时，十分注重调节其升降出入，使之恢复常态。

再次，升清降浊。清阳上升，浊阴下降，此为天地阴阳之理，人也莫能除外。杨栗山《伤寒瘟疫条辨》中记载了升降散一方，其解释说：“盖取僵蚕、蝉蜕，升阳中之清阳；姜黄、大黄，降阴中之浊阴，一升一降，内外通和，而杂气之流毒顿消矣。”中医师在临证治疗时，十分注重升清降浊的运用。

（二）主要矛盾法

中医师在诊病过程中，时刻分清主要矛盾与次要矛盾，主要解决主要矛盾，同时治疗次要矛盾，这种思维方式方法称为主要矛盾法。

多种疾病、多种证候存在一身，其主次矛盾之间相差往往较小，当某一证候为主，应用相应方法治疗后，这一证候可能很快转化为次要矛盾，而原有次要的证候却转化为主要矛盾。如果在临证时能够及时发现其主次关系的发展规律，采用不同方药交替服用就可以提高疗效。方剂药物中君臣佐使的组成是建立在证候比例主次上的，既然复杂疾病证候关系中的主次矛盾是运动的和变化的，如果采用强硬的、面面俱到的、君臣佐使不变的方剂是较难取得佳效的，故临症时应抓住主要矛盾，随情况改变方药中君臣佐使的关系，才能使临床疗效更佳显著。

（三）七情法

中医对临证配伍用药有丰富的实践经验与深刻的理论认识。早在《神农本草经》中就记载：“药有阴阳配合，子母兄弟，根茎花实，草石骨肉；有单行者，有相须者，有相使者，有相畏者，有相恶者，有相反者，有相杀者。凡此七情，合和时之当用，相须、相使者良，勿用相恶、相反者。若有毒宜制，可用相畏、相杀者。不尔，勿合用也。”七情中除去单行以外的六种配伍方法，已成为临证用药时必须遵循的基本法则。中医师在临证时运用七情法则的思维方式方法称为七情法，主要有相须协同、相使辅佐、相反相成、相制纠偏等几种方法。

五、治疗思维反馈

中医师根据反馈回的信息，由此调节治疗活动，使之更趋近主体目的之重要措施，是临证思维的重要阶段，即是复诊。

中医急诊的中心是在“中医学”的概念上，而中医治疗学最为重要的理论就是辨证论治。失去中医理论的急诊学不是中医急诊学。保留中医特色，尤其重视中医辨证思维在急诊中的应用，不是因为自封，保守恋旧，而是解放思想，重视疗效。扭转中医学是“慢郎中”、中医不能治疗“急症”的观念。中医辨证论治推动了中医急诊的长足发展，如著名的急诊医学专家王今达教授在感染性多系统器官功能衰竭的治疗方面提出了“菌毒并治”学说，运用“活血化瘀”的方法治疗弥散性血管内凝血等。著名的中医急诊学专家任继学教授、孙塑伦教授在急性脑出血的抢救上提出了“破血化瘀、醒神开窍”的治疗方法。所以，把重点放在如何对急诊急危重症进行中医辨证规律的探讨是重中之重。

无论是六经辨证体系，还是脏腑辨证体系、卫气营血辨证体系，从一定意义上讲，各种辨证体系都是在急危重症的基础上形成的，也就是说，各种辨证体系实际上就是临床上诊治急危重症的基本方法。而急诊医学临床诊治要求准确快捷，要在极为复杂的临床情况面前能够用最简单的方法，最能够体现临床本质的辨证体系，取得最有效的结果。而中医急诊学科理论体系完善的标志就是急诊危重病学辨证体系的构建。中医学辨证论治体系中，最简洁的辨证理论体系就是后世在程钟龄的“六要”的基础上提出的“八纲辨证”，其对中医学的学习起到了提纲挈领的作用。中医急诊的发病的关键病机是“正气虚于一时，邪气暴盛而突发”，强调了“虚实发病观点”在急诊医学中的重要地位，从病机演变来看，急危重症辨证的关键在于“虚实”的变化，实际上是不同的疾病状态在某种诱因作用下的突然失衡。

在以上基础上，“三态论治”的辨证论治理念和“三纲”辨证体系被提出。三态就是虚态、实态、虚实互存态，是疾病发生发展变化存在的三种不同的状态，是基于证候基础上的疾病变化过程中的一个横截面。证候相对稳定，状态总因不同的内部、外部条件而变化，状态是在不停地运动的，把握住状态就更具有针对性，是提高临床疗效的基本途径之一。三纲辨证是在“三态论”的指导下对八纲辨证的进步的简化，即“虚、实、虚实夹杂”形成三纲鼎立。基于阴阳两纲，在三态论的指导下，归纳总结疾病的六种不同状态。通过四诊，掌握了辨证资料后，根据病位的深浅、病邪的性质、人体正气的强弱等多方面的情况，进行分析综合，归纳为六类不同的状态，称为六证。六证是分析疾病共性的辨证方法，是各种辨证的总纲，是急诊临床辨证的核心。首先辨明中医之最高层次即阴阳两纲，继而对患者的疾病状态进行辨识，即三态论治，进而归纳结出以证候为核心的疾病状态，为临床救治提供准确的方法。

发挥中医急诊的特色是当代中医长期发展战略。在急诊学习中，重点掌握“三态论治”“三纲辨证”“六证辨证”特点和运用方法，在“望闻问切，理法方药”的基础上，结合中医经典和名老中医的经验，真正把书本知识经分析提炼做出自己的判断，进而转化到临床实际应用。

第二节　西医临床思维

西医临床思维方法指对疾病现象进行调查研究、分析综合、判断推理等过程中的一系列思维活动，由此认识疾病、判断鉴别、做出决策的一种逻辑方法。它不仅是一种诊断过程中的基本方法，也是随访观察、治疗决策及预后判断等临床活动不可缺少的逻辑思维方法。临床思维有两大要素：

临床实践和科学思维。

一、临床实践

临床实践即床旁接触患者，通过各种临床实践活动，如问诊、体检、密切观察病情变化和诊疗操作等工作，细致而周密地发现问题、分析问题、解决问题，并不断提出深层次的问题，这就是实践出真知的道理。

二、科学思维

科学思维是指一个时代科学研究的方法和手段的总和，是一种支配人们思考与行动的规范、风气和格式。用于医学上，这是将疾病的一般规律运用于判断特定的个体所患疾病的思维过程，是对实践材料整理加工、分析综合的过程，是对具体的临床问题的综合比较、判断推理的过程，在此基础上建立疾病的诊断。当代急诊医学是一门跨科的临床学科，无论从工作环境、患者，还是从工作性质，都是一个具有挑战性的专业，与其他专科存在纵横交叉的内部联系。其中急诊患者具有以下特点：患者处于疾病的早期阶段，不确定因素多，在做出明确诊断前就需给予医疗干预，患者常以某种症状或体征为主导前来就诊，就诊患者病情轻重相差很大，患者和家属对缓解症状和稳定病情抱有较高的期望。急诊工作特点包括危、急、重、杂，其中危即危险性，患者病情危险，医护处境危险，急诊工作时刻蕴含危险性；急即急迫与急躁，患者情绪急躁，医护心情急迫；重即繁重，患者的病情重，医护的工作负担沉重；杂即复杂，患者情况复杂，病种杂乱，医护工作环境嘈杂；以上这些特点均要求急诊医生要自觉地运用科学临床思维方法，指导诊断与治疗。而临床思维方法中，对于急诊科医生来说，最具普遍适用意义，最重要的是系统思维方法。

系统思维是大脑根据系统的性质、关系、结构，把对象有机地组织起来构成模型，研究系统的功能和行为的思维。所谓系统科学方法，又称为系统方法，它是指用系统科学理论、观点去研究天然自然、人工自然、社会和人类的认识活动及实践活动，把研究对象放在系统的形式中，从整体和全局出发，从系统与要素、结构与功能以及系统与环境的对立统一关系中，对本质进行考察和分析研究，以达到最优处理、解决问题的科学研究方法。急诊科医生在运用系统思维方法时应做到以下几点。

（一）整体综合思维

人体是一个统一的整体，任何一种疾病都在不同程度或层次上与整体相关。故在临床上如果把疾病的某些表现局限化，不考虑局部与整体的内在联系，忽视与其他系统的相互联系，缺乏全面的和整体的思维模式，就会陷入形而上学的范畴，容易导致误诊误治。对任何事物的研究，都必须从它的组成成分、结构、功能及环境的相互联系、相互作用、相互制约等方面进行综合研究。以鼻衄为例，有时出血量相当大，单纯以肾上腺素盐水棉球按压多无效。作为急诊医生，在考虑局部情况的同时还要有整体观念，不要遗忘全身性疾病在鼻腔的表现。因根据出血是单侧还是双侧鼻腔来判断，一般单侧鼻腔出血，以鼻腔本身的病变居多；若为双侧鼻腔出血，则应该考虑全身性疾病，要做全身检查和血液检查，在排除血液系统疾病的同时，还应该考虑肝脾系统疾病，如慢性充血性脾肿大等。绝不能仅从鼻腔角度去考虑治疗，而应该注意全身情况，及早发现全身性疾病并予以针对性治疗，以免延误时机。同样，对辅助检查结果的判断也不能离开其他临床资料，只根据单项检查结果所提供的数据或图像来肯定或否定某种疾病的存在，常常是不可靠的。如急性胰腺炎的患者可出现血糖的异常升高，不能据此而下糖尿病的诊断，育龄期女性因为放环或结扎输卵管便排除异位妊娠的可能。这样可能会导致误诊，严重者甚至危及患者的生命。急诊医生在临床工作中，应该避免片面性、主观性的思维。实事求是，承认患者临床症状、体征及辅助检查的客观存在，同时，局部联系整体去思考问题。

（二）遵循“三个合适”原则

“三个合适”指的是合适的患者、合适的时间及合适的药物。合适的患者是指急诊应根据患者的年龄、性别、既往病史、发病原因等情况，采取合适、有针对性的治疗。合适的时间是根据患者的诊断在最佳时间内做相应处理，例如，急性脑梗死要在4.5h内溶栓，心脏压塞要及时心包穿刺，喉头水肿时要及时气管切开等。合适的药物是对患者的治疗应考虑特异性，例如，感染患者用抗生素，应考虑病原微生物类型，药敏及细菌的耐药性，药物的药代动力学、药效动力学情况，抗菌谱等。并且根据患者的主诉、现病史和既往史及初步的检查结果。结合遵循“先常见病多发病，后少见病罕见病”的诊断学思路，考虑患者最可能的病因是什么。

（三）动态性的原则

所谓动态性的原则，是指要在物质系统的动态过程中揭示它们的性质、规律和功能。因为疾病的发生、病情的发展、演化，或好转或恶化，是一个不断变化的动态过程。因此我们要善于进行动态分析，把握其动态发展的规律，并及早进行有效的干预，使病情能够向好转的方向发展。例如，急性冠脉综合征（acute coronary syndrome，ACS）是常见的急症之一，它包括：急性ST段抬高性心肌梗死、非ST段抬高性心肌梗死和不稳定型心绞痛；在ACS中，不稳定型心绞痛相对病情较轻，患者可表现有持续时间较短的（小于30min）胸痛发作，心电图可有或无心肌缺血的表现，心肌酶谱无明显升高，心肌坏死标志物（肌钙蛋白T、肌钙蛋白I）检查阴性等。此时，如果给以及时有效的治疗，心肌缺血可以得到改善。相反，如果患者此时没有得到及时有效的治疗，胸痛反复发作，持续时间延长，程度加重，则表明心肌缺血在持续进展，心肌缺血持续超过一定时间，大片的心肌组织坏死，最终发展为急性ST段抬高性心肌梗死。此时，患者表现为持续胸痛不能缓解，心电图相应导联上的ST段抬高，心肌酶谱升高，肌钙蛋白T、肌钙蛋白I明显升高等。应积极给予抗血小板、抗凝、抗缺血治疗，同时，有适应证时，应给予静脉溶栓治疗。溶栓成功时，还应密切观察病情变化，给予对症处理，并择期行冠状动脉照影及冠脉血运重建术；溶栓治疗不成功的，可根据患者病情状况，考虑是否行紧急的经皮冠状动脉腔内成形术及支架植入术。另外，急性冠脉综合征的患者，如果不能得到正确、迅速的诊治，甚至可以发生缺血性心脏猝死，这是最为严重的后果，即使经过心肺复苏能够存活的患者，其预后也较差。由此看来，患者的病情是千变万化、动态发展的，因此，我们以病人健康为中心，对急重症病情动态观察、做好患者和家属的沟通和预判可能突发的情况，避免病情的加重与恶化。

（四）注重鉴别诊断

在做出诊断时，医师应思考患者除了这个原因，还有没有别的可能，这是鉴别诊断的思维过程。急诊患者一般都是以症状来就诊，如呼吸困难、发热、胸痛、头痛等，对于急症症状首先要思考是否危及生命，面对生命垂危的急诊患者，急诊医师需“急则治其标”，首先考虑的是及早采取措施维持心、脑、肺等重要脏器的基本功能，使生命得以延续。因为只有在患者的生命得以存在的前提下，才谈得上对原发疾病的治疗。学会迅速区分重症和一般病症。如发热和腹痛是急诊科最常见的两个症状，但引发的病因有多种，比如认为是由于急性胃肠炎导致的腹痛要与其他疾病相鉴别，如急性心肌梗死、胃肠穿孔、胆道疾病等。

（五）最优化的方案

所谓最优化，是指在运用系统科学方法解决实际问题时，从多个可能的方案中选择出最佳的方案，使系统的运行处于最优状态，达到最优的功能目标。在抢救中，可能会同时出现几个治疗矛盾，在这些共有的矛盾中，必定会有一个主要矛盾规定和影响着其他矛盾的存在和发展。必须首先找出威胁患者生命的主要矛盾，并立即解决，才能使抢救成功。例如，机械通气人工气道建立的方法，就应该根据病情权衡利弊来选择。患者神志清醒，呼吸道分泌物少，就可以用面罩；气管插管是临床最普遍的人工气道法，当患者通气时间小于3天，而且情况紧急，没有禁忌证，一般采用该种方法；气管切开造口置管，对患者来说创伤大，且留下瘢痕影响美观，一般来说尽量避免，如果估计通气时间达1周以上，呼吸道分泌物多，患者的咳嗽排痰能力差，并且喉、声带、口腔有病变时，应该果断地采取气管切开造口置管。针对病情以及患者的经济状况采取个性化治疗以达到最佳效果。

第三节 现代中医急重症学临床思维

现代中医急重症学是中医学核心理论的升华，应该具有全新的特点和特色，既具有现代急诊医学的特点，又要具有中医学的特色。现代医学则侧重于人体解剖结构的研究，认为疾病是机体组织、细胞等出现了明显的病理变化，故以寻找病因，查明病变部位为主要目标，治疗上则以对抗性和替代性等方法为主。中医学的特点是强调整体观和辨证论治，认为人体是一个复杂多变的平衡系统，疾病的发生是因为机体的调控系统失常，所以治疗上应调动人体自身的积极性，调整脏腑功能，以恢复人体阴阳平衡为目标。因此，现代中医急重症学就是要将中西医学的理论、诊断、治疗进行有机结合，扬长避短，发挥优势；而中西医结合治疗急性危重病又是今后中医急重症学发展的必然趋势，更是历史赋予我们当代中医学子继承和发扬的神圣使命。所以如何发展现代中医急重症学，其思路和方法可从如下几点思考。

一、开展中西医结合治疗急性危重病的基本条件

当今对于急性危重病的治疗，西医具有相对的优势，中医运用范围欠缺。首先要明确中西医结合治疗急性危重病目的是取两者之长，争取达到最佳的疗效，提高治愈率、降低病死率，而不是攀比西医和中医在治疗中的比重各占多少。当然，我们要积极努力，使中医治疗的比重从点到面逐渐地扩大。就目前而论，我们应面对现实，对西医在急救领域中的优势，只要符合国情、民情，就要创造条件，把它拿来洋为中用。如果我们不运用西医的现代急救知识和技能，光靠中药、西药的堆砌，到时中西医结合治疗急性危重病的结局，还不如单纯西医治疗的疗效好，岂不失去了中西医结合治疗的意义？

故此，作为当代中医学子，不仅要努力学习掌握中医有关急救的整体辨证理论，如病因、脏腑、气血、六经、卫气营血、三焦等；学习和掌握与急救有关的治则，如清热解毒、活血化瘀、益气固脱、回阳救逆、醒脑开窍、镇肝息风、凉营止血等，而且要学习和掌握现代急救的知识和技能，必须包括：床旁动态观察病情变化的监测技术，如生命体征、血气分析、指端血氧饱和度、

凝血功能、生化指标以及心肺肾功能；各种应急处理技术，如气管插管、心肺复苏、张力性气胸穿刺减压、呼吸道异物的取出、喉头水肿窒息的处理、急性中毒洗胃术等；脏器替代治疗设备的使用，如呼吸机、人工肾、临时心脏起搏装置等。只有将中西医急救的知识和技能联系起来，在实践中运用，在实践中提高，开展中西医结合治疗急性危重病的研究才可以水到渠成，逐渐地展开。

二、寻找中医治疗急性危重病的突破

急性危重病的病种多种多样，但我们可以从个性中找到共性。通过临床实践，我们认识到：不论是手术科室或非手术科室的各种急性常见病，经过积极治疗，如若病情继续恶化，几乎都是殊途同归的共性结局，主要包括脓毒病、急性弥散性血管内凝血、急性呼吸衰竭、急性肾衰竭、急性脑血管意外、多脏器功能衰竭。其中不包括各种慢性病的晚期临终状态。纵观上述病种，根据异病同治的原则，大体可以包含在中医三证三法的范围之内，即毒热证和清热解毒法，瘀血证和活血化瘀法，急性虚证和扶正固本法。我们应用此三证三法，在现代西医急救手段的配合下，开展中西医结合治疗急性危重病的研究工作，虽并非辨证立法正确，用药后却能取得良好的疗效。除此之外，还必须在实践中筛选有效的方药。具体可以从下面三个方面来探讨。

首先，根据中医辨证单用中药治疗。如创伤后肝脾破裂及血胸，术后患者出现了急性弥散性血管内凝血，西医治法是早期用肝素抗凝血，防止微循环内凝血，但因有活动性出血，用肝素后加重出血，故西医治疗困难。但此时经中医辨证，证见皮肤瘀斑，多部位出血，舌质紫暗，脉数涩，属于中医的瘀血证。立即根据活血化瘀法，选用血府逐瘀汤加减治疗，数日后各部位出血停止，凝血象恢复正常。

其次，在西医治疗的基础上，对其中的一个阶段单用中药治疗。大手术、创伤、严重烧伤、严重感染的患者，在积极治疗的过程中，经常会出现危及生命的急性呼吸窘迫综合征（acute respiratory distress syndrome，ARDS）。西医对此病的治疗是应用呼吸机或呼气末正压通气（positive end-expiratory pressure，PEEP），以提高患者的动脉血氧分压，维持患者的生命。但在高浓度吸氧的情况下，依然不能见效，氧分压降低（PaO_2 < 60mmHg）。此时根据中医辨证，多数患者症见呼吸急迫短促，大便秘结，腹部胀满，脉洪大无力，舌质绛红、苔黄燥或有芒刺，此属中医的阳明腑实证。应用中医的上清下泻法治疗，用凉膈散去芒硝重用大黄，患者通便后 PaO_2 可以迅速恢复至正常，促进了早期治愈。又如缺血性急性肾衰竭，少尿或无尿，代谢性酸中毒，高钾血症，威胁生命，一般治疗无效的情况下，在应用人工肾透析的同时，给予益气活血解毒方药，如黄芪、丹参、当归、大黄，多数患者 3 ~ 4 周内肾脏功能可以恢复正常。

最后，在西药治疗的同时，根据中医辨证并用中药治疗。近年来，临床医生已经注意到，抗生素治疗革兰阴性菌感染，细菌被杀灭后，菌体溃解即可生成内毒素。对于轻度感染，体内的网状内皮系统（reticuloendothelial system，RES）可以清除生成的内毒素，不致成机体的危害；对于重度感染，抗生素治疗使菌体溃解生成大量的内毒素，它超出了 RES 可以清除的阈值，从而对机体造成严重的危害，威胁患者的生命。机体细胞和细胞器遭受中毒性损害，导致多脏器功能衰竭的发生；对于重症感染性多脏器衰竭，给予清除病灶和抗生素治疗后，患者依然死亡，死后尸检没有感染的证据。近年的研究揭示了死因与内毒素血症有关。到目前为止，西医拮抗内毒素制剂的临床疗效尚未证实。为此，我们根据中医辨证，致力于探寻有拮抗内毒素作用的中医方药。20 世纪末，中医学者经过悉心研究，联用清热解毒与活血化瘀的方药，成功研制具有抗毒解毒作用的“神农 33 号”中药针剂。抗生素与此中药针剂并用，降低了重症感染性多脏器功能衰竭的病死率。而后因国际上分子生物学的迅猛发展，提示内毒素对机体的危害是间接作用，内毒素激活单核巨噬细胞产生的内源性炎性介质的危害是直接作用，而“神农33号”只有拮抗内毒素的作用，它的药理作用已不完全。故此，根据中医理论“毒有外来者，来自六淫之邪，时疫之气；毒有内生者，来自体内水精代谢失常”及相关中医著作，对36组中药复方进行了筛选研究，研制成中药复方静脉用针剂“血必净”。它具有同时强效拮抗内毒素作用和抗内源性炎性介质肿瘤坏死因子α（tumor necrosis factor-α，TNF-α）的作用。

这些成果，在急性危重病的治疗中，虽然只是狭小的几个方面，但是已显示中医在急性危重病治疗中的作用不是可有可无，而是为了提高疗效，非用不可。上述的三个方面，不能概括中医治疗急性危重病的全局，还需不懈的努力，开拓中医治疗的新领域。

三、中西医结合治疗急性危重病思路和方法的展望

我们有责任恢复中医治疗急性危重病曾在过去历史中显示的辉煌。临床实践已经证明，中医治疗急性危重病，在某个方面有不能缺少的重要作用。问题是在当今急救治疗中病种的覆盖还不够宽广；对疗效的机制，在许多方面还缺乏现代科学方法的剖析。故当前促进中西医结合治疗急性危重病，显示新的辉煌，以下几个方面应予重视。

（1）在治疗实践中要深化认识中医的整体观，即整体辨证，整体治疗，并非见心治心，见肺治肺。以毒热证为例，如证属阳明，腑实不够，但邪热内盛，而有急下存阴的治法。急下后立即清除了肠道内细菌和内毒素的蓄积，可以避免肠道内细菌和内毒素进入血流，从而避免以肺脏为主的生命器官的损害。据此，我认为临床医生应该深入研究中医的证与内在环境的联系，即证与现代医学病理生理变化细节的联系。据此可以认识中医证的本质，有科学依据地指导立法和治则的更新。

（2）在急则治其标的同时，要注意整体的调理，发挥机体本身的抗病能力，促进内环境稳定。具体实施时，要注意脏腑、气血、经络、阴阳的调理，促进阴平阳秘、精神乃治，正气内存、邪不可干，加速危重病的治愈。但这种整体的调理，不能停留在历史的水平上，还要阐明这种调理的现代科学内涵，如对免疫功能、应激反应、急性期反应、能量代谢等方面的影响，从而可使中医的整体调理在治疗方面的重要作用得到西医的理解，可使西医认识到中医在治疗中的独有优势，主动去学习中医理论，主动去应用中医中药，弥补现代西医在急救全程治疗中的欠缺，促进中西医结合治疗的疗效提高。

（3）培训中医和西医的急救专业医生，都要成为既能从事临床急救，又能从事实验研究的两栖人才。这是推动中西医结合治疗跟上时代水平的重要措施，必须因地制宜地创造条件，开展实验研究。

（4）抢救用的中药制剂品种过少，给药途径滞后。虽有一些静脉注射用药，但仍以口服或灌肠给药为主。目前国内医院已有许多有效的医院内制剂，限于没有国家批准文号，不能在全国范围内扩大应用。这个问题的解决，需要制剂工艺、药效毒理与质量控制三者的专家立体交叉、齐头并进地研究，才能加快进度。

总之，急危重病临床思维和方法的研究具有内容宽广，跨学科、跨专业的特点。需要我们更新观念，打破封闭僵化、死板教条、故步自封、生搬硬套的桎梏，站在时代发展的前沿，综合多学科发展的历史成就，在实践中不断完善其认识，不断加速发展，才能够适应社会的发展。让我们以活跃的、敏锐的、积极进取的思想，创造一个全新的学科，使急重症学更上一个台阶。

思维导图

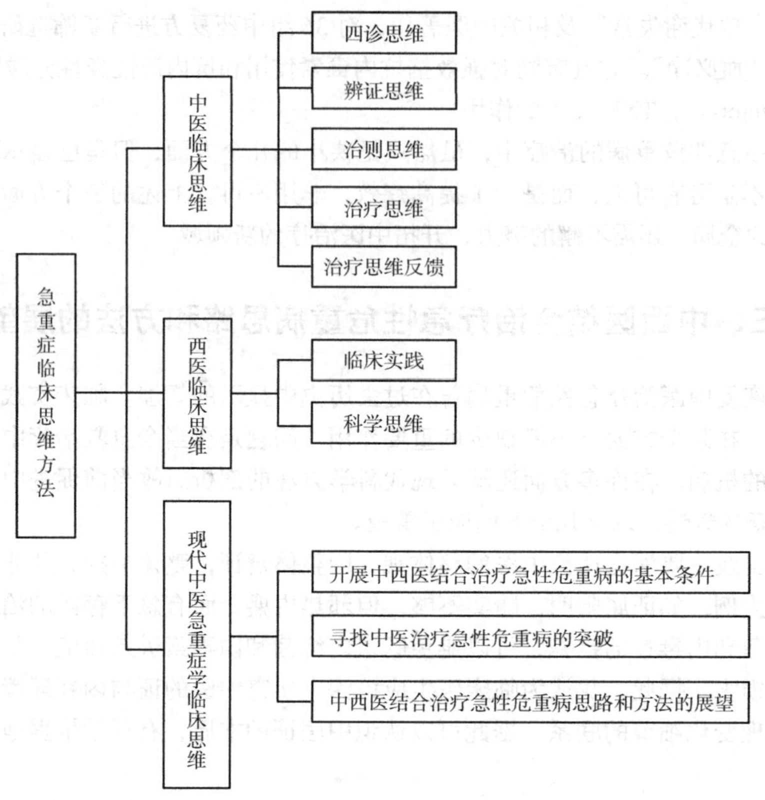

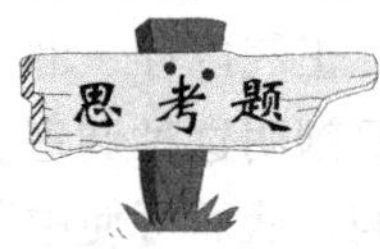

1. 中医临床思维发展有哪几个阶段？
2. 中医辨证思维有哪些体系？
3. 中医治则思维有哪些基本原则？
4. 列举西医系统思维中遵循“三个合适”原则包括什么内容？
5. 如何发展现代中医急重症学？

第七章　急诊医学医患沟通技巧及人文关怀

第一节　中医对医患关系的认识

中医学历经了数千年的发展，博大精深，不仅积累了丰富的防病、治病经验，也蕴含了高尚的思想道德精神及医学伦理知识，留下如“杏林春暖”“橘井留香”“一针二命”的佳话并传承至今。在百家争鸣的先秦时代，儒家的“仁学”就开始向医学道德渗透，无数悬壶济世的“苍生大医”从中汲取营养；战国时期《黄帝内经》中已出现了有关如何处理医者与病家关系的阐述，如《灵枢·师传》：“人之情，莫不恶死而乐生，告之以其败，语之以其善，导之以其所便，开之以其所苦，虽有无道之人，恶有不听者呼？”东汉名医张仲景在《伤寒杂病论》序言中强调医生要多为患者着想，不应“竟逐荣势，企踵权豪，孜孜汲汲，唯名利是务”。唐代“药王”孙思邈在《备急千金要方》更是对医德修养等作了精彩的论述，其卷首即论述了“大医精诚”的思想：“不得问其贵贱贫富，长幼妍蚩，怨亲善友，华夷愚智，普同一等，皆如至亲之想，亦不得瞻前顾后，自虑吉凶”；“人命至重，有贵千金，一方济之，德逾于此”；“大医之体，欲得澄神内视，望之俨然，宽裕汪汪，不皎不昧，省病诊疾，至意深心，详察形候，纤毫勿失，处判针药，无得参差”。即提倡在医德上对病患应一视同仁，在作风上不得炫己毁人，谋取财物，在诊治上亦应努力纤毫勿失。清代名医王孟英也认为：“医以活人为心，视人之病，犹己之病，凡有求治，当不啻救焚拯溺，风雨寒暑勿避，远近晨夜勿拘，贵贱贫富好恶亲疏勿问，即其病不可治，亦须竭心力以图万一之可生。”由古至今，传统医学文化也非常推崇医患间的交流沟通，体现了医学活动的正义、公正、尊重、理解、信任、厚德、仁慈、责任和同情，充满了人性的光辉、人情的籍慰和情感的相互交融。

发挥传统医学文化优势能有效减少和规避医疗风险。中国传统医德思想孕育了医患和谐的思想，传统医学文化认为医患关系的指向理应是一种“为人之道”，而非仅仅是一种“为学之器”，这样的思想为现代医学人文精神提供了丰富的理论，对于缓和现阶段紧张的医患关系具有良好的现实意义和指导作用，值得广大医生从中汲取精华，进一步提高自身素质，加强医德修养，规避医疗风险，从而构建和谐的医患关系。中医文化本身蕴含着和谐的医患关系，能促进广大医生医患沟通思想逐步形成，医患沟通能力得到提升，通过中医文化倡导的“以人为本”思想渗透，让急诊医学的诊治疾病过程渐渐充满人文沟通和文化认同，以培养出更多具有仁爱精神和济世情怀的大医。

第二节　医患沟通在急重症救治服务中的重要性

急诊医学作为临床医疗工作的前沿，是医院服务的第一窗口，所提供的服务的质量直接关系到患者的生命。医患沟通对于急诊医学服务而言尤其重要，贯穿于整个急救服务的过程中。医患沟通的效果不仅仅影响患者的抢救及对诊疗过程的满意度，还直接影响整个医疗卫生行业的社会形象。有统计分析表明，实际临床中发生医患纠纷的原因，技术原因仅占20%，沟通欠缺则占80%。伴随着医学的发展，医患沟通在医疗行为中越来越凸显，已经成为医疗活动的基本技能。具备良好的医患沟通艺术与真诚的人文关怀是一个合格的急救医师的基本素质。

中医对医患沟通及人文关怀的重视由来已久。中医文化伴随着中华文明的发展，孕育着丰富的人文元素及人文精神，漫漫历史长河里，所形成的以"仁"为中心的职业道德观，并以其包容性和深厚的文化内涵为中医学的人文教育提供了丰富的资源。有观点认为，对中医学的认识，要从文化起步，从文化立论，这将成为中医学传承、创新、发展、振兴的出发点和落脚点。

第三节　急诊医学医患关系现状

近年来，医患关系问题成为了社会各界关注的热点话题。据卫生部统计，至2006年，我国恶性伤医事件共10 248起，到2010年上升至17 234起。另据中国医院协会组织的《医院场所暴力伤医情况调查》显示，每年每所医院发生暴力事件的平均次数从2008年的20.6次增加到2012年的27.3次，发生医院的比例从2008年的47.7%上升到2012年的63.7%。被调查的30个省的316家医院中，96%的医院有医务人员遭到过谩骂、威胁，64%的医院有医生遭受过患者的攻击并明显受伤。

恶性伤医事件不仅影响了医院正常诊疗秩序，危害到医务人员生命安全，也打击了医务人员的积极性。急诊医学作为医院24h接诊患者的一线科室，是医院的窗口单位，具有接诊患者多、病种复杂、社会矛盾突出、患者就诊时间无规律、病情紧急、发展变化快等诸多特性。急诊工作以其风险性高、工作强度大、工作任务繁多等特点成为了医患纠纷的高发地。在人满为患的急诊室里，各种争吵轮番上演，更有蛮横患者竟暴打医生。不知从何时起，治病救人的医生变成了高危职业。在这样的情况下，急救医师如何解决好医患矛盾、建立和谐的医患关系，尤其是在应对急诊这样高风险医疗专业的时候怎样面对，成为当前医学教育亟待解决的问题。

第四节　中医医患沟通的特色与方法

中医传统文化与急诊医学医患沟通技能的培训相结合，将能更好地应对复杂多变的急诊医学临床工作。在中国传统文化背景以及中医学丰富的人文精神与整体观念、辨证论治思想指导下，历经长期的临床实践后，中医学形成了特色鲜明的医患沟通方法，除了具备一般医患沟通的共性之外还具有其自己的特点。

1. 中医文化易于被患者认识和理解　中医学始源于数千年的临床实践，在其发生与发展的过程中，深受中国文化的影响，也深深扎根于民众的日常生活中，因此在中国文化背景下形成的中医学理论，更加贴近自然，接近生活与生产实践，因而也容易被患者所接受和理解。

2. 中医学强调注重整体　在"天人合一"以及医生必须"上知天文，下知地理，中知人事"的传统要求下，中医医生更加重视从人与自然要和谐、人体是一个有机整体、从形神合一的角度与患者沟通与交流。

3. 中医治法注重自然　中医很多自然疗法以及"医食同源""药食同源"之说数千年来已深入患者人心，所采用的针灸、推拿、气功、药浴等治疗方法以其不良反应少并简便廉验而更易于被患者接受。

4. 中医学重视“上工治未病”的思想　中医师在治疗疾病的同时，大多对患者进行养生保健方面的指导和教育。《金匮要略》云：“夫治未病者，见肝之病，知肝传脾，当先实脾，四季脾旺不受邪，即勿补之；中工不晓其传，见肝之病，不解实脾，惟治肝也。”中医这种“上工治未病”的诊疗思维深受患者欢迎而使医患关系更加融洽，有利于沟通和交流。

5. 中医提倡个性化的治疗原则　“因时、因地、因人制宜”是中医学的基本治疗原则，在这一原则的指导下中医医生在对患者更具个性化的诊治过程中，对患者的诊疗方法等自然具有个性化的特点，有利于加强医患间的沟通与信任，构建和谐的医患关系。

6. 注重与患者的接触过程　中医的治疗具有独特之处，推拿、按摩、针灸等都需要与患者较长时间的皮肤接触，这种建立在接触基础上的非语言沟通手段，非常有利于医生与患者建立信任关系，从而有利于医患之间的交流。

第五节　现代医学医患沟通的方法与技巧

急诊医学所诊治的病患具有病情危急、发病突然、求医急迫、人员复杂、流动性大、家属急躁、准备不足等特点，长期以来急诊科就是医患矛盾冲突的高危场所。急诊医学的工作环境及患者、家属的特殊性，决定了急诊医学具有不同于其他科室的特点：第一，节奏紧张性和有序性；第二，诊疗的随机性与规律性；第三，技术的专业性与全面性；第四，矛盾的突出性与尖锐性。因此急诊的医患沟通一直是医患沟通工作中的重点与难点，必须具备一定的方法与技巧。

1. 强化急救意识，时间就是生命　急救意识来源于医护人员高超的急救技能和高度的人文精神。过硬的急救技术是敏锐急救意识的基础条件；敬畏生命，尊重患者及家属，对患者及家属高度的亲切感、责任感是具备敏锐急救意识的前提条件。娴熟的技术、果断的处理、沉着的举止、忙碌的身影、亲切的沟通可消除患者及家属的焦虑，给人以安全感、信任感。在对危重病患者的抢救要组织得力、配合协调、紧张有序、忙而不乱。这些无声的形体语言为良好的医患沟通创造了重要的沟通氛围及条件。

2. 耐心地倾听患者及家属的诉求并掌握主动权　耐心倾听患者及家属的诉说，使其得到心理上的释放与安慰。除了倾听，关切的表情胜过最美的语言，真诚的关怀让人感到温暖、亲切、踏实。关切的表情和诚恳的态度不仅代表微笑服务，急诊医学的服务与沟通具有自己的特性，与服务行业及医院其他科室的服务与沟通均有较大区别，语言沟通是其沟通的核心环节。随着医学的发展，患者及家属已经不再只是完全被动接受医疗行为，而是医疗行为的共同参与者。尊重患者包括知情权在内的各项权益，使医患沟通具体化、规范化、人性化就显得尤为重要。在紧张的急救医疗行为过程中，要不失时机地对患者及家属进行讲解，使其明白诊断、检查、治疗、预后、费用、流程等具体环境，采用通俗、形象、适度、得体的语言，避免专业术语的使用，使患者听得懂、能理解。病情交代要把握分寸，不能描述病情太重而加重患者紧张情绪，也不能对病情轻描淡写，一旦结果不能使其满意则会招来抱怨、质疑。对于患者及家属的提问要实事求是、认真负责、科学严谨、灵活艺术、耐心细致地进行解答，让患者及家属做出正确的选择。为此急诊医学医护人员必须履行特殊检查治疗及特殊用药的知情同意书、输血知情同意书、病危通知书等告知签字制度。这些构成了医患沟通的文件形式，既保护了患方自己的知情权、选择权，也有效保护医护人员的医疗行为，保证了医疗安全。纪录时要注意记录在病历或病程记录本上，签名并填写记录时间。

第六节　医患沟通注意事项

我国急诊医学的建设相对落后，不仅是广大中医院及中西医结合医院，即使是西医院，也存在就医环境差、医护人员工作压力大、任务重、沟通的要求较高的现象。我们在应对急诊患者的医患沟通时，要注意以下几点：

（1）抓住重点及主要病情或主要矛盾。

（2）对危重患者，与其家属的沟通要循序渐进，使其逐步接受病情。

（3）找准沟通的对象，直接与知情人、负责人、直系亲属沟通。

（4）安排好沟通的时间、地点，沟通时远离其他家属、患者，根据情况选择是否逐个家属沟通或全部家属同时沟通。

（5）对于复杂、疑难或危重患者，与上级医师一起沟通。

（6）患者及家属不理智时，沟通时应有保卫人员在场。

（7）应对多个患者时，首先与病情重、变化多甚至可能突然恶化的患者家属沟通。

（8）沟通时要注意倾听患者家属的诉求，给予充分的理解与交流。

（9）当沟通出现分歧、争议时，要注意灵活应对，不要阻断进一步沟通的途径。

思维导图

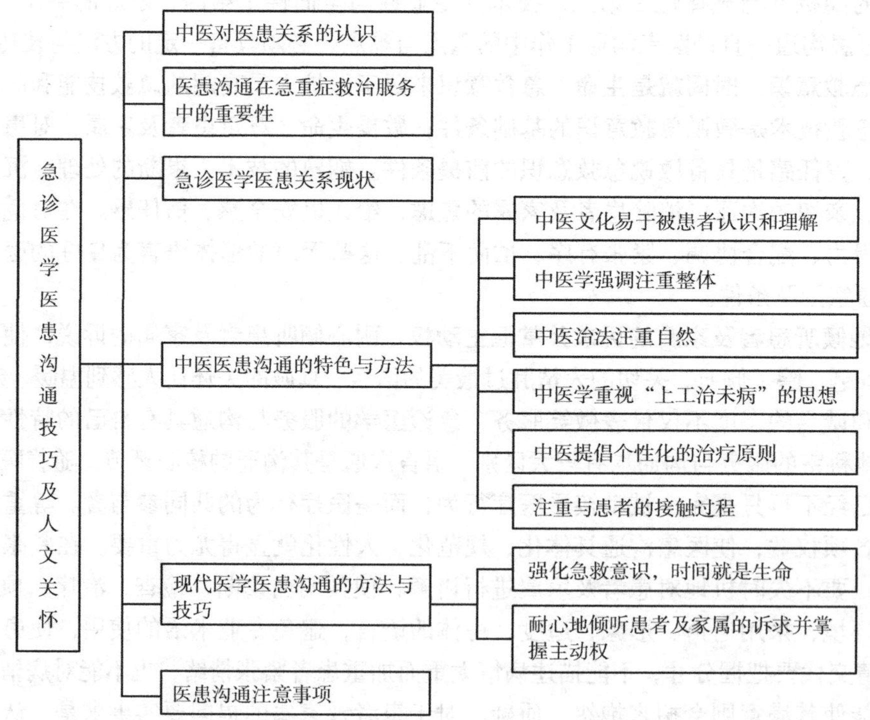

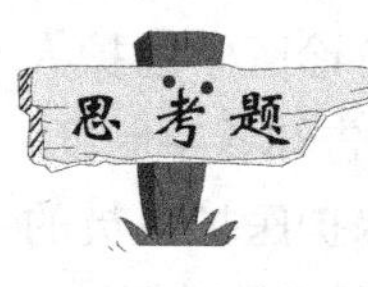

在值班过程中，有一位肿瘤晚期患者突然呼吸心跳骤停，值班医护人员立即进行心肺复苏、气管插管等抢救措施，复苏约1小时，患者呼吸心跳仍未恢复，可以宣布临床死亡，并停止抢救。但由于患者家属人数众多，病情进展太突然，患者家属难以接受，要求继续抢救。如果你是该值班医师，在不影响患者抢救的情况下，如何与患者家属沟通，使患者家属接受患者的病情变化，放弃抢救？

第八章　院前急救与绿色通道建设

第一节　概　　述

院前急救（prehospital emergency）也称院外急救（out-hospital emergency），是指各种伤病员在进入医院以前的医疗急救，包括现场抢救、紧急转运和途中监护等过程。

院前急救是急诊医疗服务体系（EMSS）的首发环节，EMSS 由院前急救、医院急诊、重症监护等三大部分组成。院前急救主要包括四层含义：伤病员事发（发病）地点在医院以外，急救的时间是在进入医院以前；伤病者情况紧急、严重，必须进行及时现场处置；院前急救是伤病员进入医院以前的初期救治，而不是整个救治的全过程；经抢救的伤病员需要及时、安全地输送到医院进行延续、系统救治。

院前急救的主要目的是“救命”而不是“治病”，以维持生命和对症处置为主，最大限度地救护伤病员、降低死亡率、减轻伤残率、提高抢救成功率。

多数伤病与急症均在突发场合下发生，在现场进行争分夺秒的必要救治，对患者恢复健康至关重要。伤后 1h 被称为急救“黄金时间”，而 6h 以上则被称为“死亡时间”，由此可见院前急救时间段至关重要。

我国中医学对急救的认识内涵较为深刻，而且经过几千年的临床实践检验，其疗效得到了公认。虽然中医学没有分出急诊医学，但多数古籍中都有关于急救的方法，足以说明先贤们对急救的重视程度。早在《内经》中就已经记载了高热、出血等急症的处置，如有“其心痛，手足青至节，心痛甚，旦发夕死”等记载，后世医家对诸多急症都进行了急救方法的总结，他们留下了许多值得深入研究的经典名著。

晋代葛洪的《肘后备急方》可谓是我国最早的急症治疗专著，收录了魏晋南北朝时期急症治疗的理论和经验，已具“急症手册”之雏形。书名“肘后”即随身携带之意，“备急”即临床应用立时索取。本书以其“方药简要易得，针灸分寸易晓，必可以救人于死者”为特点，成为了一部“便民”的“院前急救手册”。正如书中序言写道：“方虽简要，而该病则众，药多易求，而论效则远，将使家自能医，人无夭横。”该书简明扼要，通俗易懂，即便不是“究习医方”之人，也可以在紧急情况下参照书中的药方施救，并且施救的器材“不出乎垣篱之内，顾眄可具”。真正做到了“人可为医，其以备急固宜”。

《备急千金要方》则可堪称是另一部急救著作，该书系唐代孙思邈所著，约成书于永徽三年（652）。本书集唐代以前诊治经验之大成，对后世医家影响极大。孙思邈认为生命的价值贵于千金，而一个处方能救人于危殆，价值更当胜于此，因而用“千金要方”作为书名。《备急千金要方》中提出“以物塞两耳，竹筒内口中，使两人痛吹之，塞口停无令气得出”，就是在人工呼吸法基础上的另一创举。书中对导尿术也有记载：“凡尿不在胞中，为胞屈僻，津液不通，以葱叶除尖头，纳阴茎孔中深三寸，微用口吹之，胞胀，津液大通，便愈。”这段文字详细记载了导尿术的适应证、导尿工具以及导尿管插入尿道的深度和具体操作办法。

综上，我们可以感受到中医急救和现代院前急救关联密切。中医对于现场急救（院前急救）的研究源远流长，古代医家对现场急救从理论到实践经验的积累已经非常丰富，在现场（院前）急救中对一些高热、疼痛、昏厥患者配合应用中医针刺、艾灸、穴位按压等方法，不断丰富、完善中医的现场（院前）急救实践。

而今，“西医治急症，中医治慢病”的理念已然过时。现代现场院前急救实践中，一直沿用着中医急救所传承下来的部分成果，而且取得了满意的疗效。如夹板固定、针刺技术以及中药注射剂等。特别在野外活动发生意外时，或者面对突发灾难时，受到资源限制，懂得一些随手可得的中草药，及时自救或互救，保全生命，显得至关重要。

院前急救的首要目标就是“救死扶伤、争分夺秒”，很多中医的急救技术并不是大众普遍认为的“疗效不显著、效果缓慢”。凡是能够为急救医疗服务的技术就可以尝试性应用并完善，凡是能够补充完善院前急救的理论就应该去探究，这样才能将中医与院前急救较好地融合，也才能加快中医与院前急救学科建设。如何将前人的急救精华继承并发展，是医务人员首先要重视思考的问题。

第二节　院前急救技术

一、概　　述

院前急救的基本原则是：遇到意外伤害发生时，要保持镇静，并设法维持好现场秩序，迅速判明需要急救的地点、事件和人数；如发生意外而现场无人时，应向周围大声呼救，请求来人帮助或设法联系有关部门，不要单独留下伤病员无人照管；到达现场的医疗卫生救援应急队伍，要迅速将伤员转送出危险区，本着“先救命后治伤，先救重后救伤”的原则开展工作；采取行之有效的现场急救措施，早呼救、早心肺复苏、早实施急救技术；按照国际统一的标准对伤病员进行检伤分类，分布用绿、黄、红、黑四种颜色，对轻、重、危重、死亡人员作出标志；在急救的同时，注意保护自己免受伤害；对伤情稳定，估计转运途中不会加重伤情的伤病员，迅速组织人力，利用各种交通工具分别转运到附近的医疗单位急救；现场抢救一切行动必须服从有关领导的统一指挥，大批伤病员，在多人抢救时，应听从最高职称医生指挥；遇到严重事故、灾害或中毒时，除急救呼叫外，还应立即向有关政府、卫生、防疫、公安、新闻媒介等部门报告。

一次完整的院前急救包括以下过程：伤病员或目击者呼救、急救中心接受呼救和调度出车、急救人员上救护车出动、救护车行驶到达现场、急救人员接近伤病员、对伤病员的现场诊治、把伤病员搬运至救护车、转送医院行驶及途中的监护、抵达医院交接、急救人员向调度汇报完成任务及救护车返回。

技术是人类在劳动生产方面的经验、知识和技巧，也泛指其他方面的技巧。院前急救技术指在伤病发生到其进入医院前这段时间对伤病员进行的急救措施，其中，呼救和现场急救、心肺复苏术、止血、包扎、固定、搬运等技术比较常用。

二、呼救和现场急救

在急、危、重伤患者的发病或受伤的现场，第一个发现者是患者自己，其次是在现场的其他人。现场仅有伤病者本人，应及时向周围人呼叫，请求援助，并尽可能地采取自救措施。其他人发现伤病者后，应主动迅速地赶到其身边，边询问检查病情，边进行急救呼救。大型灾害发生时，现场的人可能都是受伤者，在进行呼救的同时应积极开展自救互救。现场抢救阶段主要有三个内容：一是评估病情；二是实施抢救；三是稳定病情。

1. 现场观察，保证安全　当院前急救医生面对意外事故时，首先应观察现场环境，有无危险存在，同时寻找患者受伤害的线索，这对判断伤情很有必要。如现场仍有危险，应先除去危及在场人员生命或影响救治的因素，再进行救治，确保伤者和救援人员的安全。

2. 病情评估及救治　全面地询问病史后综合所有临床资料做出诊断或推断；对急症患者首先是掌握生命体征，先救命后治病，一边稳定生命指征，一边确定诊断；急救医生首先应对伤病员进行一次基本检查，判断是否有致命的伤情：判断意识清醒程度、判断气道是否通畅、判断是否有呼吸、判断是否有脉搏；实施胸外心脏按压、吸氧、复苏器人工呼吸、心脏除颤、止血等抢救措施。

3. 急救呼救　急救呼救包括两个内容，一是呼叫周围的人给予帮助，二是对专业院前急救单位进行呼救。正确的呼救方法包括：伤病员的主要病情、发现地点（有醒目的标志）、联系电话、救护车等候地点、现场周围情况，重大意外事故须报告伤病员人数、伤害性质、伤病情况等。

三、心肺复苏术

心肺复苏（cardiopulmonary resuscitation，CPR），是指采用徒手和辅助设备来维持呼吸、心搏骤停者人工循环和呼吸的最基本抢救方法，包括人工胸外按压、畅通气道、人工呼吸、电除颤等措施，旨在迅速建立有效的人工循环，维持脑组织及其他重要脏器的血供。

《金匮要略·杂疗方》对自缢的救治有如下描述："徐徐抱解，不得截绳，上下安被卧之，一人以脚踏其两肩，手少挽其发，常弦弦勿纵之；一人以手按据胸上，数动之；一人摩捋臂胫，屈伸之。若已僵，但渐渐强屈之，并按其腹。如此一炊顷，气从口出，呼吸眼开……此法最善，无不活也。"；《醒世恒言》卷 20 "嘴对嘴打气"；葛洪的《肘后救卒方》中"塞两鼻孔，以芦管纳其口中至咽，令人嘘之。有倾，其腹中砻砻转，或是通气也"；北周·姚僧垣《集验方》"仰卧，以物塞两耳，以两个竹筒纳死人鼻中，使两人痛吹之，塞口旁无令气得出，半日所死人即噫噫，勿复吹也"均是现代心肺复苏术的原型。

1. 人工胸外按压　让被救者仰卧平躺，施救者跪在其身旁，用一支手掌根置于被救者胸骨与两乳头连线的交叉点处，另一支手掌根重叠于右手背上，两手指交叉扣紧，右手掌根不脱离胸壁，双臂绷直，垂直向下用力按压，100 次 / 分，按压深度 4 ～ 5cm。按压应规律、均匀、不间断。

人工胸外按压有效的判断标准：可扪及颈动脉或股动脉搏动；紫绀消失，口唇转红润；昏迷的深度变浅，可出现挣扎，反射开始恢复；瞳孔开始缩小；呼吸开始恢复等。

2. 畅通气道　意识丧失的患者，气道多被后坠舌或异物阻塞，需要立即清除口腔异物、畅通气道，打开气道常用以下两种方法：

（1）仰头抬颏法：患者无明显头、颈部受伤，可使用此法。患者取仰卧位，操作者站在患者一侧，一只手放置患者前额部用力使头后仰，另一只手食指和中指放置在下颌骨部向上抬颏，使下颌尖、耳垂连线与地面垂直。

（2）托颌法：当怀疑患者有颈椎受伤时使用。患者平卧，急救者位于患者头侧，两手拇指置于患者口角旁，余四指托住患者下颌部位，在保证头部和颈部固定的前提下，用力将患者下颌向上抬起，使下齿高于上齿，避免搬动颈部。

3. 人工呼吸 畅通气道后，如呼吸停止应迅速做人工呼吸。

（1）口对口人工呼吸：在畅通气道的基础上，将置于患者前额的手的拇指与食指捏住患者的鼻翼，在深吸气后，用口封住患者的口唇部，将气吹入患者口中。每胸外按压 30 次，连续吹气 2 次。

（2）口对鼻人工呼吸：适用于牙关紧闭或口腔严重损伤者。

（3）口对口鼻人工呼吸：适用于婴幼儿。

（4）口对导管人工呼吸：适用于气管切开患者。

（5）口对通气防护装置呼吸。为防止疾病相互传染，急救推荐使用有防护装置的通气。

人工呼吸有效的判断标准：吹气时患者胸廓升高，不吹气时复原；吹气人感觉气道阻力上升；在吹气间歇听到或感觉到患者有呼气的气流逸出。

4. 电除颤 明确心搏骤停由心室颤动所致时，应实施电除颤。电极位置：右侧放置在患者右锁骨下区，左侧电极放置于患者左乳头侧腋中线处；首次 200J，第二次 200 ～ 300J，直至第三次 360J；电击时要提示在场所有人员不要接触患者身体。

四、止　　血

出血属于中医“血证”范畴，早在《内经》中就有“血溢”“血泄”“便血”等记载。院前急救主要涉及创伤出血的各种止血方法。

1. 指压法 指压法适用于头部和四肢的动脉出血，用手指压在出血的近心端，把动脉压迫闭合在骨面上，阻断血流，达到迅速和临时止血的目的。

2. 加压包扎止血法 加压包扎止血法适用于头颈、躯干、四肢等体表血管受伤时的出血。可用无菌纱布或洁净敷料覆盖伤口，对较深大的出血伤口，宜用敷料填充，再用绷带加压包扎，力量以能止血而远端肢体仍有血液循环为度。

3. 填塞止血法 填塞止血法适用于颈部、臀部或其他部位较大、深而难以加压包扎的伤口，以及实质性脏器的广泛渗血等。先将无菌纱布塞入伤口内，如仍止不住血，可添加纱布，再用绷带包扎固定。

4. 止血带法 止血带法适用于腘动脉和肱动脉损伤引起的大出血以及股动脉不能用加压包扎止血时。上臂大出血应扎在上臂上 1/3，前臂或手外伤大出血应扎在上臂下 1/3 处，下肢大出血应扎在股骨中下 1/3 交界处；先在伤口部位用纱布、毛巾或伤者衣服垫好，然后以左手拇指、食指、中指拿止血带头端，另一手扭紧止血带绕肢体两圈，将止血带末端放入左手食指、中指间拉回固定；止血带松紧度以刚达到远端动脉搏动消失、阻断动脉出血为度；扎止血带时间一般小于 1h，必须做出显著标志，注明和计算时间。

5. 钳夹止血法 钳夹止血法指在伤口内用止血钳夹住出血的大血管断端，连止血钳一起包扎在伤口内。注意不要盲目使用，避免损伤周围的血管或神经，影响修复。

五、包　　扎

包扎的目的是保护伤口、减少污染、固定敷料和协助止血。

1. 包扎的材料 绷带，三角巾，就地取材的材料如毛巾、床单撕成条等。

2. 包扎的方法

（1）绷带包扎法：环形包扎法多用于手腕部或肢体粗细相等的部位；螺旋包扎法适用于上下肢粗细不同处的外伤；“8”字包扎法适用于屈曲的关节；回返包扎法适用于有顶端的部位。

（2）三角巾包扎法：可用于头部、面部、腹部、前胸部或背部、臀部、上肢、手、足等部位的包扎。

3. 包扎的要求及注意事项

（1）包扎的动作要轻、快、准、牢，避免碰撞伤口，以免增加伤员的疼痛、出血和感染。

（2）对充分暴露的伤口，尽可能先用无菌敷料覆盖伤口，再进行包扎。

（3）不要在伤口上打结，以免压迫伤口而增加痛苦。

（4）包扎不可过紧或过松，以免滑脱或压迫神经与血管，影响远端血液循环。四肢包扎时，要露出指（趾）末端，以便观察肢端血液循环。

六、固　定

对骨折部位尽早进行临时固定，可以有效防止因骨折断端的移位而损伤血管、神经等组织，减轻伤员痛苦。

1. 固定原则　注意伤员全身情况，对外露的骨折端暂不应送回伤口，对畸形的伤部也不必复位，固定要牢靠，松紧要适度。

2. 固定目的　限制受伤部位的活动度，避免再伤，便于转运，减轻伤者在搬运与运送中的痛苦。

3. 固定材料　夹板、敷料、颈托等。

4. 固定方法

（1）夹板固定法：用扎带或绷带把木板、竹板、硬纸或塑料制成的夹板固定在骨折肢体上，多用于上下肢骨折。晋代葛洪《肘后救急方》载：“疗腕折、四肢骨破碎及筋伤蹉跌方：烂捣生地黄熬之，以裹折伤处，以竹片夹裹之。令遍病上，急缚，勿令转动。”我国现存最早的骨伤科专著《仙授理伤续断秘方》载：“凡用杉皮，浸约如指大片，疏排令周匝，用小绳三度紧缚”，开创了夹板固定术的先河，特别适用于现场急救设备紧缺的情况，简单有效。

材料选择：夹板：要求具备可塑性、有一定牢度和弹性三种性能；夹板的规格、长度视骨折的部位不同，分不超关节和超关节夹板两种；夹板两端和边缘要呈圆角钝边；夹板宽度可按肢体形状分为大致相等的四块或两宽两窄的四块，包扎时夹板间留有 0.5 ～ 1cm 的空隙。压垫：常选用质地柔软、能吸潮、透气、维持一定形态、对皮肤无刺激性的材料制作；压垫的面积要足够大。扎带：常用 1cm 左右宽的纱带，其长度以能在夹板外环绕两周并打结为度，也可用绷带。

操作方法：根据骨折的具体情况，选好适当的夹板、压垫、绷带等材料；向患者及家属交代夹板固定后注意事项；清洁患肢，皮肤有擦伤、水疱者，应先换药或抽空水疱；压垫要准确地放在适当位置上，并用胶布固定，以免滑动；捆绑束带时用力要均匀，其松紧度应使束带在夹板上可以不费力地上下推移 1cm 为宜；抬高患肢，密切观察患肢血运，如发现肢端严重肿胀、青紫、麻木、剧痛等，应及时处理。

（2）自体固定法：用绷带或三角巾将健肢和上肢捆绑在一起，适用于下肢骨折。应注意将伤肢拉直，并在两下肢之间骨突处放上棉垫或海绵，以防局部压伤。

七、搬　运

1. 目的　使伤病员及时、迅速、安全地搬离事故现场，避免伤情加重，并迅速送往医院进一步救治。

2. 徒手搬运方法

（1）扶行法：适用于清醒、无骨折、伤势不重、能自行行走的伤者。

（2）背负法：适用于老幼、体轻、清醒的伤者。

（3）拖行法：适用于体重、体型较大的伤者，不能移动，现场又非常危险需立即离开者。

（4）轿杠式：适用于清醒伤者。

（5）双人拉车式：适用于意识不清的患者。

3. 担架搬运方法　该方法方便省力，适用于病情较重，不宜徒手搬运，又需要转送较远路途的伤员。

（1）四轮担架：可从现场平稳地推至救护车、救生艇、飞机舱或在医院内转接伤员。

（2）铲式担架：适用于脊柱损伤等不宜随意翻动、搬运的危重伤员。

（3）帆布折叠式担架：适用于一般伤员的搬运，不宜转运脊柱损伤的伤员。

4. 搬运患者时要注意的问题　根据伤病员的病情和搬运经过通道情况决定搬运的方法和体位；担架搬运时一般患者脚向前，头向后，医务人员应在担架的后侧，以利于观察病情，且不影响抬担架人员的视线；患者一旦上了担架，不要再轻易更换，以免增加患者不必要的损伤和痛苦。

第三节　院前转运的监护与救治

院前转运是院前急救中一个重要组成部分，是患者发病之初或受伤现场进行初步有效处理后，用配有急救器材的运输工具（救护车、直升机、轮船等），把伤病员护送到医院急诊科之前的途中运输与紧急处置。它对挽救伤病员生命，阻止疾病和伤情的恶化，减少伤残和病情，使患者得到及时有效的处理极为重要，为医院进一步的救治奠定基础。

一、转运原则

（1）使用最便利的运输工具。

（2）保障患者的生命安全。

（3）尽量减轻患者的痛苦。

（4）预防并发症，提高抢救成功率。

二、转运要求

转运前：①意识清醒的患者做好解释工作，给予相应的心理安慰，以取得患者配合。②根据患者病情进行吸氧，吸痰，建立静脉通道，必要时气管插管、机械通气，备好药品（依据不同的病种及途中可能发生的风险备用不同的急救药品），对于有鼻饲的患者通知医院转运前停止鼻饲，以防转运途中呕吐或反流而引起误吸。③设备检查：根据每位患者的病情，再次检查所带医疗设备是否齐全以及车载电源是否运行良好。

转运中：①应密切观察患者病情变化，包括神志、血压、呼吸、心率等，一旦发现问题应及时采取急救处理和调整措施，必要时应停车抢救；②应及时检查伤病及治疗的具体情况如外伤包扎固定后有无继续出血、肢体肿痛变化、远端供血是否缺乏、固定是否松动、引流是否通畅、输液供养情况；③途中应注意行车安全确保不发生事故避免开快车增加危险和交通事故的发生。

三、转运方法

院前转运工具选择需要综合考虑患者当时的疾病特征、转运距离、转运缓急、转运环境、转运的路况和天气等实际情况。

1. 担架转运　转运过程中，伤病员的脚在前，头在后以便于观察，先抬头，后抬脚，放下时先放脚，后放头。担架员应步调一致；向高处抬时，伤员头朝前，足朝后（如上台阶、过桥），前面的担架员要放低担架，后面的要抬高，以使患者保持水平状态。下台阶时相反。

2. 救护车转运　是我国主要的转运方式，其配备设备、药品及人员，各地区和医院之间存在明显的差异。其优点是花费少，启动迅速，不易受不良天气状况的影响，转运途中易于监测，发生生理紊乱的可能性更低。

3. 直升机转运　适合中长途转运，当陆路通行困难或要求更快时间内转运时可以选择。因飞行转运的准备时间较陆路转运明显延长，且起飞前及着陆后仍需车辆转运，对医院场地也有特殊要求，这些因素均可能拖延转运效果，因此需综合考虑。

4. 轮船转运　当海上或海岛上发生事故时，可以选择轮船转运，其平稳、舒适，但速度缓慢，可引起晕船，并要防止意外落水。

四、各类伤病员的转运

（一）危重患者转运

危重患者的转运治疗是急诊急救工作中的重要组成部分，也是院前急救工作的重要环节，随着重大灾害事故的频繁发生，对危重患者进行快速而安全的转运与救治显得尤为重要。

1. 危重患者转运前的评估与救治　危重患者转运前，应认真评估病情，制订转运计划。对可能出现的风险加以防范，降低风险发生率。根据患者的病情采用相应的急救处置，如给予氧气吸入，建立静脉通道，检测血压、血糖、血氧饱和度，并持续心电监护，甚至心肺复苏。①对于昏迷患者，根据患者情况采取合适体位，保持气道通畅，吸氧，及时吸痰。②频繁躁动者，可适当应用镇痛、镇静剂，但应尽可能保留其自主呼吸。③对于心脏出现骤停的患者，立即进行CPR、除颤，并静脉注射肾上腺素等。④对于呼吸困难的患者，立即给予口咽通气管，吸痰，气管插管，面罩呼吸球囊辅助通气等。⑤对于循环不稳定的患者，积极寻找原因，纠正可逆病因，如输液，抗休克等。保证各种引流管、输液管路通畅，固定牢固，防止管道扭曲、折叠。

2. 危重患者转运过程中的监护　危重患者转运全过程应严密监测心电图、脉搏、血氧饱和度、无创血压及呼吸频率，尤其是呼吸循环中枢神经系统的监测，密切观察伤病员病情变化，随时采取措施维持其生命体征平稳，并尽可能降低转运过程对伤病员原有监测治疗的影响。机械通气患者需要记录气道插管深度，监测呼吸频率、潮气量、气道压力、吸呼比、氧气供应情况等，根据患者病情需要，随时改变呼吸机通气模式和参数，必要时可高浓度给氧，使 $SPO_2 \geqslant 90\%$。对于脑出血或脑外伤患者，密切观察患者的神志、瞳孔及生命体征变化，如发生脑疝立即采取甘露醇脱水等抢救措施。途中护士需注意输氧管、输液管、导尿管、胃管、负压吸引管等各种管道是否通畅。转运过程中患者的情况及医疗行为需全程记录。

（二）创伤患者转运

在我国，创伤是继心脏疾病、恶性肿瘤、脑血管疾病之后的第四大死亡原因，且创伤发生率逐年增高，已成为我国人群最常见死亡原因之一，在45岁以下人群死因中居首位。我国院前急救多数地方还是以创伤患者占据第一位，在过去的几十年中已相当重视创伤的救治，但病死率仍居高不下，并且大多数患者的死亡发生在院前阶段，因此，创伤的院前救治显得尤为重要。

1. 创伤患者的现场救治 着重体现在现场的止血、包扎、固定、搬运等各个环节（见第二节）。

2. 保持正确转运体位 烦躁不安的伤员会影响检查及转运的安全，应根据病情予以镇静或用约束具约束等处理。平车转送时必须拉上两侧护栏，注意安全。

（1）脊柱骨折患者的转运：脊柱骨折的患者，在固定骨折或搬运时要防止脊椎弯曲或扭转。因此，不能用普通软担架转运，要用铲式担架，严禁用一人抬胸、一人抬腿的拉车式转运。首先要有专人牵引，固定头部，然后一人托肩，一人托臀，一人托下肢，动作一致抬放到硬板担架上，颈下必须垫一小垫，使头部与身体成直线位置。颈两侧用沙袋固定或用颈托，肩部略垫高，防止头部左右扭转和前屈、后伸，这样不使患者的脊柱强度弯曲以免造成脊髓断裂和下肢瘫痪的严重后果。

（2）骨盆骨折患者的转运：应使伤员仰卧，两腿髋、膝关节半屈、膝下垫好衣卷，两大腿略向外展。用3人平托式放在铲式担架上搬运。

（3）腹部内脏脱出伤员的转运：内脏脱出应首先用消毒纱布与碗覆罩固定脱出的内脏，搬运时伤者应采取仰卧位，膝下垫高，使腹壁松弛，减少痛苦，同时还应根据伤口的纵横形式采取不同的卧位。如腹部伤口是横裂的，就必须把两腿屈曲；如是直裂伤口就应把腿放平，使伤口不易裂开。

（4）颅脑损伤患者的转运：搬运颅脑损伤（包括脑膨出）的伤者时，应让其向健侧卧位或稳定侧卧位，以保持呼吸道畅通，头部两侧应用衣卷固定，防止摇动并迅速送医院。

（5）颌面伤患者的转运：患者应采取健侧卧位或俯卧位，便于口内血液和分泌物向外流，保持呼吸道的通畅，以防止窒息。若伴有颈椎伤时，应按颈椎伤处理。

3. 转运过程中的监测 伤员转运的全过程应严密监测生命体征，尤其是对呼吸、循环功能支持效果的观察，特别是多发伤患者。具体做法：①对呼吸循环功能的监测：包括心率、血压、呼吸、气道压力、潮气量、无创血氧饱和度以及呼吸音的监测。同时注意结合简单易行的体格检查综合分析。简单的体格检查还可以发现仪器误差带来的误导，如血压过低时经甲床无创血氧饱和度的监测结果有可能失真，血压过高或过低时无创血压的监测数据也有可能失真等。尤其是多发伤患者，往往伴有不同程度的低血容量性休克，应防止搬动过程中由于体位变化引起重要脏器灌注不足。②各管道监测：很多情况下，转运患者可能同时带有气管插管、中心静脉导管、导尿管、胃管、胸腔引流管等，此时的处理以固定防脱落、观察是否通畅为主。③重要的原发病及并发症的监测：如颅脑外伤、腹腔内大出血、血气胸患者的神志、瞳孔、昏迷评分、创伤评分的变化，并随时告知随同的医生，及时采取应对措施，并做好记录。保持输液管道通畅，维持有效循环。

（三）特殊患者转运

1. 新生儿转运 包括宫内转运、院内转运及院间转运等（本节只涉及后者）。积极做好规范的新生儿院前急救与转运，可明显提高危重新生儿抢救成功率、降低新生儿的病死率。新生儿转运队伍应该由新生儿专科医师和护士组成，并且受过新生儿专科培训、急救培训和转运培训。转运工具包括救护车、新生儿专用转运保暖箱、可移动的呼吸机、监护仪以及其他新生儿急救物品。

转运前需对患儿进行新生儿危重病例评分，评估患儿病情，再决定是否转运，并向家属说明病情的危险性和转运过程中可能发生的意外。对早产或低体温儿，应予保温箱保温治疗，对休克患儿应及时扩容纠酸。对频繁抽搐、昏迷患儿，及时予以降颅压及对症治疗。在转运途中，必须对新生儿进行生命体征、神志、SPO_2 等的监测。

2. 孕产妇转运　转运前需了解孕产妇的孕周及宫缩频率，阴道是否流血，是否破膜，根据了解的情况准备所需物品。转运人员必须是经验丰富的产科医师和护士。需要准备的器械和物品除常规的急救设备和物品外，还有多普勒胎心仪，一次性产包，会阴切开包等。转运孕产妇时要做好随时接生的准备，让产妇躺于担架上，担架上铺一层棉被，最上层用一次性无菌防渗漏床单，将产妇平稳托放上车并固定好担架。一般产妇取平卧位或左侧卧位，血压低休克者取中凹位。胎膜早破者可垫高臀部，减少羊水流出。护士在转运途中密切观察产妇的面色、神态、体温、宫缩、阴道流血情况，如有情况立即报告医生，及时采取相应措施，确保产妇和胎儿的安全。

在转运途中若孕妇马上要分娩，需立即停于安全处或平稳行驶，医生和护士需立即在转运车上为其接生，一切措施需快速准确，危重情况及时处理，其他尽量回医院处理。途中持续观察胎儿哭声、面色、呼吸、体温情况，病情变化及时向医生报告并及时抢救处理。同时现场电话通知院内产科及新生儿科做好接待及抢救准备。到达医院后与提前接到通知的病房医护人员交接，将母婴病情、急救处理用药、护理措施详细交待。

3. 传染病患者转运　院前转运各种传染病患者和病原携带者，对急救人员的健康构成了威胁。这就要求院前急救人员需做好自我防护，均应戴口罩、帽子及防护眼罩，穿隔离衣裤及隔离靴，戴双层手套。在转运前后需做好急救物品的消毒灭菌和管理，加强救护车消毒与管理，将风险与危害降到最低。

对转运人员加强培训学习，了解各类传染病接触传播、飞沫传播、体液传播等传播途径的特点，充分掌握各类传染病的临床特点，学习一、二、三级防护知识和技巧，消毒隔离、人员、车辆、设备洗消和医疗垃圾处理等知识。从而在转运时医护人员做到动作迅速，操作熟练，技术过硬，保证急救工作质量。

五、保证安全转运

1. 转运前对伤病员快速准确的评估　转运前对伤病员综合情况的评估是转运安全的基础，在现场迅速、仔细地以“CRASHPLAN”的程序进行检伤（C：cardiac 心脏；R：respiratory 呼吸；A：abdomen 腹部；S：spina 脊髓；H：head 头颅；P：pelvis 骨盆；L：limb 四肢；A：arteries 动脉；N：nerve 神经）判断伤员有无威胁生命的征象，根据病情进行必要的现场处理。急救现场评估病情时，首先对危及患者生命的首要问题，及时快速做出评估，如患者的神志是否清楚，气道是否通畅，有无自主呼吸，脉搏和血压等进行评估后迅速进行处理，心搏骤停者立即清理呼吸道行心肺复苏，建立静脉通路吸氧等先抢救生命，待抢救初步成功后，病情许可的情况下再进行全身性评估，如肢体的活动、有无骨折及其性质等并给简单有效的包扎固定，尽量缩短现场急救时间，迅速转运。

2. 院前转运队伍的专业化培训　参与转运的医护人员需熟练掌握各类急救和搬运技术，如心肺复苏、气管插管、人工呼吸、静脉留置管道、不同患者的搬运技术、不同病种的转运卧位等，还要熟练掌握呼吸机、除颤仪、体外按压器、吸痰器、碳氧检测仪等急救设备的操作、调试、参数的选择等，为抢救转运急危重患者打下了良好的基础，赢得时间，使患者在急救现场及时得到正确有效的初步急救。

3. 加强途中急救监护 转运过程中医护人员始终守护在患者上身靠近头端位置。给予动态心电、血压、血氧饱和度监测，密切观察病情变化，及时准确地作好医疗记录，发生病情变化及时采取措施，给予有效救治，并随时和家属沟通。

4. 与相关科室和主管领导沟通协调 危重伤病员需要专科医生协助抢救的，在转送患者前电话通知相关科室做好准备。重大事故和突发事件应提前通知相关领导。若转运途中遇到特殊情况，应立即向中心汇报，不得擅自中断、改变任务。若遇伤病员及其家属有特殊要求，只要病情允许，可按“尊重病人意愿”原则将伤员送往其指定医院进行救治。但要患者或其家属在院前急救病例“病情告知”栏中签字确认，同时，出诊医务人员应与接收医院医务人员做好相关病情手续交接工作。

5. 转运前及途中与患者及其家属做好沟通 交代转运途中可能出现的情况及意外，使患者有安全感。病情危重的伤病员应向家属交待途中可能死亡，并在急救病例上签字。猝死者应立即就地心肺复苏，如果抢救无效死亡，征求家属意见并签字后方可放弃转运，应保留心电图等检查，并详细记录死者当时情况、抢救时间、所用药品。

6. 做好院前院内的交接工作 在抵达医院之前，应电话通知所送往医院的医护人员，简要交待病情，嘱其做好接诊准备。将患者运送到目的地后，与接收的医护人员共同安置患者，包括卧位、固定管道、吸氧等，谈后进行详细的床边交接，包括病历的交接，转运前后和途中的病情，生命体征，用药情况，特殊治疗措施，患者的心理状态等，接收的医护人员了解交接内容无误后，进行接班记录，最后由双方医护人员签名，即完成交接流程。

第四节 急救绿色通道建设

急救绿色通道是指在突发紧急情况下，医院对急危重症伤病员进行及时救治，以挽救其生命的快捷医疗通道。畅通的急救绿色通道能有效缩短救治时间，降低病死率和伤残率，提高抢救成功率和生存质量，是患者的“绿色生命线”。

一、急救绿色通道内涵

1. 专科急救绿色通道 为了快速、有效地抢救急危重症患者，针对特殊人群（包括创伤患者、儿童、急性心肌梗死患者、急性脑卒中患者及“三无”患者等）实施专科急救绿色通道建设，在接诊、检查、治疗、手术及住院等环节上实施的一套快捷有效的急救服务流程。

2. 急诊急救绿色通道 院内急诊科为加强患者的分流管理，与医院其他科室建立通道联系，特别是遇到突发事件出现大批伤病员时，由于医院急诊科的容量有限，唯有及时、快速地对伤病员进行分流处理，按照病情需要转往医院的其他相应科室，才能保证后续有效治疗的顺利开展。

3. 院前、院内急救绿色通道 我国急诊医疗服务体系建设以“三环理论”为指导，构建医院急诊绿色生命通道。“三环理论”的基本内涵是急诊医疗服务体系的3个基本环节，即院前急救体系、院内急诊体系、重症监护治疗体系。3个体系环节缺一不可，是同一整体。

4. 急救绿色通道的生命链 急救绿色通道是指从院前急救到院内后续抢救治疗全过程的紧密相连、畅通无阻和无缝衔接，院前急救、院内急诊、手术室、普通病房和重症监护室构成了急救重症监护医学（emergency and critical care medicine，ECCM）的一个序贯式连续救治的纵向时间轴；

而介入、急诊创伤、麻醉、重症监护等各临床一线专业构成了急诊急救的横向治疗轴，这两条轴线的有效交汇，便能建立一个多维、立体、全覆盖、无缝隙、跨专业的急诊医疗体系。各个步骤之间无缝连接，缺一不可，任何一个环节的疏忽都必将导致不理想的结果。它不仅要求从运行机制上实现从院前急救到院内急诊、手术、重症监护的综合配套、高效运转，还要求将人性化服务融入急救的全过程，以生命救治质量为核心，以提高患者满意度为衡量标准，按照院前急救指挥—急救出动—途中监护—急诊抢救—重症监护—住院全程服务的一站式服务流程，影像、检验等临床辅助专业形成第三维体系，设备材料供应、后勤保障、信息系统、财务系统、安保系统等作为支撑系统构成第四维体系，从而实现从急救信息、急救网络、急救能力、急救管理等全方位的科学化、系统化和规范化。

二、建设急救绿色通道的意义

建立急救绿色通道是落实政府保障职能、维护政府执政形象的重要手段，尤其在突发事件和灾害事故的紧急医疗救援和大型社会活动的医疗保障工作中，急救绿色通道的畅通为政府发挥着保驾护航的重要作用；建立急救绿色通道是保证急救患者合理享有急救保障的权利、维护生命安全的重要措施，畅通的急救绿色通道能有效缩短救治时间，降低病死率、伤残率，提高生命的救治率和生存质量。

畅通急诊绿色通道是救治危重症患者最有效的保障。急诊绿色通道遵循“时间第一、生命至上”的概念，以抢救生命为原则，实行优先抢救、优先检查和优先住院，执行“先救治、后交费”，为患者提供一条“生命绿色通道”。畅通急诊绿色通道，可以大大缩短患者从到达急诊科就诊到入院治疗所用的时间，降低患者病死率，提高患者救治效率和家属满意度。

三、急救绿色通道的建设思路

急救绿色通道的建设思路不应停留在最初的“先抢救，后交费”的急诊模式上，而应该从急救的整个过程入手，哪些环节延误了患者的及时抢救，应该根据实际情况对这些环节进行调查研究，找出问题，优化流程、扫除急救过程的障碍，开通具有现实意义的急救绿色生命通道，从而使患者的抢救成功率和复苏后的生命质量得到进一步提高，全面提高社会效益和经济效益。

总之，急救绿色通道应当是名副其实的，而且并不能单纯局限在医疗抢救流程的绿色通道，应当是与抢救工作相关的一切因素都应当是绿色通道的组成部分。绿色通道要解决一个是“通”，第二个是“快”的问题。关于“通”，更多的是管理者和整个医院的责任，而“快”主要看急诊队伍自身素质和全院的配合，“通”和“快”缺一不可，但是真正用到急救实践和广大急诊伤病员身上还有很长的路要走，尤其是应转变成一种常态。

急救绿色通道建设属于社会公益事业，是政府行为。从发展趋势看，急救工作正由卫生系统的行业职责逐渐成为整个社会的共同责任，急救系统的社会化，抢救技能的普及化，现场抢救的全民化已成为未来发展的主导方向。因此，急救绿色通道建设应纳入社会发展的总体规划，根据区域卫生规划，打破行政隶属关系和行业界线，用法律、行政和经济手段进行宏观管理，强化从通信信息、监护转运到抢救治疗一体化的急救绿色通道的全面建设。

思维导图

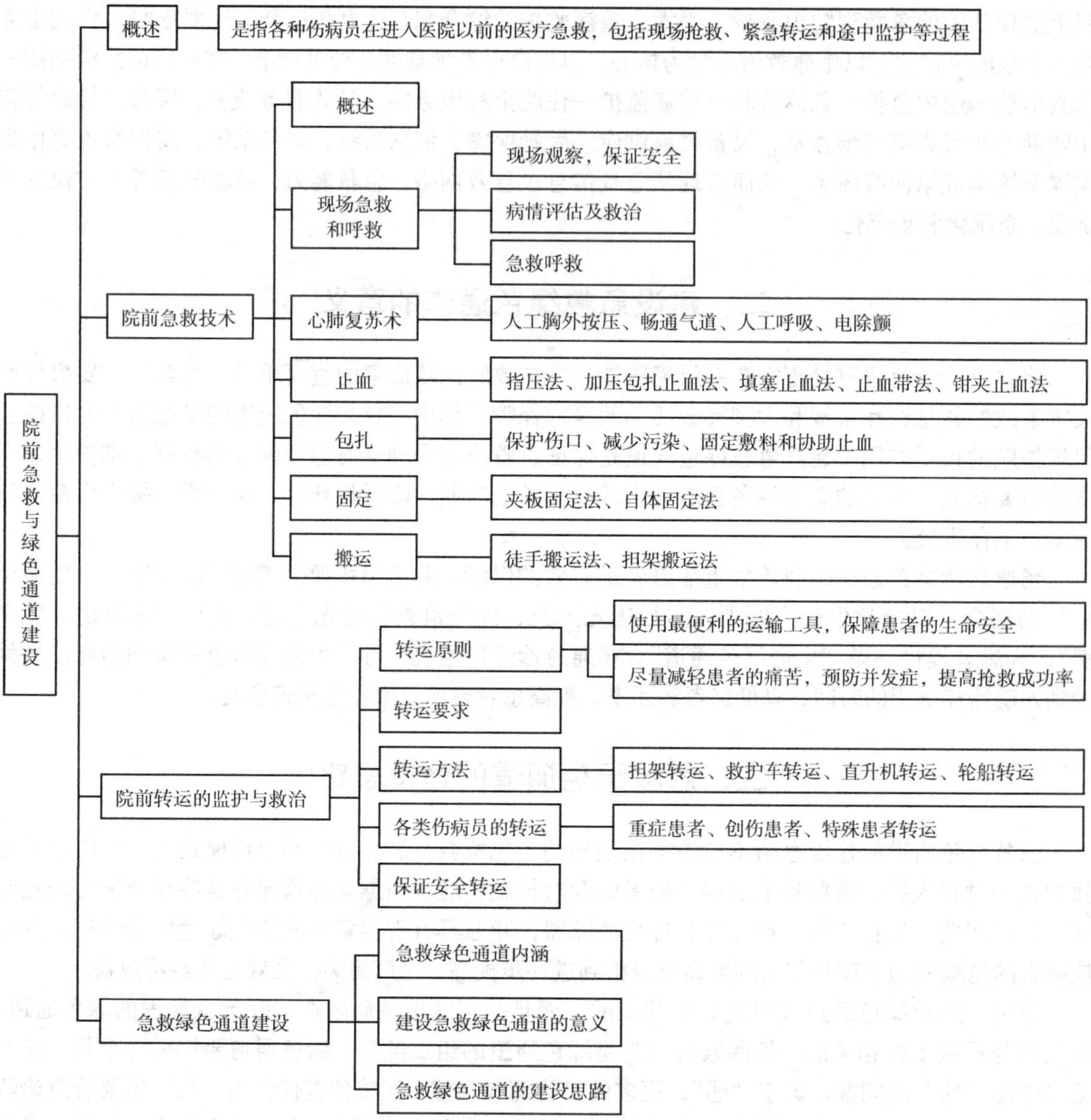

- 院前急救与绿色通道建设
  - 概述
    - 是指各种伤病员在进入医院以前的医疗急救，包括现场抢救、紧急转运和途中监护等过程
  - 院前急救技术
    - 概述
    - 现场急救和呼救
      - 现场观察，保证安全
      - 病情评估及救治
      - 急救呼救
    - 心肺复苏术
      - 人工胸外按压、畅通气道、人工呼吸、电除颤
    - 止血
      - 指压法、加压包扎止血法、填塞止血法、止血带法、钳夹止血法
    - 包扎
      - 保护伤口、减少污染、固定敷料和协助止血
    - 固定
      - 夹板固定法、自体固定法
    - 搬运
      - 徒手搬运法、担架搬运法
  - 院前转运的监护与救治
    - 转运原则
      - 使用最便利的运输工具，保障患者的生命安全
      - 尽量减轻患者的痛苦，预防并发症，提高抢救成功率
    - 转运要求
    - 转运方法
      - 担架转运、救护车转运、直升机转运、轮船转运
    - 各类伤病员的转运
      - 重症患者、创伤患者、特殊患者转运
    - 保证安全转运
  - 急救绿色通道建设
    - 急救绿色通道内涵
    - 建设急救绿色通道的意义
    - 急救绿色通道的建设思路

如果在院前急救过程中，患者死亡，发生了医疗纠纷，该如何处置？

中篇
危重症

第九章 高 热

一、概 述

发热是以体温升高，或自觉发热为主的症状。发热作为临床常见症状，其病因多种多样，外感六淫、疫毒之邪，或因情志、劳倦所伤等所致诸种疾病，尤其是各种传染病、时行病，疮疡类疾病，内脏痈热类疾病均可导致发热。不管何种原因，以体温升高（39.1℃以上）为临床主要特征者，即称高热症。本症见于外感热病之发病过程中，也可见于内伤杂病中。

现代医学认为发热是由于各种微生物病原体及其产物、炎性渗出物及无菌性坏死组织、抗原抗体复合物等外源性致热源作用于机体，进而导致内生致热原（endogenous pyrogen，EP）的产生并入脑作用于体温调节中枢，进而导致发热中枢介质的释放引起体温调定点的改变，最终引起发热。常见的发热激活物有来自体外的外致热原，如细菌、病毒、真菌、螺旋体、疟原虫等；来自体内的抗原抗体复合物、类固醇等。内生致热原（EP）来自体内的产 EP 细胞，其种类主要有：白细胞介素 1（IL-1）、肿瘤坏死因子（TNF）、干扰素（IFN）、白细胞介素 6（IL-6）等。EP 作用于位于视前区下丘脑前部的体温调节中枢，致使正、负调节介质的产生。后者可引起调定点的改变并最终导致发热的产生。

二、中医病因病机

外感发热多是六淫、疫疠之邪侵袭，人体不能战胜外邪而发病。正邪相争，风、暑、燥、火等阳邪易从火化，阳气亢奋，即“阳盛则热”；而寒、湿等阴邪易郁阻阳气的运行，即“郁阳发热”。六淫风寒邪毒乘人体正气之虚，卫外之阳不固而侵袭机体。在外感高热证的各个阶段，“阳郁”的病机贯穿疾病始终，成为高热不可忽视的主要矛盾。外感发热病变，病机以阳盛为主，进一步发展则化火伤阴，亦可因壮火食气而气阴两伤，若病势由气入营入血，或疫毒直陷营血，则会发生神昏、出血等危急变证。

（1）外感六淫：由于气候反常，或人体调摄不慎，风、寒、暑、湿、燥、火乘虚侵袭人体而发为外感热病。六淫之中，以火热暑湿致外感发热为主要病邪，六淫间可以单独致病，亦可以两种以上病邪兼夹致病，如风寒、风热、湿热、风湿热等。外感发热病因的差异性，与季节、时令、气候、地区等因素有关。

（2）感受疫毒：疫毒又称戾气、异气，为一种特殊的病邪，致病力强，具有较强的季节性和传染性。疫疠之毒，其性猛烈，一旦感受疫毒，则起病急骤，传变迅速，卫表症状短暂，较快出现高热。

三、诊断与鉴别诊断

（一）疾病诊断要点

1. 发病特点 外感发热起病急骤，多有 2 周左右的中度发热或高热，也有少数疾病是微热者。

2. 证候特点 伴有面赤，心烦口渴；或咽喉有腐烂白点，颈项肿胀；或咳喘胸痛，痰多黄稠；或小便黄赤、频急涩痛。或大便秘结或腹泻黄臭稀水，腹胀满，腹痛拒按，烦躁谵语；或斑疹隐隐。

3. 辅助检查 全身炎症反应综合征（systemic inflammacory response syndrome，SIRS）的表现，指具有 2 项或 2 项以上的下述临床表现：①体温＞ 38℃或＜ 36℃；②心率＞ 90 次 / 分；③呼吸频率＞ 20 次 / 分或 $PaCO_2$ ＜ 32mmHg；④外周血白细胞＞ 12×10^9/L 或＜ 4×10^9/L 或未成熟细胞＞ 10%。

脓毒症诊断标准：①原发感染灶的症状和体征；② SIRS 的表现；③脓毒症进展后出现的休克及进行性多器官功能不全表现。

（二）中医诊断要点

（1）卫气同病证：壮热、口渴、心烦、汗出，伴有恶寒、身痛，舌苔薄白微黄或黄白相兼。

（2）气分实热证：高热不恶寒，口渴，汗出，腹胀满，腹痛拒按，大便秘结或腹泻黄臭稀水，面赤，心烦，谵语，抽搐等。舌红苔黄燥或灰黑起刺，脉沉数有力。

（3）气分湿热证：身热不扬，身重胸闷，腹部胀痛，渴不欲饮，小便不畅，大便不爽，或伴腹泻，舌苔黄白而厚腻，脉濡缓。

（4）气营两燔证：壮热、烦渴、神志昏迷、斑疹隐约可见，舌绛苔黄燥等。如斑疹较多，或有吐血、衄血、便血、抽搐。

（三）西医诊断要点

以口腔温度为准，体温在 39.1℃及以上者称为高热。

（四）鉴别诊断要点

1. 内伤发热 由脏腑之阴阳气血失调所致，热势高低不一，常见低热而有间歇，其发病缓，病程长达数周、数月以至数年，多伴有内伤久病虚性证候，如形体消瘦，面色少华，短气乏力，倦怠纳差，舌质淡，脉数无力，多为虚证或虚实夹杂之证。

2. 真热假寒证 发热，且起病急，病情进展快，热势甚高，很快进入手足厥冷的假象，但身虽大寒，而反不欲近衣；口渴而喜冷饮；胸腹灼热，按之烙手；脉滑数，按之鼓指；苔黄燥起刺，或黑而干燥。尤以发热经过、胸腹灼热及舌苔为鉴别的重点。

3. 真寒假热证 一般（也有例外）出现于慢性病或重病的过程中，身虽热，而反欲得衣被；口虽渴，但喜热饮；脉虽数，而不鼓指，按之乏力，或微细欲绝；苔虽黑，而润滑。尤以舌苔、脉象为鉴别的重点。

4. 西医鉴别诊断 病因鉴别：感染是高热最常见的病因，中枢神经系统疾病可能引起高热，如脑出血、头部外伤、中暑、安眠药中毒等均可影响体温调节中枢，而使体温升高。血液与网状内皮系统疾病、恶性肿瘤、免疫性疾病、结缔组织疾病、其他心血管系统疾病、内分泌系统疾病、皮肤病也可能引起高热。

感染性发热多具有以下特点：①起病急伴有或无寒战的发热。②全身及定位症状和体征。③血常规：白细胞计数高于 $12\times10^9/L$，或低于 $5\times10^9/L$。④ C 反应蛋白（C reaction protain，CRP）测定：阳性提示有细菌性感染及风湿热，阴性多为病毒感染。

非感染性发热具有下列特点：①热程长超过 2 个月，热程越长，可能性越大。②长期发热一般情况好，无明显中毒症状。③贫血、无痛性多部位淋巴结肿大、肝脾肿大。

四、治　　疗

（一）急救治疗

原则为迅速降温，防治高热引起的严重并发症，尽快查出病因，进行积极的治疗。高热治疗的根本是病因治疗。引起高热的原因较复杂，有时会造成诊断上的困难。因此，对于高热患者，必须从病史、体格检查、实验室检查三方面综合分析，才能做出准确的诊断。

（1）卧床休息，流食或半流食，多饮水，补充维生素等。

（2）物理降温为主，头颈部冷敷或冰敷，严重者加用冰帽。如效果不佳，可用温水（20 ～ 25℃）或稀乙醇溶液擦浴四肢、腋下及颈部。便秘者可用冰盐水灌肠。诊断不明者慎用退热剂。

（3）及时查明病因，对症治疗。

（4）高热不退者可考虑用 5% 葡萄糖盐水或 5% ～ 10% 葡萄糖 1500 ～ 2000ml 静脉滴注，注意维持水、电解质平衡。高龄患者要关注心功能。

（5）如使用了退热剂，应警惕是否因大量出汗而出现虚脱现象。

（6）中成药可选用安宫牛黄丸、紫雪丹、柴芩清宁胶囊、疏风解毒胶囊、参附注射液等。

（二）中医辨证论治

清热存阴为高热的基本治疗原则。清热有解表、清气、化湿、通下、开窍、息风、清营凉血等法。

1. 卫气同病证

症状：壮热、口渴、心烦、汗出，伴有恶寒、身痛，舌苔薄白微黄或黄白相兼。

治法：清气透表。

代表方：银翘散合白虎汤。

常用药：连翘、金银花、桔梗、薄荷、竹叶、生甘草、荆芥穗、淡豆豉、牛蒡子、鲜苇根、知母、石膏、粳米。

加减：头胀痛加桑叶、菊花，咳嗽痰多加杏仁、前胡、贝母，咽喉红肿疼痛加玄参、射干。

2. 气分实热证

症状：高热不恶寒，口渴，汗出，腹胀满，腹痛拒按，大便秘结或腹泻黄臭稀水，面赤，心烦，谵语，抽搐等。舌红苔黄燥或灰黑起刺，脉沉数有力。

治法：清气泻热。

代表方：麻杏石甘汤（白虎汤）合大柴胡汤。

常用药：麻黄、杏仁、生石膏、甘草、柴胡、大黄、黄芩、芍药、半夏、生姜、枳实、大枣。

加减：咳嗽痰多加杏仁、瓜蒌，热盛阴伤加沙参、麦冬、玄参，热盛气伤加人参。

3. 气分湿热证

症状：身热不扬，身重胸闷，腹部胀痛，渴不欲饮，小便不畅，大便不爽，或伴腹泻，舌苔黄白而厚腻，脉濡缓。

治法：利湿化浊。

代表方：甘露消毒丹。

常用药：滑石、黄芩、茵陈、藿香、连翘、石菖蒲、白蔻仁、薄荷、木通、射干、川贝母。

加减：暑热偏盛可加白虎汤或王氏清暑益气汤，胃肠湿热可合用葛根芩连汤，便赤白脓血加赤芍、白头翁、黄连，膀胱湿热加车前子、赤苓。肝胆湿热可选龙胆泻肝汤加减或合大柴胡汤。

4. 气营两燔证

症状：壮热、烦渴、神志昏迷、斑疹隐约可见，舌绛苔黄燥等。如斑疹较多，或有吐血、衄血、便血，抽搐。

治法：清气凉血。

代表方：清瘟败毒饮。

常用药：生石膏、生地、水牛角、生栀子、桔梗、黄芩、知母、赤芍、玄参、连翘、竹叶、甘草、丹皮。

加减：热极动风而抽搐加羚羊角末 0.3 ～ 0.6g（冲服）、钩藤、菊花，腑实便秘加生大黄、芒硝（分冲），疹透不畅加蝉衣，吐衄血明显加白及粉、侧柏叶、茜草，尿血加白茅根。

五、预防与调护

1. 预防

（1）增强正气，提高人体防御外邪的能力是预防的关键，主要应注意个人起居的调摄，及时增减衣被，防止感受外邪，保持居室的清洁和通风。

（2）注意不可过度劳累。否则就可能导致正气虚弱，外邪乘虚而入。

（3）采用药物预防，可在室内食醋熏蒸，或用苍术、艾叶、雄黄等燃烟消毒；在流行季节可选贯众、板蓝根、忍冬藤等药煎服。

（4）高热时，以流质饮食为主；在恢复期，亦应少进肥厚油腻饮食。

2. 调护

（1）患者卧床休息，保持安静，以减少体力消耗。

（2）多吃水果，多饮水。饮食宜清淡易消化。

（3）随时测量患者的体温、脉搏和呼吸。并观察患者是否有抽风、昏迷、呕吐、腹泻、咳嗽等症状。

（4）若患者的衣服被汗浸透，应随时更换，并擦干身体。

（5）采用针灸疗法如针刺曲池、合谷、手三里、足三里等穴位。

六、历代医家有关论述

《素问·热论》：“人之伤于寒也，则为病热，热虽甚不死。”

《素问·评热病论》：“有病温者，汗出辄复热，而脉躁疾不为汗衰，狂言不能食。”

《素问·太阴阳明论》：“犯贼风虚邪者，阳受之……阳受之则入六腑……入六腑则身热不时卧，上为喘呼。”

《素问·阴阳应象大论》：“阳胜则身热，腠理闭，喘粗为之俯仰，汗不出而热。”

《中藏经·死脉》：“温病发热甚，脉反小者死。”

《外感温热篇》：“温邪上受，首先犯肺，逆传心包。……大凡看法，卫之后方言气，营之后方言血，在卫汗之可也，到气才可清气，入营犹可透热转气，入血就恐耗血动血，直须凉血散血。”

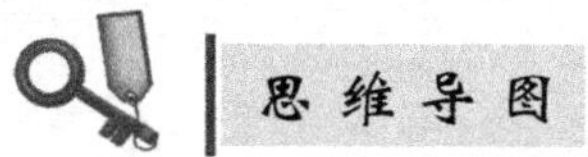

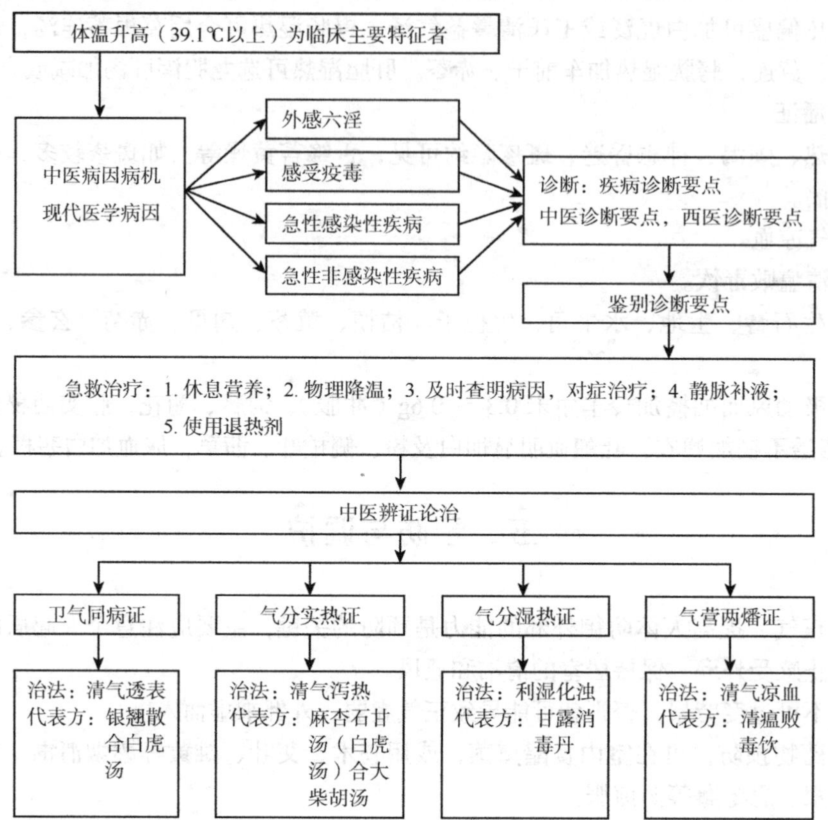

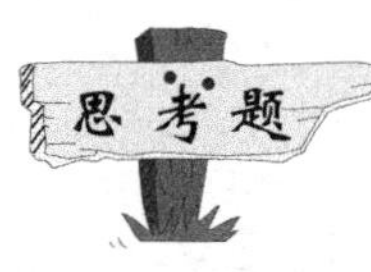

1. 高热的临床定义是什么？
2. 高热的中医病因病机包含什么？
3. 高热的急诊处理原则有哪些？
4. 高热的中医辨证分型及诊疗有哪些？

本章案例请扫码

第十章　暴　　喘

一、概　　述

暴喘是指由于多种原因引起急暴发作的一类喘证。临床特征主要是呼吸困难，呼吸急促深快，或变慢变浅，甚则出现潮式或间歇性不规则呼吸。暴喘是喘证中的急危重症，发病急骤，病势凶险，证候复杂多变。

由于暴喘既属肺系多种急慢性疾病的急危重症，又可因其他脏腑病变影响于肺所致，为此，必须在辨证的同时结合辨病，与有关疾病联系互参，求因治疗，并从各个疾病的特点，掌握其不同的预后转归。

现代医学中的急性呼吸衰竭、急性呼吸窘迫综合征、急性左心衰、急性肺水肿、急性肺栓塞、重症哮喘可参考本篇辨证施治。

二、中医病因病机

1. 邪气伤肺　邪气由口鼻、皮毛侵入人体，可直接阻遏于肺，使肺不得宣降；或内犯五脏，以致阴阳受损，功能障碍，累及肺脏；或内生痰湿瘀血，首先殃及肺脏，邪毒壅肺，宗气大衰，发为本病。邪气常易引动肝风，蒙蔽心窍，扰乱心神，瘀阻心脉，出现神蒙窍闭，邪陷风动，呼吸衰竭之证。

2. 创伤瘀毒　重创伤肺，瘀血留滞，阻遏肺气，宣降失职；或烧伤、疮毒，邪毒壅肺，呼吸受阻。肺与大肠相表里，热毒入里内结，腑气不通，浊气不得下泄而上熏于肺，肺气升降不利，呼吸困难，发为本病。

3. 心体受损　风湿痹阻，痰瘀心脉，阴虚阳亢，致心体受损，又复感外邪，或情志失调，或饮食失节，或劳累过度，或治疗失当，再伤脏真，心之气血阴阳进一步受损，脏腑功能严重失调，血脉通行受阻，水湿瘀血内停而发病。心气耗伤，阳虚不化，致气滞血瘀，阳虚水泛，上凌心肺，则出现心悸怔忡，咳喘倚息不得平卧，口唇、爪甲青紫，咯泡沫痰。严重者心肾阳气俱虚，阳虚欲脱，而出现烦躁，大汗淋漓，厥脱猝死等喘脱危候。

三、诊断与鉴别诊断

（一）疾病诊断要点

1. 发病特点　急性起病，主要表现为突发性进行性呼吸窘迫，气促，发绀，常伴有烦躁、焦虑、汗出甚则咯血痰。急性呼吸窘迫综合征患者呼吸困难的特点是呼吸深快、费力，有紧束感，严重憋气，即呼吸窘迫，不能用通常的吸氧疗法改善，亦不能用其他原发心肺疾病解释。

2. 证候特点　急性呼吸窘迫综合征引起的暴喘主要表现为急性呼吸窘迫，常伴有高热，汗出，神昏等气营两燔症状；急性左心衰竭与急性肺水肿引起的暴喘主要表现为急性重度呼吸困难，被迫端坐，同时频繁咳嗽，咳粉红色泡沫痰等痰饮凌心症状；急性肺栓塞引起的呼吸困难，常伴有胸痛、咳嗽、咯血、心悸等瘀血症状。

3. 辅助检查 血常规，凝血象，血气分析，心力衰竭标志物如 BNP，胸部影像学检查（X 线，CT），心脏超声，血管造影，CTA，MRA。

（二）中医诊断要点

（1）气营两燔，阳明腑实：呼吸急促，壮热躁动或呕血黑便，或大便秘结，或腹胀，或神昏谵语。舌红或红绛或紫暗，舌苔厚腻或焦燥，脉沉实。

（2）正虚邪盛：呼吸急促，高热渐退，汗出渐多。神疲倦怠，甚则神昏日重，四末不温。舌质逐渐开始变淡，苔腻及水滑苔渐现，出现虚脉。

（3）痰饮凌心：呼吸急促，动则喘甚，咳吐痰涎，形寒肢冷，口干渴不欲饮，舌质暗淡有齿痕，舌苔水滑或白腻水滑，脉沉细或结代。

（4）痰瘀壅肺：喘促，不能平卧，咳嗽痰多，胸闷痛如窒，或痰中带血，神疲乏力，心悸，汗出，面色晦暗，下肢青筋显露，足肿，舌质暗淡，苔白腻，脉沉或弦数。

（5）正虚欲脱：呼吸急促，神志淡漠，声低息微，汗漏不止，四肢微冷，或突然大汗不止，或汗出如油，神情恍惚，四肢逆冷，二便失禁。

（三）西医诊断要点

1. 急性呼吸衰竭的诊断 急性呼吸衰竭多发生于既往无呼吸系统疾患者，短时间内（几分钟到一周内）出现的急性缺氧和（或）CO_2 潴留。除原发疾病和低氧血症及 CO_2 潴留导致的临床表现外，呼吸衰竭的诊断主要依靠血气分析。在海平面静息状态、吸空气条件下，动脉血氧分压小于 60mmHg，和（或）动脉血二氧化碳分压＞ 50mmHg，临床上即存在呼吸衰竭。而结合肺功能、胸部影像和纤维支气管镜等检查对于明确呼吸衰竭的原因至为重要。

2. 急性呼吸窘迫综合征的诊断 急性呼吸窘迫综合征的诊断详见表 10-1。

表 10-1 急性呼吸窘迫综合征的诊断标准

起病时间	起病、新发或加重呼吸系统症状≤ 7 天
胸部影像学[a]	双肺浸润影，不能用积液、大叶性肺炎 / 肺不张或结节完全解释
肺水肿原因	排除心力衰竭或液体过度负荷导致的肺水肿；如无相关危险因素，需行客观检查（如超声心动图）以排除静水压增高型肺水肿
氧合情况[b]	
轻度	PEEP/CPAP[c] ≥ $5cmH_2O$ 时，200mmHg ＜ PaO_2/FiO_2 ≤ 300mmHg
中度	PEEP/CPAP ≥ $5cmH_2O$ 时，100mmHg ＜ PaO_2/FiO_2 ≤ 200mmHg
重度	PEEP/CPAP ≥ $5cmH_2O$ 时，PaO_2/FiO_2 ≤ 100mmHg

注：a 胸部影像学包括胸片或 CT。b 如果海拔超过 1000m，PaO_2/FiO_2 值需用公式校正，校正后 PaO_2/FiO_2=PaO_2/FiO_2×（760/ 当地大气压）。c 指轻度 ARDS 组可以无创通气。CPAP 为持续气道正压通气；FiO_2 为吸入氧分数；PEEP 为呼气末正压通气；1mmHg=0.133kPa；$1cmH_2O$=0.098kPa

3. 急性左心衰的诊断 急性左心衰是指由于急性心脏病变引起心排血量显著、急剧降低导致组织灌注不足和急性瘀血综合征。急性左心衰以肺水肿或心源性休克为主要表现为急危重症，表现为突发严重呼吸困难，强迫坐位、面色灰白、发绀、大汗、烦躁、咳粉红色泡沫样痰。极重者可因脑缺氧而导致神志模糊。听诊两肺布满湿啰音和哮鸣音，心尖部第一心音减弱，频率快。胸部X线片显示：早期间质水肿，上肺静脉充盈、肺门血管影模糊、小叶间隔增厚；肺水肿时表现为蝶形肺门；严重肺水肿时，为弥漫满肺的大片阴影。

4. 急性肺水肿的诊断 急性肺水肿是由不同原因引起肺组织血管外液体异常增多，液体由间质进入肺泡，甚至呼吸道出现泡沫状分泌物。表现为急性呼吸困难、发绀，呼吸做功增加，两肺布满湿啰音，甚至从气道涌出大量泡沫样痰液。肺水肿的诊断主要根据症状、体征和X线表现（Kerley A线和B线，"蝴蝶状"致密影），一般并不难。

5. 急性肺栓塞的诊断 超声心动图可提供急性肺栓塞的直接和间接征象。胸部X线平片：有助于排除其他原因导致的呼吸困难和胸痛。CT肺动脉造影可直观判断肺动脉栓塞的程度和形态，以及累及的部位及范围；放射性核素肺通气灌注扫描：典型征象是与通气显像不匹配的肺段分布灌注缺损；磁共振肺动脉造影（MRPA）：可直接显示肺动脉内栓子及急性肺栓塞所致的低灌注区；肺动脉造影是诊断急性肺栓塞的"金标准"，在其他检查难以确定诊断时，如无禁忌证，可行造影检查。

（四）鉴别诊断要点

1. 脱证 脱证患者亦常有息微气促、汗出淋漓等症状。但脱证是多种病因导致的气血阴阳受损，脏气受伤，阴阳不维系，欲脱欲离，络脉俱竭的急危病证。临床以面色苍白，四肢厥逆，汗出淋漓，目合口开，二便自遗，脉微欲绝或乱，神情淡漠或烦躁，甚则不省人事为特征。暴喘过程中，可出现脱证，应及时抢救。

2. 神昏 神昏患者亦常有喉间痰鸣、气息急促等症状。但神昏是多种原因引起的，以心脑受邪，窍络不通，神明被蒙为病理变化，以意识不清、不省人事为特征的急危重症。暴喘过程中可出现神昏变证，应及时抢救。

3. 西医鉴别诊断

（1）急性呼吸窘迫综合征：严重感染、创伤、休克等病史，发病较急，临床特征为呼吸极度窘迫，湿啰音较少，能平卧，血样泡沫痰，早期可无痰，多无心脏病体征，X线胸片心脏、肺门不大，双肺浸润影，支气管充气征多见，顽固性低氧血症，吸氧改善不明显，对治疗反应差，毛细血管楔压正常或降低。

（2）心源性肺水肿：多有心脏疾病史，发病急剧，呼吸较快，两肺有大量湿啰音，不能平卧，焦虑不安，咯粉红泡沫痰，查体有心脏病体征，X线胸片心脏扩大，肺上叶血管扩张，蝶形阴影自肺门向周围扩散，支气管充气征少，血气分析轻度低氧，吸氧改善明显，对强心利尿及扩血管药物反应良好，毛细血管楔压大于16cmH_2O。

临床上常有急性呼吸窘迫综合征伴心力衰竭者，对这类患者要密切动态观察，全面考虑，方能做出判断。

（3）急性肺栓塞：突然起病，呼吸困难，剧烈胸痛，咯血，晕厥，以及急性肺动脉高压，右心功能不全和左心搏量急剧下降体征。血浆D-二聚体＜500μg/L时，可基本排除急性肺栓塞。

（4）重症哮喘：可参考"哮病"章节以鉴别诊断。

四、治 疗

（一）急救治疗

暴喘的处理原则与急危重病的治疗原则类似，以维持生命体征为第一要素，然后治疗原发病。具体包括保持呼吸道通畅，纠正缺氧和（或）高碳酸血症所致的酸碱失衡和代谢功能紊乱，维持循环功能稳定，从而为治疗基础疾病和诱发因素争取时间和创造条件。

1. 氧疗 只要氧分压< 60mmHg，有给氧的指征，而氧疗的目的是使 PaO_2 > 60mmHg 或 SaO_2 > 90% 即可。给氧方式包括通过鼻导管，鼻塞或面罩吸氧。鼻导管或鼻塞（闭嘴）的吸氧浓度常用公式 FiO_2（%）=21% + 4%× 吸氧流量（L/min）。此种给氧方式氧浓度一般不会超过60%。如果需要更高浓度的氧气，可使用经鼻高流量氧疗，特别是在急性呼衰不能耐受无创机械通气时。致死性低氧血症病例抢救时，早期给予纯氧治疗改善重要脏器的缺氧状态。一般状态下不宜长时间给予高浓度纯氧。即使对急性呼吸窘迫综合征患者，尽量将吸氧浓度控制在 60% 以下。长期高浓度吸氧会产生氧中毒。

2. 机械通气 机械通气是各种呼吸衰竭的核心治疗手段。机械通气分为无创与有创，急性心力衰竭的病患，常规氧疗后，RR > 25 次 /min、SaO_2 < 90% 的患者尽早使用无创机械通气（non-invasive ventilation，NIV），NIV 可快速改善呼吸窘迫，并减少患有急性心源性肺水肿（acute cardiogenic pulmonary edema，ACPE）、急性呼吸衰竭（acute respiratory failure,ARF）的患者的插管发生率、病死率。主要形式是持续气道正压通气（continuous positive airway pressure，CPAP），无创压力支持通气（non-invasive pressure support ventilation，NIPSV）。病情继续恶化（意识障碍、呼吸节律异常或呼吸频率< 8 次 /min、自主呼吸微弱或消失、$PaCO_2$ 进行性升高）、不能耐受经鼻间歇正压通气或存在禁忌证，应气管插管，行有创机械通气（invasive positive pressure ventilation，IPPV）。对于急性呼吸窘迫综合征患者，有创机械通气是决定救治成功与否的关键。需预防呼吸机相关肺损伤的发生。急性呼吸窘迫综合征患者机械通气建议限制气道压力和潮气量，使用较高的 PEEP（中重度 ARDS 的 PEEP 设置常> 5cmH_2O），同时兼顾个性化调整 PEEP。急性呼吸窘迫综合征患者的肺保护性通气策略要点：小潮气量（6 ～ 8ml/kg 理想体重）；允许性高碳酸血症；控制气道平台压< 30cm H_2O。急性呼吸窘迫综合征患者可行肺复张。重度 ARDS 应使用俯卧位，且时间至少连续 16 小时。在优化管理后 PaO_2/FiO_2 < 80 mmHg 的严重 ARDS 应考虑使用 ECMO。

3. 抗感染 呼吸道感染是急性呼吸衰竭和急性左心衰的常见诱因，建立人工气道机械通气和免疫功能低下的患者易反复发生感染，且不易控制，原则上应在呼吸道分泌物引流通畅的条件下，参考痰细菌培养和药物敏感试验结果，选择有效的抗生素。

4. 维持循环稳定 急性左心衰应半卧位或端坐位，双腿下垂以减少回心血量，降低心脏前负荷。急性左心衰和急性呼吸窘迫综合征患者保持每天出入量负平衡约 500ml。急性肺栓塞伴休克的患者在药物、外科或介入再灌注治疗的同时，通常需使用升压药。

（二）针对急性左心衰竭的治疗

1. 基础治疗 阿片类药物如吗啡可减少急性肺水肿患者焦虑和呼吸困难引起的痛苦。应密切观察疗效和呼吸抑制的不良反应。伴明显和持续低血压、休克、意识障碍、慢性阻塞性肺病等患者禁忌使用。洋地黄类能轻度增加心排血量、降低左心室充盈压和改善症状。伴快速心室率心房颤动患者可应用毛花苷 0.2 ～ 0.4mg 缓慢静脉注射，2 ～ 4h 后可再用 0.2mg。

2. 利尿剂 襻利尿剂：适用于急性心力衰竭伴肺循环和（或）体循环明显瘀血以及容量负荷过重的患者。常用呋塞米，宜先静脉注射 20 ～ 40mg，继以静脉滴注 5 ～ 40mg/h，其总剂量在起初 6h 不超过 80mg，起初 24h 不超过 160mg。亦可应用托拉塞米 10 ～ 20mg 静脉注射。如果平时使用襻利尿剂治疗，最初静脉剂量应等于或超过长期每日所用剂量。需监测患者症状、尿量、肾功能和电解质。根据患者症状和临床状态调整剂量和疗程。有低灌注表现的患者应在纠正后再使用利尿剂。注意利尿剂反应不佳或抵抗的处理。

3. 血管扩张药物

（1）硝酸酯类药物：特别适用于急性冠状动脉综合征伴心衰的患者。硝酸甘油静脉滴注起始剂量5～10μg/min，每5～10min递增5～10μg/min，最大剂量为200μg/min，或舌下含服0.3～0.6mg/次。硝酸异山梨酯静脉滴注剂量5～10mg/h。硝酸甘油及其他硝酸酯类药物长期应用均可能发生耐药。

（2）硝普钠：适用于严重心衰、原有后负荷增加以及伴肺瘀血或肺水肿患者。临床应用宜从小剂量0.3μg/（kg·min）开始，可酌情逐渐增加剂量至5μg/（kg·min），静脉滴注，通常疗程不要超过72 h。由于具强效降压作用，应用过程中要密切监测血压，根据血压调整合适的维持剂量。停药应逐渐减量，并加用口服血管扩张剂，以避免反跳现象。

（3）重组人利钠肽：具有多重药理作用，扩张静脉与动脉（包括冠状动脉），具有一定的排钠利尿作用。

（4）乌拉地尔：阻断突触后a1受体，降低外周阻力；激活中枢5-羟色胺1A受体，降低延髓心血管中枢的交感反射，从而降低外周交感张力，降低心脏负荷和平均肺动脉压。

注意事项：下列情况下禁用血管扩张药物：收缩压＜90mmHg，或持续低血压伴症状，尤其有肾功能不全的患者，以避免重要脏器灌注减少；严重阻塞性心瓣膜疾病，如主动脉瓣狭窄或肥厚型梗阻性心肌病，有可能出现显著低血压；二尖瓣狭窄患者也不宜应用，有可能造成心输出量明显降低。

4. 正性肌力药物 适用于低心排血量综合征，如伴症状性低血压（≤85mmHg）或CO降低伴循环瘀血患者，可缓解组织低灌注所致的症状，保证重要脏器血液供应。可用多巴胺，多巴酚丁胺，米力农，左西孟旦。已应用正性肌力药物后仍出现心源性休克或合并明显低血压状态的患者，需要使用血管收缩药。心源性休克时首选去甲肾上腺素维持收缩压。

洋地黄类药物：洋地黄类药物的主要适应证是房颤伴快速心室率（＞110次/min）的急性心衰。急性心肌梗死后应尽量避免使用。洋地黄类药物可轻度增加心输出量、降低左心室充盈压、减慢房室结传导和改善症状。使用剂量为西地兰0.2～0.4mg缓慢静脉注射，2～4h后可再用0.2mg。

5. 急性肺栓塞的溶栓与抗凝

（1）抗凝：给予急性肺栓塞患者抗凝治疗的目的在于预防早期死亡和静脉血栓栓塞复发。

适应证：所有明确诊断为急性肺栓塞（亚段肺栓塞除外），且无抗凝禁忌者，立即开始抗凝治疗。

普通肝素、低分子量肝素或磺达肝癸钠均有即刻抗凝作用。

口服抗凝药：①华法林：初始剂量为1～3mg，某些患者如老年、肝功能受损、慢性心力衰竭和出血高风险患者，初始剂量还可适当降低。为达到快速抗凝的目的，应与普通肝素、低分子量肝素或磺达肝癸钠重叠应用5d以上，当国际标准化比值（international normalized ratio，INR）达到目标范围（2.0～3.0）并持续2d以上时，停用普通肝素、低分子量肝素或磺达肝癸钠。②非维生素K依赖的新型口服抗凝药包括达比加群、利伐沙班、阿哌沙班和依度沙班。

（2）溶栓治疗：适用于大面积PTE高危病例，即出现因栓塞所致休克和（或）低血压的病例。

临床常用溶栓药物及用法：常用药物有尿激酶、阿替普酶（rt-PA）、瑞替普酶（r-PA）。目前我国医院多采用rt-PA，标准剂量100mg，在2小时内静脉滴注。部分研究表明，与标准剂量rt-PA相比，低剂量的有效性和安全性更好，尤其是体重低于65kg、右心功能障碍者获益更多。rt-PA剂量推荐50～100mg持续静脉滴注2小时；体重低于65kg者，总剂量不超过1.5mg/kg。

溶栓禁忌证：①绝对禁忌证：出血性卒中；6个月内缺血性卒中；中枢神经系统损伤或肿瘤；近3周内重大外伤、手术或头部损伤；1个月内消化道出血；已知的出血高风险患者。②相对禁忌证：6个月内短暂性脑缺血发作（transient ischemic attacks，TIA）发作；应用口服抗凝药；妊娠或分娩后1周；不能压迫止血部位的血管穿刺；近期曾行心肺复苏；难以控制的高血压（收缩压＞180 mmHg）；严重肝功能不全；感染性心内膜炎；活动性溃疡。对于危及生命的高危急性肺栓塞患者大多数禁忌证应视为相对禁忌证。

溶栓时间窗为14天。

（3）经皮导管介入治疗：对存在全身溶栓禁忌或全身溶栓治疗失败的肺栓塞患者，考虑经皮导管介入治疗作为外科血栓清除术的替代方案；如果溶栓治疗的出血预期风险很高，可考虑中高危者行经皮导管介入治疗。

（4）外科血栓清除术：外科血栓清除术适用于存在溶栓治疗禁忌，或全身溶栓治疗失败的高危肺栓塞者；如果溶栓治疗的出血预期风险很高，可考虑中高危者行外科血栓清除术。

6. 其他 纠正酸碱平衡失调和电解质紊乱，防治并发症，营养支持，治疗原发病和诱发因素。急性心衰经常规药物治疗无明显改善时，有条件的可应用主动脉内球囊反搏。容量超负荷且对利尿剂抵抗，或肾功能进行性减退时可行连续血液净化治疗。

（三）中医辨证救治

急性呼吸窘迫综合征的治疗主要为清热解毒，凉血化瘀，益气扶正，通腑泻下；急性左心衰的治疗主要为益气温阳，活血利水；急性肺血栓栓塞的治疗主要为活血化瘀，化痰平喘。

1. 气营两燔，阳明腑实

症状：呼吸急促，壮热躁动或呕血黑便，或大便秘结，或腹胀，或神昏谵语。舌红或红绛或紫暗，舌苔厚腻或较燥，脉沉实。

治法：解毒清营，凉血通腑。

代表方：犀角地黄汤合承气类方。

常用药：水牛角、生地黄、赤芍、丹皮、生大黄、枳实、芒硝。

加减：阳明腑实重用大黄；瘀血明显者可加用地鳖虫，水蛭；神昏者合用安宫牛黄丸。中成药可用血必净注射液、醒脑静注射液。

2. 正虚邪盛

症状：呼吸急促，高热渐退，汗出渐多。神疲倦怠，甚则神昏日重，四末不温。舌质逐渐开始变淡，苔腻及水滑苔渐现，出现虚脉。

治法：扶正祛邪。

代表方：生脉散合犀角地黄汤。

常用药：党参、麦冬、五味子、水牛角、金银花、赤芍、丹皮。

中药注射剂可用生脉注射液，参附注射液。

3. 痰饮凌心

症状：呼吸急促，动则喘甚，咳吐痰涎，形寒肢冷，口干渴不欲饮，舌质暗淡有齿痕，舌苔水滑或白腻水滑，脉沉细或结代。

治法：豁痰利水，泻肺平喘。

代表方：真武汤或葶苈大枣泻肺汤。

常用药：制附片、赤芍、茯苓、炒白术、炙甘草、生姜、葶苈子、大枣。

中成药可用参附注射液静脉滴注。

4. 痰瘀壅肺

症状：喘促，不能平卧，咳嗽痰多，胸闷痛如窒，或痰中带血，神疲乏力，心悸，汗出，面色晦暗，下肢青筋显露，足肿，舌质暗淡，苔白腻，脉沉或弦数。

治法：化痰定喘，破血通脉。

代表方：定喘汤合桃核承气汤。

常用药：人参、紫菀、炒白术、杏仁、陈皮、胆南星、款冬花、制半夏、茯苓、炙麻黄、桃仁、红花、地龙、大黄、芒硝、苏木、川芎。

5. 正虚欲脱

症状：呼吸急促，神志淡漠，声低息微，汗漏不止，四肢微冷，或突然大汗不止，或汗出如油，神情恍惚，四肢逆冷，二便失禁。

治法：扶正固脱。

代表方：生脉散合参附汤。

常用药：人参、麦冬、五味子、山萸肉、制附子。

中药注射液益气养阴可以用生脉注射液，回阳固脱可用参附注射液。

五、预防与调护

1. 预防

（1）积极治疗原发病，对存在危险因素的患者，尽早进行原发病的诊治，减少不必要的操作，减少额外的创伤和感染机会。控制感染至关重要，明确感染部位，根据药敏试验给予敏感抗生素治疗，未明确病原菌的情况下可根据经验选用抗生素；严重创伤者应及时处理外伤及止痛、止血；大手术患者注意引流通畅等。对于急性呼吸窘迫综合征患者，只有尽早去除或控制原发病或诱因，才能向好的方向转化。

（2）患者存在急性呼吸窘迫综合征危险因素时（肺部感染、创伤、误吸、休克、胰腺炎、输血等），需要警惕发生急性呼吸窘迫综合征的可能性，密切观察呼吸频率和血氧饱和度的变化。

（3）在气管插管的患者，积极预防呼吸机相关肺炎的发生，包括抬高床头，口腔护理，规范的清洁预防交叉感染，重视排痰。

2. 调护

（1）注意观察患者是否出现注意力不集中、智力和视力轻度减退，是否有头痛、不安、定向力与记忆力障碍、精神错乱、嗜睡和昏迷等症状，如出现以上症状提示患者有不同程度 PaO_2 下降，另外还应注意观察患者是否有头痛、头晕、烦躁不安、言语不清、精神错乱、扑翼样震颤、嗜睡、昏迷、球结膜水肿、抽搐和呼吸抑制，如出现以上症状提示缺氧和二氧化碳潴留导致的神经精神障碍症候群（即肺性脑病），应及时抢救。

（2）呼吸衰竭早期，可反射性地引起心率加快，当患者出现血压下降和心律失常时，提示患者已发生严重的缺氧和二氧化碳潴留，病情危急，做好积极抢救的准备。

（3）急性呼吸衰竭多为呼吸频率增加，当患者出现呼吸浅慢或潮式呼吸提示患者可能严重缺氧的同时伴有二氧化碳麻醉。

（4）观察患者尿量，判断有无少量和无尿，尿量可反映肾功能、血流灌注与心功能状态。

（5）监测动脉血气，pH 高于 7.55 或低于 7.20，PaO_2 低于 55mmHg，$PaCO_2$ 高于 60mmHg，血乳酸高于 4.0mmol/L，K^+ 高于 5.5 或低于 3.0 等属于威胁生命的情形，须及时处理。

六、历代医家有关论述

《灵枢·五阅五使》:"肺病者，喘息鼻张。"

《素问·经脉别论》:"夜行则喘出于肾，淫气病肺；有所堕恐，喘出于肝，淫气害脾；有所惊恐，喘出于肺，淫气伤心；度水跌扑，喘出于肾与骨。"

《素问·痹论》:"心痹者脉不通，烦则心下鼓，暴上气而喘。"

《景岳全书·杂证谟·喘促》:"喘急者，气为火所郁而为痰，在肺胃间也，有痰者，有火炎者，有阴虚自小腹下起而上逆者，有气虚而致气短者，有水气乘肺者，有肺痰夹寒而喘者，有肺实夹热而喘者，有惊扰气郁肺胀而喘者，有胃络不和而喘者，有肾气虚损而喘者。"

《医贯·喘论》:"真元耗损，喘出于肾气之上奔。"

《仁斋直指方》:"诸有病笃，正气欲绝之时，邪气盛行多壅逆而为喘。"

《医学从众录·喘促》:"喘症最重而难医。"

思维导图

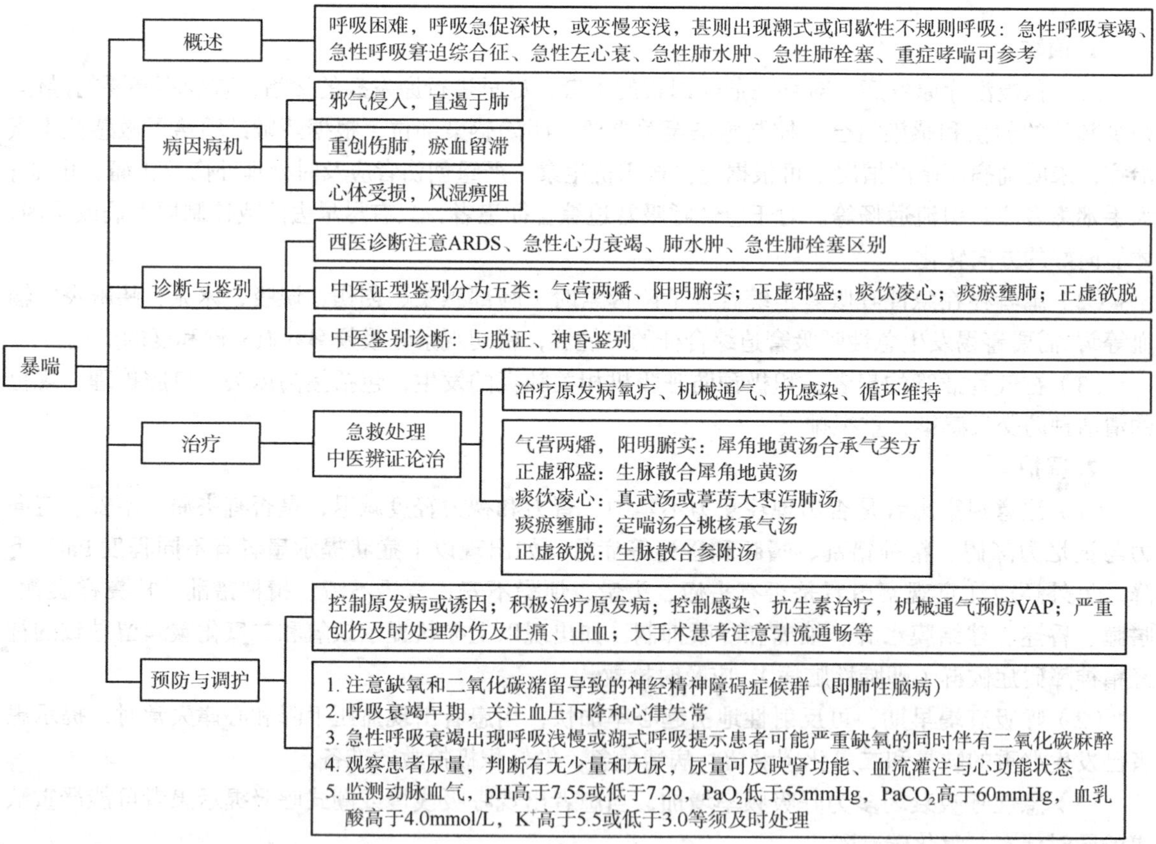

- 暴喘
  - 概述
    - 呼吸困难，呼吸急促深快，或变慢变浅，甚则出现潮式或间歇性不规则呼吸：急性呼吸衰竭、急性呼吸窘迫综合征、急性左心衰、急性肺水肿、急性肺栓塞、重症哮喘可参考
  - 病因病机
    - 邪气侵入，直遏于肺
    - 重创伤肺，瘀血留滞
    - 心体受损，风湿痹阻
  - 诊断与鉴别
    - 西医诊断注意ARDS、急性心力衰竭、肺水肿、急性肺栓塞区别
    - 中医证型鉴别分为五类：气营两燔、阳明腑实；正虚邪盛；痰饮凌心；痰瘀壅肺；正虚欲脱
    - 中医鉴别诊断：与脱证、神昏鉴别
  - 治疗
    - 急救处理
中医辨证论治
      - 治疗原发病氧疗、机械通气、抗感染、循环维持
      - 气营两燔，阳明腑实：犀角地黄汤合承气类方
正虚邪盛：生脉散合犀角地黄汤
痰饮凌心：真武汤或葶苈大枣泻肺汤
痰瘀壅肺：定喘汤合桃核承气汤
正虚欲脱：生脉散合参附汤
  - 预防与调护
    - 控制原发病或诱因；积极治疗原发病；控制感染、抗生素治疗，机械通气预防VAP；严重创伤及时处理外伤及止痛、止血；大手术患者注意引流通畅等
    - 1. 注意缺氧和二氧化碳潴留导致的神经精神障碍症候群（即肺性脑病）
2. 呼吸衰竭早期，关注血压下降和心律失常
3. 急性呼吸衰竭出现呼吸浅慢或潮式呼吸提示患者可能严重缺氧的同时伴有二氧化碳麻醉
4. 观察患者尿量，判断有无少量和无尿，尿量可反映肾功能、血流灌注与心功能状态
5. 监测动脉血气，pH高于7.55或低于7.20，PaO_2低于55mmHg，$PaCO_2$高于60mmHg，血乳酸高于4.0mmol/L，K^+高于5.5或低于3.0等须及时处理

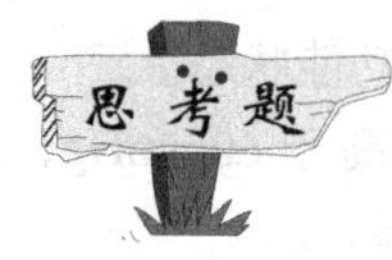

1. 暴喘的中医病因病机？
2. 不同疾病出现暴喘时的证候特点及治法（ARDS、呼吸衰竭、心衰）？
3. 暴喘与脱证如何鉴别？
4. 暴喘临床中医分型？
5. 气营两燔、阳明腑实证暴喘的代表方及其方药？
6. 暴喘预防的关键？

本章案例请扫码

第十一章 神　昏

一、概　述

神昏是由于外感六淫或疫毒、饮食不节、五志过极、中毒、外伤、久病劳损等因，以致毒热内蕴、痰浊瘀血内阻，心阳虚衰、亡液失精、气血阴阳耗伤等导致的心脑受邪，神明被蒙，或窍络失养，神明失主，临床以神识不清，甚则昏不知人、呼之不应为主症的急危重病证。首载于宋代《许叔微医案集按》："神昏，嗜睡，多困，谵语，不得眠。"金·成无己《伤寒明理论》亦有阐述："真气昏乱，神识不清，神昏不知所以然。"中医文献中还有"昏迷""昏朦""昏冒""昏厥"和"谵昏"等名，均属神昏的范畴。神昏的深度常与疾病的严重程度有关，临床上按神昏的浅深程度分为四个层次，依次为神识恍惚、神志迷蒙、昏迷、昏愦。神识恍惚：先见情感淡漠或情绪烦躁，继而辨知事物不清，恍恍惚惚，但强呼之可应，回答问题已不够准确。神志迷蒙：为嗜睡朦胧状态，强呼之可醒，旋即昏昏入睡。昏迷：呼之不应，不省人事，二便常难以自制。昏愦：即昏迷之甚，不仅呼之不应，对各种刺激也无反应，常常伴目正睛圆，口张目合，舌卷囊缩，汗出脚冷，手撒遗尿，鼻鼾喘促或气息微弱等绝证。

现代医学认为意识是指个体对周围环境及自身状态的感知能力。意识障碍可分为觉醒度下降和意识内容变化两方面。前者表现为嗜睡、昏睡和昏迷；后者表现为意识模糊和谵妄等。意识的维持依赖大脑皮质的兴奋，脑干上行网状激活系统接受各种感觉信息的侧支传入，发放兴奋从脑干向上传至丘脑的非特异性核团，再由此弥散投射至大脑皮质，使整个大脑皮质保持兴奋，维持觉醒状态。人的意识需要一个完整而正常的中枢神经系统维持，其中较重要的部分为上行网状激活系统、丘脑和大脑皮质。凡上述各部分发生器质性或可逆性病变时，均可导致意识障碍或昏迷。各种感染、中毒和机械压迫等因素都有可能引起神经细胞或轴索损害，从而产生不同程度的意识障碍。

二、中医病因病机

神昏在外感发热、中风、厥脱、水肿、消渴、肺胀等疾病发展到严重阶段均可出现，是疾病危重的重要指标。神昏的病因有外感内伤之分，其病必犯心、脑而成。心主神明，脑为元神之府，清窍之所在，主精神意识和思维活动。其基本病机为外感时疫、热毒内攻，或内伤痰火，阴阳气血逆乱，导致邪气蒙扰神窍，神明失司，或元气败绝，神明散乱。本病虽病机复杂，表现多端，一般热毒、痰浊、风阳、瘀血等阻塞清窍，导致阴阳逆乱，神明蒙蔽者，为闭证属实。闭证以神昏、牙关紧闭、两手握固、面赤气粗、痰声拽锯等为特征。凡气血亏耗，阴阳衰竭，不相维系，清窍失养，神无所倚而神昏者，多为脱证属虚。脱证以神昏、四肢厥冷、汗出、目合、口开、鼾声、手撒、遗尿等为特征。但如属痰浊壅盛，内蒙清窍，又兼气血耗散，神不守舍，以致神昏者，乃为内闭外脱的虚实兼见之证。

（1）热陷心包：外感温热疫毒，热毒火盛，燔灼营血，内陷心包；或风热闭肺，邪热壅滞上焦，热毒逆传心包，扰乱神明，神失所司，遂成神昏。

（2）痰浊蒙窍：饮食不节，嗜食酒酪肥甘，损伤脾胃，脾失健运，湿邪内盛，聚而成痰，痰湿上蒙清窍；或痰郁化热，痰火上蒙，神失所用，发为神昏。

（3）风火内闭：情志不遂，肝失疏泄，木失条达之性，郁而化火，肝火动风，可致风火内闭而神昏；又有素体肝肾阴虚，肝阳偏亢，在五志过极，心火偏旺，肝阳暴亢之时，以致阴虚阳实，阳热上干，风阳攻冲而致神昏；若肝乘脾土，痰湿内盛，常风火夹痰，上犯清窍而成神昏。

（4）正气亏虚：素体羸弱，或重病久病不愈，或邪已去而正将亡，表现为阳气欲脱，或真阴欲绝的昏迷脱证；亦有因外感时邪侵犯心包，上蒙清窍而致神昏闭证，因邪气内闭日久，正气耗散，由闭证转为脱证。正气亏虚主要表现为失血过多，或高热大汗、吐下频作等所致的阴血亏虚；或气随血脱，或阴损及阳等所致的阳虚证。

三、诊断及鉴别诊断

（一）疾病诊断要点

（1）发病特点：患者常有外感热病及内伤杂病史（如高热、急黄、中暑、中风、肺衰、消渴、鼓胀、痫病、中毒等），多出现在各种疾病的危重阶段，突发或在疾病发展过程中逐渐出现。

（2）证候特点：临床以神识不清，不省人事，且持续不能苏醒为特征。患者的随意运动丧失，对周围事物如声音、光、疼痛等刺激全无反应。可伴有抽搐，喉中痰鸣，瞳仁或小或大，口唇紫绀，舌质红或紫暗，苔黄，焦燥起刺，或白腻，或见少苔，脉象沉实、弦滑、数为主，或大而无力、细弱。

（3）辅助检查：血糖、血气分析快速检测，血尿便的常规检查，电解质、肌酐、血氨等生化检查，心电图、B 超、胸片检查，特别是脑脊液检查、头颅 CT 及 MRI 等，常有助于本病的诊断与鉴别诊断。

根据病因的不同，检查要点有所侧重。如怀疑颅内感染时，可做腰穿，行脑脊液常规检查和微生物培养；如怀疑急性脑血管病时，可做头部 CT 或 MRI；如怀疑肝性脑病，可做血氨检测；如怀疑有机磷中毒时，可做胆碱酯酶检测；如怀疑煤气中毒，可做血液 Hbco 的检测。

（二）中医诊断要点

（1）邪毒内闭：神昏，高热，烦躁，二便闭结，舌红或绛，苔厚腻或黄或白，脉沉实有力。

（2）内闭外脱：神志昏迷，面色苍白，身热，肢厥，呼吸气粗，目闭口开，二便失禁，汗出黏冷，舌红或淡红，脉虚数无力，或微欲绝。

（3）脱证

1）亡阴：神志不清，面色苍白或潮红，发热烦躁，汗多如油，手足温，舌干红少苔，脉虚细而疾。

2）亡阳：神志昏迷，面色㿠白，口唇晦暗，四肢厥逆，畏寒蜷卧，气促息微，冷汗如珠，尿少或遗尿，下利清谷，舌淡苔白润，脉沉微绝。

（三）西医诊断要点

意识障碍系指人们对自身和环境的感知发生障碍，或人们赖以感知环境的精神活动发生障碍的一种状态。以意识内容改变为主的意识障碍表现为意识模糊、谵妄；以觉醒度改变为主的意识障碍表现为嗜睡、昏睡、昏迷。昏迷是一种最为严重的意识障碍，患者意识完全丧失，各种强刺激不能使其觉醒，无有目的的自主活动，不能自发睁眼。昏迷按严重程度分为浅昏迷、中昏迷、重昏迷。另外还有去皮质综合征、无动性缄默症、植物状态，属于特殊类型意识障碍。

（1）意识模糊：表现为注意力减退，对周围事物反应迟钝，对外界刺激可有反应，但低于正常水平。

（2）谵妄：是一种急性脑高级功能障碍，表现为紧张、恐惧和兴奋不安，胡言乱语，躁动不安，甚至可有冲动和攻击行为。

（3）嗜睡：是意识障碍早期表现，患者睡眠时间过度延长，可以被唤醒睁眼，勉强配合检查和回答简单问题，又很快入睡。

（4）昏睡：比嗜睡较重的意识障碍，患者总是处于沉睡状态，需较强的刺激方可唤醒，只能做含糊、简单而不完全的答话。

（5）昏迷：意识丧失，各种刺激不能使其觉醒，可分为浅、中、重 3 种，患者处于浅昏迷状态时还会存在咽下反射、角膜反射和瞳孔对光反射。按压眼眶有痛苦表情和动作，生命体征常无明显改变；中度昏迷时对外界正常刺激均无反应，对强刺激的防御反射、角膜反射减弱，大小便失禁，生命体征已有改变；深昏迷时各种反射消失，肌肉松弛，生命体征已有明显改变，呼吸循环皆发生异常。意识障碍是病情危重的表现，目前常用 Glasgow 昏迷量表（Glasgow Coma Scale，GCS）作为昏迷程度的量化标准。

（四）鉴别诊断要点

（1）厥证：以突然昏仆，不省人事，四肢厥冷，面色苍白，但短期内可逐渐苏醒为特征。实证居多。脱证常有大汗淋漓，目合口开，二便失禁，脉微或伏，不一定有昏仆，四肢厥冷。厥脱可以同时出现。

（2）中风：发病年龄多在 40 岁以上，急性起病，以突然昏仆，半身不遂，言语不利，口舌歪斜为主症。

（3）痴呆：是由髓减脑消，神机失用所导致的一种神志异常的疾病，临床以呆傻愚笨、智能低下、善忘等为主要表现。

（4）西医鉴别诊断要点

1）木僵：表现为四肢不动，不语，不吃不喝，对外界各种刺激缺乏反应，甚至出现大小便潴留，多伴有身体蜡样屈曲、违拗症，言语刺激触及痛处可有流泪、心率增快等情感反应，缓解后多能清楚回忆发病过程。见于精神分裂症的紧张性木僵、严重抑郁症的抑郁性木僵、反应性精神障碍的反应性木僵等。

2）精神抑制状态：常见于癔症或严重精神打击之后，起病突然，对外界刺激无反应，僵卧不语，或呼吸急促或闭气，四肢用力伸直或乱动，双目紧闭或睁眼瞪视，双眼睑急速轻眨，翻开上睑可见眼球活动。神经系统检查正常。

3）闭锁综合征：又称为去传出状态，病变位于脑桥基底部，双侧皮质脊髓束和皮质脑干束均受累。患者意识清醒，但因运动传出通路几乎完全受损而成失运动状态，只有眼睑活动，如闭眼、睁眼及眼球垂直运动。不能言语，四肢不能动。其思维表达方式为眼睑和眼球的活动。

4）意志缺乏症：患者处于清醒状态，运动感觉功能存在，记忆功能尚好，但因缺乏始动性而不语少动，对刺激无反应、无欲望，呈严重淡漠状态，可有额叶释放反射，如掌颌反射、吸吮反射等。本症多由双侧额叶病变所致。

四、治　　疗

（一）急救治疗

神昏是临床急危重症，应立即进入抢救程序：

1. 昏迷的常规处理措施　①保持呼吸道通畅，氧疗，必要时气管插管或切开行人工辅助通气。②维持循环功能，尽早开放静脉，建立输液通路，纠正休克维持有效循环。心脏停搏时应立即行心肺复苏。③快速而有效的检查和监测，如心电、呼吸、心率、血压监测，血糖、血气、电解质、血氧、代谢物检测，血尿常规、肝肾功能检测，以及必要的影像学检查等。

2. 病因治疗　针对病因采取及时果断措施是抢救成功的关键。若昏迷的病因已明确，则应迅速给予有效病因治疗。如细菌性脑膜脑炎引起者，应迅速给予足量而有效的抗菌药物治疗；由于低血糖引起者应立即给予高渗葡萄糖液；糖尿病高血糖相关的昏迷应予胰岛素治疗等。若为药物中毒所致者，应用特效解毒药进行治疗。

3. 对症支持疗法　包括控制脑水肿、降低颅内压，维持水电解质平衡，镇静止痛，防治各种并发症（如急性心力衰竭、急性呼吸衰竭、消化道出血、急性肾衰竭、急性脑功能衰竭等）等。

4. 醒脑开窍，邪热内盛而致者　常用安宫牛黄丸、紫雪丹、清开灵注射液、醒脑静注射液、安脑丸等。脱证可选用生脉注射液或参麦注射液、参附注射液；针灸可选三棱针疗法于十宣、大椎、陶道穴刺血；体针疗法常用穴位为手十二井穴、百会、水沟、涌泉、承浆、关元、四神聪，可用强刺激，多用泻法。若亡阴神昏，针刺着重补涌泉、关元、绝骨，其余诸穴平补平泻。若亡阳神昏，重灸神阙，温针关元，用烧山火针涌泉、足三里，其余诸穴平补平泻。

（二）中医辨证救治

本病属内科急危症，本病之治疗，闭证以开闭通窍为主，脱证则以回阳固脱、救阴敛阳为主要法则。

1. 闭证

（1）热陷心包

症状：高热神昏，烦躁谵语，面赤气粗，或有抽搐，小便黄赤。舌红绛而干，苔黄或焦黄，脉滑数。

治法：清心开窍，泄热护阴。

代表方：清营汤。

常用药：水牛角（先煎）、生地黄、玄参、麦冬、丹参、连翘、竹叶心、黄连、甘草。

加减：抽搐者加羚羊角（先煎）、钩藤、地龙；大便秘结者加大黄、芒硝、枳实、厚朴；痰热盛者加竹沥、石菖蒲、天竺黄、胆南星；烦躁甚者加紫雪丹。

（2）痰热扰神

症状：发热，神昏，口渴欲饮，或烦躁不宁，狂躁妄动，咳吐黄痰，舌红，苔黄腻，脉滑数。

治法：清热化痰，开窍醒神。

代表方：黄连温胆汤。

常用药：黄连、竹茹、半夏、生姜、枳实、陈皮、茯苓、大枣、甘草。

加减：大便秘结者加大黄、芒硝、瓜蒌；夹有瘀血者加桃仁、红花；热甚动血者加生地、玄参、赤芍。

（3）风火内闭

症状：平时眩晕头痛，口苦，突然昏倒，不省人事，牙关紧闭，口噤不开，两手握固，大小便闭，肢体强痉，鼾声时作。舌苔黄而少津，脉弦滑而数。

治法：辛凉开窍，清肝息风。

代表方：羚羊钩藤汤。

常用药：羚羊角（锉末冲服）、龟板、石决明、钩藤、菊花、夏枯草、生地黄、白芍、黄芩、天竺黄。

加减：腹胀便秘者，加大黄、枳实、芒硝；肢体抽搐者，加全蝎、地龙、僵蚕；烦躁甚者，加胆南星、栀子。

2. 脱证

（1）亡阳

症状：神志昏迷，目合口开，鼻鼾息微，手撒肢厥，大汗淋漓，面色苍白，二便自遗，唇舌淡润，甚则口唇青紫，脉微欲绝。

治法：回阳救逆固脱。

代表方：参附汤。

常用药：人参、制附子。

加减：大汗淋漓者，可加生龙骨、生牡蛎；面色泛红、烦躁不安者为阴盛格阳，加童便、猪胆汁。

（2）亡阴

症状：神志昏迷，面色苍白或潮红，发热烦躁，汗多如油，手足温，舌干红少苔，脉虚数。

治法：救阴敛阳固脱。

代表方：生脉散。

常用药：人参、麦冬、五味子。

加减：汗多者可加山茱萸、龙骨、牡蛎；泻利不止者可加粟壳止泻。

五、预防与调护

1. 预防 预防主要是及时治疗各种可引起神昏的病症，防止其恶化。根据原发病的具体病因予以及时、准确的对因治疗、对症治疗及支持疗法。如感染性疾病所致神昏，及时给予强有力的抗生素治疗；化学中毒所致神昏，应采取特殊的解毒措施；低血糖神昏及时补糖治疗；糖尿病神昏，则需应用胰岛素等。并合理应用脱水剂、激素、苏醒剂、促脑代谢药物；控制高温，降低脑代谢，控制抽搐发作等。

2. 调护 根据辨证给予营养丰富易消化吸收的食品。

（1）特护，仰卧，将头偏向一侧，定时翻身。吸氧，保持呼吸道通畅；保持口腔清洁；吸痰，取出假牙；抽搐者，用包纱布的压迫板置于上下齿间，以防止舌咬伤；留置导尿，计 24h 出入量。

（2）加强营养，保证患者有足够的营养及水分，神昏初期可从静脉补充营养和水分，2～3天后仍神昏不醒，可采用鼻饲法供给营养。神昏初期以实证居多，鼻饲饮食宜清淡易消化，如米汤、果汁、牛奶、豆浆、鸡蛋等，后期多转虚证或虚实夹杂，可根据辨证给予营养丰富易消化吸收食品；每日水分摄入量不少于2000ml，蛋白质200～300g。保持二便通畅，3日未解大便者，可鼻饲番泻叶或按摩下腹部，必要时灌肠。

（3）保持病室空气清洁，烦躁不安者，加床栏，防止坠床；长期神昏者，按时翻身并按摩，骨突之处用气圈或棉垫衬托，避免褥疮及肢体痉挛。

（4）密切观察病情，随时注意体温、脉搏、呼吸、血压、神志、瞳孔以及面色、舌脉的变化，发现危候，及时抢救。

六、历代医家有关论述

《素问·至真要大论》："少阴之复……暴喑心痛，郁冒不知人，乃洒淅恶寒，振栗谵妄，寒已而热，渴而欲饮……甚则入肺，咳而鼻渊。天府绝，死不治。"

汉·张仲景《伤寒论·辨阳明病脉证并治》："伤寒若吐、若下后不解，不大便五六日，上至十余日，日晡所发潮热，不恶寒，独语如见鬼状；若剧者，发则不识人，循衣摸床，惕而不安，微喘直视，脉弦者生，涩者死。"

《伤寒明理论·谵语》："此皆真气昏乱，神识不清所致。夫心藏神而主火，病则热气归焉，伤寒胃中热盛，上乘于心，心为热冒，则神昏乱而语言多出，识昏不知所以然。"

明·张景岳《景岳全书·非风》："故凡治卒倒昏沉等证，若无痰气阻塞，必须以大剂参附峻补元气，以先其急。随用地黄、当归、甘杞之类，填补真阴，以培其本。盖精即气之根，气生于下即向生之气也。经曰：精化为气即此之谓，舍是之外，他无实济之术矣。"

清·程钟龄《医学心悟》："脱证，手撒脾绝，眼合肝绝，口张心绝，声如鼾肺绝，遗尿肾绝，治当温补。"

清·庆恕《医学摘粹·伤寒十六证类方》："若因汗吐下失宜，致诸变逆坏证，目眩而神昏，言乱乃神散，气脱之候，故不能生也。"

清·陆以湉《冷庐医话》："闭证口噤目张，两手握固，痰气壅塞，语言謇涩，宜用开窍通络、清火豁痰之剂，如稀涎散、至宝丹之类。脱证口张目合，手撒遗尿，身僵神昏，宜用大补之剂，如参附汤、地黄饮子之类。"

《温病条辨》："阳明温病，下之不通，其证有五……邪闭心包，神昏舌短，内窍不通，饮不解渴者，牛黄承气汤主之。"

《湿热病篇》中言："湿热证，发痉，神昏笑妄，脉洪数有力。开泄不效者，湿热蕴结胸膈，宜仿凉膈散；若大便数日不通者，热邪闭结肠胃，宜仿承气微下之例"，"湿热证，发痉撮空，神昏笑妄，舌苔干黄起刺或转黑色，大便不通者，热邪闭结胃腑，宜用承气汤下之"。

《石室秘录·厥证》："人有忽然厥，口不能言，眼闭手撒，喉中作鼾声，痰气甚盛，有一日即死者，有二三日而死者，此厥多犯神明，然亦因素有痰气而发也。"

思维导图

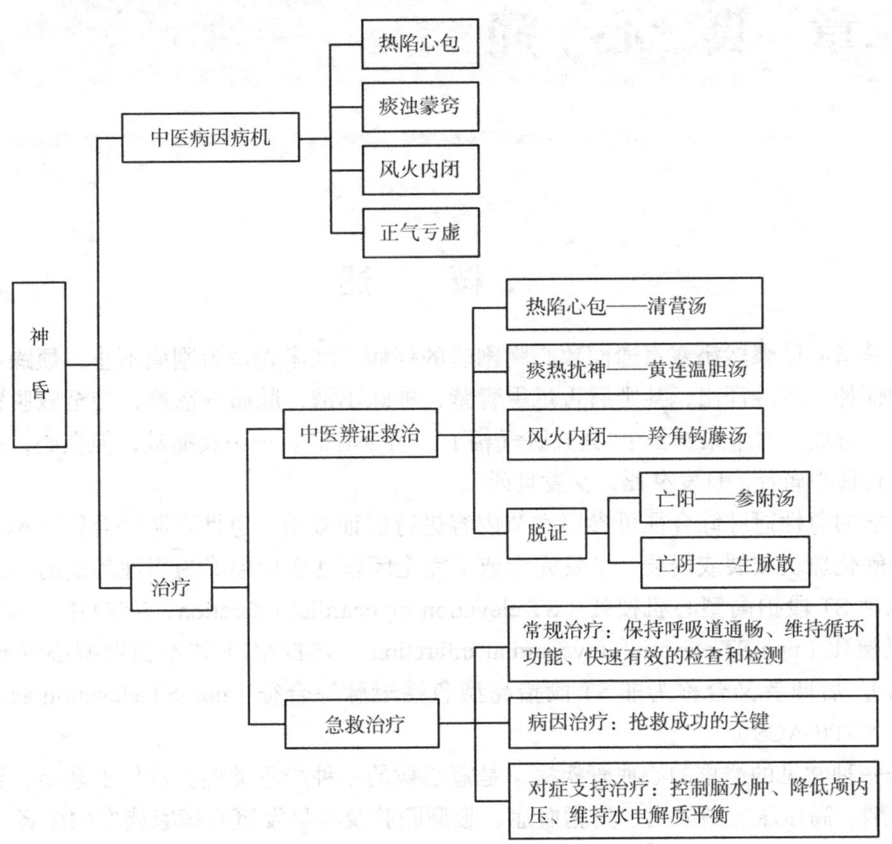

1. 如何在神昏的诊疗中体现文化自信?
2. 意识障碍的中西医分类及其含义。
3. 中医辨证治疗神昏的分型、治则、代表方。

本章案例请扫码

第十二章 真 心 痛

一、概 述

真心痛是指心脉骤然瘀塞不通而致心胸剧痛的疾病。临床表现为剧痛不止，烦躁不安，恐惧不宁，心悸怔忡，肢冷汗出，甚则唇舌爪甲青紫，神昧不清，脉微细欲绝，乃至厥脱猝死。本病记载首见于《难经·六十难》云："其五脏气相干，名厥心痛。……其痛甚，但在心，手足青者即名真心痛。其真心痛者，旦发夕死，夕发旦死"。

现代医学的急性冠脉综合征可参照本节内容进行辨证救治。急性冠脉综合征（ACS）是以冠状动脉粥样硬化斑块破裂或侵袭，继发完全或不完全闭塞性血栓形成为病理基础的一组临床综合征，包括急性 ST 段抬高型心肌梗死（ST-elevation myocardial infarction，STEMI）、急性非 ST 段抬高型心肌梗死（non-ST-elevation myocardial infarction，NSTEMI）和不稳定型心绞痛（unstable angina，UA），后两者又合称为非 ST 段抬高型急性冠脉综合征（non-ST-elevation acute coronary syndromes，NSTE-ACS）。

ACS 是一种常见的严重的心血管疾病，是冠心病的一种严重类型。常见于老年、男性及绝经后女性、吸烟、高血压、糖尿病、高脂血症、腹型肥胖及有早发冠心病家族史的患者。ACS 患者常常表现为发作性胸痛、胸闷等症状，可导致心律失常、心力衰竭，甚至猝死。

二、中医病因病机

本病多因年老久病，久坐少动，情志失调，饮食不节，以致心脉不利，复加大寒犯心，紧张郁怒，饱食肥甘，劳倦太过而促发。亦有无明显诱因而骤发者。

基本病机不外乎"不通则痛"和"不荣则痛"，有时两者常相兼为病，相互影响。

心脉瘀塞，气血凝滞，不通则痛，属标实本虚之候。标实为气滞、血瘀、痰阻、寒凝闭阻心脉，不通则痛；本虚为气血阴阳亏虚，阳气虚衰，失于温运，阴血不足，失于濡润，心脉失养，心体受损，不荣则痛。

病初多以邪实为主，继而正伤，虚实夹杂，易见大实大虚之候；重症患者因心不运血，神明失主，正气败绝，而见阳亡阴竭危象。恢复期多以虚为主，病位在心，涉及肾、脾（胃）肺、肝。

三、诊断与鉴别诊断

（一）疾病诊断要点

1. 发病特点 本病多见于中老年人，多数患者有先兆症状，表现为既往无胸痛者在发病前数日有乏力，胸部不适，活动时有心悸、气急、烦躁、胸痛等前驱症状，或原有胸痹心痛史者近日胸痛发作频繁，程度加重，持续较久，含服药物不能缓解。

2. 证候特点

（1）疼痛是最先出现的症状，疼痛部位多位于胸骨后、左胸前区，范围约拳头大小，也可遍及前胸，可放射至左臂内侧直至无名指、小指。但多无明显诱因，且常发生于安静时，程度较重，持续时间较长，可达数小时或数天，休息和含用硝酸甘油类药物多不能缓解。伴有烦躁不安、出汗、恐惧，或有濒死感。少数患者无疼痛，一开始即表现为大汗淋漓，烦躁不安。部分患者疼痛位于上腹部，也有患者疼痛放射至下颌、颈部、后背上方，易被误诊，需注意鉴别。

（2）疼痛时可伴有恶心、呕吐和上腹胀痛；病情危重者，可伴有心悸，头晕，昏厥；或烦躁不安，面色苍白，皮肤湿冷，脉微细数；或喘息气短，咳嗽，颜面发绀等。

（3）舌质淡或青紫，苔白，脉细数、结代，或脉微欲绝。

3. 辅助检查

（1）心肌损伤标志物：acute myocardial infarotion（AMI）时会出现心肌损伤标志物的升高，且其增高水平与心肌梗死范围及预后明显相关。①肌钙蛋白 I（cTnI）或 T（cTnT）起病 3 ～ 4h 后升高，cTnI 于 11 ～ 24h 达高峰，7 ～ 10 天降至正常；cTnT 于 24 ～ 48h 达高峰，10 ～ 14 天降至正常。肌钙蛋白增高是诊断心肌梗死的敏感指标。②肌酸激酶同工酶 CK-MB 起病后 4h 内增高，16 ～ 24h 达高峰，3 ～ 4 天恢复正常。

（2）心电图：STEMI 患者：① ST 段抬高呈弓背向上型，在面向坏死区周围心肌损伤区的导联上出现；②宽而深的 Q 波（病理性 Q 波），在面向透壁心肌坏死区的导联上出现；③ T 波倒置，在面向损伤区周围心肌缺血区的导联上出现。在背向梗死区的导联则出现相反的改变，即 R 波增高、ST 段压低和 T 波直立并增高。

NSTE-ACS（包括 NSTEMI 和 UA）患者 ST-T 波动态变化是 NSTE-ACS 最有诊断价值的心电图异常表现。症状发作时可记录到一过性 ST 段改变（常表现为 2 个或以上相邻导联 ST 段下移≥ 0.1mV），症状缓解后 ST 段缺血性改变改善，或者发作时倒置 T 波是"伪正常化"，发作后恢复至原倒置状态更具有诊断意义，并提示有急性心肌缺血或严重冠脉疾病。初始心电图正常或临界改变，不能排除 NSTE-ACS 的可能性；患者出现症状时应再次记录心电图，且与无症状时或既往心电图对比，注意 ST-T 波的动态变化。

（3）超声心动图：AMI 及严重心肌缺血时可见室壁节段性运动异常，同时有助于了解左心室功能，诊断室壁瘤和乳头肌功能失调等。

（4）放射性核素检查，MRI 等。

（5）冠状动脉造影：可显示出不同的血管情况。

（二）中医诊断要点

1. 寒凝血瘀证 心胸剧痛，引及肩背，受寒加重，心悸气短，手足欠温，畏寒口淡，面色多青，唇舌淡紫，脉沉细或迟。

2. 痰阻血瘀证 胸中闷痛，气短痰多，恶心欲吐，口中黏腻，头晕乏力，舌质深红，或隐青，舌体胖大，有齿痕，苔白滑或白腻，脉滑、数或涩。

3. 气滞血瘀证 心胸闷胀刺痛，或痛如刀绞，引及肩背，痛甚则汗出，爪甲口唇青紫，舌质暗，有紫气，或见瘀点瘀斑，脉细弦或涩或结代。

4. 阳虚气脱证 心胸闷痛，四肢厥冷，手足爪甲青紫或淡白，大汗淋漓，或喘促不宁，或怔忡不安，神情淡漠或模糊不清，舌淡紫或舌红少津，脉微细欲绝或细数不清。

（三）西医诊断要点

1. 临床表现 典型表现为发作性胸骨后闷痛，紧缩压榨感或压迫感、烧灼感，可向左上臂、下颌、颈、背、肩部或左前臂尺侧放射，呈间断性或持续性，伴有出汗、恶心、呼吸困难、窒息感、甚至晕厥，持续 10 ～ 20min，含硝酸甘油不能完全缓解时常提示 AMI。部分患者在 AMI 发病前数日有乏力，胸部不适，活动时心悸、气急、烦躁、心绞痛等前驱症状。

不典型表现有牙痛、咽痛、上腹隐痛、消化不良、胸部针刺样痛或仅有呼吸困难，这些常见于老年、女性、糖尿病、慢性肾功能不全或痴呆症患者。临床缺乏典型胸痛，特别当心电图正常或临界改变时，常易被忽略和延误治疗，应注意连续观察。

大多数 ACS 患者无明显的体征。重症患者可出现皮肤湿冷、面色苍白、烦躁不安、颈静脉怒张等，听诊可闻肺部啰音、心律不齐、心脏杂音、心音分裂、第三心音、心包摩擦音和奔马律。

2. 诊断 当有典型的缺血性胸痛症状或心电图动态改变而无心肌坏死标志物升高时，可诊断为不稳定型心绞痛。

存在下列情况时，可以诊断心肌梗死。

心脏生物标志物（最好是肌钙蛋白）增高或增高后降低，至少有 1 次数值超过正常上限，并有以下至少 1 项心肌缺血的证据：

（1）心肌缺血临床症状。

（2）心电图出现新的心肌缺血变化，即新的 ST 段改变或左束支传导阻滞（按心电图是否有 ST 段抬高，分为 STEMI 和 NSTEMI）。

（3）心电图出现病理性 Q 波。

（4）影像学证据显示新的心肌活力丧失或区域性室壁运动异常。

（四）鉴别诊断要点

1. 中医鉴别诊断

（1）厥心痛：厥心痛与真心痛均属卒心痛范畴，但前者病情相对较轻，疼痛多能在数秒钟至 15min 内缓解；真心痛疼痛持续时间较长，可达数小时或数天，休息和含用药物多不能缓解，常伴有烦躁不安、出汗、恐惧，或有濒死感。

（2）急性腹痛：疼痛部位不典型的真心痛应与脾心痛、胆胀等疼痛剧烈时相鉴别，这类疾病多有明显的消化道症状，疼痛部位多在胃脘部或偏右上腹，而无胸闷、心悸等表现，心电图检查多无异常发现。真心痛多有心电图异常。

2. 西医鉴别诊断

（1）稳定型心绞痛：胸痛常由体力劳动或情绪激动（如愤怒、焦急、过度兴奋等）所诱发，饱食、寒冷、吸烟、心动过速、休克等亦可诱发。疼痛多发生于劳力或激动的当时，而不是在一天劳累之后。典型的心绞痛常在相似的条件下重复发生，但有时同样的劳力只在早晨而不在下午引起心绞痛。疼痛出现后常逐步加重，然后在 3 ～ 5min 内渐消失。停止原来诱发症状的活动或舌下含用硝酸甘油能在几分钟内使之缓解。

（2）主动脉夹层：胸痛一开始即达高峰，常放射到背、肋、腹、腰和下肢，两上肢的血压和脉搏可有明显差别，可有主动脉瓣关闭不全的表现，偶有意识模糊和偏瘫等神经系统受损症状，但无血清心肌坏死标志物升高等可资鉴别。二维超声心动图检查、X 线、胸主动脉 CTA 或 MRA

有助于诊断。

（3）急性肺动脉栓塞：可发生胸痛、咯血、呼吸困难和休克。但有右心负荷急剧增加的表现如发绀、肺动脉瓣区第二心音亢进、颈静脉充盈、肝大、下肢水肿等。心电图示Ⅰ导联S波加深，Ⅲ导联Q波显著，T波倒置，胸导联过渡区左移，右胸导联T波倒置等改变，可资鉴别。

（4）急腹症：急性胰腺炎、消化性溃疡穿孔、急性胆囊炎、胆石症等，均有上腹部疼痛，可能伴休克。仔细询问病史、体格检查、心电图检查、血清心肌酶和肌钙蛋白测定可协助鉴别。

（5）急性心包炎：心包炎的疼痛与发热同时出现，呼吸和咳嗽时加重，早期即有心包摩擦音，后者和疼痛在心包腔出现渗液时均消失；全身症状一般不如AMI严重；心电图除aVR外，其余导联均有ST段弓背向下的抬高，T波倒置，无异常Q波出现。

（6）气胸：表现为急性呼吸困难、胸痛和患侧呼吸音减弱，胸部X线可鉴别。

四、治　疗

（一）急救治疗

真心痛是临床急危重症，应参照现代医学的急性冠脉综合征立即进行抢救，给予中西医综合救治。"时间就是心肌，时间就是生命"，对于STEMI患者，采用溶栓或介入治疗（percataneous coronary intervention，PCI）方式尽可能早地开通梗死相关动脉可明显降低病死率、减少并发症、改善患者的预后。ACS患者评估与处理流程见图12-1。

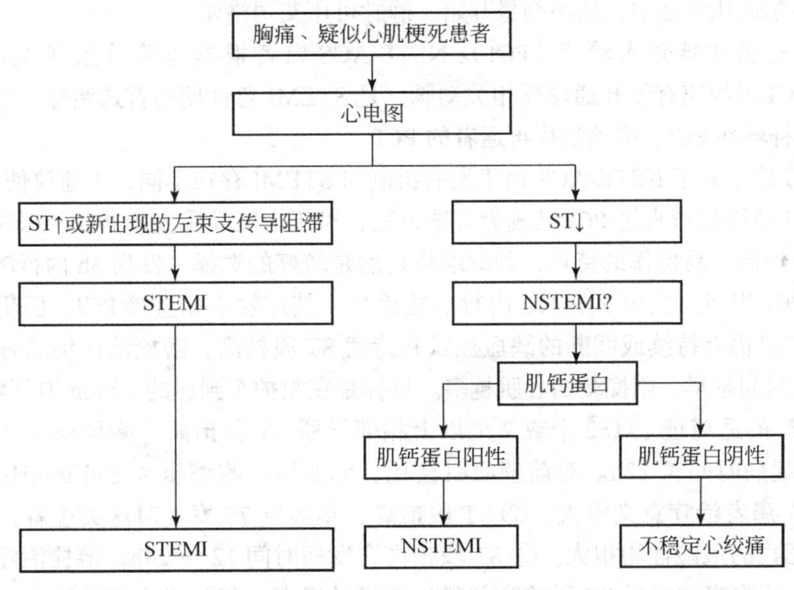

图12-1　ACS患者评估与处理流程

（1）发生疑似急性缺血性胸痛症状时应立即停止活动、休息，并尽早向急救中心呼救，送往有条件的医院进行救治。

（2）立即给予吸氧和心电图、血压和血氧饱和度监测，伴有严重低氧血症者，需面罩加压给氧或气管插管并机械通气，建立静脉通道，除颤仪处于备用状态，检测心肌酶和肌钙蛋白、凝血四项和急诊生化等。

（3）镇静镇痛：对于NSTE-ACS患者，可给予小剂量的镇静剂；对于STEMI患者应尽快解除疼痛，可选用吗啡 2 ～ 4mg 静脉注射或哌替啶 50 ～ 100mg 肌内注射，必要时 5 ～ 10min 后重复。应注意吗啡可引起低血压和呼吸抑制。

（4）硝酸酯类药物：对无禁忌证的 ACS 患者应立即舌下含服硝酸甘油 0.5mg，每 3min 重复 1 次，总量不超过 1.5mg，若仍无效，可静脉应用硝酸甘油 24 ～ 48h，然后改用口服硝酸酯制剂。应注意头痛及低血压等不良反应。下壁伴右心室梗死时，因更易出现低血压，也应慎用硝酸甘油。

（5）抗血小板治疗：只要无禁忌证，ACS 患者均需要联合应用阿司匹林和 ADP 受体拮抗剂。①阿司匹林：立即口服水溶性阿司匹林或嚼服肠溶阿司匹林 300mg，继以 100mg，每日一次长期维持。② ADP 受体拮抗剂：尽快服用氯吡格雷初始负荷量 300mg（拟直接 PCI 者最好 600mg），随后氯吡格雷 75mg，每日一次。新一代该类药物替格瑞洛是可逆的 ADP 受体拮抗剂，起效更快，首次 180mg 负荷量，维持量 90mg，每日 2 次。③ GP Ⅱ b/ Ⅲ a 受体拮抗剂：阿昔单抗、依替巴肽、替罗非班等，主要用于接受直接 PCI 的患者术中使用。

（6）抗凝治疗：①普通肝素；②低分子肝素；③磺达肝癸钠；④比伐卢定。根据病情选择使用。

（7）调脂治疗：ACS 患者尽早使用他汀类药物，如阿托伐他汀钙 20mg，口服，每日一次可促使内皮细胞释放一氧化氮，有类硝酸酯的作用。

（8）血管紧张素转换酶抑制剂（angiotensin-converting enzyme inhibitor，ACEI）或血管紧张素受体阻滞剂（angiotensin receptor blocker，ARB）：可减少充盈性心力衰竭的发生，降低病死率。如无禁忌证，所有 ACS 患者均应给予 ACEI 长期治疗。不能耐受 ACEI 者，可考虑换用 ARB。

（9）β 受体拮抗剂：在无心力衰竭、低排血量状态、心源性休克风险及其他禁忌证的情况下，尽早口服美托洛尔或比索洛尔，从小剂量开始。静脉可用艾司洛尔。

（10）经皮冠状动脉介入治疗（PCI）：NSTE-ACS 患者根据危险分层择期进行 PCI 治疗。STEMI 患者，PCI 可快速有效开通梗死相关动脉，是 STEMI 急性期的首选治疗，根据具体病情可选择直接 PCI、补救性 PCI、溶栓治疗再通者的 PCI。

（11）溶栓疗法：对于 NSTE-ACS 由于发病机制与 STEMI 存在不同，不建议使用溶栓治疗。

虽然 STEMI 急性期行直接 PCI 已成为首选方法，对于未能开展直接 PCI 的医院，溶栓治疗具有快速、简便、经济、易操作的特点，静脉溶栓仍然是较好的选择。发病 3h 内行溶栓治疗，其临床疗效与直接 PCI 相当。发病 3 ～ 12h 内行溶栓治疗，其疗效不如直接 PCI，但仍能获益。发病 12 ～ 24h 内，如果仍有持续或间断的缺血症状和持续 ST 段抬高，溶栓治疗仍然有效。STEMI 发生后，血管开通时间越早，则挽救的心肌越多。目标是在救护车到达的 30min 内开始溶栓。

1）溶栓治疗的适应证：① 2 个或 2 个以上相邻导联 ST 段抬高（胸导联≥ 0.2mV、肢体导联≥ 0.1mV），起病时间＜ 12h。对前壁心肌梗死、低血压（收缩压＜ 100 mmHg）或心率增快（＞ 100 次 / 分）患者治疗意义更大。② ST 段抬高，年龄＞ 75 岁。对这类患者，无论是否溶栓治疗，STEMI 死亡的危险性均很大。③ ST 段抬高，发病时间 12 ～ 24h，溶栓治疗收益不大，但在有进行性缺血性胸痛和广泛 ST 段抬高并经过选择的患者，仍可考虑溶栓治疗。④高危心肌梗死，就诊时收缩压＞ 180mmHg 和（或）舒张压＞ 110mmHg，这类患者颅内出血的危险性较大，应认真权衡溶栓治疗的益处与出血性卒中的危险性。对这些患者首先应镇痛、降低血压（如应用硝酸甘油静脉滴注、β 受体阻滞剂等），将血压降至 150/90mmHg 时再行溶栓治疗，但是否能降低颅内出血的危险尚未得到证实。对这类患者若有条件应考虑直接 PCI。

2）溶栓治疗的禁忌证及注意事项：①既往任何时间发生过出血性脑卒中，1 年内发生过缺血性脑卒中或脑血管事件。②颅内肿瘤。③近期（2 ～ 4 周）活动性内脏出血。④可疑主动脉夹层。⑤入院时严重且未控制的高血压（＞ 180/110 mmHg）或慢性严重高血压病史。⑥目前正在使用治疗剂量的抗凝药，已知有出血倾向。⑦近期（2～4周）创伤史，包括头部外伤、创伤性心肺复苏或较长时间（＞10min）的心肺复苏。⑧＜3周外科大手术。⑨＜2周在不能压迫部位的大血管穿刺。⑩活动性消化性溃疡。

3）溶栓剂的使用方法：①尿激酶建议剂量为1 500 000U左右，于30min内静脉滴注，配合肝素皮下注射7500～10 000U，每12h 1次，或低分子量肝素皮下注射，每日2次。②链激酶或重组链激酶：建议150万U于1h内静脉滴注，注意寒战、发热等过敏反应，配合肝素皮下注射7500～10 000U，每12h 1次，或低分子量肝素皮下注射，每日2次。③重组组织型纤溶酶原激活剂（rt-PA）：GUSTO方案，首先静脉注射15mg，继之在30min内静脉滴注0.75mg/kg（不超过50mg），再在60min内静脉滴注0.5mg/kg（不超过35mg）。④替奈普酶：一般为30～50mg溶于10ml生理盐水静脉注射。

（12）冠状动脉旁路搭桥术（coronary artery bypass graft，CABG）：对于NSTE-ACS患者中病变严重、有多支血管病变的症状严重和左心室功能不全的患者可考虑。

对于STEMI患者，介入治疗失败或溶栓治疗无效有手术指征者，宜争取6～8h内施行紧急CABG手术，但病死率明显高于择期CABG手术。

（13）右心室心肌梗死：右心衰竭伴低血压，而无左心衰竭的表现时，宜扩张血容量，必要时使用多巴酚丁胺，不宜用利尿药。

（14）积极治疗诱发因素和心律失常、心源性休克、心力衰竭等并发症，可参考相关章节。

（15）口服中成药。

速效救心丸：活血理气止痛，每次4～6粒，含服，1日3次，重者每次10～15粒。

冠心苏合丸：理气宽胸止痛，每次1～2粒，口服，1日3次，适合气滞偏重者。

麝香保心丸：芳香温通，益气强心，每次1～2粒，口服，1日3次。

苏冰滴丸：芳香开窍，理气止痛。每次2～4粒，含服或吞服，1日3次，可迅速缓解疼痛，适合气滞明显的患者。

（16）中药注射剂：可辨证选用丹参注射液、复方丹参注射液、川芎嗪注射液、注射用血塞通、谷红注射液等活血化瘀类药物，适当稀释后使用；也可辨证选用参麦注射液60～100ml、生脉注射液20～60ml、参附注射液60～100ml、黄芪注射液10～20ml等温阳益气养阴类药物，适当稀释后使用。

（17）针刺：主穴可选心俞、厥阴俞；配穴可选内关、足三里、间使。

（18）保持大便通畅：可口服麻子仁丸、麻仁软胶囊、四磨汤口服液等通便药物，必要时可使用开塞露塞肛。

（二）中医辨证救治

针对本病的主要病机，活血通络应贯穿始终，及时疏通血脉，挽救心肌；兼以祛寒、化痰、理气、补虚等治法。

1. 寒凝血瘀证

症状：心胸剧痛，引及肩背，受寒加重，心悸气短，手足欠温，畏寒口淡，面色多青，唇舌淡紫，脉沉细或迟。

治法：温阳祛寒，活血通络。

代表方：当归四逆汤合桂枝加附子汤。

常用药：当归、桂枝、通草、细辛、白芍、干姜、炙甘草、附子、大枣。

加减：寒甚痛剧者可合乌头赤石脂丸；痛厥气闭神昏者，合用苏合香丸；血瘀重者可合失笑散、三七、水蛭等。

2. 痰阻血瘀证 胸中闷痛，气短痰多，恶心欲吐，口中黏腻，头晕乏力，舌质深红，或青紫，舌体胖大，有齿痕，苔白滑或白腻，脉滑、数或涩。

治法：豁痰理气，通络止痛。

代表方：瓜蒌薤白半夏汤合大七气汤。

常用药：全瓜蒌、薤白、法半夏、三棱、莪术、青皮、陈皮、藿香、香附。

加减：血瘀重者可合失笑散、水蛭；大便秘结者，重用瓜蒌仁，加大黄通便。

3. 气滞血瘀证 心胸闷胀刺痛，或痛如刀绞，引及肩背，痛甚则汗出，爪甲口唇青紫，舌质暗，有紫气，或见瘀点瘀斑，脉细弦或涩或结代。

治法：理气止痛，活血通络。

代表方：血府逐瘀汤合丹参饮。

常用药：桃仁、红花、熟地、白芍、当归、川芎、柴胡、枳壳、炙甘草、牛膝、桔梗、丹参、檀香、砂仁。

加减：疼痛明显，可合失笑散、乳香、没药以活血化瘀散结止痛；瘀血明显加三棱、莪术、三七、水蛭等；大便秘结者，可合麻子仁丸。

4. 阳虚气脱证 心胸闷痛，四肢厥冷，手足爪甲青紫或淡白，大汗淋漓，或喘促不宁，或怔忡不安，神情淡漠或模糊不清，舌淡紫或舌红少津，脉微细欲绝或细数不清。

治法：回阳救逆，益气固脱。

代表方：四逆汤合保元汤。

常用药：附子、干姜、炙甘草、人参、黄芪、肉桂。

加减：阴竭者加生脉饮；汗出不止加山茱萸、龙骨、牡蛎、五味子。

五、预防与调护

1. 预防

（1）防治本病必须高度重视精神调摄，避免过于激动或喜怒忧思无度，保持心情平静愉快。注意生活起居，寒温适宜。

（2）饮食宜清淡低盐，食勿过饱。多吃水果及富含纤维素食物，保持大便通畅，忌烟酒等刺激之品。注意劳逸结合，坚持适当活动，发作期患者立即卧床休息，缓解期要注意适当休息，保证充足的睡眠，坚持力所能及的活动，做到动中有静。

2. 调护

（1）应注意采用清淡易消化的饮食，急性期过后宜采用低盐低脂饮食，如合并糖尿病还应注意控制糖分的摄入。

（2）AMI 急性期时，应以卧床休息为主。对血流动力学稳定且无并发症的患者可根据病情卧床休息 1 ～ 3 天，一般第 2 天可允许患者坐在床旁大便，病情不稳定及高危患者卧床时间可适当延长。避免过度紧张、焦虑、兴奋和劳累，注意保持大便通畅，便秘者应适当通便，切不可过度用力排便，以免诱发心肌缺血、心律失常甚至心脏破裂。

（3）戒烟：所有 ACS 患者均需戒烟。

（4）运动：ACS 患者出院前应作运动耐量评估，并制订个体化体力运动方案。对于所有病情稳定的患者，建议每日进行 30 ～ 60min 中等强度的有氧运动（例如快步行走等），每周至少坚持

5天。此外，还可建议每周进行1～2次阻力训练。体力运动应循序渐进，并避免诱发心绞痛等不适症状。

（5）控制体重：应监测体重，建议通过控制饮食与增加运动将体质指数控制于24kg/m^{2}以下。

六、历代医家有关论述

《难经·六十难》中记载："心之病……其痛甚，但在心，手足青者，即名真心痛。其真心痛者，旦发夕死，夕发旦死。"

《素问·痹论》："心痹者，脉不通，烦则心下鼓，暴气上喘。"

《金匮要略·胸痹心痛短气病脉证治》："心痛彻背，悲痛彻心，乌头赤石脂丸主之"；"胸痹，不得卧，心痛彻背者，瓜蒌薤白半夏汤主之"。

《医门法律·中寒门》："胸痹心痛，然总因阳虚，故阴得乘之。"

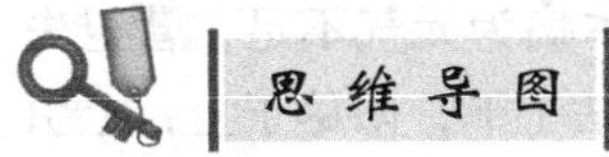

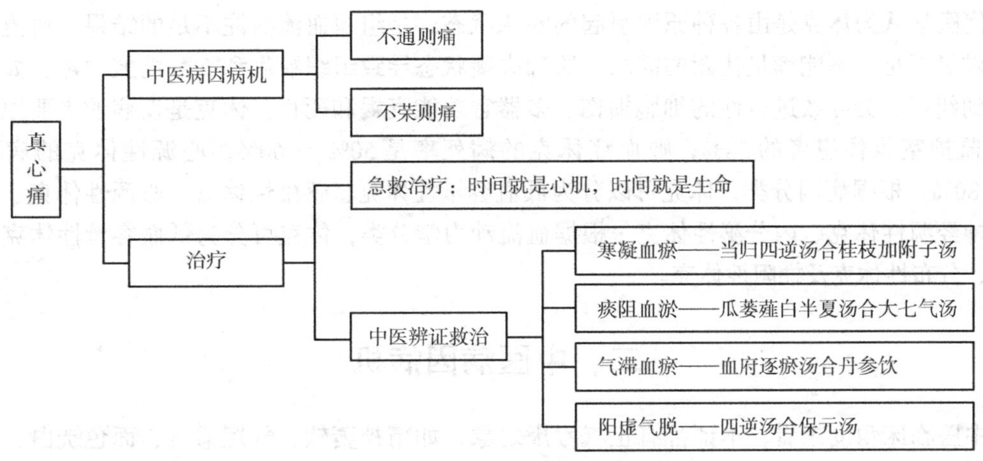

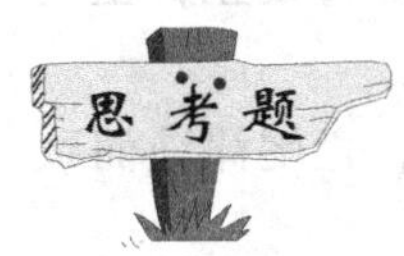

1. 真心痛的病因病机是什么？
2. 真心痛怎么进行中西结合治疗？

本章案例请扫码

第十三章　脱　　证

一、概　述

脱证是因邪毒侵扰，脏腑败伤，气血受损，阴阳互不维系而致的以突然汗出，目合口开，二便自遗，甚则神昏为主要表现的急危病证。“脱”之名源自《灵枢·血络论》：“阴阳之气，其新相得而未合和，因而泻之，则阴阳俱脱，表里相离，故脱色而苍苍然”。本病为元气不足，营卫失和，邪毒内侵，或伤津耗液，损精亏血，脱气亡阳，以致五脏败伤，阴枯于下，阳尽于上，上引下竭，阴阳互不相抱，五络俱衰。属急危重症。

现代医学认为休克是由各种原因引起的临床状态，是组织血流灌注不足的结果，血流灌注不足导致供氧不足，不能满足代谢的需求。这种失衡状态导致组织缺氧和乳酸性酸中毒，如果没有立即得到纠正，会导致进行性的细胞损伤、多器官功能衰竭和死亡。休克是发病的重要原因，约占重症监护室收住患者的34%，败血症休克的病死率是50%～60%，心源性休克的病死率是60%～80%。根据病因分类，休克可以分为低血容量性休克、感染性休克、心源性休克、过敏性休克、神经源性休克、内分泌性休克；根据血流动力学分类，休克可分为低血容量性休克、心源性休克、分布性休克及梗阻性休克。

二、中医病因病机

从中医临床角度来看，本证都有正气亏虚之象，如精神萎软、气短懒言、面色㿠白、汗出肢冷、脉微欲绝等。因此本证的病理基础是虚证，加之外感六淫、内生痰瘀之邪，邪毒伤正，正气大亏，气机逆乱，致使脏腑功能为之闭塞。

（1）外感六淫：外感六淫邪气，尤其是火热暑邪，最易炽盛猖獗而耗散正气，亡竭津液而致脱证，本证多见于感染引起的分布性休克。

（2）脉络受损：外伤或脏腑病变导致的脉络受损，血溢脉外，量多不止，亡失阴血，气随血脱失精而致脱证，本证多见于外伤失血引起的容量不足性休克。

（3）大汗大下：病邪势盛，或正气不固，或过用发汗吐下，致使津液亡失，气无所载而致脱证，本证多见于各种原因脱水引起的容量不足性休克。

（4）情志刺激：大怒、大恐、惊恐、疼痛等强烈刺激亦可导致脱证。本证多见于分布性休克。

（5）元气虚损：久病耗血伤气，或房事不节，肾精亏耗，或劳力过度，心神暗伤，则正气已虚，再遇邪实则正气更虚而致脱证。本证可见于各种类型休克。

三、诊断与鉴别诊断

（一）疾病诊断要点

（1）发病特点：起病急骤，每见于久病体虚，亡血脱液，暴吐暴泻，热毒内陷，严重烧伤者。

（2）证候特点：神情淡漠或烦躁，面色苍白或灰白或紫赤，语声低弱，息微而促，大汗淋漓，尿少或无尿，舌淡白而干，脉沉细数，甚则猝然昏仆，目合口开，二便自遗，手撒肢冷，脉芤或伏。

（3）辅助检查：常见血压下降，脉压缩小，脱液时，血细胞比容升高；失血时，红细胞计数、血红蛋白、血细胞比容、动脉血气分析及动脉血乳酸测定、中心静脉压可降低。

根据病因的不同，检查要点有所侧重。如心源性休克重点检查胸片、心电图、心肌酶谱、肌钙蛋白等；低血容量性休克重点检查血红细胞计数、血型、凝血功能等；分布性休克中的感染性休克则重点关注动脉血气分析及动脉血乳酸、降钙素原测定，以及血液或者体液细菌培养等。

（二）中医诊断要点

1. 气脱　神志淡漠，声低息微，倦怠乏力，汗漏不止，肢冷肤凉，舌淡，苔白润，脉微弱。

2. 阴脱　神情恍惚，面色潮红，口干欲饮，皮肤干燥而皱，舌红而干，脉微细数；甚者汗热味咸或汗出如油，虚烦躁扰，面赤颧红，身灼肢温，小便极少，脉细数疾。

3. 阳脱　神志淡漠，声低息微，汗漏不止，畏寒蜷卧，舌淡苔润，脉沉微；甚者神倦息微，目闭口开，冷汗淋漓，四肢逆冷，二便失禁，舌卷而颤，脉微欲绝。

4. 血脱　猝然内外出血，神情淡漠或烦躁，面色苍白，枯涩无神，动则汗出，心悸气短，头晕目眩，舌质淡白而干燥，脉沉微或细数欲绝。

（三）西医诊断要点

休克作为临床综合征的诊断，常以低血压、微循环灌注不良、交感神经代偿性亢进等方面的临床表现为依据。当有休克的病因，早期有交感神经肾上腺功能亢进征象时，即应考虑休克的可能。早期症状诊断包括：①血压升高而脉压减少；②心率增快；③口渴；④皮肤潮湿、黏膜发白、肢端发凉；⑤皮肤静脉萎陷；⑥尿量减少（25～30ml/L）。

诊断标准：①有发生休克的病因；②意识异常；③脉搏快，超过 100 次 / 分，细或不能触及；④四肢湿冷，胸骨部位皮肤指压阳性，黏膜苍白或发绀，尿量小于 17ml/h 或无尿；⑤收缩压小于 80mmHg；⑥脉压小于 20mmHg；⑦原有高血压者收缩压较原有水平下降 30% 以上。

凡符合①，以及②、③、④中的两项，和⑤、⑥、⑦中的一项者，即可成立诊断。

（四）鉴别诊断要点

（1）神昏：以神志不清为特征，可突然出现，更常见于慢性疾病过程中渐次出现，多见于内科杂病危重阶段，发病前可有头昏、恶心、呕吐、心慌、气急、肢麻、偏瘫、尿少、尿闭、浮肿等症状。

（2）厥证：以突然昏仆，不省人事，四肢厥冷，面色苍白，但短期内可逐渐苏醒为特征。实证居多。脱证常有大汗淋漓，目合口开，二便失禁，脉微或伏，不一定有昏仆，四肢厥冷。厥脱可以同时出现。

（3）中风：发病年龄多在40岁以上，急性起病，以突然昏仆，半身不遂，言语不利，口舌歪斜为主症。

（4）西医鉴别诊断：主要是各种休克之间的鉴别诊断，也要注意与血管性晕厥、遗传性血管性水肿症等病的鉴别。血管性晕厥是短暂的心血管系统反射性调节障碍，主要是由于血压突然降低、脑部缺血而引起的暂时性意识丧失，常见于直立性低血压、严重心律不齐、疲劳、闷热等情况，恐惧、紧张、晕针等，平卧休息或采取头低位后即可恢复。两者的临床表现较为相似，均可见面色苍白、血压下降及意识障碍等症状，但晕厥多见心率减慢，休克则可见皮肤湿冷、心率加快、脉搏细数、尿量减少等表现。

四、治　　疗

（一）急救治疗

脱证是临床急危重症，应立即进入抢救程序，给予抗休克的综合救治：吸氧、补充血容量、血管活性药物、纠正酸中毒、合理使用激素、针灸及中药方剂的使用。另外还要加强病因治疗，例如，控制感染、迅速止血、改善心功能、纠正心律失常、解除心脏运动障碍，消除或避免过敏源等。

1. 体位　通常取平卧位，必要时采取头和躯干抬高20°～30°、下肢抬高15°～20°，以利于呼吸和下肢静脉回流同时保证脑灌注压力；保持呼吸道通畅，并可用鼻导管法或面罩法吸氧，必要时建立人工气道，呼吸机辅助通气；维持比较正常的体温，低体温时注意保温，高温时尽量降温；及早建立静脉通路，并用药（见后）维持血压。尽量保持患者安静，避免人为的搬动，可用小剂量镇痛、镇静药，但要防止呼吸和循环抑制。

2. 恢复组织灌注　脱证治疗的共同目标是恢复组织灌注，其中早期最有效的办法是补充足够的血容量，不仅要补充已失去的血容量，还要补充因毛细血管床扩张引起的血容量相对不足，因此往往需要过量的补充，以确保心排血量。即使是心源性休克有时也不能过于严格地控制入量，可在连续监测动脉血压、尿量和中心静脉压（central venous pressure，CVP）的基础上，结合患者皮肤温度、末梢循环、脉率及毛细血管充盈时间等情况，判断所需补充的液体量，动态观察十分重要。休克治疗的早期，输入何种液体当属次要，即使大量失血引起的休克也不一定需要全血补充，只要能维持血细胞比容大于30%，大量输入晶体液、血浆代用品以维持适当的血液稀释，对改善组织灌注更有利。扩容剂选择应遵循的原则是：时刻考虑使用液体的目的，"缺什么补什么"，按需补充。其次，还要同时兼顾晶体及胶体的需求及比例。

3. 纠正酸碱平衡失调　脱证中都存在不同程度的酸中毒，早期不必处理；病情严重并明确有酸中毒，可考虑输注碱性药物，以减轻酸中毒和减少酸中毒对机体的损害。常用的碱性药物为5%碳酸氢钠溶液。乳酸钠注射液因需要在肝脏代谢才能发挥作用，而休克可导致肝脏功能损害，故休克时不作首选。

4. 血管活性药物的应用　①缩血管药物：目前主要用于部分早期休克患者，以短期维持重要脏器灌注为目的，也可作为休克治疗的早期应急措施，不宜长久使用，用量也应尽量减小。常用的药物有间羟胺（阿拉明）、多巴胺、多巴酚丁胺、去氧肾上腺素（新福林）、去甲肾上腺素等。②扩血管药物主要扩张毛细血管前括约肌，以利于组织灌流，适用于扩容后CVP明显升高而临床征象无好转，临床上有交感神经活动亢进征象，心排血量明显下降，有心力衰竭表现及有肺动脉高压者。常用的药物有异丙基肾上腺素、酚妥拉明（苄胺唑啉）、酚苄明、妥拉唑林、阿托品、山莨菪碱、东莨菪碱、硝普钠、硝酸甘油、硝酸异山梨酯、氯丙嗪等。在使用扩血管药时，前提是必须充分扩容，否则将导致明显血压下降。要注意的是所有血管活性药物用量和使用浓度也应从最小开始。

5. 改善微循环 早期脱证患者通过积极扩充血容量和应用血管扩张剂，微循环障碍一般可以得到改善；出现弥散性血管内凝血的征象时，应即用肝素治疗；必要时，尚可应用抗纤维蛋白溶解药物，阻止纤维蛋白溶酶的形成。

6. 皮质类固醇药物的应用 并非所有脱证患者均适合使用皮质类固醇，一般用于感染性休克和严重休克；并不推荐大剂量早期应用，仅推荐当液体复苏及使用血管活性药物后血流动力学仍不稳定，才考虑使用皮质类固醇药物，推荐静脉应用短效药物氢化可的松，最大剂量200mg/d。

7. 益气养阴固脱 可选用生脉注射液或参麦注射液，或独参汤、生脉散煎汤鼻饲。针灸可选内关、大陵。留针30～60min，15min行针1次；也可选主穴素髎、内关，配穴少冲、少泽、中冲、涌泉。中度刺激，持续留针，间接捻转，至神志转清，血压回升出针。益气回阳固脱，可选用参附注射液，或参附汤、四逆汤煎汤鼻饲，针灸多取百会、长强以提振阳气；人中、合谷、涌泉以醒脑开窍；内关透外关、华佗夹脊穴、膻中、间使、神门、三阴交、阴陵泉等穴，留针10min，中强刺激，以疏通经络，燮理阴阳。灸气海、关元3～5壮，以回阳固脱。

（二）中医辨证救治

本病属内科急危症，为阴枯阳竭，阴阳不相维系之象。治疗上应益气回阳救阴，急固其本。

1. 气脱

症状：眩晕昏仆，面色苍白，呼吸微弱，汗出肢冷，舌淡，脉沉细微。

治法：益气固脱。

代表方：四味回阳饮。

常用药：人参、附子、炮姜、甘草。

加减：汗出量多者加黄芪、牡蛎、白术以固表止汗，汗出不止者加龙骨、牡蛎固摄；心悸不安者加远志、柏子仁养心安神。

2. 液脱

症状：大汗、大吐或大下后，面色苍白，精神萎靡，肢软无力，心慌动悸，舌淡，脉细数。

治法：养阴增液。

代表方：增液汤合生脉散。

常用药：麦冬、生地、玄参、人参、五味子。

加减：口渴者可加用五汁饮；心悸明显者可加用天门冬、白芍、酸枣仁、夜交藤、柏子仁等；泻痢不止者可加粟壳止泻；呕吐明显者可加半夏、生姜；汗出不止者可加浮小麦、碧桃干、牡蛎止汗。

3. 血脱

症状：呕血、咯血、便血或外伤出血量多，突然昏厥，面色苍白，口唇失华，四肢颤抖，眼窝深陷，自汗肤冷，呼吸微弱，舌质淡，脉芤或细数微软。

治法：补气养血。

代表方：人参养荣汤。

常用药：人参、甘草、当归、白芍、熟地、肉桂、大枣、黄芪、白术、茯苓、五味子、远志、橘皮、生姜。

加减：出血不止者可加仙鹤草、藕节、侧柏叶止血；若呼吸微弱，冷汗不止者可加附子、干姜温阳；心悸不寐者可加远志、龙眼肉、阿胶、酸枣仁养心安神；口干津亏者可加麦冬、沙参、玉竹、北沙参以养胃生津。

4. 亡阴

症状：面色苍白或潮红，发热烦躁，心悸多汗，其汗热如油，口渴喜饮，尿少色黄，肢厥不温，舌干红少苔，脉虚细而疾，或沉微欲绝。

治法：救阴固脱。

代表方：参麦饮。

常用药：人参、麦冬。

加减：身热颧红，手足心热甚于手足背，口干咽燥，神倦欲眠，或心中震震，舌绛少苔，脉虚细或结代等可用加减复脉汤。

5. 阳脱

症状：面色㿠白，口唇晦暗，四肢厥逆，畏寒蜷卧，气促息微，冷汗如珠，神情淡漠，精神萎靡，尿少或遗尿，下利清谷，舌淡苔白润，脉沉微绝。

治法：回阳固脱。

代表方：参附汤。

常用药：人参、附子。

加减：寒象明显者加干姜、吴茱萸温阳固摄。病程中见面色泛红、烦躁不安者为阴盛格阳，需加童便、猪胆汁以收敛阳气。

6. 阴阳俱脱

症状：神志昏迷，目呆口张，瞳仁散大，喉中痰鸣，气少息促，汗出如油，舌卷囊缩，周身俱冷，二便失禁，脉微欲绝。

治法：温阳救阴。

代表方：参附汤合生脉散。

常用药：人参、附子、麦冬、五味子。

五、预防与调护

1. 预防

（1）积极治疗原发病，如给予健脾益气、收敛止血、调补阴阳、清热解毒等法。

（2）调摄情志，疏通气机，避免肝气滞久，化生肝火，动血伤阴。

（3）节制饮食，忌食肥甘厚味及辛辣之品，以防脾土受损，气血乏源。

（4）年老久病，命火虚少，应避免过劳及寒冷刺激，因劳则耗气，寒则伤阳，终成阳气欲脱之象。

2. 调护

（1）绝对卧床休息，采用头低脚高位，忌搬动。呕血或咯血者应注意清除口鼻腔血块、分泌物，以防窒息。

（2）神志不清或烦躁者，床边应有专人看护，防止意外伤害。

（3）建立特别护理记录，注意神志、面色、血压、心率、呼吸、体温、出汗、二便、舌苔、脉象情况。如无尿，注意膀胱是否充盈。尿潴留者，可予针灸或热敷或点按关元、中极穴。

（4）保持室内安静、通风、温暖。保持皮肤、口腔清洁。肤冷者，可灸关元、三阴交，并按摩四肢。

（5）脱证纠正后，可予人参养荣汤、归脾汤善后处理。

六、历代医家有关论述

《灵枢·决气》言："精脱者，耳聋；气脱者，目不明；津脱者，腠理开，汗大泄；液脱者，骨属屈伸不利，色夭，脑髓消，胫酸，耳数鸣；血脱者，色白，夭然不泽，其脉空虚，此其候也。"

《灵枢·血络论》："阴阳之气，其新相得而未和合，因而泻之，则阴阳俱脱，表里相离，故脱色而苍苍然。"

《景岳全书·杂证谟·厥逆》言："血脱者，如大崩大吐或产，血尽脱，则气亦随之而脱，故致卒仆暴死"，"气并为血虚，血并为气虚，此阴阳之偏败也，今其气血并走于上，则阴虚于下，而神气无根，是即阴阳相离之候，故致厥脱"，"脱之名，唯阳气骤越，阴阳相离，汗出如油，六脉垂绝一时，急迫之证，方名为脱"。

《医学心悟·论补法》："如极虚之人，垂危之病，非大剂汤液，不能挽回，余常用参附煎膏，日服数两，而救阳微将脱之证；又尝用参麦煎膏，服至数两，而救津液将枯之证。亦有无力服参，而以芪、术代之者。"

《类证治裁·厥症》言："由吐泻后真阴大伤，厥气上逆，阴阳失交。"

《医学心悟·论下法》言："此皆在当下之例，若失时不下，则津液枯竭，身如槁木，势难挽回矣。""郁热蓄甚，神昏厥逆，脉反滞涩，有微细欲绝之象……投以温药则不可救；或者妄行攻下，致残阴暴绝，势大可危。"

《类证治裁·脱症》言："生命以阴阳为枢纽。阴在内，阳之守，阳在外，阴之使。阴阳互根，相抱不脱。……夫元海根微，精关直泄，上引下竭，阴阳脱离，命立顷矣。"

《张氏医通·脱》中言："上下俱脱者，良由上盛下虚，精华外脱，其必食肥甘，好酒色，而体肥痰盛，往往类中之虞……颠仆遗尿，喘鸣大汗者，此上下俱脱也。"

《简明医彀·厥证》言："急病或重病患者，突然大汗不止，或汗出如油，声短息微，精神疲惫不支，脉微细欲绝，或脉大无力，舌蹉少津，为阴阳将脱之危象。"

《石室秘录·收治法》中有："大汗症多属阳脱，有用大剂量参附汤者。"

《临证指南医案》言："亡阳之汗，下焦空虚，此乃急危之证，非参附不能回阳……盖脱阳者非无阳也，乃阳气上越，而不肯附于阴也。故欲止其汗必用阴药以维系之，如真武汤为亡阳之祖方，必重用白芍。"

《温病条辨》言："温病误表，津液被劫，心中震震，舌强神昏……脉结代，甚者脉两至者"，"误表动阳，心气伤则心震，心液伤则舌蹇……若伤之太甚，阴阳有脱离之象"。

《医学衷中参西录》："凡人元气之脱，皆脱在肝。故人极虚者，其肝风必先动，肝风动，即元气欲脱之兆也。又肝与胆脏俯相依，胆为少阳，有病主寒热往来；肝为厥阴，虚极亦寒热往来，为有寒热鼓多汗。萸肉既能敛汗，又能补肝，是以肝虚极而元气将脱者服之最效。"

思维导图

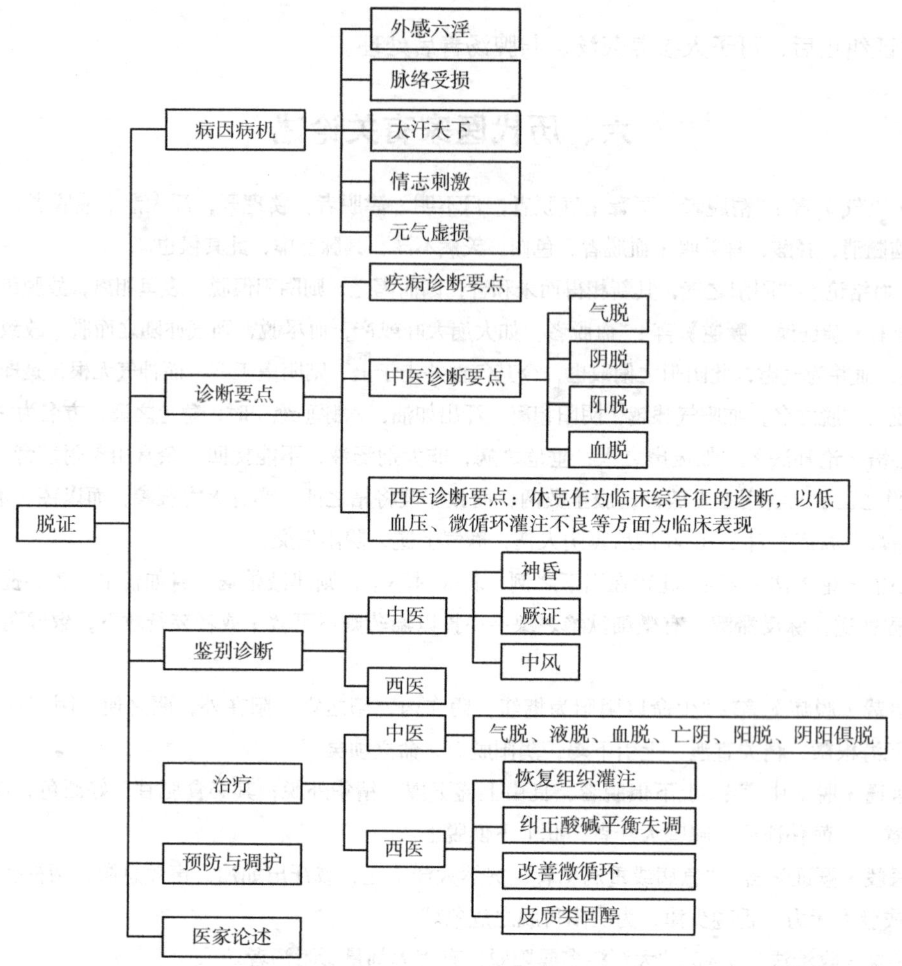

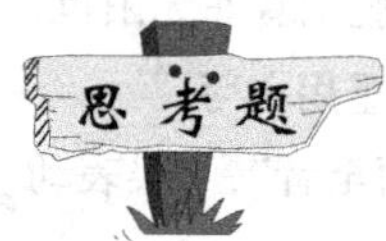

1. 脱证的病机是什么？
2. 脱证有哪些分型？
3. 脱证需要做哪些辅助检查？
4. 脱证中医诊断要点是什么？
5. 脱证西医诊断要点是什么？
6. 脱证的鉴别诊断是什么？
7. 脱证的中医治疗方法有哪些？
8. 脱证的西医治疗方法有哪些？

本章案例请扫码

第十四章　脓　毒　症

脓毒症（sepsis）是由感染失控引起的宿主反应导致的危及生命的器官功能障碍。脓毒症并不依赖致病菌和毒素的存在而进展变化，病情严重程度取决于机体的反应性，其反应机制一旦启动就遵循自身规律发展。随着人口的老龄化、肿瘤发生率的不断增加、器官移植不断增多、免疫抑制剂的广泛使用等，使得脓毒症的发生率不断上升，全球每年新增数百万，其中超过1/4的人死亡。2002年10月，欧洲危重病协会（European Society of Intensive Care Medicine，ESICM）、美国危重病医学会（Society of Critical Care Medicine，SCCM）和国际脓毒症论坛提出了《巴塞罗那宣言》，共同呼吁采取措施，争取在5年内将脓毒症的病死率降低25%，《拯救严重脓毒症与感染性休克治疗指南》也分别于2004年、2008年、2012年、2016年和2021年五度更新，但至今脓毒症仍是临床上病死率较高的危重疾病。

一、脓毒症概念与诊断标准的演进

1991年，美国胸科医师学会（American College of Chest Physicians，ACCP）和SCCM在联席会议上对脓毒症的本质作了阐述，并对脓毒症、严重脓毒症、脓毒性休克（感染性休克）和全身炎症反应作出明确定义，又称为Sepsis 1.0。Sepsis 1.0提出了全身炎症反应综合征（SIRS）的概念。SIRS的诊断标准见表14-1。

表14-1　SIRS诊断标准：符合下列两项或两项以上

体温＞38℃或＜36℃
心率＞90次/分
呼吸＞20次/分或二氧化碳分压（$PaCO_2$）＜32mmHg
白细胞总数＞12×10^9/L或＜4×10^9/L，或幼稚杆状核白细胞＞10%

Sepsis 1.0认为脓毒症是由感染引起的SIRS。临床上有许多病例具有脓毒症的临床表现，但血培养为阴性，也属于脓毒症的范畴。严重脓毒症（severe sepsis）是指脓毒症伴由其导致的器官功能障碍和（或）组织灌注不足。脓毒性休克（septic shock）是指脓毒症伴其所致的低血压，虽经液体治疗后仍无法逆转。低灌注常通过乳酸酸中毒、少尿无尿或精神状态的急性改变等反映出来。Sepsis 1.0中关于SIRS的定义过于宽泛，SIRS的四个指标仅能体现疾病的一般严重程度，而并不能作为体内不断扩大的炎症反应的特异性标志物。因此，Sepsis 2.0应运而生。

2001年，SCCM、ACCP、ESICM、ATS和北美外科感染学会（Surgical Infection Society，SIS）五个学术团体在华盛顿联合召开国际脓毒症会议，提出新的脓毒症诊断标准，即Sepsis 2.0标准。Sepsis 2.0标准是在Sepsis 1.0基础上加上≥2条其他诊断标准（一般指标、炎症反应参数、血流动力学参数、器官功能障碍指标、组织灌注参数）（表 14-2）。

表 14-2 脓毒症诊断标准（Sepsis 2.0）

一般临床特征	发热（体温＞ 38.3℃）
	体温不升（体温＜ 36℃）
	心率＞ 90 次 / 分或＞年龄正常值 2 个标准差
	呼吸急促
	意识状态改变
	显著水肿或液体正平衡［＞ 20ml/（kg · d）］
	无糖尿病史但出现高血糖（血糖 7.7mmol/L）
炎症反应指标	白细胞增多（白细胞计数＞ 12×10^9/L）
	白细胞减少（白细胞计数＜ 4×10^9/L）
	白细胞计数正常，但幼稚细胞＞ 10%
	血浆 CRP 水平＞正常 2 个标准差
	血浆 PCT 水平＞正常 2 个标准差
血流动力学指标	低血压（SBP ＜ 90 mm Hg，MAP ＜ 70 mm Hg 或成人 SBP 下降超过 40 mm Hg 或低于年龄段正常值两个标准差）
	器官功能障碍指标
	动脉低氧血症（PaO_2/FiO_2 ＜ 300）
	急性少尿［即使给予足够的液体复苏，仍然尿量＜ 0.5ml/（kg · h）且至少持续 2 h］
	血肌酐上升＞ 0.5 mg/dl 或 44.2 μmol/L
	凝血功能异常（INR ＞ 1.5 或 aPTT ＞ 60 s）
	肠梗阻（肠鸣音消失）
	血小板减少（血小板计数＜ 100×10^9/L）
	高胆红素血症（血浆总胆红素＞ 4 mg/dl 或 70 μmol/L）
组织灌注指标	高乳酸血症（＞ 1 mmol/L）
	毛细血管再灌注能力降低或瘀斑形成

本次会议同时提出采用 PIRO 系统对脓毒症进行分层诊断，PIRO 系统具体包括易患因素（predisposition）、侵袭性感染（insult infection）、机体反应（response）和器官功能障碍（organ dysfunction）。其中易患因素包括是否患有其他疾病（尤其是肿瘤或心血管疾病）、年龄、性别以及基因表型对患者危重度及预后的影响；侵袭性感染需要对感染的部位、微生物的种类以及感染的严重程度进行评估；机体反应就是机体炎症反应，需要对症状、体征和分子标记如降钙素原（procalcitonin，PCT）、白细胞介素 6（interleukin-6，IL-6）等进行评估；器官功能障碍则用于评估疾病的严重程度。显而易见，Sepsis 2.0 非常复杂，临床称实用性不高，且缺乏充分的研究基础和科学研究证据支持，并未得到临床医生认可，未在临床上广泛应用。同时有研究显示，依据 Sepsis 2.0 的诊断标准，2003 ～ 2011 年脓毒症的诊断率提高了 170%，而同期肺炎的诊断率却下降了 22%，这提示并非所有被诊断的患者都是脓毒症。可见，基于 SIRS 的脓毒症诊断标准缺乏特异性。再者，基于感染和 SIRS 的诊断标准不能客观反映感染导致器官功能损害及其严重程度的病

理生理特征。另外，感染除引起炎症反应和抗炎反应外，还可导致内分泌、代谢和凝血等的异常。因此，基于 SIRS 的脓毒症诊断标准不能对脓毒症做出科学客观的判断。

2014 年 1 月，ESICM 和 SCCM 共同对脓毒症和感染性休克制订了新的定义和诊断标准，即 Sepsis 3.0。新定义认为，脓毒症是宿主对感染的反应失调，产生危及生命的器官功能损害。该定义强调了感染导致宿主产生内稳态失衡、存在潜在致命性风险、需要紧急识别和干预。脓毒症新定义强调感染导致的器官功能障碍，反映了比普通感染患者更复杂的病理生理状态。由于 SIRS 通常情况下只反应机体对感染产生的适度反应，不具有损伤性，且缺乏敏感性和特异性。因此，Sepsis 3.0 的定义不再采用 SIRS 的概念。Sepsis 3.0 的定义为对感染失控宿主反应所致的危及生命的器官功能障碍。Sepsis 与普通感染的区别在于存在异常的或失控宿主反应及器官功能障碍。如有因感染而导致序贯性器官功能衰竭评估（sequential organ failure assessment，SOFA）评分变化≥ 2，则认为有器官功能障碍（表 14-3）。

表 14-3　全身性感染相关性器官功能衰竭评分标准（SOFA）

SOFA 评分	1	2	3	4
呼吸系统				
PaO_2/FiO_2(mmHg)	＜ 400	＜ 300	＜ 200（机械通气）	＜ 100（机械通气）
凝血系统				
血小板（10^9/L）	＜ 150	＜ 100	＜ 50	＜ 20
肝脏				
胆红素(μmol/L)	21 ～ 32	34 ～ 101	103 ～ 209	＞ 210
循环系统				
低血压	MAP ＜ 70mmHg	多巴胺≤ 5μg/（kg · min）或多巴酚丁胺（无论剂量）	多巴胺＞ 5μg/（kg · min）或肾上腺素≤ 0.1μg/（kg · min）或去甲肾上腺素≤ 0.1μg/（kg · min）	多巴胺＞ 15μg/（kg · min）或肾上腺素＞ 0.1μg/（kg · min）或去甲肾上腺素＞ 0.1μg/（kg · min）
中枢神经系统				
格拉斯哥昏迷评分	13 ～ 14	10 ～ 12	6 ～ 9	＜ 6
肾脏				
肌酐（μmol/L）或尿量（ml/d）	106 ～ 168	177 ～ 301	309 ～ 433 或＜ 500	＜ 442 或＜ 200

可疑感染患者，若 SOFA 评分≥ 2，则病死率接近 10%，提示必须进行恰当的干预。为了能够及时发现普通病房里的可疑感染患者是否有脓毒症，并有可能因脓毒症需要到 ICU 治疗或可能发生院内死亡，建议使用快速 SOFA 评分（quick SOFA，qSOFA）。qSOFA 的标准是呼吸频率 ≥ 22 次 / 分，意识改变及收缩压 ≤ 100mmHg，如当中有两个参数变化符合，则认为有器官功能障碍。脓毒症休克是脓毒症的一个亚型，合并有循环、细胞 / 能量代谢异常，并使病死率升高。根据 Sepsis 3.0，脓毒症休克的标准为：符合脓毒症的临床条件，经充分的容量复苏仍持续低血压并需血管活性药才能维持 MAP ≥ 65 mmHg，以及血乳酸＞ 2mmol/L。达到此标准的患者的病死率为 40%。

二、脓毒症的病理机制

脓毒症的发病机制非常复杂，常见的学说有肠道细菌／毒素移位、炎症平衡失调与免疫麻痹、凝血功能障碍、基因多态性等。

1. 肠道细菌／毒素移位 20 世纪 80 年代以来，人们已发现肠道作为机体最大的细菌及毒素贮存库可能是原因不明感染的“起源地”。当机体应激反应过度或失调时，寄生于肠道内的微生物及其毒素，越过肠黏膜屏障大量侵入正常情况下为无菌的肠道以外的组织，如肠壁浆膜、肠系膜淋巴结、门静脉以及其他远处器官，这一过程称为肠道细菌移位，其结果可能引发肠源性感染，并且触发全身炎性反应综合征（SIRS），甚至多器官功能障碍综合征（MODS）。肠道作为诱发脓毒症的主要感染源之一，肠道菌群的微生态改变可能发挥了关键作用。革兰阳性菌、真菌、病毒和寄生虫病原体的成分也通过激活其他相应的 Toll 样受体（Toll-like receptors，TLRs）触发一系列级联反应，释放 TNF-α 和其他细胞因子。目前认为，TLR 是机体天然性免疫反应的重要环节，激活后所释放的细胞因子在机体抗病、修复和愈合中起重要作用。

2. 炎症平衡失调与免疫麻痹 炎症与细菌感染密切相关，正常情况下是一种保护性防御过程。机体首先产生 SIRS，继而发生代偿性抗炎反应综合征（compensatory antiinflammatory response syndrome，CARS）。宿主对脓毒症的反应往往是 SIRS 与 CARS 并存，即经典的炎症和抗炎反应，与获得性免疫反应基因表达的改变同时出现，因此又有学者提出混合性拮抗反应综合征（mixed antagonistic response syndrome，MARS）的概念。当循环血中出现大量失控的炎症介质时，这些炎症介质会构成了一个具有交叉作用、相互影响的复杂网络，而且在各种介质间存在广泛的“交叉对话”（cross talking）。因此当 CARS 与 SIRS 并存，如彼此间的作用相互加强，则最终形成对机体损伤更强的免疫失衡。此时机体表现出的是一种极为复杂的免疫功能紊乱状态，一方面机体可表现为以促炎细胞因子过度释放为代表的失控炎症反应状态；另一方面机体同时呈现以吞噬杀菌活性减弱、抗原呈递功能受抑的抗感染免疫防御能力降低。

脓毒症状态下机体的固有免疫和细胞免疫的功能都会受到很大影响。固有免疫功能下降主要表现在单核／巨噬细胞功能封闭、中性粒细胞杀菌活性下降、补体系统抑制和树突状细胞凋亡。细胞免疫功能障碍主要表现在 T 淋巴细胞克隆无反应性、主要发挥负向调节作用的成熟 T 细胞亚群 Treg 细胞功能强化、淋巴细胞的凋亡加速、$CD4^+$ T 淋巴细胞激活障碍和抗原呈递细胞抗原呈递能力下降。结果造成脓毒症时 T 淋巴细胞和 B 淋巴细胞的缺失明显，大部分患者死于长期的低免疫状态期，即免疫麻痹。其诊断标准为 HLA-DR 表达明显减少（＜30%），抗原提呈能力下降，产生促炎细胞因子的能力明显下降。

3. 凝血功能障碍 脓毒症时凝血功能障碍的主要机制可以概括为三个方面，促凝血途径的异常调控、生理性抗凝机制受损和纤溶系统的功能抑制。

促凝血途径的异常调控主要表现在脓毒症时凝血途径可被大量的组织因子、LPS、肽聚糖、趋化因子、促炎因子等多种促凝物质迅速激活，造成凝血系统功能异常。脓毒症的内皮细胞受损是凝血功能障碍的主要原因之一，它在增强凝血系统功能的同时削弱了抗凝系统功能。在生理条件下，内皮细胞表面可以表达抗凝途径所需的各种成分，如凝血酶调节蛋白（thrombomodulin，TM）、血管内皮细胞蛋白 C 受体（endothelial protein C receptor，EPCR）、蛋白 S、组织因子途径抑制剂（tissue factor pathway inhibitor，TFPI）和类肝素蛋白多糖的硫酸乙酰肝素等。脓毒症时内皮细胞成为病原体和大量炎症因子的攻击靶点，造成内皮细胞功能受损。同时，炎性细胞因子还能下调内皮细胞蛋白 S 的分泌和 EPCR 的表达来削弱蛋白 C 系统的功能，从而削弱蛋白 C 的抗凝作用和对内皮的保护作用。纤溶系统抑制是脓毒症时较为有特征性的改变。脓毒症时内皮细胞会产生大量的纤溶酶原激活物抑制物 -1（plasminogen activator inhibitor-1，PAI-1），尽管 t-PA 水平也会增高，但 t-PA 和 PAI-1 的变化的综合效果一定是抗纤维蛋白溶解的功能为主。脓毒症时，凝血酶能通过激活凝血酶活化的纤溶抑制物（thrombin-activatable fibrinolysis inhibitor，TAFI）来抑制纤溶酶的生成。TAFI 也是脓毒症时参与纤溶抑制的重要因子。

4. 基因多态性 脓毒症是环境因素、机体因素和遗传因素共同作用的多基因疾病。临床观察表明，在遭受相同程度的打击后，有的患者炎症反应容易失控而发展到脓毒症甚至 MODS，而有些人群甚至遭受更大的损伤却不发生脓毒症，采取同样的治疗措施，在不同的脓毒症人群可以出现截然不同的结果。受到同一致病菌感染的不同个体的临床表现和预后截然不同，提示基因多态性等遗传因素也是影响人体对应激打击易感性与耐受性、临床表现多样性及药物治疗反应差异性的重要因素。

三、脓毒症的防治策略

与治疗其他病症的原则一样，治疗脓毒症最有效的方法应该以脓毒症发病机制为基础，遗憾的是脓毒症的发病机制目前尚不完全清楚。与病因治疗相比，针对脓毒症所致多系统和器官损害的支持性治疗在过去的几十年间已经取得了长足的进步，并体现在能使患者的存活时间不断延长。支持治疗几乎涉及了全身所有的器官或系统，包括血流动力学支持、呼吸支持、控制病灶、抗菌药治疗、肾替代治疗、抗凝治疗、营养支持、恰当地使用镇静镇痛药、免疫调理，以及其他支持治疗等。如前所述，国际上的《拯救严重脓毒症与感染性休克治疗指南》已于 2004 年、2008 年、2012 年三度更新，我国也分别在 2007 年和 2014 年由中华医学会重症医学分会两度颁布《中国严重脓毒症 / 脓毒性休克治疗指南》。以下以最新指南为依据，从中西医结合医学的角度对脓毒症的最新治疗进展做一介绍。

（一）西医治疗的基本方法

1. 监测 脓毒症的监测是治疗脓毒症不可缺少的组成部分。严重脓毒症和脓毒性休克具有一系列反映组织低灌注的临床表现，如 MAP 降低和尿量减少，皮肤温度降低等，这些征象可以作为脓毒性休克的诊断依据和观察指标，但这些指标的缺点是不够敏感，也不能较好地反映组织氧合。因此反映机体血流动力学和微循环的指标显得尤为重要。

（1）中心静脉压和肺动脉楔压：中心静脉压（CVP）和肺动脉楔压（pulmonary arterial wedge pressure，PAWP）分别反映右心室舒张末压和左心室舒张末压，都是反映前负荷的压力指标。一般以 CVP 8 ～ 12mmHg、PAWP 12 ～ 15mmHg 作为脓毒性休克的治疗目标。因此，中心静脉导管应在严重感染诊断确立时尽早放置，而肺动脉漂浮导管的应用则需谨慎考虑。

（2）中心静脉血氧饱和度和混合静脉血氧饱和度：中心静脉血氧饱和度（central venous oxygen saturation，$ScvO_2$）是早期液体复苏重要的监测指标之一，混合静脉血氧饱和度（mixed venous oxygen saturation，SvO_2）反映组织器官摄取氧的状态。在脓毒性休克早期，全身组织灌注就已经发生改变，即使血压、心率、尿量和 CVP 处于正常范围，此时可能已经出现了 SvO_2 的降低，提示 SvO_2 能较早地反映病情变化。一般情况下 SvO_2 的范围在 60% ～ 80%，脓毒症和脓毒性休克患者，SvO_2 < 70% 提示病死率显著增加。临床上，SvO_2 降低常见的原因包括心排血量的减少、

血红蛋白氧结合力降低、贫血和组织氧耗的增加。

（3）血乳酸：脓毒症时，组织缺氧使乳酸生成增加。在常规的血流动力学监测指标改变之前，组织低灌注和缺氧就已经存在，乳酸水平已经升高，研究表明血乳酸持续升高和急性生理与慢性健康评分（acute bhysiology and chronic health evaluation，APACHE Ⅱ）密切相关，当脓毒性休克血乳酸＞4mmol/L，病死率高达80%，因此乳酸可作为评价疾病严重程度和预后的指标之一。但是仅以血乳酸浓度尚不能充分反映组织的氧合情况，如肝功能不全的患者，血乳酸明显升高。动态检测血乳酸浓度变化或计算乳酸清除率对于疾病预后的评价更有价值。

（4）组织氧代谢：胃肠道血流低灌注导致黏膜细胞缺血缺氧，H^+释放增加与CO_2聚积，消化道黏膜pH（pHi）是目前反映胃肠组织细胞氧合状态的主要指标，研究表明，严重创伤患者24h连续监测pHi，pHi＞7.30的患者存活率明显高于pHi＜7.30，当pHi＜7.30持续24h，病死率高达85%。随着对休克患者局部氧代谢的研究，舌下PCO_2与pHi存在很好的相关性，并且可以在床旁直接观察和动态监测，成为了解局部组织灌注水平的新指标。

2. 液体复苏 脓毒症的血流动力学改变的基础是外周血管的收缩舒张功能异常，从而导致血流的分布异常，在感染发生的早期，由于血管的扩张和通透性改变，往往出现循环系统的低容量状态，表现为脓毒性休克（经过初期的补液试验后仍持续低血压或血乳酸浓度≥4mmol/L）。早期液体复苏有助于脓毒性休克患者的预后，根据前6h目标化复苏能降低第28天病死率。指南推荐早期复苏目标应达到：① CVP：8～12mmHg（机械通气患者为12～15mmHg）；②平均动脉压（mean arterial pressure，MAP）≥65mmHg；③尿量≥0.5ml/（kg·h）；④中心静脉血氧饱和度（$ScvO_2$）≥70%或混合血氧饱和度（SvO_2）≥65%。严重脓毒症或脓毒性休克患者经复苏治疗，在前6h内CVP达标而$ScvO_2$或SvO_2未达到治疗目标时，应输入浓缩红细胞使血细胞比容≥30%，同时可考虑给予多巴酚丁胺［不超过20μg/（kg·min）］。

在液体的选择上，推荐晶体液作为脓毒症和脓毒性休克的首选复苏液体；不建议使用羟乙基淀粉进行脓毒症和脓毒性休克的液体复苏；严重脓毒症和脓毒性休克患者液体复苏时可考虑应用白蛋白。对脓毒症所致组织灌注不足和疑似血容量不足的患者可采取早期液体冲击疗法，最少按30ml/kg给予晶体液（部分患者可能需要加快给药速度及增加晶体液量）。液体复苏时可考虑使用限氯晶体液复苏。对无自主呼吸和心律失常、非小潮气量（tidal volume，VT）通气的患者，可选用脉压变异度（pulse pressure variation，PPV）、每搏变异度（stroke volume variation，SVV）作为脓毒症患者液体反应性的判断指标。机械通气、自主呼吸或心律失常时，可选用被动抬腿试验（passive leg raising，PLR）预测脓毒症患者的液体反应性。对低灌注导致的高乳酸血症患者，当pH≥7.15时，不建议使用碳酸氢盐来改善血流动力学状态或减少血管活性药物的使用。建议对无组织灌注不足，且无心肌缺血、重度低氧血症或急性出血的患者，可在血红蛋白（Hb）＜70g/L时输注红细胞，使Hb维持在目标值70～90 g/L。对无出血或无计划进行有创操作的脓毒症患者，不建议预防性输注新鲜冰冻血浆。当严重脓毒症患者血小板计数（PLT）≤10×10^9/L且不存在明显出血，以及当PLT≤20×10^9/L并有明显出血风险时，建议预防性输注血小板。当存在活动性出血或需进行手术、有创操作的患者需要达到PLT≥50×10^9/L。

3. 血管活性药物的使用

推荐缩血管药物治疗的初始目标是MAP达到65mmHg。推荐去甲肾上腺素作为首选缩血管药物。建议对快速性心律失常风险低或心动过缓的患者，可用多巴胺作为去甲肾上腺素的替代缩血管药物。当单独使用去甲肾上腺素血压无法维持的时候，推荐加用血管升压素，而不是一味地加用去甲肾上腺素。在临床实践中，去甲肾上腺素剂量在0.25～0.5μg/（kg·min）范围内时，通常可以考虑使用血管升压素。去甲肾上腺素联合血管升压素仍无法维持血压，推荐加用肾上腺素。不推荐将低剂量多巴胺作为肾脏保护药物。对所有需要应用缩血管药物的患者，建议在条件允许的情况下尽快置入动脉导管测量血压。存在下述情况时，建议以 2 ～ 20μg/（kg · min）的速度输注多巴酚丁胺：①心脏充盈压升高、CO 降低提示心肌功能障碍；②尽管已取得了充足的血容量和足够的 MAP 仍出现灌注不足征象。如果充足的液体复苏和足够的 MAP，CO 仍低，可考虑使用左西孟旦。但不推荐使用增加心指数（cardiac index，CI）达到超常水平的疗法。如果充足的液体复苏后 CO 不低、心率较快，可考虑使用短效 β 受体阻滞剂。脓毒症休克和持续使用血管活性药物的患者，推荐静脉使用皮质醇（去甲肾上腺素 ≥ 0.25μg/（kg · min）且维持 4 小时的时候，可使用氢化可的松 200mg 持续泵入或 50mgQ6h）。

4. 抗感染治疗 怀疑脓毒症或脓毒症休克，但没有明确感染，推荐持续评估、寻找其他诊断。对于脓毒症、脓毒症休克的患者，应当快速寻找感染源，并控制感染病灶。推荐在抗菌药物应用前，均需留取恰当的标本进行需氧瓶、厌氧瓶的培养或其他特殊的培养。当感染病原菌的鉴别诊断涉及侵袭性真菌病时，建议采用 1，3-β-D 葡聚糖检测（G 试验）和 / 或甘露聚糖（GM 试验）和抗甘露聚糖抗体检测。建议应用降钙素原对可疑感染的重症患者进行脓毒症的早期诊断。如果患者是感染引起的脓毒症或脓毒症休克（或高度怀疑），需要尽快给予抗生素，理想状态下，应当 1 小时内使用抗生素。怀疑脓毒症但没有休克的患者，应当快速展开诊治。如果考虑存在持续的感染，应当在考虑脓毒症诊治之后的 3 小时内给予抗生素。推荐初始经验性抗感染治疗方案采用覆盖所有可能致病菌（细菌和 / 或真菌）且在疑似感染源组织内能达到有效浓度的单药或多药联合治疗。推荐一旦有明确病原学依据，应考虑降阶梯治疗策略。对于怀疑脓毒症、脓毒症休克的患者，不要依据降钙素原和临床评估来决定启用抗生素，也不能单独依赖临床评估。对成人脓毒症 / 脓毒症休克患者，建议每日评估抗菌药物降级可能，而非固定的治疗疗程。对流感病毒引起的脓毒性休克尽早开始抗病毒治疗。建议对可能有特定感染源（如坏死性软组织感染、腹腔感染、导管相关性血流感染）的脓毒症患者，应尽快明确其感染源，并尽快采取恰当的感染源控制措施。脓毒症休克、脓毒症患者，在充分感染灶控制情况下，推荐短程抗生素疗程。

5. 机械通气 推荐对脓毒症诱发急性呼吸窘迫综合征（ARDS）患者进行机械通气时设定小潮气量（6ml/kg）。建议测量 ARDS 患者的机械通气平台压，平台压的初始上限设定为 $30cmH_2O$ 以达到肺保护的目的。对脓毒症诱发 ARDS 的患者应使用 PEEP 防止肺泡塌陷。建议对脓毒症诱发的中重度 ARDS 患者使用俯卧位通气，尤其适用于 $PaO_2/FiO_2 < 100mmHg$ 患者每日俯卧位时间 > 12h。建议对脓毒症诱发的轻度 ARDS 试用无创通气（NIV）。高频振荡通气不能改善脓毒症 ARDS 患者病死率。建议无组织低灌注证据的情况下，对脓毒症所致的 ARDS 使用限制性液体策略。建议在脓毒症患者使用机械通气时，使用程序化镇静。建议脓毒症所致严重 ARDS 可早期短疗程（≤ 48h）应用神经肌肉阻滞剂。如果常规支持治疗无效，推荐 ARDS 患者使用 VV-ECMO，但需要在有经验的中心进行。

6. 肾脏替代治疗 对于脓毒症合并急性肾损伤的患者，如需行肾脏替代治疗，采用持续性或间歇性肾脏替代治疗均可。对于血流动力学不稳定的脓毒症患者，建议使用持续性肾脏替代治疗。

7. 营养支持治疗 严重脓毒症 / 脓毒性休克复苏后血流动力学稳定者尽早开始营养支持（48h 内），首选肠内营养（enteral nutrition，EN）。小剂量血管活性药物不是使用早期 EN 的禁忌证。存在营养风险的严重脓毒症患者，早期营养支持应避免过度喂养，以 83.68 ～ 104.60kJ/kg

（20 ～ 25kcal/kg）为目标。对有营养风险的脓毒症患者，接受 EN 3 ～ 5d 仍不能达到 50% 目标量，建议添加补充性肠外营养（parenteral nutrition，PN）。对脓毒性休克患者不推荐使用谷氨酰胺；应用含鱼油的脂肪乳剂能缩短脓毒症合并 ARDS 患者机械通气时间和 ICU 住院时间，但对降低病死率并无影响。伴有高血糖［连续两次血糖＞ 10mmol/L（＞ 180mg/dl）］的严重脓毒症患者，应控制血糖≤ 10mmol/L（≤ 180mg/dl），并建议采用规范化（程序化）血糖管理方案。建议脓毒症 / 脓毒性休克患者每 1 ～ 2h 监测一次血糖，直至血糖和胰岛素用量稳定后可每 4h 监测一次。

（二）脓毒症的中医治疗

脓毒症属于祖国医学“外感热病”“脱证”“血证”“暴喘”“神昏”和“脏竭症”等范畴。其发生主要由于身体正气不足，外邪入侵，入里化热，耗气伤阴；正气虚弱，毒邪内陷，络脉气血运行不畅，导致毒热、瘀血、痰浊内阻，瘀阻脉络，进而令各脏器受邪而损伤。脓毒症治疗的要旨是在脓毒症初期阶段截断其病势，防止向脓毒症休克方向发展，这与《黄帝内经》提出的“治未病”理论不谋而合。我国从 20 世纪 70 年代起，就出现了以王今达教授为代表的中西医结合学者，通过大量的临床研究，提出了对严重感染应采用“细菌 - 毒素 - 炎性介质”并治的学说，总结了脓毒症治疗的“三证三法”：毒热证用清热解毒法、血瘀证用活血化瘀法、急性虚证用扶正固本法。其中热证又分热邪之轻重、病位之浅深、病势之缓急，并结合具体脏腑进行分型治疗；瘀证分病情轻重、虚证分阴虚阳虚分别予以不同治疗。

1. 病因病机 脓毒症的发生病因不外乎内因（正气不足）和外因（邪毒侵入）。①内因：正气虚弱，抗邪无力，正虚邪恋，邪毒阻滞，气机逆乱，脏腑功能失调。②外因：外感六淫、戾气、虫兽、金刃、毒物等侵袭机体，正邪交争，耗伤正气，邪毒阻滞，正虚邪实，气机逆乱，脏腑功能失调。

脓毒症的发生主要责之于正气虚弱，邪毒入侵，正邪相争，入里化热，热毒炽盛。耗气伤阴，正气不足，毒邪内蕴，内陷营血，络脉气血营卫运行不畅，导致毒热、瘀血、痰浊内阻，瘀滞脉络，进而令各器官受邪而损伤，引发本病，其基本病机是正虚毒损，毒热、瘀血、痰浊瘀滞脉络，气机逆乱，脏腑功能失调，邪实未去、正气已虚；病机特点为本虚标实。

2. 脓毒症的中医辨证分型 脓毒症的辨证应当遵循六经辨证、卫气营血辨证，六经相传、卫气营血相传与脓毒症的发展相似。六经辨证是脓毒症辨证论治的基本辨证体系，卫气营血辨证是六经辨证的补充。但是脓毒症并不是一个病，而是一个临床综合征，它可因多种疾病而引发。为了更好地指导临床，王今达教授提出了著名的“三证三法”，即把脓毒症分为热证、瘀证、虚证三大证。

（1）热证

1）邪毒袭肺。

症状：发热，恶风，无汗，周身酸楚，气短乏力，喘促，口渴，咽干，舌边尖红、苔薄黄，脉数有力，小便黄赤。

治法：清热解毒，宣肺通络，以截断病势。

方药：普济消毒饮加减（黄芩、白僵蚕、马勃、牛蒡子、板蓝根、薄荷、升麻、柴胡、连翘、玄参）。

2）热毒炽盛。

症状：高热，大汗出，大渴饮冷，咽痛，头痛，喘息气粗，小便短赤，大便秘结，舌质红绛、苔黄燥，脉沉数或沉伏。

治法：清热凉血，泻火解毒。

方药：清瘟败毒饮合凉膈散加减（大黄、芒硝、连翘、山栀、石膏、薄荷、黄芩、桔梗、玄参、生地黄、丹参、竹叶、甘草）。或脓毒清方（上海中医药大学附属龙华医院急诊科验方：大黄、蒲公英、红藤、拳参等）。中成药可选用银马解毒颗粒。

3）阳明经热。

症状：壮热面赤，烦渴引饮，汗出恶热，脉洪大有力，或滑数。

治法：清热生津。

方药：白虎汤加减（石膏、知母、甘草、粳米）。

4）热结肠腑。

症状：脘腹痞满，腹痛拒按，腹胀如鼓，按之硬，大便不通，频转矢气，甚或潮热谵语，舌苔黄燥起刺，或焦黑燥裂，脉沉实。

治法：通腑泻热，保阴存津。

方药：大承气汤加减（大黄、芒硝、厚朴、枳实）。中成药可选用银马解毒颗粒。

5）热入营血。

症状：气促喘憋，发绀，发热以夜晚尤甚，喘促烦躁，往往伴有意识障碍症状，口干，汗出，气短无力，斑疹隐隐，舌质红绛、苔薄，脉细数。

治法：清营解毒，益气养阴。

方药：清营汤合生脉散加减（水牛角、生地黄、玄参、金银花、连翘、黄连、麦门冬、丹参、竹叶、西洋参、天门冬、沙参）。

6）热入心包。

症状：高热烦躁，神昏谵语，口渴唇焦，尿赤便秘，舌红、苔黄垢腻，脉滑数。

治法：清热凉血解毒，开窍醒神。

方药：清营汤合安宫牛黄丸（紫雪丹或至宝丹）加减（水牛角、生地黄、玄参、金银花、连翘、黄连、麦门冬、丹参、竹叶）。

7）血热动风。

症状：高热不退，烦闷躁扰，手足抽搐，发为痉厥，甚则神昏，舌质绛而干、或舌焦起刺，脉弦而细数。

治法：凉肝息风，增液舒筋。

方药：羚角钩藤汤（羚羊角、霜桑叶、川贝母、生地黄、钩藤、菊花、茯神木、白芍、生甘草、淡竹茹）。

8）热盛迫血。

症状：昏狂谵语，斑色紫黑，善忘如狂，胸中烦痛，自觉腹满，吐血、衄血、溲血、大便色黑易解，舌绛起刺。

治法：清热解毒，凉血散瘀。

方药：犀角地黄汤加减（犀角、生地黄、芍药、丹皮）。

（2）瘀证

1）瘀毒内阻。

症状：高热，或神昏，疼痛状如针刺刀割，痛处固定不移，常在夜间加重，肿块，舌质紫暗或有瘀斑，脉涩或沉迟或沉弦。

治法：活血化瘀。

方药：血府逐瘀汤加减（桃仁、红花、当归、生地黄、川芎、赤芍、牛膝、桔梗、柴胡、枳壳、甘草）。

2）邪毒内蕴，败血损络。

症状：神昏谵语，意识障碍或淡漠，胸闷喘促，心胸刺痛，咳嗽气逆，腹痛，胁肋胀痛，泄泻或黄疸，小便短赤，涩痛不畅甚或癃闭，皮肤四肢瘀紫，表浅静脉萎陷，发热或有红斑结节，肢体麻木、疼痛，活动不利，甚则瘫痪。

治法：清热解毒，活血化瘀，益气养阴，通阳活络。

方药：清瘟败毒散（黄芪、当归、麦冬、丹参、西洋参、金银花、连翘、桃仁、红花、川芎、赤芍、生地黄）。

（3）虚证

1）气阴耗竭（邪盛亡阴）。

症状：呼吸气促，身热骤降，烦躁不宁，颧红，汗出，口干不欲饮，舌红、少苔，脉细数无力。

治法：生脉养阴，益气固脱。

方药：生脉散或独参汤（生脉注射液或参脉注射液）。

2）阳气暴脱（邪盛亡阳）。

症状：喘急，神昏，大汗淋漓，四肢厥冷，舌淡苔白，脉微欲绝。

治法：回阳救逆。

方药：参附汤（参附注射液）。

3）脏腑虚衰，阴阳俱虚。

症状：脓毒症后期出现动则乏力气短，腰膝酸软，肢体畏冷，脉虚细无力。

治法：补阳益阴，阴阳双补。

方药：十全大补汤加减（人参、黄芪、熟地黄、当归、白芍、川芎、山药、麦冬、茯苓、白术、附子、甘草）。

3. 其他中医特色治疗

（1）灌肠：可将通腑泻热的药物制成灌肠液，经直肠灌注而产生通便退热效果。

（2）针刺疗法。

清泄营分之血热：取曲泽、中冲、少冲、血海等穴。清泄气分之高热：取大椎、曲池、商阳、内庭、关冲、十宣。高热不退可予三棱针大椎放血。神昏谵语者可加人中。动风抽搐者加委中、行间等穴。

手法宜用泻法。亦可选用针疗仪，刺激 20 min，每日 1 ～ 2 次。

思维导图

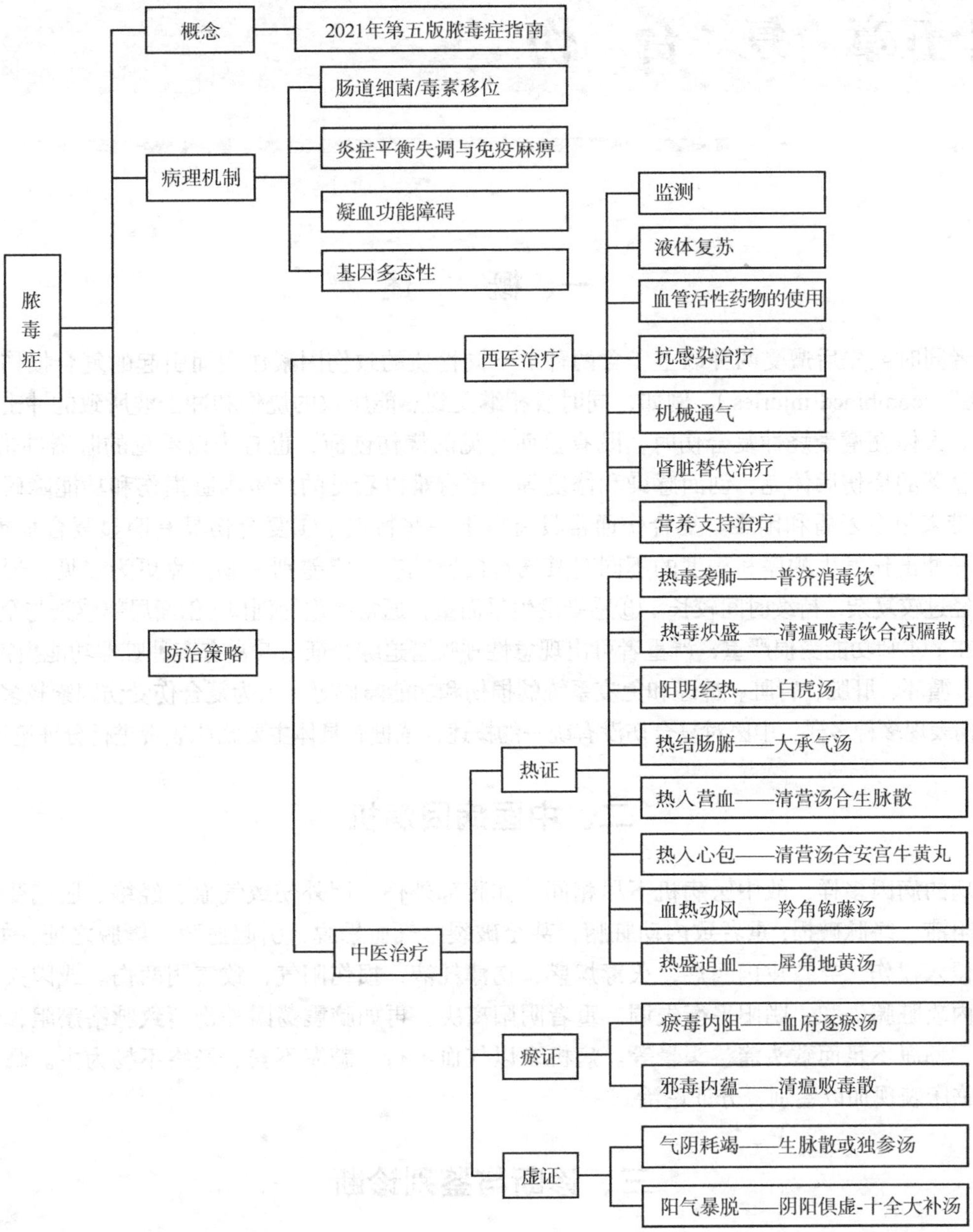

- 脓毒症
  - 概念
    - 2021年第五版脓毒症指南
  - 病理机制
    - 肠道细菌/毒素移位
    - 炎症平衡失调与免疫麻痹
    - 凝血功能障碍
    - 基因多态性
  - 防治策略
    - 西医治疗
      - 监测
      - 液体复苏
      - 血管活性药物的使用
      - 抗感染治疗
      - 机械通气
      - 肾脏替代治疗
      - 营养支持治疗
    - 中医治疗
      - 热证
        - 热毒袭肺——普济消毒饮
        - 热毒炽盛——清瘟败毒饮合凉膈散
        - 阳明经热——白虎汤
        - 热结肠腑——大承气汤
        - 热入营血——清营汤合生脉散
        - 热入心包——清营汤合安宫牛黄丸
        - 血热动风——羚角钩藤汤
        - 热盛迫血——犀角地黄汤
      - 瘀证
        - 瘀毒内阻——血府逐瘀汤
        - 邪毒内蕴——清瘟败毒散
      - 虚证
        - 气阴耗竭——生脉散或独参汤
        - 阳气暴脱——阴阳俱虚-十全大补汤

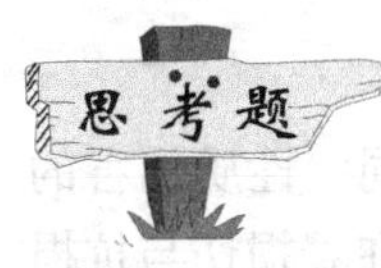

1. 如何诊断脓毒症？
2. 脓毒症的中医治疗方法有哪些？

本章案例请扫码

第十五章　复　合　伤

一、概　　述

患者同时或先后遭受两种以上（含两种）不同性质的致伤因素作用而引起的复合损伤，称为“复合伤”（combined injuries）。例如，同时或相继受到热能所致的烧伤和冲击波所致的冲击伤的复合损伤。人体在遭受烧冲复合伤时，既有显而易见的烧伤创面，也有难以看见的脏器冲击伤在；不仅有显著的烧伤后休克、创面感染和修复等，更有难以看见的严重内脏损伤和功能障碍，给医疗诊治带来很多矛盾和困难。复合伤通常具有以下一些特点：①复合伤具有明显复合加重效应，如烧伤和冲击伤发生顺序和程度的不同对其伤势的影响有一定差别；②休克更为多见，通常出现较早，经过较复杂，持续时间较长；③感染发生早而重，通常严重的创口 / 创面局部感染与全身感染同时存在；④肺功能受损严重，严重者可出现急性呼吸窘迫综合征；⑤常有多种脏器功能损害存在：如心脏、循环、肝脏、肾脏、神经和免疫系统的损伤和功能障碍等。因为复合伤受伤因素较多，对人体的损伤表现多种多样，中医对复合伤没有统一的概述，依据其具体主要临床表现进行分证论述。

二、中医病因病机

本病的病因多样，故中医病机不尽相同，如腹部外伤，因外伤致气血、经络、脏腑受伤。轻致气血阻滞、络脉破损；重者致内动脏腑，甚至破裂，气血暴脱，引起血脱、厥脱之证。如烧伤，因强热侵入损伤，导致皮肉腐烂，火毒炽盛，伤津耗液，损伤阳气，致气阴两伤。或因火毒侵入营血，内攻脏腑失和，阴阳平衡失调，重者阴阳离决。再如脑震荡因外伤所致脉络瘀阻，气血运行不畅，髓海不足而致头痛、头晕等。病机多以气血不行，髓海不安、经络不畅为主。临床需要对各种临床表现加以鉴别，分证论治。

三、诊断与鉴别诊断

（一）诊断

复合伤的诊断要注意复合效应：单一致伤因素虽可致多发、多处伤，但均属同一性质伤害的合并、叠加。两种以上致伤因素则可发生“复合效应”：它不是简单叠加，而是存在着损伤与抗损伤、协同叠加和拮抗消减等病理反应，存在着比单一伤更为复杂的发病机理。

（二）复合伤的分类和命名

（1）按所复合的主要损伤和次要损伤，依次命名。如主要损伤为烧伤，次要损伤为冲击伤，则称“烧冲复合伤”。

（2）突出复合伤主要损伤的命名。如烧伤复合伤、创伤复合伤、放射复合伤等。

（3）按致伤因素命名。如核武器爆炸所致的复合伤称“核爆炸复合伤”，多种化学毒剂引起的复合伤称“毒剂复合伤”。

（三）诊断要点

复合伤病因明确后，诊断较为确切，例如，有受爆炸性损伤的病史，同时受到某种烧伤因素伤害的病史。主要注意可有以下临床危重表现，尤其需要重视：

（1）脑震荡：表现为受伤后即刻出现一过性的脑功能障碍，可为神志不清或完全昏迷，常为数秒或数分钟，一般不超过半小时。清醒后大多不能回忆受伤当时乃至伤前一段时间内的情况，较重者在意识障碍期间可有皮肤苍白、出汗、血压下降、心动徐缓、呼吸浅慢、肌张力降低、各生理反射迟钝或消失等表现，但随着意识的恢复很快趋于正常，此后可能出现头痛、头昏、恶心、呕吐等症状。

（2）开放性气胸：开放性气胸时，外界空气经胸壁伤口或软组织缺损处，随呼吸自由进出胸膜腔。空气出入量与胸壁伤口大小有密切关系，伤口大于气管口径时，空气出入量多，胸腔内压几乎等于大气压，伤侧肺将完全萎陷，丧失呼吸功能。伤侧胸腔内压显著高于健侧，纵隔向健侧移位，进一步使健侧肺扩张受限。呼、吸气时，两侧胸膜腔压力不均衡出现周期性变化，使纵隔在吸气时移向健侧，呼气时移向伤侧，称为纵隔扑动。伤员出现明显呼吸困难、鼻翼扇动、口唇发绀、颈静脉怒张。伤侧胸壁可见伴有气体进出胸腔发出吸吮样声音的伤口。气管向健侧移位，伤侧胸部叩诊鼓音，呼吸音消失，严重者伴有休克。

（3）张力性气胸：气管、支气管或肺损伤处形成活瓣，气体随每次吸气进入胸膜腔并积累增多，导致胸膜腔压力高于大气压，又称为高压性气胸。伤侧肺严重萎陷，纵隔显著向健侧移位，健侧肺受压，腔静脉回流障碍。高于大气压的胸内压，驱使气体经支气管、气管周围疏松结缔组织或壁胸膜裂伤处，进入纵隔或胸壁软组织，形成纵隔气肿或面、颈、胸部的皮下气肿。张力性气胸患者表现为严重或极度呼吸困难、烦躁、意识障碍、大汗淋漓、发绀。气管明显移向健侧，颈静脉怒张，多有皮下气肿。伤侧胸部饱满，叩诊呈鼓音，呼吸音消失。

（4）血胸：胸膜腔积血称为血胸，与气胸同时存在称为血气胸。胸腔积血主要来源于心脏、胸内大血管及其分支、胸壁、肺组织、膈肌和心包血管出血。血胸后伤员表现与出血量、速度和个人体质有关。伤员会出现不同程度的面色苍白、脉搏细速、血压下降和末梢血管充盈不良等低血容量休克表现；并有呼吸急促、肋间隙饱满、气管向健侧移位、伤侧叩诊浊音和呼吸音减低等胸腔积液表现。胸膜腔穿刺抽出血液可明确诊断。

（5）创伤性窒息：钝性暴力作用于胸部所致的上半身广泛皮肤、黏膜、末梢毛细血管瘀血及出血性损害。当胸部与上腹部受到暴力挤压时，患者声门紧闭，胸腔内压骤然剧增，右心房血液经无静脉瓣的上腔静脉系统逆流，造成末梢静脉及毛细血管过度充盈扩张并破裂出血。伤员表现为面、颈、上胸部皮肤出现针尖大小的紫蓝色瘀斑，以面部与眼眶部为明显。口腔、球结膜、鼻腔黏膜瘀斑，甚至出血。视网膜或视神经出血可产生暂时性或永久性视力障碍。鼓膜破裂可致外耳道出血、耳鸣，甚至听力障碍。伤后多数患者有暂时性意识障碍、烦躁不安、头昏、谵妄，甚至四肢痉挛性抽搐。

（6）肺损伤：根据损伤的组织学特点，肺损伤包括肺裂伤、肺挫伤和肺爆震伤。肺裂伤伴有脏层胸膜裂伤者可发生血气胸，而脏层胸膜完整者则多形成肺内血肿。肺爆震伤由爆炸产生的高压气浪或水波浪冲击损伤肺组织。肺挫伤大多为钝性暴力致伤，引起肺和血管组织损伤。肺损伤主要表现为呼吸困难及咳血。

（7）心脏损伤：可分为钝性心脏损伤与穿透性心脏损伤。钝性损伤多由胸前区撞击、减速、挤压、高处坠落、冲击等暴力所致。轻者为无症状的心肌挫伤，重者甚至可发生心脏破裂。钝性心脏破裂伤员绝大多数死于事故现场。轻度心肌挫伤可能无明显症状，中、重度挫伤可能出现胸痛、心悸、气促，甚至心绞痛等症状。患者可能存在胸前壁软组织损伤和胸骨骨折。穿透性心脏损伤多由火器、刃器或锐器致伤。火器致伤多导致心脏贯通伤，多数伤员死于受伤现场，异物留存心脏也较多见。刃器、锐器致伤多为盲管伤。

（8）腹部外伤：诊断不难明确，但应注意损伤严重程度、是否涉及内脏，而具体的内脏损伤程度取决于下列因素：暴力强度（单位面积受力大小）、速度硬度、着力部位和方向；内脏的解剖特点（实质脏器脆、空腔脏器充盈状态）；内脏原有病理情况和功能状态（肝、脾肿大）等。腹内脏器损伤或在观察期间有下列情况之一者，应立即停止观察，行剖腹探查术：①腹痛、腹膜刺激征加重或范围扩大。②肠鸣减弱、消失或明显腹胀。③全身情况有恶化趋势，口渴、烦躁、脉快、或者体温、白细胞计数上升。④膈下游离气体。⑤红细胞计数进行性下降。⑥血压由稳定转为不稳定甚至下降者。⑦腹穿阳性。⑧胃肠出血。⑨经抗休克不好转或继续恶化。

1）脾破裂：在腹部闭合伤中居首位，占 40% ～ 50%。分为：中央型破裂（破在脾实质深部）；被膜下破裂（破在脾实质周边）；真性破裂（实质破裂累及被膜）。前两种可发生延迟性脾破裂（二周以内）。

2）肝破裂：指肝脏受外力损伤破裂，占腹部损伤的 15% ～ 20%，右侧肝脏破裂比左侧多见，分型同脾破裂。肝破裂特点为：可能有出血并胆汁流入腹腔，腹痛和腹膜刺激征较脾破裂明显；血液可通过胆系进入肠道出现呕血和黑粪；中央型可继发为肝脓肿、胆道出血。诊断依据为右胸腹部外伤史，右上腹部疼痛，向右肩背放射，恶心呕吐、气促，触诊右上腹压痛、肌紧张、反跳痛，肝区叩痛，移动性浊音阳性。严重者休克。辅助检查：腹穿抽出不凝血；B 超、CT 及液性暗区、肝脏移位；X 线及右侧膈肌抬高。

3）小肠破裂：较常见，早期可产生明显腹膜炎。结合明确外伤史，伤后腹痛、范围扩大，伴恶心、呕吐症状及腹膜刺激征。X 线膈下游离气体；腹穿抽出肠内容物。不难确诊。一旦确诊，立即手术，一般行单纯修补或损伤肠段切除吻合术。

4）十二指肠损伤：位置隐蔽损伤少见，常于二、三部损伤在腹膜内，有腹膜炎易诊断，损伤在腹膜后，早期常无明显症状体征，易漏诊，病死率高达 10% ～ 27.8%。24h 以内的手术病死率为 5% ～ 11%；超过 24h 手术的病死率可达 40% ～ 50%。有下述情况者可供给诊断：①右上腹或腰部持续性疼痛，呈阵发性加重，并可向右肩或右睾丸部放射。②上腹明显固定压痛，右腰部有压痛。③腹部体征相对轻微而全身情况不断恶化。④血清淀粉酶升高。⑤腹部平片见右肾及腰大肌轮廓模糊时，见腹膜后花斑状改变（积气），并逐渐扩展。⑥胃管内注入水溶性碘剂可见外溢。⑦直肠指检时可在骶前扪及捻发感。⑧手术见十二指肠附近腹膜后有血肿，组织染黄，肠系膜根部捻发感。

5）胰腺损伤：占腹部损伤 1% ～ 2%，病死率高达 20%。诊断要点为上腹部直接暴力史，如急刹车；局限性腹膜炎、弥漫性腹膜炎、假性囊肿；腹穿液和尿液淀粉酶升高。小的损伤易漏诊，凡探查胰腺附近有血肿时应切开探查，不能因发现大血管损伤而忽视对胰腺检查。

（9）烧冲复合伤

1）烧伤：因其烧伤深度不同，其临床表现也不同。当伴有呼吸道烧伤时，表现为伴有口、鼻周围深度烧伤，鼻毛烧焦，口唇肿胀，口腔、口咽部红肿，有水泡或黏膜发白，刺激性咳嗽、痰中有炭屑，声嘶、吞咽困难或疼痛，呼吸困难和（或）哮鸣等；随后多迅速发生气管支气管炎，为刺激性咳嗽，呈“铜锣声”，并有疼痛感。

2）冲击伤：冲击伤的临床表现如下所述。

A. 当发生听器冲击伤时，主要表现为耳聋、耳鸣、眩晕、耳痛、头痛、外耳排液等征象。少数患者可出现一过性恶心、呕吐或前庭功能障碍等症状。检查可发现鼓膜破裂、听骨骨折，听力出现暂时性或永久性障碍。

B. 肺冲击伤后，患者可迅速出现持续 30 ～ 120s 的呼吸暂停，常同时伴有心动过缓和低血压。轻度肺冲击伤仅有短暂的胸痛、胸闷或憋气感。稍重者可出现咳嗽、咯血或血丝痰，少数患者有呼吸困难，听诊时可闻及散在的湿啰音。严重肺冲击伤可出现明显的呼吸困难、发绀、口鼻流出大量血性泡沫样液体，叩诊时局部呈浊音，听诊时有呼吸音减弱，并可闻及广泛的湿啰音。有气胸或血胸者，可出现相应的症状和体征。

C. 心脏冲击伤者主要表现为心前区剧痛、胸闷、憋气感和出冷汗等冠状血管功能不全症状，严重者可发生急性左心力衰竭。有冠状动脉气栓患者可出现急性心肌梗死征象。因抛掷、撞击等动压造成的继发性损伤中最常见的是心包内出血，如出血量较多，可出现心脏压塞症状和体征。

D. 腹部冲击伤后最常见的临床表现有腹痛、恶心呕吐、腹膜刺激征及休克等。如仅有内脏轻度挫伤，腹痛在 3 ～ 4 天后逐渐消失；如有内脏破裂，则经短暂的缓解后腹痛常再次发作，并伴有压痛、反跳痛、腹肌强直等腹膜刺激征。如有肾脏和膀胱损伤时可发生血尿。结肠或直肠损伤患者可发生直肠流出鲜血。肠穿孔时可出现膈下积气、气腹和肝浊音界消失，同时可有肠鸣音消失等。

E. 颅脑冲击伤常见的症状是意识丧失，同时可见各种精神症状，如淡漠、忧郁、恐惧、激怒、失眠、头昏、记忆力减退等。严重者可出现共济失调、语言障碍、肢体麻痹和抽搐等脑血管气栓征象。有脑实质损伤时可出现颅内压增高或定位症状。

烧冲复合伤的临床表现特点：在有明显烧伤临床表现的同时，常伴有听力损失和听器损害，并有明显肺损伤的临床表现，甚至出现呼吸功能障碍；常出现与烧伤的伤势不相符的休克，局部疼痛和功能障碍，以及呼吸、心脏、循环、神经和其他器官功能损伤和功能障碍的临床表现。

四、治　疗

（一）急救治疗

（1）脑震荡：西医对于脑震荡治疗主要主张多卧床休息，给予镇痛、镇静对症药物，减少外界音响等刺激，做好解释工作，消除患者对外伤的畏惧心理。对于较危重疾病患者，现场要求保持良好气道开放，气道不畅通的可采用气道开放方法。上半身抬高 15° ～ 30° 卧位，有呕吐的可改为侧卧位。

（2）开放性气胸：急救处理要点为将开放性气胸立即变为闭合性气胸，赢得挽救生命的时间，并迅速转送至医院。使用无菌敷料如纱布、棉垫或清洁器材如塑料袋、衣物、碗杯等制作不透气敷料和压迫物，在伤员用力呼气末封盖吸吮伤口，并加压包扎。

（3）张力性气胸：是可迅速致死的危急重症。急救需迅速使用粗针头穿刺胸膜腔减压，并外接单向活瓣装置；在紧急时可在针柄部外接剪有小口的柔软塑料袋、气球或避孕套等，使胸腔内高压气体易于排出，而外界空气不能进入胸腔。

（4）血胸：少量血胸可不做特殊处理，进行性血胸要做好输血、抗休克准备，对于出血量多影响呼吸的可穿刺外引流或持续外引流。及时排出积血，促使肺膨胀，改善呼吸功能，并使用抗生素预防感染。

（5）创伤性窒息所致出血点及瘀斑，一般于2～3周后自行吸收消退。少数伤员在压力移除后可发生心跳、呼吸停止，应做好充分抢救准备。一般患者在严密观察下对症处理，有合并伤者应针对具体伤情给予积极处理。对没有严重合并伤的可以服用活血化瘀、止痛药物，也可使用桃核承气汤利于肺修复。

（6）肺损伤治疗原则为：①及时处理合并伤；②保持呼吸道通畅；③氧气吸入；④限制晶体液过量输入；⑤给予肾上腺皮质激素；⑥缺氧严重的需要使用机械通气支持。

（7）心脏损伤：迅速解除心脏压塞并控制心脏出血，可以成功地挽救患者生命。致伤物和致伤动能较大时，心包和心脏裂口较大，心包裂口不易被血凝块阻塞，大部分出血流入胸腔，主要表现为失血性休克。即使解除心脏压塞，控制出血，也难以迅速纠正失血性休克，抢救相对困难。

（8）腹部外伤：腹部损伤的急救处理应遵循以下原则：①灾难现场应全面权衡轻重缓急，首先处理对生命威胁最大的损伤，如呼吸困难，开放性气胸，心包填塞，明显的外出血等。②先处理实质性脏器损伤，后处理空腔脏器损伤。③腹壁闭合性损伤和盲管伤的处理原则与其他软组织的相应损伤是一致的。④穿透性开放损伤和闭合性腹内损伤多需手术。

1）脾破裂：处理原则上保命第一，保脾第二。其包括：非手术治疗（中央型、被膜下脾破裂）可在密切观察下，保守治疗，卧床、禁食、补液、抗感染；手术可行脾修补术（裂伤、切口整齐者）；脾部分切除、脾切除术（难于修补的损伤）。

2）肝破裂：原则上均应手术治疗。手术基本要求是彻底清创、确切止血、不留无效腔、消除胆漏、充分引流。可行单纯缝合修补术、肝动脉结扎术、肝部分切除术、压迫填塞止血、下腔静脉右心房置管分流术（疑有肝静脉或下腔静脉损伤）。无论何种手术方式均应行充分引流。术后并发症主要有感染、出血和胆瘘。

3）小肠破裂：一旦确诊，立即手术，一般行单纯修补或损伤肠段切除吻合术。

4）十二指肠损伤：常规采取手术治疗，手术方式有：单纯修补术、带蒂肠片修补术、损伤肠段切除吻合术端端吻合术、胰十二指肠切除术、浆膜切开血肿清除术（黏膜完整）、合并胆管损伤应行胆肠吻合、十二指肠第二段损伤行T管引流两周。

5）胰腺损伤：首先手术治疗，配合引流，奥曲肽、施他宁，营养支持等。

①胰被膜完整：局部引流。②胰部分破裂、主胰管未断：手术修补。③胰颈、体尾严重挫裂伤或横断伤：胰近端封闭，胰远端切除。④胰头部挫裂伤：胰头端封闭，远端与空肠R-Y吻合术。⑤胰瘘：一般4～6周内自愈。

（9）烧冲复合伤

1）治疗原则：烧冲复合伤早期救治的关键在于及时准确的诊断，处理好复合伤和多发伤中各种伤型、伤类间的救治矛盾，严密观察肺出血、肺水肿，抗休克输液尽量多采用胶体，严禁过量输液，加强呼吸道管理和呼吸功能支持治疗，加强肺水肿和脑水肿的防治，需要重视急性呼吸窘迫综合征（ARDS）、空气栓塞和弥散性血管内凝血（DIC）等内脏并发症的预防与治疗。

2）治疗方法

A. 迅速将伤员转移到安全地带，以免再次受伤。尽量避免剧烈活动，以减轻心肺负担和避免加重出血。

B. 保持呼吸道通畅。有呼吸困难者应保持半坐位，有支气管痉挛者可作颈部迷走神经封闭，或给予异丙肾上腺素等支气管扩张剂，以降低气道阻力。气管或支气管腔内有分泌物时应及时吸出。如气管或支气管腔内粉红色分泌物较多，或吸入性损伤伴呼吸道梗阻，发生严重上呼吸道阻塞或有窒息危险时，行气管切开或以 15 号注射针头行环甲膜穿刺。

C. 给氧：对于有呼吸困难或 PaO_2 降低趋势的患者，应用口罩或鼻插管给氧。如吸氧后仍不能纠正 PaO_2 的降低，且 PaO_2 / FiO_2 比值＜200 时，可采用间歇正压通气。

D. 止痛镇静：给予哌替啶止痛或用苯巴比妥、地西泮镇静。对胸壁疼痛患者可作肋间神经封闭。

E. 液体治疗：针对烧伤休克、脏器和组织破裂所致的失血性休克、迷走神经反射性神经性休克，应及时给予输血输液治疗。液体治疗的液体量和方法可参照烧伤休克和失血性休克的治疗规范进行。但在液体治疗过程中还要特别注意：严格控制液体输入量和速度，在监测尿量、中心静脉压、肺水肿和脑水肿体征等情况下进行输液，防止输液量过多、过快而加重肺水肿和脑水肿。多采用胶体液体，胶体和晶体之比以 1 ∶ 1 为宜，不宜采用纯晶体液体方案。可辅以强心、利尿和激素等药物。

F. 防治肺水肿和保护心功能：治疗方法与一般肺水肿和心功能不全的处理相同，可给予脱水、利尿和强心药物。早期大剂量应用类固醇皮质激素对冲击伤时发生的间质性肺水肿有较好效果。

G. 止血：可酌情给予止血剂防止继发出血，如对羧基苄胺、卡巴克络等。如有肺破裂伴大出血时，应立即手术，缝合肺裂口或作肺叶切除术。有大出血者予以止血，合并骨折者予以简单固定。

H. 防治低血钾、DIC 和多器官功能不全等并发症：严重烧冲复合伤时，可并发 DIC 和低血钾，此时可酌情输注新鲜血浆、冷沉淀（物）和血小板，并予以其他治疗措施。低血钾时可静脉滴注氯化钾。多器官功能不全参照相关救治规范进行治疗。

I. 感染防治：全身应用抗生素以预防感染，加强创面感染的控制与治疗。

J. 创面处理：烧伤后即刻对创面采用冷疗。对有磷烧伤者，立即以湿布覆盖创面或浸入水中（无水可用尿），以防磷遇空气复燃，忌涂油膏，以免增加磷吸收，加重肝肾损害。具体创面处理原则与技术参见烧伤治疗规范，必要时专科治疗。

（二）中医治疗

对于复合伤中出现的部分危重症可以考虑采取中医治疗配合西医处理，可以取得更好的临床疗效，具体列举如下：

1. 脑震荡

（1）中药治疗：脑震荡伤后昏迷不醒者，使用开窍法，及时灌服苏合香丸；有明显头晕、恶心、呕吐者，使用降浊法，方用柴胡细辛汤；头痛头晕、抽搐为主者，治以息风法，方用天麻决明汤；如头痛剧烈可加蔓荆子、白芷、藁本等；头晕明显者加山羊角、生白芍等；夜寐不安者加酸枣仁、夜交藤、合欢花等；烦躁不宁者加北秫米、磁石等；伴有恶心者加姜半夏、姜黄连等。

（2）针灸：对昏迷者可取人中、十宣、涌泉强刺激，间歇运针，留针 30 ～ 60min；头痛剧烈者，穴取百会、合谷、印堂、足三里、三阴交，强刺激后可留针 15 ～ 30min，待头痛稍减时，再次捻转刺激；眩晕重者加风池、风府；呃逆、呕吐重者加天突、足三里。

（3）重症患者：对于脑震荡后昏迷时间偏长，头痛、头晕严重，呕吐剧烈，甚至偏瘫、失语，瞳孔不等大，持续昏迷等重症表现，可归于中医脑海损伤范畴。脑海损伤是危重疾病，对于昏迷不醒伴烦躁高热者可给予安宫牛黄丸鼻饲，静脉应用醒脑静；对昏迷、瞳孔散大、身冷汗出者可加用参附注射液。

2. 腹部外伤 腹部外伤早期，未明确诊断前，不宜内服中药治疗。诊断明确后排除相关服药禁忌证，可以考虑中医治疗。

（1）气滞血瘀证，症见损伤、积血、压痛。治则疏肝理气、活血逐瘀。中药方用复元活血汤。如柴胡、瓜蒌根、当归、红花、穿山甲（炮）、大黄（酒浸）、桃仁等。

（2）血脱证，症见出血过多，休克。治则益气生血，回阳固脱。中药方用当归补血汤和参附汤。如黄芪、当归、人参、附子（炮，去皮脐）等。

（3）肝郁气滞证，症见胁肋隐痛不适，善太息，抑郁易怒，脉弦。治则疏肝解郁，理气止痛，方用柴胡疏肝散，如柴胡、丹参、白芍、制香附、枳壳、白花蛇舌草、虎杖、木香等；如肝胆湿热可加茵陈、板蓝根、车前草等清热利胆；脾虚肝郁加茯苓、白术等疏肝健脾。

（4）气血两虚证，治疗后期。症见面白、头晕、少气、无力。治则补气养血。方用四物汤，如熟地、当归、白芍、川芎等。

3. 烧伤

（1）毒热炽盛

症状：壮热不退，口干唇燥，躁动不安，大便秘结，小便短赤；舌红绛而干，苔黄或黄糙或焦干起刺，脉弦数等；若火毒传心，可见烦躁不安，神昏谵语；火毒传肺，可见呼吸气粗，鼻翼扇动，咳嗽痰鸣，痰中带血；火毒传肝，可见黄疸，双目上视，痉挛抽搐；若火毒传脾，可见腹胀便结，便溏、黏臭，恶心呕吐，不思饮食，或有呕血、便血；火毒传肾，可见浮肿，尿血或尿闭。

治法：清营凉血解毒。

代表方：清营汤合黄连解毒汤加减。

常用药物：水牛角粉、生地、玄参、金银花、黄连、黄芩、黄柏、山栀等，水煎，每日1剂分2次服。若热毒传心者，加清心开窍之品，用安宫牛黄丸或紫雪丹；热邪传肺者加清肺化痰之品如生石膏、川贝、鱼腥草等；若热毒传肾，尿少或尿闭者，加车前子、白茅根、猪苓、泽泻；若腹胀便干可加枳实、厚朴、大黄等。

（2）热盛伤阴

症状：壮热烦躁，口干喜饮，便秘尿赤；舌红绛而干，苔黄或黄糙，或舌光无苔，脉洪数或弦细数。

治法：解毒利湿，养阴清热。

代表方：解毒养阴汤。

常用药：南北沙参、西洋参、石斛、生芪、生地、丹参、麦冬、玉竹、生薏苡仁等。若脾胃虚弱者宜调理脾胃为主，以参苓白术散加山药、扁豆、石斛；呃逆嗳气者加制半夏、柿蒂、竹茹。

（3）气血两虚

症状：疾病后期，火毒渐退，低热或不发热，精神疲倦，气短懒言，形体消瘦，面色无华，食欲不振，自汗，盗汗；创面肉芽色淡，愈合迟缓；舌淡，苔薄白或薄黄，脉细弱。

治法：补气养血，健脾和胃。

代表方：八珍汤。

常用药：生芪、党参、白术、茯苓、当归、川芎、白芍、生熟地等。食欲不振加神曲、麦芽、鸡内金、薏苡仁、砂仁。

4. 中医外治法

（1）加味三黄粉外敷治疗各种烫伤（Ⅰ°～Ⅱ°），药物组成：黄连、黄柏、黄芩、大黄、苦参、白鲜皮、蝉衣等。配制法：先将中药焙干，研成粉过120目筛，除去杂渣，再后混合研面，入瓶备用，外搽，每日换药1次，纱布包扎，固定即可。

（2）10% 黄柏、地榆、紫草油，煎水冷湿敷亦可加入鸡蛋清调匀涂敷。

（3）紫色疽疮膏和化毒散炊膏各半混匀外敷，待痂皮脱落后可用五倍子、白及等研细撒在创面上。

（4）虎地丁（虎杖、紫花地丁、70% 乙醇溶液）喷洒创面，每 2 ～ 4h 1 次，12 ～ 24h 结痂，以后每日 3 ～ 4 次。

（5）部分专方验方

1）红花籽油烧伤乳剂。配制方法：取澄清石灰水 500ml，置玻璃容器中，在缓慢搅拌下加入红花籽油 500ml，搅拌至乳白色液状即可使用。治法：将创面用双氧水或生理盐水擦洗，而后用棉签将药液涂入患部，1 天可涂数次。

2）大黄密陀僧药膏治疗烧伤。将大黄、密陀僧按 3 ∶ 2 的比例研极细粉，每 100g 凡士林加入药粉 10g，拌匀即成。用法：清创后按创面大小用此药膏在创面上均匀涂敷，再用无菌纱布包扎，每 1 ～ 2 天更换 1 次。

五、预防与调护

（1）加强安全教育，如安全生产、交通事故防范、正确用火等。

（2）发生复合伤后忌食辛辣、肥甘、鱼腥之品。

（3）精心护理，勤翻身，防止褥疮的发生。

（4）保持病床、用具和病室清洁、干燥，定时通风，限制人员进出，严格实施消毒灭菌工作，预防交叉感染。

（5）注意密切观察，随时警惕病情变化如再出血、气胸、心包填塞等。

六、历代医家有关论述

中医历来对复合伤并无专门论述，但对于火器烧伤的研究则历史悠久。

汉代《武威汉代医简》中称“汤火冻”，而《诸病源候论》中称“汤火疮”。

汉代《五十二病方》中就有用芜荑和猪油制成软膏敷治小腿部烧伤的记载，这是本病膏治的发端。

唐代《备急千金要方·火疮》云：“凡火烧损，慎以冷水洗之，火疮得冷，热气更深转入骨，坏人筋骨难瘥”；若“火烧闷绝，不识人，以新尿冷饮之及冷水和蜜饮之。”

晋·葛洪《肘后方》中已有“用年久石灰敷之或加油调”，开始用散剂、油膏剂治疗烧伤。

南齐《刘涓子鬼遗方》有“火烧人肉坏死，宜用麻子膏外敷”的记载。

隋代《诸病源候论》中称“汤火疮”。后世文献多沿用“汤烫疮”“火烧疮”或“水火烫伤”。

明代《外科正宗》用芝麻油、石灰水搅和，外治汤火伤，是乳剂外治本病的最早记载。

清代《洞天奥旨》在伤情判断上提出了“轻则害在皮肤，重则害在肌肉，尤甚者害在脏腑，害在脏腑者多至杀人，然内治得法亦可救也，内用托药则火毒不愁内攻……”，“火烧疮，遍身烧如黑色者，难救……然而皮焦肉卷，疼痛难熬，有百计千方用之而不验者，以火毒内攻，而治之不得法也，故治火烧之症，必须内外同治，则火毒易解也”。明确提出“治火烧之症，必须内外兼治”，而内治又是必用托药，则火毒庶无内攻之虞，烧伤的大体治疗原则基本确定。

思维导图

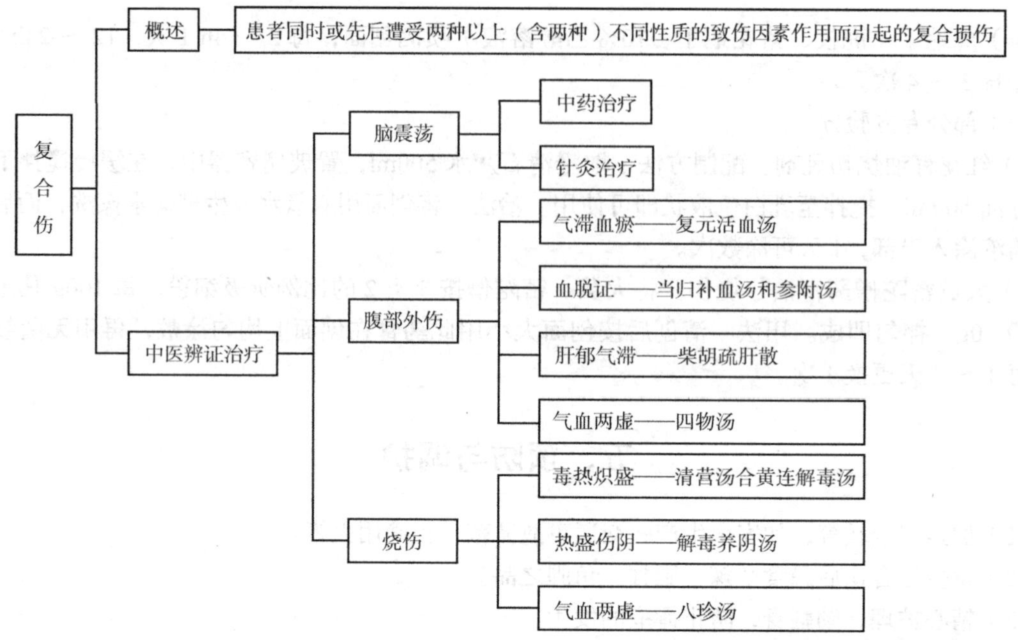

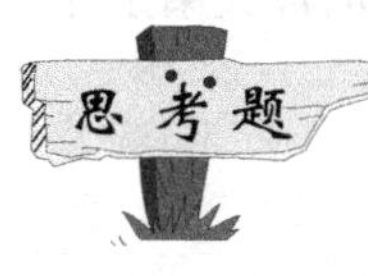

2015年8月12日，天津滨海新区天津港的瑞海公司危险品仓库发生火灾爆炸事故，被称作“8•12天津滨海新区爆炸事故”，共造成165人遇难（其中参与救援处置的公安现役消防人员24人、天津港消防人员75人、公安民警11人，事故企业、周边企业员工和居民55人）、8人失踪（其中天津消防人员5人，周边企业员工、天津港消防人员家属3人），798人受伤（伤情重及较重的患者58人、轻患者740人），304幢建筑物、12428辆商品汽车、7533个集装箱受损。

参与此次救援的消防人员、公安民警被称为“最美逆行者”，其中更有很多英雄在这次救援中牺牲，只留下一个义无反顾的背影，用他们年轻鲜活的生命，换来盛世平和。

思考：

1. 作为一位医学生，作为未来的医务工作者，我们应该怎样向英雄学习，做到健康所系、性命相托，在自己的岗位上不忘初心、牢记誓言？
2. “8・12天津滨海新区爆炸事故”中的多数患者及遇难者，主要受到了哪些复合损伤？

本章案例请扫码

第十六章　多　发　伤

一、概　　述

多发伤是指两处或两处以上重要脏器同时损伤。多发伤常遭受巨大的外力打击，伤情重，早期常伴有失血性休克、生理功能严重衰竭等不稳定的临床情况，且不同损伤的生理紊乱可以互相影响，加重了创伤反应，较单一部位的创伤严重得多、危重得多，伤员随时都有丧失生命的危险。

多发伤常由各种机械性的钝器和利器所伤，如交通事故、高处坠落、刀刺伤、碾压伤、挤压伤、爆炸伤等。而交通事故较为多见。

二、分　　类

（1）颅脑创伤：颅骨骨折合并颅内血肿、脑干挫裂伤等，易出现颅内高压，进而形成脑疝，导致脑干功能衰竭，最终致呼吸心跳停止。

（2）颈部伤：如颈椎损伤合并食管、气管、颈动脉、甲状腺、臂丛、脊髓损伤等，易出现失血性休克，血肿压迫气道窒息，损伤颈髓高位截瘫。

（3）胸部伤：如多发性多段肋骨骨折、心包损伤、血气胸、肺挫裂伤、心脏大血管损伤、气管损伤、膈肌破裂等，均可危及生命。

（4）腹部伤：腹腔大出血或内脏器官损伤（如肝破裂、胆破裂、脾破裂、肾破裂、肠破裂等，导致腹膜炎，进一步发展引起感染性休克，导致微循环障碍，最终导致多器官功能衰竭等）。

（5）泌尿生殖系创伤：如肾脏损伤、膀胱破裂、子宫破裂、尿道断裂、阴道撕裂伤两个或两个以上损伤同时存在，易出现失血性休克、肾衰竭、严重感染等。

（6）颌面创伤：颌面部开放性骨折并大出血。易出现失血性休克、气道堵塞等，严重者可导致窒息。

（7）严重骨盆骨折：骨折合并出血性休克及盆腔脏器损伤，均可危及生命。

（8）脊柱创伤：脊柱骨折合并脊髓、神经系统损伤，严重者可引起截瘫。

（9）四肢多发创伤：如四肢多发开放性骨折、四肢多发性闭合性长骨干骨折、四肢大血管损伤等，易出现脂肪栓塞综合征、失血性休克等，严重者可导致死亡。

（10）软组织损伤：四肢或全身广泛软组织损伤并大出血或挤压综合征，易出现失血性休克，脓毒血症，最终发展为严重感染性休克、肾衰竭等危象。

三、临床特点

多发伤伤势严重，应激反应剧烈，伤情变化快，其严重程度不仅仅是各专科损伤的简单相加，而具有自身特点。

（1）生理紊乱严重、伤情重且变化快、病死率高：多发伤常伴有严重生理功能紊乱和病理变化，机体对这些严重紊乱的代偿能力较弱。伤情重且变化快，常在短时间内死亡。多发伤为多系统、多器官损伤，受伤部位越多，病死率越高。

（2）休克多：多发伤为严重创伤刺激，损伤范围广、伤情重、失血量大，易发生低血容量性休克；若心泵效率降低，可发生心源性休克（见于胸外伤、心脏压塞、创伤性心肌梗死等）。

（3）低氧血症发生率高：多发伤早期低氧血症发生率较高，多见于颅脑伤、胸部伤伴有休克或昏迷者。临床上低氧血症分为两型：①呼吸困难型：缺氧现象较明显，易于识别；②隐蔽型：临床上缺氧体征不明显，仅有烦躁不安、呼吸增快的现象。如不注意低氧血症，给予止痛剂，可能发生呼吸停止。

（4）漏诊率高：主要原因：①临床医师未能按多发伤抢救常规进行重点检查。②专科医生受专业限制只满足于本专科诊治，而忽略了其他部位创伤。③开放伤、闭合伤，明显伤与隐匿伤并存，临床医师易被易于觉察的伤情所左右，忽视了深在、隐蔽的创伤。④临床医师缺乏经验，某些闭合伤或内脏损伤的症状和体征早期表现不明显，没有引起重视。多发伤时如漏诊胸、腹、腹膜后内出血，往往会失去抢救机会。⑤若合并颅脑损伤，伤员意识障碍，不能如实诉说病情，只行部分检查。⑥伤情重、时间紧，来不及相关检查。

（5）伤情复杂，处理矛盾：多发伤由于伤及多处，往往都需要手术治疗。由于各个创伤的部位、严重程度和所累及的内脏不同，就存在处理顺序上的矛盾。医务人员要根据各个部位伤情、影响生命程度、累及脏器不同和组织深浅来决定手术部位的先后顺序，以免错过抢救时机。

（6）并发症多，感染率高：由于严重创伤后机体免疫功能受到抑制，且伤口大多为开放伤口，污染重，肠道细菌移位，以及各种侵入性导管的使用，使伤后感染发生率高，并发症多，尤其多脏器功能衰竭发生率较高。

四、创伤救治理念与院前急救

现场急救是创伤急救的开始，急救的好坏直接影响到患者的进一步处理。可遵循黄金 1h 救治理念。该理念的核心就是：在生存与死亡之间存在一个黄金 1h，如果患者伤情严重，医务人员或救护人员只有不到 1h 的时间争取患者生存；如果未得到及时的医疗干预，患者即使不是在那段时间内死亡，但是在（那）1h 内发生于患者体内的损伤改变已不可逆转，患者可能在随后的时间死于继发性损伤。救治技术措施实施越早越好，尽最大努力在最佳黄金时间段完成。

（一）按照创伤分级救治原则设置专业创伤治疗中心、建立专业的创伤外科，建立院前急救系统，在事故发生后 2min 内开始出动，10min 内到达现场，开始现场抢救。

（二）判断周围环境安全：现场急救时间短促，不允许拖延时间，但在现场急救时，必须首先迅速判断周围环境是否安全，因为多发伤常见于交通事故、地震等，周围环境常复杂危险，只有保证了环境的安全才能保证下一步施救时医务人员和患者不会因外界因素受到新的伤害。若周围环境不安全，应先迅速转移至安全环境再行下一步施救。

（三）现场检伤

1. 现场检伤分类原则

（1）危重患者（红色标牌）——第一优先。有危及生命的严重创伤，但经及时治疗能够获救，应立即标示红标，优先给予护理及转运。现场先简单处理致命伤、控制大出血、支持呼吸等。并尽快送院。如气道阻塞、活动性大出血及休克、开放性胸腹部创伤、进行性昏迷、颈椎损伤、超过 50% 的Ⅱ° ～Ⅲ° 烧烫伤等；

（2）重症患者（黄色标牌）——第二优先。有严重损伤，但经急救处理后生命体征或伤情暂时稳定，可在现场短暂等候而不危及生命或导致肢体残缺，标记为黄色，给予次优先转运。如不伴意识障碍的头部创伤、不伴呼吸衰竭的胸部外伤、除颈椎外的脊柱损伤等；

（3）轻症患者（绿色标牌）——第三优先。可自行行走无严重损伤，其损伤可适当延迟转运和治疗，应标记为绿色，将患者先引导到轻伤接收站。如软组织挫伤、轻度烧伤等；

（4）死亡或濒死者（黑色标牌）——第四优先。已死亡或濒死状态（存在无法挽救的致命性创伤难免死亡者），如呼吸、心跳已停止，且超过 12 分钟未给予心肺复苏救治，或因头、胸、腹严重外伤而无法实施心肺复苏救治者，应标记为黑标，停放在特定区域。

2. 简明检伤分类法，通常分为四步

（1）第一步：行动检查

1）行动自如（能走）的患者为轻伤患者，标绿色标牌；

2）不能行走的患者检查第二步。

（2）第二步：呼吸检查

1）无呼吸者，标黑色标牌；

2）呼吸频率＞ 30 次 / 分或＜ 6 次 / 分，为危重患者，标红色标牌；

3）每分钟呼吸 6 ～ 30 次者，检查第三步。

（3）第三步：循环检查

1）桡动脉搏动不存在，或甲床毛细血管充盈时间＞ 2 秒者，或脉搏＞ 120 次 / 分，为危重患者，标红色标牌；

2）甲床毛细血管充盈时间＜ 2 秒者，或脉搏＜ 120 次 / 分，检查第四步。

（4）第四步：清醒程度

1）不能回答问题或执行指令者，标红色标牌；

2）能够正确回答问题和执行指令，标黄色或绿色标牌。

（四）现场急救原则

以稳定生命体征、对症支持治疗为主，主要有：

（1）必须要判断患者的意识以及生命体征。如果患者是昏迷的，首先要判断患者的呼吸心跳有没有停止，如果有停止应该马上给予心肺复苏术，现场建立静脉通道，应用肾上腺素等抢救药物抢救治疗；

（2）如果患者呼吸心跳没有停止，必须要观察患者的呼吸、心率、血压、脉搏等情况，如果出现现场休克的情况，应该马上给予建立静脉通道，尽快补充血容量，纠正休克；

（3）判断患者的脊柱有没有损伤，如果是颈椎或者腰椎的损伤，在搬运的时候必须要非常谨慎，首先要用颈围予以腰围外固定，再用脊柱搬运板或者硬板移动患者；

（4）如果发现患者四肢有伤口，而且是活动性出血，必须要马上给予加压包扎止血；

（5）如果发现有胸腹部等脏器损伤，在补液的同时，马上转运到医院进一步诊治。

（五）转运

在现场初步处理后，应立即按照“就近、就急、就能力”原则向最近的有救治能力的医院进行转运。转运途中应注意：

（1）优先运送伤情严重但救治及时可以存活的患者；

（2）运送途中应不间断地实施维持生命的救护，如人工呼吸、胸外心脏按压、给氧、输液等；

（3）运送患者要注意正确体位；

（4）保持创面清洁，尽量减少感染机会；

（5）注意骨折的固定和伤肢的血运情况；

（6）窒息是现场和输送途中患者死亡的主要原因，常因患者咽部被血、黏液和呕吐物等阻塞以及昏迷后舌下坠等引起，故强调。医务人员可用手或吸引器将分泌物掏出，将患者头转向一侧，将舌拉出，或给予口咽通气管建立临时人工气道，对缓解窒息有一定帮助。另外，还需检查患者口中有无义齿或其他异物，若有，应立即取出，防止脱落、误吸；

（7）严密观察病情变化，并及时依病情变化进行处理。因此，要求救护车内要配备完善的急救设备，并能通过闭路电视设备与治疗中心随时联系，保证抢救工作的顺利进行。

五、检查诊断与伤情评估

（一）早期诊断

多发伤损伤部位多，明显外伤与隐蔽伤同时存在，容易漏诊。对多发伤的诊断务必做到简捷、全面，在最短的时间内明确是否存在致命性损伤。因此，检查应做到：

（1）迅速判断伤员有无威胁生命的征象。医务人员首先应对伤员进行快速全面的粗略检查，注意伤员的神智、面色、呼吸情况、血压、脉搏及外出血、伤肢姿势、伤口污染程度等情况，以及有无呼吸道梗阻、休克、大出血等致命征象。根据这些征象，有助于立即发现危及生命的受伤部位，及时采取有效紧急抢救措施。

（2）迅速进行全面的检查。①病史采集：迅速通过各种途径获得详细准确的病史。②体格检查重点：在急救开始或伤情稳定后，在明显外伤有初步诊断和优先处理的基础上，可采用轻柔的手法，迅速对全身行一次有重点的系统检查。为了防止漏诊，可按以下顺序进行：

1）按 A（air way，呼吸道）、B（breathing，呼吸）、C（cardiac，心脏）、D（digestion system，消化系统）、E（excretion，排泄、泌尿系统）、F（fracture，骨折）顺序检查。

2）按 CRASH PLAN 字母顺序检查。C = cardiac（心脏），R = respiration（呼吸），A = abdomen（腹部），S = spine（脊柱），H = head（头部），P = pelvis（骨盆），L = limb（四肢），A = arteries（周围血管），N = nerve（神经）。这样可以在短时间内对各系统作一初步检查，按伤情轻重缓急安排抢救先后顺序。

（3）X 线检查：很重要，但目的性不强。因检查可引起疼痛、加重损伤，延误时间等，故不可将其视为必不可少的步骤。如果伤员全身情况允许，可以搬动，则进行 X 线检查；如果病情危重，血压、呼吸不稳，不宜搬动，可在推车或手术台上进行。

（4）化验检查：如血常规、血型和交叉配血，再根据需要查电解质、肝肾功能、动脉血气分析等。对观察伤情变化有重要价值，应及时进行。

（二）伤情严重度评估

因多发伤患者伤型组合多种多样，且往往多科病情联合，可变化的因素较多，单独以解剖部位的损伤情况或检验、检查指标缺乏对病情的整体概括，故有必要将其程度量化，以区分多发伤患者的伤情严重程度，作为判断其预后和制订抢救方案的一个重要依据。目前较常用的多发伤评估方法有 AIS 评分（abbreviated injury scale，AIS），ISS 评分（injury severity score，ISS）和 APACHE Ⅱ（acute physiology and chronic health evaluation Ⅱ）等。AIS 将全身分为颈、面、胸、腹与盆腔、四肢与骨盆、体表 6 个部分，任何 2 个或 2 个以上的部位损伤就被称作多部位损伤或多发伤。AIS 和 ISS 将损伤的严重度分为 6 个等级：①轻度，②中度，③较严重，④严重，⑤危重，⑥最危重损伤。计算 ISS 分值时，将 6 个部位中选损伤较严重的 3 个部位中各取一最高 AIS 值，求其平方数的和即为 ISS 分值，分值范围为 1 ～ 75 分。有学者将 ISS ≤ 17 分定义为轻伤，ISS 17 ～ 21 分为中度创伤，ISS ≥ 22 分为严重伤。ISS 值小于 10 分者很少死亡，ISS 值大于 50 分者则存活者少。

（三）多发伤伤情稳定后再审定

多发伤是一种变化多端的动态损伤，一些隐蔽损伤早期体征不明显，故仍有漏诊的可能。因此在伤情稳定后，或伤后数日内，再进行一次全面系统的检查，以纠正急诊阶段诊断和治疗上的缺点和错误。

六、多发伤治疗

（一）急救原则

初期急救原则：优先处理最危及患者生命的情况，不必因诊断不明确而延误有效的救治，且病史在首次评估和诊治中不是必需的。伤员到达急诊室后即进入严格的临床救治阶段。仍应先解决威胁生命安全的损伤。

（1）呼吸道阻塞和呼吸功能紊乱引起的呼吸功能衰竭。

（2）大出血造成的循环功能衰竭。故早期急救的重点为：

1）立即清理呼吸道，给氧，止血，紧急闭合开放性的胸部伤。

2）数分钟脱去衣服将伤员移至治疗台上，建立静脉通道输液，行血型检查及交叉配血。

3）10min 内对伤员进行重点检查明确损伤部位，了解伤员已行哪些处理，并组织各有关专科会诊。

4）30min 内复苏、抗休克治疗。积极做好术前准备，明确哪些部位需立即手术，哪些部位可延缓处理，哪些可延期处理。手术应简单，时间要短，以救命为主。

（二）急救顺序

急救可按 V（保持呼吸道畅通）、I（输液、输血扩充血容量）、P（心功能监测）、C（控制出血）顺序进行。凡脑外伤有严重受压征象，胸腹腔大出血、心搏骤停，胸外心脏按压无效、心脏压塞等危及生命的临床表现时可在急诊室行急诊手术。有两处以上危及生命的损伤时，可分组同时进行手术。手术应简单，时间要短，以救命为主。

1. V（ventilation）——保持呼吸道通畅 在救治多发伤时要求保持呼吸道通畅及充分通气供氧，处理原则为：颅脑外伤昏迷，应及时清除口腔异物、血块、呕吐物、痰液及分泌物，置侧卧位，即刻行气管内插管，必要时用呼吸机辅助呼吸；颌面、颈椎、喉部外伤，早期做气管切开术；胸部外伤致血气胸、张力性气胸，应做胸腔穿刺及闭式引流，必要时做气管插管或气管切开。

2. I（infusion）——输液、输血扩充血容量 多发伤休克主要由失血所致，有明显休克时，失血量一般在 1000ml 以上。因此，在抢救严重多发伤伤员时，恢复血容量的重要性仅次于纠正缺氧。在连续监测动脉血压、尿量和CVP的基础上，结合患者皮肤温度、末梢循环、脉率及毛细血管充盈时间等情况，判断所需补充的液体量。一般而言，休克的程度越重，需补充的血容量也越多。补充血容量所选用的液体应是晶体液、胶体液并重。根据病情的轻重缓急，可采用：①平衡盐溶液。②股动脉内注射50%葡萄糖注射液。③6%右旋糖酐（相对分子质量40 000～75 000）静脉滴注，最好不用低分子的右旋糖酐（相对分子量在20 000左右的），因容易引起出血倾向。④5%～10%葡萄糖静脉点滴注。⑤输血，血配好后应立即输血。输血的途径及速度视病情轻重而不同。一般情况下，表浅静脉滴入是可以的，危重的需要快速大量输入时，可自颈外静脉或大隐静脉插入2mm的塑料管，在5～10min内输入300～500ml的血液，有时还可以用动脉推注法。

3. P（pulsation）——心功能监测 多发伤伤员发生休克时，除考虑低血容量休克外，还要考虑到心源性休克，故应对心泵功能进行监测。特别是伴有胸部外伤的多发伤，可因气胸、心肌挫伤、心包填塞、心肌梗死致心泵功能衰竭。因此，在抢救中应监测心脏搏动和心电图变化，监测中心静脉压和平均动脉压。针对病因做胸腔闭式引流、心包穿刺、控制输液量或采取心血管活性药。对于心肌挫伤可使用多巴胺及多巴酚丁胺。

4. C（control bleeding）——控制出血 出血分为明显的或隐蔽的。控制明显出血的最有效的急救方法可采用局部敷料加压包扎止血、临时指压止血、填塞止血、抬高肢体止血、强屈关节止血、应用止血带及休克裤等。隐蔽性出血的诊断较难。因此，在大量快速输血、输液条件下，若出现不能解释的低血压，应高度警惕胸、腹、腹膜后有大出血的可能。可先行简易有效的检查，如做胸腔、腹腔穿刺或B型超声波检查。明确诊断后可采用紧急手术止血、血管栓塞疗法止血。

（三）多发伤的进一步诊治

1. 损伤控制外科 严重多发伤除创伤打击（第一次打击）外，还因创伤引发的病理生理改变造成了一系列损害（第二次打击）。损伤控制外科（damage control surgery，DCS）是指先控制危及生命的原发性损伤，待机体内环境稳定、患者安全度过创伤急性反应期后，再行二次确定性手术的治疗的方式。损伤控制外科概念在1983年由Stone等学者提出。DCS是将外科手术看作整个复苏过程的一个部分，而不是治疗的终结。具体分三个阶段：

（1）通过简单有效的外科操作首先控制出血、软组织损伤的加重、颅内压升高、呼吸受限、严重腹腔感染发生等。

（2）进入ICU复苏终止致死性三联征的恶性循环（致死性三联征：术后低体温、凝血功能障碍、酸中毒），给予通气支持，恢复患者创伤应急储备，提高再手术的耐受力。

（3）最后予以确定性的外科治疗。DCS有利于迅速控制复杂、危及伤病员生命的伤情，利于抗休克和复苏，避免过多操作和过长手术时间增加损伤，减轻对患者的二次打击。但多发伤往往合并多系统的损伤，因此在处理上可能需要多个相关科室共同实施治疗，按伤害控制外科的原则进行救治。

2. 外科处理

（1）颅脑伤：应注意患者伤情的变化：①若伤后有昏迷史，但来院时已清醒的伤员，应检查有无脑神经的病理反应，更应注意是否有颅内损伤体征的继续出现。②若伤后清醒，但来院时昏迷或伤后立即昏迷、并持续加重的伤员，则有颅内出血的可能。③若伤后出现昏迷，但症状持续不变，可能有脑干挫伤。④若一侧瞳孔扩大，对侧肢体软瘫或痉挛，脉搏沉而慢，提示颅内压增高到危险程度，有紧急开颅的指征。

颅脑伤的诊断，除神志变化、脑神经体征外，还可行颅脑CT检查。颅脑伤常见的为脑震荡，不需要手术治疗。除手术指征十分明显者外，术前均应给予一定时间的观察，注意神志、瞳孔、血压、脉搏和呼吸等的变化作为诊断与手术的依据，不应过早手术。一般颅脑伤的急诊处理，主要是维持呼系统通畅及脱水疗法，必要时可行气管切开，只有指征十分明显者，方实施开颅手术治疗。

（2）颈部伤：颈部伤的急诊处理，主要是维持呼吸道通畅，充分给氧。可立即行气管插管。若存在颈动脉伤有血肿形成、气管偏位及咽喉伤等，插管困难时，不可反复试插，而应紧急行气管切开。应禁止通过鼻插管给氧及吸引，以免引起干呕及呕吐，诱发大出血。若颈部有活动性大出血时，可给予局部压迫止血，切忌盲目用血管钳钳夹，以免误伤其他重要组织。实施颈部手术时，需切开颈阔肌，以充分暴露损伤组织。

（3）胸部伤：严重的胸部伤，除非其他部位存在大出血需立即止血处理外，均应优先处理。因胸部伤关系呼吸功能，故应明确哪些伤对呼吸功能影响最大。常见的胸部严重外伤有：节段性多发性肋骨骨折及由此引起的反常呼吸、张力性或开放性血气胸、肺组织挫伤、撕裂或大出血等。均必须紧急处理。处理措施：立即给氧，通畅呼吸道，对开放伤者立即封闭伤口，对血气胸伤者使用闭式引流，以及固定反常呼吸的浮动肋骨等。胸部闭合伤一般很少需开胸手术，但开放性伤且持续出血时，则需紧急手术。

（4）腹部伤：腹部伤检查时，不同部位伤的症状可互相影响，极易发生诊断错误。如腹肌紧张、压痛、反跳痛等症状，在肋骨骨折、脊柱与骨盆骨折时同样存在。在检查时应特别注意胸廓覆盖的肝、脾、胃、横膈，盆腔内的结肠、膀胱、尿道和腹膜后的胰腺、十二指肠、肾、输尿管、大血管等。若伤员休克不能自解小便，应及时留置导尿。检查时可使用肛门指诊，若指套上带血，提示直肠或结肠下段损伤的可能；若后尿道损伤时，肛门指诊可能发现出血或前列腺上移。腹部伤患者同时可行X线检查、腹腔镜、生化检查等。若临床检查未能确诊，又怀疑有腹腔脏器的损伤，或存在明显内出血的征象，只要情况允许，即可考虑剖腹探查。因腹腔脏器伤和大出血，只有早期手术，才能使伤员得救。关于剖腹探查时机，一般认为血压提高到90mmHg左右就可以手术。若经过抢救血压仍不提高，应在抗休克的同时紧急手术。若存在腹膜后血肿，多主张采取非手术疗法；肾脏损伤也多采取非手术疗法为主。

3. 骨科处理

（1）开放创面：对创面进行清创、使用压力脉冲冲洗，放置引流，若开放骨折局部条件允许可给予闭合创面，行必要的软组织重建；对骨折使用外固定架临时固定，不强求骨折的解剖复位，但要注意恢复肢体正确的长度并尽量恢复肢体力线和纠正旋转畸形；部分骨折可予以骨牵引或石膏、支具固定；对于严重脊柱脊髓损伤、关节开放性脱位、骨筋膜间室综合征，有压迫或损伤大血管迹象或可能的骨折，应考虑早期手术治疗。

（2）严重骨盆骨折：严重骨盆骨折易合并出血性休克及盆腔脏器的损伤，应尽早复位固定。对出血者，可行动脉造影，明确出血部位后给予栓塞。不稳定性骨盆骨折合并盆腔脏器损伤的患者，骨盆给予腹带包扎固定，若存在垂直方向移位的骨折，可联合应用下肢牵引；若盆腔大血管损伤且持续性休克患者，立即予以血管栓塞治疗，对膀胱损伤的患者，可行膀胱造瘘术。

（3）脊柱脊髓损伤：完全性脊髓损伤后，因病情变化进展迅速，因此应尽快在6～24h内整复骨折脱位，解除脊髓压迫，恢复椎管的矢状位，为脊髓的功能恢复提供条件。复位后适当内固定，则更便于术后康复活动。

（4）四肢多发性创伤：分为两类：①同一肢体多发性骨折；②不在同一肢体的多发性骨折。

同一肢体多发性骨折：常见的为骨干骨折并关节骨折与同一肢体多发性骨干骨折。对于骨干骨折合并关节骨折中，若为股骨干骨折合并同侧髋关节骨折或膝关节骨折，股骨可用髓内扩张自锁螺钉或髓内锁钉内固定，用闭合髓内钉固定则更为合适。固定后可早期开始功能锻炼；若为髋臼骨折并股骨头中心脱位、股骨颈骨折或股骨粗隆间骨折，应使用坚强内固定治疗，如股骨颈或粗隆间骨折的某些类型可使用闭合空心螺钉多枚斯氏针固定；若为髌骨骨折、股骨髁间骨折、股骨单髁骨折、胫骨骨折等膝关节骨折，可选用张力带钢丝固定、角状钢板固定或螺丝、骨栓固定等各种内固定方式。

对于同一肢体多发性骨干骨折，如股骨干、胫腓骨骨折骨折，可各自均选用髓内针固定，以便于早期行功能锻炼。

不在同一肢体的多发性骨折：可根据各骨折的具体情况，选择适当的治疗方法。但原则上应较多选用内固定治疗，以便于恢复后功能锻炼。

（5）外固定架临时固定：对于骨折的临时固定，现常选用单边外固定架固定作为临时固定。多发性骨折患者，为了减少对机体的"二次打击"，可对其进行"伤害控制骨科学"（damage control orthopaedics，DCO）的处理。DCO 的提出和发展是基于 DCS 的，即运用与"伤害控制外科学"相同的原则来指导治疗骨科严重创伤的患者。

4. 早期手术后的复苏问题　因创伤性休克、重要脏器功能紊乱及外科手术的"二次打击"造成的组织破坏、失血、缺氧等进一步生理病理改变，使机体功能遭受严重的损害，若不及时纠正，可能使伤情进一步恶化，故术后复苏是一个重要的治疗阶段。需采取有效的预防和治疗措施来控制感染、急性肾衰竭、ARDS、心力衰竭、肝功能损害等并发症。

5. 中医药治疗　若患者胃肠道损伤已闭合，可给予口服辨证中草药方。

（1）颅脑伤

1）对于症见头痛眩晕、面色潮红、半身不遂、肌肤不仁、口眼㖞斜、语言不利，舌红、苔黄、脉弦滑数，证属阴虚阳亢者，治疗宜平肝潜阳、活血通络，可使用天麻钩藤饮加减。

2）对于半身不遂、肌肤不仁、口眼㖞斜、语言不利，头痛呕吐，口干尿赤，大便秘结，舌红、苔黄腻、脉弦滑数，证属痰热腑实者，治疗宜清热通腑，涤痰通络，可使用小承气汤（《伤寒论》）加减。

3）对于昏迷，两手握固，牙关紧闭，面红身热，躁扰不宁，苔黄腻，脉弦滑数，证属闭证者，治疗宜开窍启闭，涤痰息风，方用至宝丹（《太平惠民和剂局方》）或安宫牛黄丸（《温病条辨》），鼻饲给药。

4）对于昏迷较深，目合口开，手撒尿遗，四肢厥冷，汗出息微，肢体瘫软，脉微欲绝，证属脱证者，治疗宜益气回阳，扶正固脱，方用参附汤（《医方类聚》）或生脉散（《内外伤辨惑论》）鼻饲。

（2）胸部伤

1）对出血不止，气随血脱者，治疗宜益气固脱，收敛止血，方用独参汤（《景岳全书》）或参附汤（《妇人良方》）合十灰散（《十药神书》）加减。若仍出血不止，可用凉血止血法，方用犀角地黄汤（《备急千金要方》）加味。

2）对瘀血壅滞，内攻心肺者，治疗宜逐瘀护心，方用清上瘀血汤，冲服逐瘀护心散，继服橘术四物汤（《医宗金鉴》）以活血化瘀。

3）若伴有恶寒、发热、舌红苔黄、脉数等肺热证时，治疗可用清热解毒法，方用苇茎汤（《备急千金要方》）加减。后期气血虚弱，可选用益气补血法，方用八珍汤（《正体类要》）调理。

（3）腹部伤

1）对于症见腹痛，腹皮急，手不可及，伴有发热、大便秘结、小便黄、舌苔黄、脉洪数等湿热夹滞或实热症状，若进一步发展，出现高热、腹胀明显、大便秘结、恶心呕吐等热毒炽盛之象者，治疗宜疏肝行气，清热解毒，通里攻下，方用复方大柴胡汤（天津南开医院方）合凉膈散（《太平惠民和剂局方》）加减。

2）对于症见腹痛消失，食欲增加，大便通调，体温正常，自觉症状基本消失，或有上腹轻度压痛患者，属于恢复期，多伴有气血亏损，脾胃虚弱的表现。部分患者可有肝胃不和或脾胃虚寒的症状。故对脾胃虚寒者治疗宜温中健脾，方用黄芪建中汤（《金匮要略》）加减；对肝胃不和者，治疗宜疏肝理气，和胃止痛，方用柴胡疏肝散（《景岳全书》）加减。

（4）脊柱创伤

1）早期：脊柱、脊髓损伤的早期，多为瘀血阻滞，经络不通，气滞血瘀，故治疗宜活血祛瘀、疏通督脉，兼以续骨壮筋。方用活血祛瘀汤加减，如加地龙、丹参、穿山甲、王不留行等，或用补阳还五汤加减。

2）中期：伤后2～3个月后，因督伤络阻，多属脾肾阳虚，治疗宜补肾壮阳、温经通络，方用补肾壮阳汤加减，如加补骨脂、穿山甲等。

3）后期：若血虚风动，患者表现为痉挛性瘫痪，治疗宜养血柔肝，镇痉息风，方用四物汤加减，如加全蝎、蜈蚣、钩藤、伸筋草等。若为气血两虚，治疗宜补益气血，方用八珍汤、补中益气汤或归脾汤加减。另外，针灸治疗对促进神经恢复也有作用。

（5）骨盆、四肢伤

1）骨折初期：因筋骨脉络损伤，血离经脉，瘀积不散，气血凝滞，经络受阻，治疗宜活血化瘀、消肿止痛，方用活血止痛汤、和营止痛汤、新伤续断汤、复元活血汤、夺命丹、八厘散、肢伤一方等。

2）骨折中期：肢体肿胀逐渐消退，疼痛减轻，但仍有瘀肿未消尽，骨尚未连接，治疗宜接骨续筋，方用新伤续断汤、续骨活血汤、桃红四物汤、肢伤二方、接骨丹、接骨紫金丹等。

3）骨折后期：此期骨痂已生长，故治疗宜养气血、补肝肾、壮筋骨。方用壮筋养血汤、生血补髓汤、六味地黄汤、八珍汤、健步虎潜丸、肢伤三方和续断紫金丹等。同时，应注意补益脾胃，可选用健脾养胃汤、补中益气汤、归脾丸等加减。

（四）练功活动

早期练功活动可促进血液循环，加强新陈代谢，提高人体抵抗力，可起到防止褥疮、坠积性肺炎、泌尿系感染等并发症的作用。练功活动分为被动活动和主动活动。尽量让患者行主动练功活动。

思维导图

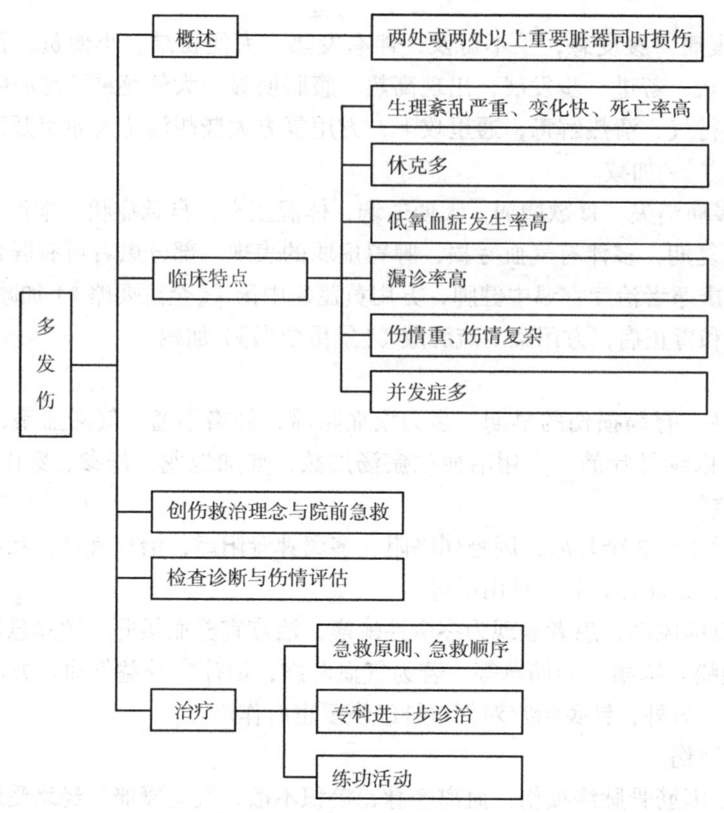

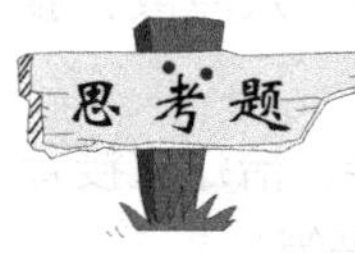

2021年9月15日晚上7点多，某市东四环快速路突发车祸，一辆轿车与一辆面包车相撞，面包车发生侧翻，有4人被甩出汽车甩到路上，其中1人头部着地大量出血无反应，另外3人有肢体活动和呻吟，车内情况不详，若你刚好路过，目睹了事故发生的过程，做为一名中共党员、做为一名医学生，你会怎么做？

本章案例请扫码

第十七章　多器官功能障碍综合征

一、概　　述

多器官功能障碍综合征（MODS）是指机体受到严重感染、严重创伤、严重烧伤、休克等打击后，在相关急性致病因素所致机体原发病变的基础上，相继引发 2 个或 2 个以上器官同时或序贯出现的可逆性功能障碍的临床综合征。其恶化的结局是多器官功能衰竭（multiple organ failure，MOF）。

本综合征具有高发病率、高病死率、高耗资和持续增加的特点，是当前重症患者中后期死亡的主要原因。近 20 年来的研究显示，MODS 的病死率仍高达 70% 左右，而其病情进一步发展为 MOF 后，病死率可达 90% 以上，MODS 及 MOF 是当前重症医学所面临的最大挑战。

MODS/MOF 是随着现代危重医学科学技术的进步与发展，不断延长危重患者的生存时间，于 20 世纪 70 年代以后出现的新课题。中医学历代医书中没有相应的固定病名论述，故直接使用“多器官功能障碍综合征”这一病名，不再设立中医病名。历代文献相关症候表现散见于急性热病重症（温病、伤寒变证）、脱证等论述中，与“亡阴亡阳”“闭脱并见”“气血俱衰”等脏气衰败而导致的逆传危候多有相似之处。

二、中医病因病机

多器官功能障碍综合征为多种疾病的危重阶段，不同病因可有不同的发病过程，有因邪毒剧盛，由实致虚者，有暴然伤及阴阳气血而致大虚者，临床多虚实并见，导致气机逆乱，脏真受损，络脉瘀滞，而发本病，病位在脏及络。最终可因升降出入停滞，阴阳离决而死亡。

（1）外感或内生邪毒：外感热毒、暑湿、疫疠之邪，或毒邪直中，或误治内陷，发生变证，或内生邪毒，正邪交争，邪热内盛而耗气、伤津、动血，邪气严重可遏阻经脉，从而导致气机郁闭逆乱，邪盛正衰，络脉瘀滞，气虚阴伤阳损，伤及脏真而引发多器官功能障碍综合征。

（2）严重创伤、严重烧 / 烫 / 冻伤、大手术、急性药物或毒物中毒：此类原因多直接伤及气血津液阴阳，造成正气大亏，痰水瘀血内生，脏腑间丧失其本来的生克平衡，出现乘侮逆乱，耗伤脏真，阻滞经脉，引发多器官功能障碍综合征。

（3）脱证、心肺复苏后：各种原因所致正气严重亏虚，阴阳不相包涵，渐致阴阳将离的脱证，或阴阳暴然离决而气不得接续而呈现临床死亡，经心肺复苏得以阴阳继相维续的，多接近孤阴孤阳状态下的生化顿失，阴阳初得续时必有邪气滞留，气机逆乱，脏真受损，引发多器官功能障碍综合征。

（4）素体虚弱或有痼疾：先天禀赋差，或素体虚弱，或年老体衰，或素有七情内伤、饮食习惯异常，或素有陈年久病的，多有气机郁滞、积食、停饮、蓄痰、留瘀，及气血阴阳不足，在这种本底异常情况下，在猝然重病时更容易出现气机逆乱、脏真受损，经脉阻滞，导致多器官功能障碍综合征。

三、诊断与鉴别诊断

（一）疾病诊断要点

1. 发病特点 本病每见于外感或内生邪毒、严重创伤、严重烧 / 烫 / 冻伤、大手术、急性药物或毒物中毒、脱证、心肺复苏后。

2. 证候特点 本病有高热，喘促或呼吸不匀、呼吸浅弱，面赤，或紫绀，或面白无华，烦躁或神情淡漠，腹胀大按之如鼓或腹大松弛，呕吐不得食，甚至呕血，皮肤花斑或瘀斑，或黄疸，汗出如油，或汗出身冷，周身水肿，四肢厥逆，少尿或无尿。脉早期为实，滑数有力，后期则虚数无力，甚或沉微，重按则无。

3. 辅助检查 本病因疾病危重，一般都是较全面的检查，能反映各个系统状况的检查必不可少，如血尿便常规、血气分析及血乳酸测定、感染和炎症反应指标、肝肾功能、凝血全项，以及血流动力学监测，腹压监测，胸腹部或病灶相关部位影像检查等，所有指标都需要动态监测以实时了解病情的变化。

（二）中医诊断要点

根据其临床表现将其分为虚实两类，病变的初期多以实证为主，表现为正邪俱盛，正邪交争明显，中晚期多表现为虚实夹杂的复杂证候，最后突出表现为正气大衰的状态，以虚证为主。

1. 毒热内盛证 高热持续不退，有汗或无汗，面红，烦躁甚则神昏，可伴喘促，腹胀大如鼓，或伴黄疸，舌质红绛，苔黄或腻或干，脉滑数洪大，沉取有力。

2. 瘀毒内阻证 高热，或神昏，烦躁，面色紫绀，皮下瘀斑，或呕血，舌质紫暗或有瘀斑，脉可沉涩或弦数。

3. 气阴耗竭证 身热骤降，烦躁不安，颧红，神疲气短，喘促，呼吸不匀，汗出，口干，舌质红少苔，脉细数无力。

4. 阳气暴脱证 喘促，呼吸无力，神昏，大汗淋漓，四肢厥冷，脉微欲绝，舌淡苔白。

（三）西医诊断要点

（1）具有相关诱因，包括：①严重感染；②休克；③心肺复苏后；④严重创伤；⑤大手术；⑥严重烧（烫、冻）伤；⑦挤压综合征；⑧重症胰腺炎；⑨急性药物或毒物中毒等。存在全身炎症反应综合征（systemic inflammatory response syndrome，SIRS）或脓毒症临床表现；发生 2 个或 2 个以上器官序贯功能障碍应考虑 MODS 的诊断。

（2）符合修正的 Fry-MODS 诊断标准，内容如下：

循环系统：收缩压＜ 90mmHg，并持续 1h 以上，或循环需要药物支持维持稳定。

呼吸系统：急性起病，$PaO_2/FiO_2 \leqslant 200$（无论是否使用 PEEP），X 线胸片见双肺浸润，肺动脉楔压≤ 18mmHg 或无左心房压力升高的证据。

肾脏：血肌酐＞ 177μmol/L 伴有少尿或多尿，或需要血液净化治疗。

肝脏：血胆红素＞ 34.1μmol/L，并伴有转氨酶升高，大于正常值 2 倍以上，或已出现肝性脑病。

胃肠道：上消化道出血，24h 出血量超过 400ml，或胃肠蠕动消失，不能耐受食物，或出现消化道坏死或穿孔。

血液：血小板＜ 50×10^9/L 或降低 25%，或出现弥散性血管内凝血（DIC）。

代谢：不能为机体提供所需的能量，糖耐量降低，需要用胰岛素；或出现骨骼肌萎缩、无力等表现。

中枢神经：Glasgow 昏迷评分＜ 7 分。

（3）符合以上指标，并且排除以下情况。

1）器官功能障碍所致相邻器官并发症，如“肝肾综合征”“肝性脑病”“肺性脑病”“心源性肺水肿”，以上均有简单而明确的病理生理过程，缺乏由 SIRS 导致远隔器官功能障碍的临床表现。

2）多种病因作用所致多个器官功能障碍的简单相加，常见于老年多发慢性疾病的晚期改变。

3）恶性肿瘤、系统性红斑狼疮等全身性疾病终末期多器官功能受累，受损器官有与原发病一致的特征性的病理损害。

（四）鉴别诊断要点

1. 中医鉴别诊断　本病临床上多阶段性以原发病或某一系统功能异常为突出表现，单纯中医临床观察容易遗漏诊断，需与诸多原发病或以某症状为突出表现的相关疾病相鉴别，项目繁多，且最终都要通过现代医学相关诊断标准来区别，故不再论述中医鉴别诊断要点。

2. 西医鉴别诊断　MODS 是在某种诱因的作用下所产生的一系列病理过程，不同于各种慢性疾病过程中器官长期失代偿所导致的器官衰竭数目累加，其鉴别要点在于以下几个方面：

（1）MODS 发病前器官功能基本正常，或功能受损但处于相对稳定的状态。休克、感染、创伤、急性脑功能障碍（心跳呼吸骤停复苏后、急性大面积脑出血）等是其常见诱因。大都经历了严重的应激反应或伴有 SIRS。

（2）发生功能障碍或衰竭的器官往往不是原发致病因素直接损害的器官，而发生在原发损害的远隔器官。其特点呈序贯性发生，原发因素所致的器官损害后，远隔器官功能障碍接踵而来，最先受累的器官常见于肺和消化器官。

（3）从初次打击到器官功能障碍有一定间隔时间，常超过 24h，多者为数日。

（4）病情发展迅速，一般抗感染、器官功能支持或对症治疗效果差，病死率高。

（5）器官功能障碍程度和病理损伤不一致，而且缺乏病理特异性，以细胞组织水肿、炎性细胞浸润、微血栓形成等常见，显著不同于慢性器官功能衰竭时组织细胞坏死、增生、纤维化和器官萎缩等病理表现。

（6）不论是原有机体完全健康还是在器官功能慢性损害过程中，在一个急性致病因素的作用下引发的 MODS 过程，器官功能障碍和病理损害都是可逆的，治愈后器官功能可望恢复到病前状态，不遗留并发症，不复发。

四、治　　疗

（一）急救治疗

MODS 缺乏特效的治疗方法，对器官功能的监测和支持仍是 MODS 的主要治疗措施。MODS 病情复杂，涉及多个器官，治疗矛盾多，还没有固定的治疗模式。

1. 控制原发病　控制原发疾病是 MODS 治疗的关键。治疗中应早期去除或控制诱发 MODS 的病因，避免机体遭受再次打击。

若为创伤患者，则应积极清创，并预防感染的发生。对于休克患者，则应争分夺秒地进行休克复苏，尽可能地缩短休克时间，避免引起进一步的器官功能损害。存在严重全身性感染时积极寻找并处理感染病灶、及时抗生素治疗是控制感染及 MODS 病情进展的根本措施。

2. 改善氧代谢，纠正组织缺氧 氧代谢障碍是 MODS 的特征之一，纠正组织缺氧是 MODS 重要的治疗目标。治疗重点在增强氧供和降低氧耗。

（1）提高氧供的方法：①通过氧疗或机械通气（小潮气量通气，必要时采用 PEEP）以维持 $SaO_2 > 90\%$，增加动脉血氧合；②维持有效的心排血量，适当补充循环血容量，必要时应用正性肌力药物；③增加血红蛋白浓度和血细胞比容，以 Hb ＞ 100g/L、血细胞比容＞ 30% 为目标。

（2）降低氧耗的措施：①对于发热患者，及时使用物理和解热镇痛药等方法降温；②给予合并疼痛和烦躁不安的患者有效的镇静和镇痛；③对于惊厥患者，需及时控制惊厥；④呼吸困难患者，采用机械通气呼吸支持的方法，降低呼吸做功。

3. 改善内脏器官血流灌注 MODS 和休克导致全身血流分布异常，胃肠道和肾脏等内脏器官处于缺血状态，持续的缺血缺氧，将导致急性肾衰竭和肠道功能衰竭，加重 MODS。及时充分纠正低血容量和应用血管活性药物是防治内脏功能缺血的有效方法。休克患者可选择去甲肾上腺素加多巴酚丁胺联合应用，具有改善肾脏和肠道等内脏器官灌注的作用。

4. 代谢支持和调理 MODS 患者处于高度应激状态，呈现高代谢、高分解为特征的代谢紊乱。需要按照高代谢的特点补充营养，并且对导致高代谢的各个环节进行干预。

①增加能量供给，能量供给中蛋白质：脂肪：糖的比例一般要达到 3 ： 4 ： 3，使用中、长链脂肪酸以提高脂肪的利用，并且尽可能地通过胃肠道摄入营养；非蛋白质热卡与氮的比值保持在 100kcal ： 1g 左右，提高支链氨基酸的比例。②代谢支持既要考虑器官代谢的需求，又要避免因底物供给过多加重器官的负担。③代谢调理是从降低代谢率促进蛋白质合成的角度，应用某些药物干预代谢。常用药物有环氧酶抑制剂吲哚美辛，抑制前列腺素合成，降低分解代谢，减少蛋白质分解；应用重组生长激素和生长因子，促进蛋白质合成，改善负氮平衡。

5. 中成药 毒热内盛证者，多用清开灵或醒脑静注射液，清热解毒，化痰通络，醒神开窍。瘀毒内阻证者，多用血必净注射液，活血化瘀，通络散毒。气阴耗伤者，多用生脉注射液益气养阴固脱。阳气将脱者，则多用参附注射液，温阳固脱。

（二）中医辨证救治

MODS 是全身性病理变化，临床中很难彻底分清每一个阶段，如热毒多夹瘀，也多有腑气不通，邪热可伤阴，热毒虽盛，但气阴已伤，多有兼夹，临床辨证不可拘泥于证型。

1. 毒热内盛证

症状：高热持续不退，有汗或无汗，面红，烦躁甚则神昏，可伴喘促，腹胀大如鼓，或伴黄疸，舌质红绛，苔黄或腻或干，脉滑数洪大，沉取有力。

治法：清热解毒，通腑泻火。

代表方：黄连解毒汤合大承气汤。

常用药：黄芩、黄连、黄柏、栀子、大黄、枳实、厚朴、芒硝、连翘。

加减：有黄疸的，加茵陈、藿香、龙胆草、猪苓、茯苓；伴神昏甚或惊厥的，加郁金、麝香、冰片；邪热阻滞在肺部的，加麻黄、杏仁、石膏；热盛易耗伤阴气，可根据情况加用玄参、生地、太子参。

2. 瘀毒内阻证

症状：高热，呕血、鼻衄、齿衄、尿血、皮下出血，或伴神昏，烦躁，舌质紫绛或有瘀斑，脉可沉涩或沉弦数。

治法：凉血泻火，解毒化瘀。

代表方：犀角地黄汤合血府逐瘀汤。

常用药：水牛角、生地、赤芍、丹皮、桃仁、红花、川芎、柴胡、枳壳、桔梗、牛膝、连翘、玄参。

加减：气血两燔的，可合用黄连解毒汤。

3. 气阴耗竭证

症状：身热骤降，烦躁不安，颧红，神疲气短，喘促，呼吸不匀，汗出，口干，汗出而黏，舌质红少苔，脉细数无力。

治法：益气养阴。

代表方：生脉饮。

常用药：人参、麦冬、五味子、山萸肉。

加减：有动风之象的，加用牡蛎、龟板、鳖甲、生地黄、赤白芍、鸡子黄。

4. 阳气暴脱证

症状：上气喘促，呼吸无力，神昏，大汗淋漓，四肢厥冷，脉微欲绝，舌淡苔白。

治法：回阳固脱。

代表方：参附龙牡汤。

常用药：人参、附子、龙骨、牡蛎。

加减：可酌加炙甘草、干姜、山萸肉；另有阳气虽未暴脱，或复苏、救脱阳气得复后，或多经现代医学手段治疗历时很长后，多会出现周身水肿，少尿无尿，伴有腹大而软的情况，或可试用中满分消汤、五苓散、猪苓汤。

五、预防与调护

要处处体现“不治已病治未病”的思想，预防MODS的发生和发展是降低其病死率的最重要的方法。

（1）及早发现隐蔽病灶并做及时处理，提前注意远隔器官的功能变化并做好预警，做好预防性胃肠保护、及早开通肠内营养等都特别重要。

（2）完备的监护是必要的，建立重症护理记录，动态观察意识、呼吸、心率、心律、血压、出入量、中心静脉压、腹压、心排血量、有无皮下出血等，可以及时发现病情变化。

（3）危重患者做好专人看护，防止意外伤害和意外拔管，预防压疮，按时翻身拍背。

（4）做好气道保护，及时吸痰和清理口鼻腔血块、分泌物，以防窒息，有气管插管的患者，最好使用囊上吸引装置，预防呼吸机相关性肺炎的发生。

六、历代医家有关论述

《素问·玉机真藏论》曰：“急虚身中卒至，五藏绝闭，脉道不通，气不往来，譬如堕溺，不可为期。其脉绝不来，若人一息五六至，其形肉不脱，真藏虽不见，犹死也。”

《素问·六微旨大论》说：“五藏者，藏精而起亟也，不可伤，伤之则无气，无气则死”“出入废则神机化灭，升降息则气立孤危。故非出入，则无以生长壮老已；非升降，则无以生长化收藏。”

《医学衷中参西录》曰："萸肉既能敛汗，又能补肝，是以肝虚极而元气将脱者服之最效。"

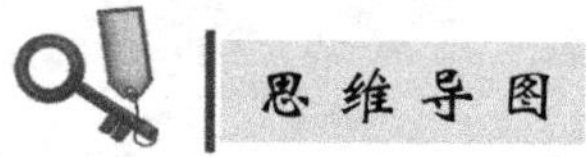

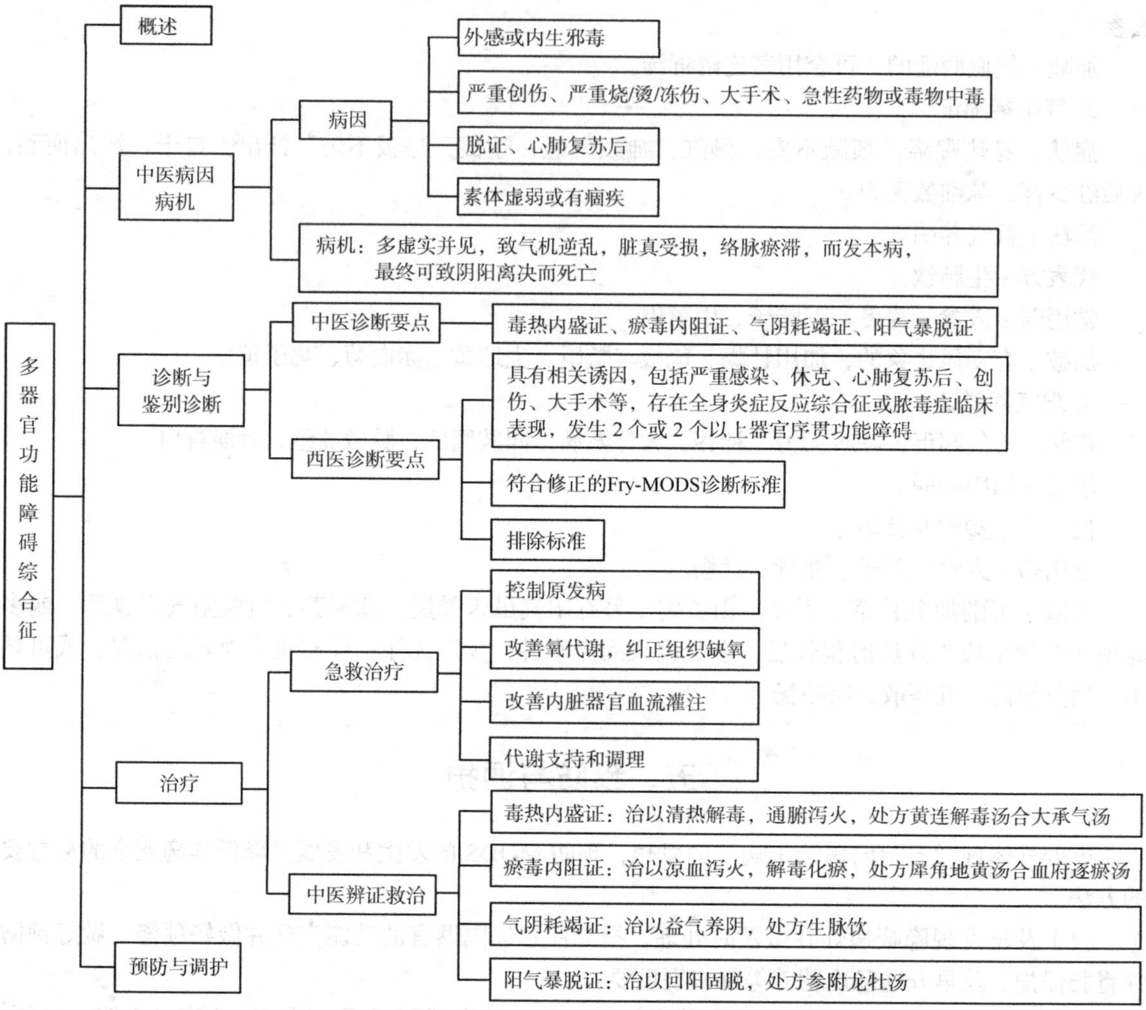

- 多器官功能障碍综合征
  - 概述
  - 中医病因病机
    - 病因
      - 外感或内生邪毒
      - 严重创伤、严重烧/烫/冻伤、大手术、急性药物或毒物中毒
      - 脱证、心肺复苏后
      - 素体虚弱或有痼疾
    - 病机：多虚实并见，致气机逆乱，脏真受损，络脉瘀滞，而发本病，最终可致阴阳离决而死亡
  - 诊断与鉴别诊断
    - 中医诊断要点
      - 毒热内盛证、瘀毒内阻证、气阴耗竭证、阳气暴脱证
    - 西医诊断要点
      - 具有相关诱因，包括严重感染、休克、心肺复苏后、创伤、大手术等，存在全身炎症反应综合征或脓毒症临床表现，发生2个或2个以上器官序贯功能障碍
      - 符合修正的Fry-MODS诊断标准
      - 排除标准
  - 治疗
    - 急救治疗
      - 控制原发病
      - 改善氧代谢，纠正组织缺氧
      - 改善内脏器官血流灌注
      - 代谢支持和调理
    - 中医辨证救治
      - 毒热内盛证：治以清热解毒，通腑泻火，处方黄连解毒汤合大承气汤
      - 瘀毒内阻证：治以凉血泻火，解毒化瘀，处方犀角地黄汤合血府逐瘀汤
      - 气阴耗竭证：治以益气养阴，处方生脉饮
      - 阳气暴脱证：治以回阳固脱，处方参附龙牡汤
  - 预防与调护

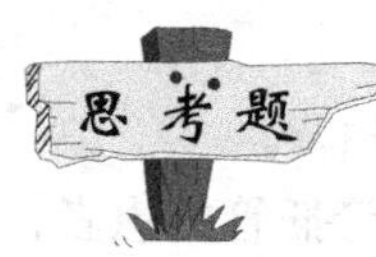

1. 什么是多器官功能障碍综合征？
2. 简述多器官功能障碍综合征中医病因病机。
3. 多器官功能障碍综合征的中医辨证要点是什么？
4. 多器官功能障碍综合征西医诊断要点是什么？
5. 试述多器官功能障碍综合征的西医救治措施。
6. 谈谈多器官功能障碍综合征的中医辨证施治。

本章案例请扫码

第十八章 猝 死

一、概 述

猝死（即卒死），是指各种内外因素导致心之脏真脏器受损，阴阳之气突然离决，气机不能复返，心搏接近停止跳动或刚刚停止跳动而表现为发病疾速，忽然神志散失，寸口、人迎、阴股脉搏动消失，呼吸微弱或绝，全身青紫，瞳仁散大，四肢厥冷等一系列临床病象的危重疾病。猝死之名始见于《灵枢·五色》："人不病而猝死，何以知之？黄帝曰：大气入于脏，不病而猝死矣。"

猝死相当于现代医学的心跳呼吸骤停，即心脏射血功能的突然停止，是指急性病变发生后即刻或者 6h 内发生意外的死亡，目前大多数学者倾向于将猝死的时间限定在发病 1h 内。临床上表现为心音消失、脉搏不能触及，血压测不出，呼吸不连续，甚至停止，瞳孔散大，意识丧失。本病短时间内可致死亡，预后极差，是对生命具有极大危害的突发急危重症。

二、中医病因病机

从中医临床角度来看，其基本病机为气机逆乱，出入闭阻，阴阳之气相互离决。病机有虚实之分，病位主要在五脏（心肝脾肺肾）。周学海《读医随笔》曰："凡脏腑十二经之气化，皆必借肝胆之气化以鼓舞之，始能调畅而不病。凡病之气结血凝痰饮、跗肿、鼓胀、痉厥……皆肝之不能舒畅所致也。"

（1）七情内伤：七情内伤，气逆为病，以因大怒而猝死者多。若所愿不遂，肝气郁结，肝气上逆，或大怒而气血并走于上等，以致阴阳之气不相维系；此外，若其人平素身体虚弱，心虚胆怯，遇外界突然刺激，如见死尸，或闻巨响，或见鲜血喷涌等，以致气机逆乱，上壅心胸，蒙闭神窍，难以复返。

（2）瘀血阻滞：血总统于心，化生于脾，藏受于肝，宣布于肺，施泄于肾。五脏功能障碍，气机运行失常，都能导致瘀血内生。瘀血内阻，闭阻经络，瘀塞心窍，使营卫不通，加之情志刺激，阴阳气血突然离决而形成猝死。《医学入门·厥》所谓："气逆而不下行，则血积于心胸，《内经》谓之薄厥，言阴阳相薄气血奔并而成。"即为瘀血致病而言。

（3）痰邪内伏：多见于形盛气弱之人，嗜食酒酪肥甘，脾胃受伤，运化失常，以致聚湿生痰，痰阻中焦，气机不利。如遇恼怒气逆，痰随气升，清阳被阻，心窍为之蒙蔽，神机失用则可发为本病。

（4）亡血伤津：如因大汗吐下，气随液耗，或因创伤出血，或产后大量失血等，以致气随血脱，阳随阴消，神明无主，均可出现猝死。

（5）饮食劳倦：元气素虚者，如因过度饥饿，或过度疲劳，或睡眠不足，阴阳气血暗耗，以致中气不足，脑海失养；或因暴饮暴食，饮食停于胸膈，上下不通，阴阳升降闭阻，均可引起猝死。

（6）外邪侵袭：感受六淫或秽恶之邪，使气机逆乱，阴阳之气难以接续，即可发为猝死。此即《素问·缪刺论》曰："邪客于手足少阴、太阴、足阳明之络……五络俱竭，令人身脉皆动，而形无知也，其状如尸，或曰尸厥。"六淫致死，其中以中寒、中暑比较多见。中寒者，多发于严寒之时或高寒地区；中暑者，多发于酷暑季节；中秽恶者，多发于深入矿井之内等。

（7）剧烈疼痛：疼痛伤气，并可导致气机逆乱受阻，难以复返而猝然死亡。如《素问·举痛论》曰："寒气客于五脏，厥逆泄，阴气竭，阳气未入，故卒然痛死不知人，气复反则生矣。"临床上除寒邪疼痛致厥外，创伤、气滞、瘀血疼痛等也可引起气机闭阻而导致死亡。

三、诊断与鉴别诊断

（一）疾病诊断要点

（1）发病特点：起病急骤，发病前常有先兆症状，如头晕心悸、视力模糊、面色苍白、出汗等，常有明显的情志刺激史，或有大失血病史，或有暴饮暴食史，或有痰盛宿疾。

（2）证候特点：突然意识丧失，气息不调，口唇青紫，甚则全身青紫，瞳仁散大，或两目正圆，神经反射消失，虚里搏动消失、寸口、人迎脉、阴股脉、趺阳脉搏动消失，身冷如冰。

（3）辅助检查：心电图诊断：①心室颤动（室颤）；②电机械分离；③心脏（室）停顿。

（二）中医诊断要点

（1）气阴两脱：神萎倦怠，面色潮红，皮肤干燥而皱，无尿，舌质深红而干或淡，少苔，脉虚数或微。

（2）元阳暴脱：神志恍惚，或昏愦不语，面色苍白，四肢厥冷，舌质淡润，脉微细欲绝或伏而难寻。

（3）痰瘀蒙窍：昏愦少语或不语，四肢厥冷，咯痰或痰多，舌质暗或有瘀斑，苔厚腻，脉滑或脉涩。

（三）西医诊断要点

（1）心搏骤停的先兆征象：①在心电监护下发现频发、多源、成对出现或 R 重于 T 的室性期前收缩，短阵室速，心室率低于 50 次 / 分，QT 间期显著延长等。②在无心电监护下发现低心排血量状态，听诊有严重心律失常，呼吸微弱或暂停，眼球上窜、呆眼凝视、瞳孔散大等脑活动异常，突然出现抽搐等。

（2）意识突然丧失（心搏骤停后 10s 内）或伴有短暂抽搐（心搏骤停后 15s），有时伴眼球偏斜；昏迷，多发生于心搏骤停 30s 后；瞳孔散大，多在心搏骤停后 30 ～ 60s 内。

（3）大动脉搏动消失，脉搏扪不到，血压测不出。

（4）呼吸停止或呼吸微弱；呼吸断续呈叹息样，随即停止，多发生于心搏骤停后 20 ～ 30s 内。

（5）心电图诊断：①心室颤动（室颤）；②电机械分离；③心脏（室）停顿。

（四）鉴别诊断要点

（1）尸厥病：两者均有突然意识丧失、四肢厥冷、全身青紫，瞳仁散大等表现。但尸厥病可触及人迎脉、阴股脉搏动，心音存在。

（2）眩晕：眩晕有头晕目眩。视物旋转不定，甚则不能站立，耳鸣，但无神志异常的表现。与猝死突然昏倒，不省人事，短时间内即可死亡迥然有别。

（3）厥证：有突然意识丧失，呼之不应，四肢厥冷，但可触及虚里和人迎脉搏动，心音存在，心电图可鉴别。

（4）西医鉴别诊断：主要是与昏迷鉴别，昏迷为多种疾病发展到一定阶段所出现的危重症候。一般来说发生较为缓慢，常有原发病存在，有昏迷前的临床过程，先轻后重，由烦躁、嗜睡、谵语渐次发展，一旦昏迷后，持续时间较长，恢复较难，苏醒后原发病仍然存在。

四、治 疗

（一）急救治疗

一旦诊断心搏骤停，必须立即进行心肺复苏（cardiopulmonary resuscitation，CPR），整个抢救过程分为三个阶段：成人基础生命支持、高级心血管生命支持、复苏后综合征处理。

1. 成人基础生命支持（basic life support，BLS）

（1）无论何种原因引起的心搏骤停，首要任务是进行高质量的心肺复苏；并立即取得除颤仪（或自动体外除颤仪 AED），若成人在未受监控的情况下发生心搏骤停，或不能立即取得除颤仪时，应该在他人前往获取以及准备除颤仪的时候开始心肺复苏。具体流程见图 18-1。

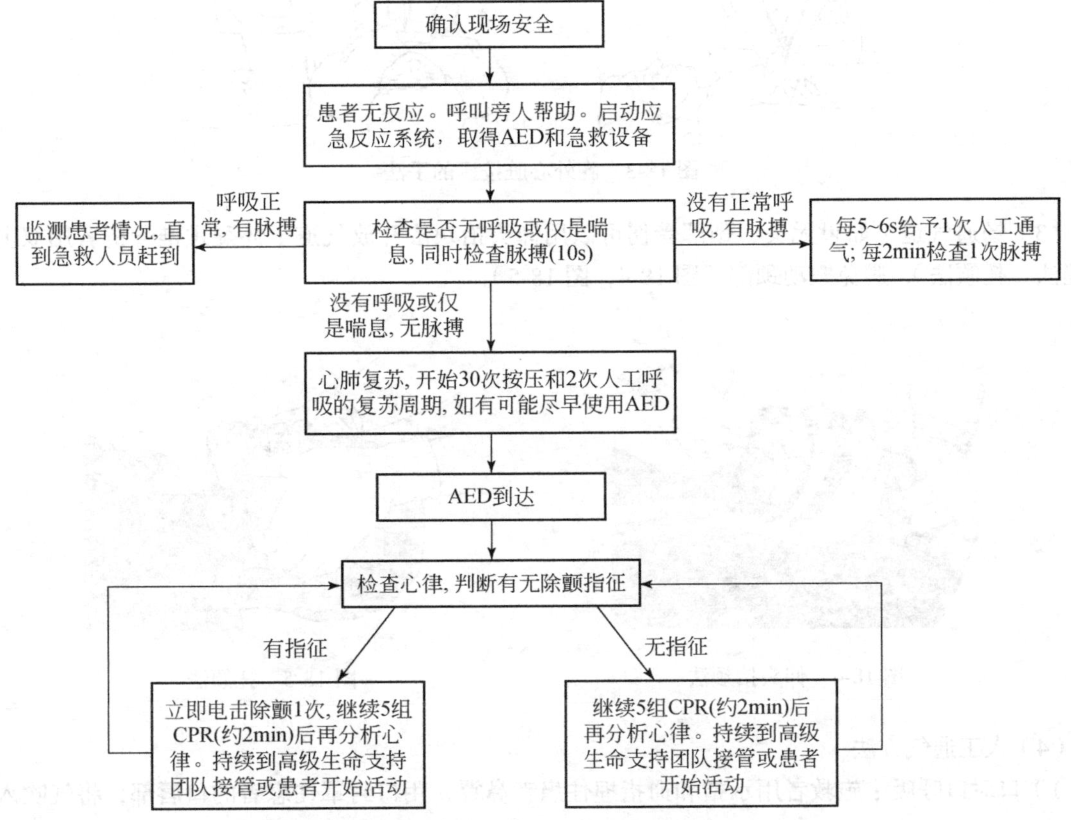

图 18-1 BLS 医务人员成人心搏骤停流程图

（2）胸外心脏按压：是通过增加胸腔内压力和（或）直接按压心脏驱动血流，有效的胸外按压能产生 60 ～ 80mmHg 动脉压。BLS 中成人高质量心肺复苏做到：按压深度在 5 ～ 6cm，按压频率在 100 ～ 120 次 / 分；每次按压和放松时间相等；每次按压后使胸廓充分回弹；尽可能减少胸外按压中断的次数和时间；给予患者足够的通气（30 次按压后 2 次人工呼吸，每次呼吸超过 1s，每次必须使胸部隆起）（图 18-2，图 18-3）。需要注意的是非专业医疗人员对于不确定的心跳骤停先行胸外按压，可以使患者更多获益。

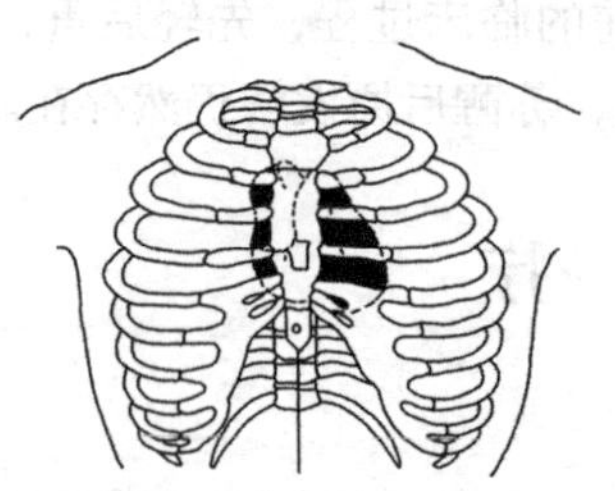
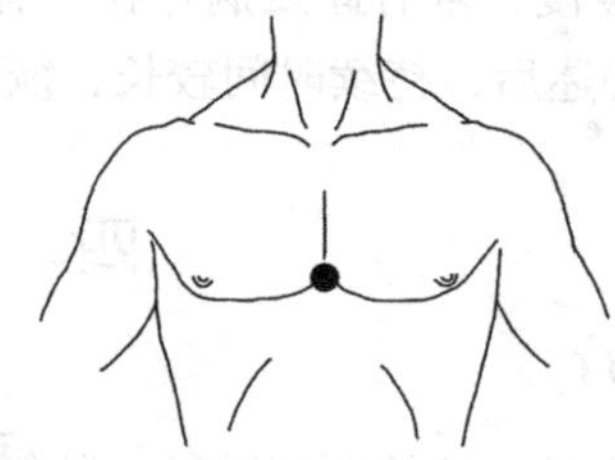

图 18-2　胸外按压的部位

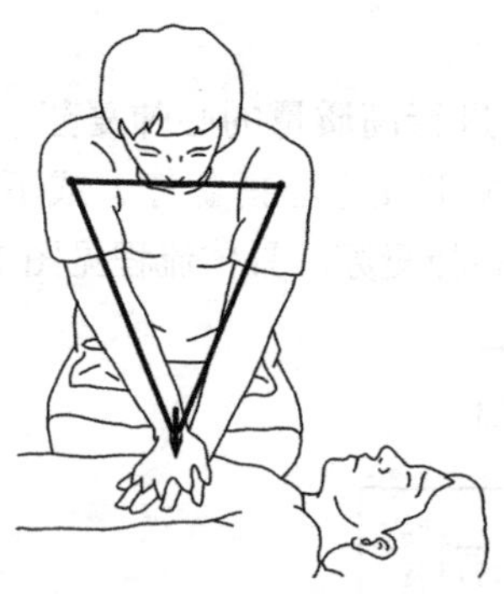
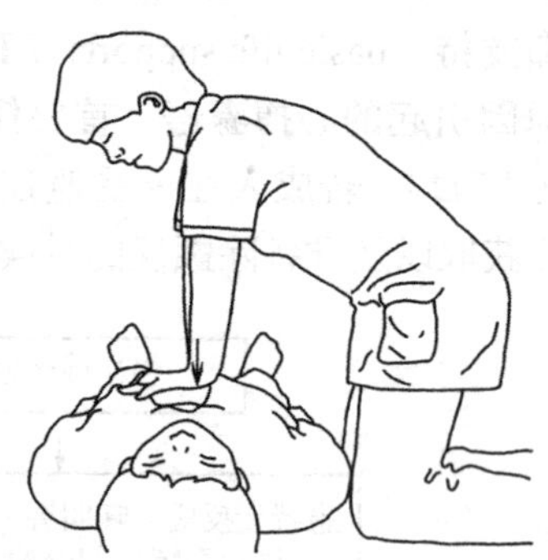

图 18-3　胸外心脏按压的手法

（3）畅通气道：如果无头、颈部受伤可以用仰头抬颏法开放气道；怀疑颈椎骨折者用双上颌上提法（托颌法），避免搬动颈部（图 18-4，图 18-5）。

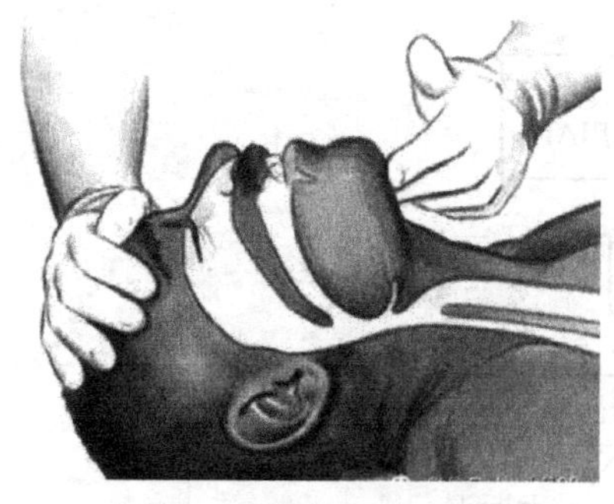
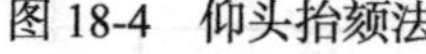

图 18-4　仰头抬颏法

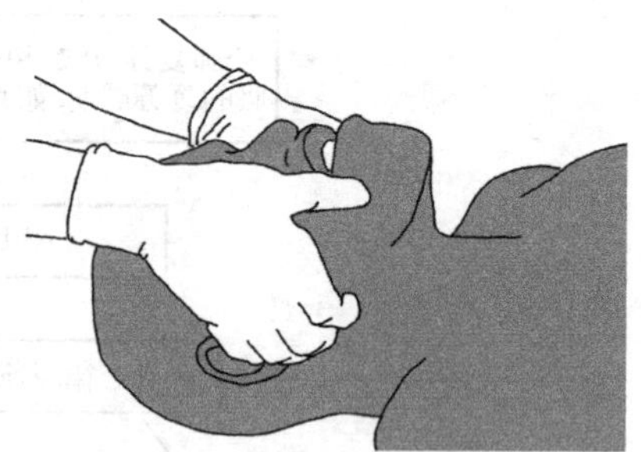

图 18-5　托颌法

（4）人工通气方法

1）口对口呼吸：施救者用示指和拇指捏住患者鼻翼，用口封罩住患者的口唇部，将气吹入患者口中。

2）口对面罩通气：用面罩封住患者的口鼻，施救者通过面罩连接管进行人工吹气。

3）面罩 - 呼吸气囊通气：用面罩封住患者的口鼻，施救者用简易呼吸气囊通过面罩连接管进行人工通气（图 18-6）。

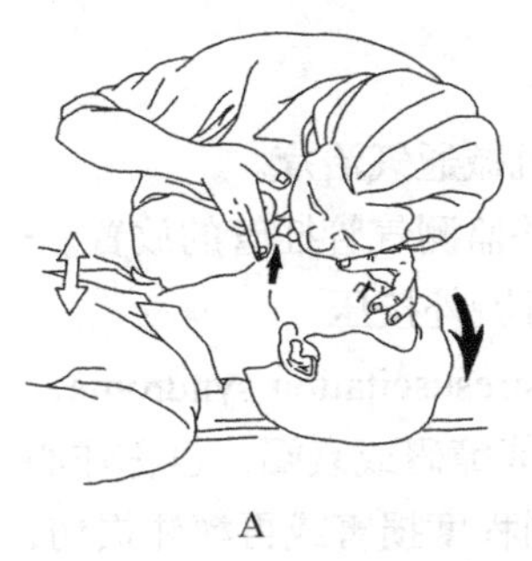

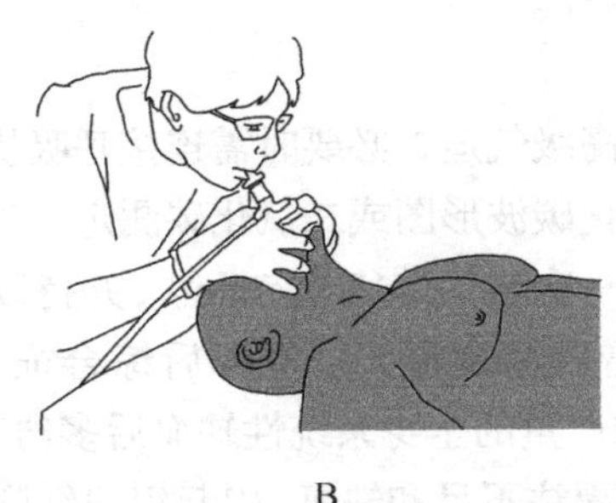

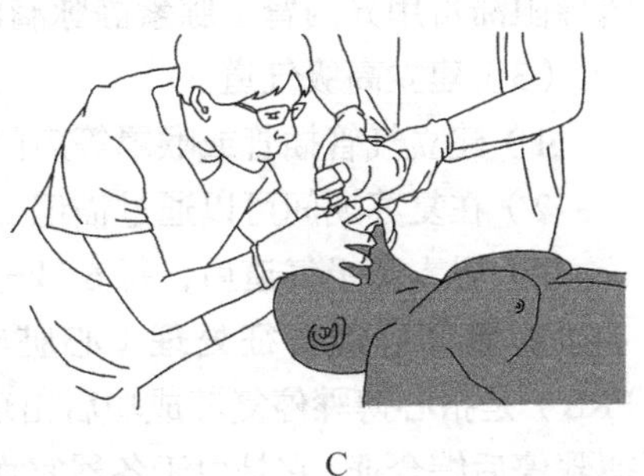

图 18-6 人工通气

A. 口对口呼吸；B. 口 - 面罩通气；C. 呼吸气囊 - 面罩通气

（5）电除颤：是以一定量的电流冲击心脏从而使室颤终止的方法，是治疗心室颤动的有效方法。心搏骤停中 80% ～ 90% 是由心室颤动所致。在无胸外按压时，心室颤动数分钟内转为心室静止。早期电击除颤是决定心搏骤停患者存活的关键，也是生存链中最关键的一环，除颤每延迟 1min 患者存活率下降 7% ～ 10%。当心电监护（electrocardiogram monitoring，ECG）示心室颤动波，立即摆好电极位置即右侧放置于患者右锁骨下区（第二肋间），左侧电极位置放置于患者左腋中线乳头水平处，电击时提示所有在场人员不要接触患者身体，用非同步电击除颤，所需能量为双相波：200J，或单相波：360J（图 18-7）。

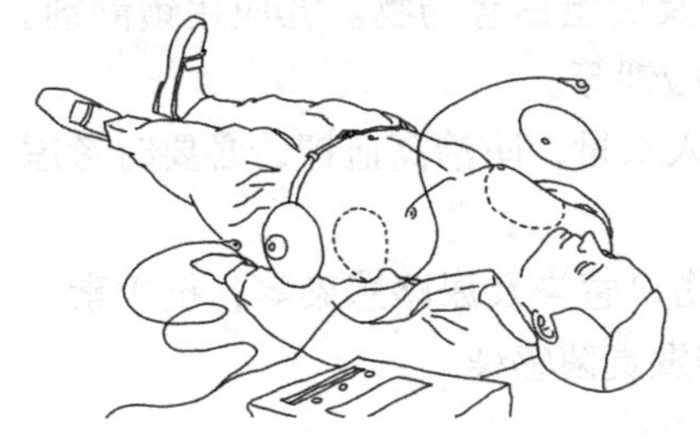
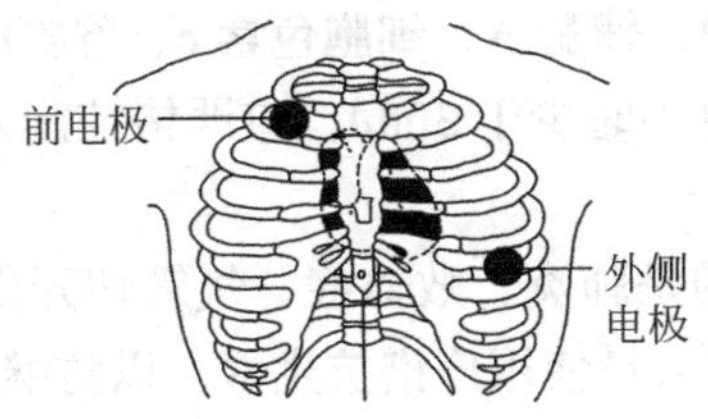

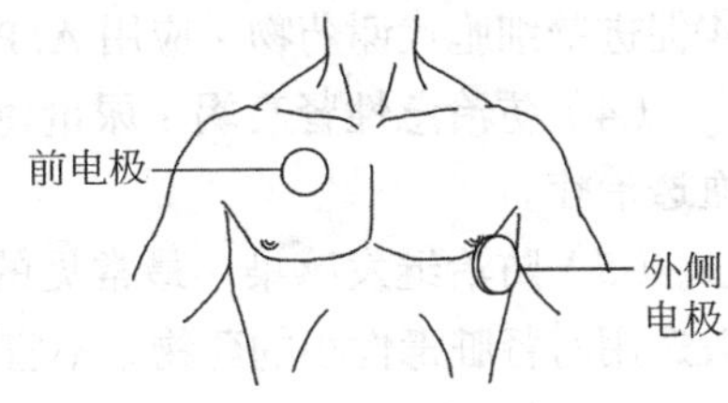

图 18-7 电除颤的位置

2. 高级心血管生命支持（advanced cardiovascular life support，ALS） ALS 是在基础生命支持（BLS）的基础上，对已恢复自主循环或未恢复心跳的患者，应用辅助设备和特殊技术（如心电监护、除颤器、人工呼吸器和复苏药物等），以维持有效的通气和血液循环。

（1）建立静脉滴注通道：一般药物经外周静脉到达心脏需要 1 ～ 2min 的时间，药物静脉注射后再推注 20ml 液体，有助于药物进入中心循环。但建立静脉通道时尽可能不中断 CPR 操作。

（2）复苏药物的选择

1）肾上腺素：在复苏过程中主要是激动 α 受体，α 肾上腺素能提高心脏和脑部的灌注压。推荐：肾上腺素 1mg 静脉注射，每隔 3 ～ 5min 重复使用。

2）胺碘酮：已证明胺碘酮（300mg 或 5mg/kg）能够提高入院存活率，提高室颤对电除颤的成功率，推荐初始剂量为 300mg，静脉注射，无效可再加 150mg。

3）利多卡因：若是因室颤 / 无脉性室性心动过速导致心搏骤停，恢复自主循环后，可以考虑立即开始或继续给予利多卡因。初始剂量为 1 ～ 1.5mg/kg，静脉注射，最大剂量为 3mg/kg。

4）碳酸氢钠：在特定情况下使用，如心搏骤停前存在代谢性酸中毒、高钾血症等，初始剂量为 1mmol/kg，尽可能在血气分析检测的指导下使用。

5）对窦性心动过缓，房室传导阻滞可用阿托品，但是心室静止不推荐使用阿托品；Ⅲ度房室传导阻滞可用异丙肾上腺素静脉滴注治疗。

（3）建立高级气道

1）建立气管插管或喉罩等声门上高级气道，必要时需连接呼吸机行机械通气治疗。

2）在复苏期间可以通过描记二氧化碳波形图或二氧化碳测定，确认并监测气管插管的放置。

3）置入高级气道后，每6秒进行一次通气（10次/min），并持续进行胸外按压。

3. 复苏后综合征处理（心脏骤停后综合征） 复苏后综合征（postresuscitation syndrome，PRS）是指心搏骤停复苏成功后出现的严重的全身系统性缺血后多器官功能障碍或衰竭，也称作心搏骤停后综合征。它是由于各器官血液灌注不足和缺氧，引起组织细胞不同程度损害或再灌注损伤，常出现心、肺、脑、肝、肾和消化道等器官功能不全或衰竭。在治疗中强调机体各重要器官的整体性、综合性治疗，维持内环境稳定，有以下处理措施：

（1）维持有效的循环：纠正低血压，补充血容量，纠正酸中毒、处理心律失常；防治急性左心衰竭等。

（2）维持有效呼吸及体温：关键问题是要防治脑缺氧及脑水肿，也可用呼吸兴奋剂，自主呼吸恢复前，要连续使用呼吸机。若气管插管已用2～3天仍不能拔除，应考虑气管切开。所有在心搏骤停后恢复自主循环的昏迷（即对语言指令缺乏有意义的反应）的成年患者都应采用目标温度管理（target temperature management，TTM），目标温度选定在32～36℃，并至少维持24h。

（3）防治脑缺氧及脑水肿：①亚低温疗法：头部冰敷，可用冰帽，体表大血管处放置冰袋或使用冰毯降温。②脱水疗法：可用甘露醇、呋塞米、地塞米松及白蛋白等药物。③应用镇静剂。④促进脑细胞代谢药物：应用ATP、辅酶A、细胞色素c、谷氨酸钾等。

（4）防治急性肾衰竭：尿量每小时少于30ml，应严格控制入水量，防治高血钾，必要时考虑血透治疗。

（5）防治继发感染：最常见的是肺炎、败血症、气管切开伤口感染及尿路感染等，抗生素一般选用对肾脏毒性小的药物，不宜大量使用广谱抗生素，以防继发真菌感染。

（二）中医辨证救治

本病属内科急危症，为阴阳不相维系之象，治疗上应醒神救逆。

1. 气阴两脱

证候：神萎倦怠，面色潮红，皮肤干燥而皱，无尿，舌质深红而干或淡，少苔，脉虚数或微。

治法：益气救阴。

代表方：生脉散。

常用药：人参、麦冬、五味子。

加减：本方可加山萸肉、煅牡蛎以增加药力。

中成药：参麦注射液或生脉注射液静脉滴注。

2. 元阳暴脱

证候：神志恍惚，或昏愦不语，面色苍白，四肢厥冷，舌质淡润，脉微细欲绝或伏而难寻。

治法：回阳固脱。

代表方：通脉四逆汤。

常用药：附子、干姜、炙甘草。

加减：本方可加人参、黄芪、肉桂救气回阳。

中成药：参附注射液静脉滴注。

3. 痰瘀蒙窍

证候：昏愦不语，四肢厥冷，咯痰或痰多，舌质暗或有瘀斑，苔厚腻，脉滑或脉涩。

治法：豁痰活血，开窍醒神。

代表方：菖蒲郁金汤。

常用药：石菖蒲、广郁金、炒山栀子、连翘、菊花、滑石、竹叶、牡丹皮、牛蒡子、竹沥、姜汁、玉枢丹。若寒邪凝滞，加赤石脂、蜀椒；瘀血闭阻者，加三七、苏木。

中成药：醒脑静注射液静脉滴注。

五、预防与调护

1. 预防

（1）积极治疗原发病，如给予调补阴阳、醒脑开窍等法。

（2）调摄情志，疏通气机，避免肝气滞久，化生肝火，动血伤阴。

（3）节制饮食，忌食肥甘厚味及辛辣之品，以防脾土受损，气血乏源。

（4）年老久病，命火虚少，应避免过劳及寒冷刺激，因劳则耗气，寒则伤阳，终成阳气欲脱之象。

2. 调护

（1）保持气道通畅及氧气供给，保持静脉通路通畅。

（2）安置患者在重症监护室绝对卧床休息，限制探视。意识障碍者取平卧位，头偏向一侧。

（3）增加营养摄入，必要时采用全胃肠外营养（total parenteral nutrition，TPN），待胃肠功能恢复后可鼻饲或进食。

（4）预防感染和损伤，复苏后患者常规使用抗生素。做好呼吸道护理、机械通气的护理，预防肺部感染，对留置导尿患者要预防泌尿系感染。做好口腔护理、皮肤护理、预防压疮等并发症。

（5）调节情志，防寒保暖，防止外邪侵入。

六、历代医家有关论述

《华佗神方》中记载：“自溢急救之法，先徐徐抱解其绳，不得截断，上下安被卧之。一人以手按据胸上，数动之。一人摩持臂胫屈伸之。若已僵，但渐渐强屈之，并按其腹。如是一炊许，气从口出，呼吸眼开，而犹引按莫置，亦勿苦劳之，并稍稍予以粥汤，自能回生。”

《灵枢·五乱》曰：“乱于臂胫，则为四厥；乱于头，则为厥逆，头重眩仆。”

《张氏医通·厥》曰：“今人多不知厥证，而皆指为中风也。夫中风者，病多经络之受伤；厥逆者，直因精气之内夺。表里虚实，病情当辨，名义不正，无怪其以风治厥也。”

《简明医彀·厥证》言：“急病或重病患者，突然大汗不止，或汗出如油，声短息微，精神疲惫不支，脉微细欲绝，或脉大无力，舌踡少津，为阴阳将脱之危象。”

《素问·厥论》说：“寒厥之为寒也，必从五指而上于膝。”

《素问·大奇论》说：“暴厥者，不知与人言。”

《儒门事亲·指风痹痿厥近世差玄说》指出：“厥之为状，手足及膝下或寒或热也……厥亦有令人腹暴满不知人者，或一、二日稍知人者，或卒然闷乱无觉知者……有涎如拽锯，声在咽喉中为痰厥，手足搐搦者为风厥，因醉而得之为酒厥，暴怒而得之为气厥……”

思维导图

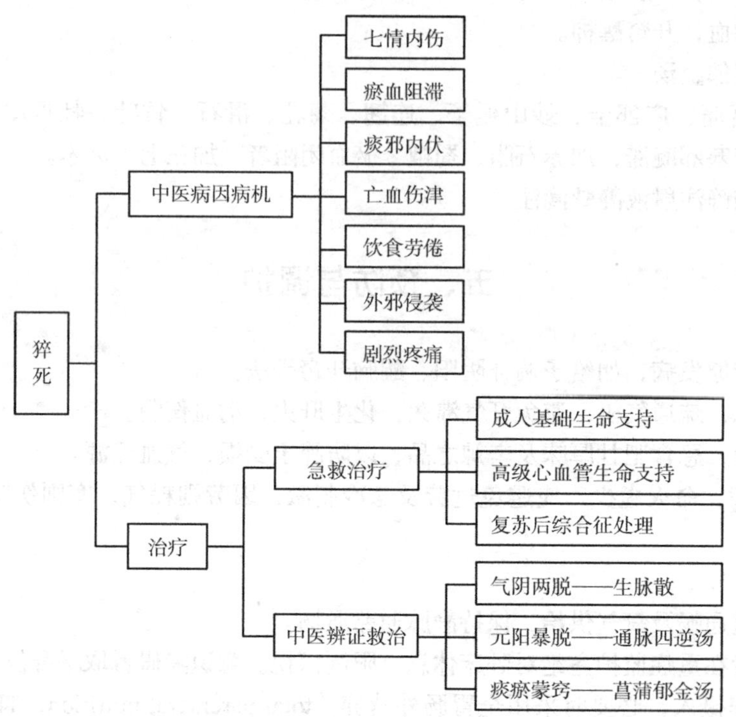

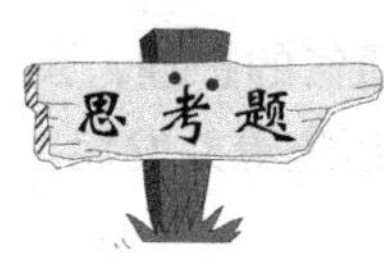

1. 猝死的中西医定义？
2. 猝死的中医病因病机主要包括哪几个方面？
3. 猝死的西医诊断要点？
4. 心肺复苏主要分哪几个阶段？
5. 复苏后综合征的定义？
6. 防治脑缺氧及脑水肿的方法？
7. 中医辨证治疗主要分哪几个证型，主方？

本章案例请扫码

下　篇

临床各科常见急症

第十九章　内 科 急 症

本节案例请扫码

第一节　风温肺热

一、概　　述

风温肺热病是感受风热病邪所引起的四时皆有而以冬春两季多发的急性外感热病，临床主要表现为发热、咳嗽、咳痰，属于中医外感热病的范畴。风温肺热中的风温为主要病因，肺为致病部位，热为主要病机。

本节内容相当于西医的成人社区获得性肺炎（community-acquired pneumonia，CAP）。社区获得性肺炎是指在医院外罹患的感染性肺实质（含肺泡壁，即广义的肺间质）炎症，包括具有明确潜伏期的病原体感染在入院后于潜伏期内发病的肺炎。重症社区获得性肺炎的30天病死率达23%～47%。

二、中医病因病机

本病多由肺卫受邪，宣降失常而致，可由肺卫顺传气分、营分甚至血分，也可由肺卫逆传心包，病位在肺，与心、肝关系密切，病性多属实，具有起病急、病情重、传变快的特点。

（1）卫外不固，风热犯表：《灵枢·百病始生》曰："卒然逢疾风暴雨而不病者，盖无虚，故邪不能独伤人。此必因虚邪之风，与其身形，两虚相得，乃客其形。"春季风气当令，阳气升发，风热合邪而发本病。风热之邪乘体虚侵袭，多从口鼻而入，先犯上焦肺卫，外则卫气与邪抗争，卫气郁阻，皮毛开合不利，内则肺气清肃宣降失职。

（2）邪传气分，进而营血：肺卫邪热不解，入里灼液为痰，痰热内阻，壅盛于肺，肺热下移大肠，与肠中燥屎搏结而成阳明腑实。如邪热进一步深入，则内陷营血，深入下焦，热厥神闭，热盛动风，耗气动血。

（3）邪热逆传心营：邪热由肺卫直入心包或营血，热灼营阴，扰乱心神，甚则热陷心包，蒙蔽清窍，生风动血。

三、诊断与鉴别诊断

（一）疾病诊断要点

（1）发病特点：男女老幼均可罹患，多在冬春季节发病，具有起病急、传变快、病程短的特点。

（2）证候特点：以热、咳、痰、喘为主，表现为身热，咳嗽，烦渴，或伴气急胸痛，兼见咽干、纳差、便秘、头身疼痛，病重者可见高热烦躁、神志昏朦或四肢厥冷等。

（3）辅助检查：血常规检查，病原学检查，X 线检查，以及胸部 CT 检查。

（二）中医诊断要点

1. 实证类

（1）风热袭肺：发热、恶风；鼻塞、鼻窍干热、流浊涕；干咳，或痰少、白黏或黄、难以咯出；口干甚至口渴，或咽干甚至咽痛；舌尖红、舌苔薄白或薄黄，脉浮或浮数。

（2）外寒内热：发热，恶寒，无汗，或肢体酸痛；咳嗽；痰白干黏或黄，咯痰不爽；口渴或咽干，甚至咽痛；舌质红，舌苔黄或黄腻，脉数或浮数。

（3）痰热壅肺：咳嗽，甚则胸痛；痰黄，或痰白干黏；发热，口渴；大便干结或腹胀；舌质红，舌苔黄或黄腻，脉数或滑数。

（4）痰湿阻肺：咳嗽或气短；痰多、白黏，或呈泡沫状；胃脘胀满或腹胀；纳呆或食少；舌苔白腻，脉滑或弦滑。

2. 正虚邪恋类

（1）肺脾气虚：咳嗽；气短，或乏力，动则加重；自汗；纳呆或食少；胃脘胀满或腹胀；舌质淡，苔薄白，舌体胖大或有齿痕，脉沉细，或沉缓，或细弱。

（2）气阴两虚：气短或乏力，动则加重；干咳或少痰或咯痰不爽；口干，甚至口渴；盗汗或自汗；手足心热；舌体瘦小，舌质淡或红，舌苔薄少或花剥脉沉细或细数。

3. 危重变证类

（1）热陷心包：咳嗽或喘息，气促；心烦不寐，烦躁甚或神志恍惚、昏朦、谵妄、昏愦不语；高热，身热夜甚；舌红甚至红绛，脉滑数或细数。

（2）邪陷正脱：呼吸短促，或气短息弱；神志恍惚、烦躁、嗜睡、昏迷；面色苍白或潮红；大汗淋漓；四肢厥冷；舌质淡或绛、少津，脉微细欲绝或疾促。

（三）西医诊断要点

社区获得性肺炎（CAP）的临床诊断标准：

（1）社区发病。

（2）肺炎相关临床表现：①新近出现的咳嗽、咳痰或原有呼吸道疾病症状加重，伴或不伴有脓痰、胸痛、呼吸困难、咯血；②发热；③肺实变体征和（或）闻及湿啰音；④外周血白细胞＞10×10^9/L 或＜4×10^9/L，伴或不伴中性粒细胞核左移。

（3）胸部影像学检查显示新出现的斑片状浸润影、叶或段实变影、磨玻璃影或间质性改变，伴或不伴胸腔积液。

符合（1）、（3）及（2）中任何一项，并除外肺结核、肺部肿瘤、非感染性肺间质性疾病、肺水肿、肺不张、肺栓塞、肺嗜酸性粒细胞浸润及肺血管炎等后，可确定临床诊断。

重症 CAP 诊断标准：符合下列 1 项主要标准或≥ 3 项次要标准者可诊断为重症肺炎。主要标准：①需要有创机械通气治疗；②感染性休克需要血管收缩剂治疗。次要标准：①呼吸频率≥ 30 次 / 分；②氧合指数≤ 250mmHg；③多肺叶浸润；④意识障碍和（或）定向障碍；⑤氮质血症（BUN ≥ 7.14mmol/L）；⑥白细胞减少（白细胞计数＜ 4.0×10^9/L）；⑦血小板减少（血小板计数＜ 100.0×10^9/L）；⑧低体温（T ＜ 36℃）；⑨收缩压＜ 90mmHg，需积极的液体复苏治疗。

（四）鉴别诊断

1. 中医鉴别诊断

（1）风热感冒：风热感冒也是由风热病邪引起，临床也出现发热、咳嗽、咳痰等症状，但其病情较轻，发热多不高，或不发热，病位一般局限在卫分，极少传变。风温肺热病则起病急骤，寒战高热，热势甚壮，汗出后亦不易迅速清退，咳嗽胸痛，头痛较剧，甚至出现神志昏迷、惊厥、谵妄等症，如治疗不当，可产生严重后果。

（2）悬饮：主要由水饮之邪引起，临床表现为胸痛、咳嗽、胸闷、气促，如郁而化热多见发热，但本病初期，胸痛多重，饮停胸胁时，喘息胸闷重，发热多为中低度热，胸部 X 线可鉴别。

2. 西医鉴别诊断

（1）上呼吸道和下呼吸道感染：呼吸道感染虽然有咳嗽、咳痰和发热等症状，但各有其特点，上、下呼吸道感染无肺实质浸润，胸部 X 线检查可鉴别。

（2）肺结核：肺结核多有全身中毒症状，如午后低热、盗汗、疲乏无力、体重减轻、失眠、心悸，女性患者可有月经失调或闭经等。X 线胸片见病变多在肺尖或锁骨上下，密度不均，消散缓慢，且可形成空洞或肺内播散。痰中可找到结核分枝杆菌。一般抗菌治疗无效。

（3）肺脓肿：胸部影像学上可见含气带液平的脓腔，易于鉴别。

四、治　疗

（一）西医治疗

1. 抗感染治疗　在确立 CAP 临床诊断并安排合理病原学检查及标本采样后，需要根据患者年龄、基础疾病、临床特点、实验室及影像学检查、疾病严重程度、肝肾功能、既往用药和药物敏感性情况分析最有可能的病原并评估耐药风险，选择恰当的抗感染药物和给药方案，及时实施初始经验性抗感染治疗。一旦获得 CAP 病原学结果，就可以参考体外药敏试验结果进行目标性治疗。另外，选择抗菌药物要参考其药代、药效学特点，对于时间依赖性抗菌药物（如青霉素类、头孢菌素类、单环 β- 内酰胺类、碳青霉烯类），其杀菌能力在 4 ～ 5 倍最小抑菌浓度（minimal inhibitory concentration，MIC）时基本达到饱和，血清药物浓度超过 MIC 时间（T ＞ MIC）是决定疗效的重要因素，根据半衰期 1 天多次给药可获得更好临床疗效。而浓度依赖性抗菌药物（如氨基糖苷类、喹诺酮类）的杀菌效果随药物浓度升高而增加，药物峰浓度越高效果越好，因此通常每天 1 次用药，可增加药物活性，减少耐药的发生并能降低氨基糖苷类药物肾损害的风险。

重症肺炎进展快，病死率高，抗菌药物治疗策略应采用“重锤猛击”和“降阶梯”原则进行治疗。在获得病原学结果之前，应早期给予足量的广谱抗菌药物联合治疗，尽可能覆盖可能的致病菌；经过最初经验性“猛击”治疗，待病情稳定后可根据临床反应和病原学结果，修改治疗方案，改用针对性强、相对窄谱的抗菌药物。

2. CAP 辅助治疗　CAP 是感染性疾病的最主要死因，除了针对病原体的抗感染治疗外，中、重症患者补液、保持水电解质平衡、营养支持及物理治疗等辅助治疗对 CAP 患者也是必要的。合并低血压的 CAP 患者早期液体复苏是降低严重 CAP 病死率的重要措施。低氧血症患者的氧疗和辅助通气也是改善患者预后的重要治疗手段，此外雾化、体位引流、胸部物理治疗等也被用于 CAP 的治疗。重症 CAP 患者如果合并 ARDS 且常规机械通气不能改善，可以使用体外膜肺氧合。糖皮质激素能降低合并感染性休克 CAP 患者的病死率。推荐琥珀酸氢化可的松 200 mg/d。感染性休克纠正后应及时停药，用药一般不超过 7 天。

（二）中医治疗

治疗以祛邪扶正为大法。祛邪当分表里，在表者应疏风清热或宣肺散寒；在里者宜清热化痰或燥湿化痰，时或佐以活血化瘀；扶正当益气养阴或补益肺脾。若出现热入心包、邪陷正脱，当需清心开窍、扶正固脱。

1. 实证类

（1）风热袭肺

症状：发热、恶风；鼻塞、鼻窍干热、流浊涕；干咳，或痰少、白黏或黄、难以咯出；口干甚至口渴，或咽干甚至咽痛；舌尖红、舌苔薄白或薄黄，脉浮或浮数。

治法：疏风清热，清肺化痰。

代表方：银翘散。

常用药：金银花、连翘、苦杏仁、前胡、桑白皮、黄芩、芦根、牛蒡子、薄荷（后下）、桔梗、甘草。

加减：头痛目赤者，加菊花、桑叶（后下）；喘促者，加麻黄、石膏（先煎）；无汗者，加荆芥、防风；咽喉肿痛者，加山豆根、马勃（包煎）；口渴者，加天花粉、玄参；胸痛明显者，加延胡索、瓜蒌。

（2）外寒内热

症状：发热，恶寒，无汗，或肢体酸痛；咳嗽；痰白干黏或黄，咯痰不爽；口渴或咽干，甚至咽痛；舌质红，舌苔黄或黄腻，脉数或浮数。

治法：疏风散寒，清肺化痰。

代表方：麻杏石甘汤合清金化痰汤。

常用药：（炙）麻黄、荆芥、防风、石膏（先煎）、苦杏仁、知母、瓜蒌、栀子、桑白皮、黄芩、桔梗、陈皮、炙甘草。

加减：恶寒，无汗，肢体酸痛者，减荆芥、防风，加羌活、独活；往来寒热不解、口苦者，加柴胡。

（3）痰热壅肺

症状：咳嗽，甚则胸痛；痰黄，或痰白干黏；发热，口渴；大便干结或腹胀；舌质红，舌苔黄或黄腻，脉数或滑数。

治法：清热解毒，宣肺化痰。

代表方：贝母瓜蒌散合清金降火汤。

常用药：瓜蒌、浙贝母、石膏（先煎）、苦杏仁、知母、白头翁、连翘、鱼腥草、黄芩、炙甘草。

加减：咳嗽带血者，加白茅根、侧柏叶；咳痰腥味者，加金荞麦（根）、薏苡仁、冬瓜子；痰鸣喘息而不得平卧者，加葶苈子（包煎）、射干；胸痛明显者，加延胡索、赤芍、郁金；热盛心烦者，加金银花、栀子、黄连；热盛伤津者，加麦冬、生地黄、玄参；兼有气阴两虚之者，加太子参、麦冬、南沙参；大便秘结者，加（酒）大黄、枳实、桑白皮；高热，口渴欲饮，下利而肛门灼热者，加黄连、葛根；兼血瘀证，见口唇紫绀，舌有瘀斑、瘀点者，加地龙、赤芍。

（4）痰湿阻肺

症状：咳嗽或气短；痰多、白黏，或呈泡沫状；胃脘胀满或腹胀；纳呆或食少；舌苔白腻，脉滑或弦滑。

治法：祛痰化湿。

代表方：半夏厚朴汤合三子养亲汤。

常用药：法半夏、厚朴、陈皮、苦杏仁、茯苓、枳实、白芥子、紫苏子、莱菔子、生姜。

加减：痰从寒化，畏寒、痰白稀者，加干姜、细辛；痰多咳喘，胸闷不得卧者，加麻黄、薤白、葶苈子（包煎）；脘腹胀闷，加木香、（焦）槟榔、豆蔻；便溏者，减紫苏子、莱菔子，加白术、泽泻、葛根；兼血瘀证，见口唇紫绀，舌有瘀斑、瘀点者，加川芎、赤芍。

2. 正虚邪恋类

（1）肺脾气虚

症状：咳嗽；气短，或乏力，动则加重；自汗；纳呆或食少；胃脘胀满或腹胀；舌质淡，苔薄白，舌体胖大或有齿痕，脉沉细，或沉缓，或细弱。

治法：补肺健脾，益气固卫。

代表方：参苓白术散。

常用药：党参、茯苓、白术、莲子、白扁豆、山药、苦杏仁、陈皮、枳壳、豆蔻、炙甘草。

加减：咳嗽明显者，加款冬花、紫菀；纳差不食者，加六神曲、（炒）麦芽；脘腹胀闷者，减黄芪，加木香、莱菔子；虚汗甚者，加浮小麦、（煅）牡蛎（先煎）；寒热起伏，营卫不和者，加桂枝、白芍、生姜、大枣。

（2）气阴两虚

症状：气短或乏力，动则加重；干咳或少痰或咯痰不爽；口干，甚至口渴；盗汗或自汗；手足心热；舌体瘦小，舌质淡或红，舌苔薄少或花剥，脉沉细或细数。

治法：益气养阴，清肺化痰。

代表方：生脉散合沙参麦冬汤。

常用药：太子参、南沙参、麦冬、五味子、川贝母、百合、山药、玉竹、桑叶、天花粉、地骨皮、炙甘草。

加减：咳甚者，加百部、（炙）枇杷叶、苦杏仁；低热不退者，可加银柴胡、白薇，亦可选用青蒿鳖甲汤方（青蒿、鳖甲、生地黄、知母、牡丹皮、太子参、玉竹、紫菀、款冬花、浙贝母）；盗汗明显者，加（煅）牡蛎（先煎）、糯稻根；呃逆者，加竹茹、（炙）枇杷叶；纳差食少者，加（炒）麦芽、（炒）谷芽；腹胀者，加佛手、香橼（皮）；兼有痰热证者，可采用毒素清方（瓜蒌、人参、麦冬、生地黄、鱼腥草、板蓝根、白头翁、牡丹皮）。对于气阴两虚，余热未清者，症见身热多汗，心烦，口干渴，舌红少苔，脉虚数者，可用竹叶石膏汤加减。

3. 危重变证类

（1）热陷心包

症状：咳嗽或喘息，气促；心烦不寐，烦躁甚或神志恍惚、昏朦、谵妄、昏聩不语；高热，身热夜甚；舌红甚至红绛，脉滑数或细数。

治法：清心凉营，豁痰开窍。

代表方：清营汤合犀角地黄汤。

常用药：水牛角（先煎）、生地黄、玄参、麦冬、赤芍、金银花、连翘、黄连、栀子、天竺黄、丹参、石菖蒲。

加减：谵语、烦躁不安者，加服安宫牛黄丸；抽搐者，加用钩藤、全蝎、地龙、羚羊角（粉）（冲服）；口唇紫绀，舌有瘀斑、瘀点者，加牡丹皮、紫草；腑气不通者，加大黄（后下）、芒硝（冲服），或大黄颗粒鼻饲联合大黄颗粒灌肠，每日 1 次。

（2）邪陷正脱

症状：呼吸短促，或气短息弱；神志恍惚、烦躁、嗜睡、昏迷；面色苍白或潮红；大汗淋漓；四肢厥冷；舌质淡或绛、少津，脉微细欲绝或疾促。

治法：益气救阴，回阳固脱。

代表方：阴竭者以生脉散加味：生晒参（单煎）、麦冬、五味子、山茱萸、（煅）龙骨（先煎）、（煅）牡蛎（先煎）。阳脱者以四逆加人参汤加味：红参（单煎）、（制）附子（先煎）、干姜、（煅）龙骨（先煎）、（煅）牡蛎（先煎）、炙甘草。

五、预防与调护

1. 预防

（1）加强锻炼，增强体质，戒烟、避免酗酒。

（2）年龄大于65岁者可注射流感疫苗或肺炎疫苗；年龄不足65岁但合并有心血管疾病、肺疾病、糖尿病、酗酒、肝硬化和免疫抑制者也可注射肺炎疫苗。

2. 调护

（1）应加强对重症患者的支持治疗，卧床休息，加强空气流通，注意消毒隔离、预防交叉感染。

（2）保持呼吸道通畅，及时清除呼吸道分泌物。

（3）给予富含维生素及蛋白食物，多饮水及少量多次进食易消化食物，防止水、电解质和酸碱失衡。

六、历代医家有关论述

《素问·刺热》："肺热病者，先淅然厥，起毫毛，恶风寒，舌上黄，身热，热争则喘咳，痛走胸膺背，不得太息，头痛不堪，汗出而寒。"

《伤寒论》："太阳病，发热而渴，不恶寒者为温病，若发汗已，身灼热者为风温。"

《外感温病篇》："风温为病，春月与冬季居多，或恶风或不恶风，必身热，咳嗽，烦渴，此风温证之提纲也。"

《温热论》："温邪上受，首先犯肺，逆传心包。"

《温病条辨》："温病由口鼻而入，鼻气通于肺，口气通于胃；肺病逆传，则为心包。"

第二节 哮 病

本节案例请扫码

一、概 述

哮病是由于宿痰伏肺，遇诱因或感邪引触，以致痰阻气道，肺失肃降，痰气搏击所引起的发作性痰鸣气喘疾患，以发作时喉中哮鸣有声，呼吸气促困难，甚至喘息不能平卧为主要表现。

哮病是内科常见病证之一，在我国北方更为多见，一般认为本病发病率约占人口的2%。中医药对本病积累了丰富的治疗经验，方法多样，疗效显著，它不仅可以缓解发作时的症状，而且通过扶正治疗，达到祛除夙根，控制复发的目的。

《内经》虽无哮病之名，但有"喘鸣"之类的记载，与本病的发作特点相似。

汉代《金匮要略》将本病称为"上气"，不仅具体描述了本病发作时的典型症状，提出了治疗方药，而且从病理上将其归属于痰饮病中的“伏饮”，堪称后世顽痰伏肺为哮病夙根的渊薮。

隋代《诸病源候论》称本病为“呷嗽”，明确指出本病病理为“痰气相击，随嗽动息，呼呷有声”，治疗“应加消痰破饮之药”。直至元·朱丹溪才首创“哮喘”病名，阐明病机专主于痰，提出“未发以扶正气为主，既发以攻邪气为急”的治疗原则，不仅把本病从笼统的“喘鸣”“上气”中分离出来，成为一个独立的病名，而且确定了本病的施治要领。

明代《医学正传》进一步对哮与喘作了明确的区别。后世医家鉴于哮必兼喘，故一般通称“哮喘”，为与喘病区分故定名为“哮病”。

根据本病的定义和临床表现，本病相当于西医学中的支气管哮喘，西医学的喘息性支气管炎或其他急性肺部过敏性疾患所致的哮喘。

现代医学认为支气管哮喘是由多种细胞包括气道的炎性细胞和结构细胞（如嗜酸粒细胞、肥大细胞、T淋巴细胞、中性粒细胞、平滑肌细胞、气道上皮细胞等）和细胞组分（cellular elements）参与的气道慢性炎症性疾病。这种慢性炎症导致气道高反应性，通常出现广泛多变的可逆性气流受限，并引起反复发作性的喘息、气急、胸闷或咳嗽等症状，常在夜间和（或）清晨发作、加剧，多数患者可自行缓解或经治疗后缓解。哮喘发病的危险因素包括宿主因素（遗传因素）和环境因素两个方面。

哮喘患者若喘息、气急、胸闷、咳嗽等症状在短时间内迅速加重，肺功能恶化，需要给予额外的缓解药物进行治疗的称之为哮喘急性发作。如果在过去的1年中给予高剂量吸入性糖皮质激素（ICS）联合长效 β_2- 受体激动剂（LABA）和（或）白三烯调节剂 / 缓释茶碱，或全身激素治疗≥ 50% 的时间，才能维持哮喘的控制，或即使在上述治疗下仍不能维持控制的哮喘称之为重症哮喘。支气管哮喘急性发作时程度轻重不一，严重的哮喘发作持续 24h 以上者称为哮喘持续状态。一般哮喘持续状态时，动脉血二氧化碳分压（$PaCO_2$）降低或正常，若 $PaCO_2$ 超过 50mmHg 或更高，称哮喘持续状态危象。哮喘持续状态是威胁患者生命的内科急症，必须紧急处理，及时控制。

二、中医病因病机

哮病的发生，为宿痰内伏于肺，每因外感、饮食、情志、劳倦等诱因而引触，以致痰阻气道，肺失肃降，肺气上逆，痰气搏击而发出痰鸣气喘声。

（1）外邪侵袭：外感风寒或风热之邪，失于表散，邪蕴于肺，壅阻肺气，气不布津，聚液生痰，痰阻气道，肺失宣降，气道挛急。《临证指南医案·哮》说：“宿哮……沉痼之病……寒人背腧，内合肺系，宿邪阻气阻痰。”其他若吸入毒邪异气如烟雾、花粉、尘螨、霉菌、动物毛屑、异味气体等，影响肺气的宣发，以致津液凝痰，亦为哮病的常见病因。

（2）饮食不当：具有特禀体质的人，常因饮食不当，误食忌食之物，如海膻鱼蟹虾等发物以及花生、大豆、牛奶、鸡蛋、芒果等，或嗜食酸咸肥甘厚味以及食品添加剂、抗氧化剂等，导致脾失健运，饮食不归正化，痰浊内生，上干于肺，气道挛急而病哮，故古有“食哮”“鱼腥哮”“卤哮”“糖哮”“醋哮”等名。

（3）情志失调：精神刺激或情绪失控，大笑，大哭，大怒，恐惧等引起气机失调，肺气不宣，气道挛急而诱使哮病发作。《时方妙用·哮证》说：“哮喘之病……动怒，动气亦发。”

（4）体虚及病后：体质不强，有因家族禀赋而病哮者，如《临证指南医案·哮》指出有“幼稚天哮”。部分哮病患者因幼年患麻疹、顿咳，或反复感冒，咳嗽日久等病，以致肺气亏虚，气不化津，痰饮内生；或病后阴虚火旺，热蒸液聚，痰热胶固而病哮。肾为先天之本，体质不强多以肾虚为主，而病后所致者多以肺脾虚为主。

上述各种病因，既是引起哮病的病因，又是每次发病的诱因。哮病的基本病机主要是“伏痰”（宿痰）内伏于肺，每因外感、饮食、情志、劳倦等诱因而引触，致痰随气升，气因痰阻，痰气搏结，壅塞气道，肺管狭窄，气道挛急，通畅不利，肺失宣降，引动停积之痰，而致痰鸣气喘。病理因素以痰为主，发病关键为痰阻气闭，以邪实为主。痰的产生，由于肺失宣发，或肺不主气，气不布津；脾虚不能运输水精；肾虚不能蒸化水液（阳虚水泛为痰，或阴虚虚火灼津为痰）导致凝聚为痰，伏藏于肺，形成宿根，因各种因素诱发而成哮病。因此一般认为痰为本病之宿根。病理因素除痰外，还有气、火、风、瘀等。其病位在肺，关系到脾肾。由于病因不同，可有寒哮、热哮、寒包热哮、风痰哮等之分。病情严重时，肺肾同病，病及于心，甚则喘脱。

三、诊断与鉴别诊断

（一）疾病诊断要点

（1）发病特点：①哮病的发作常有明显的季节性，一般发于秋初或冬令者居多，其次是春季，至夏季则缓解。但也有常年反复发作者。②哮病大多起于童稚之时，有反复发作史，有过敏史或家族史。③哮病发作常呈发作性，发无定时，以夜间为多，但有个体差异，发作与缓解均迅速，多为突然而起，或发作前有鼻塞、喷嚏、咳嗽、胸闷等先兆。

（2）证候特点：发作时喉中哮鸣有声，呼吸困难，甚则张口抬肩。不能平卧，或口唇指甲紫绀。发作时，两肺可闻及哮鸣音，或伴有湿啰音。缓解期可有轻度咳嗽、咯痰、呼吸急迫等症状，但也有毫无症状者。

（3）辅助检查：嗜酸性粒细胞可增高，如并发感染可有白细胞总数增高，中性粒细胞比例增高。外源性者血清 IgE 值增加显著，痰液涂片可见嗜酸细胞。胸部 X 线或 CT 检查一般无特殊改变，久病可见肺气肿体征、呈过度充气状态并发呼吸道感染可见肺纹理增加及炎症性浸润阴影。肺功能检查：发作期有关呼吸流速的全部指标均显著下降，重症哮喘气道阻塞严重，可使 $PaCO_2$ 上升，表现为呼吸性酸中毒。

（二）中医诊断要点

（1）寒哮：呼吸急促，喉中哮鸣有声，天冷或遇寒而发，形寒怕冷。胸膈满闷如窒，咳不甚，痰少咳吐不爽，白色黏痰。口不渴，或渴喜热饮，或有恶寒，喷嚏，流涕等表寒证，舌质淡红，苔白滑，脉弦紧或浮紧。

（2）热哮：气粗息涌，喉中痰鸣如吼，胸高胁胀，张口抬肩，咳呛阵作，咯痰色黄或白，黏浊稠厚，排吐不利。烦闷不安，汗出，面赤，口苦，口渴喜饮，舌质红，苔黄腻，脉弦数或滑数。

（3）寒包热哮：喉中哮鸣有声，呼吸急促，喘咳气逆。发热、恶寒、无汗、头身痛、烦躁、胸膈烦闷、咯痰不爽、痰黏色黄，或黄白相间。口干欲饮、便干。舌质红，苔白腻微黄，脉弦紧。

（4）风痰哮：喉中痰涎壅盛，声如拽锯，或鸣声如吹哨笛，咯痰黏腻难出，或为白色泡沫痰液，喘急胸满，或胸部憋塞，但坐不得卧，面色青黯，起病多急，常倏忽来去，发前自觉鼻、咽、眼、耳发痒，喷嚏，鼻塞，流涕，随之迅速发作，舌苔厚浊，脉滑实。

（5）喘脱危证：哮病反复久发，喘息鼻煽，张口抬肩，不能平卧，气短息促，汗出如油，四肢厥冷，舌质青黯苔腻或滑，脉浮大无根或脉细数不清。

（三）西医诊断要点

1. 诊断标准

（1）典型哮喘的临床症状和体征：①反复发作喘息、气急、胸闷或咳嗽，夜间及晨间多发，常与接触变应原、冷空气、物理、化学性刺激以及病毒性上呼吸道感染、运动等有关。②发作时双肺可闻及散在或弥漫性，以呼气相为主的哮鸣音，呼气相延长。③上述症状和体征可经治疗缓解或自行缓解。

（2）可变气流受限的客观检查：①支气管舒张试验阳性 FEV_1 增加＞ 12%，且 FEV_1 增加绝对值＞ 200 ml；②支气管激发试验阳性；③呼气流量峰值（PEF）平均每日昼夜变异率≥ 10%。

符合上述症状和体征，同时具备气流受限客观检查中的任一条，并除外其他疾病所引起的喘息、气急、胸闷和咳嗽，可以诊断为哮喘。

2. 分期　根据临床表现哮喘可分为急性发作期（acute exacerbation）、慢性持续期（chronic persistent）和临床缓解期（clinical remission）。慢性持续期是指每周均不同频度和（或）不同程度地出现症状（喘息、气急、胸闷、咳嗽等）；临床缓解期是指经过治疗或未经治疗症状、体征消失，肺功能恢复到急性发作前水平，并维持 3 个月以上。

3. 分级

（1）病情严重程度的分级：主要用于治疗前或初始治疗时严重程度的判断，在临床研究中更有其应用价值，见表 19-1。

表 19-1　哮喘病情严重程度的分级

分级	临床特点
间歇状态（第 1 级）	症状＜每周 1 次，短暂出现夜间哮喘症状≤每月 2 次 FEV_1 占预计值（%）≥ 80% 或 PEF ≥ 80% 个人最佳值，PEF 或 FEV_1，变异率＜ 20%
轻度持续（第 2 级）	症状≥每周 1 次，但＜每日 1 次可能影响活动和睡眠夜间哮喘症状＞每月 2 次，但＜每周 1 次，FEV_1 占预计值（%）≥ 80% 或 PEF ≥ 80% 个人最佳值，PEF 或 FEV_1 变异率 20% ～ 30%
中度持续（第 3 级）	每日有症状影响活动和睡眠夜间哮喘症状≥每周 1 次，FEV_1 占预计值（%）60% ～ 79% 或 PEF 60% ～ 79% 个人最佳值，PEF 或 FEV_1 变异率＞ 30%
高度持续（第 4 级）	每日有症状频繁出现，经常出现夜间哮喘症状，体力活动受限，FEV_1 占预计值＜ 60% 或 PEF ＜ 60% 个人最佳值，PEF 或 FEV_1 变异率＜ 30%

（2）控制水平的分级：这种分级方法更容易被临床医师掌握，有助于指导临床治疗，以取得更好的哮喘控制。控制水平分级，见表 19-2。

表 19-2　哮喘控制水平分级

	完全控制（满足以下所有条件）	部分控制（在任何 1 周内出现以下 1 ～ 2 项特征）	未控制（在任何 1 周内）
白天症状	无（或≤ 2 次 / 周）	＞ 2 次 / 周	—
活动受限	无	有	—

续表

	完全控制（满足以下所有条件）	部分控制（在任何 1 周内出现以下 1～2 项特征）	未控制（在任何 1 周内）
夜间症状 / 憋醒	无	有	出现≥ 3 项部分控制特征
需要使用缓解药的次数	无（或≤ 2 次 / 周）	＞ 2 次 / 周	—
肺功能（PEF 或 FEV_1）	正常或≥正常预计值 / 本人最佳值的 80%	＜正常预计值(或本人最佳值）的 80%	—
急性发作	无	＞每年 1 次	在任何 1 周内出现 1 次

（3）哮喘急性发作时的分级：哮喘急性发作是指喘息、气促、咳嗽、胸闷等症状突然发生，或原有症状急剧加重，常有呼吸困难，以呼气流量降低为其特征，常因接触变应原、刺激物或呼吸道感染诱发。其程度轻重不一，病情加重，可在数小时或数天内出现，偶尔可在数分钟内即危及生命，故应对病情作出正确评估，以便给予及时有效的紧急治疗。哮喘急性发作时病情严重程度的分级，见表 19-3。

表 19-3 哮喘急性发作时病情严重程度的分级

临床特点	轻度	中度	重度	危重
气短	步行、上楼时	稍事活动	休息时	—
体位	可平卧	喜坐位	端坐呼吸	—
讲话方式	连续成句	单词	单字	不能讲话
精神状态	可有焦虑，尚安静	时有焦虑或烦躁	常有焦虑、烦躁	嗜睡或意识模糊
出汗	无	有	大汗淋漓	—
呼吸频率	轻度增加	增加	常＞ 30 次 / 分	—
辅助呼吸肌活动及三凹征	常无	可有	常有	胸腹矛盾运动
哮鸣音	散在，呼吸末期	响亮、弥漫	响亮、弥漫	减弱乃至无
脉率（次 / 分）	＜ 100	100 ～ 120	＞ 120	脉率变慢或不规则
奇脉	无，＜ 10mmHg	可有，10 ～ 25mmHg	常有＞ 25mmHg（成人）	无，提示呼吸肌疲劳
最初支气管舒张剂治疗后 PEF	＞ 80%	60% ～ 80%	＜ 60% 或＜ 100L 或作用持续时间＜ 2h	
PaO_2（吸空气 mmHg）	正常	≥ 60	＜ 60	—
$PaCO_2$（mmHg）	＜ 45	≤ 45	＞ 45	＞ 60
SaO_2（吸空气 %）	＞ 95	91 ～ 95	≤ 90	＞ 45 ≤ 90
pH				降低

注：只要符合某一严重程度的某些指标，而不需满足全部指标，即可提示为该级别的急性发作；1mmHg=0.133kPa；PEF：呼气流量峰值

（四）鉴别诊断要点

（1）喘病：哮病与喘病都有呼吸急促的表现，哮必兼喘，而喘未必兼哮。喘以气息言，以呼吸急促困难为主要特征；哮以声响言，以发作时喉中哮鸣有声为主要临床特征。哮病为一种反复

发作的独立性疾病，喘证并发于急慢性疾病过程中。

（2）支饮：支饮虽然也有痰鸣气喘的症状，但多系部分慢性咳嗽经久不愈，逐渐加重而成，病势时轻时重，发作与间歇界限不清，咳和喘重于哮鸣，与哮病间歇发作，突然发病，迅速缓解，哮吼声重而咳轻，或不咳，两者有显著的不同。

（3）西医鉴别诊断：哮喘急性发作的诊断主要根据患者既往病史、此次发作的诱因、持续时间、用药史、加重及缓解因素等作出诊断。需排除气胸、急性左心衰竭等引起喘息、呼吸困难的可能。见表 19-4。

表 19-4　支气管哮喘急性发作的鉴别诊断

	病史	主要症状	体征	胸片	心电图	其他
支气管哮喘	家族史、过敏史、哮喘发作史，儿童、青少年多见	呼气性呼吸困难	双肺布满哮鸣音	肺野清晰，肺气肿征象	心动过速，严重者出现心律失常	支气管解痉剂有效
心源性哮喘	心脏病病史、中老年人多见	夜间阵发性呼吸困难，咳粉红色泡沫样痰	双肺广泛湿啰音和哮鸣音；左心界扩大	肺瘀血征，左心扩大	左心室大，心动过速，心律失常	洋地黄有效
自发性气胸	病程长的哮喘病人、瘦高体型男性青壮年	突发性呼吸困难伴胸痛，限制性通气障碍	呼吸音减弱或消失；肺部叩诊呈鼓音	气胸线，线外无肺纹理，透亮度增加	心动过速，严重者出现心律失常	胸片可明确诊断
急性肺栓塞	下肢深静脉血栓形成、肿瘤、手术后等病史	不明原因突发呼吸困难伴胸痛、咳血、晕厥	肺部哮鸣音和（或）湿啰音	肺动脉阻塞征，右心扩大征，肺动脉高压征，肺组织继发改变	心动过速，出现 S Ⅰ Q Ⅲ T Ⅲ征	CT 可明确诊断

四、治　疗

（一）急救治疗

1. 急救原则　解除气道阻塞，改善缺氧状态，控制感染，纠正水、电解质与酸碱平衡失调。

2. 急诊处理

（1）一般治疗：保持坐位，注意休息，避免情绪激动。

（2）氧疗：对于重症哮喘患者，若 $PaCO_2$ 无明显升高，则用鼻导管以每分钟 3 ～ 4L 的流量经湿化后吸入，使 PaO_2 ＞ 60mmHg；若 $PaCO_2$ ＞ 50mmHg，则以低流量（每分钟 1 ～ 2L）持续给氧为宜，维持 SaO_2 ＞ 95%。

（3）药物治疗。

1）糖皮质激素：哮喘急性发作、重症哮喘、哮喘持续状态首先静脉滴注皮质激素。临床上一般用氢化可的松或甲泼尼龙。标准用药方法：①氢化可的松：400 ～ 1000mg/d；②甲泼尼龙：80 ～ 160mg/d，连续用药 3 ～ 5 天，控制哮喘症状后改为口服给药，推荐用法：泼尼松龙 30 ～ 50mg/d 或其他等效激素，连续用药 5 ～ 10 天，并逐渐减量。

2）选择性 $β_2$ 受体兴奋剂：为平喘药物中的一线药物。临床上一般选择沙丁胺醇气雾剂。标准用药方法：对于重症哮喘，第 1 个小时每 20min 一次，每次 1 ～ 2 喷，连用 3 次；然后每小时一次，逐渐延长用药间隔。用药过程中检测心血管功能和血钾。

3）抗胆碱类平喘药：临床上一般选择异丙托溴铵气雾剂，治疗重症哮喘可与沙丁胺醇气雾剂交替使用或联合使用疗效更好。标准用药方法：急性发作时每次 2 ～ 3 喷，每隔 2h 喷一次。青光眼，前列腺肥大，膀胱颈梗阻患者慎用。与选择性 β_2 受体兴奋剂联合使用时，剂量减半。

4）茶碱类药物：一般为氨茶碱，可用于心源性哮喘或静脉使用糖皮质激素后哮喘症状不能完全控制者。标准用药方法：静脉给药，负荷剂量为 4 ～ 6mg/kg，加入 100ml 液体中静脉滴注，0.5h 滴完，以 0.6 ～ 0.8 mg/（kg · h）静脉滴注维持。成人每日总量不超过 1.5g。

5）其他：可用庆大霉素、糜蛋白酶、地塞米松等雾化吸入以改善局部炎症，减轻气管痉挛，稀释痰液，有利祛痰和改善哮喘状态。对伴有肺部感染者，根据临床资料、细菌学等选择敏感抗生素静脉给药控制感染。

（4）纠正水、电解质与酸碱平衡失调：常规给予补液，若无合并其他心肺疾患，每日入量应在 3000ml 或以上，以利稀释痰液，并配合使用祛痰剂，促进痰排出；并发低钾、低氯代谢性碱中毒者，可使用 25% 硫酸镁 10ml 加 10% 氯化钾 10 ～ 15ml 加入 10% 葡萄糖氯化钠注射液 500ml 中静脉滴注；哮喘后期出现严重酸中毒，pH ＜ 7.25 者，常用 5% 碳酸氢钠 250ml（2 ～ 4ml/kg）静脉滴注，以后则根据血气及血电解质情况调整用药。

（5）并发症处理：一旦发生自发性气胸、肺不张、肺炎等并发症，应积极处理。血压下降者，应在补充血容量的情况下酌情使用血管活性药物；呼吸表浅或不规则者，应在通畅呼吸道的前提下使用呼吸中枢兴奋剂。有心功能不全或心律失常者，可酌情使用强心剂或抗心律失常药物。

另外由于患者处于衰竭状态，要加强护理及全身支持疗法，以利于痰液引流及消除呼吸肌疲劳。

（6）机械通气：经上述治疗后，临床症状和肺功能无改善，PaO_2 持续下降，$PaCO_2$ 逐渐增高至 50mmHg 以上，pH ＜ 7.25，代谢性酸中毒持续存在且不断加重时，应及时使用机械通气。哮喘持续状态患者应用机械通气一般不超过一周，通常仅需 24 ～ 72h，当患者紧张或烦躁时，在机械通气的情况下可配合使用镇静剂或麻醉剂，使患者得到休息并加强解痉平喘的作用。停用机械通气的指标：①潮气量达 10ml/kg；②患者清醒合作；③哮鸣音明显减少；④自主呼吸通气 45min，$PaCO_2$ ＜ 50mmHg。

（7）支气管热成形术：经支气管镜射频消融气道平滑肌治疗哮喘的技术，可以减少哮喘患者的支气管平滑肌数量，降低支气管收缩能力和降低气道高反应性。对于 4 级或以上治疗仍未控制的哮喘，该方法是一种可以选择的方法。选用该方法要严格掌握适应证，注意围术期安全性，分析获益 - 风险比，并要在有资质的中心进行。

（二）中医辨证救治

1. 寒哮

症状：呼吸急促，喉中哮鸣有声，胸膈满闷如窒，咳不甚，痰少咳吐不爽，白色黏痰，口不渴，或渴喜热饮，天冷或遇寒而发，形寒怕冷，或有恶寒，喷嚏，流涕等表寒证，舌苔白滑，脉弦紧或浮紧。

治法：温肺散寒，化痰平喘。

方药：射干麻黄汤。

常用药：射干、麻黄、细辛、半夏、生姜、紫菀、款冬花、甘草、五味子、大枣。

加减：痰涌喘逆不能平卧者，加三子养亲汤合葶苈子、杏仁、皂荚泻肺降逆平喘；若表寒里饮，寒象较甚者，可用小青龙汤加苏子、杏仁、白芥子、橘皮解表化痰，温肺平喘；若痰稠胶固难出，哮喘持续难平者，加猪牙皂、白芥子豁痰利窍以平喘；咽干口燥，痰涎稠黏，咯吐困难，加服祛痰灵；沉寒痼冷，顽痰不化，喘哮甚剧，恶寒背冷，痰白呈小泡沫，舌苔白而水滑，脉弦缓有力，可用紫金丹［每服米粒大 5 ～ 10 粒（< 150mg）临睡前冷茶送服，连服 5 ～ 7 日］。

2. 热哮

症状：气粗息涌，喉中痰鸣如吼，胸高胁胀，张口抬肩，咳呛阵作，咯痰色黄或白，黏浊稠厚，排吐不利，烦闷不安，汗出，面赤，口苦，口渴喜饮，舌质红，苔黄腻，脉弦数或滑数。

治法：清热宣肺，化痰定喘。

方药：定喘汤。

常用药：麻黄、杏仁、黄芩、桑白皮、半夏、款冬花、苏子、白果、甘草。

加减：若痰稠胶黏，酌加知母、浙贝母、海蛤粉、瓜蒌、胆南星之类以清化热痰；气息喘促，加葶苈子、地龙泻肺清热平喘；内热壅盛，加石膏、金银花、鱼腥草以清热。大便秘结，加大黄、芒硝通腑利肺；表寒里热，加桂枝、生姜兼治表寒；若哮病发作时寒与热俱不显著，但哮鸣喘咳甚剧，胸高气满，但坐不得卧，痰涎壅盛，喉如拽锯，咯痰黏腻难出，舌苔厚浊，脉滑实者，此为痰阻气壅，痰气壅盛之实证，当涤痰除壅，降气利窍以平喘逆，用三子养亲汤加葶苈子、厚朴、杏仁，另吞皂荚丸以利气涤痰，必要时可加大黄、芒硝以通腑泻实。

3. 寒包热哮

症状：喉中哮鸣有声，呼吸急促，喘咳气逆，发热、恶寒、无汗、头身痛、烦躁、口干欲饮、便干、胸膈烦闷、咯痰不爽、痰黏色黄，或黄白相间舌苔白腻微黄，脉弦紧。

治法：解表散寒，清化痰热。

方药：小青龙加石膏汤。

常用药物：麻黄、石膏、厚朴、杏仁、生姜、半夏、甘草、大枣。

加减：表寒重者加桂枝、细辛；喘哮、痰鸣气逆加苏子、葶苈子、射干；痰稠黄胶黏加黄芩、前胡、瓜蒌皮。

4. 风痰哮证

症状：喉中痰涎壅盛，声如拽锯，或鸣声如吹哨笛，咯痰黏腻难出，或为白色泡沫痰液，喘急胸满，或胸部憋塞，但坐不得卧，面色青黯，起病多急，常倏忽来去，发前自觉鼻、咽、眼、耳、发痒，喷嚏，鼻塞，流涕，随之迅速发作，舌苔厚浊，脉滑实。

治法：祛风涤痰，降气平喘。

方药：三子养亲汤、二陈汤、厚朴麻黄汤加减。

常用药：白芥子、苏子、麻黄、杏仁、莱菔子、厚朴、半夏、陈皮、茯苓、僵蚕。

加减：痰壅喘急，不能平卧，加葶苈子、猪牙皂角或控涎丹以泻肺涤痰；感受风邪而发作者，加苏叶、防风、苍耳草、蝉衣、地龙、僵蚕、蝉衣、露蜂房。

5. 喘脱危证

症状：哮病反复久发，喘息鼻煽，张口抬肩，气短息促，烦躁，昏朦，汗出如油，四肢厥冷，脉浮大无根，舌质青黯苔腻或滑，脉细数不清。

治法：补肺纳肾，扶正固脱。

方药：回阳急救汤合生脉饮。

常用药：人参、附子、甘草、山萸肉、五味子、麦冬、龙骨、牡蛎、冬虫夏草、蛤蚧。

加减：喘急面青，烦躁不安，汗出肢冷，舌淡紫，脉沉细，另吞黑锡丹以镇纳虚阳，温肾平喘固脱，每次服用 3 ～ 4.5g，温水送下。阳虚甚，气息微弱，汗出肢冷，舌淡，脉沉细数，加肉桂、干姜；气息急促，心烦内热，汗出粘手，口干舌红，脉沉细数，加生地、玉竹，人参易西洋参。

（三）其他治疗

（1）中药雾化吸入疗法：可用中药（苏子、白芥子、莱菔子、葶苈子、麻黄、细辛、天竺黄、胆南星、陈皮、甘草、丹参）煎汁雾化吸入。

（2）中药注射液静脉滴注或肌内注射：①痰热清注射液：成人 20 ～ 40ml，加入 5% 葡萄糖注射液 250 ～ 500ml，静脉滴注，控制滴速每分钟不超过 60 滴，一日 1 次；儿童按体重 0.3 ～ 0.5ml/kg，最高剂量不超过 20ml，加入 5% 葡萄糖注射液 100 ～ 200ml，静脉滴注，控制滴速每分钟 30 ～ 60 滴，一日 1 次，适用于痰饮闭肺者。②生脉注射液：一次 20 ～ 60ml，加入 5% 葡萄糖注射液 250 ～ 500ml，静脉滴注。一日 1 ～ 2 次，或参附注射液：一次 20 ～ 100ml，用 5% ～ 10% 葡萄糖注射液 250 ～ 500ml，静脉滴注。一日 1 ～ 2 次，用于喘脱者。③喘可治注射液肌内注射，一次 4ml，一日 2 次。适用于肾阳虚衰哮病者。

（3）针灸治疗：①针刺：肺气郁闭者，取大椎、风门、肺俞。痰涎壅盛者，加天突、孔最、丰隆。背部可加拔火罐。②艾灸：气脱、气陷者，艾灸百会、涌泉、足三里、肺俞。

五、预防与调护

1. 预防　预防方面，注重宿根的形成及诱因的作用，故应注意气候影响，做好防寒保暖，防止外邪诱发。避免接触刺激性气体及易致过敏的灰尘、花粉、食物、药物和其他可疑异物。宜戒烟酒，饮食宜清淡而富营养，忌生冷、肥甘、辛辣、海膻发物等，以免伤脾生痰。防止过度疲劳和情志刺激。鼓励患者根据个人身体情况，选择太极拳、内养功、八段锦、散步或慢跑、呼吸体操等方法长期锻炼，增强体质，预防感冒。

2. 调护

（1）哮病发作时，应密切观察哮鸣、喘息、咳嗽、咯痰等病情的变化，哮鸣咳嗽痰多、痰声漉漉或痰黏难咯者，用拍背、雾化吸入等法，助痰排出，注意清除痰液，以防堵塞气道引起窒息。对喘息哮鸣，心中悸动者，应绝对卧床休息，防止喘脱。

（2）若出现喘息鼻煽，张口抬肩，气短息促，烦躁，昏朦，汗出如油，四肢厥冷等喘脱者，应报病危，心电监护，血氧饱和度监测，建立特别护理记录，密切观察神志、面色、呼吸、心率、血压、体温、汗出、肌肤冷暖、舌苔、脉象情况。防止呼吸衰竭及循环衰竭。

（3）哮喘缓解期，可根据辨证选用金匮肾气丸或七味都气丸、平喘固本汤、六君子汤、玉屏风散等药。

六、历代医家有关论述

《诸病源候论·气病诸候·上气喉中如水鸡鸣候》："肺病令人上气，兼胸膈喘满，气行壅滞，喘息不调，致咽喉有声，如水鸡之鸣也。"

《医宗必读·喘》："喘者，促促气急，喝喝痰声，张口抬肩，摇身撷肚。短气者，呼吸虽急，而不能接续，似喘而无痰声，亦不能抬肩，但肺壅不能下。哮者与喘相类，但不似喘开口出气之多，而有呀呷之音，……三证极当详辨。"

《景岳全书·喘促》："喘有夙根，遇寒即发，或遇劳即发者，亦名哮喘。未发时以扶正气为主，既发时以攻邪气为主，扶正气须辨阴阳，阴虚者补其阴，阳虚者补其阳。攻邪气者……或于温补中宜量加消散。此等证候，当眷眷以元气为念，必使元气渐充，庶可望其渐愈，若攻之太过，未有不致日甚而危者。"

《医学统旨》："大抵哮喘，未发以扶正为主，已发以攻邪气为主。亦有痰气壅盛壮实者，可用吐法。大便秘结，服定喘药不效，而用利导之药而安者。必须使薄滋味，不可纯用凉药，亦不可多服砒毒劫药，倘若受伤，追悔何及。"

《时方妙用·哮证》："哮喘之病，寒邪伏于肺俞，痰窠结于肺膜，内外相应，一遇风寒暑湿燥火六气之伤即发，伤酒伤食亦发，动怒动气亦发，劳役房劳亦发。"

本节案例请扫码

第三节 霍　乱

一、概　　述

霍乱是由于饮食不洁疫毒之邪随饮食而入，或寒湿暑热等外邪内侵，邪阻中焦，使胃肠气机紊乱，运化失常而致的以剧烈呕吐、腹泻，突发腹痛或不伴腹痛为主要表现的内科急症。"霍乱"本属中医病名，早在《黄帝内经》中已有记述，如《灵枢·五乱》："乱于肠胃，则为霍乱"。《素问·气交变大论》："岁土不及，民病飧泄霍乱"。《素问·六元正纪大论》："太阴所至，为中满霍乱吐下"。霍乱因其病势急骤，挥霍之间便致缭乱而得名，清·吴达《医学求是·治霍乱赘言》曰："霍乱一证，乃气血挥霍，阴阳错乱，病起于须臾。"本病多发于春秋季节。由于外邪内侵，损伤脾胃，致气机升降失司，清浊相干，上犯下损，耗精伤液，甚则阴液亏涸，阳无以附，而致邪实正虚，五脏俱衰。

现代医学中的急性胃肠炎、细菌性食物中毒和霍乱弧菌引起的急性肠道传染病均属于中医"霍乱"范畴。

（1）霍乱：现代医学中的"霍乱"系特指由霍乱弧菌引起的急性肠道传染病，即古代所说的时疫霍乱，为甲类传染病，以急性吐泻为主要临床表现，通常不伴有腹痛。霍乱弧菌产生的肠毒素作用于小肠黏膜，引起肠液的大量分泌，在临床上出现剧烈吐泻，严重脱水，电解质丢失，酸中毒，肌肉痉挛等，以致周围循环衰竭，甚至出现休克和急性肾衰竭。本病曾造成7次世界性大流行，重症及典型患者病死率极高。根据临床表现，可分为：①无症状型：无霍乱临床表现，但能培养出霍乱弧菌；②轻型：无痛性腹泻，可伴有呕吐，常无发热及里急后重表现；③中、重型：腹泻剧烈伴呕吐，粪便呈水样便，有循环衰竭及肌肉痉挛表现；④中毒型：主要指干性霍乱，泻吐及脱水症状较轻，但有严重中毒性循环衰竭。根据抗原学可将霍乱弧菌分为3类：① O_1 群霍乱弧菌：包括古典生物型和埃尔托生物型，两者均为流行株；②不典型 O_1 群霍乱弧菌：无致病性；③非 O_1 群霍乱弧菌：包括 $O_2 \sim O_{138}$ 等非流行株和 O_{139} 型流行株。

（2）急性胃肠炎：急性胃肠炎是胃肠黏膜的急性炎症，临床表现为恶心呕吐、腹痛腹泻、发热等。多为食入变质污染食品导致细菌病毒感染，或生冷食物、药物等物理化学因素损伤胃肠黏膜而致病。若处理不及时，容易并发水电解质紊乱、肠穿孔、低钾血症等，危及患者生命。

二、中医病因病机

清·李士材《医宗必读·卷十·霍乱》曰："霍乱多起于夏秋之间，皆外受暑热，内伤饮食所致。"因此，霍乱为病，其病因可概括为两点：一为外感时邪，二为饮食不洁，疫毒之邪随饮食而入。

（1）外感时邪：夏秋之季，暑湿蒸腾，易滋生疫毒，若调摄失宜或起居失常，致正损气弱，则易感受暑湿秽浊疫疠之气，又或贪凉露宿，致寒湿内侵，郁遏中焦，寒湿暑热之邪乱于肠胃，上吐下泻而成霍乱。

（2）饮食伤中：夏秋正值暑湿之邪盛行，脾胃易受湿困而呆滞，若复因饮食不洁，恣食生冷黏浊或变质食物，则内外交阻，蕴结肠胃，化湿生毒而成霍乱。

霍乱的病机主要为气机逆乱，清浊相干。脾胃居于中焦，为气机升降之枢纽。病邪客犯中焦，损伤脾胃，致脾不升清，胃不降浊，清浊相干，气机上逆，症见恶心呕吐；邪毒下侵肠胃，传导失职，发为剧泄；暑热耗气伤津，又因剧烈吐泻导致津液暴亡，宗筋失养则转筋拘急；阳气随津而脱，短时间即出现面色枯槁、手足厥冷等亡阳危重证候。

三、诊断与鉴别诊断

（一）疾病诊断要点

（1）发病特点：多发于夏秋季节，起病急骤，变化迅速，各年龄普遍易感，无性别差异，发病前多有外感或进食生冷不洁食物等情况。时疫霍乱以沿海、沿江地区多见，有较强传染性。

（2）证候特点：高热或低热，先泻后吐，严重者可伴有腹痛，腹泻轻重不一，每日数次至数十次，呈黄色水样便、米泔水便或洗肉水样血便，呕吐物为胃内容物或稀黄水，舌苔黄腻或白厚腻，脉濡数；吐泻剧烈者可见面色苍白、目眶内陷、皮肤松弛、筋脉痉挛、口干尿少、汗出肢冷、脉沉细或细微欲绝。

（3）辅助检查：常规血、尿、便检查可见异常，主要是通过细菌学检查来检测有无病原菌感染：

1）血液检查：白细胞可升高或正常，中性粒细胞和单核细胞增高，血液浓缩可见红细胞及血红蛋白相对升高；血清钾、钠、氯和碳酸盐降低，血 pH 下降，血尿素氮、肌酐升高。

2）尿检查：尿液呈酸性，可有蛋白、红细胞、白细胞及管型。

3）粪便常规检查：可见黏液和少量红、白细胞。

4）细菌学检查：①粪便悬滴检查和制动试验；②涂片染色；③粪便培养；④荧光抗体检测；⑤免疫荧光法与 PCR 法可检出病原菌。

5）血清学检测：抗菌抗体和抗毒抗体检查。

（二）中医诊断要点

（1）湿热证：身热，腹痛，吐泻剧烈，甚则转筋拘急，小便黄赤，舌红苔黄腻，脉濡数。

（2）寒湿证：肢冷恶寒，吐泻并作，口不渴或喜热饮，舌淡红苔白浊腻，脉濡缓。

（3）毒秽证：发热，腹中绞痛，吐泻欲作而不能，烦躁闷乱，四肢逆冷，头汗如雨，舌淡苔白，脉沉伏。

（4）亡阴证：吐泻频繁，神疲乏力，目眶凹陷，心烦，尿少或尿闭，舌干红，少苔或无苔，脉细数。

（5）亡阳证：吐泻过剧，精神萎靡，四肢厥冷，气息微弱，身恶寒，舌淡苔白，脉沉细，或细微欲绝。

（三）西医诊断要点

（1）急性胃肠炎：常有不洁饮食史，主要以腹痛腹泻、呕吐，有或不伴有发热等临床表现为诊断依据，大便常规检查及细菌培养可判断是否存在病原菌感染。

（2）霍乱：当出现无痛性急性腹泻，继而呕吐，不伴里急后重，脱水，周围循环衰竭等典型临床表现时，可考虑霍乱的可能。

1）疑似诊断标准：①有典型症状，病原学检查未确定。②流行期间有明确接触史，并发生泻吐症状，而无其他原因可查者。

符合上述两项中的一项者即可诊断。对此应进行消毒隔离，做疑似霍乱的疫情报告和每天粪便培养，若连续2次培养阴性，可作否定诊断。

2）确定诊断标准：①有泻吐症状，粪便培养霍乱弧菌阳性。②霍乱流行期间，有典型症状，粪便培养未发现霍乱弧菌，但血清抗体恢复期测定呈4倍增长。③疫源检索中发现粪便培养阳性前后5天内，有腹泻症状及接触史。

符合上述三项中的一项即可确诊。

（四）鉴别诊断要点

（1）痢疾：好发于夏秋季节，起病急骤，发热，腹痛腹泻，或伴呕吐，与霍乱症状相似。但痢疾腹泻物常为脓血赤白相兼，并且有里急后重的表现，而霍乱常为稀水样便。两者可通过细菌培养鉴别。

（2）暴泻：以突然出现的腹泻不止，泻下如注，大便次数增多为特征，常无呕吐表现，重者可出尿少或无尿，四肢厥冷，转筋抽搐等危重证候。霍乱是吐泻兼作的病证，病势较之更为凶险。粪便常规及培养可资鉴别。

（3）西医鉴别诊断：主要是急性胃肠炎和霍乱之间的鉴别，两者症状相似，可通过细菌学检查鉴别。急性肠胃炎可无细菌感染证据，感染患者以沙门菌属和嗜盐菌（副溶血弧菌）感染常见；霍乱细菌培养可检出霍乱弧菌。此外，还需与急性细菌性痢疾鉴别。两者均有起病急骤，急剧泻吐的症状，但急性细菌性痢疾多有发热、腹痛和里急后重的临床表现，细菌培养可检测出痢疾杆菌，临床不难鉴别。

四、治　　疗

（一）急救治疗

霍乱发病急骤，变化快，宜立即采取治疗措施控制病情，治疗原则为：疑似霍乱弧菌感染时须严格隔离，并通过粪便培养明确诊断；及时补液，必要时辅以抗菌治疗，对症治疗及并发症治疗。

（1）一般治疗与护理

1）严格隔离：对于疑似霍乱弧菌感染的患者，按消化道传染病严密隔离，隔离至症状消失6天后，连续粪便培养3次结果阴性为止。

2）休息：重型患者绝对卧床休息至症状好转。

3）饮食：泻吐剧烈者禁食，待呕吐停止，腹泻缓解后可给予流质饮食，在患者可耐受情况下缓慢增加饮食。

4）密切观察病情变化，监测生命体征，记录出入量，注明大便次数、量和性状。

（2）及时补液：霍乱早期病理生理变化主要是水和电解质的丢失，因此及时补液是治疗的关键。补液途径包括口服补液和静脉补液两种。

1）口服补液：口服补液疗法适用于轻度和中度的霍乱患者以及静脉补液纠正休克而情况改善后的重症患者。研究显示80%的患者可通过口服补液得到治愈。

世界卫生组织提倡使用口服补液盐（ORS）治疗霍乱。常用的ORS配方为：氯化钠3.5g、枸橼酸钠2.9g、氯化钾1.5g、葡萄糖20g加水至1000ml。使用方法为：治疗最初6h，成人每小时口服750ml，小儿（20kg以下）每小时给250ml。以后每6h的口服补液量为前6h泻吐量的1.5倍。

2）静脉补液：对于口服补液无效及中、重度脱水的患者推荐用静脉补液，输液的速度和剂量应视病情轻重、脱水程度、血压、脉搏、尿量及血浆比重而定。临床常选用541溶液作为补液溶液，即1000ml液体内含氯化钠5g，碳酸氢钠4g，氯化钾1g。用时每1000ml中另加50%葡萄糖20ml，以防低血糖。24h的补液量按病情轻、中、重分别为3000～4000ml、4000～8000ml、8000～12000ml。

（3）抗菌治疗：抗菌治疗只能作为辅助治疗，能减少腹泻量和缩短排菌期。抗菌药物的选择可根据各地菌株耐药情况而定。常用抗菌药物有：喹诺酮类抗菌药（如左氧氟沙星、环丙沙星）、多西环素、庆大霉素、三代头孢菌素（如头孢曲松）等。

（4）对症治疗

1）肌痉挛：补液后可消失，亦可予针刺治疗：可选用合谷、内关、足三里、承山，泻法，重刺激并留针15～30min。

2）腹泻剧烈：补液12h后仍腹泻严重且中毒症状加重者，可予地塞米松20～40mg（小儿10～20mg）加入液体内静脉滴注。

3）呕吐剧烈时，可予甲氧氯普胺或阿托品等。

4）腹痛如为肠痉挛所致，可予颠茄、阿托品或针刺治疗。

5）高热：可予物理降温、服用对乙酰氨基酚等退热药处理。高热不安或抽搐者，若疑有继发性脑水肿，宜先考虑使用脱水剂。

（5）并发症治疗

1）代谢性酸中毒：及时监测血气变化。病程中出现酸中毒，在输注541溶液基础上仍不能纠正，应根据血液pH情况，应用碳酸氢钠溶液纠正酸中毒。

2）休克：经及时补液后血容量基本恢复，但血压仍低者，可应用肾上腺皮质激素如地塞米松或氢化可的松静脉滴注，并可加用血管活性药物如去甲肾上腺素和多巴胺。

3）急性肺水肿及心力衰竭：暂停输液，可予镇静剂（如吗啡）、利尿剂（如呋塞米）、强心剂（如去乙酰毛花苷）及血管扩张剂（如盐酸乌拉地尔）等。

4）低血钾：输液过程中发现低血钾，应迅速补充含钾溶液，可口服氯化钾或静脉内滴注氯化钾。

5）急性肾衰竭：出现急性肾衰竭者，应严格控制补液量，及时纠正休克，必要时行床旁血滤疗法。

（二）中医辨证救治

本病发病急骤，变化迅速，邪气猖盛，速至亡阴亡阳，而见邪实正虚的危重证候，故诊治须迅速。

1. 湿热证

症状：发热较重，吐泻发作急剧，呕吐物酸腐热臭，泻下稀黄或如米泔水，热臭难闻，腹痛，甚则转筋拘急，小便黄赤，舌红苔黄腻，脉濡数。

治法：清热化湿，辟秽泄浊。

代表方：燃照汤。

常用药：草果仁、炒山栀、淡豆豉、黄芩、滑石、佩兰、厚朴、法半夏。

加减：热重者，加竹叶、生石膏清热；转筋者，加蚕矢、木瓜。

2. 寒湿证

症状：吐泻交作，恶寒发热，泻下清稀如水，腹部喜按喜温，口不渴或喜热饮，舌淡红苔白浊腻，脉濡缓。

治法：芳香化湿，散寒温中。

代表方：藿香正气散。

常用药：藿香、厚朴、白术、半夏、陈皮、茯苓、大腹皮、紫苏叶、白芷、干姜。

加减：根据病情变化，方中可加重温中化湿药物如白蔻仁、肉桂、丁香，并可苍白术并用；四肢肌肉拘急转筋者，可加吴茱萸、杭白芍缓急解痉。

3. 毒秽证

症状：发热，猝然腹中绞痛，痛如刀割，欲吐不得吐，欲泻不得泻，烦躁闷乱，甚则昏愦心迷，四肢逆冷，头汗如雨，舌淡苔白，脉沉伏。

治法：辟秽解毒，利气宣阳。

代表方：玉枢丹加减。

常用药：山慈菇、大戟、五倍子、白芷、雄黄、紫苏、石菖蒲、郁金、草果仁。

加减：若腹胀而欲泻不出者，可加厚朴、大黄、枳实泻下通腑。

4. 亡阴证

症状：吐泻频繁，神疲乏力，目眶凹陷，面色苍白，心烦，口渴欲饮，声音嘶哑，尿少或尿闭，舌干红，少苔或无苔，脉细数。

治法：益气养阴生津。

代表方：生脉散。

常用药：麦冬、五味子、人参。

加减：临证时可加黄精、石斛养阴生津，牡蛎固涩止泻，白芍、甘草酸甘养阴，缓急解痉。

5. 亡阳证

症状：吐泻过剧，精神萎靡，四肢厥冷，汗出身凉，气息微弱，语声低怯，恶寒倦卧，舌淡苔白，脉沉细或细微欲绝。

治法：回阳救逆。

代表方：通脉四逆汤。

常用药：附子、干姜、炙甘草。

加减：可配人参加强回阳固脱之力；大汗不止者加山茱萸收敛固涩；呕吐剧烈者加生姜、苏梗理气降逆。

五、预防与调护

1. 预防

（1）夏秋季节注意饮食卫生，避免食用生肉、生海鲜。

（2）住所开窗通气，以防居处潮湿。

（3）控制传染源：肠道门诊专门诊治，及时发现隔离患者，做到早诊断、早隔离、早治疗、早报告，对接触者需留观 5 天，待连续 3 次大便阴性方可解除隔离。

（4）切断传播途径：改善卫生环境，加强饮食消毒和食品管理，对患者和带菌者的排泄物进行严格消毒，消灭苍蝇等传播媒介。

（5）提高人群免疫力：积极锻炼身体，提高抗病能力，可进行霍乱疫苗预防接种。

2. 调护

（1）守险，即提高警惕，注意预防。在霍乱流行时要守险以杜侵扰，霍乱得愈后尤宜守险以防再来。

（2）及早补液，选用合适抗生素，对症治疗并及时处理并发症。在补液治疗基础上可针刺中脘、内关、足三里，属寒者可炒盐一包熨其心腹，可使手足逆冷回暖。

（3）注意空气流通，保持房内安静、温度适宜。转筋严重者，可用烧酒摩擦转筋处，或生大蒜杵烂贴两脚心，3h 后去除。

（4）泻吐剧烈时暂停饮食，待病情平稳后可予流质饮食，保证营养供给。

（5）恢复期可予中药汤药调理，如清暑益气汤、竹叶石膏汤等。

六、历代医家有关论述

《诸病源候论·霍乱病诸候·霍乱候》："霍乱者，由人温凉不调，阴阳清浊二气，有相干乱之时，其乱在于肠胃之间者"，"霍乱有三名：一名胃反，言其胃气虚逆，反吐饮食也；二名霍乱，言其病挥霍之间，便致撩乱也；三名走哺，言其哺食变逆者也。""霍乱者，多吐痢也。干霍乱者，是冷气搏于肠胃，致饮食不消，但腹满烦乱，绞痛，短气。其肠胃先挟实，故不吐痢，名为干霍乱也"。

《外台秘要》："许仁则云，此病有两种一名干霍，一名湿霍，干霍死者多，湿霍死者少，俱繇饮食不节，将息失宜"。

《伤寒论·辨霍乱病脉证并治》："呕吐而利，此名霍乱"，"吐利汗出，发热恶寒，四肢拘急，手足厥冷者，四逆汤主之"，"既吐且利，小便复利，而大汗出，下利清谷，内寒外热，脉微欲绝者，四逆汤主之"。

《温病条辨》："湿伤脾胃两阳，既吐且利，寒热身痛，或不寒热，但腹中痛，名曰霍乱。寒多，不欲饮水者，理中汤主之。热多，欲饮水者，五苓散主之。吐利汗出，发热恶寒，四肢拘急，手足厥逆，四逆汤主之。吐利止而身痛不休者，宜桂枝汤小和之。"

《景岳全书·杂症谟·霍乱》："霍乱一证，以其上吐下泻反复不宁而挥霍缭乱，故曰霍乱，此寒邪伤脏之病也。"

《医宗必读·卷十·霍乱》："霍乱多起于夏秋之间，皆外受暑热，内伤饮食所致。纵冬月患之亦由夏月伏暑也。转筋者，兼风木……厥冷唇青，兼寒气……身热烦渴，气粗，兼暑热……体重骨节烦疼，兼湿化。"

《随息居重订霍乱论·卷上·病情第一·热证》："热霍乱流行似疫，世之所同也。寒霍乱偶有所伤，人之所独也。巢氏所论甚详，乃寻常霍乱耳，执此以治时行霍乱，犹腐儒将兵，其不覆败者鲜矣。"

第四节 急 黄

本节案例请扫码

一、概 述

急黄是指突然起病，以身目俱呈金黄色、高热、烦渴、胁满腹痛、恶心呕吐、尿色如柏汁，甚则神昏谵语、便血、衄血，或肌肤斑疹为临床表现的一类急危重症，属黄疸之重症。"急黄"病名首见于《诸病源候论·黄病诸》："脾胃有热，谷气郁蒸，热毒所加，卒然发黄，心满气喘，命在顷刻，故云急黄也。有得病即身体面目发黄者，有初不知是黄，死后乃身面黄者。其候，得病但发热心战者，是急黄也”。本病为湿热疫毒炽盛，气郁化热，深入营血，内陷心肝而成危候。

现代医学认为急性肝衰竭、亚急性肝衰竭、急性黄疸性肝炎、急性重症肝炎、亚急性重型肝炎、亚急性肝坏死、急慢性病毒性肝炎、自身免疫性肝炎、药物性肝炎等以急性黄疸为主要表现的疾病，均可参照本病救治。本病发病急，来势猛，具有强烈传染性，发病不分年龄段及性别，可造成局部或较大范围的流行。

二、中医病因病机

本病病性多为实热：湿热疫毒郁蒸肝胆脾胃，内阻于胆道，胆汁不循常道，外溢于肌肤而致其迅速发黄。热毒引动肝风，内陷营血，蒙蔽心包，而成危候。

（1）湿热疫毒：湿热之邪由口鼻入，热毒郁而不达，内结于体内，侵犯肝胆，使肝失疏泄，胆汁不循胆道而入营血，充斥于三焦，泛溢于肌肤，循经上于面目、下于膀胱，从而导致肌肤、面目、小便俱黄。

（2）酒食不节：饮酒过度，饮食不节，内伤脾胃，导致脾胃运化功能失常，谷气郁蒸，外感湿热夹热毒或疫毒，其性酷烈，来势凶猛，侵入营血，导致络破血溢，胆汁外泄，胆血相混，入于血脉，行于肌表而发为急黄。

（3）药物影响：某些具有肝脏毒性的药物，也可能导致急黄的发生。

三、诊断与鉴别诊断

（一）疾病诊断要点

（1）发病特点：骤然起病，身目俱黄，小便色黄如柏汁。病情发展迅速，具有很强的传染性，可造成局部人群之间的流行。一年四季皆可发病，男女老幼俱可患疾。

（2）证候特点：发热恶寒，烦热口渴，可见神昏谵语，身目俱黄，肤色如金，小便短少色黄如柏汁，便血、衄血，肌肤斑疹，胸胁脘腹胀满疼痛，舌红而绛，苔黄燥或腻，脉弦数或细数。

（3）辅助检查

血常规可见白细胞计数及中性粒细胞百分比升高。

肝功能：丙氨酸氨基转移酶异常升高（$>$ 500U/L）；血清总胆红素大于正常值上限 10 倍或每日上升 $\geqslant$ 17.1μmol/L。亦可出现酶胆分离现象，即丙氨酸氨基转移酶正常或轻度升高，但血清胆红素明显升高。

凝血酶原时间超过正常的 1/3。

血氨常见不同程度的增高，出现昏迷时升高明显。

（二）中医诊断要点

急黄早期以毒热炽盛为主，邪在气分，中期邪入营血，正邪交争，后期阴阳俱衰，发为变证。

（1）邪在气分：恶心呕吐，乏力纳差，尿黄短少，大便溏或便秘，舌红，苔黄腻或白腻，脉滑数。

（2）邪入营血：高热烦渴，神昏谵语，小便深黄，腹胀胁痛，或鼻衄，齿衄，肌衄，呕血，黑便，斑疹，或出现腹水，嗜睡，舌红绛，苔黄褐干燥，脉滑数。

（3）阴阳俱衰：神志昏朦，气息微弱，手足厥冷，大汗淋漓，舌淡白，少苔或无苔，脉微弱欲绝，甚则不能触及。

（三）西医诊断要点

肝衰竭是多种因素引起的严重肝脏损害，导致其合成、解毒、排泄和生物转化等功能发生严重障碍或失代偿，出现以凝血功能障碍、黄疸、肝性脑病、腹水等为主要表现的一组临床症候群。临床诊断标准如下。

（1）急性肝衰竭：急性起病，2周内出现Ⅱ度及以上肝性脑病（按Ⅳ度分类法划分）并有以下表现者：①极度乏力，并有明显厌食、腹胀、恶心、呕吐等严重消化道症状。②短期内黄疸进行性加深。③出血倾向明显，血浆凝血酶原活动度（PTA）≤40%，或国际标准化比率（INR）≥1.5，且排除其他原因。④肝脏进行性缩小。

（2）亚急性肝衰竭：起病较急，2～26周出现以下表现者：①极度乏力，有明显的消化道症状。②黄疸迅速加深，血清总胆红素（TBil）大于正常值上限10倍或每日上升≥17.1μmol/L。③伴或不伴有肝性脑病。④出血倾向明显，PTA≤40%（或INR≥1.5），并排除其他原因者。

（3）慢加急性（亚急性）肝衰竭：在慢性肝病基础上，短期内发生急性肝功能失代偿的主要临床表现。

（四）鉴别诊断要点

（1）阳黄：阳黄亦可见有发热，口渴，恶心呕吐，身目发黄，小便短少发黄等症状及体征，但是其发病速度明显慢于急黄，且没有强传染性，两者可在发病速度及传染性方面加以区别。

（2）阴黄：黄色晦暗，病程长，病势缓，常伴有纳差、乏力、舌淡、脉沉迟或细缓。两者可根据黄疸的色泽、病程、病史等加以鉴别。

（3）西医鉴别诊断：主要是各种致病原因所致的急性肝损伤之间的鉴别诊断。

1）病毒性：根据流行病学、临床表现及实验室检查，结合患者的具体情况综合分析，抗-HAV IgG在恢复期比急性期增长大于4倍；HBV-DNA是HBV存在和复制的可靠指标；抗-HCV阳性可诊断为HCV感染。

2）酒精性：多有长期饮酒史，可有慢性酒精中毒的表现，肝功能可有丙氨酸氨基转移酶及天门冬氨酸氨基转移酶的轻度增高，两者比值大于2，但是两者的数值一般不大于500U/L。

3）药物性：药物治疗与症状的出现有时间规律，初次用药的肝损害潜伏期一般在5～90天；停药后，肝功能指标可能有所改善，再次用药，可迅速继发肝损伤。

四、治　疗

（一）急救治疗

急黄是内科急重症，具有较高的传染性，应早发现、早治疗，及时住院，及时隔离。

（1）患者应卧床休息，严密监测其生命体征，给予低盐、低脂饮食，严格限制蛋白的摄入。

（2）纠正水、电解质及酸碱失衡。

（3）避免使用对肝脏损害较大的药物，慎用镇静剂、利尿剂等。

（4）运用保肝药物，常用药物为还原型谷胱甘肽、甘草酸二铵等。

（5）肝性脑病患者可应用谷氨酸钠。

（6）对于暴发性肝衰竭的患者可给予新鲜血浆或白蛋白等，以促肝细胞修复及再生。

（7）对于有出血倾向的患者，可运用维生素K或凝血酶原复合物控制出血。

（8）对于急黄阴阳俱衰，神志不清者可选用参麦注射液或生脉注射液，或参附汤煎汤鼻饲。

还可选取人中、合谷、十宣等穴位予以针刺，以开窍醒神。

（二）中医辨证救治

1. 邪入气分

症状：发热恶寒，身目发黄，恶心呕吐，乏力纳差，尿黄短少，大便溏或便秘，舌红，苔黄腻或白腻，脉滑数。

治法：清热利湿，解毒通便。

代表方：茵陈蒿汤。

常用药：茵陈、栀子、大黄、黄柏、黄芩、车前子、猪苓、茯苓。

加减：呕逆者加竹茹清热止呕；脘腹胀痛者加枳实、厚朴消积除胀；胁痛者加延胡索、郁金活血行气止痛。

2. 邪入营血

症状：高热烦渴，身目发黄，迅速加深，小便深黄，腹胀胁痛，或鼻衄，齿衄，肌衄，呕血，黑便，斑疹，或出现腹水，嗜睡，舌红绛，苔黄褐干燥，脉滑数。

治法：清营凉血。

代表方：《千金》犀角散。

常用药：水牛角代替犀角、黄连、栀子、土茯苓、金银花、连翘。

加减：鼻衄、齿衄者加仙鹤草、三七等止血；嗜睡者加石菖蒲豁痰开窍。

3. 急黄变证（阴阳俱衰）

症状：意识不清，神志昏朦，气息微弱，手足厥冷，大汗淋漓，舌淡白，少苔或无苔，脉微弱欲绝，甚则不能触及。

治法：回阳救逆，益气固脱。

代表方：参附汤。

常用药：人参、附子、麦冬、五味子等加减。

五、预防与调护

1. 预防 本病应根据不同病因予以预防。在饮食上，避免不洁食物，节制饮食，勿过食肥甘厚味，戒酒。对于有传染性的患者应注意隔离，餐具消毒，以免传染他人。避免血制品污染，防止血液传播。起居有常，避免太过劳累，调畅情志。

2. 调护

（1）绝对卧床休息，监测生命体征。

（2）神志不清或烦躁者，床边应有专人看护，防止意外伤害。

（3）发病时应限制蛋白质的摄入量，给予高热量、易吸收的食物，补充维生素；中后期可逐渐增加蛋白质摄入量，多进食碳水化合物。恢复期可用茵陈50g，煎水代茶饮用。可服茯苓粥、山药粥等健脾养胃，促进脾胃的功能恢复，加快康复速度。

六、历代医家有关论述

《素问·平人气象论》，记载了黄疸的症状、体征，云："溺黄赤安卧者，黄疸；已食如饥者，胃疸；……目黄者曰黄疸。”

《灵枢·论疾诊尺》曰：“诊血脉者……多赤、多黑、多青皆见者，寒热身痛而色微黄，齿垢黄，爪甲上黄，黄疸也，安卧，小便黄赤，脉小而涩者，不嗜食。”

《伤寒论·辨阳明病脉证并治》曰：“阳明病，无汗，小便不利，心中懊侬者，身必发黄”，“阳明病，被火，额上微汗出，小便不利者，必发黄”，“阳明病，面合赤色，不可攻之，必发热，色黄，小便不利也”。

《诸病源候论》中提出“脾胃有热，谷气郁蒸，因为热毒所加，故卒然发黄，心满气喘，命在顷刻，故云急黄也”。

《圣济总录》云：“病人心腹气闷，烦躁身热，五日间便发狂，身如金色，此是急黄。”

《普济方》认为：“五疸虽不同，其为黄则一，自本自根，未有非热非湿而能致病者也，湿气胜则如熏黄而晦，热气胜则如橘黄而明，盖脾主肌肉，土色尚黄，湿热内蒸，或重或轻，不容掩于外矣。”

《四圣心源》认为黄疸“其病起于湿土，而成于风木”。

《续名医类案》云：“目黄，继而身面昔黄，小便短赤，临殁下瘀血数升。”

《杂病源流犀烛·诸疸源流》又曰：“天行疫疠以至发黄者，俗谓之瘟黄，杀人最急。”

《医门法律》中曰：“今人但云阳瘅色明，阴瘅色晦，此不过气血之分，辨之不清，转足误人。”

《证治准绳》中言：“治黄疸，寒热呕吐，渴欲饮水，身体面目俱黄，小便不利，全不食，不得卧。”

《太平圣惠方》曰：“一身面目俱黄，遍体疼痛，心烦壮热。小腹胀满，眼睛赤涩，肩项疼强，腰背拘急。治热病，黄疸热渴，及患酒劳，胸满气促，皮肤渐黄如金色，宜服犀角散方；治热病黄疸，目黄如金，小便如血，心烦躁闷，口苦头痛，宜服茵陈散方；治黄疸，遍身面目悉黄，宜服黄连散方。”

《肘后备急方》中有治黄疸方“甘草一尺，栀子十五枚，黄柏十五分，水四升，煮取一升半，分为再服，此药亦治温病发黄”。

《丹溪心法》云：“诸疸口淡，怔忡耳鸣，脚软，微寒发热，小便白浊，此为虚证……不可过用凉剂强通小便，恐肾水枯竭。”

第五节　急性胆胀

本节案例请扫码

一、概　　述

急性胆胀是指胆腑气机通降失常所引起的以右胁胀痛为主要临床表现的一种病症。临床表现为突然发生的右胁肋部的疼痛，疼痛以胀痛、灼痛、刺痛为主，痛引右侧肩背。胆胀病的记载首见于《内经》，如《灵枢·胀论》云：“胆胀者，胁下胀痛，口大苦，善太息。”

现代医学急性胆囊炎、急性胆管炎、胆石症、胆道蛔虫病急性发作等，均可参照本节进行救治。现代医学认为上述疾病均是由于胆囊管阻塞和细菌感染引起急性炎症性病变所导致，其中细菌感染是该病的重要病因。常见致病菌主要为大肠杆菌、铜绿假单胞菌、变形杆菌以及厌氧菌、金黄色葡萄球菌等，其中混合感染的情况较为常见。

二、中医病因病机

胆腑内藏精汁，胆道通降功能正常，在肝胆疏泄作用下，胆液经胆道排入肠中，助脾胃腐熟消化水谷。若因饮食偏嗜，忧思暴怒，外感湿热，虚损劳倦等原因导致胆腑气机郁滞，或郁而化火，胆液失于通降，即可发生胆胀。

（1）胆腑气郁：忧思暴怒，情志不遂，肝脏疏泄失常，累及胆腑，气机郁滞，或郁而化火，胆液通达降泄失常，郁滞于胆，则发为胆胀。

（2）湿热蕴结：饮食偏嗜，过食肥甘厚腻，久则生湿蕴热，或湿热内侵，蕴结胆腑，气机郁滞，胆液通降失常，而为胆胀。

（3）瘀血积块阻滞：气机阻滞，继而化热，入血致瘀，阻滞胆道，胆腑气郁，胆液通降失常，郁滞则胀，不通则痛，形成胆胀。

胆胀病病机主要是气滞、湿热、瘀血等导致胆腑气郁，胆液失于通降。病位在胆腑，与肝、脾、胃最为密切。日久不愈，反复发作，邪伤正气，正气日虚，加之邪恋不去，痰浊湿热，损伤脾胃，脾胃生化不足，正气愈虚，最后可致肝肾阴虚或脾肾阳虚的正虚邪实之候。

三、诊断与鉴别诊断

（一）疾病诊断要点

（1）发病特点：多反复发作，时作时止，复发者多有诸如过食油腻、恼怒、劳累等诱因。好发年龄多在 40 岁以上。

（2）证候特点：以右胁疼痛为主症，或胀痛、或刺痛、或灼痛、或隐痛，疼痛部位拒按，常伴有痛引右侧肩背、发热、脘腹胀满、恶心口苦、嗳气，善太息或急躁易怒，脉弦细或数。

（3）辅助检查：C 反应蛋白升高（≥ 30mg/L），白细胞升高，中性粒细胞比例增高。血清转氨酶轻度升高，AKP 升高较常见，1/2 的患者有血清胆红素升高，1/3 的患者血清淀粉酶升高。超声、CT、MRI 检查发现胆囊增大、胆囊壁增厚、胆囊颈部结石嵌顿、胆囊周围积液等表现。

（二）中医诊断要点

（1）实证：右胁胀痛，遇怒加重，或胸闷纳呆，大便黏滞；或刺痛，痛有定处而拒按；或灼痛，面红目赤，大便秘结。舌红或紫暗，脉弦细或数。

（2）虚证：右胁隐隐作痛，时作时止，或口燥咽干，头晕目眩，舌红少苔，脉细数；或畏寒肢冷，神疲乏力，舌淡苔白，脉弦弱无力。

（三）西医诊断要点

特点为：①好发年龄多在 40 岁以上。②多有反复发作病史。③症状：以右胁疼痛为主症，可向右肩背部放射，进食油腻食物后加重，常伴有厌食，恶心、呕吐，呕吐物为胃内容物，以及高热、寒战等症状。体征：右上腹部胆囊区压痛、叩击痛，甚出现反跳痛及肌紧张，Murphy 征阳性，部分患者可触及肿大胆囊。④ C 反应蛋白、白细胞、中性粒细胞比例等均增高。超声、CT、MRI 检查可见其特异性表现。

（四）鉴别诊断要点

（1）胁痛：胁痛以两胁部疼痛为主症。胆胀则以右上腹疼痛为主，伴口苦、嗳气，以胆腑气机通降失常为主。

（2）胃痛：胃痛在中上腹胃脘部；胆胀痛于右上腹胁肋部。胃痛常伴有嘈杂吞酸，胆胀常伴有恶心口苦。胃痛常因暴饮暴食，过食生冷、辛辣而诱发，胆胀常因肥腻饮食而诱发。胃痛任何年龄皆可发病，胆胀多在 40 岁以上发病。纤维胃镜等检查发现胃的病变，有助于胃病的诊断；B 超等检查发现胆囊病变，则有助于胆胀的诊断。

（3）真心痛：胆胀与真心痛，两者皆可突然发生，疼痛剧烈，而真心痛则预后凶险，故需仔细鉴别。真心痛疼痛在胸膺部或左前胸，疼痛突然发生而剧烈，且痛引肩背及手少阴经循行部位，可由饮酒饱食诱发，常伴有心悸、短气、汗出、身寒肢冷、脉结代等心脏病症状，心电图等心脏检查异常；胆胀疼痛则在右胁，可由过食肥腻诱发，常伴有恶心、口苦、嗳气等胆胃气逆之症，B超等胆系检查可见异常。

（4）西医鉴别诊断

1）上消化道溃疡穿孔：患者多有胃、十二指肠溃疡病史，有嗳气、反酸、黑便等表现。腹痛发作突然，呈持续性，较急性胆囊炎剧烈，并很快波及整个腹部，腹肌强直，有时可使患者处于休克状态。X线检查时可见膈下游离气体，可明确诊断。

2）急性阑尾炎：高位急性阑尾炎常误诊为急性胆囊炎，因两者的疼痛和腹壁压痛、肌紧张均可局限在右上腹。Rovsing征（按压右下腹可引起阑尾部位的疼痛）有助于鉴别。

3）急性胰腺炎：该病可继发于急性胆囊炎和胆管炎。腹痛较急性胆囊炎剧烈，呈持续性，范围较广并偏向腹部左侧，压痛范围较为广泛，血与尿淀粉酶一般均升高，对确定诊断有一定价值。但有时急性胆囊炎患者可并发急性胰腺炎，两种情况同时存在时可使临床确诊发生困难，需加注意。

四、治　疗

（一）急救治疗

（1）一般治疗：卧床休息，禁食。伴严重呕吐者可安置胃肠减压管，使胆汁分泌减少，有利于胆汁的引流。并应静脉补充水、电解质和营养等。

（2）解痉、镇痛：可使用阿托品、哌替啶、美沙酮等，以解除肝胰壶腹括约肌的痉挛而止痛。

（3）抗感染：根据临床表现可选用有针对性的抗菌药物。如头孢曲松3.0g加入0.9%生理盐水100ml静脉滴注，每日1次。

（4）利胆治疗：硫酸镁有松弛肝胰壶腹括约肌的作用，使滞留的胆汁易于排出，故可用50%硫酸镁10ml，每日3次，口服。

（5）手术治疗：行胆囊切除术是急性胆囊炎的根本治疗措施。手术指征为：①有急性胆囊炎并发症者；②经内科积极治疗，病情继续发展并恶化者；③急性胆囊炎反复急性发作者；④无手术禁忌证，能耐受手术者。

（6）针灸疗法，可选用胆俞、阳陵泉、中脘、足三里等穴位针刺。胆绞痛加期门，黄疸加至阳，发热加曲池，呕吐加内关。耳针可刺交感、神门、肝胆区。一般留针30min～1h，每日针刺2～3次。

（二）中医辨证救治

1. 肝胆气郁证

症状：右胁胀满疼痛，痛引右肩，遇怒加重，胸闷脘胀，善太息，嗳气频作，吞酸嗳腐。苔白腻，脉弦大。

治法：疏肝利胆，理气通降。

代表方：柴胡疏肝散。

常用药：柴胡、白芍、川芎、枳壳、香附、陈皮、甘草等。

加减：若大便秘结，加大黄、槟榔；腹部胀满，加川朴、草豆蔻；口苦心烦，加黄芩、栀子；嗳气、呕吐，加代赭石、炒莱菔子；伴胆石者，加鸡内金、金钱草、海金沙。

2. 胆腑郁热证

症状：右胁灼热疼痛，口苦咽干，面红目赤，大便秘结，小便短赤，心烦失眠易怒。舌红，苔黄厚而干，脉弦数。

治法：清泻肝胆之火，解郁通腑。

代表方：清胆汤。

常用药：栀子、黄连、柴胡、白芍、蒲公英、金钱草、瓜蒌、郁金、延胡索、川楝子、大黄等。

加减：心烦失眠，加丹参、炒枣仁；黄疸，加茵陈、枳壳；口渴喜饮，加天花粉、麦冬；恶心呕吐，加半夏、竹茹。

中成药：清开灵注射液 40 ～ 80ml 加入 0.9% 生理盐水 500ml 静脉滴注。

3. 肝胆湿热证

症状：右胁胀满疼痛，胸闷纳呆，恶心呕吐，口苦心烦，大便黏滞，或见黄疸。舌红，苔黄腻，脉弦滑。

治法：清热利湿，疏肝利胆。

代表方：茵陈蒿汤。

常用药：茵陈、栀子、大黄、柴胡、黄芩、半夏、郁金等。

加减：有胆石者，加鸡内金、金钱草、海金沙；小便黄赤，加滑石、车前子、通草；苔白腻而湿重者，去大黄、栀子，加茯苓、白蔻仁、砂仁；若痛势较剧，或持续性疼痛阵发性加剧，往来寒热者，加黄连、金银花、蒲公英，重用大黄。

中成药：茵栀黄注射液 40 ～ 100ml 加入 5% 葡萄糖注射液 250ml 静脉滴注。

4. 气滞血瘀证

症状：右胁刺痛较剧，痛有定处而拒按，面色晦暗，口干口苦。舌质紫暗或有瘀斑，脉弦细涩。

治法：疏肝利胆，理气活血。

代表方：四逆散合失笑散。

常用药：柴胡、枳实、白芍、甘草、五灵脂、生蒲黄、郁金、延胡索、川楝子、大黄等。

加减：口苦心烦，加龙胆草、黄芩；脘腹胀甚，加枳壳、木香；恶心呕吐，加半夏、竹茹。

5. 肝肾阴虚证

症状：右胁隐隐作痛，或略有灼热感，口燥咽干，急躁易怒，胸中烦热，头晕目眩，午后低热。舌红少苔，脉细数。

治法：滋阴清热，疏肝利胆。

代表方：一贯煎。

常用药：生地黄、北沙参、麦冬、当归身、枸杞子、川楝子等。

加减：心烦失眠，加柏子仁、夜交藤、酸枣仁；兼灼痛者，加白芍、甘草；急躁易怒，加栀子、青皮、珍珠母；胀痛，加佛手、香橼。

6. 脾肾阳虚证

症状：右胁隐隐胀痛，时作时止，脘腹胀痛，呕吐清涎，畏寒肢冷，神疲乏力，气短懒言。舌淡苔白，脉弦弱无力。

治法：温阳益气，疏肝利胆。

代表方：理中汤。

常用药：党参、白术、茯苓、甘草、干姜、制附子、木香、香附等。

加减：腹中冷痛，加吴茱萸、乌药；有胆石者，加金钱草、鸡内金；气血两亏者可选用八珍汤化裁。

中成药：生脉注射液 60ml 加入 0.9% 生理盐水 500ml 静脉滴注。

五、预防与调护

1. 预防

（1）平时应讲究饮食卫生，忌暴饮暴食，饮食应以清淡为主，以免诱发本病。

（2）保持情绪乐观、心胸开朗是预防本病及减少复发的重要一环。

2. 调护

（1）对急黄患者应加强护理，密切观察病情变化，必要时监护生命体征。高热时可采用物理降温。

（2）急性发作时进食应限于少量低脂肪、低蛋白、易消化的流食或半流食，必要时应禁食，行胃肠减压。

（3）手术取石患者按一般外科术后护理。

六、历代医家有关论述

《灵枢·胀论》云："胁痛者，胁下胀痛，口大苦，善太息。"

《症因脉治》云："胆胀者，柴胡清肝饮。"

《素问·举痛论》云："寒气客于脉外则脉寒，脉寒则缩蜷，缩蜷则脉绌急，绌急则外引小络，故卒然而痛。得炅则痛立止"，"思则心有所存，神有所归，正气留而不行，故气结矣"。

《病源论》云："胸胁痛者，由肝与胆及肾之支脉虚，为寒气所乘故也。"

《针灸甲乙经》云："伤食胁下满，不能转展反侧，目青而呕。"

《素问·奇病论》云："数谋虑不决，故胆虚气上逆而口为之苦。"

《症因脉治》云："肝胆主木，最喜条达，不得疏泄，胆胀乃成。"

《医学入门》云："胃移热于胆，则病矣。"

本节案例请扫码

第六节 脾心痛

一、概 述

中医称胰为"散膏"，与脾相邻，如《难经·四十二难》曰："脾重二斤三两，扁广三寸，长五寸，有散膏半斤"。《难经汇注》进一步指出："散膏者，为胰"。脾心痛是因散膏体用俱病而引起的以上腹部剧烈疼痛，痛引肩背，恶心，呕吐，腹泻等为特征的疾病。《素问·厥论》曰："腹胀胸满，心尤痛甚，胃心痛也……痛如锥针刺其心。心痛甚者，脾心痛也。"《素问·五常致大论》中有言："少阳司天火气下临，肺气上从，心痛，胃脘痛，厥逆，鬲不通。"《三因极一病证方论》卷九："脾心痛者，如针刺其心腹，蕴蕴然气满。"脾心痛在现代医学中可归于急慢性胰腺炎范畴。

急性胰腺炎是常见的急腹症之一，多见于青壮年。其发病率仅次于急性阑尾炎、肠梗阻、急性胆囊炎胆石症。主要发病机制为胰酶在胰腺内激活后引起组织自身消化的急性化学性炎症。胆道疾病、酗酒、暴饮暴食、感染、手术与外伤、遗传因素、精神因素等均可诱发本病。病变轻重不一，临床表现复杂多变。轻者以胰腺水肿为主，临床多见，占 80% 左右，预后良好；少数患者病情严重，胰腺出血坏死，易继发机体多器官功能障碍及感染，病死率高。

二、中医病因病机

由多种因素导致肝胆疏泄失司，肠熟腐传导失司热内积，温热邪毒壅积，腑气不通。病性以里、实、热证为主。病位在脾、胃、肝、胆，并涉及心、肺、肾、脑肠。基本病机为“不通则痛”，病机演变以湿、热、瘀、毒蕴结中焦而致脾胃升降传导失司，肝失疏泄为中心，五脏六腑都可受累，出现气血败乱，脏器衰败的诸多脏衰证候。

（1）虫石内积：蛔虫上扰或肝胆湿热、胆汁郁结成石，肝胆失于疏泄，通降受阻，阻塞胆腑气机，不通则痛。

（2）跌仆损伤：外部创伤致胰胆受损，腑气不通，血瘀气滞。

（3）情志不舒：情志不畅，或暴怒伤肝，或忧思多虑，致肝气郁结或脾失健运，不通则痛。《素问·六元正纪大论》曰：“木郁之发，民病胃脘当心而痛，上支两胁，鬲咽不通，食饮不下。”

（4）感受外邪：外感六淫之首，传里化热，热郁中焦，里热积滞，因热致瘀，热毒血瘀互结。

三、诊断与鉴别诊断

（一）疾病诊断要点

（1）发病特点：多在进餐后数小时内发病，发病急骤（实证），与过食生冷、酗酒及暴饮暴食有关。

（2）证候特点：发病急骤，症见上腹部剧痛，痛甚汗出，强迫体位（护处必痛），恶心，呕吐，憎寒壮热，继则腹泻。腹部拒按，甚则休克而厥。查体：左上腹甚则全腹部拒按，腹肌绷急，或见黄疸，腹部膨胀，中脘、水分、天枢、胰俞穴有压痛。舌质干红，入里则绛。早期交蒸则为黄腻苔，气阴内伤者多为黑苔。

（3）辅助检查：白细胞升高，血尿淀粉酶升高。血尿淀粉酶增高约见于 90% 以上患者，因而血尿淀粉酶增高是本病的常用实验室指标。水肿型持续 3 ～ 5 天即恢复正常，部分患者高淀粉酶血症可持续 10 天。

（二）中医诊断要点

（1）肝郁化火：突发中上腹疼痛，走窜两胁、腰背，伴低热、口苦咽干，恶心呕吐，大便干结，舌质淡红，舌薄白或黄白，脉弦或弦数。

（2）肝胆湿热：持续的腹部及两胁疼痛，阵发加剧，恶心呕吐，发热或寒热往来，口苦咽干，身黄目黄，便干尿赤，舌红苔黄腻或黄燥，脉弦滑数。

（3）腑实热结：上腹满痛拒按，痛如刀割，腹胀难忍，发热口渴，烦躁便结，小便短黄，舌质红或红暗，苔黄腻或燥，脉弦滑或滑数。

（4）热毒炽盛：脘腹胀满，腹胀拒按，高热口渴，头痛烦躁，肌肤发斑，舌红绛苔黄燥，脉数。

（5）内闭外脱证：脐周剧痛，呼吸喘促，大便不通，小便量少甚或无尿，肢冷抽搦，神志不清、皮肤可见花纹，舌质干绛，苔灰黄而燥，脉沉细而弱。

（三）西医诊断要点

1. 症状

（1）腹痛：呈突然发作的持续性疼痛伴阵发性加剧，常位于中上腹部，胰头部：腹痛以右上腹为主并向右肩部放射。胰体颈部：上腹正中为主。胰尾部：左上腹为主并向左肩部放射。累及全胰：上腹部呈腰带状疼痛，并向背部放射。腹痛的性质、程度轻重不一，可为钝痛、绞痛、钻痛或刀割样疼痛，轻症：持续性、阵发性加剧，注射解痉药物可缓解疼痛。重症：腹痛十分剧烈，常伴有休克，并可在短时间内死亡，一般止痛剂不能缓解，注射可待因或吗啡反可增加疼痛程度。

（2）恶心、呕吐：为迷走神经被炎性刺激的表现，发作频繁，呕吐物初为食物及胆汁样物，若病情进行性加重，出现肠麻痹，则吐出物为粪样。

（3）腹胀：早期为反射性肠麻痹，严重患者由于脂肪坏死的炎症反应扩展到腹腔神经丛，造成麻痹性肠梗阻。

（4）发热：轻症胰腺炎可有中度发热，一般持续 3 ～ 5 天，重症胰腺炎体温常在 39 ～ 40℃，常出现谵妄，持续数周不退，并出现毒血症的表现。

（5）黄疸：于发病后 1 ～ 2 天出现，常为暂时性阻塞性黄疸，多在数日内消退。与胆总管开口水肿、痉挛，或因肿大的胰头压迫胆总管下端有关；如持续不退并加深者，则多由胆总管结石引起；或因病情重笃，造成肝功能损害。

（6）低血压及休克：重症胰腺炎常发生低血压或休克，患者烦躁不安、皮肤苍白、湿冷，脉搏细数，血压下降。

（7）水电解质、酸碱平衡及代谢紊乱：因肠麻痹，呕吐可致脱水，尤其是重症胰腺炎在短时间内即可出现严重的脱水及电解质紊乱，主要原因是因后腹膜炎症刺激，大量体液渗入后腹膜间隙，是无形丢失，并可出现少尿或无尿。血钙降低可致手足抽搐，若持续不止表示预后不良。胰管阻塞后，胰液不能进入十二指肠，使消化功能失调，可出现腹泻。

（8）可出现多种全身并发症，如弥散性血管内凝血、急性呼吸窘迫综合征、胰性脑病等；局部并发症如胰腺假性囊肿、胰腺脓肿、消化道出血、腹膜炎等。

2. 体征 急性轻症胰腺炎：腹部体征较轻，往往与主诉腹痛程度不相称。多数上腹有压痛，无肌紧张与反跳痛，可有腹胀和肠鸣音减少。重症胰腺炎：表情痛苦、烦躁不安、皮肤湿冷、脉搏细速、血压降低、呼吸加快。上腹压痛明显，并有肌紧张和反跳痛。少数患者因血液、胰酶及坏死组织液穿过筋膜与肌层渗入腹壁并溶解皮下脂肪，使毛细血管破裂出血，则局部皮肤呈青紫色，有的可融成大片状。可见两侧胁腹皮肤呈灰紫色斑（Grey-Turner 征），或脐周皮肤青紫（Cullen 征），只有在良好的日光下才能见到且出现较晚，对诊断意义不大。胰液渗入腹腔及肠系膜时则产生腹膜炎及胸膜炎，胸腹水呈血性或紫褐色，其淀粉酶含量异常增高，可伴有黄疸。

3. 实验室检查

（1）血常规：多数病例有白细胞增多及中性粒细胞核左移。

（2）血清淀粉酶：诊断急性胰腺炎的主要指标，起病 6h 内后血清淀粉酶首先升高，24h 达高峰，可持续 48 ～ 72h，重症者持续时间较长。尿淀粉酶常在发病后 12 ～ 24h 开始升高，持续时间较长，数值可高出血清值一倍以上，由于在尿液中浓度不稳定，不能作为诊断依据。如淀粉酶值降后复升，提示病情有反复，如持续增高可能有并发症发生。有时腹膜炎、胆道疾病、溃疡穿孔、绞窄性肠梗阻、胃大部切除术后输入袢梗阻等，淀粉酶值可有不同程度的增高，但一般多低于 500 苏氏单位，当测定值超过正常值上限的 3 倍，＞256 温氏单位或＞500 苏氏单位，对急性胰腺炎的诊断才有意义。

（3）血清脂肪酶测定：正常值 0.2 ～ 1.5mg，发病后 24h 开始升高，可持续 7 ～ 10 天，对就诊时间较晚的急性胰腺炎患者的诊断有一定帮助。

（4）血清钙测定：正常值不低于 2.12mmol/L（8.5mg/dl）。在发病后两天血钙开始下降，以第 4 ～ 5 天后为显著，重型者可降至 1.75mmol/L（7mg/dl）以下，提示病情严重，预后不良。

（5）血清正铁蛋白（methemalbumin，MHA）测定：MHA 来自血性胰液内红细胞破坏释放的血红素，在脂肪酶和弹性蛋白酶作用下，转化为正铁血红素，被吸收入血液中与白蛋白结合，形成正铁血红蛋白。重症患者常于起病后 12h 出现 MHA，在重型急性胰腺炎患者中为阳性，水肿型为阴性。

4. 影像学检查

（1）X 线检查：腹部可见局限或广泛性肠麻痹（无张力性小肠扩张充气、左侧横结肠扩大积气）。小网膜囊内积液积气。胰腺周围有钙化影。还可见膈肌抬高，胸腔积液，偶见盘状肺不张，出现 ARDS 时肺野呈“毛玻璃状”。

（2）B 超：可作为常规初筛检查，一般在入院 24h 内进行，能显示胰腺肿大轮廓，渗液的多少与分布，假性胰腺囊肿、脓肿也可被显示。

（3）CT：对急性胰腺炎的诊断、鉴别诊断、评估预后具有重要意义（表 19-5）。

表 19-5 CT 分级（Balthazar）标准

分级	影像学检查	评分
A 级	正常胰腺	0 分
B 级	胰腺局限性或弥漫性肿大（包括轮廓不规则、密度不均、胰管扩张、局限性积液）	1 分
C 级	除 B 级病变外，还有胰周炎性改变	2 分
D 级	除胰腺病变外，胰腺有单发性积液区	3 分
E 级	胰腺或胰周有 2 个或多个积液积气区，或在胰内或邻近胰腺区出现气体	4 分
胰腺坏死程度	无坏死	0 分
	坏死范围≤ 30%	2 分
	坏死范围≤ 50%	4 分
	坏死范围＞ 50%	6 分

注：CT 严重程度指数（CTSI）= 急性胰腺炎分级 + 胰腺坏死程度；Ⅰ级 0 ～ 3 分；Ⅱ级 4 ～ 6 分；Ⅲ级 7 ～ 10 分；Ⅱ级以上考虑重症胰腺炎

（四）鉴别诊断要点

（1）胃脘痛：胃脘痛疼痛部位在于胃脘部，兼有嗳气吞酸，无肩胛痛；而脾心痛则疼痛多位于左上腹，伴有恶心呕吐，腹泻伴肩胛及腰痛等，不难鉴别。

（2）胆胀：胆胀疼痛多位于右上腹伴右肩胛痛，伴有恶心、厌油腻，胆囊肿大等，可与脾心痛鉴别。

（3）真心痛：真心痛疼痛多位于胸骨后及左胸，兼有恶心呕吐及胃肠道症状，并伴有心电图改变，易与脾心痛鉴别，后者心电图无改变。

（4）西医鉴别诊断：典型病例诊断不难。凡有急性发作的剧烈而持续性上腹痛、恶心、呕吐、发热、黄疸伴上腹部压痛，尤其在饱餐或饮酒后发病者，同时有血清或尿淀粉酶升高显著，排除其他急腹症者即可诊断急性胰腺炎。应与胆囊炎胆石症、心肌梗死、心绞痛、溃疡病、肠梗阻等进行鉴别。

四、治 疗

（一）一般措施

（1）加强护理和观察。

（2）卧床休息。

（3）禁食及胃肠减压：进食后可促进胃酸分泌，进而刺激胰液分泌。禁食及胃肠减压可减少胰液分泌，减轻腹胀、腹痛和呕吐。当腹痛完全缓解、腹部压痛消失、肠鸣音恢复正常时，可先进无脂流质，再进正常低脂饮食。

（4）解痉镇痛：多数患者在静脉滴注生长抑素或奥曲肽后腹痛可明显缓解，严重腹痛者可肌内注射哌替啶。禁用吗啡（增加 Oddi 氏括约肌压力），不宜使用胆碱能受体拮抗剂（阿托品、山莨菪碱）。

（二）抑制胰酶活性、减少渗出及组织坏死

抑肽酶：可抑制胰蛋白酶、糜蛋白酶、纤维蛋白溶酶的活性。对弹力酶、磷脂酶 A2 等无抑制作用。宜早期给药，每天 20 万 U 静脉滴注，直到病情改善。

加贝酯：可抑制胰蛋白酶、缓激肽、纤维蛋白溶酶，尚有松弛 Oddi 括约肌、抑制活性氧、增强肝素活性、增加肝血流量、降低肺动脉压的作用，用法：600mg 溶于生理盐水 500ml 中缓慢静脉滴注，一天一次。

乌司他丁：可抑制多种蛋白水解酶，抑制炎症介质，改善微循环。用法：30 万单位 / 天，静脉滴注。

生长抑素制剂可抑制胰内外分泌和胃肠激素，减低胰管内压，从而减少胰酶的胰腺自身消化作用，又通过抑制 PAF 的产生，减少微血管外渗。奥曲肽：0.1mg 静脉注射，继以 25 ～ 50μg/h，持续静脉滴注，连续 3 ～ 4 天；生长抑素：6mg/d，持续静脉滴注，疗程同奥曲肽。

各方面均平稳，但血淀粉酶持续增高不降者，可予生长激素 4U 每天 2 次，或与生长抑素合用，连续 5 天，血淀粉酶可降至正常。重组人生长抑素有促进白蛋白合成及组织修复作用。

（三）抗生素应用

根据细菌培养结果选用针对性强，能透过血胰屏障，并对革兰阴性菌和厌氧菌敏感的抗生素。喹诺酮类或头孢类联合甲硝唑常作为首选。严重感染或对以上药物不敏感可改用亚胺培南。

若早期即用广谱抗生素以后又反复更换，非但不能控制病情反可导致伪膜性肠炎等。

（四）增加营养、纠正水电解质失衡

通过早期肠内营养维持营养和补充水电解质。在维护肠黏膜的正常结构和屏障功能，防止肠道菌群紊乱，增强抗感染能力，阻止应激后高代谢等方面有显著作用。监测中心静脉压，补充血容量，纠正休克及低蛋白血症。改善胰腺微循环：丹参及川芎嗪能减低 TXA_2 合成酶活性，促使血管内产生 PGE_2，调节 TXA_2 / PGE_2 系统，从而增加胰组织的血流灌注，防止 DIC 的发生。短期血滤可清除有害物质和过多炎症介质，同时可改善组织氧利用度，减轻 ARDS 的肺水肿等，可缩短病程、减低病死率及缩短住院时间。

（五）内镜诊治

对胆源性胰腺炎应尽早进行治疗性 ERCP（经内镜 Oddi 括约肌切开术、取石术、鼻胆导管

引流等），具有疗效肯定、微创、恢复快、改善预后、费用相对较低等优点。壶腹部有结石嵌顿或胆总管梗阻，内镜取石失败或胰腺坏死组织继发感染，经保守治疗病情加重者，可考虑手术治疗。

（六）中医辨证救治

中医治疗原则为通调祛邪，即寒者热之，热者寒之，血实以决之，气滞以行之。通腑为重要之法。

1. 肝郁化火证（轻型水肿型胰腺炎）

症状：突发中上腹疼痛，走窜两胁、腰背，伴低热、口苦咽干，恶心呕吐，大便干结，上腹压痛，无明显腹肌紧张，舌质淡红，舌薄白或黄白，脉弦或弦数。

治法：疏肝理气，清热通便。

代表方：柴胡疏肝散。

常用药：柴胡、白芍、香附、枳壳、郁金、陈皮、延胡索、川楝子、黄连、大黄（后下）。

加减：气郁化火，胁肋掣痛，尿黄便结，舌红苔黄，脉弦数，加丹皮、栀子、黄芩清热泻火；腹胀便结大黄加量、芒硝（冲）泻热通便；胃失和降、恶心呕吐明显，加半夏、砂仁和胃止呕。

2. 肝胆湿热证（胆源性胰腺炎）

症状：持续的腹部及两胁疼痛，阵发加剧，恶心呕吐，发热或寒热往来，口苦咽干，身黄目黄，便干尿赤，舌红苔黄腻或黄燥，脉弦滑数。

治法：清热利湿，行气通腑。

代表方：龙胆泻肝汤加减。

常用药：龙胆草、泽泻、车前子、当归、丹皮、黄柏、栀子、川楝子、大黄（后下）、芒硝（冲）、甘草。

加减：黄疸重加茵陈、金钱草；腹痛重加蒲黄、五灵脂；热毒重加红藤、败酱草、虎杖；气滞血瘀明显加橘核、桃仁、红花、赤芍；肌肤紫斑明显者加水牛角、生地。

3. 腑实热结证（较重的水肿型或出血坏死性胰腺炎）

症状：上腹满痛拒按，痛如刀割，腹胀难忍，发热口渴，烦躁便结，小便短黄，舌质红或红暗，苔黄腻或燥，脉弦滑或滑数。

治法：通里攻下，清热解毒。

代表方：大承气汤加减。

常用药：大黄（后下）、厚朴、枳实、芒硝（冲）、柴胡、黄芩、丹皮、玄参、番泻叶、川楝子、甘草、槟榔。

4. 热毒炽盛证（腹腔感染重）

症状：脘腹胀满，腹胀拒按，高热口渴，头痛烦躁，肌肤发斑，舌红绛苔黄燥，脉数。

治法：解毒化瘀，攻里通下。

代表方：五味消毒饮或黄连解毒汤加减。

常用药：金银花、野菊花、蒲公英、黄连、黄芩、大黄、丹皮、延胡索、川楝子、红藤、败酱草、桃仁。

5. 气阴两虚证（胰腺炎后期）

症状：神疲乏力，气短懒言，咽干口燥，脘痞纳差，口淡无味，大便不爽，舌淡苔白或干，苔少而干，脉濡或细弱。

治法：益气养阴，健脾化湿。

代表方：参苓白术散或平胃散或香砂六君子汤加减。

常用药：太子参、苍术、厚朴、陈皮、白术、云苓、砂仁、木香、郁金、大枣、生姜。

加减：口干，不欲食，大便干结，舌红苔黄干少津加沙参、麦冬、石斛、水煎服。

6. 中医特色治疗

（1）外治法：艾叶、延胡索、元柏、细辛各5g，共研细末，以麝香膏贴敷于胰俞、脾俞穴以助疾病恢复。

（2）针刺法：上脘、脾俞、足三里、胃俞、巨虚、胆俞、胰俞、内关、阳陵泉交替刺之。

（3）灌肠法或胃管给药：腹胀痛甚，禁食者，上各型均可采用直肠滴入胃管给药，诸药加水1000ml煎煮取汁600～800ml，每次200～250ml灌肠/直肠滴入和（或）胃管注入，每2～4h一次，以“通”为度，“痛”后药减。病情好转，不再禁食者，日1剂，水煎服。

五、预防与调护

1. 预防

（1）养成良好的饮食生活习惯，忌暴饮暴食，酗酒。

（2）积极治疗胆道疾病。

2. 调护

（1）食疗法

1）清宫萝卜饼：白萝卜250g，精面粉250g，猪精瘦肉100g，生姜、葱适量，食盐，茶油适量。

2）佛手汤：红萝卜100g，佛手15g，洗净切成细丝，生姜、葱、蒜、食盐、茶油适量炖沸15min即成。

（2）严格控制饮食，急性期可禁食或清淡易消化的流食。

（3）安静卧床休息。

（4）密切关注腹痛的轻重，观察呼吸、脉搏、体温等生命体征。

（5）体温不退者可予以药物或物理降温，积极控制体温。

六、历代医家有关论述

《素问·厥论》曰：“腹胀胸满，心尤痛甚，胃心痛也……痛如锥针刺其心。心痛甚者，脾心痛也。”

《素问·五常致大论》曰：“少阳司天火气下临，肺气上从，心痛，胃脘痛，厥逆，鬲不通。”

《素问·六元正纪大论》曰：“木郁之发，民病胃脘当心而痛，上支两胁，鬲咽不通，食饮不下。”

《伤寒杂病论》中的大柴胡汤证、大承气汤证、厚朴三物汤证、大陷胸汤证、四逆汤证等，从不同侧面反映了本病的临床特征。《伤寒论·辨太阳病脉证并下》曰：“从心下至少腹，不可近者，硬满而痛，不可近者，大陷胸汤主之。”

《诸病源候论》《备急千金方》等对病因、病机、治则也有精辟论述。《备急千金要方》提出用针刺治疗：“心痛引背不得息，刺足少阴，不已取手少阴”。

《丹溪心法》：“假如心痛，有因平日喜食热物，以至死血留于胃口作痛，用桃仁承气汤下之。”

本节案例请扫码

第七节 心 悸

一、概 述

心悸病名出自《伤寒论·辨太阳病脉证并治》，是指患者自觉心中悸动，惊惕不安，甚则不能自主的一种病证，临床一般多呈反复发作性，每因情志波动或劳累而发作，且常伴胸闷、气短、失眠、健忘、眩晕、耳鸣等症。病情较轻者称为惊悸，病情较重者为怔忡，可呈持续性。

现代医学认为心悸是一个常见症状。患者自觉心跳或心慌，伴有心前区不适感，当心率缓慢时常感到心脏搏动强烈，心率加快时可感到心脏跳动，甚至可感到心前区振动。心悸可与患者的精神因素有关。身心健康者在安静状态并不感到自己的心脏在跳动，但有情绪激动或强烈体力活动后也常感到心悸。重度心功能不全的患者，由于较突出的症状如呼吸困难的存在，致注意力分散，也常不感到心悸。急诊所常见的心悸患者，多为各种急性心律失常的患者。

二、中医病因病机

（一）病因

1. 体虚劳倦 禀赋不足，素体虚弱，久病失养，劳倦过度。劳累及运动时出现心悸者大多为心脏器质性变化，一般包括冠心病、心功能不全或者贫血等；相反活动时或者剧烈活动后心悸症状减轻或消失者多为功能性改变。可见于急性或慢性失血患者，如吐血、便血、咯血、妇女月经过多等都可引起心血亏虚、心失所养而致心悸。

2. 七情所伤 平素心虚胆怯。《素问·举痛论》：“惊则心无所依，神无所归，虑无所定，故气乱矣。”长期忧思不解，大怒伤肝，大恐伤肾。常见于各种原因的心脏疾患、甲亢、贫血、神经官能症、围绝经期综合征等。

3. 感受外邪 风寒湿，风湿热。《素问·痹论》：“脉痹不已，复感于邪，内舍于心”，“心痹者，脉不通，烦则心下鼓。”常见于风湿性心脏病、心肌及瓣膜发生病变或是出现心脏房室大小改变或是心脏功能受损者，可见于病毒性心肌炎、细菌性心内膜炎、梅毒性心脏病等，可因于寒冷刺激而发病，大多属于缺血性心血管疾患，常伴有心胸憋闷疼痛等症；外受寒凉导致发热后出现者，又多与心肌炎症、心功能不全等有关。

4. 药食不当 嗜食肥甘厚味、煎炸炙煿、浓茶、浓咖啡、大量吸烟可导致交感神经功能亢进，而出现心悸。饱餐加重心脏负担，也是冠心病常见诱因之一。药物剂量过量或毒性剧烈。中药：附子、乌头、洋金花、麻黄、雄黄、蟾酥。西药：洋地黄、奎尼丁、阿托品、肾上腺素、锑剂，补液过快、过多。

（二）病机

本病的基本病机为机体正气不足，心之气血阴阳亏虚，情志、六淫、疫毒、痰、瘀等毒邪犯心，心神失藏。病位主要在心，与肝、脾、肾、肺密切相关。病理性质有虚实两端，虚指气血阴阳亏虚，心神失养；实指痰火扰心，水气凌心，瘀血阻脉，气血运行不畅。虚实之间可以相互夹杂或转化。本病初起，常见心气虚，心血亏虚，心脾两虚，心虚胆怯，气阴两虚，兼有痰饮瘀血邪实之象。病久阴损及阳，心阳虚衰，阳不化气，气不行水，水气上凌心肺，则可出现心衰，表现喘促，面青肢冷，浮肿的危重证候，病情继续恶化则出现阴阳两虚，心阳暴脱，甚则厥脱阳亡。

三、诊断与鉴别诊断

（一）疾病诊断要点

（1）发病特点：起病急骤，多由于情志刺激、惊恐、紧张、劳倦过度、寒冷刺激、饮酒饱食等病因导致。

（2）证候特点：自觉心慌不安，心跳剧烈，神情紧张，不能自主，心搏异常，或快速，或缓慢，或心跳过重，或忽跳忽止，呈发作性、阵发性或持续性。兼有胸闷不舒，易激动，心烦，少寐多汗，颤动，头晕乏力。中老年发作频繁者，可伴有心胸疼痛，甚则喘促，肢冷汗出，或见晕厥。脉象或数或迟，或乍疏乍数，并兼见促、结、代、涩等。

（3）辅助检查：心悸患者需要完善生化检查，如血常规、电解质，必要时需要动脉血气分析、肌钙蛋白、心肌酶谱、甲状腺功能等检查以寻找病因。心电图是检测心律失常有效、可靠、方便的手段，如有必要也可行 24h 动态心电图检查。心脏彩超也可酌情检查。

（二）中医诊断要点

心悸的中医诊断根据主要临床表现，自觉心慌不安，心跳剧烈，神情紧张，不能自主，心搏异常，或快速，或缓慢，或心跳过重，或忽跳忽止，呈阵发性或持续性。脉象或数或迟，或乍疏乍数，并兼见促、结、代、涩等。

（三）西医诊断要点

心悸的西医诊断主要根据症状，依托相关病史及检查结果。心悸在西医中指的是一种自觉心脏跳动的不适感觉或心慌感。心悸发生时，患者自觉心跳快而强，并伴有心前区不适感。心悸常见于以下几种病因：

（1）心血管疾病：常见于各种类型的心脏病，如心肌炎、心肌病、心包炎、心律失常及高血压等。

（2）非心血管疾病：常见于贫血、低血糖、大量失血、高热、甲状腺功能亢进症等疾病以及胸腔积液、气胸、肺部炎症、肺不张、腹水、肠梗阻、肠胀气等；还可见于应用肾上腺素、异丙肾上腺素、氨茶碱、阿托品等药物后出现的心悸。

（3）神经因素：其中以自主神经（植物神经）功能紊乱最为常见，如神经衰弱、围绝经期综合征、惊恐或过度兴奋、剧烈运动后均可出现心悸。

诊断心悸时除了需要考虑相关病史以外，也需要完善相关检查以明确原因：

（1）心电图：是检测心律失常有效、可靠、方便的手段，它可以区分是快速性心律失常或是缓慢性心律失常；识别过早搏动的性质，如房性早搏、结性早搏、室性早搏、阵发性室上性心动过速及室性心动过速，判断Ⅰ度、Ⅱ度、Ⅲ度房室传导阻滞，心房扑动与心房颤动，心室扑动与心室颤动，病态窦房结综合征等。

（2）24h 动态心电活动，即动态心电图检测，也是心律失常诊断的重要方法。

（3）食管心房调搏，阿托品试验：对评价窦房结功能，诊断病态窦房结综合征也有重要意义。

（4）心室晚电位检测：对判断缺血性心脏病与心梗后恶性心律失常及猝死有一定价值。

（5）其他检查：测血压、X线胸部摄片、心脏超声检查有助于明确诊断。若怀疑患者有甲状腺功能亢进、低血糖或嗜铬细胞瘤等疾病时可进行相关的实验室检查，如测定血清T3、T4，甲状腺吸碘率，血糖，血、尿儿茶酚胺等。怀疑贫血时可查血常规，必要时可进行骨髓穿刺及骨髓涂片检查，以进一步明确病因。

（四）鉴别诊断要点

1. 惊悸与怔忡　惊悸病因多与情绪因素有关，可由骤遇惊恐，忧思恼怒，悲哀过极过度紧张诱发，呈阵发性，病情多属实证，病情较轻；怔忡多由久病体虚，心脏受损所致，无精神等因素亦可发作，持续心悸，心中惕惕，不能自控，虚证居多，或虚中夹实，病情较重。

2. 心悸与奔豚　奔豚发作时，也有心胸躁动不安，上下冲逆，发自少腹；心悸以心中剧烈跳动为主。

3. 心悸与卑惵　卑惵为一种以神志异常为主的病证，症见"痞塞不欲食，心中常有所歉，爱处暗室，或依门后，见人则惊避，似失志状"。一般无促、结、代、疾、迟等脉象变化，其病因为心血不足所致；心悸以心跳不安，不能自主，但不避人，无情志异常。

4. 西医鉴别诊断　西医认为心悸是一种临床症状，包括各种类型的早搏与心动过速，临床上需要注意这两者之间的鉴别诊断。

（1）过早搏动：简称为早搏，也就是期前收缩。正常人中有相当一部分存在早搏，常在情绪激动、劳累、消化不良、过度吸烟、饮酒及饮用大量刺激性饮料后诱发，常以心悸而就诊，心电图检查有时不易发现，动态心电图检查有助于诊断。器质性心脏病患者较易出现早搏，多发生于运动后，且较多表现为频发早搏，如频发室性早搏形成二联律、三联律，或出现多源性及多形性早搏。早搏发生时患者常感觉突然心跳增强或心跳暂停，自己摸脉搏时突然漏跳一次。听诊发现心律不规则，第一心音多增强，早搏之后有长时间的间歇。

（2）心动过速：心动过速中常见的为阵发性心动过速，其症状轻重与发作时心室率的快慢及持续时间的长短、原发病的严重程度有关，轻者仅表现为心悸，重者还可出现烦躁、晕厥、心绞痛，甚至发生心力衰竭与休克。明确的诊断有赖于心电图检查。

四、治　　疗

（一）急救治疗

心悸是急诊常见急症，也有部分重症患者需要立即进入抢救程序，因此临床上需要尽快明确患者心悸的原因，根据其危险程度加以区别对待。通常可分为过早搏动及心动过速进行诊治。

1. 过早搏动

（1）对于无器质性心脏病基础的期前收缩，大多不需特殊治疗。有症状者宜解除顾虑，缓解情绪，由于紧张过度、情绪激动或激烈运动所诱发的期前收缩，可试用镇静剂和β受体阻滞剂。

（2）频繁发作，症状明显或伴有器质性心脏病者，宜尽快完善检查，找出发作的病因和诱因，给予相应的治疗。

（3）除病因治疗外，可选用抗心律失常药物治疗，房性和房室交接处期前收缩大多选作用于心房和房室交界处的Ⅰa、Ⅰc、Ⅱ、Ⅳ类药，而室性期前收缩则多选用作用于心室的Ⅰ类和Ⅲ类药。有潜在致命危险的室性期前收缩常需紧急静脉给药。以Ⅰb类为首选。急性心肌梗死初期仍常首选静脉给予利多卡因。心肌梗死后若无禁忌，则常用β受体阻滞剂治疗。原发或继发性QT间期延长综合征患者，禁用Ⅰ类药，原发性者可选用β受体阻滞剂、苯妥英钠或卡马西平。继发性者去除病因，宜用异丙肾上腺素或心房或心室起搏治疗。

2. 心动过速　急诊对于心动过速的治疗要注意危险程度的区分，一般可分为室上性心动过速与室性心动过速进行相应的急救治疗。

（1）室上性心动过速

1）推荐刺激迷走神经和静脉注射腺苷终止不明类型的室上性心动过速，房室结内折返性心动过速和房室折返性心动过速。

2）推荐同步直流电复律终止血流不稳定性室上性心动过速。

3）对于不存在血流动力学异常的患者，若药物治疗无效或存在禁忌，应使用同步直流电复律治疗室上性心动过速。

4）推荐静脉注射地尔硫䓬、维拉帕米或美托洛尔控制血流动力学稳定的房扑患者的心率及治疗血流动力学稳定的局灶性房性心动过速。

5）静脉注射地尔硫䓬、维拉帕米或美托洛尔可用于终止血流动力学稳定的不明类型的室上性心动过速、多源性房性心动过速、房室结内折返性心动过速和不伴预激的顺向型房室折返性心动过速。

6）推荐心房扑动患者进行抗凝治疗。

7）静脉注射地高辛、胺碘酮，静脉注射或口服β受体阻滞剂、地尔硫䓬和维拉帕米可能对心房颤动伴预激治疗有害，推荐静脉注射伊布利特或普鲁卡因胺治疗血流动力学稳定的心房颤动伴预激患者（图19-1）。

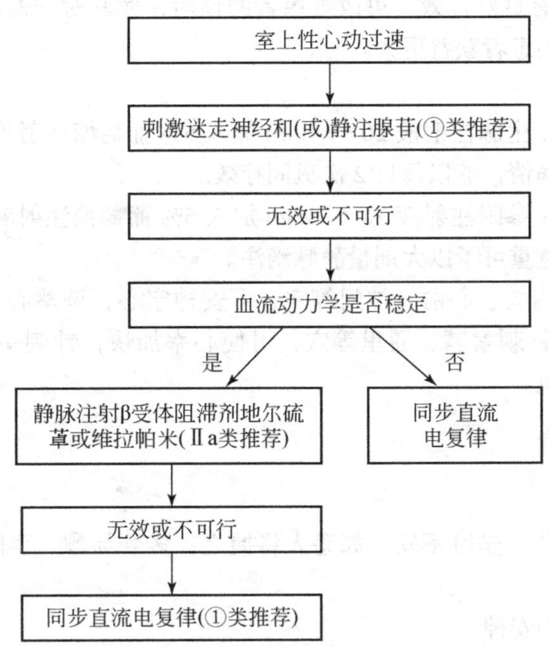

图19-1　AHA/ACC/HRS不明类型室上速处理流程图

（2）室性心动过速

1）药物治疗：可根据患者的病因考虑使用以下药物：利多卡因 100mg 静脉注射，如无效则按 0.5mg/kg 每分钟重复注射 1 次，30min 内总量不超过 300mg，有效维持量为 1 ～ 4mg/min；普鲁卡因胺 50 ～ 100mg 静脉注射，每 5min 重复 1 次，1h 内总量可达 1g，维持剂量 2 ～ 5mg/min；溴苄胺 5mg/kg 10min 内静脉注射，然后以 1 ～ 2mg/min 胺碘酮 150mg 静脉注射；普罗帕酮 70mg 静脉注射；如心电图示室速由 R-on-ST 段性室性期前收缩引起可先用维拉帕米 5 ～ 10mg 静脉注射；由洋地黄中毒引起的室性心动过速可选用苯妥英钠和钾盐治疗；如系青壮年无明显原因，常以活动或情绪激动为诱因可获得明显疗效。但某些抗心律失常药物在预防室性心动过速复发和降低心脏性猝死方面的作用不明显，甚至有害，尤其是器质性心脏病合并室性心动过速患者，不宜选用。继发性长 QT 综合征并发的尖端扭转性室性心动过速，在病因治疗的同时提高基础心率、静脉注射硫酸镁等，可终止和预防短时间内复发。先天性长 QT 综合征并发的尖端扭转性室性心动过速可选择 β 受体阻滞剂治疗。

2）电复律：在室性心动过速发作时，给予直流电复律，多数情况下可使室性心动过速立即终止。在室性心动过速伴有急性血流动力学障碍如低血压、休克、急性心力衰竭或严重心绞痛发作时应该作为首选措施。能量开始选用双向波电复律 100 ～ 150J，效果不佳时能量应及时加大，有时候情况紧急时可直接选用 200J。

3）介入治疗：经导管射频消融术：经导管射频消融可成功治疗室性心动过速，是目前比较理想的治疗手段。消融治疗对无器质性心脏病的室性心动过速，如特发性左心室或右心室室性心动过速有非常好的效果，成功率在 90% ～ 95% 以上。体内埋藏式转复除颤器（implantable cardioverter-defibrillator，ICD）治疗：ICD 是埋藏在体内可以自动识别室性心动过速和心室颤动，而用电除颤等方法终止室性心动过速及心室颤动的装置，对持续性室性心动过速，特别是有猝死高危险的室性心律失常者有良好疗效，可改善患者的预后，尤其对于器质性心脏病合并明显心功能不全的患者，ICD 治疗的患者获益更大。

3. 中医急救治疗

（1）脉率快速型心悸：生脉注射液 20 ～ 40ml 加入 5% 葡萄糖注射液 250 ～ 500ml 静脉滴注，连用 3 ～ 4 次，多能控制病情，继以每日 2 次巩固疗效。

（2）脉率过缓型心悸：参附注射液 20 ～ 40ml 加入 5% 葡萄糖注射液 250 ～ 500ml 静脉滴注，每日 2 ～ 3 次，如果病情危重可予以大剂量静脉滴注。

（3）针刺治疗：针刺内关、心俞、神门等穴，可安神宁心，调整心率；针刺内关、间使、心俞等穴，可使心率减慢；针刺素髎、通里等穴，可使心率加快，针刺一般用补法。耳针可选心、皮质下、交感、神门等穴位。

（二）中医辨证救治

1. 心虚胆怯证

症状：心悸，善惊易恐，坐卧不安，如恐人将捕之，多梦易醒，恶闻声响，食少纳呆，苔薄白，脉细略数或细弦。

治法：镇惊定志，养心安神。

代表方：安神定志丹。

常用药：人参、黄芪、远志、茯神、酸枣仁、磁石、琥珀粉、天冬、生地黄、熟地黄、五味子、肉桂等。

加减：兼心阳不振用肉桂易桂枝，加附子；兼心血不足加阿胶、何首乌、龙眼肉；心气郁结，心悸烦闷，精神抑郁加柴胡、郁金、合欢皮、绿萼梅；气虚夹湿加泽泻，重用白术、茯苓；气虚夹瘀加丹参、桃仁、红花、川芎；自汗加麻黄根、浮小麦、山萸肉、乌梅。

2. 心血不足证

症状：心悸气短，失眠多梦，面色无华，头晕目眩，纳呆食少，倦怠乏力，腹胀便溏，舌淡红，脉细弱。

治法：补血养心，益气安神。

代表方：归脾汤。

常用药：人参、黄芪、白术、炙甘草、五味子、当归、龙眼肉、熟地黄、麦冬、茯神、远志、酸枣仁、柏子仁、生龙牡、木香等。

加减：兼阳虚，汗出肢冷加附子、煅龙牡、浮小麦、山萸肉；兼阴虚加沙参、玉竹、石斛；纳呆腹胀加陈皮、谷麦芽、神曲、山楂、鸡内金；失眠多梦加合欢皮、夜交藤、莲子心。

3. 阴虚火旺证

症状：心悸易惊，心烦失眠，头晕目眩，耳鸣、口燥咽干，五心烦热，盗汗，急躁易怒，舌红少津，苔少或无，脉细数。

治法：滋阴降火，养心安神。

代表方：天王补心丹合朱砂安神丸。

常用药：生地、玄参、天冬、麦冬、当归、丹参、人参、茯苓、朱砂、柏子仁、炒枣仁、远志、五味子、桔梗、朱砂、黄连等。

加减：肾阴亏虚，虚火妄动，遗精腰酸加知母、黄柏、龟板、熟地；阴虚兼瘀热加赤芍、丹皮、桃仁、红花、郁金。

治疗禁忌：朱砂为汞制剂，不宜用量过大及长期服用。滋阴药物大量适用容易碍胃，注意配合理气药物。

4. 心阳不振证

症状：心悸不安，胸闷气短，动则尤甚，形寒肢冷，面色苍白，舌淡苔白，脉象虚弱或沉细无力。

治法：温补心阳，安神定悸。

代表方：桂枝甘草龙骨牡蛎汤合参附汤。

常用药：桂枝、附子、人参、黄芪、麦冬、枸杞子、炙甘草、龙骨、牡蛎等。

加减：形寒肢冷重用人参、黄芪、附子、肉桂；大汗出加黄芪、煅龙牡、山萸肉、浮小麦，或用独参汤；水饮内停加葶苈子、五加皮、车前子、泽泻；夹瘀血加桃仁、红花、赤芍、川芎；阴虚加麦冬、玉竹、枸杞子、五味子；心阳不振，心动过缓，窦房结功能低下加炙麻黄、补骨脂、细辛，重用桂枝，或用麻黄附子细辛汤合四逆汤。

5. 水饮凌心证

症状：心悸，眩晕，胸闷痞满，恶心呕吐，流涎，渴不欲饮，小便短少，下肢浮肿，形寒肢冷，舌淡胖，苔白滑，脉象弦滑或沉细而滑。

治法：振奋心阳，化气行水，宁心安神。

代表方：苓桂术甘汤。

常用药：茯苓、猪苓、泽泻、车前子、桂枝、炙甘草、人参、白术、黄芪、远志、茯神、酸枣仁等。

加减：恶心呕吐加半夏、陈皮、生姜；肺气不宣，肺有水湿，咳喘、胸闷加杏仁、前胡、桔梗，葶苈子、五加皮、防己；兼瘀血加当归、川芎、刘寄奴、泽兰、益母草。

6. 瘀阻心脉证

症状：心悸不安，胸闷不舒，心痛时作，痛如针刺，唇甲青紫，舌质紫黯，或有瘀斑，脉涩，或结或代。

治法：活血化瘀，理气通络。

代表方：桃仁红花煎合桂枝甘草龙骨牡蛎汤。

常用药：桃仁、红花、丹参、赤芍、川芎、香附、延胡索、青皮、当归、生地、桂枝、甘草、龙骨、牡蛎等。

加减：气滞血瘀加柴胡、枳壳；气虚加黄芪、党参、黄精；血虚加何首乌、枸杞子、熟地黄；阴虚加麦冬、玉竹、女贞子；阳虚加附子、肉桂、淫羊藿；络脉痹阻，胸部窒闷加沉香、檀香、降香；胸痛甚加乳香、没药、蒲黄、五灵脂、三七粉；夹痰浊，胸满闷痛，苔浊腻加瓜蒌、薤白、半夏、陈皮。

7. 痰火扰心证

症状：心悸时作时止，受惊易作，烦躁不安，失眠多梦，痰多、胸闷、食少、泛恶，口干口苦，大便秘结，小便短赤，舌红，苔黄腻，脉弦滑。

治法：清热化痰，宁心安神。

代表方：黄连温胆汤。

常用药：黄连、栀子、半夏、生姜、竹茹、胆南星、枳实、甘草、远志、生龙牡、珍珠母、石决明等。

加减：痰热互结，大便秘结加大黄；火郁伤阴加天麦冬、玉竹、天花粉、生地黄；兼脾虚加党参、白术、谷麦芽、砂仁。

五、预防与调护

（1）鼓励其正常工作和生活，注意劳逸结合；轻度心律失常患者应适当休息，避免劳累；严重心律失常患者应卧床休息；为患者创造良好的安静休息环境，协助做好生活护理。

（2）测量各种心律失常脉搏时，每次测量时间不少于 1min。

（3）饮食不宜过饱，保持大便通畅。

（4）特殊检查要向患者解释其注意事项，鼓励患者消除顾虑配合检查。

（5）在用药过程中应密切观察药物反应，防止过量或严重的毒副作用发生，并给予相应的护理。

（6）备好抢救用品，包括各种抢救药品和抗心律失常药物及各种抢救器械，如除颤仪、氧气、起搏器等要处于备用状态。

（7）消除患者焦虑、恐惧情绪，给予必要的解释和安慰，对于进行心电监护的患者，需加强巡视，给予患者较多的心理支持，有利于配合治疗。

六、历代医家有关论述

中医对惊悸、怔忡之病证论述颇多，最早《黄帝内经》中就有有关惊悸、怔忡临床证候及脉象的论述。

如《素问・平人气象论》说："胃之大络，名曰虚里，贯鬲络肺，出左乳下，其动应手，脉宗气也。盛喘数绝者则病在中；结而横有积矣；绝而不至曰死。乳之下，其动应手，宗气泄也。"《素问・痹论》说："心痹者，脉不通，烦则心下鼓。"这些都是说病者自觉心悸怔忡的征象。又如《素问・三部九候论》说："参伍不调者病。"《灵枢・根结》记载："持其脉口，数其至也，五十动而不一代者，五脏皆受气，四十动一代者，一藏无气，三十动一代者，二藏无气……不满十动一代者，五藏无气"，"予之短期者，乍数乍疏也"。这些均为诊脉时见脉搏过慢、过快、不齐等的记载，与惊悸、怔忡的脉象变化是吻合的。

汉・张仲景《金匮要略》中列有"惊悸吐血下血胸满瘀血病脉证治"篇，并说"动则为惊，弱则为悸"。认为前者因惊而脉动，后者因虚而心悸。并指出"心中悸而烦者，小建中汤主之"。《伤寒论》进一步指出："伤寒脉结代，心动悸，炙甘草汤主之。"其炙甘草汤沿用至今仍是治疗心悸的重要方剂之一。

唐・孙思邈《备急千金要方》指出："阳气外击，阴气内伤，伤则寒，寒则虚，虚则惊，掣心悸，定心丸主之"，也提出了因虚致悸的认识。

宋・严用和《济生方》对惊悸怔忡的病因病机、治法方药作了比较详细的论述。认为惊悸为"心虚胆怯之所致也"，"或因事有所大惊，或闻虚响，或见异相，登高陟险，惊忤心神，气与涎郁，遂使惊悸。惊悸不已，变生诸证，或短气悸之，体倦自汗，四肢浮肿，饮食无味，心虚烦闷，坐卧不安"，治以"宁其心以壮胆气，选用温胆汤、远志丸"。认为怔忡因心血不足所致，也有因感受外邪五饮停聚而致者，"夫怔忡者，此心血不足也。……又有冒风寒暑湿，闭塞诸经，令人怔忡。五饮停蓄，堙寒中脘，亦令人怔忡"。

金・刘完素在《素问玄机原病式・火类》中，记述了怔忡的临床表现"心胸躁动，谓之怔忡"。成无己《伤寒明理论卷中・悸》指出："悸者，心松。是也，筑筑惕惕然动，怔怔松松，不能自安者是矣。"

元・朱丹溪认为惊悸与怔忡均由血虚所致，还认为与痰有关。《丹溪心法・惊悸怔忡》曰："惊悸者血虚，惊悸有时，以朱砂安神丸。怔忡者血虚，怔忡无时，血少者多；有思虑便动，属虚；时作时止者，痰因火动。"

明・虞抟《医学正传・怔忡惊悸健忘证》叙述："怔忡者，心中惕惕然动摇而不得安静，无时而作者是也；惊悸者，蓦然而跳跃惊动，而有欲厥之状，有时而作者是也。"《景岳全书・怔忡惊恐》认为怔忡由劳损所致。

清・王清任《医林改错・血府逐瘀汤所治症目》中说："心跳忙，用归脾、安神等方不效，用此方百发百中。"对瘀血致心悸作了补充。唐容川《血证论・怔忡》亦说："凡思虑过度及失血家去血过多者，乃有此虚证，否则多挟痰瘀，宜细辨之"。

第八节　中　风

本节案例请扫码

一、概　述

中风是由于阴阳失调，气血逆乱，直冲犯脑，导致脑脉痹阻或血溢脑脉之外所引起的以突然昏仆、不省人事、半身不遂、口舌㖞斜；或不经昏仆，仅以半身不遂、口舌㖞斜、言语不利、偏身麻木为主症的一种疾病，具有起病急、变化快的特点，且发病率高、病死率高、致残率高。常见于中老年人，四季均可发病，但以冬春两季多发。

中风的记载始见于《内经》,《内经》虽无"中风"之名，但有仆击、大厥、薄厥、偏枯、风痱等病名。《金匮要略》首创"中风"之名，确立了"内虚邪中"论，并根据病情轻重分中络、中经、中脏、中腑四证，"邪在于络，肌肤不仁；邪在于经，即重不胜；邪入于腑，即不识人；邪入于脏，舌即难言，口吐涎”。

现代医学的急性脑血管疾病（包括出血性和缺血性脑血管病），均可参照本节辨证论治。

二、中医病因病机

（1）元气亏虚：女子七七，男子八八，天癸绝，肾气衰，冲任气脱，形神俱败，为中风的发病基础。年老体弱，或久病，元气耗伤，脑脉失养。气虚则血运无力，血流不畅，而致脑脉瘀滞不通；阴血亏虚则阴不制阳，阳亢于上，阳化风动，夹痰浊、瘀血上扰清窍，致脑脉受损，神机失用而突发中风。沈金鳌提出元气虚为中风之根，因为“中风，风乘虚而为病也。……总由于虚，虚固为中风之根也。惟中风之病由于虚，故腑虚则中腑，脏虚则中脏，血脉虚则中血脉，而其症各别”（《杂病源流犀烛·中风源流》）。

（2）劳倦内伤：“阳气者，烦劳则张”。烦劳过度，耗气伤阴，阴虚火旺，或阴不制阳，阳气升张，引动风阳，导致内风旋动，气火俱浮，迫血妄行，或兼夹痰浊、瘀血上扰清窍，致脑脉痹阻或血溢脉外而发为中风。

（3）饮食不节：嗜食肥甘厚味、辛香炙煿之物，或饮酒过度，导致脾胃受损，脾失运化，聚湿生痰，郁久化热，痰热互结，壅滞经脉，上蒙清窍；或素体肝旺，气机郁结，克伐脾土，痰浊内生；或肝郁化火，烁津成痰，痰郁互结，夹风阳之邪，窜扰经脉，发为本病。此即《丹溪心法·中风》所谓“湿土生痰，痰生热，热生风也”。

（4）情志过极：肝为风脏，调畅情志。七情失调，肝失调达，肝气郁结，气机郁滞，血行不畅，瘀结脑脉，或暴怒伤肝，肝阳暴张，或心火暴盛，风火相煽，血随气逆，上冲犯脑；或长期烦劳过度，精神紧张，虚火内燔，阴精暗耗，久致肝肾阴虚，阳亢风动，均导致气血逆乱于脑而发生中风。

本病的病机为元气亏虚，气虚血瘀（瘀），气虚水停（痰、饮），痰瘀互结，生热化火，火极生风，致使脏腑阴阳失调，气血逆乱，上冲脑窍，导致脑脉痹阻或血溢脑脉之外。病位在脑髓、血脉，涉及心、肝、脾、肾等多个脏腑。中风的核心病机为元气亏虚、痰瘀互阻、风火相煽。病性属本虚标实。其中元气亏虚为本，痰、瘀、火、风为标，痰、瘀为中间病理产物，风、火为最终致病因素，关键在于风火相煽，气机逆乱。急性期以风、火、痰、瘀等标实证候为主，恢复期及后遗症期则表现为虚实夹杂或本虚之证，气虚、阴虚证候逐渐明显，以气虚血瘀、肝肾阴虚为多，痰瘀互阻往往贯穿中风病的始终。

三、诊断与鉴别诊断

（一）疾病诊断要点

（1）起病形式：急性起病，渐进加重，或骤然起病。一般出血性中风多动态起病，迅速达到症状的高峰，而缺血性中风往往安静状态起病，渐进加重，或有反复出现类似症状的病史。少部分缺血性中风患者可起病突然，病情发展迅速，伴有神志昏朦。

（2）诱因和先兆：发病年龄多在40岁以上，发病前多有恼怒、劳累、酗酒、受凉等诱因，常有先兆症状。可见眩晕、头痛、耳鸣，突然出现一过性言语不利或肢体麻木，视物昏花，甚则晕厥，一日内发作数次，或几日内多次复发。

（3）临床表现：主症：半身不遂，神识昏朦，口舌㖞斜，言语謇涩或语不达意，甚或不语，偏身感觉异常；次症：头痛，眩晕，瞳神变化，饮水发呛，目偏不瞬，步履不稳等。

具备两个主症以上，或一个主症和两个次症，结合起病形式、诱因、先兆症状、年龄即可确诊。不具备上述条件，结合影像学检查（头颅 CT 或 MRI）结果亦可明确诊断。

急性期是指发病 2 周以内，神昏者可延长至发病 4 周；恢复期是发病 2 周至 6 个月。后遗症期系发病 6 个月以后者。急性期可出现呕血、便血、壮热、喘促、顽固性呃逆、瞳神异常、抽搐等变证，多为重症患者。起病即出现眩晕、视一为二、瞳神异常、饮水发呛等临床表现者，病情多迅速加重，直中脏腑而出现神志昏朦。发病于静息、睡眠中者，症状较轻，头痛、头晕多不显著，常为缺血性中风；而于活动、用力中起病者，症状多重，伴头痛、呕吐及瞳神改变，常为出血性中风。

（二）中医证候特征要点

风、火、痰、瘀、气虚、阴虚阳亢是中风病常见的证候要素，临床中以两、三种证候要素组合为多。在中风病主症的基础上各证候要素的主要临床特征如下：

风证：起病急骤，病情数变，肢体抽动，颈项强急，目偏不瞬，头晕目眩等。

火热证：心烦易怒，躁扰不宁，面红身热，气促口臭，口苦咽干，渴喜冷饮，大便秘结，舌红或红绛，舌苔黄而干等。

痰证：口多黏涎或咯痰，鼻鼾痰鸣，表情淡漠，反应迟钝，头昏沉，舌体胖大，苔腻，脉滑等。

血瘀证：头痛，肢痛，口唇紫暗，面色晦暗，舌下静脉怒张青紫，舌质紫暗或有瘀点、瘀斑等。

气虚证：神疲乏力，少气懒言，心悸自汗，手足肿胀，肢体瘫软，二便自遗，脉沉细无力等。

阴虚阳亢证：心烦不寐，手足心热，盗汗，耳鸣，咽干口燥，两目干涩，舌红少苔或无苔等。

中风病证候演变迅速，应注意证候的动态时空性特征，根据病程进展的不同时点，辨别出相应的证候要素及其组合特征，指导临床遣方用药，并判断预后。

（三）西医诊断要点

目前国际上已经达成共识，即有神经影像学显示责任缺血病灶时，无论症状 / 体征持续时间长短都可诊断脑梗死，但无法得到影像学责任病灶证据时，仍以症状 / 体征持续超过 24h 为时间界限诊断脑梗死。

急性缺血性脑卒中（急性脑梗死）诊断标准：①急性起病；②局灶神经功能缺损（一侧面部或肢体无力或麻木，言语障碍等），少数为全面神经功能缺损；③影像学出现责任病灶或症状 / 体征持续 24h 以上；④排除非血管性病因；⑤脑 CT/MRI 排除脑出血。

脑出血诊断可根据：①急性起病；②局灶神经功能缺损症状（少数为全面神经功能缺损），常伴有头痛、呕吐、血压升高及不同程度意识障碍；③头颅 CT/MRI 显示出血灶；④排除非血管性脑部病因。

（四）鉴别诊断要点

（1）痫病：与中风之中脏腑均有猝然昏仆之症。痫病以发作性神昏、肢体抽搐，移时苏醒为主要表现，醒后如常人，且肢体活动多正常，可反复发作，每次发作症状相似，一般属于癫痫范围，发病以青少年居多。而中风病多遗留明显后遗症。中风急性期也有出现痫病发作者，后遗症期可因继发性癫痫而出现痫病。

（2）厥证：与中风均可见神昏之症。厥证以突然神昏、四肢厥冷为主要表现，醒后无半身不遂、口舌㖞斜、言语謇涩等症。劳累、紧张可为发病诱因。而中风病多遗留有明显后遗症。

（3）痉证：以四肢抽搐、项背强直、甚至角弓反张为主症。发病中亦可伴有神昏，但多出现在抽搐以后，无半身不遂、口舌㖞斜等症状。而中风者多起病即有神昏，然后出现抽搐。痉证者抽搐时间长，中风者抽搐时间短。

（4）西医鉴别诊断：主要是脑梗死和脑出血的鉴别，也要注意与颅内占位病变、代谢性疾病等鉴别。

1）脑梗死与脑出血：脑梗死有时与小量脑出血的临床表现相似，但活动中起病、病情进展快、发病当时血压明显升高常提示脑出血，CT 检查发现出血灶可明确诊断。脑梗死一般安静状态下发病，病情相对凶险程度低，CT 检查显示梗死病灶，可以鉴别。

2）其他疾病：颅内肿瘤（特别是瘤卒中时）或脑脓肿等也可急性发作，引起局灶性神经功能缺损，类似于脑梗死。脑脓肿可有身体其他部位感染或全身性感染的病史。头部 CT 或 MRI 检查有助于明确诊断。发病突然、迅速昏迷、局灶体征不明显的患者应与引起昏迷的代谢性疾病如糖尿病、低血糖、肝性昏迷、尿毒症等和中毒（CO 中毒、酒精中毒、镇静催眠药中毒等）导致的昏迷相鉴别。病史、头颅 CT 及相关的实验室检查有助于明确诊断。

四、治　　疗

（一）急救处理

1. 一般处理

（1）保持安静，卧位休息，避免不必要的搬动。

（2）保持呼吸道通畅，松解衣领，卸掉义齿，尽可能保持侧卧位，以利于口腔分泌物的引流，防止舌后坠。吸氧，必要时给予机械通气。

（3）开放静脉通道，保持营养和水电解质平衡。

（4）严密观察意识、生命体征及瞳孔情况。

（5）体温升高者，可予酒精擦浴、冰袋、冰帽或冰毯进行物理降温。

（6）烦躁、高血糖等应严格对症处理。

2. 缺血性脑卒中的溶栓治疗 溶栓治疗是目前最重要的恢复血流措施，重组组织型纤溶酶原激活剂（rt-PA）和尿激酶是我国目前使用的主要溶栓药，目前认为有效抢救半暗带组织的时间窗为 4.5h 内或 6h 内。

（1）对缺血性脑卒中发病 3h 内和 3 ～ 4.5h 的患者，应根据适应证严格筛选患者，尽快静脉给予 rt-PA 溶栓治疗。使用方法：rt-PA 0.9mg/kg（最大剂量为 90mg）静脉滴注，其中 10% 在最初 1min 内静脉推注，其余持续滴注 1h，用药期间及用药 24h 内应如前述严密监护患者。

（2）发病 6h 内的缺血性脑卒中患者，如不能使用 rt-PA 可考虑静脉给予尿激酶，应根据适应证严格选择患者。使用方法：尿激酶 100 万～ 150 万 IU，溶于生理盐水 100 ～ 200ml，持续静脉滴注 30min，用药期间应如前述严密监护患者。

（3）发病 6h 内由大脑中动脉闭塞导致的严重脑卒中且不适合静脉溶栓的患者，经过严格选择后可在有条件的医院进行动脉溶栓。

（4）发病 24h 内由后循环动脉闭塞导致的严重脑卒中且不适合静脉溶栓的患者，经过严格选择后可在有条件的单位进行动脉溶栓。

（5）溶栓患者的抗血小板或特殊情况下溶栓后还需抗凝治疗者，应推迟到溶栓 24h 后开始。

3. 血管内介入治疗　急性缺血性脑卒中早期血管内介入治疗包括：血管内机械取栓、动脉溶栓和血管成形术。

（1）对于急性缺血性脑卒中患者，如满足下述条件，可采用血管内介入治疗：①发病前 mRS 评分为 0 分或 1 分；②明确病因为颈内动脉或大脑中动脉 M1 段闭塞；③年龄≥ 18 岁；④ NIHSS 评分≥ 6 分；⑤ ASPECTS 评分≥ 6 分；⑥动脉穿刺时间能够控制在发病 6h 内。

（2）如患者同时满足静脉溶栓与动脉取栓的要求，推荐进行静脉溶栓 - 动脉取栓桥接治疗模式，不推荐越过静脉溶栓直接进行血管内处理，且不应等待观察静脉溶栓的具体疗效。

（3）对于大脑中动脉 M1 段及颈动脉闭塞而致急性缺血性脑卒中患者，如发病前 mRS 评分＞ 1 分、ASPECTS ＜ 6 分或 NIHSS 评分＜ 6 分，可考虑对筛选后的患者进行动脉取栓治疗。对于大脑前动脉、椎动脉、基底动脉及大脑中动脉 M2 段闭塞而致急性缺血性脑卒中患者，可考虑对筛选后的患者进行动脉取栓治疗。

（4）对发病 6 ～ 16h 内影像学明确为前循环大血管闭塞的急性缺血性脑卒中且符合 DAWN 或 DEFUSE-3 标准的患者，推荐血管内介入治疗。

（5）对发病 16 ～ 24h 内影像学明确为前循环大血管闭塞的急性缺血性脑卒中且符合 DAWN 标准的患者，可采用血管内介入治疗。

（6）急性期颅内动脉血管成形术 / 支架置入术可能是介入取栓失败的补救治疗。

4. 脑水肿的脱水治疗　脑出血的急性期常有脑水肿，颅内压增高，甚至导致脑疝形成，因此应及时应用脱水剂以降低颅内压，控制脑水肿。脱水剂的应用原则是：

（1）根据患者的临床症状和实际需要，决定脱水剂的用量和用法。并密切观察颅内压的动态变化，调整治疗方案，做到有效控制，合理用药。

（2）有意识障碍者，提示病灶范围较大，中线结构已受影响，可给予 20% 甘露醇 250ml，静脉滴注，6h 1 次，并观察病情和意识障碍的动态改变，注意用药后症状是否缓解，以便调整用量和用药间隔时间。

（3）若患者昏迷程度加深，腱反射和肌张力逐渐降低，出现对侧锥体束征或去大脑强直样反应时，为病灶扩大或中线结构移位加重的征象。除应给予 20% 甘露醇 250ml 静脉滴注，进行积极的脱水治疗外，并应加用地塞米松 10 ～ 20mg 静脉滴注，每日 1 ～ 2 次，以上两药可同时或交替应用。

（4）临床症状较轻，患者神志清楚，无剧烈头痛、呕吐，眼底检查未见视乳头水肿者，可暂不用脱水剂。相反，如有剧烈头痛或呕吐，可试给 50% 葡萄糖 60ml 静脉注射，并密切观察用药效应。若症状改善，说明确有颅内压增高。如果头痛、呕吐等症状未减轻，可能是蛛网膜下隙出血刺激所致，宜用止痛或镇静剂。对此类患者，一般主张暂时不用甘露醇，以免干扰颅内高压的稳定性。

（5）脱水剂一般应用 5 ～ 7 天。但若合并肺部感染或频繁癫痫发作，常因感染、中毒、缺氧等因素，而使脑水肿加重，脱水剂的应用时间可适当延长。

（6）应用脱水剂的过程中，既要注意是否已达到了脱水的目的，又要预防过度脱水所造成的不良反应，如血容量不足，低血压，电解质紊乱及肾功能损害等。

5. 出血性脑卒中的高血压处理　急性脑出血患者常伴有明显血压升高，且血压升高的幅度通常超过缺血性脑卒中患者，这增加了脑出血患者残疾、死亡等风险。

（1）血压≥200/110mmHg时，在降颅压的同时可慎重平稳降血压治疗，使血压维持在略高于发病前水平或180/105mmHg左右。

（2）收缩压170～200mmHg或舒张压100～110mmHg，暂时尚可不必使用降压药，先脱水降颅压，并严密观察血压情况，必要时再用降压药。

（3）血压降低幅度不宜过大，否则可能造成脑低灌注。

（4）收缩压＜160mmHg或舒张压＜90mmHg，不需降血压治疗。

6. 缺血性脑卒中的高血压处理

（1）当收缩压＞200mmHg或舒张压＞110mmHg或伴有特殊疾病（如动脉夹层、心功能不全或心肌梗死等）可以降压治疗。

（2）对准备接受溶栓治疗的患者血压控制在收缩压＜180mmHg、舒张压＜100mmHg。

（3）降压治疗应慎重，避免低血压的发生。降压治疗应注意平稳降压，减少血压变异。

7. 体外血浆脂蛋白过滤技术 该系统用于缺血性脑卒中的治疗，它可以通过降低血脂水平及降低血液黏稠度从而达到缺血性梗死治疗中的抗凝、降纤及血液稀释疗法。它能在两小时内迅速有效地降低总胆固醇、低密度脂蛋白、脂蛋白、三酰甘油等脂质成分从而降低血液黏稠度。在改善血液流变学方面，能全面降低高切、低切血液黏度、血浆黏度，改善微循环，提高红细胞携氧能力及脑组织供氧能力，降低红细胞的聚集指数，清除自由基和炎性介质等，为急性脑梗死患者尤其是脑梗死合并有高脂血症的脑梗死的治疗提供了一条新方法且不受时间窗的限制，该方法对急性脑梗死中医各个证型均具有良好效果，尤其适合危重阶段的中脏腑的“闭证”。

（二）中医辨证救治

按有无神识昏朦分为中经络和中脏腑两大类。中经络指中风病而无神志昏朦者。中脏腑指中风病而有神志昏朦者。

1. 中经络

（1）风痰阻络证

证候：半身不遂，口眼㖞斜，言语謇涩或不语，感觉减退或消失，头晕目眩，痰多而黏，舌歪，舌暗淡，苔薄白或白腻，脉弦滑。

治法：息风化痰通络。

方药：化痰通络方加减。法半夏、生白术、天麻、紫丹参、香附、酒大黄、胆南星等。或具有同类功效的中成药（包括中药注射剂）。

（2）痰瘀滞络证

证候：半身不遂，口眼㖞斜，言语謇涩或不语，感觉减退或消失，头晕目眩，痰多而黏，舌质暗淡，舌苔薄白或白腻，脉弦滑。

治法：化痰通络。

方药：自拟复元醒脑汤加减（人参，三七，石菖蒲，水蛭，益母草，胆南星，制大黄）合化痰通络方加减（法半夏，生白术，天麻，紫丹参，香附，酒大黄，胆南星）或具有同类功效的中成药（包括中药注射剂）。

（3）痰热腑实证

证候：半身不遂，口眼㖞斜，言语謇涩或不语，感觉减退或消失，腹胀便干便秘，头痛目眩，咯痰或痰多，舌质暗红，苔黄腻，脉弦滑或偏瘫侧弦滑而大。

治法：化痰通腑。

方药：星蒌承气汤加减。生大黄，芒硝，胆南星，瓜蒌等。或具有同类功效的中成药（包括中药注射剂）。

（4）阴虚风动证

证候：半身不遂，口舌㖞斜，言语謇涩或不语，感觉减退或消失，眩晕耳鸣，手足心热，咽干口燥，舌质红而体瘦，少苔或无苔，脉弦细数。

治法：滋阴息风。

推荐方药：育阴通络汤加减。生地黄，山萸肉，钩藤，天麻，丹参，白芍等。或具有同类功效的中成药（包括中药注射剂）。

（5）气虚血瘀证

证候：半身不遂，口舌㖞斜，言语謇涩或不语，面色㿠白，气短乏力，口角流涎，自汗出，心悸便溏，手足肿胀，舌质暗淡，舌苔白腻，有齿痕，脉沉细。

治法：益气活血。

方药：补阳还五汤加减。生黄芪，全当归，桃仁，红花，赤芍，川芎，地龙等。或具有同类功效的中成药（包括中药注射剂）。

2. 中脏腑

（1）痰热内闭证

证候：意识障碍、半身不遂，口舌㖞斜，言语謇涩或不语，鼻鼾痰鸣，或肢体拘急，或躁扰不宁，或身热，或口臭，或抽搐，或呕血，舌质红、舌苔黄腻，脉弦滑数。

治法：清热化痰，醒神开窍。

方药：羚羊角汤加减。羚羊角粉、生石决明、夏枯草、菊花、龟板、生地、丹皮、白芍、天竺黄、胆南星等。灌服或鼻饲安宫牛黄丸、牛黄清心丸、紫雪散等，或具有同类功效的中成药（包括中药注射剂）。

（2）痰蒙清窍证

证候：神识昏朦，半身不遂，口舌㖞斜，言语謇涩或不语，痰鸣漉漉，面白唇暗，肢体瘫软，手足不温，静卧不烦，二便自遗，舌质紫暗，苔白腻，脉沉滑缓。

治法：燥湿化痰、醒神开窍。

方药：选用涤痰汤。制半夏、制南星、陈皮、枳实、茯苓、人参、石菖蒲、竹茹、甘草、生姜。或具有同类功效的中成药（包括中药注射剂）。

（3）元气败脱证

证候：昏愦不知，目合口开，四肢松懈瘫软，肢冷汗多，二便自遗，舌卷缩，舌质紫暗，苔白腻，脉微欲绝。

治法：益气回阳固脱。

方药：急予参附汤加减频频服用，方药为人参、附子。或具有同类功效的中成药（包括中药注射剂）。

3. 其他疗法

（1）针灸

证属中风 - 中经络：针灸在病情平稳后即可进行，取穴：内关、水沟、足三里等穴。

证属中风 - 中脏腑：针灸在症情平稳后即可进行，闭证可以选内关、水沟等穴；脱证选用关元、神阙穴实施灸法。

（2）耳针：皮质下、脑、内分泌、神门，留针 20 ～ 30 分钟，或耳尖放血。

（3）督灸：腰俞、大椎、患侧关节，灸 6 ～ 12 小时，时间和热度根据患者耐受程度决定。

（4）泥疗：可选用双侧阳陵泉进行泥疗，每天 2 次，每次 30min，对发热、皮肤溃破、皮肤过敏等慎用。

五、预防与调护

（1）急性发作期患者，应卧床休息，防止“劳则气耗”、“烦劳则张”。待病情稳定后，积极配合医护人员进行肢体、语言等康复训练，劳逸结合，循序渐进。

（2）卧床者宜尽量定时翻身拍背，防止褥疮、肺部感染等发生。

（3）保持病室安静，空气宜清新、流通，防止外感。

（4）稳定患者焦躁不安的情绪，防止情绪剧烈波动、情志失调。

（5）发病 24h 内宜禁食。中风患者不宜饱餐，神志清楚者可予普软食；对进食困难或意识障碍者，采用留置胃管进食。忌食辛香燥烈、肥甘厚味及醇香之品，应多食瓜果蔬菜，保持大便通畅，避免过度用力大便。

六、历代医家有关论述

中风的理论源于《内经》，有仆击、大厥、薄厥、偏枯、偏风、风痱等病名，提出了“内虚邪中”的外因论。如《灵枢·刺节真邪》记载到“虚邪偏客于身半，其入深，内居营卫，营卫稍衰，则真气去，邪气独留，发为偏枯”。而且认识到中风的发生与个人的体质、饮食、精神刺激等有关，如《素问·调经论》指出“血之与气并走于上，则为大厥，厥则暴死，气复反则声，不反则死”。《素问·玉机真脏论》曰：“春脉如弦……其气来实则强，此为太过……太过则令人善忘，忽忽眩冒而巅疾。”

《金匮要略》首创“中风”病名，认为中风之病因为脉络空虚，风邪入中，并创立了在络、在经、在腑、在脏的分类方法。在治疗上主张驱散风邪，补益正气。《金匮要略·中风历节病脉证并治》云：“邪在于络，肌肤不仁；邪在于经，即重不胜；邪入于腑，即不识人；邪入于脏，舌即难言，口吐涎。”

唐宋以后，尤其是金元时期，多以“内风”立论。如刘河间提出“心火暴甚”；李东垣认为“正气自虚”；朱丹溪则强调“湿痰生热”。王履将中风病分为“真中”“类中”，在《医经溯洄集·中风辨》指出：“因于风者，真中风也！因于气、因于湿者，类中风而非中风也。”明代张景岳则提倡“非风”说，提出内伤积损是中风的病因。《景岳全书·非风》云：“非风一证，即时人所谓中风证也。此证多见卒倒，卒倒多由昏愦，本皆内伤积损颓败而然，原非外感风寒所致”。

清代至近代医家进一步丰富了中风病的治法方药，形成了比较完整的中风病证治理论。叶天士《临证指南医案·中风》云：“肝为风脏，因精血衰耗，水不涵木，木少滋荣，故肝阳偏亢，内风时起”。沈金鳌《杂病源流犀烛·中风源流》云“盖中脏者，病在里，多滞九窍……中腑者病在表，多著四肢，其症半身不遂，手足不随，痰涎壅盛，气喘如雷，然目犹能视，口犹能言，二便不秘，邪之中犹浅”。尤在泾在《金匮翼》中立中风治疗八法：关开、固脱、泄大邪、转大气，逐瘫痪，除热气，通窍燧，灸腧穴。王清任以气虚血瘀立论，创立了补阳还五汤。在《医林改错》中记载了 34 种中风先兆症状。张山雷、张锡纯等认识到中风的发生主要是阴阳失调，气血逆乱，直冲犯脑。历代医家的认识对于当今中风病的防治研究仍起着重要作用。

第九节 急 淋

本节案例请扫码

一、概 述

淋证是指小便频急，滴沥不尽，尿道涩痛，小腹拘急，或痛引腰腹的病证。淋之名称，始见于《内经》，《素问·六元正纪大论》称本病为“淋”、“淋閟”。《金匮要略》称其为“淋秘”。汉·华佗《中藏经》根据淋证临床表现不同，提出了淋有冷、热、气、劳、膏、砂、虚、实八种。《备急千金要方》《外台秘要》将淋证归纳为石、气、膏、劳、热五淋。清·尤在泾在《金匮翼·诸淋》中说：“初则热淋、血淋，久则煎熬水液，稠浊如膏如砂如石也。”说明各种淋证可相互转化，或同时存在。急淋为猝然出现少腹急痛，胀急痛甚，小便淋涩疼痛的病证。

本病与现代医学中所指的急性尿路感染，泌尿道结核，尿路结石，急性前列腺炎，化学性膀胱炎，乳糜尿以及尿道综合征等病证类似，发病主要与病原微生物感染、饮食及生活习惯、尿路本身疾患相关，为常见病及多发病。治疗以抗炎、解痉、止痛为主，若诊断为尿路结石则根据情况选择排石治疗或手术治疗，一般预后较好。

二、中医病因病机

淋证可因外感湿热、饮食不节、情志失调、禀赋不足或劳伤久病引起。主要病机为湿热蕴结下焦，肾与膀胱气化不利。

（1）基本病机：湿热蕴结下焦，肾与膀胱气化不利。

（2）病理因素：湿热之邪。

（3）病位：在肾与膀胱，还与肝脾相关联。

（4）转归与预后：急淋起病急，症状重，如能及时给予正确诊断处理，多可痊愈，但如延误诊治，则可转为水肿、癃闭、关格、虚劳等证，迁延难愈。

三、诊断与鉴别诊断

（一）疾病诊断要点

（1）小便频数，淋沥涩痛，小腹拘急引痛，为各种淋证的主症，是诊断淋证的主要依据。但还需根据各种淋证的不同临床特征，以确定不同的淋证类型。

（2）病久或反复发作后，常伴有低热、腰痛、小腹坠胀、疲劳等。

（3）多见于已婚女性，每因疲劳、情志变化、不洁房事而诱发。

（4）体格检查：除发热、心动过速、全身肌肉压痛等，还可出现一侧或两侧肋脊角或输尿管点压痛和（或）肾区叩击痛；如出现泌尿系结石者，体格检查肾区和同侧腹部肌紧张，压痛，无反跳痛，肾区叩击痛阳性。

（5）辅助检查：下泌尿系感染尿常规镜下可见白细胞、红细胞，清洁中段尿培养菌落计数＞105/ml；急性肾盂肾炎尿常规镜下可见白细胞、白细胞管型、红细胞，尿白细胞酯酶阳性。清洁中段尿培养菌落计数＞105/ml。尿 *N*- 乙酰 -β-*D* 氨基葡萄糖苷酶、尿 β_2 微球蛋白升高；泌尿系结石尿常规可见红细胞，患者尿中某种盐或可沉淀结晶成分排除增加，如钙、草酸、尿酸、枸橼酸盐、镁等。影像学检查可查出尿路结石影及肾盂、肾盏、输尿管不同程度的扩张可以确诊；乳糜尿尿乳糜实验阳性，膀胱镜检查输尿管口有乳糜尿喷出，淋巴造影可见淋巴管与尿路的通道。丝虫病患者尿液、血液检查可见蚴；疑为泌尿道结核，应查尿沉渣找结核杆菌，做结核菌素试验等。

（二）中医诊断要点

（1）淋证均有小便频涩，滴沥刺痛，小腹拘急引痛。

（2）此外各种淋证又有不同的特殊表现。

1）热淋：起病多急骤，小便赤热，溲时灼痛，或伴有发热，腰痛拒按。

2）石淋：以小便排出砂石为主症，或排尿时突然中断，尿道窘迫疼痛，或腰腹绞痛难忍。

3）气淋：小腹胀满较明显，小便艰涩疼痛，尿后余沥不尽。

4）血淋：溺血而痛。

5）膏淋：小便混浊如米泔水或滑腻如膏脂。

（三）西医诊断要点

本病有典型的尿路刺激征、感染中毒症状、腰部不适或疼痛症状，结合血常规、尿常规改变和尿液细菌学检查、影像学检查（包括B超、腹部平片、CT扫描等），静脉尿路造影、逆行或经皮肾穿刺造影等检查，诊断一般不难。

（四）鉴别诊断要点

（1）淋证与癃闭：本病与癃闭两者病位均在膀胱，都有小便不利的表现。但癃闭以排尿困难，小便量少甚至点滴全无为特征，多无尿频尿痛的表现，其小便量少，又以每日排尿总量低于正常，甚至小便闭塞而无尿排出。淋证每次排尿量少，次数频多，故每日排尿总量并不减少，且以尿频尿痛为主症。一般来说癃闭病情较重，预后比淋证差。

（2）淋证与尿血：淋证中的血淋与尿血均有小便出血，尿色红赤，甚至溺出纯血为共同表现。其鉴别点在于尿痛的有无，即血淋有尿痛，而尿血则无。血淋以实证居多，而尿血以虚证多见，两者的病机、治则亦不尽相同。

（3）淋证与尿浊：淋证中的膏淋与尿浊均为小便混浊，或如泔浆。但尿浊证排尿时无疼痛滞涩感，尿出自如，与淋证之涩痛不同。

（4）西医鉴别诊断：反复发作尿路感染需与慢性肾盂肾炎鉴别诊断，目前认为影像学检查发现有局灶性粗糙的肾皮质瘢痕，伴有相应的肾盏变形者，才能诊断为慢性肾盂肾炎，否则尿路感染病史虽长，亦不能诊断为本病。本病常有一般慢性间质性肾炎表现，并有间歇的尿路感染发作病史，在尿路无复杂情况时极少发生慢性肾盂肾炎，尿路有功能性或器质性梗阻时才会发生。后者多为双侧肾脏受累，且肾小球功能受损突出，并常有蛋白尿、血尿和水肿症状。

四、治　　疗

（一）急救治疗

对于腰部疼痛明显的患者在没有禁忌证的情况下可选择非甾体类抗炎药、麻醉性镇痛药、解痉药等缓解疼痛。

（二）西医治疗

对于有明确病原体感染的泌尿系疾病西医可选择抗生素进行治疗，临床常选用三代喹诺酮类、氨基糖苷类、β内酰胺类等抗生素治疗；对于泌尿系结石诊断明确的患者，可进行排石治疗，例如，体位排石疗法，如结石过大，阻塞尿路，肾盂严重积水者，宜手术治疗。

（三）中医治疗

实则清利、虚则补益为淋证的基本治则。以膀胱湿热为主者，治宜清热利湿；以热灼血络为主者，治以凉血止血；以砂石结聚为主者，治以通淋排石；以气滞不利为主者，治以利气疏导。并根据辨证情况配以健脾、益肾之法。

1. 热淋

症状：小便频数短涩，灼热刺痛，溺色黄赤，少腹拘急胀痛，或有寒热、口苦、呕恶，或有腰痛拒按，或有大便秘结，苔黄腻，脉滑数。

治法：清热利湿通淋。

代表方：八正散加减。

常用药：瞿麦、萹蓄、车前子、滑石、萆薢、大黄、黄柏、蒲公英、紫花地丁。

加减：伴寒热、口苦、呃逆者，可加黄芩、柴胡以和解少阳；大便秘结，腹胀者，加大黄、枳实以通腑泄热；阳明热盛证，加石膏、知母清气分之热；热毒弥漫三焦，用黄连解毒汤合五味消毒饮以清热泻火解毒；气滞者加青皮、乌药；湿热伤阴去大黄，加生地、知母、白茅根以养阴泻热。

2. 石淋

症状：尿中夹砂石，排尿涩痛，或排尿时突然中断，尿道窘迫疼痛，少腹拘急，往往突发一侧腰腹绞痛难忍，甚则牵及外阴，尿中带血，舌红，苔薄黄，脉弦或带数。若病久砂石不去，可伴见面色少华，精神委顿，少气乏力，舌淡边有齿印，脉细而弱；或腰腹隐痛，手足心热，舌红少苔，脉细带数。

治法：清热利湿，排石通淋。

代表方：石韦散加减。

常用药：瞿麦、萹蓄、通草、滑石、金钱草、海金砂、鸡内金、石韦、穿山甲、虎杖、王不留行、牛膝、青皮、乌药、沉香。

加减：腰腹绞痛者，加芍药、甘草以缓急止痛；尿中带血，去穿山甲、王不留行，加小蓟、生地、藕节以凉血止血；小腹胀痛加木香、乌药行气通淋；伴有血瘀之象，加桃仁、红花、皂角刺破气活血，化瘀散结。

3. 血淋

症状：小便热涩刺痛，尿色深红，或夹有血块，疼痛满急加剧，或见心烦，舌尖红，苔黄，脉滑数。

治法：清热通淋，凉血止血。

代表方：小蓟饮子加减。

常用药：小蓟、生地黄、白茅根、旱莲草、生草梢、山栀、滑石、当归、蒲黄、土大黄、三七、马鞭草。

加减：有瘀血征象，加三七、牛膝、桃仁以化瘀止血；若出血不止，加仙鹤草、琥珀粉收敛止血。

4. 气淋

症状：郁怒之后，小便涩滞，淋沥不宣，少腹胀满疼痛，苔薄白，脉弦。

治法：理气疏导，通淋利尿。

代表方：沉香散加减。

常用药：沉香、青皮、乌药、香附、石韦、滑石、冬葵子、车前子。

加减：少腹胀满，上及于胁，加川楝子、小茴香、郁金疏肝理气；兼有血瘀加红花、赤芍、益母草以活血化瘀。

5. 膏淋

症状：小便混浊乳白或如米泔水，上有浮油，置之沉淀，或伴有絮状凝块物，或混有血液、血块。尿道热涩疼痛，尿时阻塞不畅。口干，苔黄腻，舌质红，脉濡数。

治法：清热利湿，分清泄浊。

代表方：程氏萆薢分清饮加减。

常用药：萆薢、石菖蒲、黄柏、车前子、飞廉、水蜈蚣、向日葵心、莲子心、连翘心、丹皮、灯芯。

加减：小腹胀，尿涩不畅，加乌药、青皮疏肝理气；伴有血尿，加小蓟、藕节、白茅根凉血止血；小便黄赤，热痛明显，加甘草梢、竹叶、通草清心导火；肝火盛者加龙胆草、山栀清肝泻火，导热下行。

五、预防与调护

1. 预防

（1）饮食上少食用辛辣刺激性食物；生活上避免纵欲过劳，保持心情舒畅，提高机体抗病能力。

（2）尽量避免尿路器械的使用。

（3）抗生素预防：抗生素预防可以明显减少女性尿路感染复发的机会。对于在半年内尿路感染复发2次或2次以上，或者1年内复发3次或3次以上的女性患者，推荐使用抗生素治疗。预防方案包括持续性给药法和性交后服药法，疗程6～12个月。这些方案必须在原有尿路感染痊愈后（停药1～2周后复查尿培养阴性）方可采用，并可根据以往的药敏实验结果以及患者的药物过敏史选择抗生素。和持续性给药方法相比，性交后服药法更方便，更易于被性生活相关的患者接受，可于性生活后2h内服用头孢氨苄或环丙沙星或呋喃妥因。

（4）妇女在月经期、妊娠期、产后更应注意外阴卫生，以免虚体受邪。

2. 调护

（1）保持外阴清洁，不憋尿，每2～3h排尿一次。

（2）性生活相关的患者，性交后及时排尿。

（3）多饮水，每天入量最好在2000ml以上。

（4）绝经女性患者阴道局部应用雌激素软膏可以恢复阴道局部环境，可减少尿路感染的复发机会。

（5）积极治疗消渴、肺痨等肾虚疾患，可减少淋证发生。

（6）对于频繁尿感再发的患者应详细检查其泌尿系统有无解剖畸形、基础病变（如结石、多囊肾、髓质海绵肾等）及整体免疫系统异常。

六、历代医家有关论述

《素问·厥论》:“热甚于中，故热便于身而溺赤也。”

《金匮要略·消渴小便不利淋病脉证并治》:“淋之为病，小便如粟状，小腹弦急，痛引脐中。”

《中藏经》分冷、热、气、劳、膏、砂、虚、实八种，为淋证临床分类的先河。

《诸病源候论》:“淋之为病，肾虚膀胱热也”，“肾虚则小便数，膀胱热则水下涩。数而且涩，则淋沥不宣，故谓之淋。热淋者，三焦有热，气搏于肾，流入于胞而成淋也”，“劳淋者，谓劳伤肾气而生热成淋也”。

《备急千金要方》提出“五淋”之名。

《外台秘要》:“集验论五淋者，石淋、气淋、膏淋、劳淋、热淋也。”

《临证指南医案·淋浊》:“治淋之法，有通有塞，要当分别，有瘀血积塞住溺管者，宜先通，无瘀积而虚滑者，宜峻。”

《丹溪心法·淋》:“诸淋所发，皆肾虚而膀胱生热也。水火不交，心肾气郁，遂使阴阳乖舛，清浊相干，蓄在下焦，故膀胱里急，膏、血、砂、石以小便道出焉。于是有欲出不出，淋沥不断之状，甚者窒塞其间，则令人闷绝矣。”

《济生方·淋利论治》:“淋之为病，种凡有五，气、石、血、膏、劳是也。”

《证治准绳·淋》:“淋病必由热甚生湿，湿生则水液浑，凝结而为淋”；另外“五脏六腑，十二经脉，气皆相通移”，故“初起之热邪不一，其因皆得传于膀胱而成淋。若不先治其所起之本，止从末流胞中之热施治，未为善也”。

《景岳全书·淋浊》:“淋之初病，则无不由乎热剧，无容辨矣。但有久服寒凉而不愈者，又有淋久不止及痛涩皆去，而膏液不已，淋如白浊者，此惟中气下陷及命门不固之证也。故必以脉以证，而察其为寒为热为虚，庶乎治不致误。”

第十节 急性出血

本节案例请扫码

一、概 述

急性出血为内科常见急症，属于中医“血证”范畴。血液不循常道，上溢于口鼻诸窍之鼻衄、齿衄、呕血、便血、尿血及溢于肌肤之间的肌衄等均属于本证范围。急性出血涉及病种广泛，如鼻衄归属于五官科，齿衄为口腔科，肌衄为皮肤科，内科急性出血主要是指咳血、呕血、便血等。出血多为热邪所迫，血热妄行；或饮食不节，助热动血；或肝炎上逆，血随火升；或劳倦内伤气不摄血；或有病灶侵蚀（如肿瘤、溃疡等），血脉破损所致。本篇所论主要为急诊所常见之需紧急处理之出血，主要包括咳血、呕血及便血。

二、中医病因病机

（1）热邪所迫，血热妄行。

（2）饮食不节，助热动血。

（3）心肝火逆，血随火升。

（4）劳倦内伤，气不摄血。

（5）病灶侵蚀，血脉破损。

三、诊断与鉴别诊断

内科急性出血，多起病急速，出血量大，需紧急救治，否则常可导致气随血脱或惊厥等危症，甚至死亡，因此临床需要准确地判断病情，迅速判断出血部位，完成鉴别诊断，采取及时有效的治疗。

（一）疾病诊断要点

本病（证）起病急骤，临证见到血溢脉外即可诊断。

（二）中医诊断要点

出血辨证首先要分别其寒热虚实，其次辨其部位脏腑。

1. 辨寒热虚实

（1）实热证：其病因可为外邪入里化热所致或肝气郁结化热或脾胃湿热内生，表现为：出血势急，量多，色红，伴有发热，口干，大便干，尿黄等。

（2）虚热证：多为病久阴虚内热所致，临床表现为出血量少，色红或淡红，可伴潮热，盗汗，口干等症。虚证主要是气虚证，是脾胃气虚，气不摄血所致，表现为出血多势缓，血量或多或少，血色暗红或色红中夹紫暗色血块，病势缠绵，多伴乏力，纳差等症候，若病情进一步发展，气损及阳则表现为虚寒证。

2. 辨病位 咳血病位在肺，有肺热壅盛及肝火上犯之分；呕血病位在胃肠，有胃火上冲、肝火犯胃、脾不统血之异；便血在大肠，可分为湿热下注、脾胃虚寒。

3. 证候诊断

（1）胃火内壅证：呕血咳血多见，出血量多，血色鲜红，面红口渴，喜凉，易饥，便干，尿黄，舌红，苔黄，脉数或滑数有力。

（2）血热妄行证：多由外感之邪入里化热，血热妄行不循常道。可见于咳血、呕血、便血、尿血、肌衄、鼻衄等多种出血单见或并见。表现为发热或高热，出血或多或少，鲜红，烦渴，甚至表现为热入心包之神昏，谵语，躁扰不宁等病状，舌绛红，脉数或滑数。

（3）阴虚火旺证：多见于热病后期或久病阴虚之人，可见于咳血，尿血，呕血等，血色淡红，量少，口干，饮水不多，潮热，盗汗，眠差，舌红无苔，脉细数。

（4）气不摄血证：久病体虚，心脾不足，可表现为吐血，便血，尿血，咳血等，出血量或多或少，色淡红或暗红夹杂血块，面色苍白无华，体倦乏力，纳少，舌淡体胖，苔薄白，脉细缓无力。

（5）湿热蕴结证：见于便血、尿血，血不鲜红，或血色紫黑如赤豆汁，胸膈胀闷，腹部疼痛，饮食减少，舌苔黄腻。

（三）西医诊断要点

1. 咳血

（1）咳血鲜红，常呈泡沫状或与痰液混杂。

（2）多数患者有反复咳血史，或有明显消瘦史，或有潮热盗汗史，或有心脏病史等。

（3）胸部 X 线摄片，有助于明确诊断。

（4）必要时行肺部 CT、痰液结核杆菌、痰液脱落细胞、血清肿瘤抗原等检查以明确咳血原因。

2. 呕血

（1）临床表现：呕血的临床表现主要取决于出血量和出血速度。一次出血量不超过400ml时，因轻度血容量减少可由组织液与脾贮血所补充，并不引起全身症状。短时间内失血量超过1000ml或循环血量的20%，除呕血、便血外，可出现周围循环衰竭的表现，而周围循环衰竭又是急性大出血导致死亡的直接原因。

1）呕血和黑便：是上消化道出血所致呕血的特征性表现。上消化道出血均有黑便，但不一定有呕血。出血部位在幽门以上者常伴呕血，但若出血量小、出血速度较慢，亦可无呕血；反之，幽门以下病变如果出血量大、速度快，血液可反流入胃，除黑便外，也可有呕血。

呕吐物多为棕褐色，呈咖啡渣样。但如出血量大、速度快、未经胃酸充分混合即呕出，则为鲜红色或兼有血块。黑便多呈柏油样，黏稠而发亮，系血红蛋白的铁经肠内细菌作用与肠道硫化物相结合而形成。但如出血量大，血液在肠内推进较快，粪便可呈暗红甚至鲜红色。

2）失血性周围循环衰竭：急性大量出血，由于循环血容量迅速减少而导致周围循环衰竭，临床表现为头昏、乏力、心悸、口渴、肢体发冷、心率加快、血压偏低等。严重者呈休克状态，表现为烦躁不安、面色苍白、四肢厥冷、血压下降、心率加快、脉压差变窄、尿量减少。病情进一步发展，皮肤可由苍白而逐渐发绀并出现花斑，血压明显下降，尿量进一步减少或无尿，精神萎靡，意识模糊甚至昏迷。老年患者因有脑动脉硬化，神志模糊或意识障碍更为明显。

3）发热：呕血后，多数患者在24h内出现低热，一般不超过38.5℃，发热可持续3～5天，然后降至正常。可能与血容量减少、贫血、周围循环衰竭、血红蛋白分解产物吸收等因素导致体温调节中枢功能障碍有关。但必须除外感染灶引起的发热，以免延误治疗。

4）氮质血症：呕血后常有轻度氮质血症，多为肠源性氮质血症，一般无特异性症状，或仅有头昏、乏力、食欲不振等。

5）其他：肝硬化门静脉高压引起的食管胃底静脉曲张破裂出血，由于出血后出现周围循环衰竭、丢失大量蛋白、贫血和缺氧等，促使肝细胞损害加重，可诱发或加重腹水和肝性脑病。老年患者多有动脉粥样硬化，在急性上消化道出血后，易发生心、脑并发症，出现心绞痛、心律失常、心力衰竭，甚至心肌梗死、脑血栓形成等。

（2）辅助检查

1）呕吐物及粪便隐血试验呈强阳性。

2）血常规：呕血后3～5h，红细胞计数、血红蛋白及血细胞比容开始减少，呈正细胞型正色素性贫血；白细胞常升高；血小板亦可升高。但门静脉高压脾亢进者出血后，贫血加重白细胞和血小板进一步减少。

出血后，骨髓有明显代偿性增生，可暂时出现大细胞性贫血，周围血片可见晚幼红细胞与嗜多染性红细胞。出血24h内血中网织红细胞即见增高，至出血后4～7天可高达5%～15%，以后逐渐降至正常。如持续升高，则常提示有继续出血的可能。

肝功能试验结果异常，血常规白细胞及血小板减少等有助于肝硬化诊断。

3）血尿素氮测定：呕血后血尿素氮常升高，由于病情进展不同，分为肠源性、肾前性和肾性氮质血症三种。呕血后，血液蛋白分解产物在肠道被吸收，致使血中尿素氮升高，称为肠源性氮质血症，一般于一次出血后数小时血尿素氮开始升高，24～48h可达高峰，出血停止后3～4天即可恢复正常。肾前性氮质血症是由于失血性周围循环衰竭造成肾血流量暂时性减少，肾小球滤过率减少，影响肾脏的排泄功能，致使血中尿素氮增高，在补充足够血容量或纠正休克后，血中尿素氮即可降至正常。如出血停止4天以上，经过补足血容量、纠正休克，血中尿素氮持续升高，甚至出现少尿、无尿症状，应考虑肾性氮质血症，这是由于严重而持久的休克或原有肾脏病变基础，导致肾小管变性或坏死而发生急性肾衰竭。

4）胃镜检查：为诊断呕血的首选检查方法。胃镜检查在直视下顺序观察食管、胃、十二指肠球部直至降段，从而判断出血病变的部位，病因及出血情况。多主张在出血后 24 ～ 48h 内进行。一般认为这可大大提高出血病因诊断的准确性，因为有些病变如急性糜烂出血性胃炎，可在短短几天内愈合而不留痕迹；有些病变如血管异常在活动性出血或近期出血期间才易于发现；对同时存在 2 个或多个病变者可确定其出血所在。急诊胃镜检查还可根据病变的特征判断是否继续出血，或估计再出血的危险性，并同时进行内镜止血治疗。在急诊胃镜检查前需先纠正休克、补充血容量、改善贫血。如有大量活动性出血，可先插胃管抽吸胃内积血，并用生理盐水灌洗，以免积血影响观察。

5）X 线钡餐检查：X 线钡餐检查目前已多为胃镜检查所替代，故主要适用于有胃镜检查禁忌证或不愿进行胃镜检查者，但对经胃镜检查出血原因未明，疑病变在十二指肠降段以下小肠段，则有特殊诊断价值。检查一般在出血停止数天后进行。

6）其他检查：选择性动脉造影、放射性核素锝标记红细胞扫描。吞棉线试验及小肠镜检查等主要适用于不明原因的小肠出血。

（3）出血病因和部位诊断

1）临床与实验室检查提供的线索：有慢性、周期性、节律性上腹痛多提示出血来自消化性溃疡，特别是在出血前加剧，出血后减轻或缓解，更有助于消化性溃疡的诊断。有服用非甾体抗炎药等损伤黏膜或应激状态者，可能为急性糜烂出血性胃炎。过去有病毒性肝炎、血吸虫病或酗酒史，并有肝病与门静脉高压的临床表现者，可能是食管胃底静脉曲张破裂出血。呕血的患者即使确诊为肝硬化，不一定都是食管胃底静脉曲张破裂出血，约有 1/3 患者出血系来自消化性溃疡、急性糜烂出血性胃炎或其他原因，故应作进一步检查，以确定病因诊断。此外，对中年以上的患者近期出现上腹痛，伴有厌食、消瘦者，应警惕胃癌的可能性。

2）出血量的估计：成人每日消化道出血 5 ～ 10ml 为粪便隐血试验阳性，每日出血量 50 ～ 100ml 可出现黑便。胃内储积血量在 250 ～ 300ml 可引起呕血。一次出血量不超过 400ml 时，一般不引起全身症状，出血量超过 400 ～ 500ml，可出现全身症状，如头昏、心慌、乏力等。短时间内出血量超过 1000ml，可出现周围循环衰竭表现。

对呕血出血量的估计，主要根据血容量减少所致的周围循环衰竭的临床表现，血压和心率是关键指标，需进行动态观察，综合其他相关指标加以判断。从血红细胞计数、血红蛋白及血细胞比容测定虽可估计失血的程度，但急性出血患者不能马上反映出来，而且还会受出血前有无贫血的影响，因此只能作为参考。另外，呕血和黑便的频率与数量对出血量的估计虽有一定帮助，但在出血停止后，仍有部分血液停留在胃肠道内，故往往实际出血量比肉眼所见到的更多，应加以预计。

3）出血是否继续的判断：经过恰当的治疗后，出血可在短时间内停止。由于肠道内积血需经数日（约 3 日）才能排尽，故不能以黑便作为继续出血的指标。

临床上出现下列情况应考虑出血或再出血：①反复呕血，或黑便次数增多、粪质稀薄，伴有肠鸣音亢进。②周围循环衰竭的表现经充分补液输血而未见明显改善，或虽暂时好转而又恶化。③血红蛋白浓度、红细胞计数与血细胞比容继续下降，网织红细胞计数持续增高。④补液与尿量足够的情况下，血尿素氮持续或再次增高。

3. 便血

（1）发病特点：患者以往多有胃脘痛、鼓胀、胃癌、肝癌、结肠癌、溃疡性结肠炎等病史，可见于各个年龄组，一般起病较缓，病程或短或长；若出血量大，血势较急则病情恶化迅速。

（2）临床表现：便血以大便下血为主要临床表现，可在大便前、大便后下血或血便夹杂，或单纯下血。大便色鲜红、暗红或紫暗，或呈柏油样，质稀溏，次数增多或粪血夹杂，或粪便表面附着鲜红色血液；大便隐血实验阳性；骨髓及血液学，内镜检查可明确病因。

（四）鉴别诊断要点

血证鉴别主要包括呕血与咳血、呕血与便血及实证与虚证的鉴别。

（1）呕血与咳血：两者都由口腔而出，因此两者在临床上有时较难区分，咳血多先有咳嗽、咳痰等症状表现，咳血之先有咽痒，可伴有胸闷或胸痛，多为痰中带血，如既往有呼吸系统病史可辅助诊断；呕血多原有消化系统疾病史，呕血前有恶心，胃脘部不适或疼痛，可伴有食物残渣，如一次出血量较大可同时伴有便血。

（2）呕血与便血：同为消化道出血，呕血主要是指胃及十二指肠出血，便血主要是指肠道出血，如胃或十二指肠出血量少，可不出现呕血而表现为黑便，而肠道出血则以便鲜血为主，表现为粪便表面带血或血便相混，便血又有远血和近血之分的，血在便前而出的为近血，于便后而出的为远血，同时应注意如肠道出血滞留时间较长亦可表现为黑便，或胃、十二指肠出血量较大而可出现鲜血便。

四、治　疗

血证的治则为“急则治标”，止血为先。稳定生命体征，防止脱证的发生。同时应根据病位、病因、病性及病程的不同分别治之。上溢之实证，忌用升散，以免火气升腾加重病情；虚证宜滋补，忌用寒凉克伐，免伤脾胃之阳，有碍气血生化。下行之血实者，治宜清化，忌防固涩，以防留邪停瘀；虚证宜固涩，忌用通利，以防耗气伤阴。外邪入里化热者宜清热解毒凉血为主，肝火上炎者宜疏肝泄热凉血，湿热下注者宜清热通利，气虚失摄宜益气健脾摄血，兼阳虚宜温阳；肾虚失摄宜补肾固涩，阴虚内热宜养阴清热，凉血止血。病程短者病势重，病程长者病势缓。治疗处理出血急症，首先应加强监护，其次要掌握好治血的三大要点，即澄源、塞流为先，再以复旧。治血当治气，治血应治火，还要注意出血治疗的选方用药。

（一）急救处理

出血急症可予以云南白药口服，如出血量大，生命体征不稳可急予独参汤灌服或生脉饮、参附注射液静脉注射以防发生脱证。

（1）患者应卧床，活动性出血期间暂禁食，及时清除血迹、血块，消除患者恐惧心理；立即建立静脉通道，进行补液治疗。

（2）监测出血征象，动态观察咳血、呕血、黑便或便血的变化，监测意识状态、脉搏、呼吸、心电图、血压、肢体温度，皮肤和甲床色泽、静脉充盈情况、尿量、中心静脉压、血氧饱和度。定期复查红细胞计数、血红蛋白、血细胞比容等。

（3）止血和输血。

（4）控制原发疾病。

（5）分病治疗。

1）咳血的止血

A. 垂体后叶素：可收缩小动脉，减少肺内血流，降低肺循环压力使出血部位血管收缩而止血，该药物作用快，止血效果好，为大咳血患者首选药物。但有高血压、冠心病者及妊娠妇女禁用。大咳血时用垂体后叶素 10 ～ 20U 加入 5% 葡萄糖 500ml 内缓慢静脉滴注，或用垂体后叶素 10 ～ 20U 静脉注射，每 6 ～ 8h 注射 1 次。在用药时要注意观察患者血压、脉搏变化及有无严重不良反应。

B. 普鲁卡因：该药能降低肺循环压力且有镇静作用，对普鲁卡因过敏者禁用。适用于不能用垂体后叶素者。普鲁卡因皮试阴性者，用普鲁卡因 60 ～ 80mg 加入 25% 或 10% 葡萄糖液 20ml 缓慢静脉注射，10 ～ 15min 注完，可 6 ～ 8h 重复使用；亦可用 160mg 普鲁卡因加入 5% 葡萄糖液 500ml 静脉缓慢静脉滴注。如无禁忌亦可与垂体后叶素交替应用。

C. 地塞米松：不能应用以上药物的大咳血患者，可用地塞米松 10mg 加 25% 葡萄糖 20ml 静脉注射，每 4 ～ 6h 1 次，咳血好转后可逐渐减量。

D. 注射用血凝酶：可肌内注射、静脉注射及局部应用止血。

E. 其他止血药物：凝血酶、抗血纤溶芳酸、6- 氨基己酸、鱼精蛋白锌及中药三七粉、云南白药均可应用，但疗效均不及上述几种。

F. 气腹疗法：腹腔注入空气，使膈肌抬高，肺受压，活动减少而止血。此法对下叶支气管扩张和纤维空洞性肺结核有效。首次注气 600 ～ 700ml，以后每周补气 400ml 左右，但膈肌有粘连者不能做人工气腹。

G. 外科手术治疗：内科治疗无效的大咳血患者，如出血部位明确而又能耐受胸外手术的患者，可考虑手术治疗。如一次咳血 500ml 以上且频繁咳血、有窒息危险者，可行紧急手术治疗。

H. 支气管内填塞、支气管动脉栓塞法：如有条件可采用此种方法止血，大咳血患者入院 24h 内可做纤维支气管镜检查，局部灌洗找出出血部位后，用导管气囊做填塞止血，24h 放气后数小时不再出血者，即可拔除。

2）呕血的止血

A. 局部药物

a. 去甲肾上腺素液：该药可使胃内血管收缩而起止血作用，对出血糜烂性胃炎及胃十二指肠溃疡所致出血用去甲肾上腺素生理盐水口服或经胃管注入，每次 100 ～ 200ml，30 ～ 60 分钟 / 次，可重复 3 ～ 4 次。因可致内脏血流量减少，老年人慎用。

b. 孟氏液：为碱式硫酸铁，它与血液作用后在创面形成一种棕黑色的膜，具有强烈收敛作用，达到止血作用。常采用 5% ～ 10% 的浓度。一次注入 30 ～ 50ml。

c. 凝血酶：使纤维蛋白原变为纤维蛋白而起局部止血作用，用量根据出血多少而定。轻中度者 2000 单位，2 ～ 4h 1 次，重度 10 000 ～ 20 000 单位，1 ～ 2h 1 次。均以生理盐水配制成 10 ～ 100 单位 /L。此外，用药同时应给予 H_2 受体拮抗剂或质子泵抑制剂等抑酸剂，因为低 pH 环境可使凝血酶失活而影响疗效。

B. 全身药物止血

a. 抑酸剂：无论溃疡病出血还是静脉曲张出血都需用之，目的是造成止血环境。目前采用能使人体胃内 pH 达到 6.0 以上的质子泵抑制剂奥美拉唑治疗得到了很好的疗效，方法是以 8mg/h 的速度连续静脉滴注或 40mg 每 12h 静脉注射 1 次，一般 3 ～ 5 天为一个疗程。

b. 生长抑素及其类似物：生长抑素为肽类激素，能收缩内脏血管，使门脉主干血流减少，降低门脉压，主要用于静脉曲张性出血。其类似物有施他宁和善得定（又名奥曲肽）。施他定的用法 250μg 静脉注射，继以 250μg/h 持续静脉滴注 24 ～ 48h。善得定推荐剂量为首剂 100μg 静脉注射，继以 25 ～ 50μg/h 持续静脉滴注。

c. 垂体加压素：用于食管、胃底静脉曲张破裂大出血，可以强烈收缩内脏血管，减少门静脉血流量，降低门静脉压。多主张用0.2U/min持续静脉滴注，视治疗反应，可逐渐增加剂量至0.4U/min。因垂体加压素可收缩冠脉致心绞痛，甚至心肌梗死，可同时一起静脉滴注硝酸甘油扩张冠脉。

d. 纠正出、凝血机制障碍的药物：注射用血凝酶，该药物是从巴西蝮蛇毒液中提取的蛇酶制剂，具有类凝血激酶的作用，可活化凝血因子和刺激血小板凝集，具有凝血和止血的双重作用。常规用量为1～2kU，每日2次，一般静脉注射用于急性出血，如血中严重缺乏纤维蛋白、血小板等成分，则应补充后应用。对肝硬化食管静脉曲张患者，可适量补充维生素K和维生素C。

三腔管压迫止血是较为传统的止血方法，仅适用于食管胃底曲张静脉破裂出血，置管时间以不超过48h为宜，每12～24h放气1次，以免引起食管壁压迫坏死等并发症。由于患者痛苦大，并发症多，停用后早期再出血率高，目前已不作为首选止血措施。其应用宜限于药物不能控制出血时作为暂时止血用。

内镜检查不仅可发现出血病灶，且可在内镜下进行局部止血疗法。内镜直视下注射硬化剂至曲张的经脉，或用皮圈套扎曲张静脉，或两种方法同时使用，从而达到止血目的，止血率较高。并发症可有胸骨后疼痛、局部溃疡或出血、瘢痕狭窄等。

C. 其他

a. 对溃疡病、急性胃黏膜病变、食管静脉曲张出血等，可局部喷洒孟氏溶液，或应用高频电凝、激光光凝止血。食管静脉曲张出血者，经内镜将硬化剂注入食管曲张静脉内能达到暂时止血目的。此法如与三腔管压迫止血法联合应用，会增强止血效果。利用选择性动脉插管技术，持续灌注少量垂体后叶素，能用以治疗食管静脉曲张出血或出血性胃炎、消化性溃疡等引起的出血。除注射药物外，还可用作动脉栓塞术，使局部血管闭塞止血。国内近年已开展经皮肝穿刺选择性胃左静脉栓塞术来治疗食管曲张静脉出血。

b. 呕血的手术治疗：手术治疗一般是在出血部位已经明确，且经非手术治疗无效时才加考虑。手术指征与手术方法的选择必须依据呕血原因、患者全身情况以及对保守治疗的反应等综合分析而定。

3）便血的止血。止血药物可应用云南白药、白及粉、三七粉、大黄粉等；可经直肠镜或乙状结肠镜发现出血病灶，可局部应用止血药物、电凝、激光等治疗；经造影导管超选择性动脉灌注血管升压素或栓塞物可以有效止血，对出血原因尚不明确或经药物等治疗无效的下消化道出血具有诊断和治疗价值；患者出血量多，其他治疗方法不能止血时可急诊手术。

（二）中医辨证救治

1. 胃火炽盛证

症状：呕血或便血，烦渴喜冷饮，口臭，口唇红绛，牙周肿痛，脘腹灼热，小便黄短，大便秘结，舌红，苔黄厚，脉滑数。

治法：清胃泻火，凉血止血。

代表方：泻心汤合十灰散或清心凉膈散。

常用药：大黄、黄连、黄芩、茜草、侧柏叶、丹皮等。

加减肝火犯胃者可加用龙胆草、栀子炭、茅根、青黛等。

2. 血热妄行证

症状：烦热躁扰，昏狂，谵妄，斑疹透露，色紫或黑，吐衄，便血，尿血，舌质深绛或紫，脉细数。

治法：清热解毒，凉血止血。

代表方：犀角地黄汤合十灰散或黄连解毒汤合十灰散。

常用药：水牛角、生地、丹皮、紫草、大黄、侧柏叶炭、山栀、连翘、大小蓟、黄芩等。

3. 阴虚火旺证

症状：出血，咽干口燥，烘热汗出，小便短赤，心烦易怒，舌质红绛。

治法：滋阴清热止血。

代表方：滋水清肝饮或茜根散。

常用药：生地、阿胶、丹皮、玄参、紫草、龟甲、女贞子、旱莲草、知母、侧柏叶、大小蓟、茅根等。

4. 气不摄血证

症状：吐血、便血、皮肤出现紫斑点，伴有神疲乏力，心悸气短，面色苍白，舌质淡，脉细弱。

治法：补益心脾，摄血止血。

代表方：归脾汤。

常用药：人参、黄芪、酸枣仁、龙眼肉、炙甘草、白术、远志、茯苓、棕榈炭等。

加减：气虚及阳者，加用附子、灶心土、炮姜等温阳益气，如为便血可选用黄土汤，肾阳虚加用山茱萸、山药、杜仲炭等。

5. 湿热蕴结证

症状：出血，身倦乏力、纳呆呕恶，溲赤便秘；舌红，苔黄腻，脉弦滑。

治法：清热化湿，凉血止血。

代表方：地榆散合赤小豆当归散。

常用药：何首乌、肉桂、地榆、白芷、赤小豆、当归。

五、预防与调护

（1）一般护理。保持患者安静，少动，做心理工作以减轻恐惧心理，密切观察生命体征变化。咳血及呕血者注意保持气道通畅，严防气道阻塞而窒息，咳血不畅而有呼吸困难者可采用头低脚高位及头偏向一侧。饮食不宜辛辣，禁酒及烟，保持室内空气清新、流通。

（2）辨证护理。实热证室温宜凉爽，或空调房，少衣被，宜清凉、易消化饮食，保持大便通畅，虚热证亦宜清凉饮食，可食用梨汁、藕汁等具有清热生津之品；气虚及虚寒证室温宜温暖，多加衣被以保暖。

（3）按病护理。呕血者早期量多宜禁食，病情缓解或量少可适当流质凉饮食，保持大便通畅；咳血者宜适当止咳，保持呼吸道通畅，进流质易消化饮食；便血保持大便通畅，不宜久蹲，宽衣宽带以减轻腹压，多食富含纤维素的饮食。

六、历代医家有关论述

《临证指南医案·吐血》："若夫外因起见，阳邪为多，盖是证者，阴分先虚，易受天之风热燥火也。至阴邪为患，不过其中之一二耳"。

《景岳全书·血证》："血动之由，惟火惟气耳"。

《丹溪心法·咳血》："咳血者，嗽出痰内有血者是。

《证治要诀·嗽血》："热壅于肺能嗽血，火嗽损肺亦能嗽血，壅于肺者易治，不过凉之而已，损于肺者难治，已久成劳也”。

《血证论·咳血》:“人必先知咳嗽之原，而后可治咳血之病，盖咳嗽固不皆失血，而失血则未有不咳嗽者”。

《黄帝内经》:“太阳厥逆，僵仆”;“阳明厥逆，喘咳身热，善惊衄，呕血”;“怒则气逆，甚则呕血”。

《血证论·吐血》:“仲景治血以治冲为要，冲脉丽于阳明，治阳明即治冲也，阳明之气，下行为顺，今乃逆吐，失其下行之令，急调其胃，使气顺吐止，则血不致奔脱矣，此时血之原委，不暇究治，惟以止血为第一要法，血止之后，其离经而未吐出者，是为瘀血，既与好血不相合，反与好血不相能，或壅而成热，或变而为痨，或结瘕，或刺痛，日久变证，未可预料，必亟为消除，以免后来诸患，故以消瘀为第二法，止吐消瘀之后，又恐血再潮动，则须用药安之，故以宁血为第三法，邪之所凑，其正必虚，去血既多，阴无有不虚者矣，阴者阳之守，阴虚则阳无所附，久且阳随而亡，故又以补虚为收功之法，四者乃通治血证之大纲，而纲领之中，又有条目，今并详于下方云。”

《医学入门·便血》:“自外感得者曰肠风，随感随见，所以色鲜，多在粪前，自大肠气分来也，自内伤得者曰脏毒，积久乃来，所以色黯，多在粪后，自小肠血分来也”。

《张氏医通·下血》:“不可纯用寒凉，必加辛散为主，久之不愈，宜理胃气，兼升举药，故大便下血，多以胃药收功，不可徒用苦寒也”。

思维导图

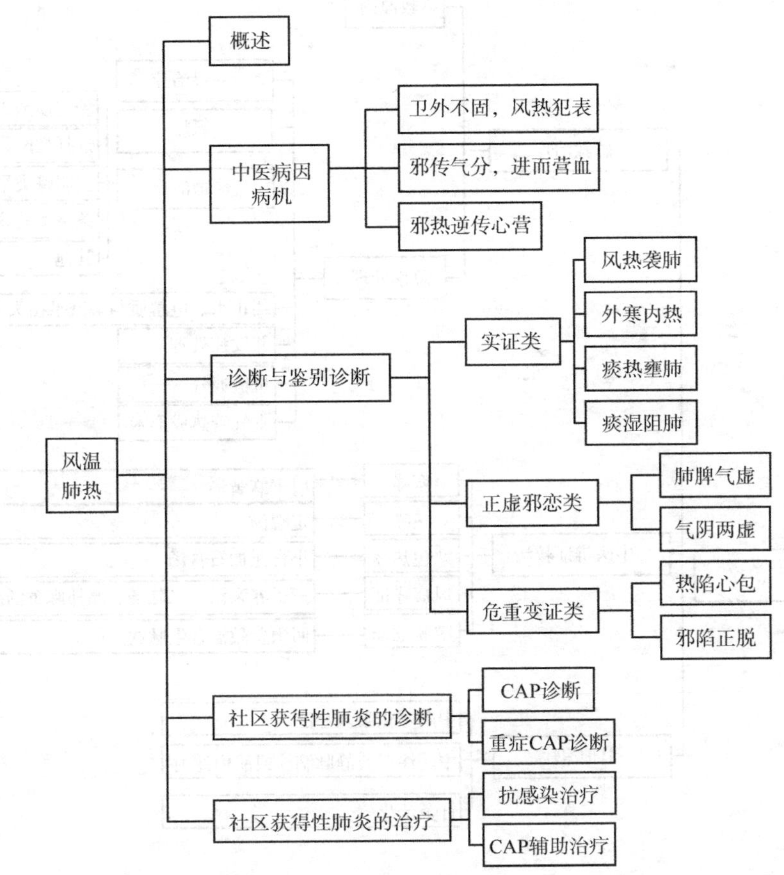

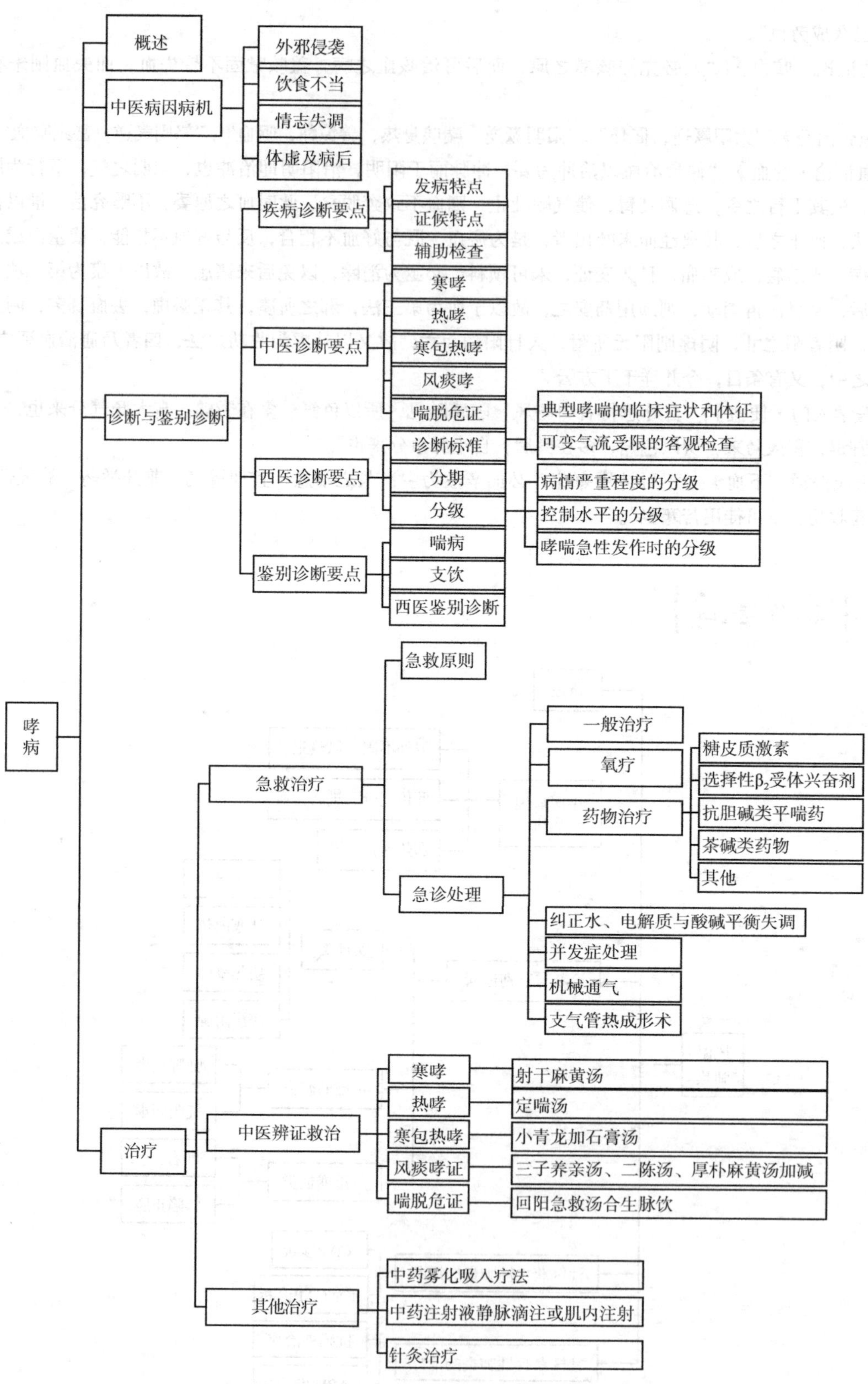
哮病
概述
中医病因病机
外邪侵袭
饮食不当
情志失调
体虚及病后
诊断与鉴别诊断
疾病诊断要点
发病特点
证候特点
辅助检查
中医诊断要点
寒哮
热哮
寒包热哮
风痰哮
喘脱危证
西医诊断要点
诊断标准
典型哮喘的临床症状和体征
可变气流受限的客观检查
分期
分级
病情严重程度的分级
控制水平的分级
哮喘急性发作时的分级
鉴别诊断要点
喘病
支饮
西医鉴别诊断
治疗
急救治疗
急救原则
急诊处理
一般治疗
氧疗
药物治疗
糖皮质激素
选择性β_2受体兴奋剂
抗胆碱类平喘药
茶碱类药物
其他
纠正水、电解质与酸碱平衡失调
并发症处理
机械通气
支气管热成形术
中医辨证救治
寒哮
射干麻黄汤
热哮
定喘汤
寒包热哮
小青龙加石膏汤
风痰哮证
三子养亲汤、二陈汤、厚朴麻黄汤加减
喘脱危证
回阳急救汤合生脉饮
其他治疗
中药雾化吸入疗法
中药注射液静脉滴注或肌内注射
针灸治疗

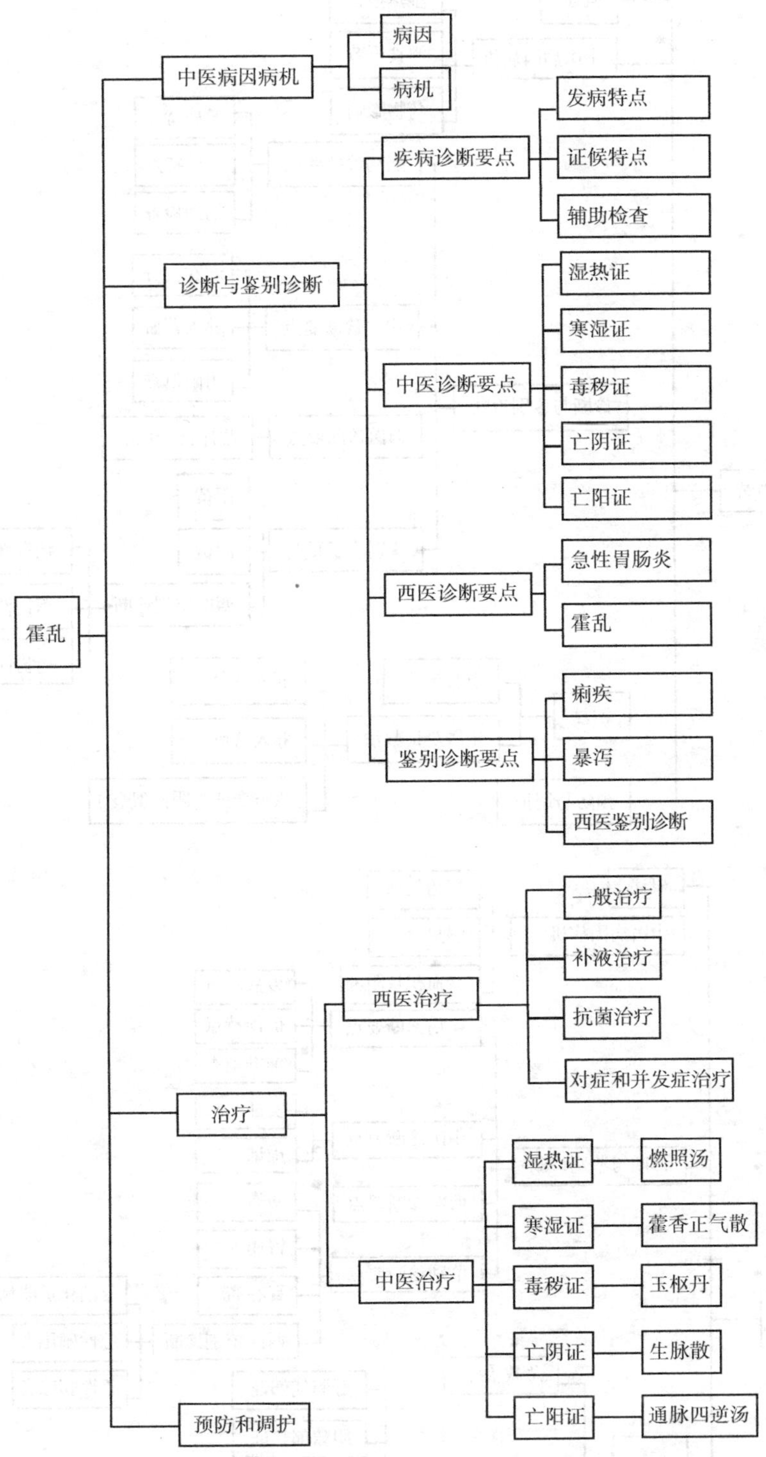
霍乱
中医病因病机
病因
病机
诊断与鉴别诊断
疾病诊断要点
发病特点
证候特点
辅助检查
中医诊断要点
湿热证
寒湿证
毒秽证
亡阴证
亡阳证
西医诊断要点
急性胃肠炎
霍乱
鉴别诊断要点
痢疾
暴泻
西医鉴别诊断
治疗
西医治疗
一般治疗
补液治疗
抗菌治疗
对症和并发症治疗
中医治疗
湿热证
燃照汤
寒湿证
藿香正气散
毒秽证
玉枢丹
亡阴证
生脉散
亡阳证
通脉四逆汤
预防和调护

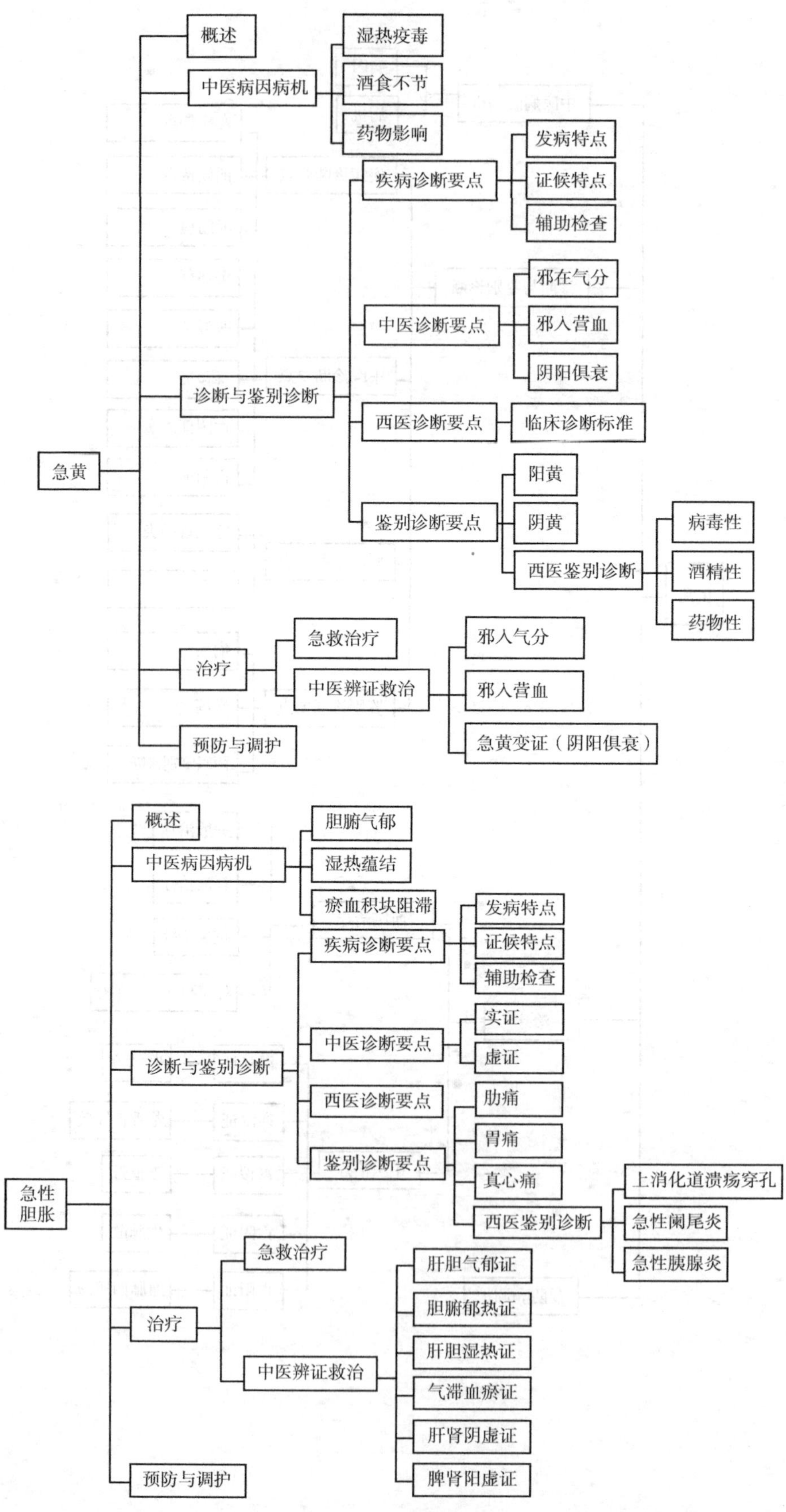
急黄
概述
中医病因病机
湿热疫毒
酒食不节
药物影响
诊断与鉴别诊断
疾病诊断要点
发病特点
证候特点
辅助检查
中医诊断要点
邪在气分
邪入营血
阴阳俱衰
西医诊断要点
临床诊断标准
鉴别诊断要点
阳黄
阴黄
西医鉴别诊断
病毒性
酒精性
药物性
治疗
急救治疗
中医辨证救治
邪入气分
邪入营血
急黄变证（阴阳俱衰）
预防与调护
急性胆胀
概述
中医病因病机
胆腑气郁
湿热蕴结
瘀血积块阻滞
诊断与鉴别诊断
疾病诊断要点
发病特点
证候特点
辅助检查
中医诊断要点
实证
虚证
西医诊断要点
鉴别诊断要点
肋痛
胃痛
真心痛
西医鉴别诊断
上消化道溃疡穿孔
急性阑尾炎
急性胰腺炎
治疗
急救治疗
中医辨证救治
肝胆气郁证
胆腑郁热证
肝胆湿热证
气滞血瘀证
肝肾阴虚证
脾肾阳虚证
预防与调护

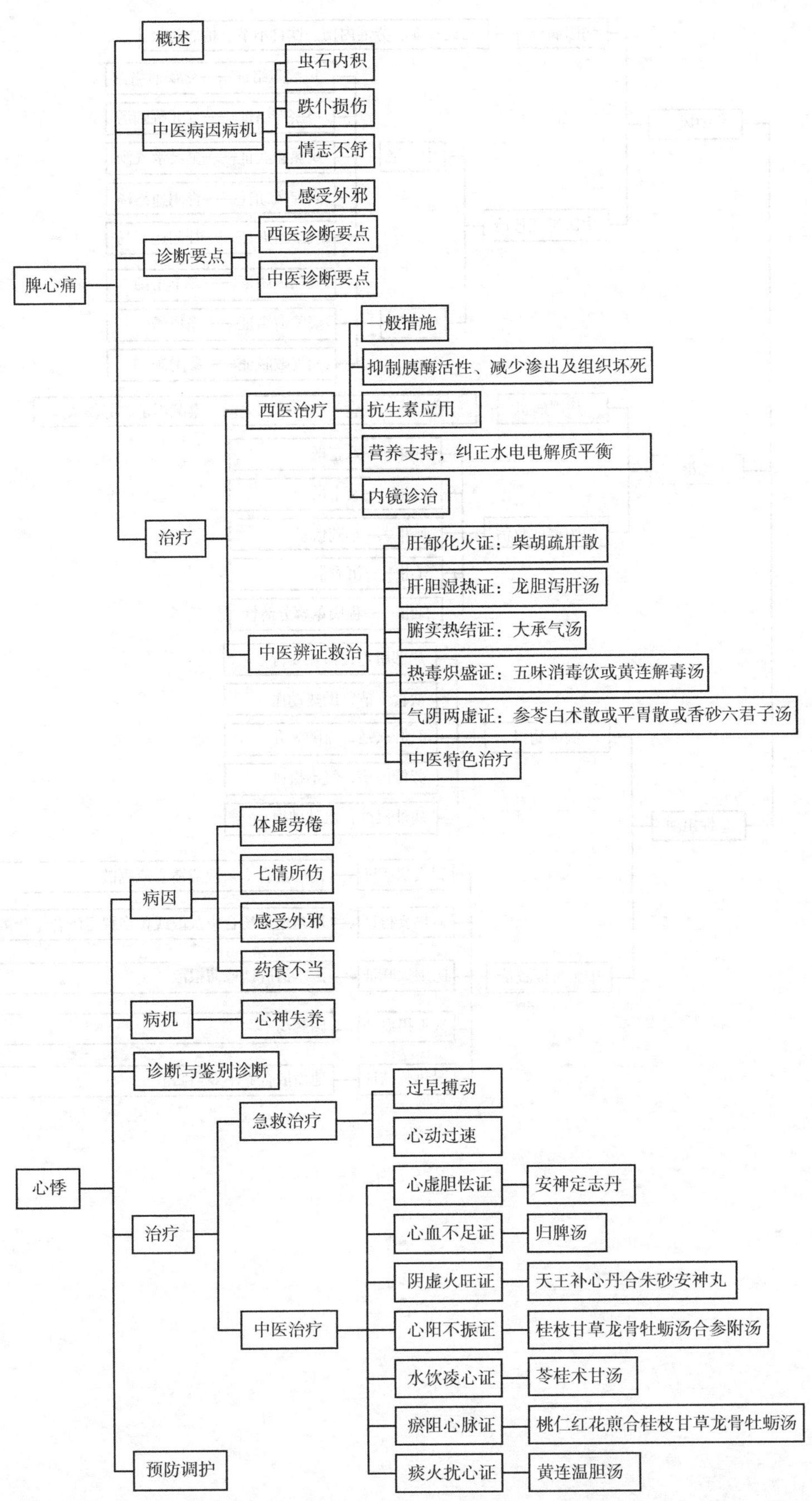
脾心痛
概述
中医病因病机
虫石内积
跌仆损伤
情志不舒
感受外邪
诊断要点
西医诊断要点
中医诊断要点
治疗
西医治疗
一般措施
抑制胰酶活性、减少渗出及组织坏死
抗生素应用
营养支持，纠正水电电解质平衡
内镜诊治
中医辨证救治
肝郁化火证：柴胡疏肝散
肝胆湿热证：龙胆泻肝汤
腑实热结证：大承气汤
热毒炽盛证：五味消毒饮或黄连解毒汤
气阴两虚证：参苓白术散或平胃散或香砂六君子汤
中医特色治疗
心悸
病因
体虚劳倦
七情所伤
感受外邪
药食不当
病机
心神失养
诊断与鉴别诊断
治疗
急救治疗
过早搏动
心动过速
中医治疗
心虚胆怯证
安神定志丹
心血不足证
归脾汤
阴虚火旺证
天王补心丹合朱砂安神丸
心阳不振证
桂枝甘草龙骨牡蛎汤合参附汤
水饮凌心证
苓桂术甘汤
瘀阻心脉证
桃仁红花煎合桂枝甘草龙骨牡蛎汤
痰火扰心证
黄连温胆汤
预防调护

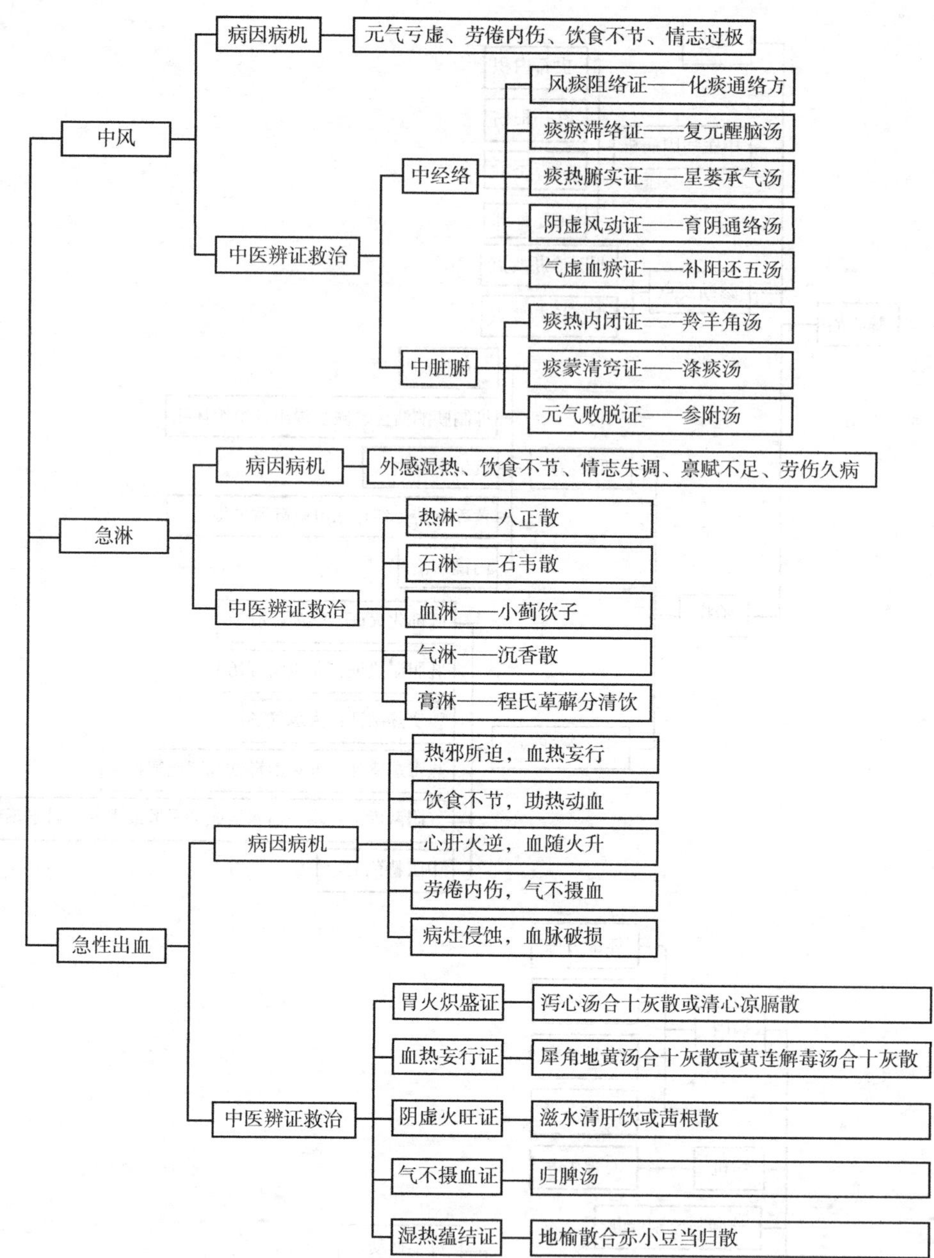
中风
病因病机
元气亏虚、劳倦内伤、饮食不节、情志过极
中医辨证救治
中经络
风痰阻络证——化痰通络方
痰瘀滞络证——复元醒脑汤
痰热腑实证——星蒌承气汤
阴虚风动证——育阴通络汤
气虚血瘀证——补阳还五汤
中脏腑
痰热内闭证——羚羊角汤
痰蒙清窍证——涤痰汤
元气败脱证——参附汤
急淋
病因病机
外感湿热、饮食不节、情志失调、禀赋不足、劳伤久病
中医辨证救治
热淋——八正散
石淋——石韦散
血淋——小蓟饮子
气淋——沉香散
膏淋——程氏萆薢分清饮
急性出血
病因病机
热邪所迫，血热妄行
饮食不节，助热动血
心肝火逆，血随火升
劳倦内伤，气不摄血
病灶侵蚀，血脉破损
中医辨证救治
胃火炽盛证
泻心汤合十灰散或清心凉膈散
血热妄行证
犀角地黄汤合十灰散或黄连解毒汤合十灰散
阴虚火旺证
滋水清肝饮或茜根散
气不摄血证
归脾汤
湿热蕴结证
地榆散合赤小豆当归散

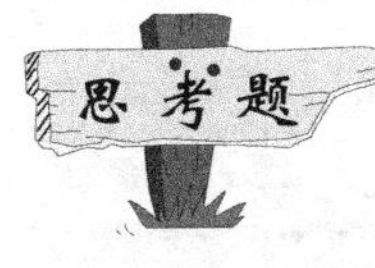

1. 哮病的中医病因病机是什么？
2. 哮病的西医诊断标准是什么？
3. 支气管哮喘与心源性哮喘如何鉴别？
4. 哮病的急救原则是哪些？
5. 哮病的中医证治分型及相对应的代表方剂有哪些？
6. 霍乱的西医诊断要点有哪些？
7. 霍乱有哪些中医证型？
8. 霍乱如何进行辨证施治？急救治疗有哪些？
9. 急黄的中医病因病机？
10. 急黄的诊断与鉴别诊断？
11. 急黄的中医辨证论治？
12. 急性胆胀的诊断与鉴别诊断？
13. 急性胆胀的中医辨证论治？
14. 重症脾心痛CT表现是什么？
15. 脾心痛的治疗措施有哪些？
16. 在现代医学中心动过速常用的药物有哪些？
17. 心悸需与哪些疾病进行鉴别？有什么鉴别要点？
18. 中风病的病因病机是什么？
19. 试论述缺血性中风与出血性中风的鉴别诊断与治疗。
20. 急淋如何进行辨证施治？急救治疗有哪些？
21. 简述血证治疗的三大原则：治火、治气、治血。

第二十章 外科急症

本节案例请扫码

第一节 肠 痈

一、概 述

肠痈是外科常见、多发疾病，即现代医学中的急性阑尾炎，属于中医“内痈”范畴，泛指痈疽发于肠部者，属于外科急腹症范畴，病名首见于《素问·厥论》。本病以持续并阵发性加剧的右下腹疼痛、腹肌紧张、压痛和反跳痛为特征。本病可见于任何性别和年龄，发病率居外科急腹症的首位，尤其多见于青壮年，男性发病率大于女性。

现代医学认为，阑尾位于盲肠末端，形似细小盲管，近端与盲肠相通。成人阑尾长度差异很大，一般为 5 ～ 10cm，外径 0.5 ～ 0.7cm，内径 0.3 ～ 0.4cm。阑尾系膜短呈三角形。阑尾的解剖位置变异较多，急性阑尾炎临床表现亦多变易，很容易被误诊或漏诊。急性阑尾炎病情变化多端，一般分急性单纯性阑尾炎、急性化脓性阑尾炎、坏疽及穿孔性阑尾炎和阑尾周围脓肿四种类型，大多数患者能获得良好的治疗效果。

二、中医病因病机

从中医临床角度来看，本病病机较为复杂，外伤、内感均可导致，多为肠胃部运化功能失职，湿热邪毒内壅于肠而发。外邪侵袭，壅热肠腑；饮食不节，损及脾胃；饱食后暴急奔走或忧思恼怒，气机受阻等，导致肠腑传导失职，气血瘀滞，败血浊气壅遏，湿热积滞肠间，发而为肠痈。如热毒过盛，则败肉腐败，化而为脓。

（1）暴饮暴食，嗜食肥甘厚味，或食生冷不洁之物，以致损伤肠胃，导致肠道功能失调，传导失司，糟粕积滞，生湿生热，导致气血不和，留为败瘀，混积湿热搏结于肠间而成肠痈。

（2）外邪侵入肠中，经络受阻，邪气入里化热，热结成痈。

（3）精神因素导致气机不畅，影响肠道正常活动，以致气血乖违，日久化热成痈。

（4）外伤导致气滞血瘀，肠道传化不利，败血浊气壅结，因而成痈。

三、诊断与鉴别诊断

（一）疾病诊断要点

（1）发病特点：起病急骤，每见于脾胃运化失司，或外感，或内伤，或外伤导致湿热邪毒内壅于肠而发。

（2）证候特点：情绪紧张，痛苦面容，蜷缩体位，临床多以转移性右下腹疼痛为典型临床表现，多伴有恶寒发热，恶心呕吐，口中臭秽，便秘，腹胀等症状。腹部触诊可见腹肌紧张，右下腹压痛、反跳痛，右下腹皮肤感觉过敏等体征，脉迟紧或弦略数提示血脉瘀阻，脉弦数或滑数提示湿热郁结，脉弦滑数或洪大而数提示热毒炽盛，脉沉细而数提示热伤阴阳。

（3）辅助检查：血常规常提示白细胞计数及中性粒细胞比例升高。腹部平片提示升结肠区肠管积气扩张。

（二）中医诊断要点

（1）气滞血瘀：初为脘腹闷胀，绕脐疼痛阵作，随即转移至右下腹，按之痛剧，腹皮微急，恶心欲吐，嗳气纳呆。不寒不热或微热，或恶寒，大便正常或便秘，尿清或黄。舌质正常或暗红，舌苔薄白或微黄，脉迟紧或弦略数。

（2）湿热蕴结：腹痛较剧，右下腹硬满，按之内痛，或可扪及有压痛之肿块。伴有发热，口干渴，汗出，便秘尿赤。或伴有身热不扬，头昏重，呕恶胸闷，腹胀痛，便溏不爽，尿黄浊。舌质红，苔黄干，脉弦数。或舌红苔黄腻，脉滑数。

（3）热毒炽盛：腹痛更甚，弥漫全腹，腹皮硬、手不可近。热毒伤阴者，伴有高热持续不退、时时汗出，烦渴欲饮，面红目赤，唇干口臭，呕吐不食，两眼凹陷，大便秘结，或似痢不爽，小便短赤，或频数似淋。舌质红绛而干，苔黄厚干燥，或黄腻，脉弦滑数或洪大而数。热毒伤阴损阳者，见发热不高，或不发热，精神萎靡，肢冷自汗，气促；舌质淡而干，苔多薄白，脉沉细而数。肠结腑实者，见全腹膨胀，呕吐频频，无排气排便。

（三）西医诊断要点

（1）腹痛：典型的急性阑尾炎开始有中上腹或脐周疼痛，数小时后腹痛转移并固定于右下腹，及转移性右下腹疼痛，但是无典型的转移性右下腹疼痛史并不能除外急性阑尾炎。阵发性或持续性胀痛和钝痛提示为单纯性，持续性剧痛提示为化脓性或坏疽性，持续剧痛波及中下腹或两侧下腹，常为阑尾坏疽穿孔的征象。有时阑尾坏疽穿孔，腹痛反而有所缓解，但这种疼痛缓解的现象是暂时的，且其他伴随的症状和体征并未改善，甚至有所加剧。

（2）胃肠道症状：早期为反射性胃痉挛导致的恶心、呕吐，后期则因为并发腹膜炎、肠麻痹出现腹胀和持续性呕吐。

（3）发热：一般只有低热，无寒战，化脓性阑尾炎一般亦不超过38℃。高热多见于阑尾坏疽、穿孔或已并发腹膜炎。

（4）压痛和反跳痛：阑尾压痛点通常位于麦氏（McBurney）点，即右髂前上棘与脐连线的中、外1/3交界处。压痛程度和范围往往与炎症的严重程度相关。

（5）腹肌紧张：为渗出波及腹膜导致腹膜炎引发。

（6）结肠充气试验：先以一手压住左下腹降结肠区，再用另一手反复按压其上端，患者诉右下腹痛为阳性，对于有下腹腹痛拒按的患者体检较为适用。

（7）腰大肌试验：患者取左侧卧位，右下肢向后过伸，引起右下腹痛者为阳性，可用于判定盲肠后位阑尾炎。

（8）闭孔肌试验：患者取仰卧位，右腿前屈90°，引起右下腹痛为阳性，可用于判定盆位阑尾炎。

（9）直肠指检：盆位阑尾炎直肠右前壁处有触痛，直肠周围积脓时直肠周围有饱满感。有助于除外盆腔及子宫附件炎性病变。

（10）皮肤感觉过敏：右髂嵴最高点、右耻骨嵴及脐构成的三角区（Sherren 三角）皮肤感觉过敏现象，阑尾坏疽穿孔皮肤感觉过敏现象即消失。

（四）鉴别诊断要点

（1）肠结：肠结的诊断相对较容易，因气滞、寒凝、热结、血瘀、湿阻、食积、虫团、外伤而导致的，具备腹痛、腹胀、呕吐、便闭及肛门排气停止临床表现的，即可诊断为肠结。

（2）腹痛：常见于慢性疾病的急性发作期，多见于内科疾病，患者可有腹痛症状，但无明显的腹肌紧张，压痛及反跳痛。

（3）西医鉴别诊断：主要与之相鉴别的疾病有以下几种。急性上消化道溃疡穿孔同时伴有上腹压痛，腹肌紧张，伴见上消化道溃疡病史，X 线提示膈下游离气体，腹腔穿刺可见血性液体。右侧输尿管结石呈阵发性绞痛，向会阴部放射，右肾区叩击痛，尿常规中可见红细胞，B 超及腹部平片发现右侧输尿管结石。急性肠系膜淋巴结炎多见于儿童，伴见上呼吸道感染病史，发热早，可触及肿大的淋巴结。异位妊娠破裂有停经史，妊娠试验阳性，伴见失血症状，腹腔或阴道后穹隆穿刺可抽出血性积液。卵巢滤泡或黄体破裂多发生于两次月经期之间，其他表现似异位妊娠。卵巢囊肿蒂扭转病可触及右下腹部肿块史，腹部或阴道内诊可扪及囊性肿块，触痛明显。急性输卵管炎或盆腔炎有白带增多史，腹痛常伴有腰痛，后穹隆穿刺可抽出脓液，B 超探查有液性暗区。

四、治　疗

（一）急救治疗

（1）通常采取半卧位和坐位，以减小胃肠道压力，促进胃肠道功能恢复，并且可以使炎症渗出局限于右下腹，促进吸收，减少并发症。禁食水，缓解胃肠道张力。保证呼吸，可使用鼻导管吸氧。监测生命体征及病情变化，以便于及时应对病情变化。

（2）开放静脉通路，注意补充各种维生素及微量元素，便于患者在禁食状态下的营养摄入，增强患者抗病能力。

（3）合理使用抗生素，促进炎症局限和吸收。

（4）清热消瘀散结：可使用大黄牡丹汤鼻饲。配合针灸，选用足三里、三阴交。留针 30 ～ 60min，10min 行针一次，中度刺激，间接捻转。也可使用大黄、芒硝中脘、神阙穴位贴敷。

（5）完善各项相关检查，必要时手术治疗。

（二）中医辨证救治

1. 气滞血瘀

症状：初为脘腹闷胀，绕脐疼痛阵作，随即转移至右下腹，按之痛剧，腹皮微急，恶心欲吐，嗳气纳呆。不寒不热或微热，或恶寒，大便正常或便秘，尿清或黄。舌质正常或暗红，舌苔薄白或微黄，脉迟紧或弦略数。

治法：化瘀行滞，清热解毒。

代表方：大黄牡丹汤。

常用药：生大黄、牡丹皮、桃仁、厚朴、红藤、蒲公英、赤芍。

加减：大便次数增多者，改生大黄为制大黄。

2. 湿热蕴结

症状：腹痛较剧，右下腹硬满，按之内痛，或可扪及有压痛之肿块。伴有发热，口干渴，汗出，便秘尿赤。或伴有身热不扬，头昏重，呕恶胸闷，腹胀痛，便溏不爽，尿黄浊。舌质红，苔黄干，脉弦数。或舌红苔黄腻，脉滑数。

治法：清热化湿，通里攻下。

代表方：薏苡附子败酱散。

常用药：生大黄、红藤、败酱草、蒲公英、生薏苡仁、白花蛇舌草、黄柏、厚朴、冬瓜仁。水煎服。

加减：大便燥结者，加芒硝（冲服）。阑尾包块形成者，加桃仁、赤芍。湿热重者，加黄连、黄芩。湿重者加藿香、佩兰。瘀滞重者，加当归、莪术。

3. 热毒炽盛

症状：腹痛更甚，弥漫全腹，腹皮硬、手不可近。热毒伤阴者，伴有高热持续不退、时时汗出，烦渴欲饮，面红目赤，唇干口臭，呕吐不食，两眼凹陷，大便秘结，或似痢不爽，小便短赤，或频数似淋。舌质红绛而干，苔黄厚干燥，或黄腻，脉弦滑数或洪大而数。热毒伤阴损阳者，见发热不高，或不发热，精神萎靡，肢冷自汗，气促；舌质淡而干，苔多薄白，脉沉细而数。肠结腑实者，见全腹膨胀，呕吐频频，无排气排便。

治法：清热解毒。

代表方：大承气汤。

常用药：生大黄、玄明粉（冲服）、枳实、厚朴、牡丹皮、金银花、蒲公英、红藤、败酱草、生薏苡仁、白花蛇舌草、赤芍、莱菔子。水煎服。

加减：热毒伤阴者，加鲜生地黄、玄参、天花粉。热毒伤阴损阳，下利无度者，去玄明粉，加制附子、炮姜、白术，生大黄改熟大黄。呕吐不食者，加黄连、姜半夏。小便不利者，加车前子（包煎）。

五、预防调护

1. 预防

（1）对于已有腹痛，应积极治疗，予以健脾益气、疏肝和胃、活血化瘀、清热解毒、润肠通便等。

（2）畅达情志，调理气机，避免相关疾病。

（3）调理饮食，避免寒凉、辛辣刺激及饮食不节。

2. 调护

（1）注重早期下床活动，以促进胃肠道功能恢复。

（2）本病应注意秉承阶段性及病证的动态变化。监测生命体征，如出现体温降低，精神萎靡，肢冷自汗，气促等症状则显示热伤阴阳。见全腹膨胀，呕吐频频，无排气排便则显示肠结腑实者。

（3）肠痈患者一般早期积极治疗，均可治愈。但如已进入毒热期，部分患者正虚不支，邪毒内陷，造成脱证、心力衰竭、肺功能衰竭、肾衰竭、神昏等危象，预后不良。该病如日后调摄不当，复发率较高。

六、历代医家有关论述

《外科正宗·肠痈论》："夫肠痈者，皆湿热、瘀血流入小肠而成也。又由来有三：一、男子暴急奔走，以致肠胃传送不能舒利，败血浊气壅遏而成者一也；二、妇人产后，体虚多卧，未经起坐，又或坐草艰难，用力太过，育后失逐败瘀，以致败血停积，肠胃结滞而成者二也；三、饥饱劳伤，担负重物，致伤肠胃，又或醉饱、房劳过伤精力，或生冷并进以致气血乖违，湿动痰生，多致肠胃痞塞，运化不通，气血凝滞而成者三也。总之，初起外症发热恶寒，脉芤而数，皮毛错纵，腹急渐肿，按之急痛，大便坠重，小便涩滞若淋甚者，脐突腹胀，转侧水声，此等并见则内痈已成也。初起未成时，小腹殷殷作痛，俨似奔豚，小便淋涩者，当大黄汤下之，瘀血去尽自安。体虚脉细不敢下者，活血散瘀汤和利之。已成腹中疼痛，胀满不食，便淋刺痛者，薏苡仁汤主之。腹濡而痛，小腹急胀，时时下脓者，毒未解也，用牡丹皮汤治之。如脓从脐出，腹胀不除，饮食减少，面白神劳，此皆气血俱虚，宜八珍汤加牡丹皮、肉桂、黄、五味子敛而补之。如积袭日久，因循不识此症，误作胀病治之，以致毒攻五内，肠胃受伤；或致阴器攻烂，腐靥黑斑，色败无脓，每流污水，腹连阴痛，烦躁不止，身热口干，衾帏多臭，卧房难进者，凡犯之俱为不治证。宜斟酌之。”

《金匮要略·疮痈肠痈浸淫病脉证并治》：“诸浮数脉，应当发热，而反洒淅恶寒，若有痛处，当发其痈。师曰，诸痈肿，欲知有脓无脓，以手掩肿上，热者为有脓，不热者为无脓。肠痈之为病，其身甲错，腹皮急，按之濡，如肿状，腹无积聚，身无热，脉数，此为肠内有痈脓。”

《素问·厥论》：“少阳厥逆……发肠痈不可治，惊者死。”

《千金方衍义》：“此为《金匮》薏苡附子败酱散之变方，以治脓成脉数不可下之证。虑附子助热，易以牡丹；又因败酱难觅，易以瓜瓣；更加桃仁以助牡丹之力。”

《备急千金要方》：“屈两肘，正灸肘头头骨各百壮，则下脓血即瘥”。

《外科大成》：“小肠痈之发，必先关元穴隐痛不已（穴在脐下三寸），初起发热恶风，脉芤而数，腹急肿痛，大便坠，小便涩，久则腹胀下淋，转侧有水声者，内痈成也。由饱食负重，或醉饱入房，或产难努力，或暴急奔走，致令气血壅遏，周旋失度，凝滞而成。如失治则流注关节，变为败症矣。大肠痈之发，必先天枢穴隐痛不已（穴在脐旁二寸），右边痛甚，脉则右寸洪数，治与内痈及小肠痈同法。”

本节案例请扫码

第二节　肠　　结

一、概　　述

肠结为外科常见、多发疾病，是指肠道闭结不通者，病死率较高，相当于现代医学中急性肠梗阻，首见于张锡纯《医学衷中参西录·医方·治燥结方》。本病多因腹部手术损伤，或过食生冷硬物，使肠体活动异常而搏结不通，气机阻塞所致，是以腹痛、呕吐、腹胀、便秘为主要表现的内脏痹病类疾病。

现代医学认为，急性肠梗阻是一种外科常见急腹症，以腹痛、呕吐、腹胀与停止排便、排气为主要表现。本病病因复杂，临床症状根据梗阻发生原因、所在部位、肠壁有无血运障碍、病变程度与进程的不同而不同，病情发展迅速，处理不当可造成严重后果。

二、中医病因病机

从中医临床角度来看，本病多因气滞、血瘀、寒凝、热结、湿阻、食积、虫团及金刃等致病因素客于肠间。清浊相混，糟粕内停是其因；腑气不降，气机失调，壅遏上逆是其机；腑气不通，发为便闭是其果。六腑者以通为用，以降为顺，泻而不藏。肠腑气机不利，壅遏横逆，气机逆乱则痛；腑气不降上逆为呕；清浊相混，糟粕内停则胀，壅塞不通则发便闭。甚则化热灼伤肠络或肠络瘀阻而发厥、脱之证。

（1）外感时邪，湿热、寒邪、疫毒等时邪自口而入，搏结肠腑，气机阻遏，上逆则为呕，横窜则为痛，痛无定处。或寒凝肠腑，寒性收引，寒邪凝滞，血不得散，少腹拘急引痛，喜温喜按，反复发作。或阳明腑实，热结郁闭，壅塞不通，则可见痞、满、燥、实，日晡潮热，头汗出，不大便。或湿阻中焦，水饮内停，频繁呕吐，腹胀如鼓，缠绵难愈。

（2）饮食不节，食积中焦，或贪食、偏食而导致柿石、胃石、肉石形成，阻塞肠道，腑气不通，腹痛骤发，上下移行，无矢气，便闭。

（3）肠腑素体虚弱气机失调，清浊相混，糟粕内停，气为血之帅，血随气行，气结则血凝，血瘀肠腑而成肠结，或邪伤肠络致肠壁受损，腹痛剧烈，痛有定处。

（4）肠中有蛔，相互纠结成团，壅塞肠间，而生肠结。

（5）腹部大手术后，气机失和，或瘀血、邪毒滞留腹中，瘀闭肠腑，腹胀如鼓，腹痛隐隐，无矢气，便闭。

三、诊断与鉴别诊断

（一）疾病诊断要点

（1）发病特点：本病起病或急或缓，多因气滞、寒凝、热结、血瘀、湿阻、食积、虫团、外伤而导致。

（2）证候特点：具备腹痛、腹胀、呕吐、便闭及肛门排气停止临床表现的，即可诊断为肠结。早期脉为弦紧、沉弦或弦细，迁延日久可有弦滑、滑浮或细数。

（3）辅助检查：血常规常提示白细胞计数及中性粒细胞比例升高。腹部平片提示肠管积气扩张，或出现液气平面，或出现肠型。

（二）中医诊断要点

（1）气机壅滞：腹胀如鼓，腹中转气，腹痛时作时止，痛无定处，恶心，呕吐，无矢气，便闭。舌淡，苔薄白，脉弦紧。

（2）实热内结：腹胀，腹痛拒按，口干口臭，大便秘结，或有身热，烦渴引饮，小便短赤。舌红，舌苔黄腻或燥，脉滑数。

（3）脉络瘀阻：发病突然，腹痛拒按，痛无休止，痛位不移，腹胀如鼓，腹中转气停止，无矢气，便闭。舌红有瘀斑，苔黄，脉弦涩。

（4）气阴两虚：腹部胀满，疼痛，忽急忽缓，喜温喜按，恶心呕吐，大便不通，乏力，面白无华，或有潮热盗汗。舌淡或红，苔白，脉细弱或细数。

（三）西医诊断要点

（1）腹痛：阵发性绞痛提示单纯性肠梗阻；持续性腹痛有阵发性加剧提示绞窄性肠梗阻，持续性胀痛则提示麻痹性肠梗阻。

（2）呕吐：高位小肠梗阻，呕吐出现较早而频繁；低位小肠梗阻，呕吐迟，常为粪样物；结肠梗阻呕吐较轻或无呕吐。

（3）腹胀：高位小肠梗阻无明显腹胀，麻痹性肠梗阻和低位小肠梗阻为均匀性全腹胀，结肠梗阻多为周边性腹胀，绞窄性肠梗阻为不对称性腹胀。

（4）排便、排气停止：急性完全性肠梗阻可出现此类症状，对于不完全性肠梗阻则会出现排便性状改变，仍可有少量排便、排气。

（5）腹部检查：可见肠型和蠕动波，轻度压痛，多无腹膜刺激征，存在腹腔渗液时腹部叩诊可见移动性浊音。可闻及肠鸣音亢进或减弱、消失。

（6）直肠指检：直肠肿瘤所引起的结肠梗阻可触及肿块。

（7）实验室检查：血常规可见血液浓缩，血清电解质提示酸碱平衡失调和水电解质紊乱。呕吐物和粪便常规可见大量红细胞或隐血试验阳性。

（8）X线检查：可见多数液平面及胀气肠襻。

（四）鉴别诊断

（1）腹痛：常见于慢性疾病的急性发作期，多见于内科疾病，患者可有腹痛症状，但无明显的腹肌紧张、压痛及反跳痛。

（2）肠痈：有明显转移性右下腹疼痛，疼痛部位定位准确，但临床两者可合并出现。

（3）西医鉴别诊断：依据典型临床表现诊断本病并不困难，但是需要在诊断中鉴别肠梗阻的类型，以方便选择治疗方案。是机械性还是功能性？功能性肠梗阻所有肠管呈均匀性胀气，机械性肠梗阻肠襻胀气程度多不一致，并且两者肠鸣音改变不同，功能性肠梗阻肠鸣音减弱或消失，机械性肠梗阻肠鸣音亢进，呈高调金属样改变。是单纯还是绞窄性？绞窄性肠梗阻腹痛急剧，压痛固定，腹肌紧张明显，肠鸣音先亢后减弱，单纯性肠梗阻则无此类表现。是小肠梗阻还是结肠梗阻？低位小肠梗阻腹中部腹胀，结肠梗阻腹胀在腹部周围，X线较容易区分。是完全性肠梗阻还是部分性肠梗阻？急性完全性肠梗阻可见排气排便消失，而不完全性肠梗阻则会出现排便性状改变，仍可有少量排便、排气。

四、治　　疗

（一）急救治疗

（1）通常采取半卧位和坐位，以减小胃肠道压力，促进胃肠道功能恢复，并且可以使炎症渗出局限于右下腹，促进吸收，减少并发症。禁食水，缓解胃肠道张力。胃肠减压，在于减轻腹胀，降低肠腔压力，便于肠管休息，促进肠管恢复；也可以经胃管给药；并防止呕吐，预防吸入性肺炎。保证呼吸，可使用鼻导管吸氧。监测生命体征及病情变化，以便于及时应对病情变化。

（2）开放静脉通路，注意补充各种维生素及微量元素，便于患者在禁食状态下的营养摄入，增强患者抗病能力，纠正水、电解质代谢紊乱及酸碱平衡失调。

（3）合理使用抗生素，促进炎症局限和吸收。

（4）消瘀散结，行滞通便：可使用承气汤鼻饲。配合针灸，选用足三里、大肠腧、内关。留针30～60min，10min行针一次，中度刺激，间接捻转。也可使用大黄、芒硝中脘、神阙穴位贴敷。

（二）中医辨证救治

1. 气机壅滞

症状：腹胀如鼓，腹中转气，腹痛时作时止，痛无定处，恶心，呕吐，无矢气，便闭。舌淡，苔薄白，脉弦紧。

治法：行气导滞，理气通便。

代表方：厚朴三物汤。

常用药：厚朴、生大黄、炒枳实、炒莱菔子、砂仁、川楝子、炙甘草等。

加减：伴有胁肋疼痛明显者，加川楝子、延胡索；腹窜痛，攻冲不定，加木香、乌药、沉香、郁金；腹胀痛而引少腹睾丸者，加橘核、荔枝核、小茴香等；腹痛而肠鸣者，加陈皮、香附、大腹皮。

2. 实热内结

症状：腹胀，腹痛拒按，口干口臭，大便秘结，或有身热，烦渴引饮，小便短赤。舌红，舌苔黄腻或燥，脉滑数。

治法：泄热导泻，通里攻下。

代表方：大承气汤。

常用药：生大黄、炒枳实、芒硝、厚朴、黄芩、延胡索、白芍、甘草等。

加减：热毒伤阴者，加鲜生地黄、玄参、天花粉。热毒伤阴损阳，下利无度者，去玄明粉，加制附子、炮姜、白术，生大黄改熟大黄。呕吐不食者，加黄连、姜半夏。小便不利者，加车前子（包煎）。

3. 脉络瘀阻

症状：发病突然，腹痛拒按，痛无休止，痛位不移，腹胀如鼓，腹中转气停止，无矢气，便闭。舌红有瘀斑，苔黄，脉弦涩。

治法：活血化瘀，行气通便。

代表方：桃仁承气汤。

常用药：桃仁、丹参、单归、生大黄、炒枳实、厚朴、延胡索、白芍、炙甘草等。

加减：外有热，加柴胡；在上，加桔梗、苏木；在下，加牛膝；两胁并小腹硬满痛者，加青皮、川芎、当归尾、芍药，痛甚加延胡索、红花；血未下，加童便、姜汁少许。

4. 气阴两虚

症状：腹部胀满，疼痛，忽急忽缓，喜温喜按，恶心呕吐，大便不通，乏力，面白无华，或有潮热盗汗。舌淡或红，苔白，脉细弱或细数。

治法：益气养阴，润肠通便。

代表方：新加黄龙汤。

常用药：麻子仁、苦杏仁、生大黄、枳实、厚朴、太子参、生地、麦冬、当归、黄芪、甘草等。

加减：痛甚加桃仁、红花；液亏加桃仁、郁李仁；气虚甚加白术、山药。

五、预防与调护

1. 预防

（1）对于饮食不规律者，应积极治疗，予以健脾益气、疏肝和胃、活血化瘀、清热解毒、润肠通便等。

（2）畅达情志，调理气机，避免相关疾病。

（3）调理饮食，避免寒凉、辛辣刺激及饮食不节。

（4）依据肠梗阻发生的原因，有针对性采取某些预防措施，可有效地防止、减少肠梗阻的发生。对患有腹壁疝的患者，应予以及时治疗，避免因嵌顿、绞窄造成肠梗阻。

（5）加强卫生宣传、教育，养成良好的卫生习惯，预防和治疗肠蛔虫病。

（6）腹部大手术后及腹膜炎患者应很好地胃肠减压，手术操作要轻柔，尽力减轻或避免腹腔感染。

（7）早期发现和治疗肠道肿瘤。

（8）腹部手术后早期活动。

2. 调护

（1）注重早期下床活动，以促进胃肠道功能恢复。

（2）监测生命体征，注意动态变化。

（3）肠结虽经治疗，仍有一定的病死率，老年人合并症多，病死率也较高。手术是否及时，对患者的生命也有影响，所以早期诊断与及时手术是治疗肠结减少病死率的关键。

六、历代医家有关论述

《沈氏尊生书》："大便秘结肾病也。经曰：北方黑水，入通于肾，开窍于二阴，盖以肾主五液，津液盛，则大便调和。"

《肘后备急方》："若要长生，肠中常清，若要不死，肠无燥屎。"

《兰室秘藏·大便结燥》："夫肾主五液，津液润则大便如常，若饥饱失节，劳役过度，损伤胃气及食辛热味厚之物而助火邪，伏于血中，耗散真阴，津液亏少，故大便燥。"

《诸病源候论·大便难候》："大便不通者，由三焦五脏不和，冷热之气不调，热气偏入肠胃，津液竭燥，故令糟粕痞结，壅塞不通也。"

《素问玄机原病式》："俗作秘，大便涩滞。热耗其液，则粪坚结，而大肠燥涩紧敛故也。谓之风热结者，谓火甚制金，不能平木，则肝木自旺故也。"

《类证活人书》："问：手足冷而大便秘，小便赤，或大便黑色，脉沉而滑。曰：此阳证似阴也。"

《石室秘录》："大便闭结者，人以为大肠燥甚。谁知是肺气燥乎？肺燥则清肃之气不能下行于大肠。"

《医学正传·秘结》："原其所由，皆房劳过度，饮食失节，或恣饮酒浆，过食辛热，饮食之火起于脾胃，淫欲之火起于命门，以致火盛水亏，津液不生，故传道失常，渐成结燥之证。"

《杂病广要》："……大抵治病必究其源，不可一概用巴豆、牵牛之类下之，损其津液，燥结愈甚。"

《医宗必读·大便不通》："如妄以峻利药逐之，则津液走，气血耗，虽暂通而即秘矣。每见江湖方士，轻用硝黄者十伤四五，轻用巴豆者十伤七八，不可不谨也，或久而愈结，或变为肺痿吐脓血，或饮食不进而死。"

《保生秘要》："以舌顶上腭，守悬雍，静念而液自生，俟满口，赤龙搅动，频漱频吞，所降直下丹田，又守静咽数日，大肠自润，行后功效。"

本节案例请扫码

第三节 急性创伤

一、概　论

急性创伤是指机械性致伤因子作用机体所造成的损伤，为暴力作用造成机体的组织连续性破坏和相关脏器功能的障碍。其多发生于青壮年，常见于交通事故和工伤。我国的创伤医学有着悠久的历史。19 世纪以前，是中医创伤（主要是中医骨伤科）的历史。19 世纪后，西医传入我国，并得到迅速发展，因而形成中医和西医创伤医学的两套体系。新中国成立后，在中西医结合治疗骨折和其他创伤方面有了很大成绩，并有专著出版。目前，中医创伤学和西医创伤学既各自保存自身的理论和体系，又相互渗透、补充，逐步形成了具有我国特色的创伤外科学。创伤是现代社会中一个很大的被困扰的问题，随着社会的进步和经济的发展，创伤医学所担负的责任也更为重大，做好创伤的防治工作需要许多现代人的不断努力和全社会的关注。

（一）分类

1. 按伤口是否开放分类　依体表结构的完整性是否受到破坏，可将创伤分为开放性和闭合性两大类。一般开放性创伤易于诊断，但易发生伤口污染以至感染；闭合性创伤诊断有时相对困难（如某些内脏伤），多数闭合性创伤感染不明显，但某些情况下如肠破裂，也可能发生严重的腹腔感染。

2. 按致伤部位分类　人体各部位的组织器官各有结构和功能的特点，受伤后病理改变各不相同，需要区别对待。一般可按大部位分为颅脑伤、胸部伤、腹部伤、肢体伤等。诊治时更需要进一步区分受伤的组织器官，如软组织损伤、骨折、脱位、内脏破裂等。

3. 按致伤因子分类　致伤原因与创伤病理改变密切相关，故常按此分类。如锐器所致的刺伤、切割伤等；钝器暴力所致的挫伤、挤压伤；切线动力所致的擦伤、撕裂伤等；子弹、弹片等所致的火器伤；高压高速气浪所致的冲击伤，等等。

4. 按伤情轻重区分　按伤情轻重区分是指依组织器官的破坏程度及其对全身的影响大小而定。若有胸内、腹内或颅内的器官损伤，呼吸、循环、意识等重要生理功能发生障碍，均属重伤。为了区分伤情轻重，专科和研究者常用设定若干指标的评分法。

（二）临床表现

（1）全身情况的检查可采取临床的一般检查步骤。应注意患者的精神状态，适当劝慰以缓解其紧张情绪，取得医患间的合作。如果发现下列任何一项或一项以上表现，必须进一步检查：体温过低，意识失常，呼吸急促或困难，脉搏微弱、脉率过快或失律，收缩压或脉压过低，面色苍白或口唇、肢端发绀等。

（2）根据病史或某处突出的体征，详细检查，例如，头部伤需观察头皮、颅骨、瞳孔、耳道、鼻腔、反射、肢体运动和肌张力等；腹部伤需观察触痛、腹肌紧张、反跳痛、移动性浊音、肝浊音区、肠鸣音等；四肢伤需观察肿胀、畸形或异常活动、骨擦音或骨导音、肢端脉搏等。

（3）对于开放性损伤，必须仔细观察伤口或创面，注意其形状、出血、污染、渗出物、创道位置等。但对伤情较重者，伤口的详细检查应在手术室内实施，以保障患者安全。

（三）辅助检查

（1）诊断性穿刺检查：主要为了观察体腔内改变，如血胸、气胸、血腹，判断内脏器官有无损伤。穿刺抽出血液、气体等，一般表示内脏器官发生破裂。但可能有技术失误或判断差错。例如，腹腔穿刺，可能刺入胀气的肠管吸出肠内容物，被误认为肠破裂；抽出血液者可能为腹膜后出血，但被认为腹腔内脏器破裂。有时，穿刺抽吸阴性并不能完全排除脏器损伤，可能是脏器损伤早期出血不多，或因为血凝块堵塞针头。但试验穿刺简捷可行，无需特殊设备，故常用于闭合性创伤。为了减少误差，除了注意操作，还可借助超声波检查的引导，或改变穿刺点，或定时再次穿刺，或穿刺后置入导管，以提高诊断准确性。

试验穿刺可能造成副损伤，如出血、内脏穿破等，并可能使细菌沾染深部，因此，应慎重选择适应证和用正确的操作方法。

（2）影像学检查：对创伤有重要的诊断价值。一般较常用的是X线摄片或透视及超声波检查，两者有可移动式装置更便于床边检查。X线检查最适用于骨折、脱位、金属异物存留和胸、腹腔的游离气体等。B超适用于检查肝、脾、肾等实质器官和局部积液等，并可指引穿刺点。如果腹壁有创口、胃肠明显扩张或过于肥胖，超声检查腹内病变的准确性受限，故不适宜。

计算机体层扫描（CT）能显示体内多种组织器官的断层影像。对创伤而言，主要用以检查颅脑的改变；其他部位受伤后，宜先考虑用普通X线或超声波的检查法，需要时选用CT。磁共振成像（MRI）也能显示体内组织器官，且成像近似解剖图形。对脊髓和眶后、颅窝、骨盆底等处组织的伤后改变，MRI有诊断优越性。但如有金属异物存留，勿用此法检查。

此外，有的血管损伤需用血管造影方法检查，以帮助鉴别诊断或提供手术处理的参考。核素示踪法虽能帮助诊断某些创伤，但在临床上不够实用。

（3）导管术检查：插入导尿管，可帮助诊断泌尿系损伤，如尿道断裂、膀胱损伤等。有的腹部和胸部的创伤，可将导管置入体腔内，动态地观察内脏出血或破裂，但应防止外加污染。

（四）诊断

（1）病史询问

1）致伤原因：常关系到创伤的病变。

2）伤后症状及其演变过程：受伤部位一般都发生疼痛；但神经系统受伤后失去知觉甚至意识；并发深度休克时患者常不自诉疼痛。

3）既往史：注意与诊治创伤有关的病史。

（2）体格检查：应注意患者的精神（心理）状态，适当劝慰以缓解其紧张情绪，取得医患间的合作。

（3）辅助检查：有一定的诊断意义，然而应当选择必需的项目，以免增加伤员的痛苦和浪费时间、人力和物资。

（4）检查创伤的注意事项

1）发现危重情况如窒息、大出血等，必须立即抢救，不应单纯为了检查而耽误抢救时机。

2）检查步骤应尽量简捷，询问病史和体格检查可以同时进行。检查动作必须谨慎轻巧，切勿在检查中加重损伤。

3）重视症状明显的部位，同时应仔细寻找比较隐蔽的损伤。例如，左下胸部伤有肋骨骨折和脾破裂，肋骨骨折疼痛显著，而脾破裂早期症状可能被掩盖，但其后果更为严重。

4）接受多个患者时，不可忽视不出声的患者。因为有窒息、深度昏迷等的患者已不能呼唤呻吟。

5）一时难以诊断清楚的损伤，应在对症处理过程中密切观察，争取及早诊断。

（五）治疗

治疗原则：维持生命体征，控制创伤加重和继发性损伤，挽救生命。

1.现场急救 必须在受伤现场进行急救的急症包括心脏呼吸骤停、窒息、张力性及开放性气胸、大出血和休克等；常用的急救技术主要有复苏、通气、止血、包扎、固定和搬运等。

（1）心肺脑复苏。

（2）解除呼吸道阻塞。常用方法：①手掏法，适用于口腔内异物堵塞。②抬下颌法，适用于颅脑伤舌根后坠及深度昏迷而窒息者。③环甲膜穿刺或切开法。④气管内插管或气管切开。

（3）控制出血：常用的止血方法有指压法、加压包扎法、填塞法和止血带法等。

（4）包扎：目的是保护伤口、减少污染、压迫止血、固定骨折及关节并止痛。最常用的材料是绷带、三角巾和四头带。

（5）固定：骨关节损伤时必须固定制动，以减轻疼痛，避免骨折端损伤血管和神经，并有利于防治休克和搬运后送；较重的软组织损伤也应局部固定制动。

（6）搬运：多采用担架或徒手搬运。

2. 院内治疗

（1）急救程序，分为五个步骤：①掌握呼吸、血压、心率、意识和瞳孔等生命体征状况，检查伤部，迅速评估伤情。②对生命体征发生的重要改变应迅速作出反应，如进行心肺脑复苏、抗休克及外出血的紧急止血等。③重点询问受伤史，分析受伤情况，进行细致的体格检查。④实施各种诊断性穿刺或妥善安排必要的辅助检查。⑤进行确定性的治疗，如各种紧急手术等。

（2）判断伤情。根据创伤分类方法及指标进行伤情判断和分类，常分三类。

1）致命性创伤：如危及生命的大出血、窒息、开放性或张力性气胸，对这类患者只能做短时的紧急复苏，就地手术治疗。

2）生命体征尚平稳的患者：如不会立即影响生命的刺伤、火器伤或胸腹部伤，可观察或复苏1～2h，争取时间进行交叉配血及必要的检查，同时做好手术准备。

3）潜在性创伤：损伤性质尚未明确，有可能需要手术治疗，应继续密切观察，并做进一步检查。

（3）维持重要的脏器功能

1）呼吸支持：维持呼吸道通畅，必要时行气管插管或气管切开。张力性气胸需行穿刺排气或闭式引流，开放性气胸封闭伤口后行闭式引流。如有多根肋骨骨折引起反常呼吸时，可先用加垫包扎或肋骨牵引以限制部分胸廓浮动，再行肋骨固定。发生外伤性膈疝可先插入气管导管行人工呼吸，再行手术整复。此外，应保持足够有效的氧气供应。

2）循环支持：主要是积极抗休克。对循环不稳定或休克患者应建立一条以上静脉输液通道，可考虑做锁骨下静脉或颈内静脉穿刺；应尽快恢复有效循环血量，维持循环的稳定；在扩充血容量的基础上，可酌情使用血管活性药物；髂静脉或下腔静脉损伤和腹膜后血肿者，禁止经下肢静脉输血或输液，以免增加伤处出血；对心搏骤停者应立即行胸外心脏按压及药物或电除颤治疗；心脏压塞者应立即行心包穿刺抽血。

3）镇静止痛和心理治疗：剧烈疼痛可诱发或加重休克，故在不影响病情观察的情况下选用药物镇静止痛；无昏迷和瘫痪的患者可皮下或肌内注射哌替啶75～100mg或吗啡5～10mg止痛。由于患者可有恐惧、焦虑等，甚至个别可发生创伤性精神病，故心理治疗很重要，可使患者配合治疗，利于康复。

4）防治感染：遵循无菌技术原则，并使用抗菌药物，开放性创伤需加用破伤风抗毒素。抗生素在伤后2～6h内使用可起到预防作用，延迟用药则起到治疗作用，需延长用药疗程。对免疫力低下的患者，用药时间需延长，且常需调整药物品种。

5）支持对症治疗：主要是维持水、电解质和酸碱平衡，保护重要脏器功能，并给予营养支持。

二、头部创伤

（一）颅脑损伤的分类

1. 按解剖层次分类

（1）头皮损伤：包括头皮血肿、头皮裂伤、头皮撕脱伤等。

（2）颅骨损伤：根据损伤部位分为颅盖骨折和颅底骨折；根据损伤形式又分为线性骨折和凹陷骨折。

（3）颅内血肿：包括硬膜外血肿、硬膜下血肿、脑内血肿、脑室内出血等。

（4）脑损伤：包括脑震荡、弥漫性轴索损伤、脑挫裂伤、脑干损伤等。

（5）神经损伤：如视神经、听神经损伤后组脑神经损伤等。

（6）脑血管损伤：如外伤性动脉瘤、颈内动脉海绵窦瘘等。

2. 按伤后头皮、硬脑膜是否完整，受损的颅骨、脑组织是否与外界相通分类

（1）开放性损伤。

（2）闭合性损伤。

3. 按病理分类

（1）原发性颅脑损伤：①脑震荡；②弥漫性轴索损伤；③脑挫裂伤；④颅内血肿。

（2）继发性颅脑损伤：①局灶性：脑水肿、脑灌注压下降、脑疝、外伤性癫痫、颅内感染等；②全身性：体循环压下降（创伤性休克）、缺氧、高碳酸血症、高血糖等。

4. 按病程时间分类

（1）急性：1～3天。

（2）亚急性：3天～3周。

（3）慢性：超过3周。

（二）颅脑损伤的分级

颅脑损伤分级的目的是便于制订诊疗常规、评价疗效和预后，并可对伤情进行鉴定等。

1. 按Glasgow昏迷评分（GCS）分级 意识障碍处于13～15分，未超过0.5h者为轻型；9～12分，未超过6h者为中型；3～8分，超过6h者为重型（有人将5分以下列为特重型）。

2. 按伤情轻重分级

（1）轻型（Ⅰ级）：主要指单纯脑震荡，有或无颅骨骨折，昏迷未超过30min，仅有轻度头痛、头晕等自觉症状，神经系统和脑脊液检查无明显改变。

（2）中型（Ⅱ级）：主要指轻度脑挫裂伤或颅内小血肿，有或无颅骨骨折及蛛网膜下腔出血，无脑受压征，昏迷未超过6h，有轻度的神经系统阳性体征或有轻度生命体征改变。

（3）重型（Ⅲ级）：主要指广泛颅骨骨折，广泛脑挫裂伤，脑干损伤或颅内血肿；昏迷超过6h，或意识障碍呈进行性加重，或出现昏迷；有明显的神经系统阳性体征或明显生命体征改变。在重型中又可分出特重型。

（4）特重型（Ⅳ级）：指原发性脑损伤特别严重，伤后立即深昏迷，呈大脑强直状态，或伴有其他部位脏器损伤、休克等情况；或已有晚期脑疝表现，包括双侧瞳孔散大、生命体征严重紊乱，或呼吸已近停止等。

（三）头皮血肿

（1）头皮血肿（scalp hematoma）多因钝器伤所致，按血肿出现于头皮内的具体层次可分为皮下血肿（subcutaneous hematoma）、帽状腱膜下血肿（subgaleal hematoma）和骨膜下血肿（subperiosteal hematoma）三种。

皮下血肿一般体积小，有时因血肿伴有周围组织肿胀隆起，触诊较硬，而血肿中央部分触诊较软，有凹陷感，易误认为伴有凹陷颅骨骨折。头颅X线摄片（特别是颅骨损伤处额切线位）和

CT 可作鉴别。发生帽状腱膜下血肿时，因该层组织疏松，出血易于弥散而可蔓延至整个头部，在小儿及体弱者有时可导致休克或贫血。骨膜下血肿的特点是易发生于婴幼儿，局限于某一颅骨范围之内，以骨缝为界，常见于颅骨和骨膜剥离性损伤之后，如产伤等。

（2）较小的头皮血肿在 1 ～ 2 周可自行吸收，巨大的血肿可能需 4 ～ 6 周甚至更长时间才能吸收。头皮血肿除非较大，一般皆可待其自行吸收。血肿巨大，且长时间不吸收者，因为常伴有未液化的血凝块，单纯的穿刺抽吸效果不好，可在严密消毒下进行引流，并注意预防感染；处理头皮血肿时，更着重于考虑颅骨损伤甚至脑损伤的可能。

（四）头皮裂伤

（1）头皮裂伤（scalp laceration）可由锐器或钝器伤所致。由于头皮血管丰富，出血较多，可引起失血性休克。

（2）发现头皮裂伤，初步检查如能排除开放性颅脑损伤和不稳定性凹陷骨折时，应先压迫止血，将头皮创缘出血处紧压于颅骨，一般可达到减少出血的目的。清创前将伤口周围 2 ～ 5cm 以内头发剃去。因伤口内往往混有头发、泥沙等异物，需用大量灭菌生理盐水、过氧化氢溶液彻底冲洗，然后在无菌条件下仔细检查伤口，彻底清除伤口内异物及严重污染和坏死组织，然后行帽状腱膜和皮肤两层或全层缝合。对皮肤裂伤本身除按照压迫止血、清创缝合原则外。尚应注意：①须检查伤口深处有无骨折和碎片，如果发现有脑脊液或脑组织外溢，须按开放性脑损伤处理；②头皮血供丰富，其清创一期缝合的时限一般允许放宽至 24h。

（五）头皮撕脱伤

（1）头皮撕脱伤（scalp avulsion）多因发辫受机械力牵引，使大块头皮自帽状腱膜下层或连同颅骨骨膜被撕脱所致，有时整个头皮甚至连额肌、颞肌一起撕脱，它可导致失血性休克或疼痛引起的神经源性休克，同时极易并发感染。

（2）治疗上应在压迫止血、防治休克、清创、抗感染的前提下根据撕脱皮瓣的不同情况进行处理：

1）皮瓣未完全脱离而又有良好的血液供应者，应细致清创，剪去挫伤严重的组织，然后行一期缝合，皮下放置引流条或持续低负压引流，加压包扎。

2）若皮瓣血供不良或完全游离且挫伤较重，以及无条件做小血管吻合时，则可将撕脱的头皮切成类似中厚的皮片，植于颅骨骨膜上，缝合后加压包扎。

3）对于骨膜已撕脱者需多处颅骨钻孔，每个骨孔相距约 1cm，骨孔要深达板障层，待骨孔肉芽组织长出后再行植皮。

4）如皮瓣已完全脱落而挫伤不严重，可将皮瓣清洁后，采用显微外科技术行小血管吻合术，然后全层缝合撕脱的头皮。若获成活，可望头皮生长。

（六）颅骨损伤

（1）线形骨折：颅盖部线形骨折的发生率最高，依靠颅骨 X 线和 CT 能确诊。骨折呈线形，可有分支。线形骨折的发生，表明致伤外力在作用瞬间使颅骨的变形超过了其应变范围。单纯线形骨折本身不需要特殊处理，但应警惕是否合并脑损伤和颅内血肿，因为在颅骨发生形变时，尤其在骨折线通过脑膜血管沟或静脉窦所在部位时，有出现硬脑膜外血肿的危险。骨折线通过气窦且伴有硬脑膜撕裂时，为开放性颅脑损伤，可导致颅内积气和脑脊液漏，要注意预防颅内感染。

（2）凹陷骨折：多发生于额、颞、顶骨等颅盖部，可为单纯的内板骨折凹陷，但多数为内外板同时凹入，骨折周围为不规则环形骨折线。成人凹陷骨折多为粉碎性骨折；婴幼儿颅骨较韧有弹性，可出现乒乓球凹陷样骨折。骨折部位的切线位X线，可显示骨折陷入颅内的深度。CT扫描不仅能显示骨折情况，还可了解有无合并脑损伤。

手术治疗的适应证有：①合并脑损伤、颅内血肿或大面积的骨折片塌陷导致颅内压增高有形成脑疝征象，应行急诊开颅去骨瓣减压手术；②凹陷骨折片嵌入脑重要功能区，引起神经功能障碍或可能引起癫痫者，宜早做手术整复；③开放性凹陷骨折，其与颅外相通的碎骨片易导致感染，须全部清除，硬脑膜破裂应予缝合或修补；④美容方面的要求，如发迹线外明显的外形异常。

暂不采取手术的有：①陷入深度不超过0.5cm，颅骨碎片尖端未刺入脑组织，或不在脑功能区，无神经系统症状及体征者；②位于静脉窦处的凹陷骨折，如未引起神经体征或颅内压增高，即使陷入较深，一般也暂不采取手术；必须手术时，术前和术中都需做好处理大出血的准备。

（七）脑震荡

（1）脑震荡是原发性脑损伤中最轻的一种，是颅脑损伤后即刻发生短暂的脑功能障碍及近事遗忘；无肉眼可见的神经病理改变，显微镜下可见神经组织结构紊乱。其发生机制尚有争议，一般认为是脑干网状结构受到损害而引起意识障碍，表现为神志不清或完全昏迷，常为数秒或数分钟，一般不超过半小时。清醒后对受伤发生的时间、地点和伤前的情景都不能记忆，但对伤前较久远的事情尚能记忆，称之为逆行性遗忘（retrograde amnesia）。

患者可有头痛、头晕、疲劳、乏力、畏光、耳鸣、心悸、恶心、呕吐、厌食、失眠、注意力不集中、反应迟钝、思维能力差、血管神经中枢紊乱和自主神经失调等方面的不同症状，短期内可自行好转。神经系统检查可无阳性体征，脑脊液检查无异常，CT检查颅内无异常发现。

（2）治疗以休息调理为主，减少对患者的不良刺激，减轻思想压力，消除患者对脑震荡的顾虑和恐惧心理。另外，可针对患者自主神经功能紊乱给予镇静、补充维生素等治疗。

（八）脑挫裂伤

（1）脑挫裂伤是脑挫伤和脑裂伤的统称，脑挫伤指脑组织遭受破坏较轻，仅在脑实质发生点状出血而软脑膜尚完整；脑裂伤指软脑膜、血管和脑组织同时碎裂，并伴有蛛网膜下腔出血；出血可局限于脑挫伤局部脑池，也可弥散于数个脑池之中。脑挫伤和脑裂伤常同时出现，临床上又不易区别，故常合称脑挫裂伤。好发于着力点部位的直接损伤和对冲部位的对冲伤，以额极、颞极及脑底面多见。小者如点状出血，大者可呈紫红色片状。显微镜下，伤灶中央为血块，周围是碎裂或坏死的皮质组织及星芒状出血。脑挫裂伤继发的脑水肿和伴发颅内血肿更具有临床意义，前者通常属于血管源性水肿，可于伤后早期发生，一般3～7天内发展到高峰，在此期间易发生颅内压增高甚至脑疝。伤灶日后可形成瘢痕、囊肿或脑膜之间的粘连，成为外伤性癫痫（traumatic epilepsy）的原因之一。若蛛网膜与软脑膜粘连，影响脑脊液吸收，可形成外伤性脑积水（traumatic hydrocephalus）。广泛的脑挫裂伤可在数周以后形成外伤性脑萎缩（traumatic brain atrophy）。临床上有时难以将脑挫裂伤和弥漫性轴索损伤作出鉴别。

（2）临床上表现为：①意识障碍：受伤当时立即出现。意识障碍的程度和持续时间与脑挫裂伤的部位、程度、范围直接相关，意识障碍大多数在半小时以上，重症者可长期持续昏迷。少数范围局限的脑挫裂伤，可不出现早期意识障碍。②头痛与恶心呕吐：与颅内压升高、自主神经功能紊乱和外伤性蛛网膜下隙出血等有关，蛛网膜下隙出血可出现脑膜刺激征。③局灶症状与体征：

受伤当时立即出现与病灶相应的神经功能障碍或体征，如运动区损伤出现椎体束征、肢体抽搐或偏瘫，语言中枢受损则出现失语等。④瞳孔改变：严重的脑挫裂伤可继发严重脑水肿和伴发颅内血肿，导致颅内压升高甚至出现小脑幕切迹疝，而致动眼神经麻痹，具体表现为一侧或双侧瞳孔散大、对光反应消失，意识障碍加重；典型者可有 Cushing 综合征表现：心率减慢、呼吸变慢和血压升高（二慢一高）等表现。

影像学检查：目前主要以 CT 扫描为主要手段，必要时辅以 MRI 扫描。CT 已普遍成为颅脑损伤首选的检查方法，CT 检查不仅可了解脑挫裂伤的具体部位、范围及周围水肿的程度，有无合并颅骨骨折及颅内血肿形成、外伤性蛛网膜下腔出血及其范围，外伤后早期脑肿胀，脑室、脑池及其受压移位情况等。

（九）硬脑膜外血肿

（1）硬脑膜外血肿的形成与颅骨损伤有密切关系，骨折或颅骨的短暂变形，撕破位于骨沟内的硬脑膜动脉或静脉窦引起出血形成血肿，或骨折处的板障出血形成血肿。血液积聚于颅骨与硬脑膜之间，在硬脑膜与颅骨分离过程中，可又撕破一些小血管，使血肿更加增大。由于颅盖部的硬脑膜与颅骨附着较疏松，易于分离；颅底部硬脑膜与颅骨附着较紧，所以硬膜外血肿一般多见于颅盖骨。引起颅压增高与脑疝所需的出血量，可因出血速度、代偿机能、损伤的轻重等而异；一般成人幕上达 20ml 以上，幕下达 10ml 以上时，即有可能引起颅内压增高的表现。出血来源以脑膜中动脉最常见，其主干或前支的出血速度快，可在 6 ～ 12h 或更短时间内出现症状；少数由静脉窦或板障出血形成的血肿出现症状可较迟，可表现为亚急性或慢性型。血肿最常发生于颞区，多数为单个血肿，少数可为多个，位于一侧或两侧大脑半球，或位于小脑幕上下。

（2）临床表现与诊断

1）有头部外伤史：特别是颞部和颅盖部的直接暴力损伤，局部有头皮裂伤或血肿，颅骨 X 线摄片发现骨折线跨过脑膜中动脉血管沟；或后枕部受伤，有软组织肿胀、皮下淤血，颅骨 X 线摄片发现骨折线跨过横窦；均应高度重视有硬脑膜外血肿的可能。

2）意识障碍：硬脑膜外血肿的患者典型的意识障碍的特征为：昏迷→清醒→再昏迷。伤后出现的第一次昏迷是由于脑震荡或脑挫裂伤所造成，由于此类患者原发性脑损伤多较轻，昏迷时间较短，一般在 30min 以内；随着血肿量逐渐增加，血肿造成颅内压形成脑疝而引起再次昏迷；如果血肿的形成不是太迅速，则在最初的昏迷与再次昏迷之间会有一段意识清楚时间，称为中间清醒期（lucid interval）。中间清醒期持续时间大多为数小时或稍长，超过 24h 者甚少。硬脑膜外血肿的意识障碍类型还有其他两种：①如果原发性脑损伤较重，或血肿形成较迅速，则中间清醒期可极短或见不到中间清醒期；此种情况下，可能有意识好转期，未及清醒却又加重；也可表现为持续的进行性加重的意识障碍。②少数血肿是在无脑震荡、脑挫裂伤或脑挫裂伤甚为局限的情况下发生，伤后早期无意识障碍表现，只在血肿增大后引起颅内高压形成脑疝时才出现意识障碍。但大多数此类伤员在进入昏迷之前，已先有头痛、呕吐、烦躁不安或淡漠、嗜睡、定向不准、遗尿等表现，此时已足以提示脑疝的发生。

3）瞳孔改变：小脑幕切迹疝早期，患侧动眼神经因牵扯受到刺激，患侧瞳孔可先缩小，对光反应迟钝；随着动眼神经和中脑的受压加重，该侧瞳孔旋即表现进行性扩大、对光反应消失、睑下垂以及对侧瞳孔亦随之扩大。应区别于单纯颅前窝骨折所致的原发性动眼神经损伤，其瞳孔散大在受伤当时已出现，无进行性恶化表现。与视神经受损的瞳孔散大鉴别为，后者有间接对光反应存在，无眼球运动障碍或睑下垂。

4）椎体束征：早期出现的一侧肢体肌力减退，如无进行性加重表现，可能是脑挫裂伤的局灶体征；如果是稍晚出现或早期出现伴有进行性加重，则应考虑为血肿引起脑疝或血肿压迫运动区所致。去大脑强直为脑疝晚期表现。

5）生命体征：常为进行性的血压升高、心率减慢和体温升高。由于颞区的血肿大都先经历小脑幕切迹疝，然后合并枕骨大孔疝，故严重的呼吸循环障碍常在经过一段时间的意识障碍和瞳孔改变后才发生；额区或枕区的血肿则可不经历小脑幕切迹疝而直接发生枕骨大孔疝，可表现为一旦有了意识障碍，瞳孔变化和呼吸骤停几乎是同时发生。

CT 检查：若发现颅骨内板与脑表面之间有双凸镜形或弓形密度增高影（有时也可为新月形），可有助于确诊。CT 检查还可明确定位、计算出血量、了解脑室受压及中线结构移位以及脑挫裂伤、脑水肿、多个或多种血肿并存等情况。

（十）迟发性外伤性颅内血肿

（1）迟发性外伤性颅内血肿（delayed traumatic intracranial hematoma）是指伤口首次 CT 检查时无血肿，而在以后的 CT 检查中发现了血肿，或在原无血肿的部位发现了新的血肿，此种现象可见于各种外伤性颅内血肿。形成机制可能是外伤当时血管受损，但尚未全层破裂，因而 CT 检查未见出血；伤后由于损伤所致的局部二氧化碳蓄积、酶的副产物释放及脑血管痉挛等因素，使得原已不健全的血管壁发生破裂而出血，形成迟发性血肿。

（2）临床表现为伤后经历了一段病情稳定期后，出现进行性意识障碍加重等颅内压增高的表现。确诊须依靠多次 CT 检查的对比。迟发性血肿常见于伤后 24h 内，而 6h 内的发生率较高，24h 后较少。

三、胸部创伤

（一）胸部创伤症状

（1）疼痛：是胸部创伤最常见的症状，有时单纯的胸壁钝性伤亦可出现严重的局部疼痛，这种疼痛在受伤时可能不甚剧烈，过几天后逐渐加重。

（2）气短、呼吸困难：胸部创伤患者多有不同程度的呼吸困难，患者自述气短、呼吸费力、胸闷，表现有呼吸加速，鼻翼翕动，甚至辅助肌参加呼吸运动。

（3）咯血：胸部创伤患者有咯血是肺和支气管损伤的证据。

（4）心悸：是指患者自觉心跳或心慌，伴有心前区不适感。

（二）胸部创伤常见体征

（1）休克：严重胸部创伤常常有休克，文献报道闭合性胸部创伤休克发生率为 12% ～ 14%，而穿透性胸部创伤休克的发生率更高。

（2）视诊：①呼吸困难：可见呼吸加速，患者端坐呼吸，不能平卧，严重时各辅助呼吸肌均参与呼吸运动，鼻翼翕动。②发绀：患者表现为口唇及甲床呈紫色。③胸部隆起或凹陷。④反常呼吸运动：多根多处肋骨骨折或肋骨骨折合并肋骨和肋软骨交接分离或胸骨骨折均可引起胸壁软化，形成浮动胸壁，亦称连枷胸。⑤皮下气肿：常见于面颈部、上胸部及上肢，由于面部迅速增多的皮下气肿，使患者的面貌可怖。⑥上胸皮肤及眼结膜下瘀血斑点：创伤性窒息的典型表现是上胸皮肤及眼结膜下瘀血斑点。

（3）触诊：①压痛及挤压痛。②气管移位。③皮下气肿。

（4）叩诊：如气胸则胸部叩诊呈鼓音，血胸则呈实音，创伤性血气胸时上胸部叩诊呈鼓音，下胸部呈实音。

（5）听诊：创伤性血胸、气胸、肺不张均有呼吸音减弱甚至消失，肺水肿、肺冲击伤两肺均可听到广泛干、湿啰音，分泌物积聚可听到痰鸣音。

（三）肋骨骨折

（1）肋骨骨折常见，多由钝性伤引起，约占外伤病例的 10%。

临床表现：有疼痛、肌僵硬、咳嗽减少和咳痰不畅。如深呼吸时有胸部疼痛或肌僵硬，应警惕是否有肋骨骨折。胸部体检可以确诊肋骨骨折，包括对肋骨做前后的按压，以及横向来回的侧方施压。若疑似的患者应以上两种检查后无痛感，则可排除临床上重要的肋骨骨折。胸片和 CT 有助于诊断。

（2）单处肋骨骨折引起的疼痛，给予止痛、鼓励排痰。连枷胸、痛感剧烈的骨折和不稳定性骨折等需要手术治疗。连枷胸是指胸壁局部出现反常呼吸运动的多根多处肋骨骨折，是钝性伤引起的最为严重的一种胸部创伤。

（四）血胸

1. 临床特征

（1）临床表现：与出血量、速度和个人体质有关，成人少量血胸（＜ 500ml）可无明显症状；500 ～ 1000ml 中等量以上的血胸，会出现不同程度的面色苍白、脉搏细速等，并有呼吸急促等肺受压的表现。

（2）辅助检查：胸部 X 线摄片表现为患侧肺野被液体阴影遮盖。

2. 诊断 根据病史、体格检查、影响学检查及胸膜腔穿刺抽出血液可明确诊断。

（1）具备以下征象提示存在进行性血胸：持续脉搏加快、血压下降，或虽经补充血容量以后血压仍不稳定。闭式胸腔引流量每小时超过 200ml，持续 2h 以上。血红蛋白、红细胞计数和血细胞比容呈进行性下降，引流胸腔积血的血红蛋白量和红细胞计数与周围血常规接近，且迅速凝固。

（2）具备以下征象提示存在感染性血胸：有畏寒、高热等感染的全身表现。抽出胸腔积血 1ml，加入 5ml 蒸馏水，无感染者呈淡红透明状，出现混浊或絮状物者则提示感染。胸腔积血做涂片，观察红细胞与白细胞比例，正常为＞ 500 ：1，如＜ 100 ：1 提示感染性血胸。

（3）具备以下征象提示存在凝固性血胸：当闭式胸腔引流量减少，而体格检查和影像学检查发现有血胸持续存在的证据时，应考虑凝固性血胸。

3. 治疗 血胸治疗的原则主要是防治休克；对活动性出血进行止血；及早清除胸膜腔内出血，防治感染；以及处理血胸引起的并发症及合并症。

（1）出血已停止的血胸，量较少者，可胸腔穿刺，抽出胸腔内积血，使肺及时复张。穿刺后可在胸内注入抗生素以防治感染。对中量以上的血胸，多主张采用闭式引流。

（2）已明确活动性出血的患者，应在输血、输液及抗休克治疗下，及时进行开胸探查，根据术中所见，对破裂的血管予以缝扎，对肺裂伤进行修补，对严重肺损伤进行切除或对破裂的心脏、大血管进行修补，对不甚迅猛的活动性出血，有条件者亦可在电视胸腔镜下止血及清除胸内积血。

（3）对早期凝固性血胸，有在胸腔内注入链激酶 24h 后将已溶解的积血抽出，但目前大多数人仍主张在患者情况稳定后，争取早期手术，一般在2周左右，此时手术比较简单，作较小的开胸切口，清除凝血块及附着于肺表面之纤维蛋白膜；若为纤维胸亦应争取早期剥除纤维板，亦有采用电视胸腔镜手术者，术后放置闭式引流，必要时还可用负压吸引，嘱患者吹气球，促使肺及早膨胀。

（4）已继发感染的血胸，应及时放置闭式引流，排除积脓。如果发现脓胸粘连形成多房性，或凝固性血胸、纤维胸发生感染，应早期行开胸手术，清除脓性纤维素块及肺皮层剥离。采用经肋床切口和粗管闭式引流或用冲洗引流管冲洗引流，使肺及早膨胀。术后需使用大剂量对细菌敏感的抗生素控制感染。

（五）气胸

胸膜腔内积气称为气胸。气胸的形成多由于肺组织、气管、支气管及食管破裂，或因胸壁伤口穿破胸膜，空气进入胸膜腔所致。游离胸膜腔内积气都位于不同体位时的胸腔上部。当胸膜腔因炎症、手术等原因发生粘连，胸腔积气则会局限于某些区域，出现局限性气胸，分为闭合性气胸、开放性气胸和张力性气胸三类。

（1）闭合性气胸是指气胸发生后，进入空气的通道迅速闭合，空气不再进入胸膜腔的气胸。

1）症状：由肺萎缩的程度决定，少量气胸指肺萎陷在30%以下，患者可无明显呼吸与循环功能紊乱；中量气胸指肺萎陷在30%～50%，患者可出现轻度胸闷、呼吸困难；大量气胸指肺萎陷在50%以上，患者可出现明显胸痛、胸闷和呼吸困难。

2）体征：患侧胸廓饱满，气管向健侧移位，呼吸活动度降低，患侧胸部叩诊呈鼓音，呼吸音降低。

3）现场急救：如出现呼吸困难症状需进行紧急胸腔穿刺排气。

4）院内治疗：发生气胸时间较长且积气量少（单侧肺压缩＜30%）的患者，无需特殊处理，胸腔内积气一般可在1～2周内自行吸收；中量至大量气胸（单侧肺压缩50%以上）需进行胸膜腔穿刺抽尽积气，或行闭式胸腔引流术，促使肺尽早膨胀，并使用抗生素预防感染。

（2）开放性气胸是指气胸形成后，胸膜腔与外界的空气通道不能闭合，空气随着呼吸自由进出胸膜腔的气胸。

1）症状：患者出现明显呼吸困难、鼻翼扇动、口唇发绀及颈静脉怒张；患侧胸壁可见伴随气体进出胸腔发出吸吮样声音的伤口，称为胸部吸吮伤口。

2）体征：气管向健侧移位，患侧胸部叩诊鼓音，呼吸音消失，严重者伴有休克。

3）现场急救：使用无菌敷料如凡士林纱布，纱布在患者用力呼气末封盖吸吮伤口，并加压包扎；转运途中如患者呼吸困难加重或有张力性气胸表现，需紧急胸腔穿刺排气。

4）院内治疗：给氧、补充血容量、纠正休克；清创、缝合胸壁伤口，并作闭式胸腔引流术；给予抗生素，鼓励患者咳嗽排痰，预防感染；如疑有胸腔内脏器损伤或进行性出血，则需行开胸探查手术。

（3）张力性气胸又称为高压性气胸，为气管、支气管或肺损伤处形成活瓣，气体随每次吸气进入胸膜腔并积累增多，导致胸膜腔压力高于大气压，是可迅速致死的危重急症。

1）症状：患者表现为严重或极度呼吸困难、烦躁、意识障碍、大汗淋漓及发绀。

2）体征：气管明显移向健侧，颈静脉怒张，多有皮下气肿；患侧胸部饱满，叩诊呈鼓音，呼吸音消失，并可能有纵隔和皮下气肿。

3）辅助检查：胸部X线摄片可显示不同程度的肺萎缩和胸膜腔积气，纵隔移向健侧，有时伴有少量胸腔积液。

4）诊断：根据患者的病史、临床表现和胸片，诊断难度不大。

5）现场急救：需迅速使用粗针头穿刺胸膜腔减压，并外接单向活瓣装置；在紧急情况可在针柄部外接剪有小口的柔软塑料袋、气球或避孕套等，使胸腔内高压气体易于排出，而外界空气不能进入胸腔。

6）治疗原则：留置闭式胸腔引流，使用抗生素预防感染；持续漏气而肺难以膨胀时需考虑开胸手术探查或电视胸腔镜手术探查。维持呼吸通畅，迅速促进肺复张；变开放性气胸为闭合性气胸；迅速降低张力性气胸的胸膜腔高压，赢得挽救生命的时间。治疗具体措施有保守治疗、胸腔减压、经胸腔镜手术或开胸手术等，应根据气胸的类型与病因、发生频次、肺压缩程度、病情状态及有无并发症等适当选择。部分轻症患者可经保守治疗治愈，但多数需作胸腔减压以助患肺复张，少数患者需手术治疗。

四、腹部创伤

（一）分类

根据腹壁有无伤口而分为开放性和闭合性。

（1）开放伤：是指致伤物穿破腹部皮肤甚至深层组织而引起的损伤。根据有无腹膜损伤又分：

1）穿透伤：致伤物穿破腹膜，谓穿透伤。

2）非穿透伤：指致伤物虽穿入腹壁，但因投射物的动能减弱而未穿破腹膜。

（2）闭合伤（顿挫伤）：腹部或下胸部遭到钝性打击后，腹壁无创口，但可能引起严重内脏或仅是腹壁损伤，诊治关键是鉴别有无内脏伤。

闭合伤的伤因：①钝性暴力，如撞击、挤压，常见有汽车撞伤、轧伤，房屋或工事倒塌、拳击、跳踢、棍击等。②高处坠落或突然减速。

（二）腹部外伤的临床表现及诊断

1. 病史 仔细询问受伤原因、受伤姿势、致伤部位。昏迷患者应从陪送人员处了解病史。

2. 临床表现

（1）全身情况

1）意识：车祸或腹内大血管伤伴有休克者，意识淡漠，紧张，惊恐，烦躁不安，合并颅脑伤和胸部伤者，有部分患者呈昏迷或半昏迷。

2）面色：多有苍白，出冷汗、口渴。

3）呼吸：腹内脏器伤常呈胸式呼吸。

4）脉搏与血压：有内出血、腹膜炎，脉搏增快，严重休克者血压低甚至测不出。

5）休克：无论空腔脏器或实质脏器伤，均可能有休克。实质器官伤出血量＞1500ml，出血速度快者，伤后早期即有低血容量性休克；空腔器官伤如超过12h，易并发中毒性休克。

（2）腹痛：是腹部伤的主要症状，空腔脏器穿孔、破裂、断裂者，其内容物自伤处溢入腹膜腔；实质脏器和血管损伤者，血液流入腹膜腔均会刺激腹膜引起腹痛。最先疼痛的部位，常是损伤脏器的所在部位，但随即会因血液、肠液等在腹内播散、扩大而导致腹痛范围扩大，腹痛呈持续性。一般单纯脾破裂或肠系膜血管破裂出血，腹痛较轻，常有腹胀，患者感到难过、不安；肠液、胆汁、胰液因空腔器官破裂溢入腹腔刺激强，腹痛重。

（3）恶心、呕吐：腹壁伤无此症状；腹内脏器伤大多伴有恶心及呕吐。伤后呕出血液应考虑胃、十二指肠伤。

（4）体征

1）局部：钝性胸腹部大多无明显创伤伤痕，少数仅见下胸、腹壁淤血。开放伤应检查致伤入口。火器伤伤员约 1/3 弹丸、弹片入口在下胸部、阴臀部，故不应忽视腹部检查。

2）腹膜刺激征：腹部压痛、肌紧张和反跳痛为腹膜刺激征，是腹内脏器伤的重要体征。压痛最明显的部位常是受伤脏器所在。但腹内多器官伤或受伤较久，全腹积血或弥漫性腹膜炎时，全腹部均有压痛、肌紧张和反跳痛。胃肠道穿孔、肝破裂的肠内容物和胆汁刺激性较强，腹壁常呈板状强直。

3）肠鸣音减弱或消失：消化道外伤性破裂，内容物流入腹腔，早期肠鸣音减弱，时间较长后肠鸣音完全消失。腹内出血量大，肠鸣音亦减弱或消失。

4）移动性浊音：胃肠道破裂，气体、液体进入腹腔后，叩诊肝浊音界消失。腹内液体多者，腹部有移动性浊音。但休克伤员不宜翻动伤员检查移动性浊音。

5）直肠指检：战时低位直肠火器伤，直肠指检可触及直肠伤口并指套上可见血迹。

3. 辅助检查

（1）实验室检查

1）血液：常规检查如血红蛋白降低、白细胞增多；血细胞比容测定低于正常值均提示有腹内脏器损伤可能，胰腺损伤患者，大部分有胰淀粉酶增高。

2）尿：尿常规检查，如红细胞满视野应考虑肾损伤；尿淀粉酶增高，应注意有无胰腺损伤；泌尿系损伤和腹内脏器伤有失血性休克患者都应留置导尿管观察每小时尿量，以作补液速度、观察休克变化的参考。

（2）诊断性腹腔穿刺术或灌洗术：为一种简单、安全、可靠并能在急诊室进行的操作方法，阳性者能迅速确诊腹内脏器伤，但阴性者不能完全除外腹内脏器伤。应注意假阳性与假阴性。

（3）B 超：B 超检查安全、简便、无痛苦、无损伤，近年来常作为主要检查方法。

（4）影像学检查

1）X 线平片：腹部平片对腹内金属异物数目、位置、诊断腹膜后十二指肠损伤、检查膈下有无游离气体、骨盆骨折、椎体、横突骨折等均有帮助，对合并四肢骨折、颅骨骨折、肋骨骨折、血胸，摄有关部位平片有助多发伤的诊断。

2）X 线造影：静脉肾盂造影、膀胱造影有助肾、膀胱伤诊断。胃和腹膜后十二指肠伤，经胃管注入泛影葡胺并转动体位摄片，如造影剂外溢即可诊断为胃或十二指肠的损伤。患者临床诊断不能确诊时，应有选择地应用。

3）CT：近年的螺旋 CT 检查技术，增强了人们用于平时腹部外伤诊断、治疗的信心。CT 有以下作用：①高精确地判断实质器官裂伤、血肿；②判断损伤的严重程度；③判断腹腔内的血块和出血量；④提供高度可靠的腹内及腹膜后的损伤情况。

4）选择性血管造影或数字减影：伤后就诊较晚的肝、脾实质内血肿或包膜下血肿，创伤性肾动脉瘤，肺动脉瘤作血管造影，有条件者做数字减影，更有助于诊断。

5）腹腔镜诊治腹部内脏伤：如患者血流动力学稳定，经体检不能确定有无内脏损伤而又高度可疑者，可行腹腔镜检查以明确诊断，在腹腔镜下可清楚观察到有无腹内脏器损伤，如有内脏伤，有些器官可以用腹腔镜直视下治疗；如无内脏伤，也可避免做腹部切口的阴性探查。

（5）对腹部伤诊断的要求

1）腹部伤的诊断，手术前不易确诊为某一脏器伤或某些脏器伤，只要肯定有内脏伤，不准备用非手术治疗者，即应尽早进行剖腹探查处理。不能肯定诊断，尽可能留院观察，反复检查，患者不宜过早回家。

2）腹壁有开放性伤口或内脏脱出，诊断容易，对于腹部闭合伤或腹部无伤口而伤在阴臀部、下胸部的患者，腹膜有刺激征者，主要靠提高警惕，仔细判断，不要漏诊。

3）临床检查难以排除腹内脏器伤的患者，可做腹腔镜检查。

（三）腹部伤的急救和治疗原则

1. 现场急救与后送 首先检查呼吸，清除呼吸道内异物，防止气道受阻。其次，制止外出血，伤肢固定，包扎伤口。

对腹部闭合伤，无可见伤口，内出现伴休克者，现场条件有限，应迅速输液，急送医院。

腹部开放伤，尤其有肠脱出者，战伤多见。可用急救包或大块敷料严密覆盖，然后用军用饭碗，覆盖脱出之内脏，防止受压，外面包扎。

2. 剖腹探查术

（1）闭合性腹部伤的适应证：①腹腔诊断性穿刺或灌洗阳性者；②腹部 X 线摄片膈下有游离气体或肾周围、腰大肌周围有积气，虽然腹腔穿阴性，但结合病史、体检疑有腹膜后十二指肠伤、升结肠或降结肠腹膜后破裂；③腹膜刺激征明显，疑有腹部内脏伤者；④创伤后出血性休克，其他部位创伤不重，而疑为腹内脏器损伤者。

（2）开放伤和火器伤的适应证：①腹部贯通伤或穿入腹膜腔的盲器伤；②有小肠或大网膜脱出至腹壁伤口处；③原疑为腹壁伤，清创时发现伤口已通入腹腔者；④腹肌紧张，腹部有压痛、反跳痛，而疑有内脏伤者；⑤腹部战伤，有失血性休克，经抗休克后血压不升或升后下降而不能排除腹内脏器伤者；⑥腹部 X 线检查有膈下积气、腹内脏器进入胸腔；⑦腹部伤肛门指检触及直肠穿孔或指套带血者。

（四）肝脏损伤

（1）诊断：诊断方法取决于患者到达创伤复苏区时的血流动力学状态。如果肝脏损伤患者血流动力学状态不稳定，必须立即剖腹探查。如果患者血流动力学状态稳定，且为钝挫伤，则可行 CT 检查以进一步明确诊断。

临床中常用的腹部创伤超声重点评估方案和诊断性腹腔穿刺有助于诊断腹腔内积血，但是对肝脏损伤的诊断缺乏特异性。约 70% 诊断性腹腔穿刺阳性的肝脏损伤患者行剖腹探查时腹腔出血已停止。

（2）治疗：钝性肝损伤的患者，不论肝脏损伤分级如何，只要血流动力学状态稳定，不伴有其他需要外科介入的腹腔内脏器损伤，均可进行非手术治疗。这类肝脏损伤患者占 60% ～ 85%。CT 发现腹腔内积血并不是外科手术的指征。但如果 CT 影像显示动脉期明显强化或“血管湖”形并且肝脏损伤评级较高（Ⅳ级或者Ⅴ级），则提示非手术治疗可能无效，需要更进一步的治疗手段。此类患者可优先考虑肝动脉栓塞术而非急诊开腹手术。血管造影栓塞技术在肝脏损伤的治疗中的地位愈发重要。

钝性肝脏损伤的非手术治疗指征包括：血流动力学稳定，无腹膜刺激征，无需持续性输血。

对于血流动力学不稳定、需要持续输血（＜ 10%）或者是经过非手术治疗后 CT 检查仍显示病灶扩大的患者，则需要立即进行血管造影或者手术治疗。

（五）脾脏损伤

（1）诊断：患者可能有心动过速、低血压、低血容量的症状，或主诉左上腹压痛、左肩牵扯痛（Kehr 征）。查体对脾脏损伤的诊断不敏感也非特异。患者可有广泛的腹膜刺激征、左上腹或全腹部压痛。25% 的左下肋骨骨折（第 9 ～ 12 肋）患者伴有脾脏损伤。状态不稳定的创伤患者，超声检查或者诊断性腹腔穿刺能快速地诊断腹腔积血，这些积血通常来源于脾脏。对于状态稳定的闭合性损伤患者，腹部 CT 能明确损伤范围。血管造影和动脉栓塞治疗已被广泛用来辅助治疗特定患者的脾脏损伤。

（2）治疗：随着腹部 CT 的应用及对脾脏功能重要性认识的深入，更多学者主张通过非手术治疗的方式尽量保留损伤脾脏。安全处理脾脏损伤关键在于维持患者的血流动力学稳定。脾脏损伤后不稳定的患者，不论损伤分级，都应该进行手术探查。如果患者血流动力学不稳定，需要手术治疗，手术时要尽可能选择保脾的方式以避免致死性脾切除后感染引起的死亡风险。然而，在多发伤或严重血流动力学不稳定时，脾切除是最合适的。

（六）胰腺损伤

1. 诊断 胰腺损伤的诊断需要临床医生对该疾病的高度洞察能力。胰腺损伤诊断和治疗的延迟均会导致病死率和发生率大大升高。比如当患者遭受正面碰撞且被困在方向盘前方受到方向盘持续的挤压伤的时候，患者多半存在潜在的胰腺损伤。受到中上腹持续打击的患者同样应该考虑胰腺损伤的可能。当腹膜后的血液或胰酶外渗到腹腔的时候患者才会出现腹膜刺激症状。右上腹和中上腹的压痛提示可能存在胰腺损伤。

实验室检查为胰腺损伤早期诊断提供的帮助不大。对于胰腺损伤的诊断，淀粉酶测定既不是敏感性指标也不是特异性指标。而且血淀粉酶同工酶水平对胰腺损伤的诊断并不比传统的血淀粉酶检查准确。

CT 是一种目前通用的有助于诊断急性胰腺损伤的影像学方法。ERCP 作为排除胰腺损伤的一项有价值的检查。Whittwell 等进一步验证了早期行 ERCP 对诊断胰腺钝性损伤的有效性。

2. 治疗 对于已确诊或可疑的胰腺损伤合并有典型的腹内损伤体征（比如腹部压痛、紧张、反跳痛）的患者需要立即进行剖腹探查术。恰当的胰腺损伤处理应基于以下三项要点：①止血；②选择性清创；③控制胰腺分泌。手术的首要目标是对危及生命的血管或实质脏器（肝脏或脾脏）出血进行控制，其次是对所有不同来源的胃肠道瘘行相关处理。接下来，腹部创伤的进一步处理是彻底的腹腔探查。行彻底精细的胰腺探查术的目的是确定主胰管是否损伤。

（七）小肠破裂

（1）小肠占据着中、下腹的大部分空间，故受伤的机会比较多。小肠破裂后可在早期产生明显的腹膜炎，故诊断一般并不困难。小肠破裂后，只有少数患者有气腹，所以，如有气腹表现，并不能否定小肠穿孔的诊断。一部分患者的小肠裂口不大，或穿破后被食物渣、纤维蛋白素甚至突出的黏膜所堵，可能无弥漫性腹膜炎表现。

（2）小肠破裂的诊断一旦成立，应立即进行手术治疗。手术方式以简单修补为主。一般采用间断横向缝合以防修补后肠腔发生狭窄。在以下情况时，则采用部分小肠切除吻合术：①裂口较大或裂口边缘部肠壁组织挫伤严重者；②小段肠管有多处破裂者；③肠管大部分或完全断裂者；④肠系膜损伤影响肠管血液循环者。

（八）结肠破裂

（1）结肠损伤发病率较小肠低，但因结肠内容物液体成分少而细菌含量多，故腹膜炎出现得较晚，但较严重。一部分结肠位于腹膜后，受伤后容易漏诊，常常导致严重的腹膜后感染。

（2）由于结肠壁薄、血液供应差、含细菌量大，故结肠破裂的治疗不同于小肠。除少数裂口小、腹腔污染轻、全身情况良好的患者可以考虑一期修补或一期切除吻合（限于右半结肠）外，大部分患者均需先采用肠造口术或肠外置术处理之，待 3 ～ 4 周后患者情况好转时，再行关闭瘘口。即使采用一期修补或切除吻合术，也宜在其近口侧进行造口术，暂时转移粪流并避免肠管膨胀，并在手术结束后即行肛管扩张，以保证良好愈合。

（九）直肠损伤

直肠上段在盆底腹膜反折之上，下段则在反折之下。上述不同部位直肠损伤后的临床表现和处理是不同的。如损伤在腹膜反折之上，其临床表现与结肠破裂基本相同，应剖腹进行修补，同时施行乙状结肠双筒造口术，2 ～ 3 个月后闭合造口。下段直肠破裂将引起严重的直肠周围感染，而不表现为腹膜炎，故应充分引流直肠周围间隙以防感染扩散。对于这种患者，也应施行乙状结肠造口，使粪便改道直至伤口愈合。

五、脊柱与四肢伤

（一）脊柱、脊髓损伤

1. 概述　脊柱的结构和稳定性遭受外力破坏，引起骨折脱位，从而压迫脊髓，即可引起脊髓损伤。常见的暴力形式为垂直压缩损伤、屈曲损伤、伸展性损伤、旋转性及侧屈性损伤。脊柱的骨折、脱位可通过 X 线诊断，但脊髓损伤则需通过 MRI 才能发现。致伤暴力越大，骨折、脱位程度越重，合并脊髓损伤概率越大；损伤平面越高，感觉、运动障碍的范围也越大。合并脊髓伤时预后差，严重者甚至造成终身残疾或危及生命。

2. 脊柱、脊髓损伤的病因

（1）交通事故：为现代脊髓外伤的最常见原因。车速快，发生交通意外时，常致成员发生脊柱脊髓外伤。若已系安全带，躯干固定，头颈随车速移动，可发生颈髓损伤；而未系安全带者，整个躯干随车速移动，发生胸腰椎脊髓损伤较多；或者伤者被汽车撞击躯干，也可致脊髓损伤。

（2）工伤事故：①高处坠落。若头向下落地，可发生头颅外伤和颈椎脊髓损伤；若足向下落地摔倒，可发生跟骨骨折合并脊柱、脊髓损伤；若臀部着地多发生胸腰椎脊髓损伤。②头颈或躯干被砸伤。如伤者在站立位或前屈曲位工作，被重物砸伤颈肩部或腰背部，可发生胸腰椎脊柱脊髓损伤。

（3）运动失误：如骑马摔伤，若头向下落地，多致颈椎脊髓损伤；若侧身掉下或躯干横位掉下，多致胸腰椎脊髓损伤。

（4）其他：如火器伤、锐器伤、训练损伤等。

3. 脊髓损伤的分类

（1）脊髓震荡：脊髓神经细胞遭受强烈刺激而发生的超限抑制，脊髓功能处于生理停滞状态，脊髓实质无器质性损伤。临床上表现为损伤平面以下的运动、感觉和反射的完全消失。一般伤后数小时至 2 ～ 3 周感觉和运动开始逐渐恢复，不留任何后遗症。

（2）脊髓休克：指脊髓与高级中枢的联系中断，断面以下的脊髓并有暂时性的反射丧失，进入无反应状态，称为脊髓休克。临床上表现为断面以下出现弛缓性瘫痪，脊髓所支配的感觉丧失和骨骼肌张力消失，内脏反射活动减退或消失，外周血管扩张，血压下降。脊髓休克后，恢复过程中最先恢复的是球海绵体反射和肛门反射，并从尾端向头端恢复。

（3）不完全性脊髓损伤：脊髓遭受严重损伤，但未完全横断，表现为损伤平面以下某些感觉和运动功能有不同程度的保留，并具有球海绵体反射。其是临床上较为常见的实质性损伤，包括：前脊髓综合征、后脊髓综合征、中央脊髓综合征和脊髓半切综合征。

（4）完全性脊髓损伤：脊髓实质完全性横贯性损害。临床表现为损伤平面以下最低位骶段运动、感觉功能的完全丧失，包括肛门括约肌的收缩运动及肛门周围的感觉。不出现球海绵体反射。

（5）脊髓圆锥综合征：脊髓圆锥位于 L_1 椎节。当脊髓圆锥与腰骶神经根在同一平面均损伤时，神经感觉、运动障碍平面位于 L_1 神经节段；当仅圆锥损伤时，出现会阴、骶区的马鞍区感觉障碍，肛门括约肌、膀胱逼尿肌、尿道括约肌瘫痪，肛门反射、球海绵体反射和跟腱反射均消失，但支配下肢神经的感觉和运动功能存在。

（6）马尾损伤：腰椎以下的椎管内为马尾神经，损伤后临床表现为周围神经损伤。

4. 脊髓损伤的病理改变 若发生脊髓轻微损伤和脊髓震荡，最早期可见的改变仅为脊髓灰质有少许出血灶，同时可见神经细胞、神经纤维水肿，但基本不发生神经细胞坏死或轴突退变。若发生不完全性脊髓损伤，如程度较轻，仅表现为中心小坏死灶，则可保留大部分神经纤维；若程度较重，可出现坏死软化灶，胶质代替，则保留部分神经纤维。完全性脊髓损伤可出现中央出血、坏死进行性加重，1 周后大部分脊髓坏死，晚期脊髓为胶质组织代替。脊髓损伤的程度、预后和损伤当时致伤能量的大小有关，也与损伤后脊髓受压时间的长短、受压的轻重，脊髓缺血的程度和持续时间有密切关系。随着受压时间和缺血程度的加重，脊髓损伤也将发生由部分到完全、由可逆到不可逆的病理学改变。

5. 诊断要点

（1）病史

1）外伤史：脊柱损伤时均应考虑到存在脊髓损伤的可能。均需行相应的神经和影像学检查，以便及时明确是否存在脊髓损伤。

2）伤后肢体功能障碍发生的时间：伤后立即出现，多考虑为骨折脱位引起；若伤后没出现而搬动患者后发生，多考虑为搬动时引起骨折脱位的移位加重，损伤了脊髓。

3）治疗经过及效果：快速了解脊髓损伤后经过何种治疗，效果如何，可有助于对病情的判断。

4）既往史：既往是否有脊柱外伤史或脊柱疾患，神经系统症状如何，对脊髓损伤的性质及预后的判断有重要意义。若原有腰椎间盘突出脊髓受压，在轻微外力作用下也可发生严重的脊髓损伤；又如原有脊柱椎体骨折或脱位，数年后逐渐出现脊髓损伤的表现，多考虑为脊柱不稳慢性压迫所致。

（2）临床表现不同平面节段的脊髓损伤

1）颈髓损伤上颈髓损伤的患者可表现为四肢瘫。C_4 平面以上的颈髓损伤，可出现膈肌和腹肌的呼吸肌全部瘫痪，患者临床表现为呼吸极度困难，出现发绀，若不及时行气管切开控制呼吸，可危及患者生命。下颈髓损伤患者，出现自肩部以下的四肢瘫，因膈肌运动存在，故出现胸式呼吸消失，腹式呼吸变浅，大小便功能丧失。颈髓损伤后可发生交感神经紊乱，出汗和血管收缩功能丧失，患者可出现中枢性高热，体温可高达 40℃上。较低位的颈髓损伤，双上肢可保留部分运动、感觉功能。

2）胸髓损伤患者表现为截瘫。若 T_1、T_2 损伤，患者可有上肢运动、感觉障碍。其他胸髓损伤表现为损伤平面以下的运动、感觉以及大小便功能丧失，包括腹壁反射、提睾反射在内的浅反射不能引出。而髌腱反射、跟腱反射活跃或亢进，下肢肌张力明显增高，出现髌阵挛，巴宾斯基征、查多克征阳性。

3）腰髓、脊髓圆锥损伤。L_1 ～ S_1 脊髓损伤后，表现为下背部和腹股沟以下的感觉障碍。若

为 L_1 段以上的横贯性损害，临床表现为下肢肌张力增高、腱反射亢进，出现病理征。若为 L_2 段以下的损害，临床表现为下肢肌张力减低、腱反射消失，无病理征。若为脊髓圆锥损伤，双下肢的运动、感觉功能正常，但出现会阴部皮肤呈马鞍状感觉减退或消失，膀胱逼尿肌麻痹，大小便失去控制，肛门反射及球海绵体反射消失。

4）马尾综合征。L_2 以下为马尾神经。损伤此平面以下的神经，表现为受损神经的运动及感觉功能障碍，膀胱和直肠功能障碍。

（3）脊髓损伤的诊断

1）损伤平面的诊断通过确定保留脊髓正常运动及感觉功能的最低脊髓节段进行诊断。体检顺序一般为深、浅感觉，运动，深、浅反射，病理反射。通过检查来确定脊髓损伤平面。

2）损伤严重程度的诊断根据脊髓损伤的临床表现进行损伤程度的分级，目前较为常用的有国际 Frankel 分级和美国脊髓损伤学会（ASIA）分级。该分级可作为脊髓损伤的转归和治疗前后对照的参考指标（表 20-1）。

表 20-1　Frankel 分级和 ASIA 分级

Frankel 分级
A. 无感觉或运动功能。
B. 感觉功能不完全丧失，无运动功能。
C. 感觉功能不完全丧失，有非功能性运动。
D. 感觉功能不完全丧失，有功能性运动。
E. 感觉、运动功能正常。
ASIA 分级
A. 完全性损害。在损伤平面以下（包括骶段 $S_{4\sim5}$）无任何感觉及运动功能。
B. 不完全性损害。在损伤平面以下（包括骶段 $S_{4\sim5}$）存在感觉功能，但无运动功能。
C. 不完全性损害。在损伤平面以下，存在运动功能，但大部分关键肌的肌力在 3 级以下。
D. 不完全性损害。在损伤平面以下，存在运动功能，且大部分关键肌肌力≥ 3 级。
E. 感觉和运动功能正常。

3）损伤的影像学诊断：常规行 X 线和 CT 检查，以发现脊柱的骨折、脱位以及脊髓损伤的部位。MRI 检查可发现 X 线和 CT 检查不能观察到的脊髓形态学变化。尤其对软组织如椎间盘突出的位置，脊髓受压部位、范围、程度的判断十分准确。

4）损伤电生理检查：最主要的目的是确定截瘫的程度，包括体感诱发电位（somatosensory evoked potential，SEP）和运动诱发电位（motor evoked potential，MEP）。SEP 主要测定脊髓感觉通道，MEP 测定锥体束运动通道的功能。若 SEP 和 MEP 均不能引出者为完全性截瘫。

（4）脊髓损伤的鉴别诊断

1）颅脑外伤有头部外伤史，一般可伴随有头痛、头晕、意识障碍、喷射样呕吐等颅内压增高的表现。应注意询问受伤经过和伤后意识状况，并仔细行体格检查。同时颅脑 CT 和 MRI 常有助于明确诊断。

2）癔症性瘫痪偶见。浅反射活跃或亢进，但正常生理反射存在、病理反射为阴性是此症的特征之一。

3）完全性和不完全性脊髓损伤的鉴别见表 20-2。

表 20-2 完全性和不完全性脊髓损伤的鉴别

损伤的种类	运动障碍的丧失	感觉障碍	括约肌障碍	反射障碍	球海绵体反射
不完全性	不完全，不对称	可保留部分感觉	较轻	不对称，不完全	具有
完全性	完全，基本对称	完全丧失	完全	完全，对称	不具有

6. 脊柱、脊髓损伤的治疗

（1）正确地急救与运送必须使用防止脊柱、脊髓损伤加重的搬运方法与器具，采用就近原则，但最好一次直达具有相应救治条件的医院。

（2）非手术治疗损伤后 6h 内是黄金时期，24h 内为急性期，应抓紧时机治疗。

1）中医药物治疗。

A. 早期：脊柱、脊髓损伤的早期，多为瘀血阻滞，经络不通，气滞血瘀，故治疗宜活血祛瘀、疏通督脉，兼以续骨壮筋。方用活血祛瘀汤加减：如加地龙、丹参、穿山甲、王不留行等，或用补阳还五汤加减。

B. 中期：伤后 2 ～ 3 个月后，因督伤络阻，多属脾肾阳虚，治疗宜补肾壮阳、温经通络，方用补肾壮阳汤加减：如加补骨脂、穿山甲等。

C. 后期：若血虚风动，患者表现为痉挛性瘫痪，治疗宜养血柔肝、镇痉息风，方用四物汤加减：如加全蝎、蜈蚣、钩藤、伸筋草等。若为气血两虚，治疗宜补益气血，方用八珍汤、补中益气汤或归脾汤加减。另外，针灸治疗对促进神经恢复也有作用。

2）西医药物治疗：目前较为成熟的应用于临床的药物为甲泼尼龙，伤后 8h 内大剂量应用，但越早越好，有减轻脊髓水肿、稳定细胞膜完整的作用。甲泼尼龙应用的同时需有心电监护，以便观察用药时可能出现的心律失常、循环性虚脱、心脏停搏等情况。同时需警惕消化道出血等并发症。20% 甘露醇静脉快速滴注，对减轻脊髓水肿也有作用。

单液酸四己糖神经节苷脂钠对维持神经细胞膜正常功能及稳定性起重要作用。在伤后 72h 内使用，一般连续使用 3 周。

其他药物如：神经生长因子、纳洛酮、TRH 等，实验研究提示对脊髓功能恢复有效，但尚待临床广泛应用证实。

3）高压氧治疗：适用于严重不全截瘫和非横断性完全截瘫患者。在患者全身情况允许下，于伤后 6 ～ 8h 内进行，以达到增加脊髓血氧饱和度、改善脊髓缺氧的目的。高压氧治疗为 1 次 /6h，在 24h 内连续 3 次。

4）整复脊柱骨折脱位：使脊髓减压并稳定脊柱。使骨折块或脱位复位，恢复椎管口径，解除脊髓压迫，对改善脊髓血运、防止脊髓进一步损伤和促进神经功能恢复，有重要意义。

对于颈椎骨折患者，在急查颈椎侧位片后发现有颈椎序列改变者，应尽早应用牵引。颈椎牵引需注意牵引重量和牵引方向。

对于胸椎骨折伴有脊髓损伤者应减压；对骨折脱位可行过伸复位或手术复位。因有胸廓保护，胸椎骨折脱位患者愈合后，一般较为稳定，可不行内固定及融合。

对于腰椎骨折患者，可行过伸复位和石膏固定，也可在腰下垫高圆枕保持腰椎过伸位，腰背肌功能锻炼。

（3）手术治疗：手术的目的为保护残余存活的脊髓组织，防止或减少继发性损伤，尽可能促进脊髓的恢复。手术的原则为：脊柱骨折脱位的复位，解除脊髓压迫，重建脊柱的稳定性。在切开复位的同时可行可靠的内固定，有助于防止迟发性创伤性脊髓病的发生，也为早期行康复训练奠定基础，减轻护理难度，有助于患者早日离床活动，防止长期卧床并发症发生。

（4）练功活动：康复应从伤后之日开始。早期练功活动可促进血液循环，加强新陈代谢，提高人体抵抗力，可起到防止褥疮、坠积性肺炎、泌尿系感染等并发症的作用。练功活动分为被动活动和主动活动。尽量让患者行主动练功活动。

7. 脊柱、脊髓损伤并发症的防治

（1）褥疮是截瘫患者常见的并发症。主要原因为脊髓损伤平面以下感觉障碍，组织因长期受压皮肤缺血坏死所致。好发部位为骨隆突部如骶骨、股骨大转子和跟部等处。临床上褥疮分为四度：Ⅰ度：局部皮肤发红，周围水肿；Ⅱ度：局部皮肤出现水泡，色泽呈紫红色，有浅层坏死；Ⅲ度：皮肤全层坏死，但深层骨组织未受累；Ⅳ度：坏死范围深达韧带与骨骼。

防治方法：①卧床柔软：如气垫床，并保持床铺清洁干燥。②保持患者清洁，定时翻身，防止皮肤长时间受压，对骨隆突部可给予软垫保护，局部皮肤可用 25% ～ 50% 乙醇溶液擦洗。③对已有浅表褥疮，需尽量避免继续受压，并给予清洁换药或用生肌膏外敷，同时加强全身营养状况。④对于累及深部韧带或骨骼者，需彻底清创，用肌皮瓣转移覆盖消灭创面。

（2）泌尿系统感染截瘫患者括约肌功能障碍在自动膀胱形成以前不能排尿，需长期留置导尿管，易引起泌尿系感染。

防治方法：①严格无菌导尿。每周更换导尿管 1 次，更换时需拔出导尿管 3 ～ 4h 后再上导尿管。②有感染者每天用无菌生理盐水或敏感抗生素冲洗膀胱 1 ～ 2 次。③中药可口服利水通淋、清热解毒方剂，如八正散、导赤散加减等。④训练自动膀胱，导尿管每 3 ～ 4h 开放 1 次，防止因持续开放导尿引起膀胱挛缩。⑤截瘫患者，应注意抬高床头，以利尿液引流到膀胱，减少尿液逆流而引起肾盂扩张。鼓励患者多饮水，每日饮水量应保持在 3000ml 以上。⑥定期检查尿液分析，如有感染迹象，及时使用抗生素控制。

（3）呼吸系统感染颈髓损伤患者，因肋间肌瘫痪，加之咳嗽力量较弱，呼吸困难，呼吸道内感染痰液不易咳出，易引起肺部感染。防治方法：注意保暖，预防感染，应鼓励患者做深呼吸，定期翻身，端坐，同时轻扣背部和胸廓，协助患者排痰。对于高位颈髓损伤患者，必要时可行气管切开，同时使用呼吸机辅助呼吸。此时应注意氧气湿化和吸痰，避免坠积性肺炎的发生。

（4）便秘及腹胀脊髓损伤后，长期卧床，肠蠕动减慢，直肠平滑肌松弛，肠内容物水分被过多吸收，易引起便秘。因毒素被吸收，患者可有腹胀、食欲不振、消化功能减退等症状。对于便秘较重者，可口服缓泻剂如麻子仁丸、大黄片、番泻叶。必要时可给予清洁灌肠。患者每天定时取坐位，并按压下腹部及肛门来刺激排便，养成定时排便的习惯。对于腹胀明显者，可口服木香顺气丸或使用胃肠减压、肛管排气等方法处理。

（二）四肢开放性损伤

1. 概述 四肢开放性损伤指伤口与外界相通，且伤口已污染。形成开放性损伤的原因很多，大致分为两类：一类由外在暴力直接引起：如切割伤、压榨伤、绞轧伤、碾挫伤、撕脱伤，以及由火器如子弹或弹片等造成的投射伤均属此类。常可造成皮肤、筋膜、肌肉、血管、神经等开放性损伤，或可同时合并开放性骨折或开放性关节损伤。致伤的同时，异物或细菌可随之进入体内；另一类为骨折端移位或异常活动所引起的由内向外的穿刺或撕裂伤，外露的骨折端及伤口也有不同程度的污染。四肢开放性损伤需要及时对伤情做出正确评价，并进行抢救，避免继发性损伤，防止伤口进一步污染。而常见外伤的处理措施主要包括保持呼吸道通畅、止血、包扎、固定、搬运五大技术。

2. 开放性损伤的病因

（1）切割伤或穿刺伤：多为锐器或骨折端穿破皮肤造成。骨折多为斜行或横断骨折。伤口较为整齐，污染不重，清创易彻底。

（2）绞轧撕裂伤：皮肤或肌肉可有大面积的撕裂或剥脱，创面大且不规则，并有不同程度的污染。若合并骨折，则骨折多为粉碎性，可有皮肤缺损。皮肤常为广泛的撕脱伤，严重者甚至肢体大部分脱套伤。撕脱的皮肤本身大都缺乏血供，而且常合并深部软组织损伤：如肌肉、血管、神经等，也可合并骨折。若未发生撕脱，则皮肤大多为广泛的碾搓。

（3）撞击压砸伤：常见于交通事故。因高速撞击等原因直接作用于局部，可造成开放性骨折。皮肤损伤很不规则，但伤口一般都为暴力的着力点，也正位于骨折上，其周围有一定范围的皮肤严重挫灭伤。深部组织的损伤往往也较重，骨折多为严重粉碎型。严重者可造成创伤性断肢。

（4）枪弹伤：多为子弹或弹片等造成的投射伤。创口大小范围及深度等，与投射物的速度及爆炸力有关。

3. 开放性损伤的分类

（1）开放性周围血管损伤：常与四肢骨折脱位和神经损伤同时发生。血管损伤中动脉损伤多于静脉，也可见动静脉合并损伤或单独静脉损伤。四肢血管损伤常导致致命的大出血和肢体缺血性坏死或功能障碍。

（2）开放性周围神经损伤：也可合并开放性骨折。四肢开放性损伤时，周围神经损伤较为常见，好发于尺神经、正中神经、桡神经、坐骨神经和腓总神经等。周围神经损伤属中医“痿症”范畴，可归于“肉痿”类，又名“肢瘫”。唐代蔺道人《仙授理伤续断秘方·乌丸子》载：“打扑伤损，骨碎筋断，瘀血不散……痿乏力，左瘫右痪，手足缓弱。”其指出了四肢瘫痪与损伤的关系。若周围神经损伤不能恢复，可导致四肢功能活动部分或完全丧失。

（3）开放性肌肉、肌腱损伤：四肢肌肉、肌腱损伤后可导致四肢相应部位的功能活动严重障碍。治疗上应强调早期修复、无创操作及早期的功能锻炼。

（4）开放性骨折：开放性骨折常常是高能量损伤，所以骨折和软组织创伤可能较重。骨折和软组织的愈合环境差，对细菌繁殖的抵抗力弱，若处理不当，创口发生感染，将延长治疗时间，影响肢体功能恢复，严重者可致肢体残疾甚至危及生命。

（5）开放性关节损伤：指关节与外界相通，伤口已污染。因涉及关节，若处理不当，轻者影响关节功能，重者导致关节功能丧失。

（6）复合性开放性损伤：血管、神经、肌肉肌腱、骨折、关节两者或两者以上合并损伤。

（7）手外伤：如皮肤软组织缺损、手指残缺等。

4. 诊断要点

（1）病史：有明显外伤史：如骨折、脱位、挫伤、火器伤或切割伤等。

（2）临床表现

1）开放性周围血管损伤

A. 出血：肢体主要血管断裂或破裂均有较大量的出血。开放性动脉出血呈鲜红色，多为搏动性出血或喷射状出血。

B. 低血压及休克：出血量较多者，因血容量减少可出现低血压，严重者可导致休克。

C. 肢体远端血供障碍：主要的动脉损伤、栓塞或受压，肢体远端可出现血供障碍，应注意与健侧肢体对比。主要表现为：患肢远端动脉搏动减弱或消失；远端皮肤因缺血或供血不足而表现为苍白，皮温下降；毛细血管充盈时间延长；肢体远端疼痛，疼痛是神经对缺血的早期反应；感觉障碍，随着缺血时间的延长，肢体可由疼痛转入感觉减退、麻木，最后感觉可完全丧失。感觉障碍多呈套式，而神经损伤所致的感觉障碍和神经纤维分布相一致，临床应注意鉴别；运动障碍，肌肉对缺血很敏感，缺血时间稍长，肌肉运动力减退以致完全丧失；肢体远端无活跃性出血，如经上述检查和观察仍不能确定肢体有无血循环，可在伤肢末端（如手指或足趾）用粗针或小尖刀刺一小创口，观察有无活动性出血及出血的颜色。若无出血或仅有少量出血随即终止者，均为血供丧失的表现。

D. 搏动性血肿：闭合性动脉或伤口小而深的开放性血管伤，在伤口被血块或肿胀的软组织堵塞时，可因内出血而形成搏动性血肿，多见于股动脉、腘动脉、锁骨下动脉和腋动脉等。

E. 动脉损伤的"硬体征"：一般认为包括：观察到有搏动性出血；触及动脉震颤；动脉或动脉附近听到杂音；肢体远端有缺血体征：存在6P现象，pain疼痛、pallor苍白、paresthesias感觉异常、pulselessness动脉搏动消失、prolonged capillary refill毛细血管充盈时间延长、paralysis瘫痪；有膨胀性大血肿。存在上述动脉损伤的"硬体征"表明有立刻手术的指征。

F. 动脉损伤的"软体征"一般认为包括：病史中有过明显出血史；与健侧相比其动脉搏动减弱；血管径路有骨折、脱位或其近端有穿透性损伤；神经功能有异常。存在上述动脉损伤的"软体征"，提示应继续严密观察，尽快做多普勒检查或血管造影，必要时可考虑行诊断性手术探查。

2）开放性周围神经损伤

A. 畸形：由于神经损伤，肌肉瘫痪所致。如桡神经损伤后出现腕下垂、尺神经损伤后出现爪形指、正中神经损伤后出现的"猿手"畸形等。

B. 感觉障碍：周围神经损伤后其所支配的皮肤区发生感觉障碍。感觉障碍应检查痛觉、触觉、温度觉和两点分辨能力的变化。同时，因各感觉神经分布区的边界有互相重叠现象，因此受伤后短时间内感觉障碍仅检查各部分神经自主支配区域的略缩小，这是附近神经的替代作用，而非损伤神经的再生现象。

C. 运动障碍：神经损伤后其所支配的肌肉瘫痪。检查时用6级法来检查肌力并记录。需要注意的是要区分是否为协同肌的代偿作用。如肱二头肌麻痹时，可用肱肌、肱桡肌、旋前圆肌和桡侧腕屈肌来屈肘。

D. 腱反射的变化：神经损伤后，有关肌腱的反射即消失。

E. 植物神经功能障碍：周围神经损伤后其所支配的皮肤出现营养障碍，如无汗、干燥、灼热和发红等。

F. 神经本身的变化：沿神经纤维走行区触诊和叩诊可了解神经本身的变化。若为神经不全损伤时，触诊可引起神经全段疼痛。叩击损伤神经的远端，引起该神经支配区针刺样麻痛，则表明该神经开始再生（Tinel征），是神经轴索再生的证据。

3）开放性肌肉、肌腱损伤

A. 畸形：如手指伸肌腱中央束断裂形成典型的"纽孔"畸形。

B. 运动障碍：肌肉、肌腱断裂后无法带动远端肢体的活动导致运动障碍。

C. 开放性骨折：出现疼痛、肿胀、活动功能障碍、畸形、骨擦音、异常活动等。

D. 开放性关节损伤：出现疼痛、肿胀、功能障碍、关节畸形、关节盂空虚、弹性固定、脱出骨端等表现。

E. 复合性开放性损伤：则有以上合并的临床表现。

F. 手外伤：如局部皮肤软组织缺损、手指残缺等表现。

（3）检查

1）X线检查：了解有无导致血管、神经、肌腱损伤的骨折、脱位或异物等。

2）动脉造影术：当血管损伤定位困难时，可作动脉造影。但动脉造影可引起严重并发症，应谨慎进行。

3）多普勒血流检测仪、彩色多普勒血流图像和双功能超声扫描以及超声波血流探测器等方法，对血管损伤的诊断有一定帮助。

4）肌电图检查：主要应用于神经损伤的检查。神经断裂后，主动收缩肌肉的动作电位消失，2～4周后出现去神经纤颤电位。神经再生后，去神经纤颤电位消失，而表现为主动运动电位。

5）诱发电位检查：目前临床上常用的检查项目有感觉神经动作电位（SNAP）、肌肉动作电位（MAP）和体感诱发电位（SEP）等，其临床意义主要为神经损伤的诊断、评估神经再生和预后情况及指导神经损伤的治疗。

（4）开放性损伤的治疗：清创术：就是清除伤口内的异物、坏死组织和细菌，使污染伤口转变为干净伤口，缝合后使之能一期愈合。

1）清创术实施的时间：任何开放性损伤，原则上清创越早，感染机会就越少，治疗效果越好。通常伤后6～8h内清创是黄金时间，经过彻底清创缝合后，绝大多数伤口可以一期愈合。若超过8h，感染的可能性就增大，但在24h内，在有效使用抗生素的情况下也可进行清创。

2）术前准备：要询问病史，了解受伤经过、时间和性质，急救处理的情况等；要详细检查全身情况，是否有休克或其他危及生命的重要器官损伤；要通过检查肢体的运动、感觉、动脉搏动和末梢血液循环状况，确定是否有神经、肌腱和血管损伤；要注意观察伤口，判断损伤的深度、伤口污染程度和软组织损伤情况；要注意，手术一般采用臂丛、硬膜外麻醉，全麻或腰麻有加深休克的危险；若为开放骨折或开放性关节损伤，术前要拍摄患肢X线片以了解骨折类型和移位情况。

3）清创术的步骤及要点

A. 清洗患肢：麻醉生效后先用无菌纱布覆盖伤口，剃去伤口周围的毛发，清洗污物，肥皂水刷洗伤口周围皮肤2～3次。除去纱布，用生理盐水反复冲洗伤口，尽量清除伤口内异物和细菌，对较大、较深或污染重的伤口，应用过氧化氢浸泡，再用大量生理盐水冲洗。接着用0.1%活力碘冲洗创口或用其浸湿的纱布敷于创口5min，生理盐水冲净。对怀疑有异物黏附于深部组织，可用脉冲冲洗法。伤肢清洗干净后用无菌纱布擦干皮肤，然后常规消毒、铺单，准备清创。

需要注意的是，除有大的血管破裂外，应避免使用止血带。因为使用止血带容易导致：创口缺血后无法辨认组织的血液供应情况；创口内的组织因血液供应中断而活力进一步下降；创口缺血，厌氧菌容易繁殖。

B. 创口边缘处理：一般应切除创缘皮肤1～2mm，但对失去活力的皮肤要彻底清除。

C. 创腔和创袋：如皮下有创腔或创袋，都要求彻底清创，可使用扩大创腔出入口、典型手术切口及辅助性切口等方法，切口要大到能充分暴露最远处的盲角。

D. 皮下组织、脂肪和筋膜：术中对坏死、污染、不出血的皮下组织、剥脱皮瓣下的脂肪组织和筋膜要彻底清除，否则因其血运较差，易发生液化、感染。

E. 肌肉：对失去血运和已发生坏死的肌肉组织要彻底清除。对于肌肉活力的判断，可遵循“4C”标准：即肌肉的颜色（color）、循环情况（capacity of blood）、肌肉收缩力（contractibility）和肌肉韧性（consistency）。肌肉色泽鲜红，切割时切面渗血，钳夹时有收缩力，肌肉有一定韧性，是肌肉组织活力良好的标志；反之，表示肌肉活力差，应予切除。

F. 肌腱：原则上应尽量保留肌腱的完整性。对于污染严重的肌腱，应予切除，但因肌腱不出血，因此只需切至出现正常组织时即可。

G. 血管：断裂而污染较轻的血管，不要随便切除，可将血管的外膜小心剥离，清除污染物质后再进行修复。

H. 神经：任何神经都要尽量保留，对污染较轻的，可用生理盐水纱布小心擦拭；污染较重的，可将神经外膜小心剥离切除。

I. 关节囊与韧带、关节：污染或挫伤严重的关节囊与韧带，应予切除。若污染较轻，则只切除表层，保留健康组织，有利于关节功能恢复。关节处理：若创口较小，关节软骨和骨骼无损伤，则不需要打开关节，可用粗针头刺入关节囊，行关节腔内冲洗；若软组织损伤广泛，关节软骨和骨骼部分破坏、创口内有异物，应在局部清创完成后更换手套、敷单和器械再扩大关节囊切口，充分显露关节，再用大量生理盐水反复冲洗，彻底清除关节内异物、血肿、小的碎骨片和一切失活组织，大的碎骨片应予复位，且尽量保留关节软骨面的完整，用克氏针或可吸收螺钉固定，必要时关节腔内可放置引流管；若关节软组织毁损，韧带断裂，关节软骨和骨骼严重损伤，创口内有异物，或合并关节脱位及血管、神经损伤，应彻底清创后敞开创口，无菌敷料湿敷，3～5天后可延期缝合。

J. 骨外膜与骨折端：骨外膜是骨折愈合的重要组织，对维持骨折端的血供极为重要，故应尽量保留。若已污染，可仔细将其表面去除。一般情况下，骨密质的污染深度不会超过 0.5～1mm 骨松质和髓腔可达 1cm。因此对于已污染的骨折端表层，应尽可能清除。若骨髓腔内有污染，可用刮匙伸入髓腔 1～2cm 污染物刮除。对于与周围组织完全失去联系的游离碎骨片也不要轻易去除，否则形成骨缺损，易造成骨不连。

K. 彻底止血：活动性出血要止住，如较大血管的出血给予结扎，但微小血管的出血尽量不结扎，用止血钳夹住数分钟可止血。

L. 再次清洗：清创彻底后，再用无菌生理盐水清洗创口及周围组织 2～3 次，然后用 0.1% 活力碘浸泡或湿敷创口 3～5min。然后再用生理盐水冲洗干净。清洗后要注意更换手套、敷单及手术器械，继续按无菌手术操作进行组织修复手术。

组织修复包括如下内容：

骨折复位固定：清创后复位骨折并给予内固定或外固定。对于骨折端污染较轻、软组织损伤不重，复位后稳定的骨折，可用创口部开窗的石膏、皮牵引、骨牵引或外固定架等方法固定。近年来，随着手术条件的逐步改善及高效抗生素的合理应用，开放性骨折清创后也可同时使用内固定。

关节处理：若关节软组织毁损，韧带断裂，关节软骨和骨骼严重损伤，创口内有异物，或合并关节脱位及血管、神经损伤，可彻底清创后，大面积软组织缺损用显微外科技术行组织移植，如肌皮瓣或皮瓣移植修复。若关节面严重破坏，关节功能无法恢复者，可行一期关节融合术。

肌腱修复：对于断端比较平整、无挫伤的肌腱，可一期缝合。使用双垂直缝合法较为简便。若肌腱被钝性拉断，则不宜缝合，待创面愈合后二期修复。

血管修复：若血管已断，但不影响患肢血液供应，可不吻合。若血管部分断裂，但裂口不大者，可直接修复。若为主要血管损伤，清创后要将两断端切至内膜完整处，且在无张力情况下给予吻合；若血管缺损较多，可行自体静脉倒转移植修复。

神经修复：神经断裂后若不影响功能，清创后可不吻合；若为神经干损伤，争取在清创彻底的前提下一期吻合。缝合前须用锋利刀片将两断端修整为平整的创面，再行神经外膜或束膜的对端吻合。若神经存在部分缺损，可将邻近关节屈曲或将骨折端做适当的截除，再行神经端端吻合。若缺损较大，端端回缩不易吻合或污染较重时，可将神经两端用丝线结扎标记，缝于神经附近的软组织，留待二期处理。

手外伤的修复：如存在局部皮肤软组织缺损，可给予直接缝合或游离植皮、皮瓣修复；若存在手指离断，可给予断指再植。

创口处理包括如下内容：

创口引流：除手指外，一般创口均要求放置引流。可用硅胶管或橡胶条作为引流物。伤口内尽量不放置引流条（管），尤其是关节腔内不宜放引流条（管），以免发生关节僵硬。

创口闭合：清创彻底后，力争将创口全部闭合，争取一期缝合。关节附近、手部的伤口应属于功能部位，应尽量一期缝合。伤口大而深、边缘不整齐和软组织损伤严重及判断可能继发感染者，应延期缝合。缝合时不能留有无效腔，否则易积液感染等。皮肤应在无张力下给予缝合，防止缺血坏死，若皮肤张力过大，可行减张缝合。

术后处理包括如下内容：

有效固定：骨折、关节损伤、血管、神经、肌肉肌腱和软组织严重损伤等清创后都应适当固定。

适当抬高患肢和更换敷料：抬高患肢与心脏同一水平线上，有利于消肿，又不会导致组织缺血。换药时，要严格无菌操作。若伤口术后发生感染，应及时打开敷料检查。感染轻者，可用生理盐水或 0.2% 呋喃西林液等湿敷；感染重且脓液较多者，应拆除伤口缝线充分引流，用生理盐水或敏感抗生素溶液冲洗，清除坏死组织，争取二期缝合或植皮修复。

密观患肢末梢血循和神经功能：主要为防止骨筋膜室综合征的发生。一旦出现，应及时打开敷料，及时对症处理，必要时拆除缝线或重新切开，彻底减压，延期缝合。

正确使用抗生素和破伤风抗毒素：强调早期、合理应用抗生素。在急诊术前即应通过静脉输入大量抗生素。使用抗生素应有的放矢，根据细菌培养和药敏实验结果指导合理用药。在紧急情况下，可先给予广谱高效的抗生素。同时，术前要给予肌内注射破伤风抗毒素。

内治法：

预防伤口感染：在使用抗生素的同时，可联合使用五味消毒饮和黄连解毒汤合方加减，以清热解毒、化瘀通络。

伤口瘀肿疼痛：可用复元活血汤或活血止痛汤等加减，以达到活血化瘀、消肿止痛功效。

伤口感染：按痈和附骨疽分三期“消”“托”“补”。可配合使用敏感抗生素抗感染治疗。

防治休克：在补充血容量同时，应根据临床表现进行辨证施治。若气脱则宜补气固脱，急用独参汤；若血脱则宜补血益气固脱，方用当归补血汤加减；若亡阴宜益气养阴，用生脉饮加减；若亡阳则宜温阳固脱，方用四逆汤合参附汤加减。

（三）骨筋膜室综合征

1. 概述 筋膜间室是指被深筋膜、骨间膜及骨骼分隔包围的区域，间室内容物主要有肌肉、神经、血管。筋膜间室若受到外部压力压迫，致间室内容缺血、缺氧，组织坏死，可引起一系列症状称为骨筋膜室综合征，常发生于小腿及前臂掌侧。

2. 病因

（1）骨筋膜室内容物体积骤增

1）广泛毛细血管损伤和损伤炎症反应，使筋膜室内发生严重水肿。

2）任何原因的肌肉缺血，均可使肌肉内的毛细血管内膜通透性增加，发生严重水肿，导致肌肉体积是筋膜室内组织压剧增，发生缺血－水肿恶性循环。

（2）骨筋膜室容积骤减

1）敷料包扎过紧或损伤时包扎不紧，但在损伤性水肿持续发展的情况下，早期不紧的包扎可以变得过紧而形成压迫。

2）严重的局部压迫：如肢体长时间被重物压迫。

3. 病理变化 筋膜室内肌肉、神经组织缺血可有三个不同的发展阶段。

（1）濒临缺血性肌挛缩：在严重缺血的早期，经积极抢救，及时恢复肌肉、神经等组织的血供，可避免发生或仅发生极少量的肌肉坏死，可对患肢的功能不造成影响或影响极小。

（2）缺血性肌挛缩：完全性缺血的时间较短，或程度较重的不完全性缺血，在积极恢复血液供应后，有部分肌肉组织坏死，能通过纤维组织修复，但因瘢痕挛缩而形成特有的畸形——Volkmann 挛缩，将严重影响患肢功能。

（3）坏疽：完全性缺血的范围广且时间久，将导致大量肌肉坏死，无法修复。

以上三种结果是骨筋膜室或肢体缺血的三个不同阶段，但发展很快，急剧恶化，直至坏疽。若有大量坏死组织的毒素进入血液循环则可导致酸碱失衡、电解质紊乱、休克、心律失常和急性肾衰竭等严重后果。

4. 诊断要点

（1）病史：严重损伤患者应了解受伤原因，塌方压砸伤、骨折外固定不当、使用止血带不正规等都易发生骨筋膜间室综合征。

（2）临床表现：主诉症状不多，开始有肢体肿痛及麻木感或蚁痒感，后期有烧灼感。局部体征主要有：

1）肿胀、压痛，因受压区张力很大，故肢体触之发硬。

2）受压区皮肤苍白、冰冷，间有擦伤、出血点及瘀血点，边缘区出现红斑，邻近的健康部位皮肤有大小不等的水泡。

3）受压区痛觉减退、被动运动远端指（趾）肌腱，特别屈指（趾）肌腱的牵拉实验阳性，可引起患者难以忍受的疼痛。

4）受压区血管功能检查，可发现毛细血管充盈时间延长［通过压迫指（趾）甲实验］。远端动脉搏动减弱或消失。

若不及时处理，缺血将继续加重，可发展为缺血性肌挛缩和坏疽。缺血性肌挛缩主要临床表现可记作 5 个“P”字：由疼痛转为无痛（painless）；苍白（pallor）或发绀、大理石花纹等；感觉异常（paresthesia）；肌肉瘫痪（paralysis）；无脉（pulselessness）。

全身症状表现主要是低血容量性休克，并进一步发展为畸形肾小管坏死型的肾衰竭。

5. 治疗

（1）急救措施：迅速解除压力，避免毒素进入血液循环，具体方法为：固定伤肢，严禁活动，不要使用止血带，管型石膏固定，伤肢不要热敷及按摩。

（2）迅速扩容：①胶体液（血浆、代血浆、右旋糖酐等）。②晶体液（乳酸钠林格液或平衡盐液或 5% 葡萄糖液与生理盐水按 3 ∶ 1 的混合液）。③日需水量为 1500ml 葡萄糖液。具体输液速度及输入量要根据每小时尿量及中心静脉压测定结果加以调整。

（3）碱化尿液：预防肌红蛋白在肾小管沉淀，保护肾功能及预防全身酸中毒。可静脉滴注或口服碳酸氢钠。

（4）利尿剂的使用：可促进毒素排泄，增加肾血流量预防肾衰竭。常用药物为 20% 甘露醇、利尿合剂、呋塞米。

（5）切开减压：最有效的治疗方法是早期进行筋膜切开减压法。早期彻底切开筋膜减压可以使血液循环获得改善，有效地防止肌肉和神经发生缺血性坏死，避免发生 Volkmann 挛缩。

本节案例请扫码

第四节 烧 伤

一、概 述

烧伤又名泼火伤、汤火伤、水火烫伤、火烧疮及灼伤，是指燃烧物及灼热的液体、固体、气体及电流等直接作用于人体，引起肌肤烫伤或烧伤，甚至火毒内攻脏腑。以伤处红肿灼痛、起疱、结焦痂，伴发热烦躁，口干尿黄，甚至神昏等为主要表现的损伤类疾病，严重者热毒炽盛，可伤及体内阴液，甚或热毒内侵脏腑，导致阴阳失衡，以至危及生命，难以救治。

现代医学认为，以热力烧伤最多见，皮肤烧伤只是常见烧伤的一部分，皮下组织也可能波及，甚至吸入烟或热空气，可能造成肺部烧伤，闪光烧伤会造成眼部，尤其是角膜损伤，而放射烧伤在会出现体表无任何损伤的前提下，出现严重的内脏损伤。烧伤是由于创面外露，器官损害，极易发生感染，甚至出现全身性感染及休克。

二、中医病因病机

从中医临床角度来看，强热侵害人体，导致皮肉腐烂而成。强热主要有火焰、热水（油）、蒸汽、电流、激光、放射线、化学物质和战时火器等。本病皆因火毒之邪，外伤皮肉，甚者热邪入里，火毒攻心，耗气伤阴，使气阴两伤，阴阳失调，脉络阻滞，气血运行不畅，热伤营血，阴液被耗，肤失濡养，故见本病。轻者仅皮肉损伤；重者除皮肉损伤外，因火毒炽盛，伤津耗液，损伤阳气，致气阴两伤，或因火毒侵入营血，内攻脏腑，导致脏腑失和，阴阳平衡失调，重者可致死亡。

（1）“火热损伤，热盛伤阴”，火毒正传：火为阳邪，伤阴耗气，燔灼脏腑，消灼津液，是其特点，故灼伤后，必然伤阴损液，消耗正气，克伐脏腑。

（2）“兼感外邪，火毒败坏”，火毒逆传：灼伤后皮焦肉卷，卫气不固，失去了正常的抗病能力，外邪极易乘虚而入，全身各内脏组织器官受损，功能紊乱，极易正虚邪陷而发生正传，逆传的脓毒血症、败血症及“温邪上受，首先犯肺，逆传心包”之暴发型败血症，“阴损及阳”的低温败血症及脏腑合并症。

（3）“火毒”或“火毒败坏”，脏腑直中：人体是一个统一的有机整体，内脏及各个组织器官，有着相辅相成、互相为用、不可分割的密切关系。灼伤后，特别是大面积灼伤，虽外伤于皮肤、脉络、肌肉、筋骨，但使机体的生理发生改变，热必导致脏腑的生理改变而损害内脏，发生种种脏腑并发症。

三、诊断与鉴别诊断

（一）疾病诊断要点

（1）发病特点：火热性质，其气猛烈，顷刻使皮焦肉卷，热甚为火，热盛则肉腐，皮肤腐烂成疮，则呈火疮。火为阳邪，易伤阴耗气，易生风动血，燔灼脏腑，消灼津液。壮火食气，故灼伤后，必然伤阴损液，消耗正气，克伐脏腑。

（2）证候特点：高热持续，大渴贪饮，烦躁神昏，谵语抽搐，惊恐若狂，寻衣摸床，大便秘结，出血，虚脱等。

（3）辅助检查：血常规检查及尿常规检查可用于评判是否存在血液浓缩，并预判脓毒败血症及中毒性休克，血细菌培养阳性时有助于诊断，脓液细菌培养及药敏试验有助于确定致病菌种类，可针对性地选择抗生素；代谢性酸中毒时可出现二氧化碳结合力降低，查血气分析可确定有否酸中毒；血清电解质测定可评判体液失衡状态。

（二）中医诊断要点

（1）毒热炽盛：本型相当于烧伤Ⅰ度或浅Ⅱ度，皮肤水肿，潮红，起疱或体温升高，重者神昏谵语，懒言，舌质红或红绛，脉数。

（2）热盛伤阴：本型相当于烧伤深Ⅱ度。皮肤创面潮红水肿，表面大量渗出，自觉灼痛，有时低热，烦躁，口渴而饮水少，尿少，舌质红有薄黑苔，脉细数。

（3）气血两虚：相当于烧伤深Ⅱ度，Ⅲ度，创面肉芽组织不鲜或苍白，生发缓慢，患者精神萎靡，食纳差或伴有低热，舌质淡红，舌苔少，脉沉细无力。

（三）西医诊断要点

烧伤判定需要兼顾烧伤面积和深度，正确地估计烧伤的面积和深度，是判断伤情和治疗烧伤的重要依据。

（1）烧伤面积的估计：烧伤面积测定多采用九分法和手掌法。前者用于大面积烧伤面积计算，后者常用于小面积的计算和作为九分法的一种补充。

1）九分法：是将成人的体表面积分成 11 个 9%，以便计算。

2）手掌法：以患者的手掌为准，五指并拢后的面积相当于患者体表面积的 1%。

（2）烧伤深度的估计：多采用三度四分法，即讲烧伤的深度依照波及组织类型分为Ⅰ度、浅Ⅱ度、深Ⅱ度、Ⅲ度。

Ⅰ度：表皮损伤，生发层仍在，3 ～ 5 天内痊愈，不遗留瘢痕，短时间可有色素沉着，渐恢复至正常肤色。

浅Ⅱ度：烧伤波及全部表皮层，生发层部分损伤，汗腺管及毛囊部分损伤，如无继发感染，一般经过 1 ～ 2 周愈合，亦不遗留瘢痕，较长时间的色素改变。

深Ⅱ度：损伤波及真皮损伤，存有毛囊、汗腺和皮脂腺，创面可自行愈合，如无感染愈合时间一般需 3 ～ 4 周，愈合后多遗留有瘢痕。严重时可将皮肤附件或上皮小岛破坏，创面则需植皮方能愈合。

Ⅲ度烧伤：皮肤全层损伤，可深及皮下脂肪、肌肉甚至骨骼等，创面极易感染，愈合后留有瘢痕，并伴有功能障碍，且损伤严重，多需要植皮。

（四）鉴别诊断要点

（1）接触性皮炎：有接触史，局部糜烂，起水疱，灼热，疼痛，红肿，瘙痒甚。

（2）药物性皮炎：有药物史，局部起水疱、大疱，瘙痒、疼痛、红斑、丘疹。

四、治　疗

（一）急救治疗

（1）迅速将患者脱离热源，脱去着火衣服，或就地缓缓翻滚，也可以湿衣被及灰土扑盖灭火，或用水浇或直接跳入附近水中。

（2）疼痛剧烈时可口服或肌内注射镇静止痛剂。能口服者给予适量淡盐水。大面积烧伤患者应由静脉使用镇痛药物，伴呼吸道烧伤者禁用吗啡，尽快开始静脉输液补充血容量。

（3）保持呼吸道通畅，合并呼吸道烧伤者及时清除呼吸道分泌物，必要时行气管切开，防止窒息。

（4）黏着于患者身上的衣物不要脱掉，避免撕破水疱，破损的水疱应保护，创面简单包扎，防止污染和再次损伤，创面上禁用药物或油膏。

（5）碱酸烧伤应立即脱去衣服，清水反复彻底冲洗创面。强酸烧伤用5%碳酸氢钠溶液中和后清水冲洗。生石灰烧伤应先去除石灰，再用清水冲洗。

（6）磷烧伤应先以清水冲洗创面，后以1%～2%硫酸铜溶液短时湿敷，再以5%碳酸氢钠溶液湿敷中和。

（二）中医辨证救治

1. 火热伤阴证

症状：皮肉损伤，红肿痛，高热，烦躁，口干，便秘尿少，舌质红而干，苔黄糙，或舌光无苔，脉滑数或弦细而数。

治法：清热养阴。

代表方：黄连解毒汤。

常用药：黄连、黄柏、黄芩、栀子。

加减：若兼便秘者，可加大黄；吐衄发斑者，加生地、玄参、丹皮、赤芍或合犀角地黄汤清热凉血化斑；瘀热发黄者，加茵陈、大黄、金钱草。

2. 火毒炽盛证

症状：创面腐烂，分泌物增多，局部水肿，寒战高热，汗多，口渴，小便短赤，舌质红，苔黄，脉洪数。

治法：清热解毒、清营凉血。

代表方：黄连解毒汤合清营汤、犀角地黄汤。

常用药：黄连、黄柏、黄芩、栀子、犀角（水牛角代替）、生地、金银花、连翘、元参、黄连、竹叶心、丹参、麦冬。

加减：火毒传心者，加清心开窍之品，用安宫牛黄丸或紫雪丹。热毒传肺者，加清肺化痰之品，如生石膏、知母、贝母、桔梗、鱼腥草、桑白皮等。热毒传肾者，尿少尿闭加车前子、淡竹叶、白茅根、猪苓、泽泻；血尿加大小蓟、琥珀等。热毒传肝者，加平肝息风之品，如羚羊角、钩藤、龙齿、石决明等。热毒传脾者，腹胀便秘加大黄、玄明粉、枳实、厚朴、莱菔子、大腹皮等；便溏黏臭而频加葛根、白头翁、神曲、广木香等；呕血便血加三七、白及、侧柏炭、槐花炭、地榆炭等。

3. 阴损及阳证

症状：具有火盛伤阴见症外，兼见精神萎靡，气促，体温反低，肢厥或震颤，舌质淡嫩，脉虚大无力或微细。

治法：回阳生脉。

代表方：生脉散合参附汤。

常用药：沙参、麦冬、五味子、丹皮、生地、人参、附子。

加减：厥脱重者，参附龙牡汤加减。

4. 气血两虚证

症状：后期热毒渐退，食欲不振，神疲乏力，创面肉芽色淡，新肉难长，舌质淡嫩，苔薄白，脉虚数或迟缓。

治法：补益气血。

代表方：八珍汤合四妙散。

常用药：当归、赤芍、川芎、党参、白术、山药、茯苓、甘草、威灵仙（酒浸）、羊角灰、白芥子、苍耳。

加减：有火者，加黄芩。

5. 脾胃气阴两虚证

症状：热毒已退，口燥咽干，食欲不振，唇焦开裂，腹胀便结或腹泻，舌淡有裂纹，或无苔似镜，脉细弱。

治法：益气滋阴。

代表方：益胃汤。

常用药：北沙参、麦冬、玉竹、白芍、乌梅、生山楂。

加减：若汗多，气短，兼有气虚者，加党参、五味子；食后脘胀者，加陈皮、神曲。

五、预防调护

1. 预防

（1）发现皮肤烧伤不要用热水洗，要先用凉水冲洗患处。

（2）不要用较强的刺激性药物外涂。

（3）预防继发感染，如有感染者及时用抗生素控制。

（4）烧伤面积过大，较深者进行外科植皮手术，在治疗的同时，服中药清热利湿，解毒凉血，收敛止痛消肿，提高机体免疫力，预防细菌感染。

2. 调护

（1）对于大面积Ⅲ度烧伤，采取早期切痂，清除深部坏死组织，对感染灶应立即进行病灶切除。

（2）对电击伤、合并挤压伤、环状Ⅲ度烧伤，应特别警惕深部肌肉坏死。局部持续肿胀行筋膜切开减张，恶臭伴全身中毒症状加重者，应及早对可疑部位行筋膜下探查，彻底清除坏死肌肉，并注意有无厌氧菌感染。

（3）全身性感染时，行细菌培养及药敏试验，选用针对性抗生素，致病菌未确定时可根据经验选用抗生素。对于全身真菌感染，可选用抗真菌药物。

（4）维持水、电解质和酸、碱平衡。

（5）支持呼吸功能，维持氧动力学状态稳定。

（6）维持血流动力学稳定，改善微循环状态。

（7）避免医源性感染，防止接触污染，物品严格消毒。

六、历代医家有关论述

《医宗金鉴》：“此证系好肉暴伤，汤烫火烧，皮肤疼痛，外起燎泡。即将疱挑破，放出毒水，使毒轻也。

其证属外因，然形势必分轻重，轻者施治应手而愈；重者防火毒热气攻里，令人烦躁，作呕，便秘，甚则神昏闷绝。”

《外科正宗》：“汤泼火烧，此患原无内症，皆以外来也”。

《肘后备急方》：“烫火灼伤用年久石灰敷之，或加油调和猪脂煎柳白皮成膏外敷。”

《备急千金要方》：“火疮用栀子、黄芩、白敛煎汤以淋疮，气溜去火热毒。”

《洞天奥旨》：“汤烫疮……轻则害在皮肤，重则害在肌肉，尤甚者害在脏腑……故治火烧之症，必须内外同治，则火毒易解也。”

《薛氏医案·论汤火疮》：“汤火疮症，若发热作渴，小便赤涩，用四物、山栀、连翘、甘草养阴血以消毒。若患处肉未死而作痛，用四君、芍、归、山栀、连翘、甘草健脾胃以消毒。若患处肉已死而不溃，用八珍、白芷、甘草补气血以排脓。如未应，加肉桂。若患处死肉已溃而不收敛，用四君、芍、归、山栀健脾胃以生肌。如未应，加炮姜。”

《备急千金要方·火疮》：“凡火烧损，慎以冷水洗之，火疮得冷，热气更深转入骨，坏人筋骨难捷；火烧闷绝，不识人，以新尿冷饮之及冷水和蜜饮之。”

《外科启玄·火烧疮》：“火之为物，性最急，能烧万物，重则死，轻则为疮，皮焦肉卷。内宜服泄火毒之药，外用黄蜀葵花浸麻油内，取其油搽患处。”

《疡医大全》：“凡被火伤闷绝者……温水和蜜灌之，甚则用酒烫热，入浴缸内，令被伤人入浸酒中，极重不死。若发热作渴，小便赤涩，用四物汤加连翘、栀子、甘草滋阴养血，以消其毒。若伤处死肉而不作痛者，用四君子汤加当归、川芎、连翘健其脾胃，以消其毒。若伤处死肉不溃，用八珍汤加白芷，补气排脓，如不应，加肉桂；如不敛，用四君子汤加当归、川芎、黄芪健脾养胃生肌，不应加炮姜。若小儿被伤，目睫头摇，用四君子汤加当归、川芎、山栀健脾胃，清肝火。若食后被伤，腹胀作痛，用四君子汤加山栀、神曲、山楂壮脾胃以消之，此乃规矩准绳，不可更张至误也。”

本节案例请扫码

第五节　丹　毒

一、概　述

丹毒相当于现代医学中的急性网状淋巴管炎，即为忽然焮赤如丹，或发于足，或发腹上，皆风热恶毒所为，痛不可堪，久乃坏烂。本病发无定处，生于胸腹腰胯部者，称内发丹毒；发于头面部者，称抱头火丹；发于小腿足部者，称流火；新生儿多生于臀部，称赤游丹。

现代医学认为，丹毒是一种累及真皮浅层淋巴管的感染，主要致病菌为A组β溶血性链球菌。致病菌可潜伏于淋巴管内，引起复发。以手术伤口或鼻孔、外耳道、耳垂下方、肛门、阴茎和趾间的裂隙等为诱发因素，有皲裂或溃疡为致病菌提供了侵入的途径。轻度擦伤或搔抓、头部以外损伤、不清洁的脐带结扎、预防接种和慢性小腿溃疡均可能导致此病。

二、中医病因病机

从中医临床角度来看，由于素体血分有热，外受火毒，热毒蕴结，郁阻肌肤，或因毒邪乘隙侵入而成。该病凡发于头面部者，挟有风热；发于胸腹腰胯部者，挟有肝火；发于下肢者，挟有湿热；发于新生儿者，多由胎热火毒所致。

（1）患者素体血分有热，加之外受风热火毒，火入内里，热毒蕴结，郁阻肌肤、客于头面，不得外泄而发丹毒。

（2）由于皮肤黏膜破伤，毒邪乘隙侵入，与血搏结而成丹毒。

（3）素体肝胆蕴热，复受时邪，搏结躯干而成赤游风。

三、诊断与鉴别诊断

（一）疾病诊断要点

（1）发病特点：发病急骤，本病由四肢或头面走向胸腹者，为逆证。新生儿及年老体弱者，火毒炽盛，易致毒邪内陷，见壮热烦躁、神昏谵语、恶心呕吐等全身症状，甚至危及生命。

（2）证候特点：痛苦面容，精神紧张，呼吸急促。面色潮红，或可见水疱。病位处皮肤发红，温度增高，肿胀疼痛，或弹性减低。发在面部活动自如，发于四肢则可影响活动。恶寒发热，睁眼困难，纳差，恶心呕吐。舌红，苔或黄腻，或薄黄。或脉浮数，或脉滑数。

（3）辅助检查：血常规检查可见白细胞总数或中性粒细胞增多，血沉加快，抗链球菌溶血素增多。组织病理可见真皮高度水肿，毛细血管及淋巴管扩张，结缔组织肿胀，中、小动脉内皮细胞肿胀。管腔为纤维蛋白栓塞，真皮及扩张的淋巴管中有弥漫的炎性细胞浸润（以中性粒细胞为主），有时可见链球菌，水肿剧烈者可见表皮内水肿或大疱。

（二）中医诊断要点

（1）风热毒蕴：发于头面部，皮肤焮红灼热，肿胀疼痛，甚至发生水疱，眼胞肿胀难睁；伴恶寒发热，头痛。舌红，苔薄黄，脉浮数。

（2）湿热毒蕴：发于下肢，局部红赤肿胀、灼热疼痛，或见水疱、紫斑，甚至结毒化脓或皮肤坏死；可伴轻度发热，胃纳不香。舌红，苔黄腻，脉滑数。

（3）胎火蕴毒：发生于新生儿，多见于臀部，局部红肿灼热，常呈游走性；或伴壮热烦躁，甚则神昏谵语、恶心呕吐。舌红苔黄，脉滑数。

（三）西医诊断要点

本病潜伏期 2 ～ 5 天，前驱症状有突然发热、寒战、不适和恶心。数小时到 1 天后皮肤出现红斑，进行性扩大，界限清楚，压之褪色，松手后皮肤色泽恢复，患处皮温高、紧张，触痛、灼痛，伴见邻近淋巴结肿大，可出现硬结、非凹陷性水肿、脓疱、水疱或小面积的出血性坏死。好发于小腿、颜面部。

（四）鉴别诊断

（1）发：局部色虽红，但中间隆起而色深，四周较淡，边界不清，胀痛呈持续性，化脓时跳痛，大多可坏死、溃烂；全身症状没有丹毒严重；不会反复发作。

（2）风团：为速发的稍隆起皮面的片状皮肤变态反应性改变，是由于皮肤毛细血管通透性增加；血清渗入组织间隙而引起的局部皮肤水肿。其特点是突然发生，消退快，一般在 24h 内退尽，常伴有奇痒难忍。风疹块常见于各种异性蛋白性食物（动物或植物）或药物所引发的荨麻疹、血管神经性水肿。风团是一种发病急、消退快的局限性、暂时性、水肿性扁平隆起，骤然出现，迅速消退，退后不留痕迹；数目可多可少，大小不一，形态不定、颜色可呈淡红或苍白；发生于眼睑、口唇、外阴等组织疏松处时，局部肿胀明显，界限不清。

（3）丘疹：为高出皮肤的局限性突起，小如针头，大如黄豆，可能高耸或平坦，平滑或疣状结构，或有色素与周围皮肤颜色相同（直径超过 1cm 者，称为斑块）。

（4）西医鉴别诊断：接触性皮炎有明显的刺激物及过敏性物质接触史，皮损发生在接触部位，境界清楚，瘙痒明显，患者无全身症状。蜂窝织炎为细菌侵入皮下组织引起的急性炎症，炎症浸润较深，可有深部化脓、红肿，境界不清，炎症中央红肿最著，破溃后可排出脓液及坏死组织。血管性水肿发病及消退均较快，局部潮红不明显，无明显性水肿，自觉症状较轻，无全身症状。癣菌疹发于小腿部常呈红斑样，水肿不明显，足癣症状减轻或治愈后症状即随之消失。类丹毒有接触家畜、鱼类或屠宰工作中受伤史，损害多发生于手部，为紫红色，不化脓，不易发生水疱，往往没有明显的全身症状，猪丹毒杆菌培养及接种试验阳性。

四、治　疗

（一）急救治疗

（1）卧床休息，抬高患肢，促进患部血液循环及淋巴回流，缓解症状。

（2）开放静脉通路，全身应用大剂量有效抗生素，给予高热量、多维生素及易消化食物饮食。

（3）局部用 50% 硫酸镁热敷，或使用中药金黄散或玉器散冷开水或金银花露调敷。

（4）清热解毒，可使用普济消毒饮、犀角地黄汤和黄连解毒汤等药物口服。下肢复发性丹毒，患部消毒后，用七星针或三棱针叩刺患部皮肤，放血泄毒。亦可配合拔火罐，以减少丹毒的复发。

（5）皮肤坏死者，若有积脓，可在坏死部位切一两个小口，以引流排脓，掺九一丹。

（二）中医辨证救治

1. 风热毒蕴

症状：发于头面部，皮肤焮红灼热，肿胀疼痛，甚至发生水疱，眼胞肿胀难睁；伴恶寒发热，头痛。舌红，苔薄黄，脉浮数。

治法：疏风清热解毒。

代表方：普济消毒饮。

常用药：黄芩（酒炒）、黄连（酒炒）、陈皮（去白）、甘草（生用）、玄参、柴胡、桔梗、连翘、板蓝根、马勃、牛蒡子、薄荷、僵蚕、升麻等。

加减：大便干结者，加生大黄、芒硝。

2. 湿热毒蕴

症状：发于下肢，局部红赤肿胀、灼热疼痛，或见水疱、紫斑，甚至结毒化脓或皮肤坏死；可伴轻度发热，胃纳不香。舌红，苔黄腻，脉滑数。

治法：清热利湿解毒。

代表方：五神汤合萆薢渗湿汤。

常用药：萆薢、薏苡仁、黄柏、赤苓、丹皮、泽泻、滑石、通草、茯苓、车前子、金银花、牛膝、紫花地丁等。

加减：胀甚者或形成象皮腿者，加防己、赤小豆、丝瓜络、鸡血藤。

3. 胎火蕴毒

症状：发生于新生儿，多见于臀部，局部红肿灼热，常呈游走性；或伴壮热烦躁，甚则神昏谵语、恶心呕吐。舌红苔黄，脉滑数。

治法：凉血清热解毒。

代表方：犀角地黄汤合黄连解毒汤。

常用药：犀牛角、生地黄、芍药、牡丹皮、黄连、黄连、黄芩、山栀等。

加减：神昏谵语者，可加服安宫牛黄丸或紫雪丹。

五、预防与调护

1. 预防

（1）注意预防足癣（脚气）的皮肤破伤、下肢皮肤的抓伤等，细菌通过皮肤的伤口侵入皮内网状淋巴管，引起炎症。一般炎症好转之后，多会遗留一些淋巴，回流不好，如丹毒反复发作，可使下肢皮肤粗糙，形成“象皮肿”。所谓预防复发，主要是防止皮肤的破损。

（2）中医认为患丹毒的人，血中有伏热，再加上外感湿热等邪气，则可发病，一般在换季之时，预防性使用中药。

（3）节制饮食，避免接触受丹毒丝菌污染的肉、鱼、贝类等食物。

2. 调护

（1）患者应卧床休息，多饮开水，床边隔离。流火患者应抬高患肢。

（2）有皮肤黏膜破损者，应及时治疗，以免感染毒邪。

（3）因脚湿气致下肢复发性丹毒患者，应彻底治愈脚湿气，以减少复发。

（4）丹毒相当于西医的急性网状淋巴管炎。其特点是患处皮肤突然鲜红成片，色如涂丹，灼热肿胀，迅速蔓延，伴有恶寒发热、头痛等全身症状，每多复发，下肢复发性丹毒可形成象皮腿。

六、历代医家有关论述

《冯氏锦囊秘录》：“赤紫丹瘤皆心火内郁而发，赤如丹砂，故名曰丹。”

《疡医大全》：“流火，两脚红肿光亮，其热如火者是。”

《圣济总录》：“热毒之气，暴发于皮肤间，不得外泄，则蓄热为丹毒。”

《素问·至真要大论》：“少阳司天，客胜则丹疹外发，及为丹熛疮疡……”

《诸病源候论·丹毒病诸候》：“丹者，人身忽然掀赤，如丹涂之状，故谓之丹。或发于足，或发腹上，如手掌大，皆风热恶毒所为。重者，亦有疽之类，不急治，则痛不可堪，久乃坏烂。”

《圣惠》：“夫一切丹毒者，为人身体忽然变赤如丹之状，故谓之丹毒也。或发手足，或发腹上如手大，皆风热恶毒所为，重者亦有疽之类也。若不急治则痛不可忍，久则坏烂出脓血数升。若发于节间，便令人四肢毒肿，入于肠则杀人，小儿得之最为急也。”

思维导图

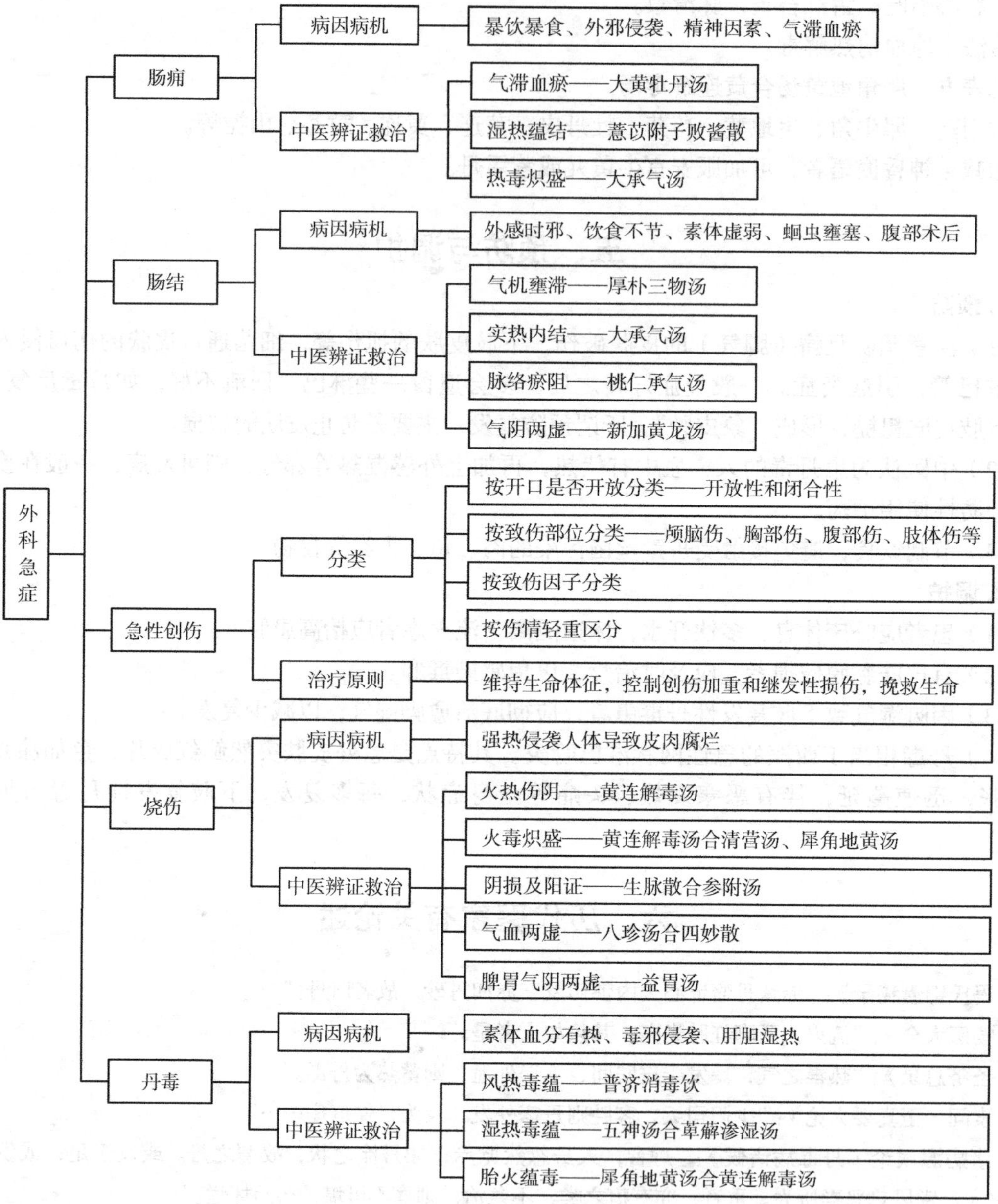

- 外科急症
  - 肠痈
    - 病因病机
      - 暴饮暴食、外邪侵袭、精神因素、气滞血瘀
    - 中医辨证救治
      - 气滞血瘀——大黄牡丹汤
      - 湿热蕴结——薏苡附子败酱散
      - 热毒炽盛——大承气汤
  - 肠结
    - 病因病机
      - 外感时邪、饮食不节、素体虚弱、蛔虫壅塞、腹部术后
    - 中医辨证救治
      - 气机壅滞——厚朴三物汤
      - 实热内结——大承气汤
      - 脉络瘀阻——桃仁承气汤
      - 气阴两虚——新加黄龙汤
  - 急性创伤
    - 分类
      - 按开口是否开放分类——开放性和闭合性
      - 按致伤部位分类——颅脑伤、胸部伤、腹部伤、肢体伤等
      - 按致伤因子分类
      - 按伤情轻重区分
    - 治疗原则
      - 维持生命体征，控制创伤加重和继发性损伤，挽救生命
  - 烧伤
    - 病因病机
      - 强热侵袭人体导致皮肉腐烂
    - 中医辨证救治
      - 火热伤阴——黄连解毒汤
      - 火毒炽盛——黄连解毒汤合清营汤、犀角地黄汤
      - 阴损及阳证——生脉散合参附汤
      - 气血两虚——八珍汤合四妙散
      - 脾胃气阴两虚——益胃汤
  - 丹毒
    - 病因病机
      - 素体血分有热、毒邪侵袭、肝胆湿热
    - 中医辨证救治
      - 风热毒蕴——普济消毒饮
      - 湿热毒蕴——五神汤合萆薢渗湿汤
      - 胎火蕴毒——犀角地黄汤合黄连解毒汤

1. 肠痈的辨证论治及代表方剂？
2. 肠结的辨证论治及代表方剂？
3. 如何快速诊断急性创伤？
4. 如何判断烧伤面积？
5. 烧伤的中医治疗？
6. 与患者沟通时，需要注意语言及非语言的沟通，对丹毒患者检查治疗过程中，应该怎样做好医患沟通？
7. 丹毒患者中医辨证诊治内容有哪些？

第二十一章 妇科急症

本节案例请扫码

第一节 痛 经

一、概 述

妇女正值经期或经行前后出现周期性小腹疼痛或痛引腰骶，甚至剧痛昏厥、呕吐、面色苍白、手足厥冷，称为“痛经”，亦称“经行腹痛”。有关古医籍对痛经的记载，最早见于张仲景的《金匮要略·妇人杂病脉证并治》：“带下，经水不利，少腹满痛，经一月再见。”本病为经期前后，血海由满盈而泄溢，气血盛实而骤虚，子宫、冲任气血变化较平时急剧，易受致病因素干扰，加之体质因素的影响，导致子宫冲任气血运行不畅或失于煦濡，不通或不荣而痛。

痛经是临床上最为常见的妇科症状之一，属临床常见病，严重影响生活质量。现代医学将痛经分为原发性痛经和继发性痛经两大类。原发性痛经是指生殖器官无器质性病变的痛经，占痛经的 90% 以上，多发生于初潮后 1 ～ 2 年内；继发性痛经指由盆腔器质性疾病引起的痛经，包括盆腔炎症性疾病、子宫内膜异位症、子宫腺肌病等，多见于育龄期妇女。

本节仅讨论原发性痛经。

二、中医病因病机

本病的发生与冲任、胞宫的周期性生理变化密切相关，主要病机在于邪气内伏或精血素亏，更值经期前后冲任二脉气血的生理变化急骤，导致胞宫的气血运行不畅，“不通则痛”，或胞宫失于濡养，“不荣则痛”，故使痛经发作。

（1）气滞血瘀：素性抑郁或恚怒伤肝，气郁不舒，血行失畅，瘀阻于冲任胞宫。经前经期气血下注冲任，壅滞更甚，“不通则痛”，发为痛经。

（2）寒凝血瘀：经期产后，感受寒邪，或过食寒凉生冷，寒客冲任，与血相搏，寒则血凝，冲任受阻，瘀而作痛。

（3）湿热瘀阻：素体湿热内蕴，或经期、产后摄生不慎感受湿热之邪，与血相搏，流注冲任，蕴结胞中，气血失畅，冲任受阻，瘀而作痛。

（4）气血虚弱：素体气血不足，或脾虚气血化源匮乏，或大病久病耗伤气血，冲任气虚血少，行经后血海气血愈虚，不能濡养冲任胞宫，不荣则痛。

（5）肾气亏虚：禀赋素弱，或多产房劳伤损，精血不足，经后血海空虚，冲任、子宫失于濡养，“不荣则痛”发为痛经。

三、诊断与鉴别诊断

（一）疾病的诊断要点

（1）发病特点：腹痛伴随月经周期规律性发作，但无论疼痛程度如何一般不伴腹肌紧张或反跳痛。

（2）证候特点：经潮前 1 ～ 2 天或行经第 1 天小腹疼痛，可呈阵发性痉挛性或胀痛伴下坠感，严重者可放射至腰骶部、肛门、阴道、股内侧，面色苍白，出冷汗，手足发凉、晕厥。也有少数于经血将净或经净后 1 ～ 2 天开始觉腹痛或腰腹痛。

（3）检查

1）妇科检查：多无阳性体征，部分患者可有子宫体极度屈曲，宫颈口狭窄。

2）辅助检查：超声检查、腹腔镜、子宫输卵管碘油造影，宫腔镜检查有助于明确痛经的原因。

（二）中医诊断要点

（1）气滞血瘀证：经前或经期小腹胀痛拒按，经血量少，行而不畅，血色紫黯有块，块下痛减；胸胁、乳房胀痛；常伴有烦躁易怒；舌质紫黯或有瘀点，脉弦滑或弦涩。

（2）寒凝血瘀证：经前或经行小腹冷痛拒按，得热痛减；月经延后，畏寒身痛，手足欠温，面色青白，月经量少，经色淡黯有小血块；舌质黯，或有瘀斑、瘀点，苔白，脉沉紧。

（3）湿热瘀阻证：经前或经期小腹疼痛或胀痛不适，有灼热感，或痛连腰骶，或平时小腹疼痛，经前经期加剧；经血量多或经期长，色黯红，质稠或夹较多黏液；舌质红，苔黄腻，脉滑数或弦数。

（4）气血虚弱证：经期或经后小腹隐隐作痛，喜按或小腹及阴部空坠不适；月经先后不定期，量少，色淡，质清稀；面色无华，头晕心悸，神疲乏力；舌质淡，脉细无力。

（5）肾气亏损证：经期或经后 1 ～ 2 天内小腹绵绵作痛，伴腰骶酸痛；经色黯淡，量少质稀；头晕耳鸣，面色晦暗，健忘失眠，小便清长，腰膝酸软；舌质淡红，苔薄，脉沉细。

（三）西医诊断要点

原发性痛经根据经期下腹坠痛，周期性发作，基础体温测定证实痛经发生在排卵周期，妇科检查无阳性体征，临床即可诊断。

（四）鉴别诊断要点

1. 异位妊娠　异位妊娠多有停经史、腹痛及阴道流血，妊娠试验阳性或弱阳性；妇科检查宫颈摇举痛，腹腔内出血严重时，患者有休克症状，B 超检查一侧附件区混合性包块。痛经剧烈者可出现晕厥，但无妊娠现象。

2. 胎动不安　胎动不安有停经史和早孕反应，妊娠试验阳性；妇科检查子宫增大如停经月份，质软，B 超可见宫腔内有孕囊和胎芽，或见心管搏动。痛经无停经史，妇科检查和 B 超检查无妊娠征象。

3. 西医鉴别诊断　主要与盆腔炎性疾病、子宫内膜异位症和子宫腺肌病相鉴别。盆腔炎性疾病有下腹痛，阴道分泌物增多，妇科检查宫旁组织增厚、压痛，或附件区触及痛性包块。子宫内膜异位症患者妇科检查可于子宫一侧或双侧触及囊性包块，活动欠佳，或子宫直肠陷凹及宫骶韧带处扪及单个或多个触痛硬结或包块，B 超、腹腔镜检查可协助诊断。子宫腺肌病妇科检查子宫球形增大，质硬，饱满，B 超检查可协助诊断。

四、治 疗

（一）急救治疗

本着“急则治其标”的原则，痛经发作时给予止痛、解痉处理。

（1）止痛：田七痛经胶囊，每次 2g，每日 3 次；痛经丸，每次 6 ～ 9g，每天 1 ～ 2 次，临经时服用；麝香痛经膏穴位外贴，取气海、子宫、三阴交或腹部痛点敷贴，1 ～ 3 天更换 1 次，疼痛消失后除去；针灸，常用穴位为中极、关元、子宫、三阴交，实证用泻法，虚证用补法；耳针，常用穴位为子宫、卵巢、内分泌、皮质下等，经前使用至经行痛止；艾灸，常规取穴关元、中极、气海、三阴交等，用艾条温和灸，经前使用至经行痛止；吲哚美辛栓 100mg 肛塞；吲哚美辛片，每次 25mg，每日 3 ～ 4 次口服。

（2）解痉：山莨菪碱注射液（654-2）10mg 加入 5% 葡萄糖注射液 500ml 静脉滴注；阿托品注射液 0.3mg，肌内注射。

（二）中医辨证救治

本病属妇科急症，为冲任、气血运行不畅或失于煦濡，不通或不荣而痛。治疗上以调理气血、冲任为主。

1. 气滞血瘀证

症状：经前或经期小腹胀痛拒按，胸胁、乳房胀痛，经行不畅，经色紫黯有块，块下痛减，舌紫黯，或有瘀点，脉弦或弦涩有力。

治法：行气活血，祛瘀止痛。

代表方：膈下逐瘀汤。

常用药：当归、川芎、赤芍、桃仁、红花、枳壳、延胡索、五灵脂、乌药、香附、丹皮、甘草。

加减：痛经剧烈伴有恶心呕吐者，加吴茱萸、法半夏、陈皮和胃降逆；小腹坠胀或二阴坠胀不适，加柴胡、升麻行气升阳；郁而化热，心烦口苦，舌红苔黄，脉数者，加栀子、黄柏、夏枯草；兼寒者小腹冷痛，酌加艾叶、小茴香。

2. 寒凝血瘀证

症状：经前或经期小腹冷痛拒按，得热痛减，月经或见推后，量少，经色黯而有瘀块，面色青白，肢冷畏寒，舌黯苔白，脉沉紧。

治法：温经散寒，祛瘀止痛。

代表方：少腹逐瘀汤。

常用药：小茴香、干姜、延胡索、没药、当归、川芎、官桂、赤芍、蒲黄、五灵脂。

加减：寒凝气闭，痛甚而厥，四肢冰冷，冷汗淋漓，加附子、细辛、巴戟天回阳散寒；冷痛较甚，加艾叶、吴茱萸；痛而胀者，酌加乌药、香附、九香虫；若伴肢体酸重不适，苔白腻，或有冒雨、涉水、久居阴湿之地，宜加苍术、茯苓、薏苡仁、羌活以散寒除湿。

3. 湿热瘀阻证

症状：经前或经期小腹灼痛拒按，痛连腰骶，或平时小腹痛，至经前疼痛加剧，经量多或经期长，经色紫红，质稠或有血块，平素带下量多，黄稠臭秽，或伴低热，小便黄赤，舌红，苔黄腻，脉滑数或弦数。

治法：清热除湿，化瘀止痛。

代表方：清热调血汤。

常用药：牡丹皮、黄连、生地黄、当归、白芍、川芎、红花、桃仁、莪术、香附、延胡索。

加减：原方加车前子、薏苡仁、败酱草有增强清热除湿之效；若痛连腰骶，加续断、狗脊、秦艽清热除湿止痛；月经过多或经期延长者，酌加地榆、槐花、马齿苋、黄芩清热止血；带下异常者，加黄柏、土茯苓除湿止带。

4. 气血虚弱证

症状：经期或经后小腹隐痛喜按，或小腹及阴部空坠不适，月经量少，色淡质稀，面色无华，头晕心悸，神疲乏力，失眠多梦，舌质淡，苔薄，脉细无力。

治法：补气养血，和中止痛。

代表方：黄芪建中汤。

常用药：黄芪、白芍、桂枝、炙甘草、生姜、大枣、饴糖。

加减：加当归、党参增加补气养血之效；伴腰酸不适，加菟丝子、杜仲补肾壮腰。

5. 肾气亏损证

症状：经期或经后 1 ～ 2 天内小腹绵绵作痛，喜按，伴腰骶酸痛，经色黯淡，量少质稀，头晕耳鸣，面色晦暗，腰酸腿软，健忘失眠，小便清长，舌质淡红，苔薄，脉沉细。

治法：补肾填精，养血止痛。

代表方：益肾调经汤。

常用药：巴戟天、杜仲、续断、乌药、艾叶、当归、熟地、白芍、益母草。

加减：腰骶酸痛，加菟丝子、桑寄生、杜仲、狗脊以补肾强腰膝；经血量少、色黯，加鹿角胶、山茱萸、淫羊藿以补肾填精；头晕耳鸣、健忘失眠，酌加枸杞子、制何首乌、酸枣仁、柏子仁；夜尿多，小便清长，加益智仁、桑螵蛸、补骨脂。

五、预防与调护

1. 预防

（1）注意饮食营养，多饮水保持大便通畅，减少骨盆充血。

（2）注重经期保暖，避免受寒劳累，避免淋雨，防止寒湿之邪入侵。

（3）注意经期、产后卫生，慎勿为外邪所伤，以减少痛经发生。

（4）保持精神愉快，气机畅达。

（5）不可过用寒凉或滋腻的药物及经前经期服食生冷之品。

（6）节制房事。

2. 调护

（1）注意精神、情志调养，消除紧张和顾虑。

（2）保证足够的睡眠和休息，适度锻炼。

六、历代医家有关论述

《格致余论·经水或紫或黑论》曰：“将行作痛者，气之滞也；来后作痛者，气血俱虚也。”

《医宗金鉴》记载：“经后腹痛当归建，经前胀痛气为殃，加味乌药汤乌缩，延草木香香附槟。血凝碍气疼过胀，本事琥珀散最良，棱莪丹桂延乌药，寄奴当归芍地黄。”

《张氏医通》所云："经行之际……若郁怒则气逆，气逆则血滞于腰腿心腹背肋之间，遇经行时则痛而重。"

《傅青主女科》有："妇人有少腹疼于行经之后者，人以为气血之虚也，谁知是肾气之涸乎"，"寒湿乃邪气也，妇人有冲任之脉居于下焦……经水由二经而外出，而寒湿满二经而内乱，两相争而作疼痛"。

《傅青主女科》云："妇人有经水将来三五日前而脐下作疼，状如刀刺者，或寒热交作，所下如黑豆汁，人莫不以为血热之极，谁知是下焦寒湿相争之故乎。"

《景岳全书·妇人规》云"凡人之气血犹源泉也，盛则流畅，少则壅滞，故气血不虚则不滞"，"经行腹痛，证有虚实。实者或因寒滞，或因血滞，或因气滞，或因热滞；虚者有因血虚，有因气虚。然实痛者多痛于未行之前，经通而痛自减；虚痛者多痛于既行之后，血去而痛未止，或血去而痛益甚。大都可按可揉者为虚，拒按拒揉者为实"。

《金匮要略·妇人杂病脉证并治》云："带下，经水不利，少腹满痛，经水一月再见者，土瓜根散主之。"

《诸病源候论》云："妇人月水来腹痛者，由劳伤血气，以致体虚，受风冷之气，客于胞络，损冲任之脉，手太阳少阴之经。冲脉任脉皆起于胞内，为经脉之海也……其经血虚，受风冷，故月水将下之际，血气动于风冷，风冷与血气相击，故令痛也。"

《经效产宝》曰："经水者，行气血，通阴阳，以荣于身者也。气血阴阳和，则形体通，气血不足，经候不行，身体先痛也。"

《沈氏女科辑要笺正》曰："经前腹痛，无非厥阴气滞，络脉不疏，治以疏肝行气为主，但须选用血中气药，如香附、乌药、延胡之类，不可专主辛温香燥。"

《素问·痹论》曰："痛者，寒气多也，有寒故痛也。"

《素问·举痛论》曰："寒气入经而稽迟，泣而不行，客于脉外则血少，客于脉中则气不通，故卒然而痛。"

《针灸甲乙经》云："女子胞中痛，不以时休止，天枢主之。"

本节案例请扫码

第二节　崩　漏

一、概　述

妇女经血非时而下，或阴道大量出血，或持续下血，淋漓不断者，称为"崩漏"，前者称"崩中"，后者称"漏下"。来势急、出血量多的称"崩"，出血量少或淋漓不净的为"漏"。崩，始见于《素问·阴阳别论》："阴虚阳搏谓之崩。"漏，首见于汉代《金匮要略·妇人妊娠病脉证并治》："妇人素有癥病，经断未及三月，而得漏下不止者，其癥不去故也。"崩与漏的临床表现虽然不同，但其发病机理一致，在疾病发生、发展的过程中，常可互相转化。本病特点为周期紊乱、经量多而不能自止，或淋漓半月以上，属常见病，是妇科急症中最常见之血症。因崩与漏交替，因果相干，致使病变缠绵难愈，成为妇科疑难重症。

功能失调性子宫出血简称功血，是由下丘脑－垂体－卵巢轴功能失调，并非器质性病变引起的异常子宫出血，分为无排卵性和有排卵性功血两大类，前者多见于青春期及绝经过渡期妇女，后者多见于育龄妇女。无排卵性功血归属于中医学"崩漏"范畴，排卵性功血归属于中医学"月经先期""月经过多""经期延长""经间期出血"等病证范畴。

二、中医病因病机

崩漏的发病是因肾-天癸-冲任-胞宫生殖轴的严重紊乱。其主要病机是冲任不固，经血失于制约，血海蓄溢失常，经血非时而下。导致崩漏的常见病因有脾虚、肾虚、血热和血瘀。

（1）脾虚：素体脾虚，或忧思不解，或饮食劳倦，损伤脾气，气虚下陷，统摄无权，冲任不固，不能制约经血，发为崩漏。

（2）肾虚：先天不足，天癸初至，肾气不足；绝经前后肾气渐衰；或早婚、房劳、多产，损伤肾气，以致封藏不固，冲任失摄，遂成崩漏。

（3）血热：素体阳盛，或郁怒伤肝，或感受热邪，或过食辛辣助阳之品，热伤冲任，迫血妄行，致成崩漏。

（4）血瘀：七情内伤、气滞血瘀；经期产后，余血未净而合阴阳，内生瘀血；或感寒热之邪，邪与血结，瘀阻冲任，恶血不去，新血不得归经，而致崩漏。

三、诊断与鉴别诊断

（一）疾病的诊断要点

（1）发病特点：月经紊乱，无生殖器官及全身其他器官的器质性病变，排除药物、宫内节育器或内科疾患导致的出血。

（2）证候特点：出血无周期性，出血量多少不定，出血时间长短不定，有时持续数日至数十日不等，常伴有贫血。失血过多，则面色苍白、唇色淡白、头晕目眩、精神倦怠、气短无力、心悸怔忡、失眠多梦、脉象细弱；崩漏病起，如来势猛，出血量多，崩下不止，引起虚脱，症见神昏面白、四肢冰冷、汗出淋漓、气短喘促、脉浮大无根或沉伏不见。

（3）检查

1）妇科检查：无明显器质性病变。

2）辅助检查：根据病情需要做卵巢功能检测、B超声检查、磁共振、宫腔镜检查及血常规、凝血功能、肝肾功能检查有助于排除生殖道肿瘤和全身疾病。诊断性刮宫可以明确诊断。

（二）中医诊断要点

（1）脾虚证：经血非时暴下，继而淋沥不止，色淡，质清稀；神倦懒言，面色晄白，肢体面目水肿，纳呆便溏，四肢不温，舌质淡胖，边有齿痕，苔白，脉缓弱。

（2）肾虚证

1）肾阳虚证：经乱无期，量多，色淡质稀；面色晦黯，畏寒肢冷，腰膝酸软，小便清长；眼眶黯，舌淡黯，苔白润，脉沉弱。

2）肾阴虚证：经乱无期，量或多或少，淋漓不净，经色鲜红，质稠；头晕耳鸣，腰膝酸软，手足心热；舌红，少苔或有裂纹，脉细数。

（3）血热证

1）虚热证：经来无期，量少淋沥不尽或量多势急，血色鲜红，质稠；心烦潮热，咽干口燥，大便干结，舌红，少苔，脉细数。

2）实热证：经血非时暴崩如注，或淋沥日久难止，色深红，质稠；口渴烦热，便秘溺黄；

舌红，苔黄，脉滑数。

（4）血瘀证：经血非时而下，量时多时少，或淋沥不断，经血暗有血块；小腹疼痛或胀痛；舌质紫黯或有瘀点，脉弦细或涩。

（三）西医诊断要点

功血的诊断需排除引起异常出血的器质性原因，根据病史、体格检查及辅助检查作出诊断。

（1）病史：详细了解异常子宫出血的表现、发病时间、病程经过、目前出血情况、发病前有无停经史、以往治疗经过。询问患者年龄、月经婚育史、既往史及服药、避孕等情况。

（2）体格检查：包括全身检查和妇科检查，以排除全身及生殖系统器质性病变。

（3）辅助检查：血常规及凝血功能了解贫血程度和排除血液系统疾病；基础体温测定、激素测定及B超检查了解卵巢功能；宫腔镜及诊断性刮宫了解子宫内膜情况等。

（四）鉴别诊断要点

（1）月经先后无定期：月经周期或先或后，但多在1～2周内波动，即提前或推后7天以上2周以内，经期、经量基本正常。

（2）经间期出血：崩漏与经间期出血都是非时而下，但出血发生在两次月经中间，颇有规律，且出血时间仅2～3天，不超过7天左右自然停止，属有排卵型功血。

（3）月经先期、月经过多、经期延长：这三种情况均有一定的周期、经期和经量，归属于西医的有排卵型功血，而崩漏则是月经周期紊乱、出血时间长短不定，属无排卵性功血。

（4）胎漏、胎动不安：有停经史或早孕反应，阴道少量出血，轻微腹痛、腰酸；妊娠试验阳性，子宫增大符合妊娠月份，超声检查宫内见妊娠囊。

（5）异位妊娠：有停经史和少量阴道出血，一侧下腹痛或突发一侧下腹剧痛；妇科检查宫颈摇举痛，一侧附件区可触及包块；妊娠试验弱阳性或阳性，B超检查可协助诊断。

（6）西医鉴别诊断：与①生殖器官器质性病变如：生殖器官肿瘤、生殖道损伤；②异常妊娠或妊娠并发症如流产、异位妊娠、葡萄胎、子宫复旧不良、胎盘残留、胎盘息肉或滋养细胞病变等；③生殖器官感染如急性阴道炎或急、慢性子宫内膜炎、子宫肌炎等；④全身性疾病如血液病、肝肾衰竭、甲状腺功能亢进或减退等；⑤性激素类药物使用不当、宫内节育器或异物引起的子宫不规则出血。

四、治　疗

（一）急救治疗

崩漏属血证、急证。根据“急则治其标，缓则治其本”的原则，暴崩之时，急当“塞流”止崩，以防厥脱。

1. 输液、输血　输液、输血用以补充血容量抗休克治疗。

2. 止血

（1）诊断性刮宫：可迅速止血，适用于围绝经期妇女，应选择分段诊刮术，以排除恶性病变。

（2）激素止血：适用于青春期和育龄期女性。要求治疗8h内见效，24～48h内出血基本停止。96h以上出血仍不止者，考虑更改功血诊断。

1）联合用药：口服避孕药。复方去氧孕烯片或达英35，每次1片，每8～12h 1次，血止3日后每3日递减1/3量直至维持量（每日1片），共21日停药。

2）雌激素：应用大剂量雌激素可迅速促使子宫内膜生长，短期修复创面而止血，适用于急性大量出血时。口服结合雌激素 1.25mg/ 次，或戊酸雌二醇 2mg/ 次，每 4 ～ 6h 1 次，血止 3 日后每 3 日递减 1/3 量直至维持量 1.25mg，每日 1 次。

3）孕激素：止血作用机制是使雌激素作用下持续增生的子宫内膜转化为分泌期，达到止血效果，也称“药物刮宫”。炔诺酮，首剂量 5mg，每 8h 1 次，2 ～ 3 日血止后每隔 3 日递减 1/3 量，直至维持量每日 2.5 ～ 5mg，持续用至止血后 21 日停药。

4）一般止血药：氨甲环酸 1g，2 ～ 3 次 / 日。

5）抗感染治疗。

6）中医治疗

A. 补气摄血止崩：可选独参汤或丽参注射液：高丽参 10g，水煎服；或丽参注射液 10ml 加入 50% 葡萄糖 40ml，静脉注射；或丽参注射液 20 ～ 30ml 加入 5% 的葡萄糖 250ml，静脉滴注。

B. 温阳止崩：选参附汤，高丽参 10g，熟附子 10g，急煎服。也可选六味回阳汤：人参、制附子、炮姜、炙甘草、熟地、当归。

C. 滋阴固气止崩：使气固阴复血止。急用生脉注射液或参麦注射液 20ml 加入 5% 葡萄糖液 250ml 静脉滴注。

D. 祛瘀止崩：田七末 3 ～ 6g，温开水冲服；或云南白药 1 支，温开水冲服；或宫血宁胶囊，每次 2 粒，日 3 次，温开水送服。

7）针灸止血：艾灸人中穴、百会穴、大敦穴、隐白穴、合谷穴。

（二）中医辨证救治

崩漏治疗应根据“急则治其标，缓则治其本”的原则，灵活运用“塞流”、“澄源”、“复旧”三法。

1. 脾虚证

症状：经血非时暴下，继而淋沥，色淡，质清稀；面色㿠白，神疲懒言，或面浮肢肿，四肢不温，纳呆便溏，舌淡胖，边有齿印，苔白，脉缓无力。

治法：补气摄血，固冲调经。

代表方：固本止崩汤（《傅青主女科》）。

常用药：人参、黄芪、白术、熟地、当归、黑姜。

加减：头晕、面色苍白者，加何首乌、白芍养血填精；心悸怔忡者加远志、酸枣仁养心宁神；久漏不止，加荆芥炭、三七、益母草化瘀止血。

2. 肾虚证

（1）肾阳虚证

症状：经乱无期，出血量多或淋漓不尽，血色淡红或淡黯质稀；面色晦黯，肢冷畏寒，腰膝酸软，小便清长；舌淡，苔白，脉沉细。

治法：温肾固冲，止血调经。

代表方：右归丸（《景岳全书》）。

常用药：制附子、肉桂、熟地、山药、山茱萸、枸杞、菟丝子、鹿角胶、当归、杜仲。

加减：有浮肿、纳差、四肢欠温，加茯苓、砂仁、炮姜健脾温肾；出血量多，色暗红有块，小腹疼痛者，可酌加乳香、没药、五灵脂温经活血止血。

（2）肾阴虚证

症状：经乱无期，出血量或少或多，经色鲜红，质稍稠；头晕耳鸣，腰膝酸软，五心烦热，夜寐不宁；舌红，少苔或有裂纹，脉细数。

治法：滋肾养阴，止血调经。

代表方：左归丸合二至丸。

常用药：熟地、山药、枸杞、山萸肉、菟丝子、鹿角胶、龟甲胶、川牛膝、女贞子、旱莲草。

加减：咽干、眩晕者，加夏枯草、牡蛎滋阴潜阳；心烦失眠者，加五味子、夜交藤养心安神。

3. 血热证

（1）虚热证

症状：经乱无期，量少淋沥不尽或量多势急，血色鲜红；心烦潮热，咽干口燥，大便干结；舌红，少苔，脉细数。

治法：滋阴清热，止血调经。

代表方：保阴煎合生脉散。

常用药：生地、熟地、白芍、山药、续断、黄芩、黄柏、甘草、人参、麦冬、五味子。

加减：下血如崩者，加血余炭、棕榈炭固冲止血；出血淋沥不止，久漏必有瘀，加蒲黄、三七、益母草化瘀止血；若阴虚阳亢，烘热汗出，加白芍柔肝。

（2）实热证

症状：经血非时暴下不止，或淋沥日久难止，血色深红，质稠；口渴烦热，小便黄，大便干结；舌红，苔黄，脉滑数。

治法：清热凉血，止血调经。

代表方：清热固经汤（《简明中医妇科学》）。

常用药：黄芩、焦栀子、生地、地骨皮、地榆、生藕节、阿胶、陈棕炭、龟甲、牡蛎、生甘草。

加减：心烦易怒，胸胁胀痛，口干苦，脉弦数，加柴胡、夏枯草、丹皮清热泻肝；若兼见少腹或小腹疼痛，或灼热不适，苔黄腻，加黄柏、银花藤、连翘、茵陈清热利湿，去阿胶之滋腻。

4. 血瘀证

症状：经乱无期，量时多时少，时出时止，或淋沥不断，或经闭数月又突然崩中，继之漏下，色紫黯有血块；小腹疼痛拒按；舌质紫黯或尖边有瘀点，苔薄白，脉弦细或涩。

治法：活血化瘀，止血调经。

代表方：逐瘀止血汤（《傅青主女科》）。

常用药：生地、大黄、赤芍、丹皮、当归尾、枳壳、龟甲、桃仁。

加减：胁腹胀甚者，加香附、川楝子理气行滞；久漏不止者，加益母草、蒲黄炭、三七粉化瘀止血。

五、预防与调护

1. 预防

（1）重视经期卫生。

（2）尽量减少宫腔手术。

（3）早期治疗月经过多、经期延长、月经先期等出血倾向的月经病，以防发展成崩漏。

2. 调护

（1）注意精神、情志调养，消除紧张和顾虑。

（2）慎起居，多休息，少活动。血崩时绝对卧床，必要时采取去枕平卧位。保证足够的睡眠和休息，适度锻炼，饮食宜清淡富营养。

（3）观察阴道出血的量、色、质及气味、神色、血压、呼吸等变化。

（4）注意会阴部清洁干燥，忌盆浴，勤换内裤及卫生垫。

（5）禁止性生活。

六、历代医家有关论述

《素问·痿论》曰："悲哀太甚，则胞络绝，胞络绝则阳气内动，发则心下崩，数溲血也。"

《金匮要略·妇人妊娠病脉症并治》曰："妇人宿有癥病，经断未及三月，而得漏下不止者，其癥不去故也。"

《丹溪心法附余》曰："初用止血以塞其流，中用清热凉血以澄其源，末用补血以还其旧。"

《景岳全书·妇人规》曰："崩漏不止，经乱之甚者也。"

《傅青主女科》提出："止崩之药不可独用，必须于补阴之中行止崩之法。"

《妇科玉尺》较全面地概括崩漏的病因："究其原则有六大端，一由火热，二由虚寒，三由劳伤，四由气焰，五由血瘀，六由虚弱。"

《妇科玉尺》云："思虑伤脾，不能摄血，致令妄行。"

《素问·阴阳别论》曰："阴虚阳搏谓之崩。"

《女科正宗》所云："心火亢盛，肝肾之相或挟心火之势亦从而相煽。"

《济生方·总论证治》记载："崩漏之病，本乎一证。轻者谓之漏下，甚者谓之崩中"。

《古今医统大全》曰："妇女崩漏，最为大病"。

《妇科证治约旨》曰："崩中者，势急症危；漏下者，势缓症重，其实皆属危重之候。"

《诸病源候论》述：崩漏乃"血非时而下，淋漓不断谓之漏下。忽然暴下谓之崩中"。

《兰室秘藏》论崩认为"脾肾亏虚可致崩"。

《傅青主女科》曰："妇人有一时血崩，两目黑暗，昏晕在地，不省人事者人莫不谓火盛动血也。然此火非实火，乃虚火耳。"

《丹溪心法》中曰："崩下由脏腑损伤，冲任二脉气血俱虚故也"。

《傅青方女科》曰："血崩而至于黑暗昏晕，则血已尽去，仅存一线之气，以为护持，若不急补其气以生血，而先补其血而遗气，则有形之血，恐不能遽生，而无形之气，必且至尽散，此所以不先补血而先补气也。"

《女科经纶》曰："阴虚阳搏成崩，病起于在肾，而肾水阴虚不能济心涵木"。

《竹林女科证治》曰："血崩不止，由肾弱阴虚，不能镇制胞络相火，故血热成崩。"

《东垣十书》中提出："妇人血崩是肾水阴虚不能镇守胞络相火，故血走而崩也。"

《诸病源候论》曰："漏下之病，由劳伤气血，冲任之脉虚损故也。崩中者，脏腑伤损，冲脉任脉血气俱虚故也，若劳动过度，致腑脏俱伤，而冲任之气虚，不能约治其经血，故忽然暴下，谓之崩中"，"内有瘀血，故时崩时止"。

《兰室秘藏·妇人门》云："妇人血崩，是肾水阴虚不能镇守包络相火，故血走而崩也"。

《血证论》中说："古名崩中，谓血乃中州脾土所统摄，脾不摄血，是以崩溃，名曰崩中"，又曰"故凡血证，总以祛瘀为要"，"治崩，必治中州也"。

《医法圆通·崩》曰："崩证一条，有阳虚者，有阴虚者。阳虚者……非大甘温不可挽救；……阴虚者……急宜凉血清热以止之。”

本节案例请扫码

第三节 异位妊娠

一、概　　述

中医学历代文献中未见有异位妊娠的病名记载，但有类似症状的描述，如“妊娠心腹疼痛，忽痛如刀割”，“妊娠心腹疼痛，手足抽掣，面目青冷，出汗如雨，气欲绝”。其症状散见于“妊娠腹痛”“停经腹痛”“少腹瘀血”“经漏”“妊娠下血”“崩漏”等病名之中。1981 年由卫生部组织编写的《中国医学百科全书·中医妇科学》把“宫外孕”作为病名收入，1986 年以妊娠腹痛附篇编入全国高等院校《中医妇科学》教材中，1997 年“异位妊娠”被正式编入《中医妇科学》规划教材。

异位妊娠是指受精卵着床在子宫体腔以外的任何部位，俗称宫外孕，两者含义稍有差别。异位妊娠包括输卵管妊娠、卵巢妊娠、腹腔妊娠、阔韧带妊娠、宫颈妊娠和子宫残角妊娠。宫外孕则指子宫以外的妊娠，不包括宫颈妊娠和子宫残角妊娠。异位妊娠发病率约为 1%，其中输卵管妊娠最多。此外，由于国内剖宫产率居高不下，剖宫产瘢痕部位妊娠也明显增多，这种特殊类型的异位妊娠，越来越受到重视。

异位妊娠是妇科常见急腹症，是孕产妇死亡原因之一，其重复发生率约为 20%，近年有明显的上升趋势。治疗上以保留患者生育功能，降低异位妊娠重复发生率，降低病死率为最终目标。

二、中医病因病机

发病机理为冲任不畅，孕卵异位着床。先天肾气不足，或少腹宿有瘀滞，或感受湿热之邪，导致冲任阻滞，胞脉不畅，孕卵异位着床。由于孕卵未能移行胞宫，在输卵管内发育，以致胀破脉络，阴血内溢于少腹，发生血瘀、血虚、厥脱等一系列证候。

（1）气虚血瘀：素禀肾气不足，或早婚、多产、房事不节、堕胎，损伤肾气，或素体虚弱，饮食劳倦伤脾，中气不足，气虚运血无力，血行瘀滞，以致孕卵不能及时运达胞宫，成异位妊娠。

（2）气滞血瘀：素性抑郁，或忿怒过度，气滞而致血瘀，胞脉不畅，孕卵阻滞而不能运达子宫，成为异位妊娠。

（3）湿热瘀结：经期产后，余血未尽，不禁房事，感染邪毒，湿热与血互结，冲任瘀阻，胞脉不畅，孕卵不能运达胞宫，而成异位妊娠。

（4）气血亏脱：胎元种植于子宫外，发育于胞络中，胀破胞脉胞络则血妄行，气随血脱。

（5）瘀结成癥：发育于胞络中的胎元自殒脱落，胞络损伤则血内溢，血与掉落之胎元瘀结成癥。

三、诊断与鉴别诊断

（一）疾病诊断要点

（1）发病特点：停经后腹痛与阴道流血。

（2）证候特点：未破损期多无明显腹痛，或仅有下腹一侧隐痛，或阴道出血淋沥，舌正常，苔薄白，脉弦滑；休克型突发性下腹剧痛，面色苍白，四肢厥冷，或冷汗淋沥，恶心呕吐，血压下降或不稳定，有时烦躁不安，脉微欲绝或细数无力；不稳定型腹痛拒按，腹部有压痛反跳痛，但逐步减轻，时有少量阴道出血，或头晕神疲，血压平稳，舌正常或舌质淡，苔薄白，脉细缓；包块型腹腔血肿包块形成，腹痛逐渐减轻，阴道出血逐渐停止，舌质黯或正常，苔薄白，脉细涩。

（3）辅助检查：妊娠试验阳性或弱阳性，B 超提示宫腔内未见妊娠囊，于一侧附件区可见混合性包块，甚至于包块中可见胚芽及原始心管搏动。输卵管妊娠流产或破裂后，宫旁回声区缺乏输卵管妊娠的声像特征，腹腔内或直肠子宫陷凹处有液性暗区。阴道后穹隆穿刺可抽出不凝血。

（二）中医诊断要点

根据本病的主要症状即下腹痛和阴道流血（包括内出血缓急和量）的特点进行中医辨证，结合贫血程度、伴随症状及舌脉辨其虚实缓急。

（1）未破损期：孕后一侧少腹隐痛或无明显腹痛，或阴道出血少量淋沥；妊娠试验阳性或弱阳性，B 超检查附件有囊性块物，或宫内无妊娠囊、宫外有妊娠囊；根据全身症状、舌脉进一步辨为气血虚弱证、气滞血瘀证或湿热瘀结证。

（2）休克型：突发性下腹剧痛，面色苍白，四肢厥冷，或冷汗淋沥，恶心呕吐，血压下降或不稳定，有时烦躁不安，脉微欲绝或细数无力，妊娠试验阳性或弱阳性；盆腔检查后穹隆饱满，有触痛或子宫颈抬举痛，子宫正常大小或稍大，宫旁可触及包块，触痛明显，后穹隆穿刺抽出暗红色不凝血。辨证为气血亏脱证。

（3）不稳定型：腹痛拒按，腹部有压痛反跳痛，但逐步减轻，少量阴道出血，或头晕神疲，血压平稳；盆腔检查可触及子宫一侧有界限不清的包块；妊娠试验阳性；舌正常或舌质淡，苔薄白，脉细缓，辨证为气虚血瘀证。

（4）包块型：下腹痛逐渐减轻，或仅有下腹坠胀不适，腹腔血肿包块形成，阴道出血逐渐停止；盆腔检查可触及不规则包块，与周围组织粘连；HCG 曾为阳性现转为阴性；舌质黯或正常，苔薄白，脉细涩，辨证为瘀结成癥证。

（三）西医诊断要点

（1）典型症状：停经、腹痛、阴道出血。

（2）辅助检查：妊娠试验阳性或弱阳性，B 超检查宫腔内未见妊娠囊。若宫旁探及低回声区、且见卵黄囊、胚芽、原始心管搏动，可确诊异位妊娠；若宫旁探及混合回声区，直肠子宫陷凹处液性暗区，虽未探及胎芽及胎心搏动，也应高度怀疑异位妊娠。阴道后穹隆穿刺可抽出不凝血。

（四）鉴别诊断要点

（1）胎漏、胎动不安：停经后出现少量阴道出血，无明显腹痛、腰酸，脉滑，妊娠试验阳性，B 超提示宫内妊娠，诊断为胎漏。若妊娠期出现腰酸、腹痛、下坠，或伴有少量阴道出血，脉滑，妊娠试验阳性，B 超提示宫内妊娠，诊断为胎动不安。

（2）西医鉴别诊断：具体见表 21-1。

表 21-1 输卵管妊娠的鉴别诊断

	输卵管妊娠流产或破裂	宫内孕流产	急性输卵管炎	急性阑尾炎	黄体破裂	卵巢囊肿蒂扭转
停经史	多有	有	无	无	多无	无
腹痛	突发下腹剧痛，自下腹一侧开始向全腹扩散	下腹正中阵发性坠痛	下腹一侧或两侧持续性痛	持续性痛，脐周开始转移至右下腹	突发性下腹一侧疼痛	突发性下腹一侧疼痛
阴道出血	量少暗红色，可有蜕膜管型排出	始量少，随病情发展增多，有血块或妊娠组织	无	无	无或如月经量	无
晕厥或休克	程度与外出血不成正比	程度与外出血成正比	无	无	无或程度轻	无
体温	正常，有时低热	正常	升高	升高	正常	正常或稍高
腹部体征	下腹一侧或全腹压痛、反跳痛，肌紧张不明显，可有移动性浊音	一般无特殊	下腹两侧压痛	麦氏点压痛反跳痛	下腹一侧压痛反跳痛，移动性浊音可阳性	下腹一侧压痛，腹肌紧张
妇科检查	后穹窿饱满，宫颈摇举痛，子宫正常大小或稍大，软，宫旁可触及痛性包块	无宫颈举痛，子宫增大变软，宫口闭或稍开	举宫颈时两侧下腹疼痛，子宫正常大小	直肠指检右侧高位压痛	一侧附件区压痛，无包块	宫颈举痛，触及一侧附件区包块，蒂部触痛明显
白细胞计数	正常或稍高	正常	升高	升高	正常或稍高	稍高
血红蛋白	下降	正常或稍低	正常	正常	下降	正常
HCG 检测	多为阳性	多为阳性	阴性	阴性	阴性	阴性
B 超检查	宫内无妊娠囊，一侧附件区混合性包块	宫内见妊娠囊	两侧附件低回声区	子宫附件区无异常回声	一侧附件低回声区	一侧附件低回声区，边缘清晰，有条索状蒂
阴道后穹窿穿刺	可抽出不凝血	阴性	可抽出渗出液或脓液	阴性	可抽出不凝血	阴性

四、治　疗

（一）急救治疗

异位妊娠一旦破裂，造成患者短时间内大量腹腔内出血，出现休克症状，即异位妊娠已破损期的休克型，属危、急、重症，应立即抢救休克，同时术前准备，立即手术。

（1）患者平卧位，立即测血压、脉搏、呼吸、体温及观察患者神志。

（2）急查血常规、血型及交叉配血。

（3）快速建立静脉通道、快速输液输血、吸氧等抗休克治疗，纠正休克的同时尽快手术抢救。

（二）中医辨证救治

中医学认为异位妊娠主要是血瘀少腹实证，强调早期确诊，争取保守治疗成功。治疗重点在于动态观察病情发展，及时采取适当的治疗措施，以活血化瘀、消癥杀胚为主。

1. 未破损期

症状：有停经史，可有早孕反应，或有阴道淋漓出血，一侧下腹隐痛；妊娠试验阳性或弱阳性，B 超检查附件有囊性块物，或宫内无妊娠囊、宫外有妊娠囊；舌暗红或正常，苔薄白，脉弦滑。

治法：活血化瘀，杀胚消癥。

代表方：宫外孕Ⅱ号方（山西医学院附属第一医院院内治剂）。

常用药：丹参、赤芍、桃仁、三棱、莪术。

加减：加全蝎、蜈蚣、紫草以破血通络，杀胚消癥。

2. 已破损期 已破损期指输卵管妊娠流产或破裂者，包括休克型、不稳定型和包块型。

（1）休克型

症状：有停经史，或阴道不规则出血，出现突发性下腹撕裂样剧痛，拒按，面色苍白，四肢厥冷，冷汗淋漓、恶心呕吐，烦躁不安，甚或昏厥；血压下降或不稳定；脉微欲绝或细数无力；妊娠试验阳性或弱阳性；盆腔检查后穹窿饱满，有触痛或子宫颈抬举痛，子宫正常大小或稍大，宫旁可触及包块，触痛明显，后穹隆穿刺抽出暗红色不凝血。

治法：急救处理，手术治疗。

（2）不稳定型

症状：停经后下腹一侧疼痛拒按，但逐渐减轻，或有少量阴道出血，血压较平稳，盆腔检查可触及到子宫一侧有界限不清的包块；妊娠试验阳性。

治法：活血化瘀，佐以益气。

代表方：宫外孕Ⅰ号方（山西医学院附属第一医院院内治剂）。

常用药：丹参、赤芍、桃仁。

加减：加党参、黄芪以益气。

（3）包块型

症状：输卵管破裂时间已久，盆腔内形成血肿，腹痛减轻或逐渐消失，可有下腹坠胀，或便意感，阴道出血逐渐停止；盆腔检查可触及不规则包块，与周围组织粘连；舌质黯或正常，苔薄白，脉弦细或涩。

治法：活血祛瘀消癥。

代表方：宫外孕Ⅱ号方（山西医学院附属第一医院院内治剂）加味。

常用药：丹参、赤芍、桃仁、三棱、莪术。

加减：兼有虚象，食欲不振，脉虚弱可酌加党参、黄芪补气。

五、预防与调护

1. 预防

（1）正确避孕，减少人工流产等手术机会，避免生殖道感染。

（2）放置宫内节育器、行人工流产等宫腔操作时，严格无菌操作，防治损伤和盆腔感染。

（3）及时彻底治疗生殖系统疾病。

（4）对异位妊娠保守治疗或手术后患者，仍应积极治疗炎症，降低重复性异位妊娠发生率。

（5）注意经期、产期和产褥期的卫生，防止生殖系统的感染。停经后尽早明确妊娠位置，及时发现异位妊娠。

2. 调护

（1）确定异位妊娠后，慎起居，减少体位变动。

（2）情志护理安慰患者，解释病情，消除不良精神刺激，调节情绪。

（3）避免不必要的妇科检查，密切观察病情变化。观察患者腹痛部位、性质，注意阴道排出物情况以及出血的色、质、量、气味。

（4）注意观察患者全身症状，有无恶寒发热、怕冷、怕热、舌苔、脉象及口渴等，以辨别有无外邪入侵或湿热感染。

（5）对休克型患者，注意患者是否表情淡漠、烦躁不安、感觉迟钝、意识模糊；注意患者体温、呼吸、血压、心率的变化，并做好记录，做好手术及抢救准备。

六、历代医家有关论述

《圣济总录·妇人血积气痛》记载："妇人血气血积，坚癖血瘕，发竭攻刺疼痛，呕逆噎塞，迷闷及血蛊胀满，经水不行。"

《普济方》曰："气郁乘血，经候顿然不行，脐腹㽲痛，上攻心肋欲死。"

《素问·阴阳应象大论》云："血实宜决之。"

《妇人良方》曰："妇人病有三十六种，皆由冲任劳损而致。"

《医宗金鉴》曰："夫病皆起于气，必气聚而后血凝……但以牢固不移有定处者，为症为积……瘀血者，血瘀腹中未成坚块也。蓄之既久，必成血蛊矣。"

《医学汇海》曰："血症者，妇人经行及产后或伤风冷或伤饮食，以致内瘀血搏，凝滞不散，久则成块而作痛。"

《金匮要略·妇人妊娠病脉证并治第二十》中提到："妇人有漏下者，有半产后因续下血都不绝者，有妊娠下血者，假令妊娠腹中痛，为胞阻。"

第四节 产后发热

本节案例请扫码

一、概　　述

产褥期内，出现发热持续不退，或突然高热寒战，并伴有其他症状者，称"产后发热"，是产后急症之一。多出现在产后10天内，多伴有腹痛及阴道分泌物的色、质、量、气味异常。本病感染邪毒型发热，与西医学产褥感染可互参，是产褥期最常见的严重并发症，为产妇死亡的重要原因之一。外感发热包含了西医学的"产褥中暑"，其重症亦可危及生命，应高度重视。

产褥感染指分娩及产褥期生殖道受病原体侵袭，引起局部或全身感染，发病率为6%，是产褥期最常见的严重并发症。产褥病率是指分娩24h以后的10日内，每日测量体温4次，间隔时间4h，有2次体温≥38℃。产褥病率常由产褥感染引起，但也可由生殖道以外感染如急性乳腺炎、呼吸系统感染、泌尿系统感染等原因导致。迄今为止，产后出血、妊娠合并心脏病、严重的妊娠期高血压疾病及产褥感染仍为引起孕产妇死亡的四大主要原因。

产褥中暑指在产褥期间，由于室内高温、高湿、通风不良，产妇体内余热不能及时散发，引起以中枢性体温调节功能障碍为特征的急性热病。本病发病急骤，发展迅速，处理不当，常导致产妇遗留中枢神经系统障碍后遗症，甚至死亡。

二、中医病因病机

引起产后发热的原因很多，但致病机理与产后"正气易虚，易感病邪，易生瘀滞"的"产后多虚多瘀"特殊生理状态密切相关，主要病机是感染邪毒，入里化热；外邪袭表，营卫不和；阴血骤虚，阳气外散；败血停滞，营卫不通。

（1）感染邪毒：产妇贫血、素体虚弱、阴道炎、早破水，或产时消毒不严、产时损伤、失血过多、阴道异物、胎衣残留，或产后护理不洁，产后血室正开，胞脉空虚，邪毒乘虚入侵直犯胞宫，稽留于冲任、胞脉，入里化热。产后正虚，若邪毒炽盛，与血相搏，则传变迅速，热入营血，甚则逆传心包，出现危急重症。

（2）外感：产后失血伤气，百脉空虚，腠理疏松，卫阳不固，以致风寒暑热之邪乘虚而入，正邪相争，营卫不和，而致发热。

（3）血瘀：产后血室正开，感受寒邪，或情志不遂，瘀血内停，瘀阻冲任，恶露不下，败血停滞，阻遏气机，营卫不通，郁而发热。

（4）血虚：素体血虚，营阴本弱，或产时产后血去过多，阴血暴虚，阴不敛阳，阳无所附，以致虚阳越浮于外，而令发热；血虚伤阴，相火偏旺，亦致发热。

三、诊断与鉴别诊断

（一）疾病诊断要点

（1）发病特点：妊娠晚期不节房事，或难产、滞产，接生无菌操作不严格，产后护理不洁；或产后失血过多；或产后不禁房事；或当风感寒；或冒暑受热；或有情志不遂史。产褥期内，尤以新产后出现发热。

（2）证候特点：产褥期内发热，表现为持续发热，体温超过38℃，或突然寒战高热，或发热恶寒，或乍寒乍热，或低热缠绵，可伴有恶露异常、头痛、全身不适、食欲不振、小腹疼痛等生殖道及全身症状。

（3）检查

1）妇科检查：软产道损伤，会阴切口或腹部切口局部可见红肿化脓，或有恶露秽臭，下腹压痛。双合诊或三合诊检查盆腔呈炎性改变，一侧或双侧结缔组织增厚，触痛或肿块形成，或子宫活动受限。

2）辅助检查：血常规检查白细胞总数及中性粒细胞升高；宫腔分泌物或血培养可找到致病菌；彩色多普勒、CT、磁共振等检查，能对感染形成的包块、脓肿及静脉血栓定位和定性。

（二）中医诊断要点

（1）感染邪毒证：产后高热寒战，热势不退，小腹疼痛拒按，恶露量或多或少，色紫暗如败酱，气臭秽，心烦不宁，口渴喜饮，小便短黄，大便燥结，舌红苔黄，脉数有力。

（2）外感证：产后恶寒发热，鼻流清涕，咳嗽，头痛，肢体酸痛，无汗，苔薄白，脉浮紧。

（3）血瘀证：产后乍寒乍热，恶露不下或下亦甚少，色紫黯有块，小腹疼痛拒按，舌质紫黯，或有瘀点瘀斑，脉弦涩。

（4）血虚证：产时产后失血过多，产后低热不退，头晕眼花，自汗，心悸少寐，小腹绵绵作痛，喜按，恶露量或多或少，色淡质稀，舌质淡，苔薄白，脉细数。

（三）西医诊断要点

（1）详细询问病史，全身及局部体检，排除引起产褥病率的其他疾病，进行血尿常规化验。检测血清急性期反应物质中的C反应蛋白，有助于早期诊断感染。

（2）确定病原体：病原体的鉴定对产褥感染诊断与治疗非常重要，方法有：①病原体培养：宫腔分泌物、脓肿穿刺物、后穹隆穿刺物作细菌培养和药物敏感试验，必要时做血培养和厌氧菌培养；②分泌物涂片检查：若需氧培养结果为阴性，而涂片中出现大量细菌，应疑厌氧菌感染；③病原体抗原和特异抗体检测。

（3）确定病变部位：通过全身检查，三合诊或双合诊，有时可触到增粗的输卵管或盆腔脓肿包块，辅助检查如彩色超声多普勒、CT、磁共振等检测手段能对产褥感染形成的炎性包块、脓肿以及静脉血栓作出定位及定性诊断。

（四）鉴别诊断要点

（1）蒸乳发热：产后 3 ～ 4 天，乳房胀硬，乳汁未下，或下亦甚少，低热，可自然消失，俗称“蒸乳”，不属病理范畴。

（2）乳痈：乳痈发热因乳脉瘀阻，乳汁不得出，蕴久而发热，表现为乳房胀硬、红肿、热痛，甚则溃腐化脓。发热并伴有乳房局部症状是其特点，而产后发热不伴有乳房局部症状。

（3）产后小便淋痛：产后小便淋痛、发热恶寒的同时，必伴有尿频、尿急、淋沥涩痛、尿黄或赤，尿常规检查可见红细胞、白细胞，尿培养可见致病菌。

（4）西医鉴别诊断：主要与呼吸系统感染、泌尿系统感染、急性乳腺炎和药物热进行鉴别。产后呼吸系统感染多见于剖宫产术后。发热常出现于产后 24h 内，常见疾病包括上呼吸道感染、肺不张、吸入性肺炎及细菌性肺炎。临床常见症状：鼻塞、流涕、咽痛、声音嘶哑、咳嗽、咳痰及胸痛等。根据病史和体检多可明确诊断，必要时进行胸部 X 线检查协助诊断；泌尿系统感染包括尿道炎、膀胱炎及肾盂肾炎等，患者出现尿急、尿频、尿痛、血尿及腰痛，严重感染者出现高热、寒战及肋脊角叩痛，尿常规检查有红细胞、白细胞，尿细菌培养有细菌生长；急性乳腺炎可见乳房局部皮肤红、肿、热、痛，可触及硬结，触痛明显，同时患者出现寒战、高热、头痛、全身乏力、心率增快等全身症状，腋下可出现肿大、触痛的淋巴结，实验室检查发现白细胞计数明显升高。

四、治　　疗

（一）急救治疗

感染邪毒所致的产后发热，是产科危急重症，若邪毒炽盛，向内传变与血搏结，热入营血，或热陷心包，甚则发展至热深厥脱危重之候。此时，应积极进行中西医救治。在采用静脉给予抗生素控制感染的同时，配合中药清热解毒、凉血化瘀。

（1）支持疗法：加强营养，纠正水、电解质平衡紊乱，病情严重或贫血者，多次少量输血或输血浆。

（2）脓肿切开引流：局部较大脓肿应切开引流，患者取半卧位以利于引流。

（3）抗生素：应用原则为经验性、广谱、及时和个体化。

（4）肾上腺皮质激素：短期内应用肾上腺皮质激素，提高机体应激能力，抑制炎症反应，缓解中毒症状。氢化可的松 100 ～ 300mg 静脉滴注，每日 1 次。

（5）血栓静脉炎的治疗：应用大量抗生素同时，加用肝素，肝素 150U/（kg · d）加入 5% 葡萄糖注射液 500ml 中静脉滴注，每 6h 1 次，体温下降后改为每日 2 次，连用 4 ～ 7 日；尿激酶 40 万单位加入 0.9% 氯化钠注射液或 5% 葡萄糖注射液 500ml 中静脉滴注 10 日；口服双香豆素、阿司匹林，用活血化瘀中药治疗。

（6）手术治疗：有胎盘残留者，抗生素治疗同时，清除宫腔内残留物。子宫严重感染者，经积极治疗无效，炎症继续扩展，出现不能控制的出血、败血症或脓毒血症时，应及时切除子宫，清除感染源，抢救患者生命。

（7）中药：高热不退，心烦汗出，斑疹隐隐，舌红绛，苔黄燥，脉弦细数，辨证为热入营血者，给予解毒清营、凉血养阴，方用清营汤（《温病条辨》）加味，以清热解毒，醒神开窍；高热不退，神昏谵语，甚则昏迷，面色苍白，四肢厥冷，脉微而数，辨证为热入心包者，宜凉血托毒、清心开窍，方用清营汤送服安宫牛黄丸（《温病条辨》）或紫雪丹（《温病条辨》），或用醒脑静注射液肌内注射，每次 2 ～ 4ml，每日 1 ～ 2 次，或每次 20ml 加入 10% 葡萄糖注射液 200ml 静脉滴注，每日 1 次；出现冷汗淋漓，四肢厥冷，脉微欲绝等亡阳证候，考虑热深厥脱，急当回阳救逆，方用独参汤、生脉散或参附汤加减。或用参附注射液肌内注射，每次 2 ～ 4ml，每日 1 ～ 2 次，或每次 10 ～ 20ml 加入 10% 葡萄糖注射液 20ml 静脉注射，以回阳救逆、益气固脱。针灸可选中极、次髎、大椎，外感者加风池、合谷，血虚阳浮加足三里、三阴交，虚补实泻。

（二）中医辨证救治

产后发热，虚实轻重有别，临证应根据发热的特点、恶露、小腹痛等情况以及伴随的全身症状综合分析，以清热解毒、凉血化瘀为主要治法。

1. 感染邪毒

症状：产后高热寒战，热势不退，小腹疼痛拒按，恶露量或多或少，色紫暗如败酱，气臭秽，心烦口渴，尿少色黄，大便燥结，舌红苔黄，脉数有力。

治法：清热解毒，凉血化瘀。

代表方：五味消毒饮合失笑散。

常用药物：金银花、野菊花、蒲公英、紫花地丁、紫背天葵、蒲黄、五灵脂。

加减：若高热不退，大汗出，烦渴引饮，脉虚大而数者，加生石膏、知母、天花粉、芦根、沙参以清热透邪，生津止渴；下肢肿胀、疼痛者，加路路通、鸡血藤、丹参等活血通络；腹痛拒按、大便不通，热瘀成脓者，用大黄牡丹汤加败酱草、红藤、益母草。

2. 外感证

症状：恶寒发热，头痛、身痛，无汗，鼻流清涕，苔薄白，脉浮紧。

治法：养血祛风，散寒解表。

代表方：荆穗四物汤。

常用药：荆芥、白芍、熟地、当归、川芎、防风。

加减：风热感冒者，症见发热，微恶风寒，头疼身疼，咽喉肿痛，口渴欲饮，咳嗽，痰黄，苔薄黄，脉浮散，用银翘散辛凉解表；外感暑热者，症见身热多汗，口渴心烦，倦怠乏力，舌红少津，脉虚数，治宜清暑益气、养阴生津，方用清暑益气汤，并迅速改变居住环境，降温通风。

3. 血瘀证

症状：产后乍寒乍热，恶露不下或下易甚少，紫暗有块，小腹疼痛拒按。舌质紫黯或有瘀点瘀斑，脉弦涩有力。

治法：活血化瘀，和营退热。

代表方：生化汤。

常用药物：当归、川芎、桃仁、炮姜、炙甘草。

加减：加丹参、丹皮、益母草加强化瘀清热之功。

4. 血虚证

症状：产后失血过多，低热不退，自汗，头晕心悸，腹痛绵绵，喜按，恶露量或多或少，色淡质稀，舌质淡，苔薄白，脉细数。

治法：补血益气，和营退热。

代表方剂：补中益气汤。

常用药：黄芪、甘草、人参、当归、橘皮、升麻、柴胡、白术。

加减：午后潮热，颧红口渴，大便干燥，舌红苔少，脉细数，属阴虚火旺者，治宜滋阴养血，和营清热，方选加减一阴煎加白薇、青蒿、鳖甲。

五、预防与调护

1. 预防

（1）加强孕期保健，注意均衡营养，增强体质，孕晚期应禁房事和盆浴。

（2）正确处理分娩，产程中严格无菌操作，尽量避免产道损伤和产后出血，有损伤者应及时仔细缝合。

（3）产后严密观察，凡有产道污染、产道手术、胎膜早破、产后出血等有感染可能者，预防使用抗生素。

（4）产褥期应避风寒，慎起居，保持外阴清洁，严禁房事，以防外邪入侵。

2. 调护

（1）情志护理：调情志，避恼怒，忌忧郁。

（2）观察并记录发热汗出、下腹部疼痛、恶露等情况。

（3）保证产妇获得充分休息和睡眠，感染邪毒型发热宜采取半卧位，利于恶露排出。

（4）协助并鼓励产妇做好口腔及全身皮肤的护理，使其清洁舒适。汗出多者，应及时用干毛巾或温水擦身，并勤换内衣及床单，保持床铺的清洁干燥。

（5）患者发热期间应多饮水，必要时给予静脉补液，以防发热汗多致危。高热时要吃流质或半流质食物，必要时物理降温。

六、历代医家有关论述

《素问·通评虚实论》中记载："帝曰：乳子而病热，脉悬小者，何如？岐伯曰：手足温则生，寒则死。"

《医宗金鉴·妇科心法要诀》云："产后发热之故，非止一端。如食饮太过，胸满呕吐恶食者，则为伤食发热。若早起劳动，感受风寒，则为外感发热。若恶露不去，瘀血停留，则为瘀血发热。若去血过多，阴血不足，则为血虚发热。"

《万氏妇人科·卷之三》中记载："败血留滞，则经脉皆闭，荣卫不通，闭于荣则血甚而寒，闭于卫则阳甚而热，荣卫俱闭，则寒热交作，荣卫气行，则即解矣。"

《万氏妇人科·产后》记载："产后血虚则阴虚，阴虚生内热。其症心胸烦满，呼吸气短，头痛闷乱，日晡转甚，与大病后虚烦相似，人参当归散主之。"

《沈氏女科辑要笺正》云："新产发热，血虚而阳浮于外者居多，亦有头痛，此是虚阳升腾，不可误谓冒寒，妄投发散，以煽其焰，此惟潜阳摄纳，则气火平而热自已。如其瘀露未尽，稍参宣通，亦即泄降之意，必不可过与滋填，反增其壅。感冒者，必有表证可辨，然亦不当妄事疏散，诸之血虚家，不可发汗……惟和其营卫，慎其起居，而感邪恶亦能自解。"

《景岳全书·妇人规》云："产后发热，有外感风寒而热者，有邪火内盛而热者，有水亏阴虚而热者，有因产劳倦、虚烦而热者，有去血过多、头晕闷乱烦热者。诸证不同，治当辨察。"

《妇人大全良方》中记载："凡产后发热，头痛身疼，不可便作感冒治之。此等疾证，多是血虚或败血作梗。血虚者，阴虚也；阴虚者，阳必凑之，故发热。且以平和之剂与服必效。"

《金匮要略·妇人产后病脉证治》中云："产后风续之数十日不解，头微痛，恶寒，时时有热，心下闷，干呕、汗出虽久，阳旦证续在耳，可与阳旦汤"，"产后中风，发热，面正赤，喘而头痛，竹叶汤主之"。

《诸病源候论》产后腑脏劳伤，血虚不复，而风邪乘之，搏于血气，使气不宣泄，而痞涩生热，或肢节烦愦，或唇干燥，但因虚生热，故谓之虚热也。

《陈素庵妇科补解·产后众疾门》云："产后发热，其症不一。有属外因者，外感风邪发热，伤寒发热，夏月产室人喧，热气遏郁。冒暑发热，七日内玉门未闭进风发热，或七日内手试冷水发热，产后未满月，或爱洁，或畏暑当风，浴不试干，凉风外袭发热，皆属外因。治宜分别主治，仍当产后血虚为主而加见症之药。有属内因者，劳动太早，体虚发热，瘀血闭而不行．阴阳乖虚发热。三日内蒸乳发热，产后去血多，肝虚血燥．阴火上炎，迫阳于外发热。产后胃气未复，饮食不节，停滞胸膈。或伤于生冷，呕吐恶，心发热。产未满月交合，劳伤肾气发热，皆属内因。治宜分别，皆当从产后大补气血为主，而加见症之药。"

《傅青主女科·产后编·上卷·产后发热》论本病主治："决不可妄投发散之剂，当用生化汤为主，稍佐发散之药。对血虚、外感、或瘀血为患者尚为适宜。"

《女科经纶·产后证下》郭稽中曰："产后乍寒乍热者何？答曰：阴阳不和，败血不散，能令乍寒乍热也。产后血气虚损，阴阳不和，阴胜则乍寒，阳胜则乍热，阴阳相乘，则或寒或热。产因劳伤脏腑，血弱不得宣越，故令败血不散。入于肺则热，入于脾则寒。医人误作疟治，则谬矣。阴阳不和，宜增损四物汤；败血不散，宜夺命丹。又问二者何以别之，曰：时有刺痛者，败血也，但寒热无它证者，阴阳不和也。"

《胎产秘书·产后总论》云："凡病起于血气之衰，脾胃之虚，况产妇气血脾胃之虚弱，有甚焉者。是以丹溪论产后必当以大补气血为主，虽有他症，以本治之。此二语也，已括尽医产后大旨矣。"

《三指禅》曰："百脉空虚、瘀血留滞两语，足以括尽产后诸病。其用药也，补则足以填虚空，温则足以散瘀滞，温补二字在产后极为稳当。"且进而又强调曰："余家始传月科一卷，……其于症之虚寒者，固不外肉桂、干姜。即症之大热者，亦不离肉桂、干姜，百试百验。"

《古今医鉴·卷十二·产后》曰："夫妇人产后发热，有去血过多者，有恶露不尽者，有伤饮食者，有感风寒者，有感冒夹食兼气者，有三朝蒸乳者，俱能发热增寒，并身疼腹痛，不可相类而药也。"

《丹溪心法·产后》记载："产后大发热，必用干姜，轻者用茯苓，淡渗其热，一应寒苦并发表之药，皆不可用。"

《女科证治约旨·产后门》则曰："昔朱丹溪曰：产后当大补气血为主，虽有他证，以本治之。此言未可偏执也。夫妇人受孕之后，经血停行，其精华随时吸入胞中以养胎，待胎足月而产，于是所有不纯之血，由血海随胎而下，下而未尽，停滞经络，或停留少腹，即所谓恶露瘀血，最是致病之根，故产后惟以逐瘀为第一义。"

本节案例请扫码

第五节　急性盆腔炎

一、概　述

盆腔炎，中医古籍无此病名，根据其临床特点，可散见于"热入血室""带下病""经病疼痛”“妇人腹痛”“癥瘕”“不孕”等病证中。《金匮要略·妇人杂病脉证并治》云：“妇人中风，七八日续来寒热，发作有时，经水适断，此为热入血室，其血必结，故使如疟状，发作有时。”此条经文的描述，可理解是有关盆腔炎临床症状的最早记载。1983 年《中国医学百科全书·中医妇科学》已将“盆腔炎”作为中医病名编入，为中、西医通用病名。

盆腔炎现西医又称盆腔炎性疾病，是女性内生殖器官及其周围结缔组织、盆腔腹膜发生的炎症，为妇科常见病，主要包括子宫内膜炎、输卵管炎、输卵管卵巢脓肿和盆腔腹膜炎。盆腔炎可分为急性盆腔炎和慢性盆腔炎。急性盆腔炎继续发展可引起弥漫性腹膜炎、败血症、感染性休克，严重者可危及生命，必须中西医结合治疗以迅速控制病情。若在急性期未能得到彻底治愈，则可转为慢性盆腔炎，往往日久不愈并可反复发作。

本节仅阐述急性盆腔炎。

二、中医病因病机

急性盆腔炎多在产后、流产后、宫腔内手术处置后，或经期卫生保健不当，或房事不洁，血室正开，湿热、湿毒乘虚直犯胞宫、脉络，与气血相搏结，邪正交争，营卫不和，邪毒壅盛，瘀毒内结，遂致本病急性状态。

（1）热毒炽盛：经期、产后、流产后，手术损伤，体弱胞虚，气血不足，房事不洁，邪毒内侵，客于胞宫，滞于冲任，化热酿毒，致高热腹痛不宁。

（2）湿热瘀结：经行产后，余血未净，湿热内侵，与余血相搏，阻滞冲任，瘀热互结，滞于少腹，伤及任带，则腹痛带下日久，缠绵难愈。

三、诊断与鉴别诊断

（一）疾病诊断要点

（1）发病特点：近期有经行、产后、妇产科手术、房事不洁等发病因素。

（2）证候特点：呈急性病容、辗转不安，面部潮红、高热不退、甚至寒战，小腹部疼痛难忍，赤白带下或恶露量多，甚至如脓血，亦可伴腹胀、腹泻、尿频、尿急等症状。舌红，苔黄厚，脉滑数。

（3）检查

1）妇科检查：下腹部压痛、反跳痛、腹肌紧张；阴道：黏膜充血，脓血性分泌物，量多；宫颈：充血，举痛；宫体：压痛，宫旁组织增厚，压痛；附件：双侧触及增厚，或触及包块，压痛。

2）辅助检查：血常规检查见白细胞升高，粒细胞升高更明显；阴道分泌物生理盐水涂片见大量白细胞；阴道、宫腔分泌物或血培养可见致病菌；B 超检查可见盆腔内积液或肿块。

（二）中医诊断要点

发病急，病情重，病势凶险。根据发病特点、下腹疼痛、带下等情况以及全身症状、舌脉综合分析。辨证多以热毒为主，兼有湿、瘀。

（1）热毒炽盛证：高热恶寒，甚或寒战，头痛，下腹痛拒按，咽干口苦，大便秘结，小便短赤，带下量多，色黄，或赤白兼杂，黏稠，如脓血，臭秽；舌红，苔黄厚腻，脉洪数或滑数。

（2）湿热瘀结证：发热恶寒，热势起伏，寒热往来，下腹疼痛拒按，带下黄稠臭秽，大便溏或燥结，小便短赤；舌红，苔黄腻，脉弦滑数。

（三）西医诊断要点

（1）病史：近期有不洁性生活、经期不卫生、宫腔操作史。

（2）症状：恶寒发热，甚者寒战高热，下腹部疼痛拒按，阴道分泌物增多，色黄质稠，秽臭，月经期发病可出现经量增多，经期延长。有腹膜炎时可伴有消化道症状，如恶心、呕吐、腹胀、腹泻等；尿道受累时可出现排尿困难、尿频、尿痛，直肠壁受累时可出现里急后重，腹泻或便秘。

（3）体征：呈急性病容，体温升高，可达39℃以上，心率快，腹胀、下腹有肌紧张、压痛、反跳痛，肠鸣音减弱或消失。妇科检查所见：阴道充血、分泌物多，脓性，穹隆部触痛，子宫颈充血，举痛明显，子宫体略大，活动受限，有压痛，子宫的两侧压痛明显，若输卵管积脓，则在子宫两侧方可扪及张力较大，囊性感、边界不清、有明显触痛的包块；宫旁结缔组织炎时，可扪及宫旁一侧或两侧有片状增厚，或宫骶韧带增粗，压痛。若有子宫直肠窝脓肿，则后穹隆饱满可扪及包块，触痛，三合诊时更为明显。

（4）实验室及其他检查：血常规白细胞总数及中性粒细胞增高；血沉加快；C反应蛋白升高；血清CA125升高；宫腔分泌物或血培养可找到致病菌；B超提示盆腔内积液或包块。

（四）鉴别诊断要点

急性盆腔炎应与急性阑尾炎、输卵管妊娠流产或破裂、卵巢囊肿蒂扭转或破裂等急腹症相鉴别。

（1）急性阑尾炎：急性阑尾炎起病前常有胃肠道症状，如恶心，呕吐，腹泻等，腹痛多发生于脐周围，然后逐渐向右侧下腹部固定，检查麦氏点有压痛，而急性盆腔炎下腹痛多为两侧。

（2）卵巢肿瘤蒂扭转：多在体位突然变动或排大便等情况时发生下腹痛逐渐加重，甚至伴恶心呕吐，一般体温不升高。B超检查有助于诊断。

（3）异位妊娠：输卵管妊娠流产或破裂，腹腔内出血，表现为急性下腹疼，甚至晕厥，但异位妊娠常有停经史，妊娠试验阳性，阴道后穹隆穿刺，抽出为不凝血，而盆腔炎抽出的则为脓液，可资鉴别。

四、治　　疗

（一）急救治疗

急性盆腔炎发病急，病情重，病势凶险，治疗必须及时彻底。延迟不决，病势加重，威胁生命，或转为慢性盆腔炎，严重影响患者身心健康，导致不孕或异位妊娠等。

（1）支持疗法：绝对卧床休息，半卧位以利于引流排液，并有助于炎症局限。给予高热量、高蛋白、高维生素流食或半流食，补充液体，注意纠正电解质紊乱及酸碱失衡，必要时少量输血。高热时采用物理降温。

（2）控制感染

1）抗生素治疗：原则为经验性、广谱、及时和个体化。由于急性盆腔炎的病原体多为需氧菌、厌氧菌及衣原体的混合感染，需氧菌及厌氧菌又有革兰阴性及革兰阳性之分，因此，在抗生素的选择上多采用联合用药。在治疗过程中，根据药敏试验结果与临床治疗反应，随时予以调整。给药途径以静脉滴注收效快。常用药物配伍方案如下：①青霉素类与四环素类药物联合；②头孢菌素类或头霉素类与甲硝唑联合；③克林霉素与氨基糖苷类药物联合；④喹诺酮类药物与甲硝唑联合。

2）中药制剂：鱼腥草注射液250ml，静脉滴注，每日2次。

（3）手术治疗：以下情况考虑手术治疗。

1）药物治疗无效：盆腔脓肿形成经药物治疗48～72h，体温持续不降，患者中毒症状加重或包块增大者，应及时手术，以免发生脓肿破裂。

2）输卵管积脓或输卵管卵巢脓肿：经药物治疗病情有好转，继续控制炎症数日，肿块仍未消失但已局限化，应行手术切除，以免日后再次急性发作需要手术。

3）脓肿破裂：突然腹痛加剧，寒战、高热、恶心、呕吐、腹胀，检查腹部拒按或有中毒性休克表现，均应怀疑为脓肿破裂，需立即手术。

手术可根据情况选择经腹手术或腹腔镜手术。手术范围应根据病变范围、患者年龄、一般状态等条件全面考虑。原则以切除病灶为主。年轻妇女应尽量保留卵巢功能，以采用保守性手术为主；年龄大、双侧附件受累或附件脓肿屡次发作者，行全子宫及双附件切除术；对极度衰弱危重患者的手术范围须按具体情况决定。

（二）中医辨证救治

急性盆腔炎病因以热毒为主，兼有湿、瘀，故临证以清热解毒为主，祛湿化瘀为辅。

1. 热毒炽盛证

症状：高热腹痛，恶寒或寒战，下腹部疼痛拒按，咽干口苦，大便秘结，小便短赤，带下量多，或赤白兼杂，质黏稠，如脓血，气臭秽，月经量多或淋漓不净；舌红，苔黄厚，脉滑数。

治法：清热解毒，化瘀止痛。

代表方：五味消毒饮合大黄牡丹汤。

常用药：金银花、野菊花、蒲公英、紫花地丁、紫背天葵、大黄、牡丹皮、桃仁、冬瓜仁、芒硝。

加减：带下臭秽加椿根皮、黄柏、茵陈；腹胀满加厚朴、枳实；盆腔形成脓肿者加红藤、皂角刺、白芷；腹痛加延胡索、川楝子；身热不退加柴胡、生甘草。

2. 湿热瘀结证

症状：下腹部疼痛拒按，或胀满，热势起伏，寒热往来，带下量多、色黄、质稠、气臭秽。经量增多，经期延长，淋漓不止，大便溏或燥结，小便短赤；舌红有瘀点，苔黄厚，脉弦滑。

治法：清热利湿，化瘀止痛。

代表方：仙方活命饮（《校注妇人良方》）加薏苡仁、冬瓜仁。

常用药：金银花、甘草、当归、赤芍、穿山甲、皂角刺、天花粉、贝母、防风、白芷、陈皮、乳香、没药。

五、预防与调护

1. 预防

（1）坚持经期、产后及流产后的卫生保健。

（2）严格掌握妇产科手术指征，术前认真消毒，无菌操作，术后做好护理，预防感染。

（3）注意性生活卫生，减少性传播疾病。

（4）及时治疗下生殖道感染。

2. 调护

（1）卧床休息，半卧位，加强营养，选择易于消化的食品。

（2）保持会阴部清洁、干燥，每天清洗外阴。

（3）发热患者，要注意保暖，保持身体的干燥，多饮水，必要时补液。

（4）注意观察患者的生命体征，盆腔脓肿行阴道或腹腔引流者，应注意脓液的量及性状。

（5）指导患者坚持治疗，避免因治疗不彻底转为慢性盆腔炎而反复发作。

（6）手术患者，术后按手术护理常规护理。

六、历代医家有关论述

《金匮要略·妇人杂病脉证并治》云："妇人中风，七八日续来寒热，发作有时，经水适断，此为热入血室，其血必结，故使如疟状，发作有时"，又说："妇人腹中诸疼痛，当归芍药散主之"。

《金匮要略》曰："妇人六十二种风，及腹中血气刺痛，红蓝花酒主之。"

《景岳全书·妇人规》中有记载："瘀血留滞作癥，唯妇人有之，其证则或由经期，或由产后，凡内伤生冷，或外受风寒，或恚怒伤肝，气逆而血留……总由血动之时，余血未净，而一有所逆，则留滞日积，而渐以成癥矣。"

《景岳全书·妇人规·经脉类》曰："妇人伤寒，或劳役，或怒气发热，适遇经行，以致热入血室，或血不止，或血不行，令人昼则明了安静，夜则谵语如见鬼状者是也。若热因外邪由表而入者，宜一柴胡饮，或三柴胡饮，或四柴胡饮，或良方黄龙汤加生地酌而用之。若或怒、或劳，火由内生，其人多汗而无表证者，亦保阴煎、清化饮、当归六黄汤之类加减主之。若病虽渐愈，但元气素弱，而热未有退，血未止者，宜补阴益气煎，或补中益气汤。若脾气素弱，宜归脾汤。血气俱若者，宜十全大补汤庶无误矣。若热血多滞者，宜小柴胡汤加丹皮、红花、当归。"

《素问·玉机真脏论》曰："脾传于肾，少腹冤热而痛，出白。"

《证治要诀》记载："经事来而腹痛者，经事不来而腹亦痛者，皆血之不调故也，欲调其血，先调其气，四物汤加吴茱萸半钱、香附子一钱。和气饮加吴茱萸半钱亦可用。痛甚者，玄胡索汤。"

《临证指南医案·热入血室》曰："要之热甚而血瘀者，与桃仁承气及山甲、归尾之属。血舍空而热陷者，用犀角地黄汤加丹参、木通之属。表邪未尽，而表证仍兼者，当合乎和解，热轻而清药过投，气机致钝者，不妨借温通为使。血结胸有桂枝红花汤，参入海蛤、桃仁之治。昏狂甚，进牛黄膏，调入清气化结之煎。"

《校注妇人良方·卷七》云："前症若气寒血结，用威灵仙散；气滞血凝，用当归散；肝经血虚，用四物汤，加参、术、柴胡；肝经湿热，用龙胆泻肝汤；肝脾气虚，用六君子汤加柴胡、芍药；肝脾虚寒，用六君子汤加柴胡、肉桂；若兼呕吐，加木香；四肢逆冷，再加炮姜。"

思维导图

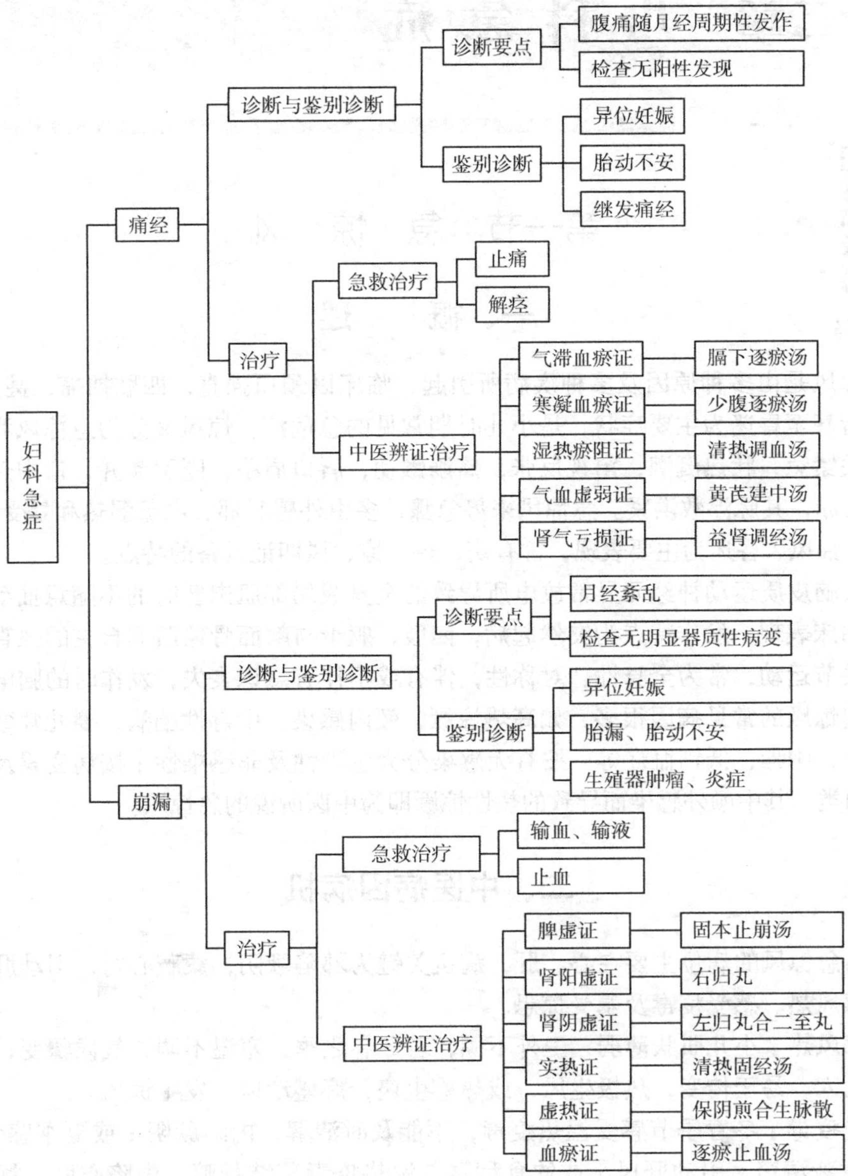

- 妇科急症
  - 痛经
    - 诊断与鉴别诊断
      - 诊断要点
        - 腹痛随月经周期性发作
        - 检查无阳性发现
      - 鉴别诊断
        - 异位妊娠
        - 胎动不安
        - 继发痛经
    - 治疗
      - 急救治疗
        - 止痛
        - 解痉
      - 中医辨证治疗
        - 气滞血瘀证 — 膈下逐瘀汤
        - 寒凝血瘀证 — 少腹逐瘀汤
        - 湿热瘀阻证 — 清热调血汤
        - 气血虚弱证 — 黄芪建中汤
        - 肾气亏损证 — 益肾调经汤
  - 崩漏
    - 诊断与鉴别诊断
      - 诊断要点
        - 月经紊乱
        - 检查无明显器质性病变
      - 鉴别诊断
        - 异位妊娠
        - 胎漏、胎动不安
        - 生殖器肿瘤、炎症
    - 治疗
      - 急救治疗
        - 输血、输液
        - 止血
      - 中医辨证治疗
        - 脾虚证 — 固本止崩汤
        - 肾阳虚证 — 右归丸
        - 肾阴虚证 — 左归丸合二至丸
        - 实热证 — 清热固经汤
        - 虚热证 — 保阴煎合生脉散
        - 血瘀证 — 逐瘀止血汤

1. 简述痛经的治疗原则及中医辨证施治。
2. 详述崩漏的中医病因病机及辨证论治。
3. 崩漏急救治疗包括哪些?
4. 详述输卵管妊娠的诊断要点。
5. 异位妊娠中医辨证治疗。
6. 产后发热的鉴别诊断。
7. 详述盆腔炎性疾病的中西医治疗。

第二十二章　儿科急症

本节案例请扫码

第一节　急惊风

一、概　述

小儿急惊风是由多种原因及多种疾病所引起，临床以颈项强直，四肢抽搐，甚则角弓反张，或伴意识不清甚至昏迷为主要症状，是小儿时期常见的急危症。惊风又分为急惊风和慢惊风。急惊之候见牙关紧急，壮热涎潮，窜视反张，搐搦颤动，唇口眉眼，眨引频并，口中热气，颊赤唇红，大小便黄赤，其脉浮数洪紧。急惊风来势急骤，多由外感时邪、内蕴湿热和暴受惊恐而引发，临床以高热、抽风、昏迷为主要表现，常有痰、热、惊、风四证具备的特点。

本病是大脑皮质运动神经元异常放电所导致的全身或局部肌肉暂时的不随意抽动，是多种疾病中的一个临床表现。发作特点为突然起病，四肢、躯干与颜面骨骼肌非自主的强直与阵挛性抽搐，并引起关节运动，常为全身性、对称性，伴有或不伴有意识丧失，发作时的脑电图可有异常或正常。引起惊厥的常见病因很多，如高热惊厥，颅内感染，中毒性脑病，婴儿痉挛症，低血糖症，低镁血症，中毒，低钙血症等。按有无感染分为感染性及非感染性；按病变累及的部位分为颅内与颅外两类。其中颅外感染而导致的热性惊厥即为中医所说的急惊风。

二、中医病因病机

中医认为急惊风的病位主要在心、肝，病机关键为邪陷厥阴，蒙蔽心窍，引动肝风。其病因主要包括外感风热、感受疫毒及暴受惊恐。

（1）外感风热：小儿肌肤薄弱，卫外不固，若冬春之季，寒温不调，气候骤变，风热之邪从口鼻或皮毛而入，易于传变，热极生风，或热盛生痰，痰盛动风，发生惊风。

（2）感受疫毒：冬春季节感受温热疫毒，不能及时清解，内陷厥阴；或夏季感受暑热疫毒，邪炽气营，蒙蔽清窍，引动肝风；或饮食秽毒，湿热疫毒蕴结肠腑，内陷心肝，扰乱神明，均可发为惊风。

（3）暴受惊恐：小儿元气未充，神气怯弱，不耐意外刺激，若目触异物，卒闻异声，或不慎跌仆，暴受惊恐，惊则气乱，恐则气下，致使气机逆乱，心神失主，轻者惊惕不安；重者痰升风动，发为惊风。

三、诊断与鉴别诊断

（一）疾病诊断要点

（1）发病特点：3 岁以下婴幼儿为多，5 岁以上逐渐减少。有明确的感受风热、疫毒之邪或暴受惊恐病史；亦可有感冒、肺炎喘嗽、风温、春温、暑温、疫毒痢、流行性乙型脑炎等原发疾病。

（2）证候特点：发热、四肢抽搐、颈项强直，角弓反张，神志昏迷。

（3）辅助检查：便常规、血常规、血培养、脑脊液、脑电图、脑CT等检查，可协助诊断原发疾病。在临床运用中，应根据病因及证候特点，有所侧重地行相关检查，以明确诊断。

（二）中医诊断要点

（1）外感风热：发热，鼻塞，流涕，咳嗽，咽赤，舌质红，苔薄黄，脉浮数。

（2）感受疫毒：高热，有感染疫毒史，神昏谵语，甚至昏迷，舌质红，苔黄，湿热疫毒尤可见舌苔黄腻，脉数，暑热疫毒和湿热疫毒可见脉弦数、滑数。

（3）暴受惊恐：胆小易惊，喜投母抱，面色乍青乍白，脉律不整，指纹紫滞。

（三）西医诊断要点

急惊风即是西医学中由于颅外感染而致的热性惊厥。其多发生在体温骤升时，惊厥呈全身性，常见于上呼吸道感染、腹泻、肺炎、幼儿急疹等。惊厥时体温在38.5～39℃以上，表现为突然意识丧失，全身性或局限性痉挛或强直-阵挛发作，多发生于面部和肌肉四肢，持续时间在10min内以内，常伴有两眼上翻、凝视或斜视，甚至发生喉痉挛，气道不畅而屏气，面唇发绀，神经系统检查和脑电图均正常。热性惊厥的临床表现分为单纯型热性惊厥和复杂性热性惊厥两型。从发病率的角度来说，单纯型和复杂型分别为70%和30%；单纯型的起病年龄为6个月到5岁，而复杂型的除了和单纯型同样的年龄区间，还包括小于6个月的和大于5岁；单纯型发作时间小于10min，相对较短，而复杂型的发作时间较长，大于10min；单纯型的一次热程可发作仅一次，偶有2次，而复杂型24h内可反复多次发作。

（四）鉴别诊断要点

（1）癫痫：除具有与急惊风相似的神昏、抽搐症状外，另有，口吐白沫或作畜鸣声，抽搐停止时神情如常。发作时无发热，具有突发突止、反复发作的特点，年长儿较多，有家族史，脑电图检查可见癫痫波。

（2）厥证：由于阴阳失调，气机逆乱而致，以突然昏倒、不省人事、四肢逆冷为主要表现的一种疾病。相对急惊风而言，厥证多出现四肢逆冷而无肢体抽搐或强直等表现。

（3）西医鉴别诊断：典型的惊厥容易判断，对于不典型者，需注意与下列情况鉴别：

1）惊跳或抖动：常见于新生儿或小婴儿，因外界刺激可出现惊跳或抖动，是一种大幅度、高频率及有节奏的运动，不伴有异常的眼或口角运动，易于安抚。惊厥常伴有异常的眼或口角运动。

2）屏气发作：表现为呼吸运动暂停的一种异常性格行为，常因情绪反应引起，多见于6～18个月婴幼儿,5岁前会逐渐自然消失。呼吸暂停发作常在情绪急剧变化时，如发怒、恐惧、剧烈叫喊、哭闹时出现，常有过度换气，使呼吸中枢受到抑制，哭喊时屏气，脑缺氧时可有昏厥、意识丧失、口唇发绀、全身挺直、甚至四肢抽动，持续0.5～1min后呼吸恢复，并再啼哭，症状缓解，口唇反红，全身肌肉松弛而清醒，一日可发作数次，脑电图无异常。

3）抽动障碍：是突发性不规则肌群重复而间断的异常收缩。大多原因不明。情绪紧张时发作加剧，睡眠时消失。表现为不自主的、突然发生的、迅速而重复的无规律、无目的的动作或发声，仅涉及一组肌肉的短暂抽动，如眨眼、头部抽动或耸肩，或突然暴发出含糊不清的嗓音，如清喉、吭吭声等，或腹肌抽动、踢腿、跳跃的动作。抽动障碍需与癫痫肌阵挛发作鉴别。抽动障碍的肌群或发声抽动，能被患儿有意志地暂时控制，在无聊时明显，专注学习时减少，睡眠中消失。脑电图正常，氟哌啶醇治疗有效。

4）晕厥：是短暂性脑血流灌注不足引起的一过性意识障碍。其多见于年长儿，常发生在持久站立，或从蹲位骤然起立，以及劳累、阵发性心律不齐、家族性QT间期延长等情况。晕厥前常先出现眼前发黑、头晕、面色苍白、出汗、无力、手脚发凉，继而出现短暂意识丧失，偶有肢体强直或抽动，意识丧失和倒地均逐渐发生，少有躯体损伤，清醒后不能回忆，脑电图正常，直立倾斜试验阳性，平卧后可迅速好转。

5）癔症：发作时无真正的意识丧失，发作中缓慢倒下，不会有躯体受伤，无大小便失禁或舌头咬伤。发作前多有精神因素诱发，常有胸闷、心悸等各种不适。抽搐动作杂乱无规律，瞳孔无散大，深、浅反射存在，面色正常，无神经系统阳性体征，无发作后嗜睡，脑电图正常，暗示疗法有效，与癫痫不难鉴别。

四、治　　疗

（一）急救治疗

1. 惊厥发作急性处理

（1）一般治疗

1）患儿平卧，保持呼吸道通畅，有效吸氧，及时清除口鼻腔分泌物，防止窒息及误吸。

2）监测生命体征、尽快建立静脉输液通路。

3）减少对患儿刺激，保持安静，不要强行放置压舌板于齿间，做好安全防护，防止碰伤、摔伤。

（2）对症治疗：体温过高时采取降温措施，如物理降温或退热药物退热；维持内环境稳定。

（3）终止惊厥发作：惊厥持续时间超过5min，应进行止惊药物治疗。理想的抗惊厥药物应是作用迅速、止惊力强、广谱、安全、半衰期长、能静脉注射也能口服。常用药物如下。

1）苯二氮䓬类。

A. 地西泮：为抗惊厥首选药物，每次0.3～0.5mg/kg（最大剂量≤10mg；婴幼儿≤2mg），静脉缓慢注射，速度不超过1～2mg/min（新生儿0.2mg/min），用盐水或糖水稀释时产生浑浊但不影响效果。地西泮脂溶性高，易进入脑组织，注射后1～2min即可生效，但疗程短（15～20min），必要时0.5～1h后可重复1次，24h内可用2～4次，不良反应有抑制呼吸和血压下降。静脉注射困难时，用同样剂量经直肠灌入，吸收较快，但吸收量难以预测，肌内注射比口服和灌肠吸收更慢，不宜采用。

B. 咪达唑仑：为水溶性药物，作用速度快，1.5～5min即能控制惊厥，安全范围广，苏醒快，半衰期40min，4h后可完全清醒，不良反应小，对组织刺激轻微，可静脉注射，每次剂量为0.05～0.1mg/（kg·d）。

C. 劳拉西泮：本品作用迅速、强大、持续时间长，可达12h以上，不良反应小，被认为是治疗惊厥持续状态最理想的一线药物，0.05～0.1mg/kg肌内注射或静脉注射（最大剂量不超过4mg），每10～15min可重复1次。

D. 氯硝西泮（硝西泮）：作用较地西泮强5倍，起效快且维持时间长，可达24～48h，呼吸抑制发生率低。每次0.02～0.1mg/kg（每次≤1mg），静脉注射或肌内注射，速度不超过0.1mg/s。不良反应有支气管分泌物增多和血压下降。

2）苯巴比妥：每次5～10mg/kg，可肌内注射或静脉注射，需20～60min后才能在脑内达到药物浓度高峰，半衰期 120h，故在地西泮等药物控制后作为长效药物协同使用。新生儿或小婴儿惊厥，可首次给予负荷量 15 ～ 25mg/kg，分两次隔 30min 肌内注射，12 小时后按 5mg/（kg · d）维持给药，不良反应有抑制呼吸和血压下降。

3）其他：丙泊酚是新近用于惊厥持续状态的药物，首剂 2.5mg/kg 加入 10% 葡萄糖 10 ～ 20ml 缓慢静脉注射，而后以 9 ～ 15mg/(kg · h）静脉滴注维持，不良反应有呼吸抑制。

（4）惊厥持续状态处理原则

1）尽快控制发作：首选苯二氮䓬类快速止痉药，如地西泮。及时迅速，足量用药，静脉注射中要密切观察有无呼吸抑制，也可与其他抗惊厥药物联合应用，具体用法见本节前文专述。

2）维持生命功能，保持呼吸道通畅、吸氧，必要时人工机械通气。

3）保护脑和其他重要脏器的功能、防治并发症。主要包括监测生命体征，纠正血气、血糖、血渗透压及水、电解质、酸碱异常，防治呼吸、循环衰竭或颅内压增高、脑疝。

4）伴高热、昏迷、循环呼吸功能障碍者，应给予脱水降颅压、抗休克等处理。可用 20% 甘露醇 1 ～ 2g/kg，于 20 ～ 30min 内快速静脉滴注，必要时 6 ～ 8h 重复 1 次。

5）发作停止后，给予长效抗惊厥药物以防复发，原发性癫痫患儿给予抗癫痫药物。

（5）热性惊厥发作时的治疗原则：除尽快控制惊厥发作外，同时积极寻找原发感染，确定发热原因，退热和抗感染同时进行。

1）抗惊厥：热性惊厥多短暂且为自限性，发作超过 5min 应送急诊。给予地西泮缓慢静脉注射或 10% 水合氯醛保留灌肠。

2）退热：物理降温，采用冷湿毛巾敷额头处或贴退热帖；当体温超过 38.5℃时，可头、颈侧放置冰袋、温水擦浴、冰帽或亚低温治疗。可选用布洛芬口服、小儿退热栓（对乙酰氨基酚）纳肛、阿司匹林赖氨酸盐静脉滴注等化学退热药物。

3）抗感染：感染是小儿热性惊厥的常见原因，怀疑细菌感染者，尽早留取血培养检查，根据检查结果，合理选用抗生素。除细菌外，支原体、衣原体、病毒是儿童常见感染源，应根据临床表现和实验室检查，给予相应药物治疗。

4）热性惊厥的预防：主要目的是针对长程热性惊厥或反复多次的热性惊厥，避免再次发作，减少癫痫的发生，避免智力发育障碍。对发作次数少，非长程发作无须药物预防。

可选择间歇预防法：如在每次发热开始即使用地西泮 1mg/（kg · d），分 3 次口服，连服 2 ～ 3 天。间歇预防无效者，可采用长期预防法：丙戊酸 10 ～ 20mg/（kg · d），分 2 次口服，或苯巴比妥 3 ～ 5 mg/（kg · d），分 1 ～ 2 次口服，应用 1 ～ 2 年。已有证据表明卡马西平、苯妥英对热性惊厥预防无效，其他抗癫痫药尚无定论。

2. 病因治疗　积极寻找病因和控制原发疾病，避免诱因，预防惊厥复发。代谢原因所致惊厥（如低血糖、低血钙、低血镁等）及时补充相应物质可使惊厥迅速好转。毒物中毒时尽快去除毒物，以减少毒物的继续损害。

（二）中医辨证救治

惊厥是由感邪从热而化，热极生痰生风，内陷心包，引动肝风所致以惊风抽搐为主的一类病证。中医治疗惊厥的原则是针对主证的痰、热、风、惊而立以清热、豁痰、镇惊之基本法则。热甚者应先清热，痰壅者给予豁痰，惊重者治以镇惊，风盛者急施息风。

1. 外感风热

证候：骤发高热，头痛，鼻塞流涕，突然神昏抽搐，舌红，苔薄白，脉浮数。

治法：疏风清热，息风镇惊。

代表方：银翘散（《温病条辨》）。

常用药：金银花、连翘、薄荷、荆芥穗、防风、牛蒡子、钩藤、僵蚕、蝉蜕。

加减：高热不退加生石膏、羚羊角；喉间痰鸣加天竺黄、胆南星；咽喉肿痛，大便秘结加黄芩、大黄；神昏抽搐较重加水牛角、全蝎、蜈蚣。

2. 温热疫毒

证候：高热不退，头痛项强，恶心呕吐，突然肢体抽搐，神志昏迷，舌红，苔黄腻，脉数。

治法：平肝息风，清心开窍。

代表方：羚角钩藤汤合紫雪丹。

常用药：羚羊角、钩藤、石菖蒲、川贝母、桑叶、菊花、白芍、僵蚕、栀子、石膏、寒水石、滑石、磁石、玄参、木香、沉香、升麻、甘草、丁香、芒硝、水牛角、麝香、朱砂。

加减：昏迷狂躁加安宫牛黄丸；痰盛加天竺黄、胆南星；大便秘结加大黄；抽搐频繁加全蝎、蜈蚣。

3. 气营两燔

证候：高热狂躁，神昏抽搐，颈项强直，舌深红，苔黄燥，脉数。

治法：清气凉营，息风开窍。

代表方：清瘟败毒饮。

常用药：生石膏、生地黄、黄连、水牛角、栀子、黄芩、知母、赤芍、玄参、连翘、牡丹皮、羚羊角、钩藤、僵蚕。

加减：昏迷较甚者，可选用牛黄清心丸、安宫牛黄丸或紫雪丹；大便秘结加大黄、玄明粉；呕吐加半夏、泽泻；皮肤瘀斑加大青叶、丹参、紫草。

4. 湿热疫毒

证候：壮热不退，神昏抽搐，呕吐，大便黏腻腥臭或夹脓血，舌红，苔黄腻，脉滑数。

治法：清热化湿，解毒息风。

代表方：黄连解毒汤。

常用药：黄连、黄芩、黄柏、栀子。

加减：呕吐腹痛明显加玉枢丹；大便脓血较重者，可用大黄水煎灌肠；昏迷不醒，反复抽搐者，选用紫雪丹、至宝丹；若出现内闭外脱者，改用参附龙牡救逆汤灌服。

5. 暴受惊恐

证候：惊后突然抽搐，神志不清，四肢厥冷，面色乍青乍白，指纹青紫，苔薄白。

治法：镇惊安神。

代表方：琥珀抱龙丸。

常用药：琥珀、天竺黄、檀香、党参、茯苓、甘草、山药、枳壳、胆南星、朱砂、牛黄。

加减：肢体颤动，惊惕不安加磁石；呕吐加竹茹、半夏；神疲乏力、唇甲色淡加黄芪、当归、酸枣仁。

五、预防与调护

1. 预防

（1）加强体育锻炼，增强体质，减少疾病。

（2）避免时邪感染；注意饮食卫生，不吃腐败变质食物；避免跌扑惊骇。

（3）按时预防接种。

（4）有高热惊厥史的患儿，在发热初期，及时给予解热降温药物。

（5）对于暑温、疫毒痢的患儿，要积极治疗原发病，防止惊厥反复发作。

2. 调护

（1）抽搐发作时，切勿强制按压，以防骨折。应将患儿平放，头侧位，并用纱布包裹压舌板，放于上、下牙齿之间，以防咬伤舌体。

（2）保持呼吸道通畅。痰涎壅盛者，随时吸痰，同时注意给氧。

（3）保持室内安静，避免各种刺激。

（4）随时观察患儿面色、呼吸及脉搏情况，防止突然变化。

六、历代医家有关论述

《活幼心书·中卷》云："惊生于心，风生于肝，搐始于气，是为三证。"

《小儿药证直诀·急惊证治》云："小儿急惊者，本因热生于心；身热面赤引饮，口中气热，大小便黄赤，剧则搐也，盖热甚则风生，风属肝，此阳盛阴虚也。"慢惊："因病后或吐泻，脾胃虚损遍身冷，口鼻气出亦冷，手足时瘛疭，昏睡，睡露惊，此无阳也"，"急惊合凉泻，慢惊合温补"。

《幼幼新编》记载："风搐频者，风在表也，易治，易发之。搐稀者，风在脏也，难治，宜补脾。"

《景岳全书·小儿则·惊风》记载："惊风之要领有二：一曰实证、一曰虚证而尽之矣。盖急惊者阳证也，实证也，乃肝邪有余而风生热，热生痰，痰生客于心膈间则风火相搏，故其形证急暴而痰火壮热者是为急惊，此当先治其标，后治其本。慢惊者阴证也，虚证也，此脾肺俱虚，肝邪无制，因而侮脾生风，无阳之证也，故其形气病气俱不足者是为慢惊，此当专顾脾胃以救元气。虽二者俱名惊风而虚实之有不同，所以急慢之名亦异。凡治此者不可不顾其名以思其义。"

《证治准绳·幼科》云："小儿急慢惊风，古谓阴阳痫也。急者属阳，阳盛而阴亏；慢者属阴，阴盛而阳亏；阳动而躁急，阴静而迟缓，皆因脏腑虚而得之。虚能发热，热则生风。是以风生于肝，痰生于脾，惊生于心。热出于肝而心亦然。以惊、风、痰、热合为四证，抽搐、掣颤、反引、窜视为八候。"

《幼科铁镜》云："疗惊必先豁痰，豁痰必先祛风，祛风必先解热，解热必先祛邪。"

《太平圣惠方·治小儿急惊风诸方》云："夫小儿急惊风者，由气血不和，夙有实热，为风邪所乘，干于心络之所至也。心者神之所舍，主于血脉，若热盛则血乱，血乱则气并于血，气血相并，又被风邪所搏，故惊而不安也。"

《婴童百问》云："急惊之候，牙关紧急，壮热涎潮，窜视反张，搐搦颤动，唇口眉眼眨引频并口中热气，颊赤唇红，大小便黄赤，其脉浮数洪紧，盖由内有实热，外挟风邪，心经受热而积惊，肝经生风而发搐。"

第二节 小儿重症泄泻

本节案例请扫码

一、概 述

小儿重症泄泻（亦称暴泻）是儿科临床上的常见危重病症。该病好发于夏秋之际，为久泻或暴泻的变证、逆证，来势急迫，每日腹泻次数达10次以上，且多伴有呕吐、腹胀、脱水等症。若不及时救治，极易危及生命，年龄越小，病死率越高。《内经》已有飧泄、濡泄等记载，宋以后著作多称为泄泻，如《幼科金针·泄泻》说："泄者，如水之泄也，势犹纷绪；泻者，如水之泻也，势惟直下。为病不一，总名泄泻。"

小儿重症泄泻是一组由多病原、多因素引起的以大便次数增多和大便性状改变为特点的小儿消化道综合征，是我国婴幼儿常见的疾病之一。6个月至2岁婴幼儿发病率高，1岁以内约占半数，其是造成儿童营养不良、生长发育障碍甚至死亡的主要原因之一。其可伴有发热、呕吐、腹痛等症状以及不同程度水、电解质、酸碱平衡紊乱，病程小于2周。在发展中国家，儿童腹泻每年造成大约5000万人死亡。

二、中医病因病机

小儿泄泻发生的原因，有外因和内因之分。外因责之于感受湿邪，或兼风、寒、暑、热等邪而为病，以湿热为多见。内因责之于伤于乳食或脾胃虚弱。其主要病位在脾胃，病机关键为脾胃受损，升降失司，水谷不分，混杂而下。因胃主受纳腐熟水谷，脾主运化水湿和水谷精微，若脾胃受病，则饮食入胃之后，水谷不化，精微不布，清浊不分，合污而下，致成泄泻。故《幼幼集成·泄泻证治》说："夫泄泻之本，无不由于脾胃。盖胃为水谷之海，而脾主运化，使脾健胃和，则水谷腐化而为气血以行荣卫。若饮食失节，寒温不调，以致脾胃受伤，则水反为湿，谷反为滞，精华之气不能输化，乃致合污下降，而泄泻作矣。"

（1）感受外邪：小儿脏腑柔嫩，肌肤薄弱，冷暖不知自调，易为外邪侵袭而发病。外感风、寒、暑、热诸邪常与湿邪相合而致泻，盖因脾喜燥而恶湿，湿困脾阳，运化失职，湿盛则濡泻，故前人有"无湿不成泻""湿多成五泻"之说。由于时令气候不同，长夏多湿，故外感泄泻以夏秋多见，其中又以湿热泻最常见，风寒致泻则四季皆有。

（2）伤于乳食：小儿脾常不足，运化力弱，饮食不知自节，若调护失宜，乳哺不当，饮食失节或不洁，过食生冷瓜果、饮食不洁或难以消化之食物，皆能损伤脾胃，发生泄泻。如《素问·痹论》所说："饮食自倍，肠胃乃伤。"小儿易为食伤，发生伤食泻，在其他各种泄泻证候中亦常兼见伤食证候。

（3）脾胃虚弱：小儿素体脾虚，或久病迁延不愈，脾胃虚弱。胃弱则腐熟无能，脾虚则运化失职，因而水反为湿，谷反为滞，不能分清别浊，合污而下，而成脾虚泄泻。亦有暴泻实证，失治误治，迁延不愈，如风寒、湿热等外邪虽解而脾胃损伤，转成脾虚泄泻者。

（4）脾肾阳虚：脾虚致泻者，一般先耗脾气，继伤脾阳，日久则脾损及肾，造成脾肾阳虚。肾阳不足，脾失温煦，阴寒内盛，水谷不化，并走肠间，而致澄澈清冷、洞泄而下的脾肾阳虚泻。

三、诊断与鉴别诊断

（一）疾病诊断要点

（1）发病特点：来势急迫，常见于久泻或暴泻之后即发，好发于夏秋季节。

（2）证候特点：每日可见10次以上泄泻，并伴有尿少或无，啼哭无泪，口渴引饮，恶心呕吐，皮肤松弛，神情淡漠，或有发热，抽搐，呼吸表浅等症状。甚者可见眼窝及囟门凹陷，四肢厥冷，舌淡少津，脉沉细欲绝。

（3）辅助检查：大便常规检查可有脂肪球或少量白细胞、红细胞；大便病原学检查可有轮状病毒等病毒检测阳性，或致病性大肠杆菌等细菌培养阳性。少数患儿亦可有少量血便。除此之外，应根据患儿的临床表现，予相应的理化检查。如脱水症状明显时，可另予检查血电解质、心电图、肾功能等。

（二）中医诊断要点

（1）气阴两伤：精神萎软或心烦不安，目眶及囟门凹陷，皮肤干燥或枯瘪，口渴引饮，小便短少，甚至无尿，唇红而干，舌红少津，苔少或无苔，脉细数。

（2）阴竭阳脱证：精神萎靡，表情淡漠，面色青灰或苍白，尿少或无，四肢厥冷，舌淡无津，脉沉细欲绝。

（三）西医诊断要点

（1）该病可见血容量不足表现，如出现眼窝、囟门凹陷，尿少、泪少、皮肤黏膜干燥、弹性下降。

（2）该病可见酸中毒表现，如呼吸深大、呼出气凉而有丙酮味等症状。

（3）该病可有低钾的表现。在重型腹泻初期，由于血液浓缩、酸中毒时钾由细胞内向细胞外转移等原因，血清钾基本正常。随着脱水、酸中毒被纠正，尿、便中继续丢钾以及输入葡萄糖合成糖原时钾从细胞外进入细胞内等，血钾迅速下降，出现不同程度的缺钾症状，如精神不振、无力、腹胀、心律失常、碱中毒。

（4）该病可有低钙、低镁表现。在重型腹泻初期，由于患儿进食少，从大便中继续丢失钙、镁，因而体内钙、镁含量降低。但是脱水、酸中毒时，由于血液浓缩、离子化钙增多等原因，不出现低钙的症状，待脱水、酸中毒纠正后则出现手足搐搦和惊厥。用钙治疗无效时，应考虑有低镁血症的可能。

重视临床表现，判断是否是重型腹泻。判断是否有伴随症状如明显脱水、电解质紊乱、全身感染中毒症状，如发热或体温不升、精神烦躁或萎靡、嗜睡、模糊甚至昏迷，面色苍白或紫癜、生命体征不稳定甚至休克，可以评估病情，并采取积极的治疗措施。

（四）鉴别诊断要点

（1）细菌性痢疾：常有流行病学史，起病急，全身症状重。便次多，量少，排脓血便伴里急后重，大便镜检有较多脓细胞、红细胞和吞噬细胞，大便细菌培养有志贺痢疾杆菌生长可确诊。

（2）坏死性肠炎：中毒症状较严重，腹痛、腹胀、频繁呕吐、高热，大便呈暗红色糊状，渐出现典型的红豆汤样血便，常伴休克。腹部X线摄片呈小肠局限性充气扩张，肠间隙增宽，肠壁积气等。

四、治　疗

（一）急救治疗

（1）饮食疗法：腹泻时进食和吸收减少，而肠黏膜损伤的恢复、发热时代谢旺盛、侵袭性肠炎丢失蛋白等因素使得营养需要量增加，如限制饮食过严或禁食过久常造成营养不良，并发酸中毒，以致病情迁延不愈影响生长发育。故应强调继续饮食，满足生理需要，补充疾病消耗，以缩短腹泻后的康复时间，应根据疾病的特殊病理生理状况、个体消化吸收功能和平时的饮食习惯进行合理调整。有严重呕吐者可暂时禁食4～6h（不禁水），尽快恢复母乳及原来已经熟悉的饮食，由少到多，由稀到稠，喂食与患儿年龄相适应的易消化饮食。病毒性肠炎可以有继发性双糖酶（主要是乳糖酶）缺乏，对疑似病例可以改喂豆类、淀粉类食品，或去乳糖配方奶粉以减轻腹泻，缩短病程。腹泻停止后逐渐恢复营养丰富的饮食，并每日加餐1次，共2周。

（2）纠正水、电解质紊乱及酸碱失衡：主要补充生理需要量、累积损失量、继续丢失量（图22-1）。

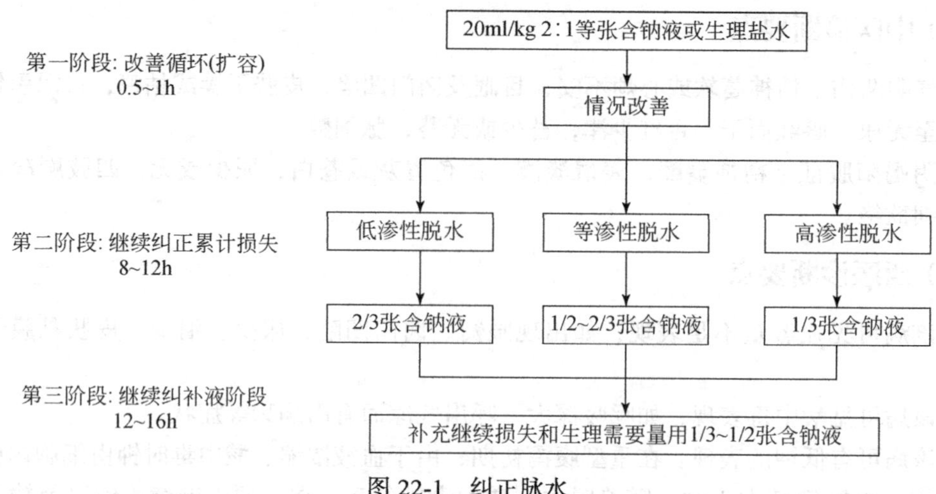

图 22-1 纠正脉水

（3）补钙、补镁治疗

1）补钙：补液过程中如出现惊厥、手足搐搦，可用 10% 葡萄糖酸钙每次 1 ～ 2ml/kg，最大≤ 10ml，用等量 5% ～ 10% 葡萄糖液稀释后缓慢静脉注射。

2）补镁：在补钙后手足搐搦不见好转反而加重时要考虑低镁血症，可测定血镁浓度。同时用 25% 硫酸镁，每次 0.1 ～ 0.2ml/kg，深部肌内注射，每次 2 ～ 3 次，症状消失后停用。

（4）药物治疗

1）控制感染：①水样便腹泻患者（约占 70%）多为病毒及非侵袭性细菌所致，一般不用抗生素。如伴有明显中毒症状不能用脱水解释者，尤其是对重症患儿、新生儿、小婴儿和衰弱患儿（免疫功能低下）应选用抗生素治疗。②黏液脓血便患者（约占 30%）多为侵袭性细菌感染，应根据临床特点，针对病原经验性选用抗菌药物，再根据大便细菌培养和药物敏感试验结果进行调整。大肠埃希菌、空肠弯曲菌、耶尔森菌、鼠伤寒沙门菌所致感染常选用抗革兰阴性杆菌的及大环内酯类抗生素。金黄色葡萄球菌肠炎、假膜性肠炎、真菌性肠炎应立即停用原来使用的抗生素，根据症状可选用苯唑西林钠、万古霉素、利福平、甲硝唑或抗真菌药物治疗。

2）肠道微生态疗法：有助于恢复肠道正常菌群的生态平衡，抑制病原菌定植和侵袭，控制腹泻。常用双歧杆菌、嗜酸乳杆菌、酪酸梭状芽孢杆菌、粪链球菌、地衣芽胞杆菌、枯草芽胞杆菌、蜡样芽胞杆菌，鼠李糖乳杆菌、布拉酵母菌等制剂。

3）肠黏膜保护剂：能吸附病原体和毒素，维持肠细胞的吸收和分泌功能，与肠道黏液糖蛋白相互作用，可增强其屏障功能，防止病原微生物的攻击，如蒙脱石粉。

4）抗分泌治疗：脑啡肽酶抑制剂消旋卡多曲可以通过加强内源性脑啡肽来抑制肠道水、电解质的分泌，可以用于治疗分泌性慢泻。

5）避免用止泻剂，如洛哌丁醇，因为它抑制胃肠动力的作用，增加细菌繁殖和毒素的吸收，对于感染性腹泻有时是很危险的。

6）补锌治疗：对于急性腹泻患儿，应每日给予元素锌 20mg（＞ 6 个月），6 个月以下婴儿每日 10mg，疗程 10 ～ 14 天。

（二）中医辨证救治

本病属泄泻变证，总属正气大伤，分别治以益气养阴、酸甘敛阴、护阴回阳、救逆固脱。

1. 湿重证

症状：精神萎靡，肚腹膨胀，渴不多饮，恶心吐泻，大便呈蛋花样，中期或可见大便青绿，腥而不臭，小便少而不黄。苔腻滑润，舌质淡红，秽浊重者可见粉白舌苔。脉滑。

治法：温中化湿。

代表方：藿香正气散。

常用药：藿香、白芷、紫苏、茯苓、半夏曲、白术、厚朴、桔梗、炙甘草、大腹皮、陈皮。

加减：秽浊重，恶心呕吐者，加辟瘟丹及纯阳正气丸；脾阳不振，精神萎靡，伴有腹痛者，宜理中汤；湿遏热伏，气机失宣，干呕肢冷，脉伏者，宜半夏泻心汤合玉枢丹；水湿不化，二便不分，渴不多饮者，宜五等散。

2. 热重证

症状：高热烦躁，面黄唇红，口渴多饮，恶心呕吐，啼哭少泪，大便黄褐色，呈喷溅状，伴有黏液，并有热臭气，小便短赤，苔黄或质红绛而干，甚者可见老黄苔或焦灰苔。脉滑数。指纹紫。

治法：清肠泻热。

代表方：芩芍汤。

常用药：黄芩、白芍、陈皮、厚朴、木香。

加减：热重者，加金银花、连翘、洋参、石斛。挟有暑邪表证者，多伴壮热无汗，烦躁恶心，宜用葛根芩连汤加香薷、薄荷；邪热灼盛，内陷营分者，多伴神志不清，或烦躁较甚，或伴有抽搐，宜用紫雪丹清心开窍；热灼津伤者，口渴唇红，小便少，眼凹自陷，皮肤干枯，舌绛起刺，宜用连梅汤；阳明热盛，邪热化火者，壮热烦躁，大渴引饮，重用甘露饮合三石汤。

3. 气阴两伤

症状：泻下过度，质稀如水，精神萎软或心烦不安，目眶及囟门凹陷，皮肤干燥或枯瘪，啼哭无泪，口渴引饮，小便短少，甚至无尿，唇红而干，舌红少津，苔少或无苔，脉细数。

治法：健脾益气，酸甘敛阴。

代表方：人参乌梅汤。

常用药：人参、炙甘草、乌梅、木瓜、莲子、山药。

加减：泻下不止加山楂炭、诃子、赤石脂涩肠止泻；口渴引饮加石斛、玉竹、天花粉、芦根养阴生津止渴；大便热臭加黄连、辣蓼清解内蕴之湿热。

4. 阴竭阳脱

症状：泻下不止，次频量多，精神萎靡，表情淡漠，面色青灰或苍白，哭声微弱，啼哭无泪，尿少或无，四肢厥冷，舌淡无津，脉沉细欲绝。

治法：挽阴回阳，救逆固脱。

代表方：生脉散合参附龙牡救逆汤。

常用药：人参、麦冬、五味子、白芍、炙甘草、附子、龙骨、牡蛎。

五、预防与调护

1. 预防

（1）注意饮食卫生，食品应新鲜、清洁，不吃变质食物，不要暴饮暴食。饭前、便后要洗手，餐具要卫生。

（2）提倡母乳喂养，不宜在夏季及小儿患病时断奶，遵守添加辅食的原则，注意科学喂养。

（3）加强户外活动，注意气候变化，防止感受外邪，避免腹部受凉。

2. 调护

（1）适当控制饮食，减轻脾胃负担。对吐泻严重及伤食泄泻患儿暂时禁食，以后随病情好转，逐渐增加饮食量。忌食油腻、生冷及不易消化的食物。

（2）保持皮肤清洁干燥，勤换尿布。每次大便后，要用温水清洗臀部，并扑上爽身粉，防止发生红臀。

（3）密切观察病情变化，及早发现泄泻变证。

六、历代医家有关论述

《幼科金针·泄泻》说："泄者，如水之泄也，势犹纷绪；泻者，如水之泻也，势惟直下。为病不一，总名泄泻。"

《幼幼集成·泄泻证治》说："夫泄泻之本，无不由于脾胃。盖胃为水谷之海，而脾主运化，使脾健胃和，则水谷腐化而为气血以行荣卫。若饮食失节，寒温不调，以致脾胃受伤，则水反为湿，谷反为滞，精华之气不能输化，乃致合污下降，而泄泻作矣。"

《仁斋直指小儿附遗方论·泄泻》曰："胃为水谷之海，其精英则流布以养脏腑，其糟粕则传送以归大肠。肠胃虚弱，或挟风，挟寒，或伤暑、伤湿，停冷蓄热，冷热不调，泄泻诸证，皆能致之。"

《小儿卫生总微论方·吐泻论》曰："小儿吐泻者，皆由脾胃虚弱，乳哺不调，风寒暑湿，邪干于正致也。"

本节案例请扫码

第三节 重症肺炎喘嗽

一、概 述

小儿肺炎在中医多属"肺炎喘嗽病"范畴，临床以发热、咳嗽、气急、鼻煽为主要特征。祖国医学认为本病属于温热病范畴，又称"肺气热喘""肺闭喘咳"，常因寒温失常、饮食不调而致正气不足，卫气不固，风寒风温之邪乘虚犯肺，肺失清肃，闭郁不宣，痰热壅盛，阻于气道，遂致发热咳喘。其命名首见于清·谢玉琼的《麻科活人全书·气促发喘鼻煽胸高第五十一》，该书在叙述麻疹"热邪壅遏肺窍，气道阻塞"出现"喘而无涕，兼之鼻煽"时，称为"肺炎喘嗽"。

现代医学认为小儿肺炎是由于不同病原体或其他因素（如吸入羊水、油类或过敏反应等）所引起的肺部炎症。西医学将小儿肺炎分为以下四类：①病理分类：按解剖部位分为支气管肺炎、大叶性肺炎、间质性肺炎、毛细支气管炎等。②病因分类：按发病原因分为感染性肺炎和非感染性肺炎。感染性肺炎包括病毒性肺炎、细菌性肺炎、支原体肺炎、衣原体肺炎、真菌性肺炎、原虫性肺炎；非感染性肺炎包括吸入性肺炎、坠积性肺炎、嗜酸细胞性肺炎。③病程分类：病程小于 1 个月为急性肺炎；病程 1 ～ 3 个月为迁延性肺炎；病程大于 3 个月为慢性肺炎。④病情分类：按病情分为轻症和重症。轻症以呼吸系统症状为主，无全身中毒症状；重症除呼吸系统受累外，其他系统亦受累，且全身中毒症状明显。

二、中医病因病机

从中医临床角度来看，小儿肺炎喘嗽的病变部位主要在肺，病机关键为肺气郁闭，痰热是其病理产物。肺脏为娇脏，性喜清肃，外合皮毛，开窍于鼻。外感风邪，外邪由口鼻或皮毛而入，侵犯肺卫，致肺气郁闭，宣降失司，清肃之令不行，闭郁不宣，化热炼津，炼液成痰，阻于气道，肃降无权，从而出现咳嗽、气促、痰壅、鼻煽、发热等肺气闭塞的证候，发为肺炎喘嗽。小儿肺炎喘嗽常累及脾，亦可内窜心肝。

（1）风寒闭肺：肺主皮毛，风寒之邪外侵，由皮毛而入，寒邪束肺，肺气郁闭，失于宣降，其气上逆，而致呛咳气急；卫阳为寒邪所遏，阳气不得敷布全身，则见恶寒发热而无汗；肺气郁闭，水液输化无权，凝而为痰，则见痰涎色白而清晰。

（2）风热闭肺：风热之邪侵袭，由皮毛或口鼻而入，热邪闭肺，肺气郁闭，失于宣肃，则致发热咳嗽；邪闭肺络，水道通调失职，水液输化无权，留滞肺络，凝聚为痰，或温热之邪，灼伤肺津，炼液为痰，痰阻气道，壅盛于肺，则见咳嗽剧烈，喉间痰鸣，气促鼻煽。本证也可由外感风寒之证转化而来。

（3）痰热闭肺：邪热闭阻于肺，肺气失于宣发肃降，肺津因之熏灼凝聚，熬炼成痰。痰热相结，壅阻于肺，则致发热咳嗽，气促鼻煽，喉间痰鸣；痰堵胸宇，胃失和降，则肺闷胀满，泛吐痰涎；热毒壅盛，则见面赤口渴；气滞血瘀，血流不畅，则致口唇紫绀。

（4）毒热闭肺：邪气炽盛，毒热内闭肺气，或痰热炽盛化火，熏灼肺金，则致高热持续，咳嗽剧烈，气促喘憋，烦躁口渴，面赤唇红，小便短黄，大便干结；毒热耗灼阴津，津不上承，清窍不利，则见涕泪俱无，鼻孔干燥如煤烟。

（5）阴虚肺热：小儿肺脏娇嫩，邪伤肺卫，正虚邪恋，久热久咳，耗伤肺阴，余邪留恋不去，则致低热盗汗，舌苔黄，脉细数；肺阴亏损，则见干咳、无痰，舌自乏津。

（6）肺脾气虚：体质虚弱儿或伴有其他疾病者，感受外邪后易累及脾，且病情迁延不愈。病程中肺气耗伤太过，正虚未复，余邪留恋，则发热起伏不定，肺为气之主，肺虚气无所主，则致咳嗽无力；肺气虚弱，营卫失和，卫表失固，则动辄汗出；脾主运化，脾虚运化不健，痰湿内生，则致喉中痰鸣，食欲不振，大便溏；肺脾气虚，气血生化乏源，则见面色无华，神疲无力，舌淡苔薄，脉细无力。

三、诊断与鉴别诊断

（一）疾病诊断要点

（1）发病特点：起病较急，起病前常有感冒、咳嗽，或麻疹、水痘等病史。

（2）证候特点：高热不退，喘促不安，烦躁不宁，面色苍白，四肢不温，口唇青紫发绀，脉微细数，甚者昏迷、抽风。

（3）辅助检查：X线检查见小片状、斑片状阴影，也可出现不均匀的大片状阴影，或为肺纹理增多、紊乱，肺部透亮度增强或降低。白细胞总数可升高，中性粒细胞增多。

（二）中医诊断要点

（1）风寒闭肺：恶寒发热，无汗不渴，咳嗽气促，痰稀色白，舌质淡红，苔薄白，脉浮紧。

（2）风热郁肺：发热恶风，头痛有汗，鼻流黄涕，咳嗽，气喘，咯黄痰，鼻翼煽动，面色红赤，烦躁不安，舌质红，苔薄黄，脉浮数，指纹淡紫。

（3）痰热闭肺：发热，有汗，咳嗽，咯痰黄稠或喉间痰鸣，气急喘促，鼻翼煽动，张口抬肩，口唇紫绀，烦躁不安，面色红，口渴欲饮，舌质红，苔黄腻，脉滑数，指纹紫滞。

（4）毒热闭肺：壮热不退，咳嗽剧烈，痰黄稠难咯或痰中带血，气急喘憋，鼻孔干燥，面色红赤，口唇紫绀，涕泪俱无，舌红少津，舌苔黄燥，脉洪数，指纹紫滞。

（5）阴虚肺热：病程较长，低热盗汗，干咳无痰，甚至咯痰带血，面色潮红，手足心热，舌质红乏津，舌苔少或花剥，脉细数，指纹淡紫。

（6）肺脾气虚：久咳无力，痰稀白易咯，气短，低热起伏，面白少华，神疲乏力，纳差，便溏，易于感冒，舌质淡红，舌体胖嫩，苔薄白，脉细弱无力，指纹淡。

（三）西医诊断要点

小儿重症肺炎喘嗽，相当于西医学的急性支气管炎、毛细支气管炎、支气管肺炎、病毒性肺炎、细菌性肺炎，以及其他微生物所致肺炎的危重阶段，因此，没有具体小儿西医学诊断标准。其诊断主要依据小儿重症肺炎的典型症状，比如发热、咳嗽、气促等，以及相应的理化检查来确诊。

（四）鉴别诊断要点

（1）咳嗽：以咳嗽为主症，可见发热，但无气喘、鼻煽。肺部听诊可闻及干啰音或不固定的粗湿啰音。

（2）哮喘：以咳嗽气喘，喉间痰鸣，呼气延长，反复发作为主症，常不发热。肺部听诊以哮鸣音为主。

（3）西医鉴别诊断：主要是和支气管哮喘相鉴别，儿童哮喘可无明显喘息发作，主要表现为持续性咳嗽，X 线示肺纹理增多、排列紊乱和肺气肿，易与本病混淆。患儿具有过敏体质，肺功能检查及激发和舒张试验有助于鉴别。

四、治　　疗

（一）急救治疗

1. 保证呼吸道通畅　选择恰当氧疗方式，改善通换气功能。重症肺炎时，通气功能障碍和气体交换面积减少都会导致不同程度的缺氧，及时根据低氧血症程度不同采取恰当的氧疗方式是治疗成功的另一重要环节。可采用鼻导管、头罩和面罩等方式给氧，无效时可改用 CPAP 机械通气。在治疗中要注意监测血气分析，及时发现呼吸衰竭，把握气管插管时机，评价机械通气效率和机体内环境状态。

2. 积极控制感染　减轻炎症反应，阻止病情进展。重症肺炎抗生素选择原则：①静脉使用；②足量、足疗程，一般 10 ～ 14 天，重症 3 ～ 4 周；③根据细菌培养及药敏结果选择敏感抗生素；④依患者具体情况选药；⑤可联合应用抗生素；⑥重症病毒性肺炎可预防应用抗生素抗感染。

3. 积极处理并发症　保护脏器功能，降低病死率。重度肺炎并发急性呼吸窘迫综合征（ARDS）时机械通气应采用肺保护性通气策略，如允许性高碳酸血症通气，高频通气，液体通气等，以减少由于机械通气所致的肺损伤。重症肺炎时往往有微循环障碍和血凝障碍，因此改善微循环和血凝状态，应是贯穿治疗始终的一条主线，故要早期发现早期应用肝素，但因为脏器功能差和外周循环差，其代谢灭活延迟，故近年来肝素使用更趋向于小剂量及超小剂量。

4. 液体疗法　液体疗法是重症肺炎治疗的另一个重要环节。心衰时应根据病情严重程度计算好液体入量和液体成分，记录出入水量，评价心脏和循环功能，控制输液速度。中毒性脑病时要边脱边补，边补边脱，不能只脱不补。电解质和酸碱平衡紊乱也是常见并发症，要全面考虑，综合分析，抓住事物本质，辨证实施。

（二）中医辨证救治

本病属内科急危症，治疗上应以宣肺开闭、化痰平喘为基本治则。

1. 风寒闭肺

症状：恶寒发热，头身痛，无汗，鼻塞流清涕，喷嚏，咳嗽，气喘鼻煽，痰稀白易咯，可见泡沫样痰，或闻喉间痰鸣，咽不红，口不渴，面色淡白，纳呆，小便清，舌淡红，苔薄白，脉浮紧，指纹淡红。

治法：辛温宣肺，止咳平喘。

代表方：华盖散。

常用药：麻黄、杏仁、甘草、桑白皮、紫苏子、赤茯苓、陈皮。

加减：痰多，苔白腻者加法半夏、莱菔子化痰止咳。恶寒身痛重者，加桂枝、白芷温散表寒；如寒邪外束，内有郁热，症见呛咳痰白，发热口渴，面赤心烦，苔白，脉数者，则加石膏、黄芩，如大青龙汤表里双解。

2. 风热郁肺

症状：发热恶风，头痛有汗，鼻流黄涕，咳嗽，气喘，咯黄痰，或闻喉间痰嘶，鼻翼煽动，口渴，便秘，小便黄少，面色红赤，烦躁不安，咽部红肿，舌质红，苔薄黄，脉浮数，指纹淡紫。

治法：辛凉宣肺，清热化痰。

代表方：银翘散合麻杏石膏汤。

常用药：炙麻黄、杏仁、石膏、甘草、金银花、连翘、薄荷、桑叶、桔梗、前胡。

加减：发热、头痛、咽痛，加牛蒡子、蝉蜕、板蓝根、芦根；咳嗽剧烈、痰多，加瓜蒌皮、葶苈子、浙贝母、天竺黄；热重者，加黄芩、栀子、贯众。

3. 痰热闭肺

症状：发热，有汗，咳嗽，咯痰黄稠或喉间痰鸣，气急喘促，鼻翼翕动，声高息涌，胸高胁满，张口抬肩，口唇紫绀，烦躁不安，面色红，口渴欲饮，纳呆，便秘，小便黄少，舌质红，苔黄腻，脉滑数，指纹紫滞。

治法：清热涤痰，开肺定喘。

代表方：五虎汤和葶苈大枣泻肺汤。

常用药：炙麻黄、杏仁、前胡、石膏、黄芩、鱼腥草、甘草、桑白皮、葶苈子、苏子。

加减：热甚者，加栀子、虎杖；热盛便秘、痰壅喘急，加大黄，或礞石滚痰丸；痰盛者，加浙贝母、天竺黄、鲜竹沥；喘促而面唇青紫者，加丹参、虎杖。

4. 毒热闭肺

症状：壮热不退，咳嗽剧烈，痰黄稠难咯或痰中带血，气急喘憋，鼻翼翕动，胸高胁满，张口抬肩，鼻孔干燥，面色红赤，口唇紫绀，涕泪俱无，烦躁不宁，口渴引饮，小便黄少，便秘，舌红少津，舌苔黄燥，脉洪数，指纹紫滞。

治法：清热解毒，泻肺开闭。

代表方：黄连解毒汤合麻杏石膏汤。

常用药：炙麻黄、杏仁、枳壳、黄连、黄芩、虎杖、栀子、石膏、知母、甘草。

加减：热毒重者，加蒲公英、败酱草、贯众；便秘腹胀者，加大黄、玄明粉；口干鼻燥，涕泪俱无者，加地黄、玄参、麦冬；咳重者，加前胡、款冬花；烦躁不宁者，加白芍、钩藤。

5. 阴虚肺热

症状：病程较长，低热盗汗，干咳无痰，甚至咯痰带血，面色潮红，手足心热，口干欲饮，盗汗，小便黄少，舌质红乏津，舌苔少或花剥，脉细数，指纹淡紫。

治法：养阴清热，润肺止咳。

代表方：沙参麦冬汤。

常用药：南沙参、麦冬、玉竹、天花粉、桑白皮、百合、炙款冬花、扁豆、甘草。

加减：余邪留恋，低热反复者，加地骨皮、知母、黄芩、鳖甲；久咳者，加百部、炙紫菀、枇杷叶、五味子；汗多者，加煅龙骨、煅牡蛎、酸枣仁。

6. 肺脾气虚

症状：久咳无力，痰稀白易咯，气短，低热起伏，面白少华，神疲乏力，自汗，纳差，口不渴，便溏，易于感冒，舌质淡红，舌体胖嫩，苔薄白，脉细弱无力，指纹淡。

治法：补肺益气，健脾化痰。

代表方：人参五味子汤。

常用药：党参、茯苓、炒白术、炙甘草、五味子、百部、法半夏、橘红。

加减：咳重多痰者，去五味子，加陈皮、远志、紫菀、款冬花；虚汗多者，加炙黄芪、煅龙骨、煅牡蛎；若是汗出不温加桂枝、白芍；大便不实者，加怀山药、炒白扁豆；纳差者，加焦山楂、焦六神曲。

五、预防与调护

1. 预防

（1）冬春季节带儿童外出时防止着凉。气候冷暖骤变时，及时增减衣服，防止感受外邪。

（2）反复呼吸道感染患者给予调治，感冒、麻疹等患儿及时治疗。

2. 调护

（1）病室空气新鲜，保持安静。

（2）呼吸急促时，应保持气道通畅，随时吸痰。

（3）对于重症肺炎患儿要加强巡视，密切观察病情变化，及早发现变证。

六、历代医家有关论述

《麻科活人全节·气促发喘鼻煽胸高第五十》在叙述麻疹出现“喘而无涕，兼之鼻煽”时，称为“肺炎喘嗽”。

《素问·通评虚实论》即有“乳子中风热，喘鸣息肩者”。

《幼科金针·肺风痰喘》指出：“小儿感冒风寒，入于肺经，遂发痰喘，喉间咳嗽不得舒畅，喘急不止，面青潮热，啼哭惊乱，若不早治，则惊风立志矣，唯月内芽儿犯此，即肺风痰喘。”

《小儿药证直诀·肺盛复有风冷》曰：“胸满短气，气急，咳嗽上气。”

《小儿卫生总微论方》言：“肺主喘，肺病实则身温闷乱，气促喘急……肺气盛而热，又复有风冷者，则胸满短气、闷乱、喘嗽上气。”

《幼科全书》云：“小儿肺胀喘满，胸膈气急，两胁煽动，陷下成坑，两鼻窍胀，闷乱咳嗽……此为脾风也。若不急治，或不识症，死在旦夕，宜先用牛黄夺命散治之，后用白虎汤调之。”

万全《幼科发挥·急惊风变证》：“心火乘肺，脾之痰生，故肺胀而喘，谓之马脾风。”

思维导图

急惊风
诊断与鉴别诊断
诊断要点
感受风热、疫毒，暴受惊恐及其他原发病
发热、四肢抽搐、颈项强直，角弓反张，神志昏迷
原发病相关检查
鉴别诊断
癫痫
厥证
惊跳或抖动
屏气发作
抽动障碍
晕厥
癔症
治疗
急救治疗
保持呼吸道通畅，建立静脉输液通路
对症处理
终止惊厥发作
处理惊厥持续状态
热惊厥发作处理
治疗原发病
中医辨证治疗
外感风热
银翘散
温热疫毒
羚角钩藤汤合紫雪丹
气营两燔
清瘟败毒饮
湿热疫毒
黄连解毒汤
暴受惊恐
琥珀抱龙丸
小儿重症泄泻
诊断与鉴别诊断
诊断要点
夏秋季节，每日10次以上泄泻，脱水症状
大便常规、大便培养、电解质
鉴别诊断
细菌性痢疾
坏死性肠炎
治疗
急救治疗
纠正水，酸碱失衡及电解质紊乱
药物治疗
中医辨证治疗
湿重证
藿香正气散
热重证
芩芍汤
气阴两伤
人参乌梅汤
阴竭阳脱
生脉散合参附龙牡救逆汤

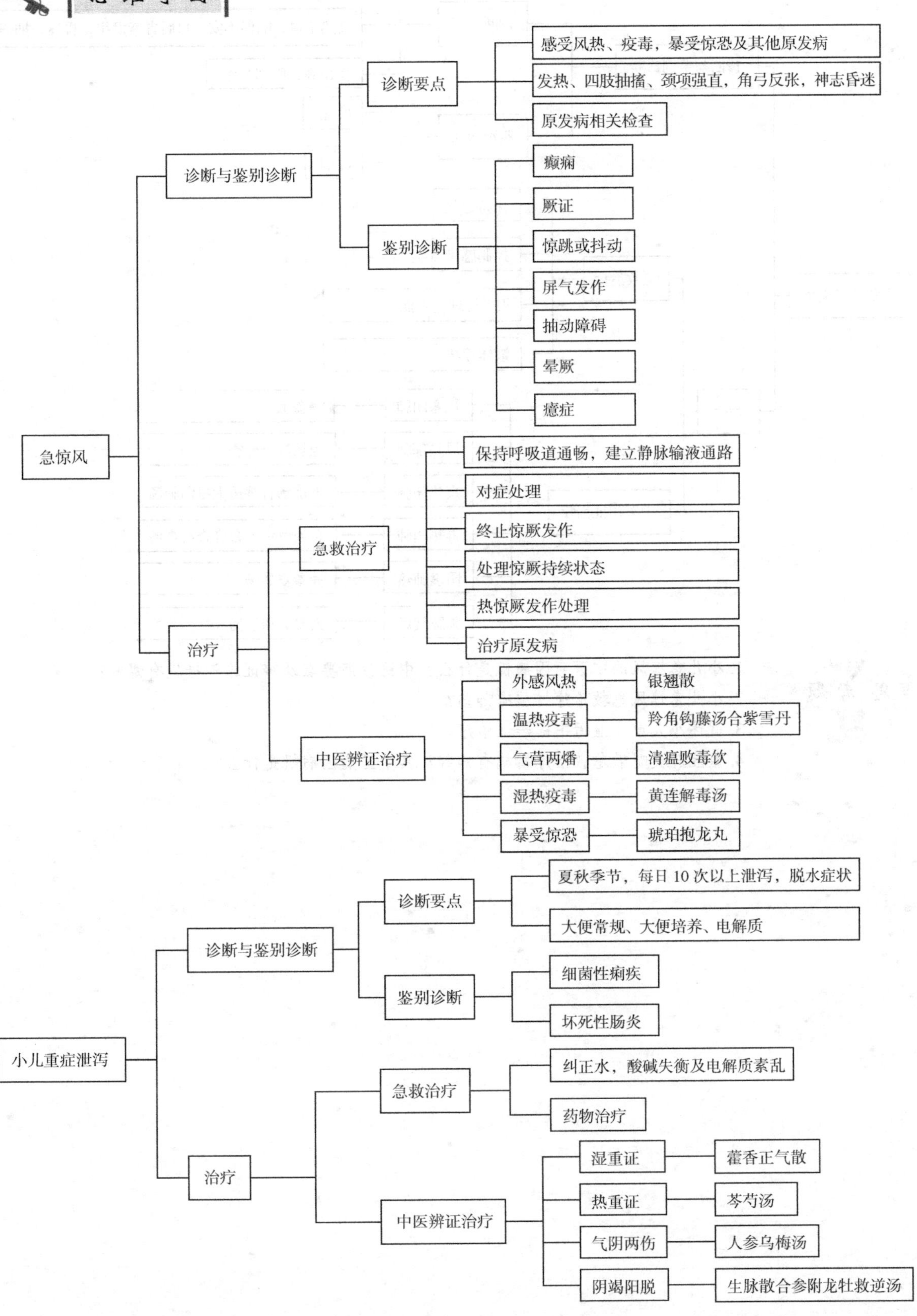

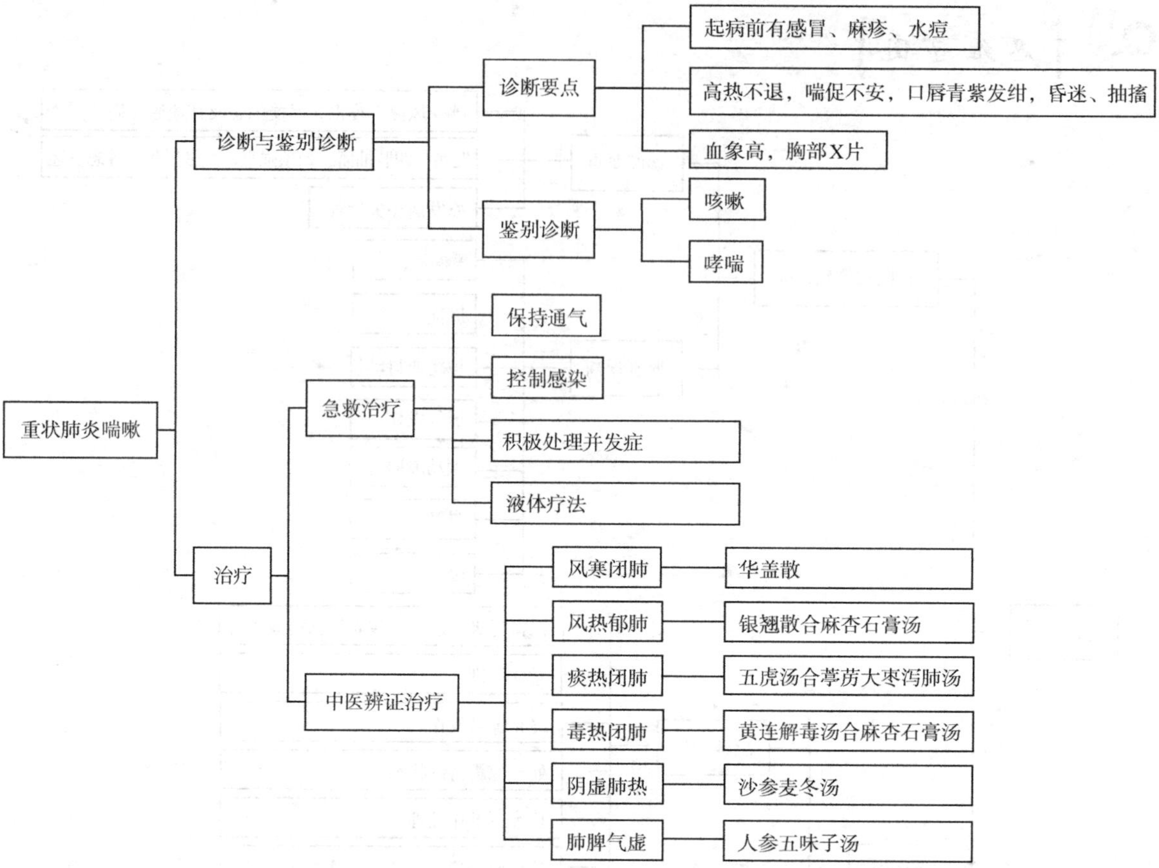

- 重状肺炎喘嗽
  - 诊断与鉴别诊断
    - 诊断要点
      - 起病前有感冒、麻疹、水痘
      - 高热不退，喘促不安，口唇青紫发绀，昏迷、抽搐
      - 血象高，胸部X片
    - 鉴别诊断
      - 咳嗽
      - 哮喘
  - 治疗
    - 急救治疗
      - 保持通气
      - 控制感染
      - 积极处理并发症
      - 液体疗法
    - 中医辨证治疗
      - 风寒闭肺——华盖散
      - 风热郁肺——银翘散合麻杏石膏汤
      - 痰热闭肺——五虎汤合葶苈大枣泻肺汤
      - 毒热闭肺——黄连解毒汤合麻杏石膏汤
      - 阴虚肺热——沙参麦冬汤
      - 肺脾气虚——人参五味子汤

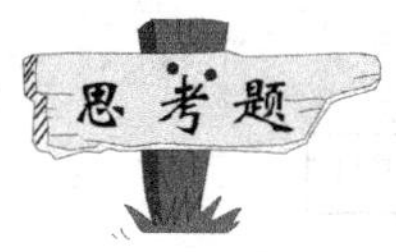

1. 小儿急惊风的中医病因病机是什么？中医诊断要点及辨证施治措施有哪些？
2. 小儿急惊风急救治疗措施有哪些？
3. 试述小儿重症泄泻中医辨证治疗。
4. 重症肺炎喘嗽急救治疗措施有哪些？其中医病因病机是什么？

第二十三章　耳鼻喉科急症

本节案例请扫码

第一节　急　喉　风

一、概　　述

急喉风又称马喉痹、紧喉风、锁喉风等，属于喉风的范畴。在中医历史文献中，喉风泛指咽喉多种疾病，并包括某些口齿唇舌病症，名目繁多，含义各异。急喉风发病迅速，多因痰涎火毒，或疫病之邪炽盛，气道阻塞而为病，以咽喉红肿疼痛，呼吸困难，痰涎壅盛，语言难出，汤水难下为主要表现的咽喉危急重病。如出现牙关拘急，口噤如锁的危重症状，名为锁喉风。本病发病迅速，如不速治，常由呼吸困难造成窒息而死亡。

急喉风是咽喉病变所引起的一个严重症状，与西医的急性喉阻塞类似，系因喉部或其临近组织病变，喉部通道阻塞而引起急性呼吸困难。若不及时抢救，可窒息死亡。若能及时、正确的诊断及治疗，大部分患者 7 ～ 10 天即可治愈出院。由于解剖与生理特点的关系，小儿声门狭小，喉黏膜下组织松软，喉部神经易受刺激而引起痉挛，因此在婴幼儿发病机会较成人为多。常见的原因有炎症、外伤、过敏、异物、水肿、肿瘤、双侧声带麻痹等。

二、中医病因病机

本病多由咽喉痈肿、外伤、异物、肿瘤、过敏、小儿喉喑等各种急性咽喉病发展所致，其病机多因风热搏结于外，火毒炽盛于内，肺失清肃，火动痰生，痰火邪毒，或风寒湿浊互结咽喉，阻塞气道。

（1）痰火闭喉：风热邪毒，疫疠之邪外袭，由表及里，内传肺胃，热毒壅盛，循经上攻；或因膏粱厚味，辛辣炙煿，脾胃积热，复感外邪，内外邪热结聚，火动痰生，闭阻咽喉。

（2）风痰闭喉：脾虚痰湿素盛之体，外感风邪，引动痰涎上攻，闭阻喉窍，气道不通为患。

三、诊断与鉴别诊断

（一）疾病诊断要点

（1）发病特点：发病较急，多有急性咽喉病或咽喉异物、外伤、过敏等病史。

（2）证候特点：吸气性呼吸困难并伴有吸气期喉鸣，痰涎壅盛，声音嘶哑，甚或语言难出，汤水难下及软组织凹陷。可见咽喉红肿剧烈，或虽咽部不红，但喉部、声带红肿或水肿。

（3）辅助检查：血常规检查：白细胞总数可达（10 ～ 15）$\times 10^9$/L，中性粒细胞比达

80% ～ 90% 以上。CRP：出现不同程度的升高，免疫力低下者可低于正常。

（二）中医诊断要点

（1）痰火壅塞证：突然出现咽喉疼痛，吞咽不利，喉部紧缩感，呼吸困难，出现三凹征或四凹征，喉鸣，咳时可闻哮吼声，声音嘶哑或语言难出，痰涎壅盛，声如拽锯，汤水难下。检查见咽喉红肿剧烈，会厌或声带红肿明显，痰涎多，或有腐物。可有憎寒壮热，或高热神烦，汗出如雨，口干欲饮，大便秘结，小便短赤，舌质红或绛，苔黄或腻，脉数或沉微欲绝等。

（2）风痰壅闭证：多见于小儿患者。外感风邪之后，突然喉间堵塞，痰声辘辘，呼吸不畅，甚则牙关紧闭，目睛上视，四肢躁扰，可见三凹征或四凹征，声音嘶哑，发音困难，甚则无音。检查见喉部黏膜肿胀色淡，声带水肿，喉部多有白色痰涎。或见恶寒发热，头痛，鼻塞流涕，胸部痞闷，纳差，腹胀便溏，舌淡苔白腻或白滑，脉濡缓或滑。

（三）西医诊断要点

根据呼吸困难及病情轻重程度分为四度：

一度：安静时无症状，活动或哭闹时出现喉鸣和鼻翼翕动，吸气时天突（胸骨上窝）、缺盆（锁骨上窝）及肋间等处轻度凹陷，称三凹征（儿童上腹部软组织也可凹陷，故亦称四凹症）。

二度：安静时亦出现上述呼吸困难表现，活动时加重，但不影响睡眠和进食。

三度：呼吸困难明显，喉鸣较响，并因缺氧而呈烦躁不安、自汗、脉数等，三（四）凹症显著。

四度：呼吸极度困难，患者坐卧不安，唇青面黑，额汗如珠，身汗如雨，甚则四肢厥冷，脉沉微欲绝，神昏，濒临窒息。

（四）鉴别诊断要点

（1）咳嗽、哮喘：在发作严重时，可引起一时呼吸困难但检查喉部黏膜多无充血水肿。

（2）白喉：可发生呼吸困难，但检查喉部有灰白色假膜，并无充血水肿。

四、治　　疗

（一）急救治疗

（1）涌吐痰涎：内服雄黄解毒丸。或以温开水半杯，加桐油 4 匙，搅匀，名柚油饯，用硬鸡翎沾油伸入喉内探扫，至痰涎随呕吐而出。

（2）气管切开：呼吸困难进入第四度，应立即行气管切开术；若情况危急，可先行环甲膜切开术，为进一步处理赢得时机。

（3）对牙关紧闭，口噤不开者，可用通关散吹鼻取嚏，或以蛇床子烧烟熏鼻，或以巴豆油压于纸上，捻条烧烟熏鼻以开关通窍。

（二）中医辨证救治

1. 痰火闭喉

症状：急性热性咽喉病迅速出现喉部紧缩感，呼吸困难或有三凹征、喉鸣，声音嘶哑，喉间痰涎壅盛，声如拽锯，汤水难下。检查见咽喉肌膜红肿较剧，痰涎多，或有腐物。伴憎寒、壮热，口干欲饮。舌质红或绛，舌苔黄，脉数。

治法：泻火解毒，除痰开窍。

代表方：清瘟败毒饮。

常用药：犀角（可用水牛角代）、玄参、生地、赤芍、丹皮、黄连、黄芩、栀子、石膏、知母、连翘、桔梗、甘草。

加减：便秘者，加大黄、芒硝通腑泄热；痰涎壅盛者，加天竺黄、贝母、瓜蒌、竹茹、葶苈子之类以清热化痰，并配合六神丸、雄黄解毒丸、紫雪丹、安宫牛黄丸、柴芩清宁胶囊之类以助解毒、祛痰、开窍。

2. 风痰闭喉

症状：多见于小儿患者，因外感后，突发喉间堵塞，呼吸困难，痰声辘辘，口噤不开，两目上视，手足躁扰。伴轻微发热，咳嗽，鼻塞不利，苔薄白，指纹淡红。

治法：疏风宣肺，化痰消肿。

代表方：六味汤加减。

常用药：荆芥、防风、薄荷、桔梗、甘草、僵蚕。

加减：痰涎壅盛者可加半夏、天南星、白附子等燥湿祛风化痰；表证未解者加苏叶、桂枝以助疏散风寒中成药，可用散风通窍滴丸。

五、预防与调护

1. 预防

（1）加强锻炼身体，增强体质，积极防治外感，可有效减少急喉风的发生。

（2）注意及早防治各类咽喉疾病，以免发展成急喉风。

2. 调护

（1）为了避免加重呼吸困难症状，应尽量少活动，多安静休息，并应采取半卧位。

（2）进食或服药应缓缓下咽，以免引起呛咳，如咽喉疼痛应进流质、半流质饮食。

（3）忌食辛辣、肥甘、黏腻之物，以免助长火势及滋生痰湿，使病情加重。

（4）戒除烟酒，以免刺激咽喉，加重病情。

（5）病室内应保持一定的温度与湿度，保持空气新鲜。

（6）密切观察病情变化，做好充分准备，随时进行抢救。

六、历代医家有关论述

《儒门事亲·卷三·喉舌缓急砭药不同解》："热结于咽，项肿绕于外，且麻且痒，肿而大者，名曰缠喉风"。

《医宗金鉴·外科心法要诀》："紧喉膏粱风火成，咽喉肿痛难出声，声如拽锯痰壅塞。"

《奇效简便良方·咽喉门附论》："喉痹暴发暴死者，名走马喉痹"，又说"至如走马喉痹，何待此乎其死生如人之反掌之间耳。其最不误人者，无如砭针出血，血出则病已"。

《证治准绳》："喉痹之暴发暴死者，名走马喉痹"。

《济世神验良方·咽喉门》："猝然肿痛，水浆不入，语言不通者，为走喉风，古人皆谓之喉痹"。

《外科大成·卷三·分治部下小疵·咽喉部·紧喉》："紧喉者其发暴，咽喉肿痛，痰涎壅盛，声音不出，脓水不入，由膏粱厚味所致，为之实火，斯时也，不及用药，宜刺少商穴委中穴，出紫黑血以泻其热"。

《外科十法·外科症治方药·喉痹》："实火者，醇酒膏粱，风火积热，火动生痰，肿痛暴发。甚则风痰奎塞，汤水不入，声音不出，此外至之火，名曰紧喉风，实证也”。

《诸病源候论》：“马喉痹者，谓热毒之气结于喉间，肿连颊而微壮热，烦满而数吐气，呼之为马喉痹。”

《外科正宗》：“咽喉肿闭，牙关紧急，言语不清，痰窒气急，声小者险，咽喉骤闭，痰涎塞塞，口噤不开，探吐不出，声喘者死。”

《尤氏喉科秘书·咽喉门》：“缠喉风，因心中躁急而发，先二日必胸膈气紧，出气短促，然咽喉肿痛，手足厥冷，颈如绞转，热结于内，肿绕于外……初起一日，即治可治，若过一日夜，目直视，喉间如雷声者，不治；灯火近患人吹灭者，不治；若喘急额汗者，危在旦夕。”

《喉症指南》：“紧喉风，脉浮数有力，实火变证也。由膏粱厚味太过致肺胃积热，复受风邪，风热相搏，上壅咽喉，肿痛暴发，甚者风痰壅塞，汤水不下，声音难出。”

本节案例请扫码

第二节　鼻　　衄

一、概　　述

鼻衄又称为鼻出血，是多种疾病的常见症状之一。当大量衄血不止时，亦称鼻洪。鼻衄的产生是各种原因引起鼻部阳络损伤的结果，多由火热迫血妄行所致，其中以肺热、胃热、肝火为常见，但也可因阴虚火旺所致。早在《内经》就有鼻衄的记载，并且对其病因病理作了阐述，如《灵枢·百病始生》曰：“阳络伤则血外溢，血外溢则衄血”。亦有少数患者，可由正气亏虚，血失统摄引起。

鼻出血是鼻腔疾病的常见症状之一，也可由全身疾病所引起。内科范围的鼻衄主要见于某些传染病、发热性疾病、血液病、风湿热、高血压、维生素缺乏症、化学药品及药物中毒等引起的鼻出血，按其出血部位可分为单侧鼻腔出血、双侧鼻腔出血、鼻前部出血、鼻后部出血、鼻部相邻器官出血经鼻腔流出。出血轻者多可不治自愈，出血重者可引起失血性休克，甚至危及生命。

二、中医病因病机

鼻衄的病因病机，总体以火热者居多，亦有因气血亏虚、血失统摄引起。

（1）风热犯肺：外感风热之邪，郁于肌表，内归于肺，上扰鼻窍导致出血。或感受风热、风温毒邪，伏于上焦，日久不解，波及营阴，迫血妄行而致鼻衄，严重还可见齿衄、紫斑、咳血、便血等症状。

（2）胃热炽盛：多由嗜酒或过食辛辣厚味，内生湿浊，蕴而化热，热积于胃，胃火内炽上扰迫血而出。

（3）肝火上炎：郁怒伤肝，郁而化火，使肝不藏血，肝火上扰于肺，鼻为肺之窍，火热迫血妄行而成鼻衄。

（4）心火亢盛：情志之火内生，或因气郁而化火，致使血热，而心火亢盛，迫血妄行，引发鼻衄。

（5）肝肾阴虚：素体阴虚，或因劳损过度、久病伤阴，使肺、肝、肾阴虚，虚火上炎，损伤鼻窍阳络，血溢脉外而发鼻衄。

（6）气血亏虚：为素体虚弱或久病正虚所致。脾虚不能统血，又无以生化气血，促使气血两亏，且血不循常道而溢于脉外，上出鼻窍而成鼻衄。

三、诊断与鉴别诊断

（一）疾病诊断要点

（1）发病特点：急性起病，出血发作前多无明显症状。

（2）证候特点：鼻腔的任何部位均可发生出血，常见部位为鼻中隔前下方的利特尔动脉丛，克氏静脉丛，以及鼻腔后部外侧面的吴氏鼻 - 鼻咽静脉丛。鼻出血多为单侧，也可双侧，反复出血可导致贫血。

（3）辅助检查：鼻内镜检查有助于寻找出血部位。血常规、肝肾功能、凝血功能等血液检查，鼻窦影像学检查可帮助分析鼻出血原因。

（二）中医诊断要点

询问有无其他诱发因素，结合中医望闻问切四诊参要。轻者仅为涕中带血丝，或鼻血点滴而出，血色鲜红；重者鼻血涌出不止；严重出血可导致气脱血脱。

（三）西医诊断要点

应注意询问有无鼻部外伤、肿瘤或全身各系统病史，可在鼻内镜下，寻找出血点或渗血面。以鼻中隔前下方的利特尔动脉丛，克氏静脉丛，以及鼻腔后部外侧面的吴氏鼻 - 鼻咽静脉丛较为多见，亦可见于鼻甲黏膜、下鼻道后穹隆鼻咽顶部、咽隐窝等部位。必要时需行血液系统、心血管系统等全身检查。

（四）鉴别诊断要点

（1）内科鼻衄与外伤鼻衄：因碰伤、挖鼻等引起血管破裂而致鼻衄者，出血多在损伤的一侧，且经局部止血治疗后不易反复出血，无全身症状，与内科鼻衄有所区别。

（2）内科鼻衄与经行鼻衄：经行鼻衄又名倒经、逆经，其发生与月经周期有密切关系，多于经行前期或经期出现，与内科所论鼻衄机理不同。

（3）鼻咽癌：一般仅出现回吸痰中带血，出血量较少，检查可见一侧咽隐窝隆起。

四、治　疗

（一）急救治疗

对于正在鼻出血的患者，应遵循“急则治其标”的治疗原则，迅速止血。

1. 冷敷法　患者取坐位，使用冰袋或冷水浸湿毛巾敷于患者颈部、前额部等处，以降温止血。

2. 压迫法　医者用手指紧捏患者双侧鼻翼后端 10 ～ 15min，或用手指掐压患者入前发际正中线 1 ～ 2 寸处以达止血目的。

3. 前鼻孔填塞　以无菌凡士林纱条填入鼻腔压迫出血部位，也可根据具体病情使用止血海绵、止血气囊等予以填塞。

4. 滴鼻法　用血管收缩剂滴鼻，或浸以该药物棉片置入鼻腔止血（对于有高血压病史的患者需慎用此法）。

5. 烧灼法　烧灼法用于可找到固定出血点的患者。表面麻醉后选用 50% 硝酸银、三氯醋酸烧灼出血点；亦可使用微波、激光、射频及双极电凝器等止血。

6. 导引法　令患者双足浸于温水中，或以大蒜捣烂，或用吴茱萸粉调成糊状敷于同侧足底涌泉穴上，引火下行而达到止血目的。

（二）中医辨证救治

1. 风热犯肺

症状：近期多有感冒病史，鼻中出血，点滴而下，色鲜红；常伴有鼻腔干燥、灼热感，口干咽燥，身热，恶风，头痛，咳嗽，痰少等症。舌质红，苔薄白，脉数或浮数。

治法：疏风清热，凉血止血。

代表方：桑菊饮。

常用药：桑叶、菊花、薄荷、连翘、桔梗、杏仁、甘草、芦根、丹皮、茅根、旱莲草、侧柏叶。

加减：肺热盛而未见表证者，可去薄荷、桔梗，加黄芩、栀子清泄肺热；阴伤明显者，加玄参、麦冬、生地养阴润肺。

2. 胃热炽盛

症状：鼻出血突然发作，出血量多，色鲜红；伴有渴喜冷饮，烦躁，口气臭秽，或兼齿衄，大便秘结，小便色黄。舌质红，苔黄，脉洪数。

治法：清胃泻热，凉血止血。

代表方：玉女煎。

常用药：石膏、知母、地黄、麦冬、牛膝、大蓟、小蓟、白茅根、藕节。

加减：热势盛者，加山栀、丹皮、黄芩清热泻火；口渴，舌红苔少，脉细数者，加天花粉、石斛滋阴清热，养阴生津。

3. 肝火上炎

症状：鼻出血多因情绪波动而致。出血量多，色鲜红，或伴有头痛目眩，耳鸣，口苦咽干，面红目赤，烦躁易怒。舌质红，苔黄，脉弦数。

治法：清肝泻火。

代表方：龙胆泻肝汤。

常用药：龙胆草、柴胡、栀子、黄芩、木通、泽泻、车前子、当归、甘草、白茅根、蒲黄、大蓟、小蓟、藕节。

加减：阴液亏耗，口鼻干燥，舌红少津，脉细数者，可去车前子、泽泻、当归，加玄参、麦冬、女贞子、旱莲草滋阴凉血止血；阴虚内热，手足心热者，加玄参、龟板、地骨皮、知母滋阴清热。

4. 心火亢盛

症状：鼻出血色鲜红，量多，或伴有鼻内灼热感，面赤，心烦，失眠，口舌生疮，大便秘结，小便黄。舌尖红，苔黄，脉数。甚则神昏谵语，舌质红绛，少苔，脉细数。

治法：清心泻火，凉血止血。

代表方：泻心汤。

常用药：大黄、黄芩、黄连、白茅根、侧柏叶。

加减：心烦不寐，口舌生疮者，可加莲子心、生地、木通养阴清热，引热下行。

5. 肝肾阴虚

症状：鼻中出血，量少，颜色深红，出血时作时止，伴有口干，头晕眼花，耳鸣，手足心热，颧红，腰膝酸软，失眠健忘。舌红少苔，脉细数。

治法：滋补肝肾，养血止血。

代表方：知柏地黄汤。

常用药：熟地黄、山茱萸、山药、丹皮、泽泻、茯苓、知母、黄柏、白茅根。

加减：可加旱莲草、阿胶等滋补肝肾；加藕节、白及、仙鹤草等收敛止血。

6. 气血亏虚

症状：鼻出血渗渗而出，血色淡红，血量多少不一，伴有面色无华，少气懒言，神疲乏力，头晕，耳鸣，心悸，夜寐不宁，纳差，便溏。舌质淡，苔白，脉细弱。

治法：补气摄血。

代表方：归脾汤。

常用药：党参、茯苓、白术、甘草、当归、黄芪、酸枣仁、远志、龙眼肉、木香、阿胶、仙鹤草、茜草。

加减：纳差者加神曲、麦芽等。

五、预防与调护

1. 预防

（1）注意饮食有节，起居有常，劳逸适度。饮食宜清淡，忌食辛辣油腻之品，戒除烟酒。

（2）避免情志过极。注意精神调摄，消除不良情绪。

2. 调护

（1）注意休息。重者应卧床休息，严密观察病情变化。

（2）鼻衄患者一般采用坐位或半卧位，有休克者，应取平卧低头位。

（3）戒除挖鼻等不良习惯。

六、历代医家有关论述

《素问·示从容论》："伤肺者，不衄则呕。"

《外科正宗》："鼻中出血，乃肺经火旺，迫血妄行，而从鼻窍出。"

《诸病源候论》："时气衄血者，五脏热结所为"，又曰"劳伤之人，血虚气逆，故衄"，"心主于血，肝藏血，热邪干于心肝，故衄血也"。

《热病衄候》："邪热与血气并，故衄也。"

《医学入门·鼻衄》："经络中热盛，逼血从鼻出者为衄，都属太阳。"

《景岳全书·血证》："阳热拂郁于足阳明而上，热则血妄行为鼻衄，此阳明之衄也"，又曰："衄血之由内热者，多在阳明经"，"衄血虽多由火，而惟阴虚者尤多，正以劳损伤阴则水不制火，最能动冲任阴分之血"。

第三节　暴　聋

本节案例请扫码

一、概　述

暴聋即急性发生的耳聋，在瞬间或3天内出现听力急剧下降并达到高峰，属耳科急症之一。本病多发生于单耳，两耳发病并无明显差别，双耳同时发病少见，春秋季节易发病。祖国医学认为，感染邪毒，气滞血瘀，肝火上炎，痰火郁结，上犯耳窍，清窍被蒙，或肾精不足，耳失所养，均可导致暴聋。近现代医家认为本病以实证为主，血瘀是本病发病的病理基础、中心环节，贯穿于本病始终，无论邪侵、气滞或痰瘀，最终会发展成瘀血阻滞耳窍，导致暴聋。

暴聋即现代医学中的突发性耳聋，指突然发生的，可在数分钟、数小时或 3 天以内，原因不明的感音神经性听力损失，至少 2 个相连的频率听力下降 20dB 以上的耳科急症。其发病原因不明，可能与病毒感染、内耳供血障碍、氧自由基过多、圆窗膜破裂、膜迷路水肿及毛细胞损伤等因素有关，而内耳供血不足是其最重要的原因。

二、中医病因病机

暴聋有虚实之分，实者多因外邪或脏腑实火上扰耳窍，或瘀血、痰饮蒙蔽清窍；虚者多为肾精不足，耳窍失养所致。本病以实证居多。

（1）风邪侵袭，耳窍闭塞：耳为清阳之窍，易外感六淫之邪，起居不慎或气候变化，外邪趁机侵犯，循经上扰，壅蔽耳窍，引发暴聋。

（2）肝火上扰，气逆于上：因情志不调，肝气郁结，气郁而化火，火性上炎，或暴怒伤肝，逆气上冲，上扰清窍，均可致暴聋。

（3）痰火郁结，壅阻清窍：饮食不节，喜食肥甘厚味，或思虑劳倦，损伤脾胃，脾胃运化失调，水湿内停，聚而生痰，痰郁化火，痰火互结壅塞清窍，导致暴聋。

（4）气滞血瘀，经脉闭塞：久病不愈，或情志抑郁，肝气郁结，气机不畅，气血经脉运行不畅通，瘀阻耳窍，而导致暴聋病发生。

（5）肾精亏虚，耳失所养：素体亏虚，病后精气不足，或老年肾精渐亏，耳窍失养，而导致本病发生。

三、诊断与鉴别诊断

（一）疾病诊断要点

（1）发病特点：突然发作，起病迅速，常有恼怒、劳累、感冒等疾病诱发。

（2）证候特点：在数分钟、数小时或 3 天以内突然发生的、明显的听力下降，可伴耳鸣、耳堵塞感、眩晕，但眩晕一般会很快消失，多为单耳发病，少数亦可双耳发病。

（3）辅助检查：外耳道及鼓膜检查多无明显病变。纯音测听检查提示至少 2 个相邻的频率听力下降 20dB 以上的感音神经性聋，大多为中度或重度耳聋；有条件者可行声导抗测试、电反应测听等检查。

（二）中医诊断要点

外感风邪：突发耳聋，伴鼻塞、流涕，或有恶寒、发热、头痛、身痛。舌苔薄白，脉浮。

肝火上炎：情志抑郁或恼怒之后，突发耳聋，伴口苦口干，便秘尿黄，面红、目赤。舌红，苔黄，脉弦数。

痰火郁结：突发耳聋，伴有耳胀闷感，头重头昏，胸脘满闷，口苦或口淡无味。舌红，苔黄腻，脉滑数。

气滞血瘀：耳聋伴耳胀闷感，耳鸣不休，或耳聋因强大声音震击而成。舌质暗红，脉涩。

肾精亏虚：素体亏虚，突发耳聋伴头昏眼花，腰膝酸软，虚烦失眠，发脱齿摇等症。舌红少苔，脉细弱或细数。

（三）西医诊断要点

诊断依据：①突然发生的听力损失，可在数分钟、数小时或 3 天以内。②非波动性感音神经性听力损失，可为轻、中或重度，甚至全聋。至少在两个相连的频率听力下降 20dB 以上。多为单侧，偶有双侧同时或先后发生。③病因不明（未发现明确原因包括全身或局部因素）。④可伴耳鸣、耳堵塞感。⑤可伴眩晕、恶心、呕吐，但不反复发作。⑥除第八脑神经外，无其他脑神经受损症状。

（四）鉴别诊断要点

（1）耳眩晕：耳眩晕发作时可表现为突发的耳鸣耳聋，但听力下降具有波动性，且以发作性的眩晕为主要症状。

（2）耳胀耳闭：耳胀耳闭也可主诉为突发的耳鸣耳聋，但耳胀耳闭以耳内胀闷堵塞感为主要症状，检查见鼓膜充血、内陷或鼓室积液，听力检查提示传导性聋。

（3）听神经瘤：听神经瘤主要表现为渐进的神经性耳聋，偶有因肿瘤压迫动脉导致耳蜗急性缺血等原因引起突发性感音神经性聋，或影像学检查可发现内听道或桥小脑角占位性病变。

四、治　　疗

（一）急救治疗

（1）改善微循环：目前糖皮质激素被认为对各类型突发性耳聋均有效，一般将口服或静脉应用糖皮质激素作为治疗本病的首选。其作用机制主要是通过与内耳细胞质中广泛存在的糖皮质激素受体结合发挥作用，抑制炎症过程中某些环节，同时还可扩张痉挛血管，使微循环血流动力学恢复正常。常用糖皮质激素有地塞米松、甲泼尼松龙、氢化可的松、泼尼松龙、倍他米松。

（2）营养神经：因突发性耳聋可能会出现听神经继发性损伤，在急性期及急性期后可给予营养神经药物，包括甲钴胺、三磷酸腺苷、神经营养因子、单唾液酸神经节苷脂等。

（3）脱水疗法：针对有明显内耳水循环障碍或是听力严重下降的患者，可予脱水治疗，静脉应用甘露醇及甘油果糖。

（4）高压氧舱：高压氧治疗能提高血氧含量，有利于改善内耳微循环，保护毛细胞，防止变性坏死。

（二）中医辨证救治

本病在治疗上应遵照“急则治标，缓则治本”的原则。早期以祛邪治标为主，分别给予清热解毒、清肝泻火、化痰降火、活血化瘀等治疗；后期则以补虚治本为主。

1. 风邪侵袭

症状：多因感冒或受寒之后，突发耳聋，伴鼻塞、流涕、头痛、恶寒、发热、身痛等。舌淡红，苔薄白，脉浮。

治法：疏风清热，宣肺通窍。

代表方：银翘散。

常用药：金银花、连翘、薄荷、牛蒡子、荆芥、竹叶、芦根、桔梗、淡豆豉、甘草。

加减：可加蝉衣、石菖蒲以疏风通窍。伴鼻塞流涕者，加苍耳子、白芷以宣通鼻窍；咳嗽痰多者，加陈皮、法半夏、贝母以化痰止咳。

2. 肝火上扰

症状：多于情志抑郁或恼怒之后突发耳聋，伴口苦，咽干，面红目赤，胸胁胀痛，头痛或眩晕，便秘，尿黄，夜寐不宁。舌红，苔黄，脉弦数。

治法：清肝泻热，开郁通窍。

代表方：龙胆泻肝汤。

常用药：龙胆草、栀子、黄芩、柴胡、车前子、泽泻、木通、生地、当归、甘草。

加减：可加用石菖蒲以通窍。若肝气郁结之象明显而火热之象较轻者，可改用丹栀逍遥散。

3. 痰火郁结

症状：突发耳聋，伴有耳中闭塞憋气感，头重头昏，胸脘满闷，咳嗽痰多，口苦或口淡无味，二便不畅。舌红，苔黄腻，脉滑数。

治法：化痰清热，散结通窍。

代表方：清气化痰丸。

常用药：胆南星、瓜蒌仁、半夏、茯苓、黄芩、陈皮、枳实、杏仁。

加减：可加用石菖蒲以开郁通窍。

4. 气滞血瘀

症状：耳聋突然发生，并迅速发展，常伴耳胀闷感或耳痛，耳鸣不休，或有眩晕。舌质暗红或有瘀点，脉涩。

治法：活血化瘀，行气通窍。

代表方：通窍活血汤。

常用药：桃仁、红花、川芎、赤芍、大枣、老葱、生姜、麝香。

加减：可加丹参、香附等加强活血行气之功。

5. 肾精亏虚

症状：突发耳聋伴头昏眼花，腰膝酸软，虚烦失眠，发脱齿摇，夜尿频多等症。舌红少苔，脉细弱或细数。

治法：补肾填精，滋阴潜阳。

代表方：耳聋左慈丸。

常用药：熟地、山药、山茱萸、茯苓、丹皮、泽泻、磁石、五味子、石菖蒲。

加减：若偏于肾阳虚，治宜温补肾阳，可选用右归丸或肾气丸加减。

五、预防与调护

1. 预防

（1）积极防治引起耳聋的各类疾病。

（2）避免使用耳毒性药物，如氨基苷类抗生素、袢利尿剂等。

2. 调护

（1）避免噪声刺激。

（2）饮食有节，起居有常，保持心情舒畅。

（3）睡前可用热水浸脚，或以手用力摩擦两足底涌泉穴，引火归元，减轻症状。

六、历代医家有关论述

《灵枢·寒热病》："暴聋气蒙，耳目不明"、"暴聋气蒙，耳目不明，取天牖"。

《素问·厥论》："少阳之厥，则暴聋颊肿而热"、"厥阴之胜，耳鸣头眩"。

《诸病源候论》："手少阳之脉动，而气厥逆，而耳聋者，其候耳内辉辉焞焞也，手太阳厥而聋者，其候聋而耳内气满"、"足少阴肾之经，宗脉之所聚；其气通于耳，其经脉虚，风邪乘之，风入于耳之脉，使经气痞塞不宣，故为风聋"。

《卫生宝鉴》："夫卒耳聋者，由肾气虚为风邪所乘，搏于经络，随其血脉上入耳，正气与邪气相搏，故令耳卒聋也"。

《临证指南医案》："盖耳为清空之窍，清阳交会流行之所，一受风热火郁之邪……皆能失聪"。

《景岳全书》："耳聋证……邪闭者，因风寒外感，乱其营卫也，解其邪而闭自开"。

《太平圣惠方》："上焦风热壅滞，耳暴聋，头重"。

《素问·藏气法时论》："肝病者……气逆则头痛，耳聋不聪"。

《医学心悟》："若病非外感，有暴发耳聋者，乃火气上冲，名曰气闭耳聋"。

《医学入门》："厚味动胃火，则左右俱聋；忿怒动胆火，则左耳聋；色欲动相火，则右耳聋。三者忿怒为多"。

《医学准绳·六要》："妇女郁悒既久，则耳前后生瘰疬马刀，暴怒气逆，则耳卒聋，皆相火客于本经而然，不独肾也"。

《仁斋直指方》："盖十二经脉上络于耳，其阴阳诸经适有交并，则脏气逆而为厥，厥气搏入于耳，是为厥聋，必有时见眩晕之证"。

《证治准绳·杂病》："暴聋之病，与阴阳隔绝之未甚，经脉欲行而未通"。

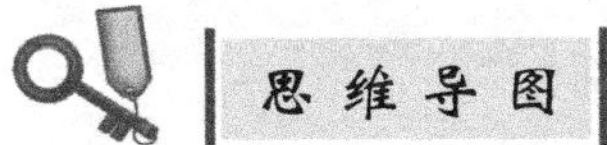

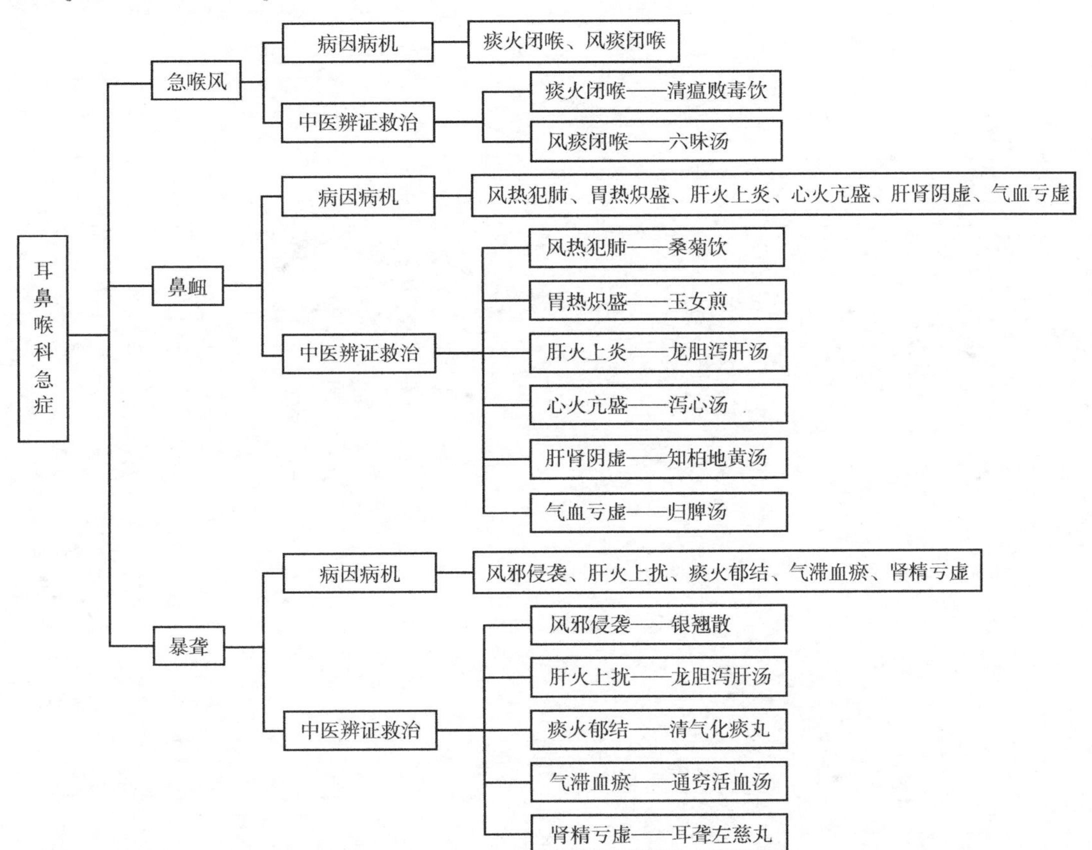

1. 急喉风如何掌握气管切开的时机？
2. 简述急喉风引起的呼吸困难分度。
3. 导致急喉风的常见疾病有哪些？
4. 试述急喉风的病因病机。
5. 从中医角度论述急喉风的治疗要点。
6. 鼻衄多发生于鼻腔哪些部位？
7. 对鼻衄病人在询问病史时主要注意哪些问题？
8. 鼻衄常用的止血法有哪些？
9. 试述鼻衄的病因病机。
10. 鼻衄如何与咯血、呕血相鉴别？
11. 暴聋病的发病特点与治疗特点有哪些？
12. 暴聋病应与哪些其他疾病做鉴别？
13. 暴聋病常用的急救方法有哪些？
14. 试述暴聋病的病因病机。
15. 常见的暴聋病诱发因素有哪些？针对这些诱发因素该怎么预防及调护？

第二十四章 急性中毒

第一节 概 述

中医认为，中毒急症是指毒物经食管、气道、皮肤、血脉侵入人体，致使正气受损，气血功能紊乱，气机升降失常，津液、水液失于布散，机能受阻，甚则损伤脏腑，造成阴阳离决的急性病证，属急危重症。中医对于中毒最早的记载见于《金匮要略·禽兽鱼虫禁忌并治》：“所食之味，有与病相宜，有于身为害，若得宜则益体，害则成疾，以此致危，例皆难疗。凡煮药饮汁，以解毒者，虽云救治，不可热饮，诸毒病得热更甚，宜冷饮之。”并有“治自死六畜肉中毒方”“治食生肉中毒方”的记载。至晋·葛洪在《肘后备急方》中提出中毒急症之病名，列出“卒中溪毒”“卒中诸药毒”等19种中毒急症及数十首急救方。《诸病源候论》把中毒作为专章论述，该书的“虫毒病诸候”对中毒的病因、临床特点及治疗作了较为详细的论述。自唐代以来，众多医家又进一步从中毒的分类、病因病机、急救治疗等方面进行了归纳总结，为中毒急症积累了宝贵经验，指导了临床急救。

现代医学认为，进入人体的化学物质达到中毒量造成组织和器官损害，引起的全身性疾病称为中毒，引起中毒的化学物质称为“毒物”。中毒按接触时间及发病缓急可分为急性中毒和慢性中毒两大类。急性中毒是指一次性或24h内吸收大量毒物进入人体或毒性剧烈的毒物突然进入人体后所发生的疾病。引起人体中毒的外源性化学物主要有：①工业毒物；②环境污染物；③植物毒素；④动物毒素；⑤其他生物毒素，如细菌、真菌毒素等。

一、中医病因病机

本病的病因主要是不洁或有毒之物进入体内。人体禀赋不足，或脏腑功能失调，卫外不及，或毒邪壅盛，毒物经人体食管、气道、皮肤、血脉侵入体内，损伤人体正气，致使气血失调，津液、水精施布机能受阻，甚则损伤脏腑，造成阴阳离决。

毒物经口鼻、肌腠、脂膜侵入人体，渗入血脉，由经络传至脏腑，导致毒入营血，弥漫三焦而中毒。

毒物壅塞脾胃，中焦气机壅滞，脾失健运而见脘腹胀痛；聚湿蕴热，湿热下迫，而见腹泻如注；胃失和降，腑气不通，气机反作而出现呕吐；毒物伤及肠络，血溢脉外而见便血；毒邪内侵，燔于气血，扰乱气机，动风动血，可见抽搐，角弓反张；毒邪内传，伤及肺肾，肺失宣降，肾不纳气，则见咳喘不能平卧；毒邪入肾，伤及真元，肾失开合，膀胱气化失司，可见尿少、尿闭；毒入于心，心失所养，扰乱神明；毒入脑络，闭塞清窍，神明逆乱，则见神昏谵语；毒损五脏，终致藏真熄灭，阴阳离决。

二、诊断与鉴别诊断

（一）疾病诊断要点

1. 发病特点

起病急骤，发病时间短。有毒物接触史及中毒症状，早期多见肺胃症状，极易累及心、脑、肝、肾、血络等脏腑、经络组织。多见脏腑功能受损，气血逆乱所致的暴喘、心悸、腹痛、抽搐、神昏、脱证、尿少、尿闭等危重症候，甚则出现阴阳离决的危候。

2. 证候特点 邪毒壅盛，蕴积脾胃，症见：恶心、呕吐、腹痛、腹泻，水样便，热伤肠络则便血。舌质红，苔黄腻，脉滑数或细数。

邪闭清窍，神失所养，症见：神情淡漠或烦躁，神昏谵语，瞳仁缩小或散大，脉象或数或迟，或见雀啄脉、屋漏脉等。

毒邪内侵，聚集肝胆，症见：胁痛，口干、口苦，头晕目眩，黄疸。舌质红，苔黄，脉滑数。

毒伤气血，肺肾受损，症见呼吸急促或微弱，胸闷、喘促，烦闷。或语声低弱，汗出淋漓，尿少或无尿，血尿，肢体浮肿，舌质红，苔薄白，脉沉细数或沉迟无力，甚则昏仆，目合口开，二便自遗，脉芤或伏。

根据接触毒物的不同可表现出不同的临床特点，如接触有机磷农药中毒则见流涎、流泪、肌肉颤动，呼出气可闻及大蒜样气味；一氧化碳中毒可出现昏迷，口唇呈樱桃红色等。

（二）西医诊断要点

（1）患者有接触或服用有毒物质的病史，主要包括：中毒的毒物种类、接触或服用毒物的时间、出现中毒症状的时间、进入体内的途径、服用的剂量、现场遗留物品、既往病史、治疗情况等。

（2）各种毒物的特征性临床表现和体征，如意识状况，气味，皮肤黏膜变化，瞳孔的变化，首发神经、呼吸、循环、泌尿、血液系统症状等。例如，皮肤及口腔黏膜灼伤常见于强酸、强碱、百草枯等腐蚀性毒物；皮肤发绀常见于亚硝酸盐中毒；口唇樱桃红色提示一氧化碳中毒；酒精气味提示乙醇、甲醇中毒；黄疸可见于毒蕈、鱼胆、四氯化碳、百草枯、蛇毒等中毒；呼吸明显抑制见于麻醉药、中枢抑制药、镇静催眠药、吗啡、海洛因等中毒；心动过速见于阿托品、颠茄、氯丙嗪、拟肾上腺素类药物中毒；瞳孔缩小常见于有机磷农药类、阿片类、镇静催眠药等中毒；多汗可见于有机磷类、氨基甲酸酯类农药、毛果芸香碱、水杨酸等中毒。

（3）辅助检查

1）测定接触的中毒化学物质及其代谢产物的含量，这是急性中毒常用的检测项目，可测定中毒物质的品种及吸收的剂量。常用的检测材料有血、尿、便、头发、指甲、呕吐物、胃内容物、血液净化液等。

2）有特异性效应的生物标志物，如一氧化碳中毒时测定血碳氧血红蛋白，亚硝酸盐中毒测定血高铁血红蛋白，有机磷农药中毒测定血胆碱酯酶等。

3）检测具有诊断疾病意义的标志物，临床常用的项目，如血、尿常规，血小板、网织红细胞，肝肾功能、电解质、凝血功能等测定；其他辅助检查如心电图、X 线、CT 扫描、血气分析、超声检查等。

（三）西医鉴别诊断

在进行急性中毒诊断的同时，必须做好鉴别诊断，主要是病因鉴别诊断：要与其他原因所致的类同疾病相鉴别，如昏迷者应与脑出血、蛛网膜下腔出血、大面积脑梗死、脑外伤、糖尿病酮症酸中毒、低血糖昏迷、癫痫、脑炎、癔症等相鉴别；对中毒品种也应鉴别，如毒鼠强、氟乙酰胺中毒都以抽搐为主要症状而治疗方法各异；单一品种中毒还是混合品种中毒；还应注意中毒原因，如是职业性还是生活性，是误服、自杀还是谋杀，以便正确处理。

三、急性中毒的治疗

（一）立即脱离中毒现场，停止与毒物继续接触

毒物由呼吸道或皮肤接触进入人体时，应立即脱离中毒现场，停止与毒物继续接触，移至空气新鲜的地方，脱去污染的衣物，用大量流动清水或肥皂水冲洗皮肤或毛发上的毒物；用清水冲洗眼内的毒物，如被毒蛇咬伤，应立即在咬伤部位近心端绷扎，并进行伤口清创处理。

（二）紧急复苏与对症支持治疗

迅速有效消除威胁生命的中毒效应，凡心跳和呼吸骤停者应迅速施行心肺复苏术（CPR）。急性中毒患者要注意保持气道通畅，必要时进行气管插管、气管切开，使用呼吸机等维持呼吸和循环功能。对出现休克、严重心律失常、中毒性肺水肿、呼吸衰竭、中毒性脑病、脑水肿、脑疝的患者应采取积极有效的急救和复苏措施，保持生命体征平稳。

（三）尽快清除体内易被吸收或尚未被吸收的毒物

（1）彻底清除未被吸收的毒物

1）催吐：适用于经口服毒物者，患者神志清楚并能主动配合，妊娠、昏迷、休克、惊厥以及服腐蚀剂的患者禁忌催吐。催吐时让患者口服500ml温水，再用压舌板刺激咽后壁诱发呕吐，如此反复进行，直至胃内容物呕出为止。催吐时应取坐位，上身前倾，防止呕吐物误吸。

2）洗胃：洗胃的原则是早洗、反复洗、彻底洗。一般认为应在服毒6h内洗胃，但有些毒物在胃内潴留时间较长（如粉末颗粒状毒物），少数可从血液回渗至胃（如有机磷、吗啡等），超过6h后仍应洗胃。服强腐蚀剂、惊厥状态以及消化道出血、严重的食管静脉曲张者禁止洗胃。洗胃方法：常用自动洗胃机，插入胃管后，每次灌注200～300ml的温开水作为洗胃液，反复灌洗，直至洗出液清亮、无味为止，洗胃液总量至少2L。吞服腐蚀性毒物可用牛奶或蛋清液胃管注入，以保护胃肠黏膜。对于深昏迷气道无保护的重度中毒患者，行气管插管，随即放置胃管进行洗胃，防止胃内容物误吸。

3）导泻和灌肠：常用25%硫酸镁、硫酸钠15～30g口服或在洗胃结束时从胃管注入，还可用甘露醇或山梨醇口服导泻。百草枯中毒以15%～30%的白陶土或活性炭溶液灌胃，吸附毒物，效果较好。活性炭具有很强的吸附作用，对阻止毒物吸收有效，成人用量为50～100g，加水200ml，口服或胃管灌入。灌肠常用1%肥皂水适量做高位连续清洗，可促使肠道内残存的毒物排出。

（2）促进已吸收的毒物排出

1）利尿：常用袢利尿剂（呋塞米、托拉塞米）和渗透性利尿剂（甘露醇）促进毒物及其代谢物随尿排出。

2）高压氧疗：高压氧是解救急性一氧化碳中毒的特效方法，可促进碳氧血红蛋白解离，加速一氧化碳排出，减少并发症和后遗症。

3）血液净化：血液净化疗法是通过不同的血液净化技术，清除体内毒物及其代谢物，以及炎性介质等，一般用于血液中毒物浓度明显增高、中毒程度严重者，目前在急性中毒的救治中已经取得良好的疗效，潜力很大。

A. 血液透析：适用于清除小分子（分子质量小于 500D）、水溶性强、血浆蛋白结合率低的毒物，如苯巴比妥、水杨酸类、茶碱等药物，以及甲醇、乙醇、甲酸、乙二醇、四氯化碳等，还同时能纠正水、电解质和酸碱平衡紊乱。

B. 血液灌流：血液通过装有活性炭或树脂类灌流柱，毒物被吸附后，再将血液回输致患者体内，对于清除脂溶性或与蛋白质结合的毒物效果较好，如巴比妥类镇静催眠药、安定类、解热镇痛药、杀虫剂、杀鼠药（毒鼠强、氟乙酰胺）、百草枯等，是目前最常用的中毒抢救措施。

C. 血浆置换：主要优点是对血浆蛋白结合率高的毒物或药物效果较好，适用于生物毒（如蛇毒、蕈中毒）、洋地黄类、三环类抗抑郁药、百草枯等，可将毒物彻底排出体外。缺点是需要大量血浆、来源受限、价格昂贵。

D. 连续性血液净化：适用于药物中毒并且需要肾脏替代治疗的患者，可以持续清除药物，在急性中毒伴有多脏器功能衰竭的患者中有良好的应用前景，并可与其他血液净化方式联合使用，增强毒物清除效果。

（四）使用特效解毒剂

（1）重金属中毒解毒剂：此类药物多是螯合剂，在体内与多种金属离子络合形成稳定无毒或低毒络合物排出体外，起到解毒、促排作用。常用的如依地酸二钠，临床主要用于铅中毒；二巯丁二酸钠，对汞、铅、砷等中毒有明显效果。

（2）高铁血红蛋白血症解毒剂：亚甲蓝（美蓝），可使高铁血红蛋白还原成正常血红蛋白，用于治疗亚硝酸盐、苯胺等中毒。用法：亚甲蓝 1 ～ 2mg/kg 稀释后缓慢静脉注射，必要时每半小时重复半量使用；或用 50ml 加入 5% 葡萄糖中缓慢静脉滴注。

（3）有机磷农药中毒解毒剂：主要有氯解磷定、阿托品、盐酸戊乙奎醚（长托宁）注射液等。

（4）氰化物中毒解毒剂：常用亚硝酸盐 - 硫代硫酸钠疗法，亚硝酸盐能使血红蛋白氧化，与血液中的氰化物结合形成氰化高铁血红蛋白，与硫代硫酸钠作用生成低毒的硫氰盐排出体外。

（5）中枢神经系统抑制剂中毒解毒剂：纳洛酮是阿片受体拮抗剂，对药物引起的呼吸抑制有拮抗作用，常用于阿片类药物、麻醉镇静药、急性酒精中毒等。用法：0.4 ～ 0.8mg 静脉注射，必要时 1h 重复。氟乌西林（安易醒）或氟马西林，可竞争性置换受体上的苯二氮䓬类药物，用于治疗苯二氮䓬类药物中毒（安定、氯安定、氯硝安定、阿普唑仑等），用法：0.5mg 加生理盐水 5ml 稀释，首剂 0.2mg，可重复使用直至患者清醒，总量可达 2mg。

（五）中医治疗

（1）中药解毒剂：①生黄豆 120g，绿豆 60g 煎汁服用；②生大黄 15g，生甘草 15g 水煎服；③防风 30g，生甘草 15g，绿豆 60g 水煎服。上方用于各种食物或药物中毒。葛根 15 ～ 30g 水煎频服，适用于急性酒精中毒。

（2）中药催吐剂：可用三圣散（藜芦、防风、瓜蒂），水煎频服，探吐。

（3）中药利尿剂：车前子、白茅根各 30g 水煎服，或用五苓散（茯苓 30g，猪苓 15g，泽泻 30g，炒白术 15g，桂枝 6g），促进毒物从小便排出。

（4）中药导泻剂：大黄 15g，芒硝 30g 水煎 250ml，高位清洁灌肠，促进毒物的排出。

（5）辨证论治：中医治疗宜根据患者的临床表现进行辨证施治，目的是尽快排除毒物，促进机体功能恢复。中毒急症临床多表现为邪毒内盛，弥漫三焦的病机，因此可灵活采用清热、凉血、解毒、化痰、活血、健脾、利水、开窍、扶正等治法。本病证病势凶险，常出现神昏、厥脱、闭证等危重病症。如闭证时可用安宫牛黄丸送服，醒脑静注射液静脉滴注，针刺合谷、人中、涌泉等穴位，采用强刺激；脱证可用独参汤送服或灌胃，参附注射液、参麦注射液等静脉滴注以益气养阴，回阳救逆。中毒重症患者易出现严重的脏器功能损害，微循环障碍，导致 MODS 的发生，病死率高，宜及早进行 CRRT 治疗，保护心、肺、肝、肾等重要脏器功能，血必净注射液有化瘀解毒、改善微循环的作用，配合治疗 MODS 有一定疗效。

四、预防与调护

1. 预防 避免与毒物的接触，如工作需要接触有毒或危险化学品时，应严格执行安全操作规范；勿食腐败变质食品和毒蕈；适度饮酒；严格管理农药及安全使用；加强煤气管理，尤其冬季取暖使用煤炉需安装烟道和避免紧闭门窗；按照药物使用说明服药，防止误服、超量或滥用药物。

2. 发生中毒后的调护

（1）卧床休息，注意保暖，防止受凉。

（2）神志不清或烦躁者，床边应有专人看护，防止意外伤害。

（3）注意监测神志、面色、血压、心率、呼吸、体温、出汗、二便、舌苔、脉象情况。保持呼吸道通畅，防止窒息，有尿潴留者，应留置尿管。

（4）保持室内安静、通风、温暖。

（5）注意口腔护理，卧床患者要勤翻身、拍背，防止压疮和肺炎发生。

（6）故意服毒者应有专人守护。

五、历代医家有关论述

《金匮要略·禽兽鱼虫禁忌并治》曰："六畜自死，皆疫死，则有毒，不可食之。"

《金匮要略·果实菜谷禁忌并治》曰："饮食中毒，烦满，治之方：苦参三两，苦酒一升半，右二味，煮三沸，三上三下服之，吐食出即瘥。或以水煮即得。又方：犀角汤亦佳。"

《普济本事方·中药毒》言："凡中药毒及一切毒，皆能变乱，与人为害，亦能杀人。"

《备急千金要方·解百药毒》言："野葛毒，以死口噤。钩吻毒，困欲死，面青口噤，逆冷身痹。"

《诸病源候论·解诸毒候》言："又著乌头毒者，其病发时，咽喉强而眼睛痛，鼻中艾臭，手脚沉重，常呕吐，腹中热闷，唇口习习，颜色乍青乍赤。"

《诸病源候论·食诸肉中毒候》言："凡可食之肉，无甚有毒。自死者，多因疫气所毙，其肉则有毒，若食此肉，便令人困闷，吐利无度，是中毒。"

《诸病源候论·食诸菜蕈菌中毒候》言："但蕈菌等物，皆是草木变化所生……故或有毒者，人食遇此毒，多致死甚疾速。"

《圣济总录·食牛马猪犬鱼蟹中毒》言："禽兽品类，有根性本毒者，有无毒而食毒物者，有杂和相畏相恶相因成毒者，人不慎而食之，致伤脏腑之和，乱肠胃之气，或轻或重，各为其毒所害。"

《圣济总录·服药过剂》言："服药过剂，反伤正气，致八邪干心。然毒药攻邪，不必过剂，过则反伤正气，犹以五味致养，稍过亦能为害，此理之必至也。"

《外科证治全书》曰："凡被蛇伤，即以针刺伤处出血，以绳扎伤处两头，庶不致毒气内攻，流布经络。"

《太平圣惠方·治食猪肉中毒方》言："治食猪肉遇冷不消，必成虫，亦服此方，川大黄一两锉碎微炒，川朴硝一两。"

《本草纲目·百病主治药下》言："钩吻毒：荠苨汁，蕹菜汁，葛根汁，葱汁，桂汁，白鸭血，白鹅血，羊血，鸡子精，鸡卵雏，犀角汁，猪膏，人屎汁。"

《医心方·卷十二》曰："酒热发热……亦饮葛根汤；安神，除热止呕汤也。"

本节案例请扫码

第二节　急性有机磷杀虫药中毒

一、概　述

急性有机磷杀虫药中毒在我国是急诊常见的中毒，中毒发生率居农药中毒之首。有机磷杀虫药多属磷酸酯类或硫酸酯类化合物，多数品种为油状液体，具有大蒜样特殊臭味，可通过皮肤、胃肠道和呼吸道进入机体而引起中毒，生活中常见于误服或自杀。中毒机制是抑制体内胆碱酯酶活性，使胆碱酯酶不能分解而在生理作用部位大量积聚，使胆碱能神经过度兴奋，产生毒蕈碱样、烟碱样和中枢神经系统症状，病情严重者可出现意识障碍、呼吸衰竭、惊厥、昏迷甚至死亡。

二、临床表现

（1）毒蕈碱样症状：表现为恶心、呕吐、腹痛、腹泻、多汗、流涎、视物模糊、瞳孔缩小、呼吸道分泌物多、呼吸困难，严重者出现肺水肿。

（2）烟碱样症状：肌束震颤、肌肉痉挛、肌力减退，呼吸肌麻痹可出现呼吸衰竭。乙酰胆碱刺激交感神经节，释放儿茶酚胺，可引起血压升高、心率加快和心律失常。

（3）中枢神经系统症状：头痛、头晕、乏力、失眠或嗜睡、烦躁、谵妄、共济失调，严重者可发生昏迷、癫痫样抽搐，可因呼吸中枢麻痹死亡。

（4）中间综合征：多在急性中毒 1 ～ 4 天发病，出现以屈颈肌和四肢近端肌肉、脑神经支配的肌肉，以及呼吸肌的肌力减退或麻痹为特征的临床表现。患者可表现睁眼困难、复视、咀嚼无力、平卧时不能抬头，上肢或下肢抬举困难，转颈及耸肩无力等，累及呼吸肌时，可迅速进展为呼吸衰竭。

（5）迟发性神经病：少数患者在急性重度中毒症状消失后 2 ～ 3 周出现感觉运动性周围神经病，首先累及视觉神经，逐渐累及运动神经，先下肢远端，后波及上肢。其表现为下肢麻木、疼痛，抬腿困难，继之双手活动不灵，四肢肌张力低，逐渐发展为弛缓性麻痹，出现足下垂，腱反射消失；少数可发展为痉挛性麻痹，出现下肢肌张力增高，腱反射亢进等。其发生是由于有机磷化合物抑制了神经组织中的靶酯酶并使其老化所致。

（6）反跳：急性有机磷杀虫药中毒患者经抢救治疗好转后，有的患者重新出现中毒症状，致使病情急剧恶化甚至死亡，多发生在中毒后 2 ～ 8 天。发生反跳的原因主要与毒物继续吸收、农药种类、阿托品和胆碱酯酶复能剂停用过早或减量太快有关。

三、诊断与鉴别诊断

（一）西医诊断要点

（1）病史：有机磷杀虫药接触史或吞服史。

（2）临床表现：呼气、呕吐物、体表有大蒜样臭味。有瞳孔缩小、肌肉震颤、流涎、多汗、气促，甚至惊厥、昏迷等表现。

（3）急性中毒分级

1）轻度中毒：出现轻度毒蕈碱样和中枢神经系统症状，表现为头晕、头痛、恶心、呕吐、多汗、胸闷、视物模糊、无力等症状，瞳孔可能缩小。全血胆碱酯酶活性在 50% ～ 70%。

2）中度中毒：除上述症状外，还有肌束震颤、轻度呼吸困难、流涎、腹痛、腹泻、步态蹒跚、意识清楚或模糊。全血胆碱酯酶活性在 30% ～ 50%。

3）重度中毒：除上述症状外，如出现下列情况，可诊断为重度中毒：①肺水肿；②昏迷；③脑水肿；④呼吸麻痹。全血胆碱酯酶活性在 30% 以下。

（4）辅助检查

1）血胆碱酯酶活性测定：是有机磷杀虫药中毒的特异性诊断指标，当胆碱酯酶活性降至 80% 以下，对诊断有重要价值。

2）有机磷毒物鉴定：对中毒患者服用毒物的剩余物、胃内容物或洗胃液等进行检测，可以鉴定有无有机磷农药中毒和服毒种类。

3）阿托品试验：静脉注射阿托品 1 ～ 2mg，10min 后未见颜面潮红、口干、皮肤干燥、心动过速、瞳孔散大，则提示有机磷杀虫药中毒。

4）常规检查：检查血、尿常规，肝肾功能、电解质、凝血功能、血气分析，以及胸片、心电图等有助于判断中毒导致的脏器功能损害情况。

（二）中医辨证要点

本病来势凶险，早期除个别体质素弱外，一般多表现为邪盛标急的实证，若度过危险期，晚期则表现为邪去正衰之虚证。

（1）实证：恶心，呕吐，呕吐物或呼出气有大蒜样气味，腹痛，腹泻，头晕，头痛，肌肉震颤，烦躁不安，甚至谵语神昏，舌质红苔腻，脉滑数。

（2）虚证：头晕耳鸣，筋惕肉瞤，呕恶清涎，惊悸、怔忡，甚则汗出肢冷，呼吸气微，二便自遗，脉微欲绝。

（三）鉴别诊断要点

（1）食物中毒：发病前有不洁饮食史，以急性胃肠炎表现为主，无肌肉震颤、瞳孔缩小、肺水肿等症状。

（2）阿片类中毒：阿片类中毒患者可见瞳孔缩小，呼吸抑制，肺水肿等临床表现，应与有机磷杀虫剂中毒相鉴别，鉴别诊断主要通过病史，患者呼出气味，血胆碱酯酶测定等。

四、治　疗

（一）西医急救治疗

（1）脱离污染源，迅速清除毒物：立即脱离污染源，脱去被污染的衣物，用肥皂水（敌百虫除外）彻底清洗被污染的皮肤和毛发。用清水或2%的碳酸氢钠溶液（敌百虫禁用）彻底洗胃，直至洗出无农药味为止，用洗胃机洗胃时，每次洗胃液200～300ml，洗胃后用甘露醇或硫酸镁导泻。血液灌流能有效清除血液中的有机磷毒物，一般在中毒1～4天内使用。

（2）抗胆碱能药物的应用：抗胆碱能药物有阿托品、盐酸戊乙奎醚（长托宁）、山莨菪碱（654-2）等。对于中重度患者必须早期、足量、反复给药，待达到"阿托品化"后，减量维持3～5天。阿托品化的指征是：患者瞳孔扩大，颜面潮红，皮肤干燥无汗，口干，心率增快，肺部啰音明显减少或消失，此时应逐步减少阿托品用量。如果出现患者瞳孔明显扩大，神志模糊，烦躁，谵妄，惊厥，昏迷及尿潴留等情况，考虑阿托品中毒，应立即停用阿托品。

1）阿托品：主要阻断乙酰胆碱对副交感神经和中枢神经系统毒蕈碱受体（M受体）的作用，可肌内注射、静脉注射或静脉滴注使用。轻度中毒首剂可用0.5～1mg肌内注射，必要时1～2h重复使用；中度中毒2～4mg肌内注射或静脉滴注，10～20min后重复1次；重度中毒5～10mg肌内注射或静脉滴注，以后每5～10min 3～5mg，直至达到"阿托品化"。

2）盐酸戊乙奎醚注射液（长托宁）：是一种新型抗胆碱药，能拮抗中枢和外周M、N受体，尤其是对M受体亚型具有选择性，因此较阿托品作用强且全面，能较好对抗有机磷杀虫药中毒导致的胆碱能功能亢进的一系列中毒症状，同时不良反应少，在临床应用时不易出现心动过速、瞳孔扩大或视物模糊等不良反应。

（3）胆碱酯酶复能剂的应用：能够恢复被抑制的胆碱酯酶的活性，解除烟碱样症状作用，常用的有氯解磷定、碘解磷定、解磷定，因其对已经老化的胆碱酯酶无复能作用，故应尽早使用，并应与抗胆碱能药物配伍使用。氯解磷定轻度中毒首剂0.25～0.5g，肌内注射或稀释后缓慢静脉注射，必要时2h重复使用1次；中度中毒0.5～0.75g，必要时1～2h后0.5g重复使用1次，以后每2h重复1次；重度中毒0.75～1.0g，半小时后可重复1次，以后每2h重复1次。碘解磷定轻度中毒首剂0.5g缓慢静脉注射，必要时2h后重复1次；中度中毒0.5～1.0g缓慢静内注射，1～2h后重复1次；重度中毒1.0～2.0g缓慢静内注射，半小时后重复1次，以后每小时0.5g静内注射。

（4）抗毒复合剂的应用：是将胆碱酯酶复能剂与抗胆碱能药物合二为一的一类药物，使用方便，便于现场急救。如解磷注射液，它是由阿托品3mg，氯解磷定0.4g，苯那辛3mg制成2ml一支的复方制剂，肌内注射。

（5）积极对症治疗：①保持呼吸道通畅，及时清理呼吸道分泌物，正确氧疗，严重呼吸衰竭（如中间综合征）应及时气管插管或气管切开，进行机械通气；②早期彻底清除毒物，阿托品和胆碱酯酶复能剂应早期、足量、反复使用，使患者快速达到阿托品化，阿托品停用不宜太早、太快，预防发生反跳现象；③保持患者安静和控制惊厥，维持水、电解质平衡，预防和控制感染；④脑水肿者采用头部降温，甘露醇利尿，糖皮质激素减轻炎症渗出和改善脑功能药物；⑤病情危重患者应合理采用血液净化治疗；⑥心搏骤停者应立即进行心肺复苏及生命支持治疗。

（二）中医辨证救治

急性有机磷杀虫剂中毒为邪毒内侵，气机逆乱，脏腑受损的急危重症。治疗上应按照虚实辨证，实证宜解毒祛邪，虚证则以益气固脱为法。

1. 实证

症状：恶心，呕吐，呼出气或呕吐物可闻及大蒜样气味，腹痛，腹泻，头痛，头晕，烦躁，甚则出现呕血，便血，黄疸，抽搐，神昏，谵语等症。舌质红苔腻，脉滑数或沉弦。

治法：解毒祛邪，醒脑开窍。

方药：

（1）解毒汤：金花草（鲜品）、崩大碗（鲜品）、金银花（干品）、甘草。先将金花草、崩大碗捣烂，加清水 250 ～ 400ml，滤汁，加红糖 100g，加热煮沸，将金银花、甘草研成粉末，与煎液混合既成。

（2）银花三豆饮：金银花、绿豆、黑豆、赤小豆、甘草，每日 1 剂，水煎 400ml，分 2 次服。

（3）绿豆甘草汤：绿豆、白茅根、金银花、生甘草、石斛、丹参、大黄、竹茹，每日 2 剂，水煎 1000ml，分 4 次服。

（4）菖蒲郁金汤：石菖蒲、郁金、连翘、灯心草、川木通、淡竹叶、炒栀子、生大黄粉、丹皮、白茅根。每日 1 剂，水煎 400ml，分 2 次服用。

（5）中成药：高热神昏者可用安宫牛黄丸，每日 1 丸，分两次鼻饲。也可用醒脑静注射液 20 ～ 30ml 加入 5% 或 10% 的葡萄糖注射液 250 ～ 500ml 静脉滴注。

2. 虚证

症状：呕恶清涎，腹痛，腹泻，惊悸怔忡，筋惕肉瞤，神昏，甚则汗出肢冷，呼吸气微，二便自遗，脉微欲绝。

治法：益气回阳，扶正固脱。

方药：

（1）独参汤或参附汤加减。

（2）中成药：参附注射液 10 ～ 20ml 静脉注射，或 40 ～ 100ml 加入 5% 或 10% 葡萄糖注射液 100 ～ 250ml 静脉滴注；参麦注射液 10 ～ 20ml 静脉注射，或 40 ～ 60ml 加入 5% 或 10% 葡萄糖注射液 100 ～ 250ml 静脉滴注；黄芪注射液 30 ～ 50ml 加入 5% 或 10% 葡萄糖注射液 100 ～ 250ml 静脉滴注。

五、预防与调护

1. 预防 广泛宣传安全使用有机磷杀虫药的知识，了解有机磷杀虫药对人体的危害，建立健全有机磷杀虫药的保管制度。喷洒农药时严禁饮食和吸烟，饭前必须用肥皂水洗手。喷洒过有机磷杀虫药的水果、蔬菜、谷物等在一个月内不得食用。

2. 调护

（1）患者应卧床休息，建立特别护理记录，严密观察病情变化，详细记录意识状况、体温、脉搏、呼吸、血压等生命体征。

（2）神志不清或烦躁者，床边应有专人看护，防止意外伤害。

（3）应进流质饮食和营养丰富易于消化饮食，饮食宜清淡，少食多餐，不能经口进食者，给以鼻饲。

（4）保持室内安静、通风、温暖。保持皮肤、毛发、口腔清洁，注意勤翻身，防止压疮和肺炎发生。呼吸道分泌物较多不易自行咳出者，应随时吸痰，防止发生窒息和肺炎。

本节案例请扫码

第三节 急性镇静催眠药中毒

一、概 述

镇静催眠药是中枢神经系统抑制药，具有镇静、催眠作用，过量使用可麻醉全身包括延髓。一次性大剂量可引起急性镇静催眠药中毒。

二、镇静催眠药分类

（1）苯二氮䓬类：第一类是长效类，其半衰期大于30h，包括氯氮平、地西泮、氟西泮；第二类是中效类，半衰期6～30h，常用药物有阿普唑仑、奥沙西泮、替马西泮；第三类是短效类，如三唑仑。

（2）巴比妥类：长效类如巴比妥和苯巴比妥；中效类包括戊巴比妥、异戊巴比妥和布他比妥；短效类包括司可巴比妥、硫喷托钠。

（3）非巴比妥非苯二氮䓬类：水合氯醛、格鲁米特、甲喹酮、甲丙氨酯。

（4）吩噻嗪类：又称强安定剂或神经阻滞剂，指能治疗各种精神病及各种精神症状的抗精神病药如氯丙嗪、硫利达嗪、奋乃静。

三、中毒机制

苯二氮䓬类中枢神经抑制作用与增强GABA能神经的功能有关。中枢神经突触后膜表面有由苯二氮䓬类受体、GABA受体和氯离子通道组成的大分子复合物。苯二氮䓬类与苯二氮䓬受体结合后，可加强GABA与GABA受体结合的亲合力，使与GABA受体耦联的氯离子通道开放而增强GABA对突触后的抑制功能。

巴比妥类对GABA能神经有与苯二氮䓬类相似的作用，但由于两者在中枢神经系统的分布有所不同，作用也有所不同。苯二氮䓬类主要选择性作用于边缘系统，影响情绪和记忆力。巴比妥类分布广泛，但主要作用于网状结构上行激活系统而引起意识障碍。巴比妥类对中枢神经系统的抑制有剂量-效应关系，随着剂量的增加，由镇静、催眠到麻醉，以至延髓麻痹。非巴比妥非苯二氮䓬类镇静催眠药物对中枢神经系统有与巴比妥类相似的作用。

吩噻嗪类药主要作用于网状结构，能减轻焦虑紧张、幻觉妄想和病理性思维等精神症状。这类作用是药物抑制中枢神经系统多巴胺受体、减少邻苯二酚氨生成所致。该类药物又能抑制脑干血管运动和呕吐反射，阻断α-肾上腺能受体，有抗组胺及抗胆碱能等作用。

四、诊断与鉴别诊断

（一）疾病诊断要点

（1）病史：有大量服用镇静催眠药史。

（2）临床表现特点：镇静药过量的经典体征是意识模糊状态或昏迷、呼吸抑制、低血压、低体温、反应性瞳孔、眼震或眼球运动消失、共济失调、构音障碍和反射减低等。苯乙哌啶酮或大剂量巴比妥盐可引起瞳孔散大、固定。镇静药过量引起昏迷时可出现去大脑和去皮层状态。

（3）实验室检查：胃液、血液、尿液中检出镇静催眠药。

（二）鉴别诊断

与其他昏迷疾病：询问既往史，有无高血压、糖尿病、肝病、癫痫、肾病等，有无一氧化碳、有机溶剂和酒精等毒物接触史，有无头部外伤史、发热、脑膜刺激征、偏瘫等。再做必要的实验室检查、影像学检查等，可作出鉴别诊断。

五、治　　疗

（一）稳定患者的生命体征

（1）保持气道通畅：清除口腔异物，必要时气管插管，呼吸机辅助呼吸。

（2）维持血压：开通静脉通路补充血容量，必要时予以血管升压药，可适量给予多巴胺。

（3）心电监护：心律失常者可酌情给予抗心律失常药物。

（二）清除毒物

（1）催吐、洗胃。

（2）活性炭吸附。

（3）碱化尿液和利尿：长效巴比妥中毒者可用呋塞米利尿碱化尿液。对吩噻嗪类中毒无效。

（4）血液净化：重度苯巴比妥和吩噻嗪中毒者可考虑血液净化和血液灌流。

（三）解毒药

氟马西尼：为苯二氮䓬类拮抗剂，对苯二氮䓬类中毒有效，0.2mg 静脉注射 30s 以上，可重复应用 0.3 ～ 0.5mg/min，有效剂量为 0.6 ～ 2.5mg。对巴比妥类中毒无效。

（四）对症治疗

（1）昏迷：每次 0.4 ～ 0.8mg 纳洛酮静脉注射，根据病情间隔 15min 重复一次。吩噻嗪类中毒昏迷者可用盐酸哌甲酯 40 ～ 100mg 肌内注射，必要时每小时至 1h 重复应用，直至苏醒。

（2）震颤麻痹：苯海索、氢溴酸东莨菪碱。

（3）肌肉痉挛、肌张力增高：苯海拉明 25 ～ 50mg 口服或肌内注射 20 ～ 40mg。

（五）积极防治并发症，如肺炎、急性肾衰竭等

六、预　　后

轻度中毒者可完全恢复，中、重度中毒者适当治疗和护理，可恢复意识。病死率低于 5%。

七、预　　防

加强镇静催眠药的处方管理，特别对情绪不稳定和精神不正常者慎用药物。

本节案例请扫码

第四节 急性毒品中毒

一、概　　述

毒品是指鸦片、海洛因、甲基苯丙胺（冰毒）、吗啡、大麻、可卡因以及国家规定的其他能够使人成瘾的麻醉品和精神药品。短时间内滥用、误用或故意使用大量毒品超过个体耐受量产生相应临床表现时称为急性毒品中毒。急性毒品中毒者常死于呼吸或循环衰竭，或发生意外死亡。

二、毒品分类

传统毒品主要指麻醉药品，包括阿片类、可卡因类、大麻类；新型毒品主要是兴奋剂、致幻剂等精神药品。兴奋剂是加速和增强中枢神经系统活动，使人处于强烈兴奋状态，具有成瘾性的精神药品，大多通过人工合成，常见的有苯丙胺及其衍生物；致幻剂包括麦角二乙胺、苯环己哌啶等。K 粉（氯胺酮）是苯环己哌啶的衍生物。

三、中毒原因

绝大多数毒品中毒为过量滥用引起，滥用方式包括口服、吸入（如鼻吸、烟吸或烫吸）、注射（如皮下、肌内、静脉或动脉）或鼻黏膜摩擦（如口腔、鼻腔或直肠）。

四、诊断与鉴别诊断

（一）疾病诊断要点

（1）病史：有此类药物应用或吸食史。查体可发现使用毒品的痕迹。如鼻黏膜充血、鼻中隔溃疡或穿孔；皮肤可见多处注射痕迹，衣物或家中发现相关药物或包装。

（2）临床表现特点

1）阿片类药物中毒：临床表现为情绪改变、意识状态模糊、昏迷、呼吸抑制、肺水肿、恶心和呕吐、瞳孔缩小、低血压、尿潴留和胃肠道动力减弱等。吗啡中毒可出现典型的“三联征”：昏迷、瞳孔缩小或针尖样瞳孔和呼吸抑制，并伴有发绀和血压下降；海洛因中毒除“三联征”外，同时伴有严重心律失常、呼吸浅快和非心源性肺水肿；哌替啶中毒除血压降低、昏迷和呼吸抑制外，特征性临床症状表现为心动过速、瞳孔散大、抽搐、惊厥和谵妄等；芬太尼常引起胸壁肌强直；美沙酮可出现失明、下肢瘫痪等。重度急性中毒 12h 内多死于呼吸衰竭，超过 48h 存活者，预后良好。

2）可卡因中毒：急性重症中毒时表现奇痒难忍、震颤、抽搐、癫痫、体温和血压升高、瞳孔扩大、心率增快、呼吸急促和反射亢进等，甚至可使心搏骤停。

3）大麻中毒：表现为精神和行为异常，如高热性谵妄、惊恐、躁动不安、意识障碍或昏迷。有时可有短暂性抑郁状态、悲观绝望，甚至有自杀念头。

4）苯丙胺类兴奋剂中毒：急性中毒表现为中枢神经和交感神经过度兴奋的症状。轻度中毒表现为兴奋、躁动、血压升高、脉搏加快、出汗、口渴、呼吸困难、震颤、反射亢进、头痛等症状；中度中毒出现错乱、谵妄、幻觉、幻视、被害妄想等精神症状。重度中毒时，可出现胸痛、心律失常、循环衰竭、代谢性酸中毒、弥散性血管内凝血、高热、昏迷甚至死亡。甲基苯丙胺及亚甲二氧基甲基苯丙胺均可因过度兴奋、剧烈舞动而发生脱水、高热、高血压、脑出血、惊厥、甚至猝死等，也可因横纹肌溶解而致肌红蛋白尿性肾衰竭。慢性中毒比急性中毒更常见。通常以重度的神经异常症状为特征，而且还可出现明显的暴力、伤人和杀人等犯罪倾向。冰毒引起的精神异常可分为四类：分裂样精神病、躁狂－抑郁状态、分裂躁狂抑郁混合、病态人格样状态。除上述精神异常外，冰毒还引起性格改变，表现为无为、漫不经心、轻浮、粗暴、威胁言行或孩童样性格等。

5）氯胺酮（K 粉）中毒：表现为幻觉、错觉、分离状态或分裂症状、尖叫、兴奋、烦躁、定向障碍、认知障碍、易激惹、谵妄、肌颤和木僵等神经精神症状。

（3）实验室检查。毒物检测：留取胃内容物、呕吐物或尿液、血液进行毒物定性检测，有条件时可测定血药浓度。

（二）鉴别诊断

与服用其他药物中毒（如可乐定、鸦片等）或脑部疾病相鉴别。服用其他药物中毒通过询问病史可予以鉴别，脑部疾病颅影像学可有异常改变。此外，阿片类中毒应用纳洛酮后可迅速出现瞳孔扩大和意识恢复，不同于脑桥出血引起的瞳孔和意识改变。

五、治　疗

（一）复苏支持治疗

如合并呼吸衰竭时应立即予以复苏治疗。

（1）呼吸支持：确保气道通畅，清除口腔异物，必要时气管插管，呼吸机辅助呼吸，呼吸衰竭者可应用阿托品兴奋呼吸中枢，或应用中枢兴奋药。

（2）循环支持：尽快开通静脉通路，取头低脚高位，必要时予以血管升压药。

（3）纠正代谢：酸碱失衡、电解质紊乱者及时予以处理。

（二）清除毒物

（1）催吐：神志清楚者饮温水 300 ～ 500ml，用手指或压舌板等刺激咽后壁诱发呕吐。

（2）洗胃：摄入致命剂量毒品时，1h 内洗胃，先用 0.02% ～ 0.05% 高锰酸钾溶液洗胃，后用 50% 硫酸镁导泻。

（3）活性炭吸附：对丙氧芬中毒有效。

（三）解毒药

（1）纳洛酮：阿片类中毒伴呼吸衰竭者，静脉注射纳洛酮 2mg；必要时重复，阿片成瘾中毒者 3 ～ 10min 重复，非成瘾中毒者 2 ～ 3min 重复，总剂量达 20mg 仍无效时应注意合并非阿片类毒品中毒。

（2）纳美芬：治疗吗啡中毒优于纳洛酮，0.12 ～ 0.5mg，静脉注射，2 ～ 3min 渐增剂量，最大剂量 1.6mg/ 次。

（四）对症治疗

（1）高热：应用物理降温。

（2）惊厥：精神类毒品中毒者可用硫喷妥纳或地西泮。

（3）胸壁肌肉强直：应用肌肉松弛药。

（4）严重营养不良者：营养支持治疗。

本节案例请扫码

第五节　急性酒精中毒

一、概　　述

急性酒精中毒（acute alcoholic intoxication）俗称醉酒，是因一次大量饮酒或酒精饮料而引起的中枢神经系统兴奋或抑制状态。该病表现为不同程度的兴奋和激动，失去约束力、行为异常、多语和发音不清、运动和步态失调、激越、困倦，以及严重患者出现昏迷。严重程度常与血酒精浓度呈正相关，但存在个体差异，一般短时间可完全恢复常态，不留后遗症。按精神病理性质及严重程度分为单纯性、复杂性和病理性醉酒。

二、中医病因病机

《内经》述："今时之人不然也，以酒为浆，以妄为常，醉以入房，以欲竭其精，以耗散其真，不知持满，不时御神，务快其心，逆于生乐，起居无节，故半百而衰也。"酒在最初之时用来治疗疾病，以适度为原则，而后世之人饮食无度，常致醉酒，进而损坏身体，变生诸证。

1. 关于酒之性味　《内经》谓："其气悍以清"，"其气剽悍"，"酒气盛而剽悍"；《名医别录》谓："味苦甘辛，大热，有毒"；《内外伤辨惑论》谓："大热有毒，气味俱阳"；《本草纲目》谓："烧酒，辛，甘，大热，有大毒"。

2. 酒在体内运化　《灵枢·经脉》谓："饮酒者，卫气先行于皮肤，先充络脉，络脉先盛，故卫气以平，营气乃满，而经脉大盛。"《素问·厥论》谓："酒入于胃，则络脉满而经脉虚。"《灵枢·论勇》谓："酒者，水谷之精，熟谷之液也，其气剽悍，其入于胃中，则胃胀，气上逆，满于胸中，肝浮胆横。"

3. 病因病机　胃气上逆：胃喜润勿躁，而酒味辛甘，性大热、有毒，其气剽悍，影响胃之腐熟通降功能，致胃气上逆，症见：恶心、呕吐，呕吐物以胃内容物为主；胃脘部不适，嘈杂、疼痛，甚者损伤胃络症见吐血。

饮停于胃：酒毒损伤脾胃，脾失运化，水饮精微停滞于胃，致脾胃枢机不利，脾不升清，胃不降浊，症见恶心、水入即吐，呕吐物为水饮，腹胀、便秘。

热扰清窍：酒气上扰清窍，致神明混乱，症见：言语增多，或胡言乱语，甚者昏愦、闭厥。酒气下扰肝胆，肝气不舒，胆失决断致胆汁泛溢，症见呕吐胆汁，腹泻、腹痛，肌肤发黄。

热闭心包：酒毒内蕴，化热生火，熏蒸上焦，神明之府受扰，致心不主神，症见神志恍惚、倦怠懒言、乏力甚至昏睡。

脱证：酒毒势胜，伤阴较甚，致阴不敛阳，阴阳离决，危及生命，症见神志不清，面色苍白，四肢厥冷，呼吸微弱，脉微细。

三、诊断与鉴别诊断

（一）疾病诊断要点

（1）发病特点：起病急骤，有大量饮酒史。

（2）证候特点：神情淡漠或烦躁，面色苍白，或潮红，语无伦次，语声高亢，或语声低弱，言语增多，或淡漠寡言，共济失调，呕吐，舌质红，脉沉滑数，或细弱，甚则猝然昏仆，目合口开，二便自遗，手撒肢冷，脉芤或伏。

（3）辅助检查

1）血常规，尿常规，便常规。

2）肝功能，肾功能。

3）电解质及无机元素检测。

4）心血管检查。

5）脑电图，肌电图。

6）胃肠疾病其他特殊检查。

7）CT 检查。

（二）中医诊断要点

（1）胃气上逆：恶心、呕吐，胃脘部不适，嘈杂，胃痛，烦躁不安，或淡漠，头痛，全身乏力，不欲进食，舌质红，苔白腻，或黄白腻，小便黄，大便干。

（2）饮停于胃：恶心、呕吐，纳呆，水入则吐，舌红，苔水滑，脉滑。

（3）热扰清窍：言语增多，语无伦次，悲喜不定，易怒躁狂，甚者打人毁物，步履蹒跚，共济失调，舌质红，苔黄腻、干，脉滑数。

（4）热闭心包：神志恍惚，倦怠懒言，甚至昏睡不醒，畏寒，舌质红，苔黄腻，脉滑数。

（5）脱证：神志不清，面色苍白，四肢厥冷，呼吸微弱，脉微细。

（三）西医诊断要点

1. 诊断

（1）发病前有过饮酒或饮用酒精史。

（2）呼气，呕吐物有强烈酒味。

（3）有酒精中毒的临床表现。

2. 鉴别诊断 除外其他化学性气体和药物中毒。

3. 危重指标

（1）有心、肺、肝、肾疾病者发生酒精中毒。

（2）昏迷时间超过 8h 者。

（3）酒精中毒同时使用巴比妥类催眠药，或吗啡类药物。

（4）血中酒精浓度超过 400mg/100ml 血液。

（四）鉴别诊断要点

1. 中医鉴别诊断

（1）神昏：以神志不清为特征，可突然出现，更常见于慢性疾病过程中渐次出现，多见于内科杂病危重阶段，发病前可有头昏、恶心、呕吐、心慌、气急、肢麻、偏瘫、尿少、尿闭、浮肿等症状。

（2）厥证：以突然昏仆，不省人事，四肢厥冷，面色苍白，但短期内可逐渐苏醒为特征。实证居多。脱证常有大汗淋漓，目合口开，二便失禁，脉微或伏，不一定有昏仆，四肢厥冷。厥脱可以同时出现。

（3）中风：发病年龄多在 40 岁以上，急性起病，以突然昏仆，半身不遂，言语不利，口舌歪斜为主症。

2. 西医鉴别诊断

（1）低血糖、低氧血症、肝性脑病等疾病：因基础疾病致中枢神经系统兴奋或抑制，出现困倦、乏力、昏迷、意识障碍等类似于酒精中毒症状，可通过相关检查予以鉴别。

（2）有机磷药物中毒：胆碱能神经兴奋及危象。

1）毒蕈碱样症状：主要是副交感神经末梢兴奋所致的平滑肌痉挛和腺体分泌增加。临床表现为恶心、呕吐、腹痛、多汗、流泪、流涕、流涎、腹泻、尿频、大小便失禁、心跳减慢和瞳孔缩小、支气管痉挛和分泌物增加、咳嗽、气急，严重患者出现肺水肿。

2）烟碱样症状：乙酰胆碱在横纹肌神经肌肉接头处过度蓄积和刺激，使面、眼睑、舌、四肢和全身横纹肌发生肌纤维颤动，甚至全身肌肉强直性痉挛。患者常有全身紧束和压迫感，而后发生肌力减退和瘫痪。严重者可有呼吸肌麻痹，造成周围性呼吸衰竭。此外由于交感神经节受乙酰胆碱刺激，其节后交感神经纤维末梢释放儿茶酚胺使血管收缩，引起血压增高、心跳加快和心律失常。

3）中枢神经系统症状：中枢神经系统受乙酰胆碱刺激后有头晕、头痛、疲乏、共济失调、烦躁不安、谵妄、抽搐和昏迷等症状。

详细追问病史，以及现场勘查、辅助检查可鉴别。

（3）颅脑急性病变：如脑出血、颅脑外伤等出现意识障碍、共济失调症状易与急性酒精中毒混淆，影像学检查及病史有助于鉴别。

四、治　疗

（一）急救治疗

（1）轻到中度的中毒无需特殊治疗：酒精性木僵也是一种相对短暂、自我限制的状态；如果生命体征正常，无需特殊治疗措施。病理性中毒需要进行监护，密切观察病情。

（2）酒精中毒性昏迷为急症情况：治疗的主要目的是防止呼吸抑制和因此造成的并发症。

1）应该尽快地降低血液酒精的水平，但是果糖、胰岛素和葡萄糖对此没有实际价值。兴奋剂如苯丙胺和各种咖啡因和印防己毒素的混合剂，是酒精的拮抗剂，具有较强的皮层刺激和全面的神经系统兴奋作用，但这些兴奋剂不能促进酒精的氧化。

2）血液酒精浓度极高（7500mg/dl）的昏迷患者应考虑血液透析。对伴有酸中毒或近期摄入过甲醇或乙烯甘露醇的患者给予葡萄糖时，应同时补充维生素 B_6 和其他 B 族维生素。

3）近年来阿片受体拮抗药纳洛酮也被用于急性酒中毒的救治，一般用法为 0.4 ～ 0.8mg 肌内注射或溶于 5% 的葡萄糖溶液中静脉注射，能够重复使用，直到患者清醒。该药的使用提高了生存率，减少了并发症，缩短了昏迷的时间。

（二）中医辨证救治

1. 胃气上逆

症状：恶心、呕吐，胃脘部不适，嘈杂，胃痛，烦躁不安，或淡漠，头痛，全身乏力，不欲进食，舌质红，苔白腻，或黄白腻，小便黄，大便干。

治法：和胃降逆，利湿降浊。

方药：小半夏汤。

常用药：半夏、茯苓、生姜、代赭石。

加减：头痛较甚者加川芎以活血行气止痛，胃脘部不适、食欲差者加山药、白芍、醋柴胡、黄芩以健脾和胃。

其他：普通针刺：中脘、足三里、丰隆、天枢等穴，平泻，行针 15min。

2. 饮停于胃

症状：恶心、呕吐，纳呆，水入则吐，舌红，苔水滑，脉滑。

治法：利水渗湿。

方药：苓桂术甘汤。

常用药：茯苓、半夏、桂枝、白术、干姜。

加减：呕吐剧烈者加代赭石、生白芍、甘草以缓急止呕。

其他：普通针刺：中脘、足三里、丰隆等穴，平泻，行针 15min。

3. 热扰清窍

症状：言语增多，语无伦次，悲喜不定，易怒躁狂，甚者打人毁物，步履蹒跚，共济失调，舌质红，苔黄腻、干，脉滑数。

治法：醒脑开窍，镇肝降逆。

方药：羚角钩藤汤。

常用药：山萸肉、白芍、天门冬、代赭石、羚羊角、钩藤、石决明、生地黄、石菖蒲。

加减：症状较重者加用龙骨、牡蛎、朱砂重镇安神。

其他：普通针刺：期门、阴陵泉、百会、三阴交、太溪穴，泻法，行针 10min。

4. 热闭心包

症状：神志恍惚，倦怠懒言，甚至昏睡不醒，畏寒，舌质红，苔黄腻，脉滑数。

治法：清热解毒，化痰开窍。

方药：安宫牛黄丸。

其他：普通针刺：百会、曲池、丰隆、三阴交，泻法，行针 15min。

5. 脱证

症状：神志不清，面色苍白，四肢厥冷，呼吸微弱，脉微细。

治法：回阳救逆。

方药：参附汤和黑锡丹。

其他：普通针刺：百会、涌泉、关元，补法，行针 5min。

五、预防与调护

（1）避免大量饮酒。

（2）清淡易消化饮食，多食蔬菜。

（3）加强体质锻炼，如导引术、太极拳、八段锦及其他有氧运动。

六、历代医家有关论述

《素问·上古天真论》述："今时之人不然也，以酒为浆，以妄为常，醉以入房，以欲竭其精，以耗散其真，不知持满，不时御神，务快其心，逆于生乐，起居无节，故半百而衰也。"

《黄帝内经》谓："其气悍以清"，"其气剽悍"，"酒气盛而剽悍"。

《灵枢·经脉》谓："饮酒者，卫气先行于皮肤，先充络脉，络脉先盛，故卫气以平，营气乃满，而经脉大盛。"

《素问·厥论》谓："酒入于胃，则络脉满而经脉虚。"

《灵枢·论勇》谓："酒者，水谷之精，熟谷之液也，其气剽悍，其入于胃中，则胃胀，气上逆，满于胸中，肝浮胆横。"

《名医别录》谓："味苦甘辛，大热，有毒"。

《内外伤辨惑论》谓："大热有毒，气味俱阳"。

《本草纲目》谓："烧酒，辛，甘，大热，有大毒"。

《类证治裁·脱证》言："治法在未脱之先，审其元阳欲绝者，于回阳剂中兼引阴，参附汤中重用童便煎；真阴欲厥者，补摄阴剂中兼顾阳。"

《温病条辨》言："温病误表，津液被劫，心中震震，舌强神昏……脉结代，甚者脉两至者"，"误表动阳，心气伤心震，心液伤则舌蹇……若伤之太甚，阴阳有脱离之象"。

《医学衷中参西录》："凡人元气之脱，皆脱在肝。故人极虚者，其肝风必先动，肝风动，即元气欲脱之兆也。又肝与胆脏俯相依，胆为少阳，有病主寒热往来；肝为厥阴，虚极亦寒热往来，为有寒热鼓多汗。萸肉既能敛汗，又能补肝，是以肝虚极而元气将脱者服之最效。"

本节案例请扫码

第六节　急性一氧化碳中毒

一、概　述

急性一氧化碳中毒是吸入较高浓度一氧化碳（CO）后引起的急性脑缺氧性疾病；少数患者可有迟发的神经精神症状。部分患者亦可有其他脏器的缺氧性改变甚者脏器功能衰竭危及生命。

二、中医病因病机

从中医临床角度来看，本证邪毒伤正，正气大亏，气机逆乱，致使脏腑功能为之闭塞。

（1）外感邪毒：生活中使用煤气炉或燃气热水器，通风不良，北方燃煤炉烟囱堵塞，逸出的一氧化碳含量可达30%。生产性中毒：冶金工业中的炼焦、炼钢、炼铁；机械制造工业中的铸造、锻造车间；化学工业中用一氧化碳作原料制造光气、甲醇、甲醛、甲酸、丙酮、合成氨；耐火材料、玻璃、陶瓷、建筑材料等工业使用的窑炉、煤气发生炉等。

（2）清窍闭塞：邪毒侵袭，首先侵扰神窍，神明失司，浊阴不降，清阳不升，症见：轻者头痛、头昏、心悸、恶心等症状，吸入新鲜空气之后症状可消失。或剧烈头痛、头晕、无力、恶心、呕吐、心悸及耳鸣等。甚者可表现无力、意识模糊、嗜睡、大小便失禁，甚至昏迷，皮肤黏膜呈樱红色，呼吸脉搏增快，血压下降，心律失常，抽搐等；更甚者出现阴阳离决、阴脱、阳脱。

三、诊断与鉴别诊断

（一）疾病诊断要点

（1）发病特点：起病急骤，每见于有炭火、煤气等中毒史。

（2）证候特点：轻度中毒轻者头痛、头昏、心悸、恶心等症状，吸入新鲜空气之后症状可消失。甚者剧烈头痛、头晕、无力、恶心、呕吐、心悸及耳鸣等。中度中毒可表现无力、意识模糊、嗜睡、大小便失禁，甚至昏迷，皮肤黏膜呈樱红色，呼吸脉搏增快，血压下降，心律失常，抽搐等；重度中毒可出现深度昏迷或去大脑皮质状态。

（3）辅助检查

1）血中 HbCO 测定：正常人血液中 HbCO 可达 5% ～ 10%，其中有少量来自内源性 CO，为 0.4% ～ 0.7%，轻度 CO 中毒者血中 HbCO 可高于 10%，中度中毒者可高于 30%，严重中毒时，可高于 50% 以上。脱离环境立即测 HbCO ＞ 10% 时有诊断鉴别意义。脱离 CO 接触 8h 后 HbCO 即可降至正常，吸烟人群可增高（5% ～ 13%）。现场死亡则不受限制。

现场生物样品采集应注意时间，末梢血采集 10μl（肝素抗凝 5μg/L），死亡患者应采集心腔血 5ml（抗凝试管），立即加帽，旋转混匀，密封保存。冷藏转运，血样应 24h 内检测。检测方法依据分光光度法 WT/T23-2002。

2）血生化检查：可表现血清 ALT 一过性升高，乳酸盐及乳酸脱氢酶增高。合并横纹肌溶解症时，CPK 明显增高。合并心肌损害心肌酶可有增高。

3）心电图：部分患者可出现 ST-T 改变，亦可见室性期前收缩，传导阻滞或一过性窦性心动过速。

4）脑 CT（MRI）：一氧化碳中毒典型改变为双侧大脑皮质下白质及苍白球或内囊出现大致对称的密度减低区。MRI 早期可见双侧苍白球、侧脑室周围白质 T_2 加权像呈典型对称性高信号，T_1 加权像呈等信号或低信号。急性 CO 中毒迟发性脑病发病部位以海马、皮层和纹状体为主。

（二）中医诊断要点

（1）邪毒上扰：头痛、头昏、心悸、恶心等症状，吸入新鲜空气之后症状可消失。甚者剧烈头痛、头晕、无力、恶心、呕吐、心悸及耳鸣等，舌质红，苔白腻，脉滑数。

（2）痰蒙神窍：无力、意识模糊、嗜睡、大小便失禁，甚至昏迷，皮肤黏膜呈樱红色，气短，心悸，抽搐等，舌质红，苔白厚腻，或黄厚腻，脉滑数。

（3）阴阳离决：昏厥，呼之不应，目合口开，四肢厥冷，二便自遗，舌质暗红，无苔，或少苔，脉微欲绝。

（三）西医诊断要点

根据吸入较高浓度一氧化碳的接触史和急性发生的中枢神经损害的症状和体征，结合血中碳氧血红蛋白（HbCO）及时测定的结果，结合毒物现场调查及空气中一氧化碳浓度测定资料，可诊断为急性一氧化碳中毒。

（1）轻度中毒：具有以下任何一项表现者：①出现剧烈的头痛、头昏、四肢无力、恶心、呕吐；②轻度至中度意识障碍，但无昏迷者。血液碳氧血红蛋白浓度可高于10%。

（2）中度中毒：除有上述症状外，意识障碍表现为浅至中度昏迷，经抢救后恢复且无明显并发症者。血液碳氧血红蛋白浓度可高于30%。

（3）重度中毒：具备以下任何一项者：意识障碍程度达深昏迷或去大脑皮质状态；患者有意识障碍且并发有下列任何一项表现者：①脑水肿；②休克或严重的心肌损害；③肺水肿；④呼吸衰竭；⑤上消化道出血；⑥脑局灶损害如锥体系或锥体外系损害体征。碳氧血红蛋白浓度可高于50%。

（4）急性一氧化碳中毒迟发脑病（神经精神后发症）：急性一氧化碳中毒意识障碍恢复后，经2～60天的“假愈期”，又出现下列临床表现之一者：①精神及意识障碍呈痴呆状态，谵妄状态或去大脑皮质状态；②锥体外系神经障碍出现帕金森氏综合征的表现；③锥体系神经损害（如偏瘫、病理反射阳性或小便失禁等）；④大脑皮质局灶性功能障碍如失语、失明等，或出现继发性癫痫。头部CT检查可发现脑部有病理性密度减低区；脑电图检查可发现中度及高度异常。

（四）鉴别诊断要点

（1）脑血管病变：如脑出血、脑震荡等病变致神经中枢系统功能失调，出现意识障碍、肢体功能丧失等症状，影像学检查有助于鉴别诊断。

（2）糖尿病酮症酸中毒：意识障碍早期表现为精神不振，头晕头痛，继而烦躁不安或嗜睡，逐渐进入昏睡，各种反射由迟钝甚而消失，终至进入昏迷。容易与急性一氧化碳中毒所致昏迷混淆，需追问病史详细了解发病前情况，有助于鉴别。

（3）其他中毒性疾病引起的昏迷，如急性酒精中毒、有机磷农药中毒等。详细追问病史及辅助检查有助鉴别。

四、治　疗

（一）急救治疗

1. 现场急救

（1）应尽快让患者离开中毒环境，流通空气。

（2）患者应安静休息，避免活动后加重心、肺负担及增加氧的消耗量。

（3）充分给以氧气吸入。

（4）对于病情危重者及早建立静脉通道。

（5）现场心肺复苏术。

2. 院前急救

（1）心肺复苏尽量不中断。

（2）对于危重患者应及时建立静脉通道。

（3）转运到就近、有高压氧的医院。

3. 氧疗

（1）轻度中毒者，可给予氧气吸入及对症治疗。

（2）中度及重度中毒者应积极给予常压口罩吸氧治疗，有条件时应给予高压氧治疗。重度中毒者视病情应给予消除脑水肿，促进脑血液循环，维持呼吸循环功能及镇静等对症及支持治疗。加强护理、积极防治并发症及预防迟发脑病。常压氧：浓度、时间，尽早进行高压氧舱治疗，减少后遗症，即使是轻度、中度，也应进行高压氧舱治疗，应注意过度氧疗导致的氧化应激损伤。吸氧、高压氧治疗（HBO）的作用是一种综合作用机制，可提高血氧分压及血氧弥散度，提高血浆中物理溶解氧量，以纠正机体缺氧，解除脑组织乏氧状态，减轻病理损伤。

4. 防治脑水肿 急性一氧化碳中毒患者发生昏迷提示有脑水肿的可能性，对于昏迷时间较长、瞳孔缩小、四肢强直性抽搐或病理反射阳性的患者，提示已存在脑水肿，应尽快应用脱水剂。临床上常用20%甘露醇，用法：125～250ml静脉快速滴注，脑水肿程度较轻的患者选择125ml，快速滴入，8h 1次。

5. 改善循环、营养神经及对症支持治疗 给予金纳多、丹参、银杏叶等改善循环，神经节苷脂钠盐等营养神经治疗，合并呼吸抑制时可用呼吸机支持，合并肺部感染可用抗生素等治疗。

（二）中医辨证救治

1. 邪毒上扰

症状：头痛、头昏、心悸、恶心等症状，吸入新鲜空气之后症状可消失。甚者剧烈头痛、头晕、无力、恶心、呕吐、心悸及耳鸣等，舌质红，苔白腻，脉滑数。

治法：醒脑开窍。

代表方：小半夏汤。

常用药：茯苓、清半夏、竹茹、薄荷、川芎、防风。

其他：普通针刺：风池、中脘、足三里、太溪、丰隆，泻法，留针30min。

2. 痰蒙神窍

症状：无力、意识模糊、嗜睡、大小便失禁，甚至昏迷，皮肤黏膜呈樱红色，气短，心悸，抽搐等，舌质红，苔白厚腻，或黄厚腻，脉滑数。

治法：化痰祛浊，开窍醒神。

代表方：涤痰汤合安宫牛黄丸、黑锡丹。

常用药：茯苓、陈皮、胆南星、清半夏、竹茹、石菖蒲。

其他：普通针刺：百会、中脘、足三里、丰隆、期门、三阴交，泻法，行针15min。

3. 阴阳离决

症状：昏厥，呼之不应，目合口开，四肢厥冷，二便自遗，舌质暗红，无苔，或少苔，脉微欲绝。

治法：固本培元。

代表方：回阳救逆汤加减。

常用药：附子、肉桂、干姜、柴胡、地黄、人参、龙骨、牡蛎。

其他：普通针刺：百会、关元、中脘、气海，补法，留针30min。

五、预防与调护

1. 预防

（1）注意用气安全，做好特殊行业防护工作，居住、工作环境空气流通，及时排查煤气管道无泄漏，或排烟通道畅通。

（2）调摄情志，疏通气机，避免肝气滞久，化生肝火，动血伤阴。

2. 调护

（1）置于空气流通地方，注意清除口鼻腔血块、分泌物，以防窒息。

（2）神志不清或烦躁者，床边应有专人看护，防止意外伤害。

（3）建立特别护理记录，注意神志、面色、血压、心率、呼吸、体温、出汗、二便、舌苔、脉象情况。

（4）保持室内安静、通风、温暖。保持皮肤、口腔清洁。肤冷者，可灸关元、三阴交，并按摩四肢。

六、历代医家有关论述

《灵枢·口问》曰："上气不足，脑为之不满，耳为之苦鸣，头为之苦倾，目为之眩。"

《灵枢·卫气失常》曰："下虚则厥，下盛则热，上虚则眩，上盛则热痛。"

《灵枢·海论》曰："髓海有余，则轻劲多力，自过其度；髓海不足，则脑转耳鸣，胫酸眩冒，目无所见，懈怠安卧。"

《素问·五藏生成》曰：徇蒙招尤，目冥耳聋，下实上虚，过在足少阳厥阴，甚则入肝。

《素问·脉要精微论》曰："浮而散者，为仆。"

《灵枢·决气》曰："精脱者耳聋，气脱者目不明。"

《素问·厥论》曰："巨阳之厥，则肿首头重，足不能行，发为仆。"

《灵枢·经脉》曰："督脉实则脊强，虚则头重，高摇之。五阴气俱绝，则目系转，转则目运；目运者，为志先死；志先死，则远一日半死矣。"

《素问·至真要大论》曰："诸风掉眩，皆属于肝。太阳司天，民病善悲，时眩仆。太阳之复，头痛，善悲，时眩仆，食减。"

《素问·气交变大论》曰："岁木太过，风气流行，脾土受邪，民病飧泄食减，甚则忽忽善怒，眩冒巅疾。"

《素问·六元正纪大论》曰："木郁之发，甚者耳鸣、眩转，目不识人，善暴僵仆。"

南宋·宋慈《洗冤集录》记载："中煤炭毒，土坑漏火气而臭秽者，人受熏蒸、不觉自毙、其尸极软，与夜卧梦魇不能复觉者相似。房中置水一盆，并使窗户有透气处，则煤炭虽臭，不能为害，饮冷水可解。或萝卜捣汁灌之，鼻移向风吹便醒。"

明·刘若愚《酌中志》："凡宫中所用红箩炭者……如经伏雨久淋，性未过尽，而火气太炽，多能损人，倏令眩晕，昏迷发呕……又宫中咸木做地平墙壁，多缺土气，凡乳母畏寒，皇子女或中此毒，屡致薨夭。"

本节案例请扫码

第七节 急性常见中草药中毒

一、概述

中药是预防治疗疾病所使用的独特药物，主要由植物药（根、茎、叶、果）、动物药（内脏、皮、骨、器官等）和矿物药组成。因植物药占中药的大多数，所以中药也称中草药。中草药中毒，指的是在使用中草药的过程中，由药物毒副作用引发的机体功能性或器质性损害、甚至危及生命的现象。对于中草药毒性的认识，历代本草文献中均有记载，早在《神农本草经》中，按药物功效不同分为上、中、下三品，上品滋补强壮，无毒；中品治病补虚，有毒或无毒；下品 125 种，治病攻邪，多具毒性。《本草纲目》将有毒中药分为大毒、有毒、小毒及微毒 4 类，记载有毒中药 381 种，列毒草类专篇。《中华人民共和国药典》（2010 版）将中药毒性分为大毒、有毒及小毒 3 类，是现代通行的分类方法。

现代有毒中药的分类，按药物所含化学成分大致可分为：含生物碱类，包括乌头类、马钱子、钩吻、曼陀罗等；含苷类，包括万年青、夹竹桃、关木通、苦杏仁等；含毒蛋白类，包括巴豆、蓖麻子、相思子等；含萜及内酯类，包括雷公藤、苦楝皮、马桑，等等。按临床症状可分为呼吸、循环、消化、神经、泌尿、血液等系统损害表现，严重者可直接造成中毒性休克。

二、中医病因病机

中药中毒的途径，绝大部分为口服，另有部分经呼吸道、皮肤吸收。发生原因有：误食或误服、处方超量、炮制或煎煮不当、配伍不当、过敏体质等。此外，还有患者求愈心切，不遵医嘱，或妄信偏方盲目服药等，都有可能酿成药物中毒的发生。总因毒物作用于人体，闭阻气机，或直接损伤脏真而发病。其病机主要为邪盛正虚，毒邪过盛，侵袭人体，正邪交争，正不胜邪，逐至发展为邪实机闭、正虚外脱的危候，或阴阳离决而致死亡。病理的关键在于脏腑实质和功能受到严重损害，多非一脏一腑为病，病变往往涉及多个层次、多个脏腑。根据首犯部位不同，所病脏腑亦有先后主次之别，如毒邪入胃，阻于中焦，脾胃气机逆乱而见恶心呕吐、腹痛腹泻，热迫大肠则可里急后重；毒邪入络后循经而行，充斥脉络，故可有口舌辛辣及麻木、肢体抽搐；毒邪攻心，心阳不振则可见心悸怔忡、脉结代；毒入营血，扰动肝风，可见躁动、神昏、厥脱；邪毒迫肺则胸闷如窒，等等。毒邪致病，其特点是发病急骤、传变迅速、性质多端，交错为患，易致阴阳气血逆乱而使病情危重难治。

三、诊断与鉴别诊断

（一）疾病诊断要点

（1）发病特点：起病急骤，有明确的有毒中草药接触史，包括口服、吸入及皮肤黏膜接触途径。

（2）证候特点：各类有毒中草药所致系统损害及临床表现不同，重点关注各种不同有毒中草药的特征性表现，如头晕，头痛，神情淡漠或烦躁，面红气粗或面色苍白、语声低弱，腹部剧痛、腹泻，呕吐胃内容物或呕恶清涎，呕吐物或呼出气有特殊气味，肌肉震颤或筋惕肉瞤，惊悸或怔忡，呼吸急促或气息微弱，大汗淋漓，尿少或无尿，舌红绛或淡红，苔黄腻或白腻，脉弦或结或代或促，或沉细无力，或涩。

（3）辅助检查：尿、胃液中有毒药物浓度检测。血常规、尿常规、肝肾功能、凝血功能、电解质、血气分析、心电图等有助于判断中毒导致的脏器功能损害情况。

根据不同类型的有毒中草药的致病特点，有所侧重进行检查，如含生物碱类重点检查心电图、心酶谱、电解质、头颅 CT 等；含苷类重点检查胸片、心电图、心肌酶谱、肌钙蛋白等；含毒蛋白类重点检查血红细胞计数、血型、尿常规、肝肾功能、凝血功能等。

（二）中医诊断要点

本病因毒蕴胃肠、犯及血脉、毒损气血、脏腑虚衰引起，临床证候主要分为虚实两证。

（1）实证（毒蕴胃肠，犯及血脉）：腹部剧痛，恶心呕吐，呕吐胃内容物，兼见面红气粗，或口唇青紫，甚则神昏、抽搐、角弓反张，舌红绛，苔黄腻，脉弦或结或代或促。

（2）虚证（毒损气血，脏腑虚衰）：腹部剧痛，恶心难呕，兼见面色苍白或苍灰，心悸气短，气息微弱，四肢蠕动，舌淡红，苔白腻，脉沉细无力，或脉涩。

（三）西医诊断要点

中药急性中毒具有突然发病、来势凶猛、发展快、病情重等特点，为使中毒患者尽快转危为安，必须尽快正确诊断，善于识别个别中药中毒的特殊临床表现。救治时间的早晚与患者的预后关系甚大，通过询问病史及体格检查，大致可以确定是否中毒及中毒的种类与程度，结合实验室检查，加以综合分析，有利于明确诊断，争取时间，进行有效的救治。急性中毒患者也有轻重之分，一般早期出现恶心呕吐、腹痛腹泻等消化道症状，以及呼吸频率、心率的改变，重者则出现烦躁不安、谵语、昏迷、休克等症状。

1. 询问病史 急性中毒患者可由本人或陪同前来者诉述，应询问何时服用何种中药、剂量、煎服法及初期发病症状等，了解患者原先健康情况，并要求将剩余中药进行毒物分析及提供现场情况，以确诊是急性中毒还是慢性中毒。既要防止漏诊或误诊，也要防止有意伪造病史。

2. 体格检查 对轻症患者，可以全面检查，以作出准确的诊断。当然也要避免因体格检查而延误治疗。对危急患者则应观察其典型症状与体征，争取时间，有效地进行抢救；如含阿托品类中药中毒时，常有瞳孔散大、潮红、口干舌燥、心跳加快等表现。重点检查的内容有：

（1）皮肤、面容的颜色及损伤情况，皮肤弹性，体温，肌肉是否抽搐与痉挛。

（2）瞳孔是否等大，对光反射是否灵敏，结膜是否充血。

（3）神态是否清楚，或存在昏迷、谵妄等。

（4）呼吸频率、节律是否正常，呼气是否有特殊气味，肺部是否存在啰音。

（5）心率、节律及血压是否正常。

（6）腹部是否压痛。

（7）呕吐物及排泄物的气味、颜色是否异常。

3. 辅助检查 必要检查包括血常规、生化、肝肾功能、心肌酶谱等，可选检查包括心电图、腹部B超、腹部X线等。在条件许可的情况下，应采集患者大小便、呕吐物、胃洗出液、血液等，针对可疑毒物进行定性或定量检查，必要时请有关单位及专家协助进一步鉴定。常见中草药中毒辅助检查有：

（1）乌头类药物中毒可见心律失常：心电图或心电监护可出现窦性心动过缓、频发室性期前收缩，甚至心室颤动等表现。

（2）尿液阿托品定性试验可用于判断是否为曼陀罗中毒：取患者尿液加热蒸发，残留黄色残渣，滴入氢氧化钾后变紫色，即为曼陀罗中毒。

（3）雷公藤中毒可见粒细胞减少、骨髓抑制、肝肾功能损害。

（四）鉴别诊断要点

（1）胃痛：胃痛患者以痛为主，病势不急，多为隐痛、胀痛，常有反复发作史，或伴有泛恶，脘闷，嗳气，大便不调等。中毒则有明显的毒物接触史，病势急，突然发生，剧痛难忍，伴有脘闷、嗳气。

（2）腹痛：许多疾病都有腹痛症状，中毒常伴或不伴引起腹痛的其他疾病，有明显的毒物接触史，可见便秘或泄泻。

（3）神昏：以神志不清为特征，可突然出现，多见于内科杂病危重阶段，更常于慢性疾病过程中渐次出现。而中毒有明确的毒物接触史，可伴麻木、抽搐、谵妄等其他表现。

（4）西医鉴别诊断：患者出现意识障碍时，注意与脑血管意外、癫痫、代谢性脑病等鉴别；患者出现发绀、呼吸困难时，注意与肺部感染、ARDS、支气管哮喘等鉴别；患者出现心悸、胸闷、胸痛时，注意与心肌梗死、心肌炎、心包填塞等鉴别；患者出现腹痛、腹泻、呕吐、呕血或便血时，注意与胃肠炎、消化道出血、急腹症等鉴别。

四、治　　疗

（一）急救治疗

1. 急救原则　去除病因，尽快清除进入体内的毒物，使用有效解毒剂，积极对症支持治疗，防治并发症。

2. 具体措施

（1）减少毒物吸收

1）催吐：对于病情较轻，且意识清楚的患者可用压舌板、手指或羽毛等刺激咽喉部，引起呕吐。

2）洗胃：通常洗胃在药物中毒 1h 内施行比较有效，对于意识不清及抽搐患者或呕吐反射不正常的患者应于气管插管后再施行。常用的洗胃液有 1∶20 000 ～ 1∶15 000 的高锰酸钾溶液、温开水、苏打水等，可根据药毒的性质选择合适的洗胃液。例如，毒蕈、马钱子等生物碱中毒可选用苏打水；罂粟壳中毒可用 3% 过氧化氢溶液。对腐蚀性强的中草药中毒，可适当服用豆浆、牛奶、鸡蛋清、面糊等，以起到黏附药毒、减少刺激、阻止吸收、保护胃黏膜的作用。

3）活性炭：对于胃肠排空后的患者可给予活性炭 1g/kg，以吸附毒性物质。具体用法，取活性炭 30 ～ 50g，加入 500ml 温开水中，调拌成混悬液，直接服用或胃管内注入，随后将已吸附毒物的活性炭从胃管内吸出。

4）导泻：洗胃或灌入吸附剂后，再灌入泻药，可将毒物迅速从肠道排出体外。常用的渗透性导泻剂有硫酸镁、硫酸钠、甘露醇、山梨醇等。应用导泻物原则上不使用油类制剂，防止加速脂溶性毒性成分的吸收。

5）对于呼吸道或皮肤吸收中毒者，应尽快离开污染环境，脱去被污染衣物，清洗皮肤，以防再吸收。

（2）促进毒物排泄

1）利尿：最简单的利尿方法是足量补液，不但可以增加尿量，而且可以稀释血中毒物的浓度。足量补液加利尿剂称为强化利尿，通常用来排出那些大部分分布于细胞外液、与蛋白质结合少、主要经肾由尿排出的活性物质。可用呋塞米 20 ～ 40mg 静脉注射或 20% 甘露醇 250ml 静脉滴注。利尿与控制尿的 pH 结合，可增加某些药物的离子化，减少肾小管的再吸收，加速排出。

2）血液净化：常见的血液净化疗法包括血液透析、血液灌流、血浆置换等，一般药物或毒物中毒在 3h 内是进行血液净化的最佳时机，此时血液中毒物（药物）浓度达到最高峰。一般认为，在 12h 后再行治疗效果较差。

（3）有效解毒剂的使用

1）中药解毒剂：甘草、绿豆、黄芩、土茯苓等。

2）特异性较强的解毒剂，如洋地黄抗体或依地酸二钠，可用于含强心苷类中草药中毒；亚硝酸钠或硫代硫酸钠，可用于含氰苷类中草药中毒。

（4）支持疗法：体温异常者给予降温或保温；呼吸有异常者给予吸氧，甚至采用其他手段呼吸支持；剧烈呕吐或腹泻者，给予止吐、止泻，注意补充电解质，维持水电解平衡；烦躁不安者，可适当给予镇静、补液及营养支持。

（二）中医辨证救治

1. 实证

症状：腹部剧痛，恶心呕吐，呕吐胃内容物，或呕血、便血、尿血，瞳仁或大或小，面红气粗，或口唇青紫，或狂躁、气促，或神昏、抽搐，舌绛红，苔黄腻，脉弦数或结或代或促。

治法：排毒泻毒、调中解毒。

代表方：甘草泻心汤合三圣散。

加减：腹泻者，加莲子肉、扁豆、淮山药；毒盛者，加绿豆、蛋清；便秘者加郁李仁、大黄。

2. 虚证

症状：腹痛剧痛，恶心难呕，咽干，头晕乏力，瞳仁或大或小，面色苍白或苍灰，大汗淋漓，形寒肢冷，心悸气短，气息微弱，四肢蠕动，或四肢麻木，或尿少，尿闭，舌淡红，苔白腻，脉沉细无力，或脉涩。

治法：养阴益气，祛邪解毒。

代表方：生脉散合六君子汤。

加减：抽搐者，加生牡蛎、生龟板、玄参。

五、各　　论

（一）乌头类药物中毒

（1）病史特征：有服用乌头类药物的病史。

（2）发病特点：轻者恶心、呕吐，流涎，腹痛，腹泻，口舌麻或全身发麻，紧束感，头痛，头昏，视物模糊。重者心悸，气急，面色苍白，唇紫，四肢厥冷，汗出，脉结代，甚则昏厥、抽搐等。

（3）诊断要点

1）服用乌头类药物史，尤其是过量服用、生服、与酒同服或煎煮时间过短。

2）服用后较快出现神经系统及循环系统症状。

3）心电图检查常有心动过缓、心律不齐、多源性期前收缩、室性心动过速、房室传导阻滞、低电压、ST 段改变、T 波低平等。

（4）救治要点

1）及早进行催吐、洗胃：可用吐根糖浆、1 ： 2000 高锰酸钾溶液或等体温生理盐水洗胃，每次灌入量不超过 200ml，儿童 2 ～ 3ml/kg。洗胃液体总量至少 5L。洗胃后可注入活性炭悬液，成人用活性炭 50 ～ 100g，儿童 1 ～ 2g/kg。大量摄入毒物又晚来就诊者可用 2% 盐水高位灌肠。

2）抗心律失常：对心率缓慢、不规则者可给予阿托品 1 ～ 2mg 皮下或肌内注射，一日 4 ～ 6 次，对重症者可酌情加大剂量及缩短间隔时间，必要时可用 0.5 ～ 1mg 静脉缓慢注射，每 15 ～ 30min 1 次，至心率恢复正常。阿托品不仅可以消除因迷走神经兴奋而出现的心律失常等症状，也可减轻流涎、呕吐等消化系统症状并兴奋呼吸中枢。如用阿托品后发生频发室性期前收缩、阵发性室性心动过速等，可选用利多卡因 50 ～ 100mg 或 1 ～ 2mg/kg 静脉注射，见效后改为静脉滴注，总量在 20min 内不超过 250mg。也可选用普鲁卡因胺等治疗。

3）对症治疗：心力衰竭者可给予强心苷类，痉挛可给予止痉剂，呼吸抑制时给予吸氧或人工通气，并快速输入葡萄糖溶液促进毒物排出。

4）中草药解毒

A. 肉桂泡水催吐。

B. 生姜 200g，甘草 50g，水煎服。

C. 绿豆 200g，甘草 100g，水煎服。

D. 甘草 6g，生姜 6g，绿豆 30g，防风 10g，煎服。

（二）马钱子中毒

（1）病史特征：有误服或过量服用马钱子或以马钱子配制的中成药病史。

（2）发病特点：早期头晕，烦躁，气促，面僵，吞咽困难。中期神昏，瞳仁缩小，惊厥，角弓反张，牙关紧闭，双拳紧握，四肢挺直，每次惊厥持续 1 ～ 2min。后期严重惊厥反复发作 5 ～ 6 次以上者，患者常死于呼吸或心脏衰竭。

（3）诊断要点

1）有过量摄入马钱子或以马钱子配制的药物病史。

2）表现为选择性脊髓兴奋、肌肉强直、痉挛发作，或可伴交感兴奋的表现。

3）实验室检查：①毒物分析；②一般检查：反复惊厥发作者血 CPK 升高，尿肌红蛋白阳性，可出现代谢性或混合性酸中毒，急性肾衰竭者 BUN、Cr 升高。

4）在诊断中应注意与破伤风相鉴别。

（4）救治要点

1）减少吸收，加速毒物排出。

A. 洗胃、导泻应在惊厥控制时进行。注意保护气道，防止误吸和窒息。禁止催吐。

B. 活性炭 50 ～ 80g，在洗胃后灌入。

C. 血液透析和血液灌流的效果尚未证实，可试用。

2）保护气道、控制惊厥：常为急救措施的重点。

A. 反复强直性痉挛发作者，保持气道通畅，积极供氧，必要时气管插管。

B. 控制惊厥发作：①地西泮 10 ～ 20mg，缓慢静脉注射；或用苯巴比妥钠 6 ～ 8mg/kg 肌内注射；或苯妥英钠 10 ～ 15mg/kg 静脉注射，速度应小于 1mg/（kg · min）；②肌松剂泮库溴铵 4mg 静脉注射，此药应在气管插管及人工通气基础上使用，用于前述措施无效的重症患者。

3）对症、支持治疗

A. 保持环境安静。避免因声、光刺激诱发惊厥；防止摔伤。

B. 维持水、电解质平衡。保持足够的尿量，预防急性肾衰竭，纠正酸中毒。

C. 高热者用冰袋、冰毯降温。

D. 并发骨骼肌溶解者应静脉注射晶体液，适当应用利尿剂以保持充足尿量，并碱化尿液，以防肌红蛋白在肾脏沉积，保护肾脏功能。

（三）斑蝥中毒

（1）病史特征：有明确接触斑蝥的病史，如皮肤接触、内服等。

（2）发病特点：轻者恶心呕吐，腹中绞痛，腹泻，尿频，尿痛，尿道灼热，小便短赤，口糜灼痛，皮肤干燥，发红起疱，甚或瘀斑、溃烂；重者头痛，头晕，肢麻，便血，尿血等，甚者寒战，高热，谵妄，神昏，抽搐。

（3）诊断要点

1）有过量服用斑蝥为药或使用不善或皮肤接触史。

2）有典型斑蝥中毒的局部或全身临床表现。

3）实验室检查血白细胞及中性粒细胞增高，尿红细胞阳性。

（4）救治要点

1）口服中毒者应注意保护中毒者的胃肠道黏膜，可服用鸡蛋清加水的混合液，也可食用鲜牛奶或口服氢氧化铝凝胶。

2）无腹痛、腹泻者慎重予以 50% 硫酸镁缓和导泻，以利于排泄残存在胃肠道的毒物。

3）输液可促进毒物的排泄。

4）皮肤接触损伤者局部可用 1% 甲紫外用，口腔损伤者用 4% 硼酸水漱口。

（四）万年青中毒

（1）病史特征：有明确过量用药或误食万年青病史。

（2）发病特点：初期症状为头昏眼花、恶心呕吐、流涎胸闷、腹痛腹泻，后期可出现水样便、脉缓、心律不齐（完全性传导阻滞、室性期前收缩）、谵语或昏迷。

（3）诊断要点

1）有过量服食万年青或以万年青配制的药物的病史。

2）表现为恶心、呕吐、流涎，腹痛、腹泻等消化道症状，以及精神错乱、兴奋不安、欣快或抑郁、妄想等神经系统症状。极易出现心律失常表现，若出现心室颤动，可引起死亡。

3）心电图表现为心率增快、心律失常、房室传导阻滞、阵发性心动过速等。

（4）救治要点

1）催吐，清醒者可用 0.2% ～ 0.5% 鞣酸溶液洗胃，50% 硫酸钠 60ml 口服导泻。

2）降低血钙：予依地酸二钠 2 ～ 3g 加入 5% 葡萄糖液 250 ～ 500ml 中静脉滴注，可有效地控制房室传导阻滞和室性心律失常。

3）心律失常者可根据病情选予苯妥英钠、β 受体阻滞剂、普鲁卡因胺、利多卡因、硫酸镁及电击除颤、起搏等。

4）呼吸衰竭可用洛贝林、阿托品、尼可刹米、氨茶碱。

5）中草药解毒

A. 人参 9g，麦冬 9g，五味子 6g，水煎 2 次，药液混合，分 2 次服。

B. 甘草 15g，绿豆 30g，水煎分 2 次服。

C. 浓茶加适量白糖，频频顿服。

（五）雷公藤中毒

（1）病史特征：有明确服用雷公藤制剂病史。

（2）发病特点：早期（服药 6h 后）腹部隐痛不适，或腹痛剧烈，腹胀腹泻，恶心呕吐，纳呆，口干，头晕，头痛，身痛，肢麻，乏力，甚者便血，或黄疸，或抽搐。中期（2 ～ 3 天内）尿少，浮肿，腰痛，心悸，胸闷，气短，唇紫，脉细弱。后期（5 ～ 7 天后）尿量增多，少数出现血尿后尿潴留。

（3）诊断要点

1）有服食雷公藤史，或服食含有大量雷公藤的中成药物史。

2）表现为恶心呕吐、腹胀腹痛、眩晕、胸闷、心悸、痉挛甚而抽搐等多系统症状，后出现浮肿、腰痛、尿少等急性肾衰竭表现。

3）实验室检查：尿素氮、血肌酐升高，肌酐清除率下降。血二氧化碳结合力下降、电解质紊乱。血小板、白细胞、血红蛋白减少，严重者可发生急性粒细胞减少。

（4）救治要点

1）中毒后立即停药、催吐、洗胃、导泻、灌肠，静脉输液。

2）如出现急性肾衰竭时，适当使用利尿药可能可以增加尿量，从而有助于清除体内的毒物和液体。严重时可采用腹膜透析或血液透析（人工肾）治疗。

3）如有急性溶血，可用碳酸氢钠碱化尿液。

4）如有继发感染时，及时应用抗生素。

5）中药治疗

A. 杨梅根 60g，水煎，内服。

B. 鲜乌蔹 150 ～ 250g，捣汁，配香附、三七、鸡血藤、茜草、广木香各 15g，冰片 1.5g，共研为末，每次 3 ～ 9g，细粉兑汁服。

C. 绿豆 120g，甘草 30g，水煎服。

D. 鲜地稔 90 ～ 150g，水煎服或灌服，严重时每 4h 服用 1 次。

E. 蛇莓 60g，绿豆 60g，冷开水泡，绞汁服。

六、预防与调护

1. 预防

（1）积极治疗原发病。

（2）尽量避免使用毒副作用较大的中草药。

（3）如病情必须使用毒副作用较大的中草药，需关注药物的剂量、配伍、煎服法，尤其注意避免误服外用药物，服药后密切观察病情变化。

（4）与西药联合使用时，也需注意药物相互作用，防止毒副作用叠加。

2. 调护

（1）卧床休息，保持呼吸道通畅，呕血或咯血者应注意清除口鼻腔血块、分泌物，以防窒息。

（2）神志不清或烦躁者，床边应有专人看护，防止意外伤害。

（3）建立特别护理记录，注意神志、面色、血压、心率、呼吸、体温、出汗、二便、舌苔、脉象情况。如无尿，注意膀胱是否充盈。尿潴留者，可予针灸或热敷或点按关元、中极穴。

（4）保持室内安静、通风、温暖。保持皮肤、口腔清洁。

七、历代医家有关论述

《太平圣惠方·解诸药毒诸方》云："凡药毒及中一切毒，皆能变乱，于人为害，亦杀人。"

《诸病源候论·解诸毒候》云："凡药有大毒，不可人口鼻耳目。即杀人者，一曰钩吻……二曰鸩……三曰阴命……四曰海姜……五曰鸩羽。"

《小品方·述用本草药性》所言："合则成毒，未必即杀人即病也，皆经久乃害耳。唯见朝食至暮无害，便谓书记非实，甚可哀。"

《本草新编》谓："附子之妙，正取其有毒也。斩关而人，夺门而进，非藉其刚烈之毒气，何能祛除阴寒之毒哉……以毒治毒，而毒不留，故一祛寒而阳回，是附子正有毒以祛毒，非无毒以治有毒也。"

《本草求真·毒物》谓："凡药冲淡和平，不寒不热，则非毒矣……至于阴寒之极，燥烈之甚，有失冲淡和平之气者，则皆为毒。然毒有可法制以疗人病，则药虽毒，而不得以毒称。"

《本草蒙筌》云："有无毒治病之缓方者，盖药无毒，则攻自缓也"，"有药毒治病之急方者，盖药有毒，攻击自速，服后上涌下泻，夺其病之大势者是也"。

《本草纲目》曰："天造地化而草木生焉。刚交于柔而成根荄，柔交于刚而成枝干……得气之粹者为良，得气之戾者为毒。"

《医学源流论·热药误人最烈论》曰："大热大燥之药，则杀人为最烈。盖热性之药，往往有毒。又阳性急暴，一入脏腑，则血涌气升。"

《研经言·用药论》云："药性有刚柔……刚而动者其行急，急则迅发而无余，其起疾也速，其杀人也亦暴；柔而静者其行缓，缓则潜滋而相续，其起疾也迟，其杀人也亦舒。"

《本草图经》记载："古人用毒药攻病，必随人之虚实而处置，非一切而用也。姚僧垣初仕梁，武帝因发热欲服大黄。僧垣曰：大黄乃是快药，至尊年高，不可轻用。帝弗从，几至委顿。元帝常有心腹疾，诸医咸谓宜用平药，可渐宣通。僧垣曰：脉洪而实，此有宿妨，非用大黄无差理，帝从而遂愈。以此言之，今医用一毒药而攻众病，其偶中病，便谓此方之神奇；其有差误，乃不言用药之失，如此者众矣，可不戒哉？"

《景岳全书·本草正》曰："本草所云某有毒、某无毒，余则甚不然之，而不知无药无毒也，故热者有热毒，寒者有寒毒，若用之不当，凡能病人者，无非毒也"，又云："本皆养人之正味，其或过用误用，亦能毒"，"矧附子之性，虽云有毒，而实无大毒，但制得其法，用得其宜，何毒之有"。

《本草蒙筌》云："有药有毒之急方者，盖药有毒，攻击自速，服后上涌下泄，夺其病之大势是也。"

本节案例请扫码

第八节 毒蛇咬伤

一、概　　述

毒蛇咬伤是指人体被毒蛇咬伤，其毒液由伤口进入人体内而引起的一种急性全身性中毒性疾病。本病发病急，变化快，若不及时救治，常可危及生命。我国每年被毒蛇咬伤者约20万人次，因蛇伤致死者约2万人，其发病率在我国南方地区较高。目前已知我国的蛇类约216种，其中毒蛇65种，分隶3科31属。其中分布较广，对人体构成较大威胁的有10余种，神经毒者有银环蛇、金环蛇、海蛇；血循毒者有蝰蛇、尖吻蝮蛇、竹叶青蛇、烙铁头蛇；混合毒者有眼镜蛇、眼镜王蛇、蝮蛇。

二、中医病因病机

毒蛇咬伤是感受风火邪毒，风者善行数变，火者生风动血、耗伤阴津。风毒偏盛，每多化火；火毒炽盛，极易生风。风火相煽则邪毒鸱张，必客于营血或内陷厥阴、或闭肺或伤肾，形成严重的全身性中毒症状。

1. 风毒　风为阳邪，其性开泄，易袭阳位。风邪侵入人体，先中经络，肌肉失去气血濡养，可见眼睑下垂、张口困难、颈项不适等；风毒深入中脏腑，气血逆乱，上冲于脑，可致烦躁、神志不清；内闭于肺，则呼吸急促或变缓停止等。

2. 火毒 心主火，主血脉，火毒之邪最易归心。热盛肉腐，肉腐成脓，可见肿胀、坏死、溃烂；火毒可耗血动血，迫血妄行，致皮下瘀斑及各种出血；如火毒炽盛内攻脏腑，上扰心神，出现烦躁不安、惊厥、昏迷；下损肾络，致气化开阖失司，则血尿少尿等。

3. 风火毒 风助火势，火可生风。风者善行数变，可痹阻经络，深中脏腑；火者生风动血、耗伤阴精。风火相煽则邪毒鸱张，可耗血动血，出现溶血出血症状；热极生风，则有谵语、抽搐等症状。

毒蛇咬伤的病因病机如图 24-1 所示。

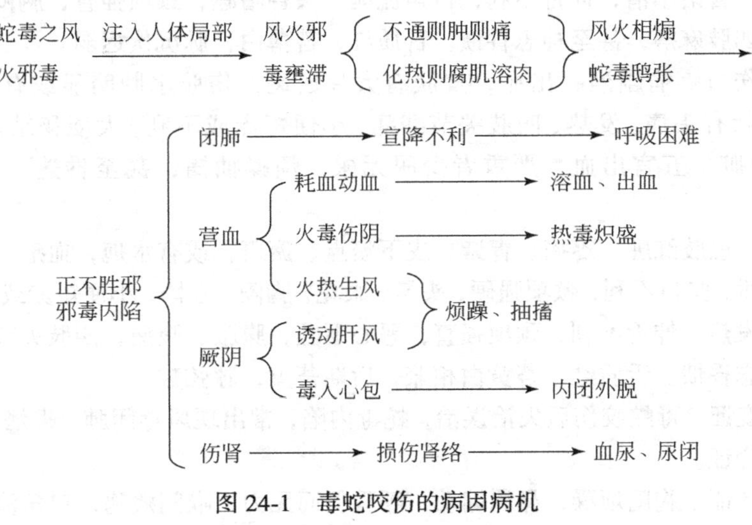

图 24-1 毒蛇咬伤的病因病机

三、诊断与鉴别诊断

（一）疾病诊断要点

1. 发病特点 该病多发于夏秋季节，以农民、野外作业人员、涉蛇产业工人等为高发人群。

2. 证候特点 不同毒蛇咬伤的局部与全身症状不同：①神经毒的毒蛇咬伤后局部不红不肿，无渗液，不痛或微痛，甚至麻木，所导向的淋巴结肿大和触痛。全身症状主要为神经系统受损害，发病略缓，大多在 1 ～ 6h 后出现头晕、头重、眼花、四肢无力、肌肉酸痛，继而出现眼睑下垂、吞咽困难、流涎、舌僵难语、肌张力下降、反射减弱、胸闷、呼吸急促由快变浅慢、呼吸无力、气管分泌物多、紫绀等，最后呼吸肌麻痹，呼吸衰竭。②血循毒的毒蛇咬伤后，数分钟即出现伤口剧痛，似刀割、火燎、针刺样；局部肿胀严重，可迅速向肢体近心端扩展，并引起局部淋巴结炎和淋巴管炎；伤口出血不止或皮下出血，形成瘀点瘀斑；局部发生水疱、血疱，甚至组织发黑坏死。全身症状主要表现为血液及循环系统受损害，潜伏期短，发病急，来势凶猛，发展迅速，常见头痛、胸闷、心悸、气促、畏寒、发热，严重者出现烦躁不安、谵语；全身广泛性的内外出血、皮肤和黏膜出现大片瘀斑；牙龈、鼻、眼结膜出血、吐血、咯血、便血、尿血等，甚至胸腔、腹腔和颅内出血。最后血压急剧下降，出现休克、循环衰竭。③混合毒的毒蛇咬伤后，局部即感疼痛，逐渐加重，有麻木感，伤口周围皮肤迅速红肿，可扩展到整个肢体，常有水疱，严重者，伤口变黑坏死。全身症状主要表现为神经和血循环系统的损害，出现头晕头痛，寒战发热，四肢无力，恶心呕吐，全身肌肉酸痛，瞳孔缩小，肝大，黄疸等，脉象迟或数；严重者可出现心力衰竭及呼吸停止。

3. 辅助检查 天然乳胶凝集抑制试验阳性。血常规可见白细胞升高、红细胞和血红蛋白减少；尿常规中可有红细胞、蛋白或管型、尿比重改变，血谷丙转氨酶、谷草转氨酶、尿素氮、肌酐、乳酸脱氢酶、肌酸激酶、肌酸激酶同工酶、血糖等可增高，出血时间延长，血清电解质失衡，重症患者有血气分析改变。肌电图呈进行性肌电衰减（神经毒类毒蛇咬伤多见），心电图可有心律不齐、传导阻滞、ST-T 改变等。

（二）中医诊断要点

1. 风毒证 一般局部不红，不肿，不出血，不痛或疼痛轻微；眼睑下垂，视糊复视，表情肌麻痹，张口困难，言语不清，伸舌不利，口角流涎，头昏嗜睡，颈项强直，胸闷，呼吸急促。严重者呼吸困难、四肢麻痹，甚至神志昏愦。舌质红，苔薄白，脉沉伏迟弱。

2. 火毒证 伤口疼痛剧烈，出血，皮肤有大片瘀斑，伤肢水肿明显或有水疱，血疱及伤处溃烂。全身症状有头痛，发热，四肢关节酸痛，小便短赤或不利，大便秘结。可有恶心呕吐，腹胀、腹痛，内脏、五官出血，严重者少尿无尿，烦躁抽搐，甚至昏迷。舌质红，苔黄，脉细数或结代。

3. 风火毒证 患肢红肿、疼痛、青紫，皮下瘀点、瘀斑，或有水疱，血疱，及伤处溃烂；全身症状有眼睑下垂，张口不利，颈项强硬，头晕，眼花，胸闷，心悸，小便短赤或不利，大便秘结。可有头痛，寒战发热、伸舌不利，颈项强直，恶心呕吐，腹胀、腹痛，四肢关节酸痛，严重者烦躁抽搐，甚至神志昏愦。舌质红，苔黄白相兼，后期苔黄，脉弦数。

4. 蛇毒内陷变证 毒蛇咬伤后失治误治，蛇毒内陷，常出现风毒闭肺、毒燔营血、内闭外脱、火毒伤肾等严重变证。

（1）风毒闭肺证：胸闷烦躁，鼻翼煽动，呼吸促而无力，喉间痰鸣，口角流涎，严重者呼吸停止，唇色紫绀，神志模糊甚至昏迷；舌紫暗，苔薄白，脉细数。

（2）毒燔营血证：伤口出血不止，皮肤大片瘀斑，患肢肿胀严重，皮色红，抚之灼热；口、鼻、眼、二阴等窍孔出血；严重者高热、躁狂不安，惊厥抽搐或神昏谵语。舌质红绛，苔焦黄，脉细数或弦数。

（3）内闭外脱证：身体灼热，神志昏愦不语，呼吸浅促，汗多，踡卧，气息短促。或见身热骤降，烦躁不宁，面色苍白，冷汗淋漓，四肢厥冷。舌质红绛少苔，脉细数无力或散大，或脉微细欲绝。

（4）火毒伤肾证：尿血，突然尿少或尿闭；伤口仍红肿，胀痛，发热，烦躁；头昏头痛，四肢乏力，全身浮肿。舌暗红，苔黄，脉涩。

（三）西医诊断要点

毒蛇咬伤作为外伤中毒性疾病的诊断，常以毒蛇咬伤病史，被咬部位的毒蛇牙痕，以及局部、全身出现中毒症状为依据。其症状常随毒素的扩展而由轻变重，由局部到全身。早期症状诊断包括：①被咬部位有毒蛇牙痕，深大而清晰；②伤处有出血、疼痛或麻木感，伤口附近可有大小不等的血疱、水疱、瘀斑；③伤肢肿胀，且向近心端蔓延；④全身渐次出现不同程度的中毒症状等。

诊断标准：①有毒蛇咬伤病史；②咬伤处有毒蛇牙痕，典型病例有两点深大而清晰的牙痕；③被咬部位不红不肿，无渗液，不痛或微痛，甚至麻木；④被咬部位有出血、疼痛，伤口周围可出现大小不等的血疱、水疱、瘀斑，伤肢肿胀；⑤被咬部位有出血、疼痛或有麻木感，伤口周围皮肤常有血疱、水疱，瘀斑，伤肢肿胀；⑥全身可有发热，头昏，嗜睡，复视。严重者出现视觉、听觉障碍，神情淡漠或神志昏朦，声音嘶哑，吞咽困难，流涎，瞳孔散大，或皮下、内脏出血。

凡符合①、②，以及③、④、⑤中的一项，即可成立诊断。有⑥者表明毒素已扩展至全身。

（四）鉴别诊断要点

1. 无毒蛇咬伤 伤处只有锯齿状、浅小、多个、间密牙痕，疼痛不明显；出血少或不出血，无瘀斑或血疱；无肿胀或稍肿胀，不会扩大；除伤口有时感染外，无坏死；除精神紧张，可出现虚脱外，无明显全身症状；实验室理化检查基本正常。

2. 蜈蚣咬伤 咬伤部位的皮肤出现两个瘀点，周围呈水肿性红斑。常继发淋巴结和淋巴管炎。自觉剧痛和刺痒，严重者可并发全身性中毒症状。

3. 蜂螫伤 一般只表现为局部红肿疼痛，多无全身症状，数小时后即自行消退。若被成群蜂螫伤时，可出现全身症状，如头晕、恶心、呕吐等，严重者可出现休克、昏迷甚至死亡。

四、治　　疗

（一）急救治疗

毒蛇咬伤应在咬伤后短时间内采取急救措施，能否及时有效地进行抢救和处理，对其病情转归和预后影响很大。内外并治、排毒解毒、防毒内陷扩散为本病急救治疗宗旨。

1. 局部处置

（1）早期结扎：被毒蛇咬伤后，即刻用柔软的绳子或布带，或就近拾取适用的植物藤或茎叶等，在伤口上方超过1个关节结扎，结扎松紧度以能阻断淋巴液和静脉血的回流但不妨碍动脉血流为宜。结扎后即可用清水、冷开水、肥皂水等冲洗伤口，以洗去周围黏附的毒液。每隔15～20min放松1～2min，以免肢体因缺血而坏死。在应用有效的蛇药30min后可去掉结扎。如咬伤超过12h，则不需结扎。

（2）扩创排毒：常规消毒后，沿牙痕纵行切开1.5cm，深达皮下，或作“+”字形切口，如有毒牙遗留应取出，同时以1∶5000高锰酸钾溶液或过氧化氢溶液反复多次冲洗，使伤口处蛇毒破坏；并挤出毒血，促进局部排毒，以减轻中毒。但必须注意，凡尖吻蝮蛇、蝰蛇咬伤后，伤口流血不止，且有全身出血现象，则不宜扩创。

（3）烧灼、针刺、火罐排毒：在野外被毒蛇咬伤后，可立即用5～7个火柴头放在伤口上点燃烧灼1～2次，以破坏蛇毒。在肿胀严重时，可用八风、八邪穿刺法，即于伤肢手指缝间（八邪穴）或足趾缝间（八风穴）皮肤消毒后用刀片切开皮肤0.5cm，再以钝头银针与皮肤平行向上刺入1～2cm，将患肢下垂，并由近心端向远端挤压以排除毒液。也可以用刺络拔罐法，即于伤肢肿胀严重处以三棱针多处点破至皮下，以拔火罐的方法吸除伤口内的渗液，达到减轻肿胀和排除蛇毒的作用。但被尖吻蝮蛇、蝰蛇咬伤时应慎用，以防出血不止。

（4）封闭疗法：毒蛇咬伤后及早应用局部环封。其方法是：胰蛋白酶2000U加入1%利多卡因5～20ml中，在牙痕中心及周围注射达肌肉层或结扎上端进行套式封闭。根据病情，12～24h后可重复注射。也可以用肾上腺皮质激素、蛇毒血清等封闭。

（5）局部用药：经排毒方法治疗后，可用1∶5000呋喃西林溶液湿敷伤口，保持创口湿润，防止创口闭合。同时可以用季德胜蛇药研碎醋调外敷。野外情况下可用清热解毒的鲜草药，如半边莲、马齿苋、七叶一枝花、八角莲、蒲公英、芙蓉叶等，可选择1～2种捣烂敷于伤口周围肿胀部位。敷药时不可封住伤口，以防阻碍毒液流出，并保持药料新鲜与湿润，确保较长时间的疗效，避免局部感染。

（6）口服解毒药：伤后立即服用季德胜蛇药、上海蛇药片、广州蛇药片、云南蛇药片等解毒，首次剂量加倍。若没有可用蛇药，可取新鲜草药，如取白花蛇舌草、半枝莲、半边莲、七叶一枝花、金银花、野菊花、蒲公英、车前草等数味水煎口服。亦可一次性口服食醋 100 ～ 200ml。

2. 综合治疗

（1）抗蛇毒血清的应用：抗蛇毒血清是目前公认的抢救蛇伤中毒最有效的药物。我国目前有：精制抗蝮蛇毒血清（每支 6000U），精制抗五步蛇毒血清（每支 2000U），精制抗银环蛇毒血清（每支 10 000U），精制抗眼镜蛇毒血清（每支 1000U），精制抗金环蛇毒血清（每支 5000 U），精制抗蝰蛇毒血清（每支 5000U）等六种，治疗相对应的毒蛇咬伤。对致伤蛇种明确，但无相应抗蛇毒血清的选择，可根据其蛇毒组成情况与临床已有经验选择有交叉疗效的血清，如竹叶青蛇、烙铁头蛇咬伤可用精制抗五步蛇毒血清或精制抗蝮蛇毒血清替代；眼镜王蛇咬伤可用精制抗眼镜蛇毒血清合精制抗银环蛇毒血清替代；海蛇可用精制抗眼镜蛇毒血清替代。以上每支剂量是中和一条相应毒蛇的蛇毒的基本量，一般需根据症情增加 2 ～ 3 倍使用。患者入院时如诊断明确应在入院同时做相应抗蛇毒血清皮试，并打开静脉通道，若皮试阴性即刻注入抗蛇毒血清。若皮试阳性或阳性可疑者，需行脱敏注射法或分段稀释静脉滴注法。对于急危重症蛇咬伤患者，时间就是生命，可采用改良分段稀释静脉滴注法：把一个剂量的抗蛇毒血清混合于生理盐水 250ml 内，并加入地塞米松 10mg，静脉滴注前肌内注射异丙嗪 25mg 或氯苯那敏 10mg，用输液泵控制滴速，开始以 10 ～ 15 滴 / 分滴入，30min 患者无不良反应可加快滴速于 2h 内滴完全剂量。滴注时应密切观察，并备好抗休克、抗过敏及升压等急救药物于床边。

（2）肾上腺皮质激素的应用：可以补充肾上腺功能的耗竭，并可减轻蛇毒毒性反应，有利于病情缓解和康复。可选用氢化可的松或地塞米松。用药剂量视病情而定，一般成人用地塞米松 10 ～ 30mg 或氢化可的松 100 ～ 300mg，加入补液中静脉注射，连续应用 2 ～ 3 天，待病情稳定后逐渐减量至停药。对被判断为中毒程度较重的患者，应在早期加大使用剂量，在一定程度上可控制病情发展。

（3）利尿剂的应用：以血循毒为主的蛇咬伤，可在保证容量的情况下给予适当的利尿，可用呋塞米 10 ～ 20mg，静脉注射；或 20% 甘露醇 100 ～ 250ml，静脉滴注。保持一定的尿量，以利排毒和保护肾功能。如有血尿、蛋白尿表现者应常规使用 5% 碳酸氢钠静脉注射以碱化尿液。按每公斤体重每日 3 ～ 5ml 计算，持续 2 ～ 3 日。

（4）抗生素的应用：主要是用于预防或治疗蛇伤后并发感染。一般采用广谱抗生素，要注意对肾脏等重要脏器功能有损害的抗生素不能选用。

（5）破伤风抗毒素的应用：须尽早应用，用法是破伤风抗毒素 1500U，肌内注射，一般只需 1 次。用前需做过敏试验。

3. 危重症的抢救

（1）呼吸麻痹的处理：常见于含有神经毒素的毒蛇咬伤（如银环蛇、金环蛇、海蛇、眼镜王蛇、蝮蛇及眼镜蛇咬伤的患者），这是由于神经毒素对呼吸肌的神经 - 肌肉接头阻断的结果，这种阻断是可逆的，只要有效地维持与恢复呼吸功能，就可渡过或避免更严重情况出现。

一旦出现气促、呼吸困难、表浅而快的症状，应立即给氧，保持呼吸道通畅。并可以使用呼吸中枢兴奋药，如氨茶碱、尼可刹米、洛贝林、回苏林、利他灵等。早期应用呼吸兴奋剂是有帮助的，对呼吸肌已麻痹而停止自主呼吸的患者，则不宜再使用，否则弊大于利。如因缺氧引起脑水肿，可选用 20% 甘露醇或 25% 山梨醇按 1 ～ 3g/kg，分次快速静脉滴入；严重者 4h 1 次，以后根据病情酌情延长；也可用呋塞米 40mg 加入 50% 葡萄糖溶液 40ml 内静脉注射，每日

2～4次，或与甘露醇交替使用。此外肾上腺皮质激素可减轻毛细血管的通透性，减少血浆外渗，从而减轻脑水肿；如出现酸中毒症状，可立即用5%碳酸氢钠200ml静脉注射，以后根据二氧化碳结合力情况应用，必要时可行气管切开术给予机械通气。机械通气指征：患者呼吸乏力，胸闷而烦躁，口唇及指甲发绀，见呼吸三凹征，呼吸频率＜12次/分。血氧分压＜60mmHg，即可给予做气管插管，如有抵触，可用少许安定药或肌松药，如气道痉挛，喉头水肿，插管困难，可直接气管切开，气管插管必须坚决、果断，否则很容易丧失抢救时机。机械通气要注意呼吸道的护理，如定期吸痰，避免肺部感染，气囊定期减压，避免气道黏膜长期压迫后溃疡出血。待患者自主呼吸恢复，神志清楚，临床症状改善，血氧饱和度达98%以上，$FiO_2 \leq 40\%$，PaO_2=80～100mmHg，则可撤机。

（2）急性肾衰竭的处理：多见于被含血循毒及混合毒的毒蛇咬伤后（如尖吻蝮蛇、蝰蛇、蝮蛇等），引起急性肾功能损害较为常见，此种损害大多数为功能性障碍，如不及时纠正，则可发生肾小管坏死，形成急性肾衰竭。

肾衰竭早期可选用及用5%碳酸氢钠150ml静脉注射以碱化尿液，20%甘露醇100ml或呋塞米60mg加入50%葡萄糖20ml内，静脉注射；当尿量增多时，可重复使用，保持尿量在每日1500～2000ml，必要时可应用利尿合剂。利尿剂在肾衰竭已形成，肾实质损伤、肾小管坏死期慎用。肾上腺皮质激素有抑制抗利尿激素的作用，以及有增加利尿和调节水电解质平衡的效果，因此可短期内大量使用。如地塞米松注射液每天20～40mg，分次加入输液内滴注，急性期过后应逐渐减量停药。人工透析疗法是治疗急性肾衰竭的有效措施之一，一般较常用血液透析法，血透指征：①每小时尿量小于17ml，连续达8h或每24h少于400ml。尿比重＜1.015。血清尿素氮大于25mmol/L，血肌酐大于350μmol/L。②明显的水钠潴留（四肢浮肿，急性肺水肿，或充血性心力衰竭）。③高血钾症：血钾高于6.5mmol/L。④严重酸中毒CO_2CP＜13mmol/L，即可选择。一般认为，在有条件的情况下，较早给予血透或血滤有利于毒蛇咬伤后急性肾衰竭患者的恢复，血透可有效地清除大量炎性介质和细胞因子，从而可改善预后。少尿期严格控制补液量，维持水、电解质平衡，以“量出为入，宁少勿多”为原则，如有发热，可略增补液。少尿期易出现高血钾症、低钠血症，多尿期易出现低血钾症，可按常规给予相应的治疗，以维持水电平衡。另外，低分子右旋糖酐、能量合剂等有保护和促进肾组织修复的作用，可根据情况选用。

（3）心力衰竭的处理：大多数含血循毒素的毒蛇对心脏有不同程度的损害，但被眼镜蛇、眼镜王蛇咬伤者表现较为严重。心力衰竭一旦诊断成立，轻症时，可用氨茶碱0.25g加入25%葡萄糖液20ml，静脉缓注。如心率慢，可用阿托品0.5～1.0mg肌内注射。如出现心房颤动（心率快），可用普罗帕酮35～70mg加入生理盐水20ml静脉注射。心动过速，可用毛花苷丙0.4～0.8mg，加入5%～10%葡萄糖20～40ml内静脉注射。对血压下降、休克者，在补液中加入间羟胺多巴胺以维持血压。心力衰竭患者同时应给予吸氧，应用促心肌代谢的药物，如三磷酸腺苷、肌苷、辅酶A等，还应注意血钾及酸中毒。

（4）弥散性血管内凝血（DIC）的处理：目前已知我国的蝰蛇、五步蛇、蝮蛇、竹叶青蛇等毒蛇可引起DIC，而以五步蛇、蝰蛇的发生率最高。首先是使用有效的抗蛇毒血清和激素。当在高凝期可考虑静脉给予低剂量肝素，但必须证明确实血液处于高凝状态时在严密观察下才使用抗凝治疗。在消耗性低凝期可使用新鲜血、血浆以补充凝血因子，或直接输血小板以补充消耗。此外，还可用清开灵40～60ml加入5%的葡萄糖液中静脉注射。也可用低分子右旋糖酐、山莨菪碱等保护血管内膜、血细胞、血小板、降低血黏稠度，使微循环通畅。

（二）中医辨证救治

根据不同类型毒蛇咬伤后出现不同症状，进行辨证施治。凡风毒（神经毒）者，宜活血祛风为主；火毒（血循毒）者，宜清热解毒、凉血止血为主；风火毒（混合毒）者，则活血祛风、清热解毒和凉血止血合用。

1. 风毒证

症状：局部伤口不红不肿不痛，仅有皮肤麻木感；全身症状有头昏头重、眼睑下垂、视物模糊、张口不利、吞咽困难、四肢乏力；舌淡，苔薄白，脉略数。

治法：祛风解毒，活血化痰。

代表方：祛风活血汤（经验方）。

常用药：半边莲、白菊花、川芎、白芷、丹参、威灵仙、桂枝、七星剑、竹沥、车前草、徐长卿、大黄（后下）、白茅根、僵蚕、蝉衣、生甘草。

加减：痰多加葶苈子、鱼腥草以清热祛痰；四肢抽搐加全蝎、蜈蚣、蝉蜕、钩藤（后下）以祛风解痉。

2. 火毒证

症状：局部肿痛严重，常有水疱、血疱或瘀斑，甚至溃烂、坏死；全身症状可见恶寒、发热、头痛、头晕、烦躁、咽干口渴、胸闷心悸、胁肋胀痛、大便干结、小便短赤或尿血；舌质红，苔薄黄，脉滑数。

治法：清热解毒，凉血止血。

代表方：龙胆泻肝汤合五味消毒饮。

常用药：半边莲、半枝莲、金银花、蒲公英、七叶一枝花、黄芩、栀子、虎杖、白茅根、当归、泽泻、生大黄（后下）、赤芍、生地黄、丹参。

加减：如呕吐，加竹茹、陈皮以和中止呕；如兼腹部胀满，疼痛拒按，大便秘结不通，加元明粉（冲）、枳实、厚朴通腑泻热；如小便短赤。加车前草、黄连以清热利湿泻火；肢体红赤肿痛剧者，加红花、丹皮、三七以凉血活血，化瘀止痛；如兼尿血，加旱莲草、茜草、车前子（包）以清热凉血利尿；如脉细，舌红少苔者，加麦冬、玄参，加强养明清热之效；如热毒入肝，出现身黄目黄尿黄，胸胁痞满之肝胆湿热证，加龙胆草、茵陈、田基黄以清热退黄解毒。

3. 风火毒证

症状：局部红肿较重，一般多有创口剧痛，或有水疱、血疱、瘀斑、瘀点或伤处溃烂；全身症状有头晕、头痛、眼花、寒战发热、胸闷心悸、恶心呕吐、大便秘结、小便短赤，舌苔白黄相兼，后期舌质红，苔黄，脉弦数。

治法：清热解毒，凉血息风。

代表方：蛇伤解毒汤（经验方）。

常用药：半边莲、半枝莲、白芷、野菊花、车前草、当归、重楼、徐长卿、白花蛇舌草、大黄（后下）、白茅根、生地、僵蚕、蝉衣、生甘草。

加减：风邪偏重，加防风、全蝎、蜈蚣、钩藤（后下）；火邪偏重，加黄芩、黄连、丹皮、赤芍；肿胀明显，加泽泻、茯苓、赤小豆；引经药：上肢，加桑枝；下肢，加川牛膝。

4. 蛇毒内陷变证 毒蛇咬伤后早期失治误治，或中毒过重，或旧有宿疾，可导致邪毒鸱张，正不胜邪，而致风火蛇毒内陷。风毒易闭肺，而火毒易入营血、陷厥阴或伤肾元，风火相煽更易形成一系列严重的内陷变证。

（1）风毒闭肺证

症状：胸闷烦躁，鼻翼翕动，呼吸促而无力，或呼吸停止，喉间痰鸣，口角流涎，唇色紫绀，神志模糊甚至昏迷；舌紫暗，脉细数。

治法：宣肺开闭，祛风化痰。

代表方：麻杏石甘汤合小陷胸汤。

常用药：麻黄、杏仁、黄连、半夏、瓜蒌实、半边莲、生甘草。

加减：咳嗽痰多者，加浙贝母、竹沥、天竺黄清肺化痰；咳喘气促者，加苏子、葶苈子降气平喘；口唇紫绀者，加丹参、红花活血化瘀；痰黄热盛者，加黄芩、鱼腥草、虎杖清肺解毒；大便干结，苔黄舌红者，可加黄连、生大黄（后下）、山栀苦寒直降里热，泻火通腑。

（2）毒燔营血证

症状：伤口出血不止，患肢肿胀严重，皮肤大片瘀斑；口、鼻、眼、二阴等窍孔出血；高热、躁狂不安、惊厥抽搐或神昏谵语；舌质红绛，脉弦数或细数。

治法：清营凉血，解毒益阴。

代表方：清营汤。

常用药：半边莲、水牛角粉（冲服）、生地黄、元参、赤芍、牡丹皮、绿豆衣、麦门冬、竹叶心、丹参、黄连、金银花、连翘。

加减：如呕血、黑便者加地榆炭、茜草、白及凉血收敛止血；尿血严重加大蓟、小蓟、车前草、三七末（冲服）清热凉血止血。

（3）内闭外脱证

症状：身体灼热，神志昏愦不语，汗多，倦卧，气息短促，舌质红绛少苔，脉细数无力或散大；甚者身热骤降，烦躁不宁，呼吸浅促，面色苍白，冷汗淋漓，四肢厥冷，脉微细欲绝。

治法：清热开窍，固脱救逆。

代表方：安宫牛黄丸合生脉散、参附汤。

常用药：黄芪、人参（另炖）、炙甘草、桂枝、干姜。安宫牛黄丸（牛黄、犀角、郁金、黄芩、黄连、麝香、栀子、朱砂、雄黄、冰片）一粒温水送服。

加减：如冷汗自出，四肢厥逆，加附子温中祛寒，回阳救逆。唇舌青紫，胸痛，加丹参、川芎、赤芍、红花以活血祛瘀。

（4）火毒伤肾证

症状：尿血，突然尿少或尿闭；伤口仍红肿，胀痛，发热，烦躁，舌暗红，苔黄，脉涩。

治法：活血祛瘀，清热利尿。

代表方：小蓟饮子。

方药：小蓟、生地黄、白茅根、淡竹叶、车前草、当归、藕节、蒲黄、半边莲、黄柏、桃仁、栀子、赤芍、牛膝、赤小豆、茯苓皮、炙甘草。

加减：如排尿涩痛，加灯心草、泽泻清热通淋；恶心呕吐者加竹茹、陈皮、生姜。

五、预防与调护

1. 预防

（1）搞好环境卫生，清除生活区周围杂草，堵塞洞穴，使蛇无藏身之地。

（2）在毒蛇多的地方行走时，要穿着鞋袜及长裤，穿越山林草地时尤其要注意，可用棍杖先打草驱蛇，并注意树上有无绿色的青竹蛇类隐藏。夜间行走宜有照明用具，防止误踩毒蛇而被咬伤。

（3）掌握毒蛇活动习性，如毒蛇一般在夏秋炎热季节，特别是潮湿、闷热时，或雷雨前后出没频繁；除眼镜蛇和眼镜王蛇以白天活动为主外，多数毒蛇在夜晚活动觅食，所以夜晚行路应特别注意。另外，毒蛇往往在山林、灌丛、农田、河边、草丛处栖息出没。此时应尽量减少外出到这些地方劳作活动，必须前往时应特别注意防范。无经验者切忌试图捕捉毒蛇，否则一旦被蛇反咬，则伤情严重。

（4）如果不慎被蛇咬伤，一定要镇静，应尽量看清蛇体颜色、花纹、大小形态、头型以及伤口齿痕，以便辨别为何种毒蛇咬伤。更不要狂奔乱跑，以免毒素随循环加快而加速扩散，应立即进行现场急救，如缚扎、清洗等，然后迅速转送医院进一步治疗。

2. 调护

（1）饮食上忌辛辣、燥热、肥甘厚味之品，忌饮酒，保持二便通畅。

（2）对于患者的紧张恐惧情绪，应耐心做好解释和安慰工作。

（3）咬伤初期应令患者抬高患肢，避免走动，以防毒液扩散。病情好转时患肢应适当抬高，以利于消肿，外敷药物不要遮盖伤口。

六、历代医家有关论述

《淮南子》中记载："蝮蛇螫人，傅以和堇则愈"，是我国关于蛇伤治疗的最早记载。

《神农本草经》有"蚤休去蛇毒"的记载。

《金匮要略》中载："千般疢难，不越三条。一者经络受邪，入脏腑，为内所因也。二者四肢九窍，血脉相传，壅塞不通，为外皮肤所中也。三者房室金刃，虫兽所伤。以此详之，病由都尽。"由此可见毒蛇咬伤作为"虫兽所伤"已被作为致病之因而认识。

《肘后备急方》介绍了蛇伤治疗有三法：一为高温破蛇毒，如"切叶刀烧赤烙之"；二为灸法，如"一切蛇毒，急灸三五壮则众毒不能行"；三为中药治疗，如"捣小蒜，饮汁，以滓敷疮上"、"烧蜈蚣末以傅疮上"和"捣鬼针草，敷上，即定"等。同时又有"蛇螫人，九窍皆血出"的症状记载。

《诸病源候论》首次详细记载了伤人毒蛇种类，并提出"恶蛇之类甚多，而毒有瘥剧"的区别治疗原则，"凡蛇疮未愈，禁热食；热食便发"为于蛇伤治疗的饮食禁忌。

《本草纲目》记载半边莲"治蛇虺伤，捣汁饮，以滓围涂之"。

《普济方》记载"夫蛇，火虫也，热气炎极，为毒至甚"，明确了蛇毒为火热致病。

《外科正宗》云："蛇毒伤人，用雄黄末、兰叶捣汁，调敷肿上；内用半枝莲捣烂取汁二两，热酒四两和汁服之，盖汗为效，仍用渣敷伤处亦妙。又方随伤即用端午收采苍耳草末五钱，水煎一钟热服，盖汗即安，如无端午收采者，便用常日采取阴干，煎服一两，发汗亦效"，"七寸蛇，青色扁形，尖尾短足。红口者毒轻，青口者毒重，以舌螫人，其毒最恶。初螫时用雄黄末一钱，生矾二钱勺内溶化，将箸头点药伤处，冷则易之，连点七次遂愈。毒气入里者，解毒紫金丹酒磨服一钱，盖汗即愈。迟延毒走肿痛者，麻油焰熏之亦瘥"。

《外科启玄》云："诸蛇有毒莫如土虺蛇最毒，如人被伤，即取半边莲草揉而擦之，顷刻即安，亦可煎服。故俗云有人认得半边莲，终朝可伴毒蛇眠。雄黄亦可搽之。"

《外科证治全书》云："凡被蛇咬伤，即以针刺伤处出血，以绳扎伤处两头，庶不致毒气内攻，流布经络。用五灵脂、雄黄等分研末，酒服二钱，外亦以敷之，中留一孔令泄其毒。或取三七捣烂罨之，毒亦消散，神效。如毒气入腹肿昏溃者，则急用白芷一两为末，麦冬煎汤调敷灌之，顷刻伤处出毒水，毒尽肿消。仍用白芷末敷之而愈。蛇伤久溃不愈，毒气延蔓者，先以净水洗净，用白芷末，胆矾、麝香少许研匀掺之，良久恶水涌出，其痛即之。日以敷之，一月愈。山居人被伤，仓卒无药者，急以溺洗伤处。蛇伤，或在足上或在头面或在身腹之间，足肿如斗，面肿如盘，腹肿如箕，三日不救则毒气攻心而死。盖蛇乃阴物，藏于土中。初出洞时，其口尚未饮水，毒犹未解，故伤人最毒，治宜解毒为主。用祛毒散（白芷、生甘草、夏枯草、蒲公英、紫地丁、白矾）。”

《医宗金鉴》云：“蛇咬伤时即饮醋，仍宜用绳扎患处，再服五灵共雄黄，肿消口合自如故。”

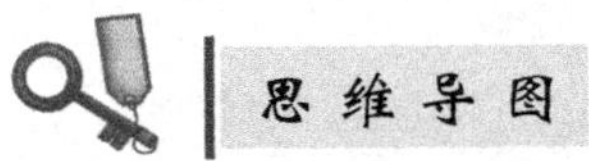

- 急性中毒
  - 概述
    - 不洁或有毒之物进入体内
  - 急性有机磷杀虫药中毒
    - 实证——解毒汤、银花三豆饮、绿豆甘草汤、菖蒲郁金汤、中成药
    - 虚证——独参汤或参附汤、中成药
  - 急性镇静催眠药中毒
    - 稳定患者的生命体征
    - 清除毒物——催吐、洗胃，活性炭吸附、碱化尿液和利尿、血液净化
    - 解毒药——氟马西尼
    - 对症治疗
  - 急性毒品中毒
    - 复苏支持治疗——呼吸支持、循环支持、纠正代谢
    - 清除毒物——催吐、洗胃、活性炭吸附
    - 解毒药——纳洛酮、纳美芬
    - 对症治疗
  - 急性酒精中毒
    - 急救治疗
      - 轻到中度的中毒无需特殊治疗，酒精中毒昏迷需防止呼吸抑制和因此造成的并发症
    - 中医辨证救治
      - 胃气上逆——小半夏汤
      - 饮停于胃——苓桂术甘汤
      - 热扰清窍——羚角钩藤汤
      - 热闭心包——安宫牛黄丸
      - 脱证——参附汤和黑锡丹
  - 急性一氧化碳中毒
    - 邪毒上扰——小半夏汤
    - 痰蒙神窍——涤痰汤合安宫牛黄丸、黑锡丹
    - 阴阳离决——回阳救逆汤
  - 急性常见中草药中毒
    - 实证——甘草泻心汤合三圣散
    - 虚证——生脉散合六君子汤
  - 毒蛇咬伤
    - 风毒证——祛风活血汤
    - 火毒证——龙胆泻肝汤合五味消毒饮
    - 风火毒证——蛇伤解毒汤
    - 蛇毒内陷变证
      - 风毒闭肺——麻杏石甘汤合小陷胸汤
      - 毒燔营血——清营汤
      - 内闭外脱——安宫牛黄丸合生脉散、参附汤
      - 火毒伤肾——小蓟饮子

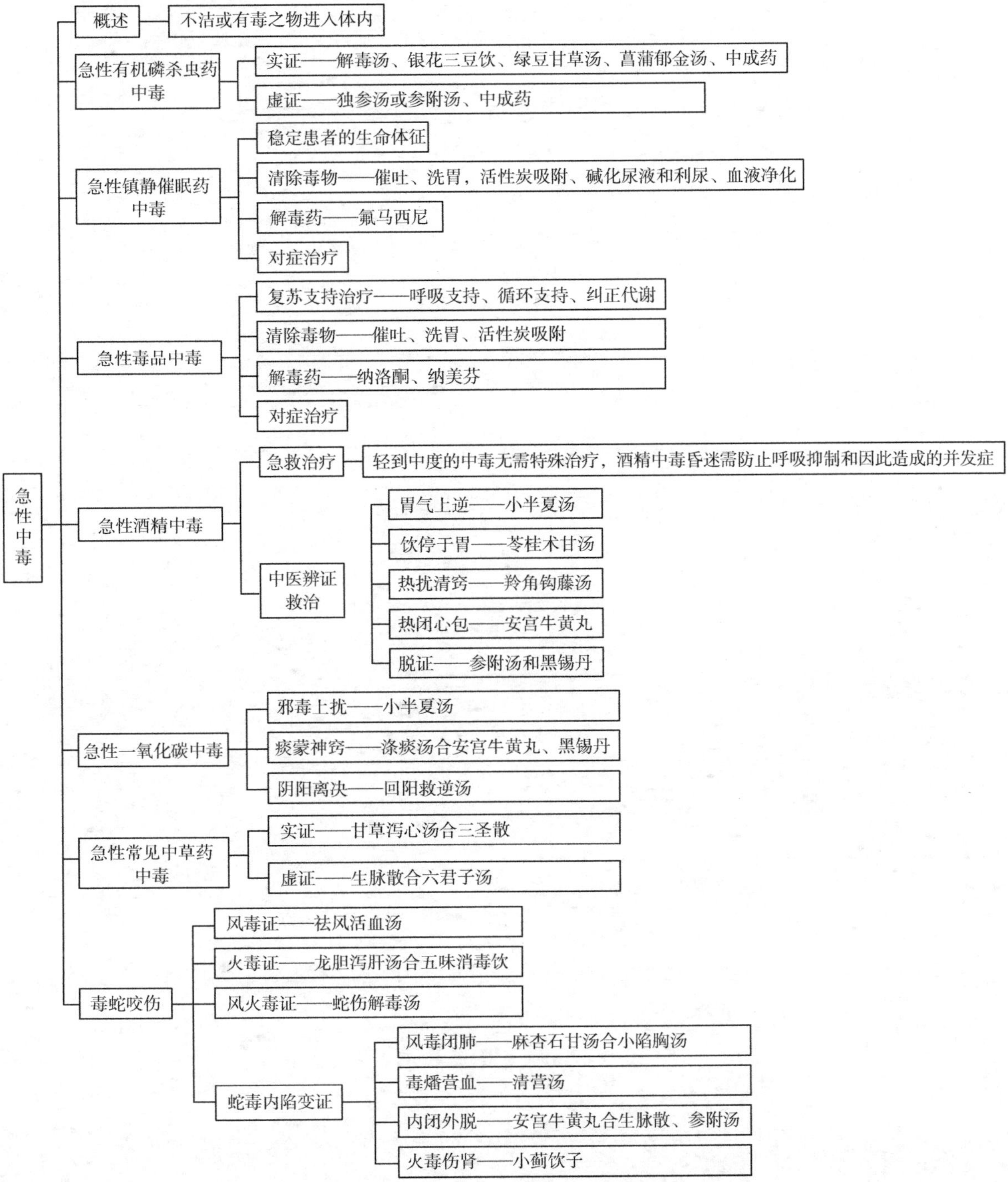

1. 简述急性有机磷杀虫药中毒临床表现。
2. 急性有机磷杀虫药中毒如何分级？
3. 急性有机磷杀虫药中毒患者应完善哪些辅助检查？
4. 急性有机磷杀虫药中毒中医辨证要点是什么？
5. 试述急性有机磷杀虫药中毒患者西医治疗措施。
6. 谈谈急性有机磷杀虫药中毒患者如何进行中医辨证施治。
7. 如何救治安眠药中毒患者？
8. 面对安眠药自杀患者，医生能如何发挥更积极的作用？

第二十五章　理化因素伤害

第一节　概　　述

理化因素损伤，即理化因素所致疾病，是指人接触有害的物理因素和化学因素所导致的疾病。其临床特点是：病因明确；不同病因所致疾病临床表现迥异；具有特殊的靶部位和损伤机制；剂量－效应关系和时间－效应关系明显；疾病可以群体发生但无传播性；临床后果与作用强度密切相关。物理因素包括异常气温（中暑、冻伤），异常气压（高气压、低气压如高原病），噪音，辐射（非电离辐射和电离辐射），淹溺和电击等。化学因素包括中毒，如急性有机磷杀虫药中毒、急性镇静催眠药中毒、急性毒品中毒、急性乙醇中毒、急性一氧化碳中毒、急性常见中草药中毒，毒蛇咬伤等。部分疾病的发生是物理和化学因素共同作用的结果，如尘肺病及高温作业导致的机体损伤。

本章重点介绍物理损伤部分。与化学因素相比，物理因素引起的机体损伤有以下特点：①作业场所常见的物理因素，除了激光是人工产生以外，其他因素在自然界均有存在；②每一种物理因素都有特点的物理参数；③作业场所存在的物理因素一般有明确的来源；④工作场所空间中物理因素的强度一般是不均匀的，多以发生装置为中心向四周传播；⑤有些物理因素可有连续波和脉冲波，性质不同，对人体危害的程度有所不同；⑥在许多情况下，物理因素对人体危害的程度与物理参数不呈直线相关关系；⑦针对物理因素采取预防措施时不是设法消除这些因素，也不是将其减少到越低越好，而是设法将这些因素控制在正常范围内；⑧对物理因素所致损伤或疾病的治疗，除进入体内的放射性物质外，绝大多数物理因素在脱离接触后体内无残留，所以治疗不需要采用“驱除”或“排出”的方法，而主要是针对损害的组织器官和病变特点采取相应的治疗措施。

一、诊　　断

理化因素所致的疾病主要是根据有害理化因素接触史和典型的临床表现，结合辅助检查，排除其他疾病后确诊，必要时进行诊断性治疗。

（1）病史采集：详细地采集病史是诊断的首要环节，但遇到危及生命时简单采集病史，立马进行抢救，待病情平稳后再行详细询问。

（2）症状和体征：具有诊断意义的症状和体征有助于疾病的诊断；同时对于临床中出现原因不明的多脏器功能衰竭或突然出现的不能解释的严重症状，应考虑隐匿性中毒的可能。

（3）辅助检查：辅助检查分为常规检查和特异性检查。特异性检查有助于明确诊断，如血清毒物浓度对中毒患者的诊断具有非常重要的作用。

（4）鉴别诊断：主要是与具有相似临床症状表现的其他内科疾病鉴别，同时还要与不同的理化因素所致的疾病相鉴别，此外还要警惕多种有害疾病的联合作用。

二、治疗原则

理化因素所致疾病的治疗原则是：有特效治疗的理化因素损伤要积极进行特效治疗；对于缺少特效疗法的理化因素所致的损伤，积极对症支持，保护重要脏器，同时根据病因和病情变化制订不同的治疗方案。具体如下：立即脱离有害环境；紧急复苏并维持生命体征稳定；对中毒患者积极清除体内毒物；及早使用特效疗法；重要脏器支持和对症治疗；积极防治各种并发症。

本节案例请扫码

第二节 中 暑

一、概 述

中暑（heat illness）是长期在高温、高湿环境，出现以体温调节中枢功能障碍、汗腺功能衰竭和水电解质丢失过多为特征的疾病。根据发病机制和临床表现将中暑分为：热痉挛、热衰竭和热射病。以上三种类型中暑可以发生在同一个患者身上，未积极治疗的热衰竭可以进展为热射病，甚至危及生命。

中医中暑分为阳暑和阴暑两类。《素问·热论》云："先夏至日为病温，后夏至日为病暑，暑当与汗出勿止"，以节令的气候不同，便发生了不同的疾病，这是中医认为自然环境影响机体病理变化的特点。天气炎热，气温高于体温，在高温工作的人们毛孔无时不在开张，体温无时不在散放，汗出不止，体内水分消失太多，血液黏稠，循环不畅，轻则气短，重则昏倒；治疗上《内经》指出"暑当与汗出勿止"，即中暑时不可强行止汗，若强行止汗则使毛孔闭而汗不出，体内之热不能排除，导致身热如燔炭，内生它变，或上吐下泻，或吐泻不出，变生他证。张仲景《伤寒论》中记载："太阳中热者，暍是也，其人汗出恶寒身热而渴也"。

现代医学认为中暑是机体对高温环境适应能力减退，体内产热和吸收热量超过散热量引起的疾病。此外室内高温、通风不良的环境中，年老体弱，久病卧床、肥胖或产褥期妇女也可以发生中暑。促进中暑的因素有以下几种：①获取外源热量过多；②自身产热量过多；③散热功能障碍；④汗腺功能障碍或衰竭；⑤体内严重缺钾。中暑损伤主要是由于体温过高（＞42℃）对细胞的直接毒性作用，导致细胞膜稳定性下降、线粒体功能障碍、各种反应酶变性，有氧代谢中断，导致多脏器功能衰竭。

二、中医病因病机

关于中暑的病因可以从内因和外因两个方面分析。李杲云"暑热者，夏之令也，火行于天地之间，人或劳动，或饥饿，元气亏乏，不足以御天令亢极，于是受伤而为病，名曰中暑"。

外因包括：①气候炎热，中暑的发生主要系由于夏月天气炎热，外界温度增高以致人体不能适应所致。②劳累因素，中暑的发生常常和人体在炎热天气中过劳有关。③饮食起居失调。内因中医责之于虚，即中暑的发生是由于患者生理功能调节不能适应外界气温的变化而致病。《李杲十书》云："元气亏乏，不足以御天令亢极，于是受伤而为病"。由此可见夏季暑气当令，暑乃天火，暑性炎热酷烈，外感暑热，若劳倦过度，汗出过多，津气耗伤，致正气亏虚；或禀赋不足，正气虚弱，机体抗御外邪的能力下降，暑热病邪乘虚侵袭人体而发病。

（1）从发病的部位来说，中医认为中暑的发病部位在“心”：严用和《济生方》云：“暑者在天为热，在地为火，在脏为心，是以暑喜伤心”，所谓暑病在心，是指暑病的发生是人体在病因作用下，人体具有主持全身作用的高级器官功能障碍致病。暑气通于心，气分不解，可内陷心营，生痰生风，或损伤血络，迫血妄行而见各种血证；或蒙蔽心包而出现舌謇肢厥，神昏谵妄；或引动肝风而痉厥抽搐。正如王孟英所说：“温热暑疫诸病，邪不即解，耗液伤营，逆传内陷，痉厥昏狂，谵语发斑等证。”

（2）从暑病的性质来看，暑病属于火（热），多兼湿邪：朱丹溪谓：“暑乃夏月炎暑也，盛热之气者，火也……”，暑为火热之气，火热暑邪伤人，传变迅速。叶天士云“夏暑发自阳明”，暑病多径入阳明气分，而出现壮热、烦渴、汗多、面赤、脉洪大等证。王孟英云：“暑令湿盛，必多兼感”，夏季炎热，天暑下迫，地湿蒸腾，暑热极胜，湿气较重，暑湿相搏，故暑邪常兼挟湿邪为患。

（3）暑病多虚：暑伤元气，李杲谓“中热者阴症，为热伤元气”；“壮火食气”，暑性酷烈，内炽气分，内蒸外迫，煎灼津液，逼津外泄，易伤津耗气，气津两伤，出现全身乏力，头昏肢倦，胸闷恶心，口渴多汗，甚则出现津气欲脱的危象，如胸闷烦躁，皮肤干燥，呼吸急促，大量汗出，恶心呕吐，面色苍白，体温突降，汗出不止，喘渴欲脱，脉象散大等。后期，热邪渐退，而津气未复，多见暑伤心肾、气阴亏虚或余邪兼痰挟瘀而表现为正虚邪恋证候。此外肥胖、年老、产后及体弱人群由于素体虚弱，正气已虚，再遇暑热邪气，不能耐受，出现暑热耗气伤津，甚则生风动血扰神。

本病的发生以本虚的基础，外感暑热邪气，暑性炎热酷烈，暑邪伤人，传变迅速，常耗气伤津，早期出现全身乏力，头昏肢倦，胸闷恶心，口渴多汗等症。重则暑邪不解生风动血扰神，出现汗闭高热，头痛呕吐，神昏肢厥，或肢体痉挛抽搐等症。因此病机是本虚标实，本虚为气津两伤，标实为暑热、湿、内风，甚至动血扰神。

三、诊断与鉴别诊断

（一）疾病诊断要点

我国《职业性中暑诊断标准》（GB11508-89）根据临床表现，将中暑分为先兆中暑、轻症中暑、重症中暑。根据有高温环境暴露史、过多出汗而缺乏液体的补充，临床症状和实验室检查可以作出诊断，也应注意除外其他器质性疾病。

（1）在高温环境下出现全身乏力，头昏肢倦，胸闷恶心，口渴多汗等症。如离开高温环境，休息后可恢复正常，为先兆中暑。

（2）面色潮红，胸闷烦躁，皮肤干燥，呼吸急促，大量汗出，恶心呕吐，面色苍白，血压下降，为轻度中暑。

（3）上述症状持续不解，继现汗闭高热，头痛呕吐，神昏肢厥，或肢体痉挛抽搐等症，为重症中暑。重症中暑又分为热痉挛、热衰竭和热射病（劳力型热射病和经典型热射病）。

1）热痉挛：是一种短暂、间歇发作的肌肉痉挛，可能与钠盐丢失相关。热痉挛常发生于初次进入高温环境工作，或运动量过大时，大量出汗且仅补水者。

2）热衰竭：指热衰竭以血容量不足为特征的一组临床综合征。严重热衰竭情况下，体液、体钠丢失过多，水电解质紊乱，但无明显中枢神经系统损害表现。

3）热射病：热射病典型的临床表现为高热、无汗、昏迷。发病原因不同，临床表现也有所不同。

A. 劳力型热射病：见于健康年轻人（如参加训练的官兵），在高温高湿环境下进行高强度训练或从事重体力劳动一段时间后忽感全身不适，发热、头痛、头晕、反应迟钝，或忽然晕倒、神志不清，伴恶心、呕吐、呼吸急促等，继而体温迅速升高达40℃以上，出现谵妄、嗜睡和昏迷，皮肤干热，面色潮红或苍白，开始大汗、冷汗，继而无汗，心动过速、休克等。

B. 经典型热射病：见于年老、体弱和有慢性疾病的患者，一般为逐渐起病。前驱症状不易发现，1～2天后症状加重，出现神志模糊、谵妄、昏迷等，或有大小便失禁，体温高，可达40～42℃，可有心力衰竭、肾衰竭等表现。

（4）易感因素：分为个体因素、环境因素和组织因素，各因素的叠加会增加热射病的严重程度，并与预后相关。

1）个体因素：①发热，感冒，胃肠炎，腹泻，呕吐；②脱水；③睡眠不足；④缺乏热习服训练；⑤肥胖；⑥低血钾。还有特殊人群如年老、产妇、慢性体弱病员可在通风不良及过度疲劳、过量饮酒等情况下发生。

2）环境因素：训练场地热负荷过重，强烈的太阳直射。

3）组织因素：与体能不相适应的训练计划，不适当的训练和休息周期，补水不足。

（5）须与疫疟、中风、食物中毒等鉴别。

（6）辅助检查：据疾病严重程度的轻重，选择不同的辅助检查。

1）血常规：发病早期因脱水致血液浓缩可出现血红蛋白升高、血细胞比容增加，血小板发病初期正常，继而迅速下降，尤以发病后1～3天为甚，最低可小于10×10^{9}/L。白细胞、中性粒细胞增高，其增高的程度与中暑的严重程度相关。

2）感染指标：如果中暑合并感染者明显升高，可伴有C反应蛋白（CRP）、降钙素原（PCT）升高。

3）血液生化：电解质紊乱，出现高钾、低钠、低氯、低钙、高磷血症。肾功能损伤出现血肌酐、尿素氮、尿酸不同程度升高。肝功能损伤出现氨基转移酶、胆红素的升高和低蛋白血症。横纹肌溶解出现肌酸激酶升高，肌红蛋白明显增高。

4）凝血功能异常：凝血功能障碍在发病第1天出现，但更常见于第2天和第3天。纤维蛋白原（Fib）＜1.5g/L或进行性下降；凝血酶原时间（PT）延长3s以上，部分活化凝血活酶时间（APTT）延长10s以上；D-二聚体升高或阳性，纤维蛋白原降解产物（FDP）＞20mg/L，或3P试验阳性等。

5）动脉血气：常提示代谢性酸中毒和呼吸性碱中毒、高乳酸血症、低氧血症等。

6）心电图：一般为窦性心动过速，室性期前收缩，有时也可表现为心动过缓，可伴有T波及ST段异常。多表现为快速型心律失常。

7）影响学检查：发病初期头颅CT多无阳性发现，3～5天后可出现脑实质弥漫性水肿，凝血功能差者可出现蛛网膜下腔出血。热射病后期MRI表现为基底核、苍白球、双侧内囊、壳核和小脑缺血、软化灶。部分患者MRI显示双侧小脑、尾状核、皮质下白质异常和海马区均匀增强。严重者会出现小脑的缺血坏死甚至脑萎缩。

（二）中医诊断要点

中暑分为阳暑、阴暑、暑厥和暑风，具体辨证如下：

（1）阳暑：头昏头痛，心烦胸闷，口渴多饮，全身疲软，汗多，发热，面红。舌红，苔黄，脉浮数。

（2）阴暑：精神衰惫，肢体困倦，头昏嗜睡，胸闷不畅，多汗肢冷，微有畏寒，恶心欲吐，渴不欲饮。舌淡，苔薄腻，脉濡细。

（3）暑厥：昏倒不省人事，手足痉挛，高热无汗，体若燔炭，烦躁不安，胸闷气促，或小便失禁。舌红，苔燥无津，脉细促。

（4）暑风：高热神昏，手足抽搐，角弓反张，牙关紧闭，皮肤干燥，唇甲青紫。舌红绛，脉细弦紧或脉伏欲绝。

（三）西医诊断要点

暴露于高温、高湿环境，进行高强度运动，并出现以下临床表现者：①严重中枢神经系统功能障碍表现（如昏迷、抽搐、精神错乱）；②核心温度高于40℃；③皮肤温度升高和（或）持续出汗；④肝氨基转移酶明显升高；⑤血小板明显下降，并很快出现DIC；⑥肌无力、肌痛、茶色尿；⑦CK大于5倍正常值。

（四）鉴别诊断要点

（1）中医鉴别诊断：中暑属于暑温的范畴，中暑的发生与周围环境温度增高、湿度增大和机体正气不足有关，暑邪和湿邪共同作用于人体而致病，出现高热、心烦、口渴、汗多、面赤甚至神智障碍等症状。这与中医暑热病邪致病、暑必挟湿是很相似的。而暑温还包括了现代医学中乙脑、登革热、钩端螺旋体病等的某些证型，故可以认为中暑属于暑温的范畴，但和暑温不全相同，需要和暑温的其他疾病相鉴别。

（2）西医鉴别诊断：通过询问病史相对容易诊断中暑，根据临床表现可以区别中暑的不同阶段。诊断时要区别劳力型热射病和经典型热射病。劳力型热射病在热射病基础上伴有严重的横纹肌溶解，故急性肾衰竭、急性肝损害、DIC出现早，在发病后十几小时甚至几小时即可出现，病情恶化快，病死率极高；经典型热射病见于年老、体弱和有慢性疾病的患者，一般为逐渐起病。前驱症状不易发现，1～2天后症状加重，出现神志模糊、谵妄、昏迷等，或有大小便失禁，体温高，可达40～42℃，可有心力衰竭、肾衰竭等表现；两者鉴别见表25-1。

表25-1 劳力型热射病和经典型热射病特征对比

项目	劳力型热射病	经典型热射病
健康状况	多见于健康患者	多见于年老、体弱和有慢性疾病的患者
年龄	相对年轻	相对年老
发病状态	运动状态	久坐不动
发病速度	病情进展快	逐渐起病，1～2天后症状加重
出汗情况	大汗出	无明显出汗
代谢性酸中毒	显著的乳酸中毒	中度酸中毒
肾脏损伤	急性肾衰竭	少尿
血糖	低血糖	血糖一般正常
凝血功能	DIC	轻度凝血功能障碍
肌酸激酶	横纹肌溶解	轻度的肌酸激酶升高

四、治　疗

（一）急救治疗

早期有效治疗是决定中暑预后的关键。有效治疗中暑的关键点一是迅速降低核心温度，二是血液净化，三是防治 DIC。具体救治措施为“九早一禁”，即早降温、早镇静、早扩容、早气管插管、早抗感染、早纠正凝血功能紊乱、早血液净化、早肠内营养、早免疫调理，在凝血功能紊乱期禁止手术。

（1）降温：快速降温是治疗中暑的首要措施，如果降温延迟，病死率明显增加，病死率与体温过高及持续时间密切相关。当患者脱离高温环境后立即开始降温，并持续监测体温，包括现场降温、运输途中降温和病房内降温。降温目标为使核心体温在 10 ～ 40min 内迅速降至 39℃以下，2h 降至 38.5℃以下。

（2）镇静镇痛：热射病患者会出现躁动、抽搐，选择作用快、效力强、不良反应少的镇静药，如丙泊酚、苯二氮䓬类药物。

（3）循环监测与液体复苏

1）循环监测：连续监测血压、心率、呼吸频率、脉搏血氧饱和度（SPO_2）、血气、每小时尿量及尿液颜色，必要时监测中心静脉压（CVP）。

2）液体复苏时首选晶体液，在尿量充足的情况下，第一个 24h 输液总量可达 6 ～ 10L，动态监测血压、脉搏和尿量，调整输液速度；利尿：早期充分补液扩容后，如尿量仍不达标，可给予呋塞米 10 ～ 20mg 静脉注射；同时注意监测电解质，及时补钾；碱化尿液：补充碳酸氢钠使尿 pH ＞ 6.5。

（4）气管插管：气管插管指征：①意识障碍；②气道分泌物多，且不能主动排痰；③误吸；④深镇静状态；⑤呼吸衰竭，PaO_2 ＞ 60mmHg，且氧合状况有进行性恶化趋势；⑥血流动力学不稳定，对液体复苏及血管活性药物反应欠佳。

（5）抗感染：早期预防性使用抗生素，如头孢二代抗生素。如有感染，及时留取相关标本行涂片及培养，增加抗生素级别，必要时加用抗真菌药物。

（6）纠正凝血功能紊乱：主要包括先补充凝血因子和后抗凝治疗两个方面。

（7）血液净化：具备以下一条可考虑行持续床旁血滤（CRRT），如有以下两条或两条以上者应立即行血滤治疗：①一般物理降温方法无效且体温持续高于 40℃大于 2h；②血钾＞ 6.5mmol/L；③ CK ＞ 5000U/L，或上升速度超过 1 倍 /12h；④少尿、无尿，或难以控制的容量超负荷；⑤ Cr 每日递增值＞ 44.2μmol/L；⑥难以纠正的电解质和酸碱平衡紊乱；⑦血流动力学不稳定；⑧严重感染、脓毒血症；⑨合并多脏器损伤或出现多器官功能障碍综合征（MODS）。

（8）肠内营养：如患者血流动力学及内环境稳定且无消化道出血和麻痹性肠梗阻，应尽早给予肠内营养。

（9）抗炎及免疫调节

1）符合下列之一者考虑应用糖皮质激素：①持续高热≥ 39℃，同时肺部影像学出现多发或大片实变和（或）阴影，短期内进展迅速；②有明显呼吸窘迫，达到重症 ARDS 诊断标准。

2）用法：成人推荐剂量地塞米松 7.5mg/d，或氢化可的松 200mg/d，或甲泼尼龙 80 ～ 120mg/d，静脉滴注，可根据病情及个体差异调整。应同时给予制酸剂和胃黏膜保护剂；监测及控制血糖在 8 ～ 10mmol/L；预防二重感染。

（10）禁止早期行手术及其他不必要的有创操作：由于热射病患者早期常合并有凝血功能紊乱，

易发生 DIC，行手术及其他有创操作往往会加重出血，甚至危及生命。因此除非一些必要操作，如血液净化置管、中心静脉置管等，应尽可能减少手术操作（如气管切开、筋膜腔切开减压术等）。

（二）中医辨证救治

暑为阳邪，乃火热之气，易化燥伤津耗气，暑多挟湿，暑邪易内陷心营，扰乱神明，可见神昏窍闭动风之变。《素问·热论》云“暑当与汗出勿止”，即中暑时不可强行止汗，若强行止汗则使毛孔闭而汗不出，体内之热不能排除，导致身热如燔炭，内生它变，变生他证。从中医临床角度来看，治必借重寒凉，治暑病讲究存一分津液即多一分生机，及时解除暑热和湿邪，保存津气，以防动风、动血及痉厥之变。中暑治则应包括清热、益气、养阴、除湿、凉营、开窍、息风等方面，但临床症状的侧重点不同。《明医杂著》中提出：“治暑之法，清心利小便最好”，其中挟湿几乎穿插在暑温传变的各阶段中，所以在辨证治疗中不能忽略加用化湿的药物（气津欲脱和后期正虚邪恋除外）。本病分为阳暑、阴暑、暑厥和暑风，具体辨证如下：

1. 阳暑

症状：头昏头痛，心烦胸闷，口渴多饮，全身疲软，汗多，发热，面红。舌红，苔黄，脉浮数。

治法：清暑益气，养阴生津。

代表方：清暑益气汤。

常用药：西洋参、石斛、麦冬、黄连、竹叶、荷梗、知母、甘草、粳米、西瓜翠衣。

加减：暑热较重者加石膏以清热解暑，暑热夹湿，苔白腻者，去阴柔之麦冬、石斛、知母，加藿香、六一散等增强祛湿之功；黄连味苦，若暑热不盛者可去之。

2. 阴暑

症状：精神衰惫，肢体困倦，头昏嗜睡，胸闷不畅，多汗肢冷，微有畏寒，恶心欲吐，渴不欲饮。舌淡，苔薄腻，脉濡细。

治法：祛湿解表，化湿和中。

代表方：香薷散加减。

常用药：香薷、白扁豆、厚朴、金银花、连翘。

加减：若表邪重者，可加青蒿以加强祛暑解表之功；若见鼻塞流涕者，可用葱豉汤以通阳解表；兼内热者，加黄连以清热；湿盛于里者，加茯苓、甘草、滑石以利湿和中；胸闷、腹胀甚者，加木香、砂仁、藿香、枳壳等化湿和中。

3. 暑厥

症状：昏倒不省人事，手足痉挛，高热无汗，体若燔炭，烦躁不安，胸闷气促，或小便失禁。舌红，苔燥无津，脉细促。

治法：醒脑开窍，清热泻火，增液补津。

代表方：安宫牛黄丸或紫雪丹。

常用药：牛黄、水牛角浓缩粉、麝香、珍珠、朱砂、雄黄、黄连、黄芩、栀子、郁金、冰片等。

加减：出血不止者可加仙鹤草、藕节、侧柏叶止血；口干津亏者可加麦冬、沙参、玉竹、北沙参以养胃生津。临床中可以配合使用醒脑静注射液以醒脑开窍。

4. 暑风

症状：高热神昏，手足抽搐，角弓反张，牙关紧闭，皮肤干燥，唇甲青紫。舌红绛，脉细弦紧或脉伏欲绝。

治法：醒脑开窍，凉肝息风，增液舒筋。

代表方：羚角钩藤汤加减。

常用药：羚角片、钩藤、霜桑叶、滁菊花、生白芍、茯神木、鲜生地、川贝母、淡竹茹、生甘草。

加减：若热邪内闭，神志昏迷者可配安宫牛黄丸同服；若抽搐明显者，可加全蝎、僵蚕和蜈蚣以息风平肝。

除了辨证治疗外，中暑还可以采取针灸治疗。针灸治疗中暑亦具有明显效果，尤其是中暑的症状发生一般比较急，因此更有比较重要的地位。针灸治疗中暑，一般来说，阴症多以灸为主，取气海、关元、肾俞、三阴交等常用穴位；中暑阳症者及暑风以阳症为主，一般取百会、人中、风池、风府、大椎、少商、商阳、神门、足三里等常用穴位。暑风患者除必刺百会、人中、大椎外可以取少商、商阳、委中放血。

五、预防与调护

1. 预防

（1）大量饮水：在高温天气里，不论运动量的大小，都需要增加液体的摄入，不应等到口渴时才喝水。

（2）注意补充盐分和矿物质：大量出汗将会导致体内盐分与矿物质的流失。流失的盐分和矿物质必须得到补充以满足人体正常的需求。

（3）注意饮食及休息：少食高油高脂食物，饮食尽量清淡，及时休息。

（4）穿着合适的衣服并涂抹防晒霜：在户外，应当尽量选择轻薄、宽松及浅色的服装，注意防晒。

（5）仔细计划行程：高温天气里应尽量避免外出。

2. 调护

（1）物理降温，保持室内安静、通风、神志不清或烦躁者，保持头侧位以免引起误吸，床边应有专人看护，防止意外伤害。

（2）建立特别护理记录，注意神志、面色、血压、心率、呼吸、体温、出汗、二便、舌苔、脉象情况。

六、历代医家有关论述

《素问·热论》："先夏至日为病温，后夏至日为病暑，暑当与汗出勿止。"

《金匮要略》："太阳中热者，暍是也，其人汗出恶寒身热而渴也。"

《脾胃论》："暑热者，夏之令也，火行于天地之间，人或劳动，或饥饿，元气亏乏，不足以御天令亢极，于是受伤而为病，名曰中暑，亦名中热。"

《丹溪心法》："暑乃夏月炎暑也，盛热之气者火也，有冒，有伤，有中。"

《医学心悟·论下法》言："此皆在当下之例，若失时不下，则津液枯竭，身如槁木，势难挽回矣"，"郁热蓄甚，神昏厥逆，脉反滞涩，有微细欲绝之象……投以温药则不可救；或者妄行攻下，致残阴暴绝，势大可危"。

《温病条辨》言："温病误表，津液被劫，心中震震，舌强神昏……脉结代，甚者脉两至者"，"误表动阳，心气伤心震，心液伤则舌蹇……若伤之太甚，阴阳有脱离之象"。

《明医杂著》："霍乱吐泻、痰滞呕逆、腹痛泻痢……乃暑而致之病病也，以其因暑而得，故亦谓之暑病"，又曰："治暑之法，清心利小便最好"。

《医学衷中参西录》："凡人元气之脱，皆脱在肝。故人极虚者，其肝风必先动，肝风动，即元气欲脱之兆也。又肝与胆脏俯相依，胆为少阳，有病主寒热往来；肝为厥阴，虚极亦寒热往来，为有寒热鼓多汗。萸肉既能敛汗，又能补肝，是以肝虚极而元气将脱者服之最效。"

《景岳全书》："暑本夏月之热病，有中暑而病者，有因暑而致病者。"

第三节　淹　溺

一、概　述

淹溺俗称溺水，是指淹没于水中，水液走于息道，致气道闭塞，以神昏、息微、面紫、肢凉、脉微为主要表现的疾病。溺水之病名首见于《金匮要略·杂疗方》："救溺死方：取灶中灰两石余，以埋人，从头至足，水出七孔，即活"。本病系因水液积走息道，致气道闭塞，清气不能摄纳，浊气不能外排，呼吸受限，清窍被水液痰浊之邪蒙蔽，终致阴阳不相依附。该病属急危重症。

西医学认为淹溺是一种淹没或沉浸在液性介质中并导致呼吸损伤的过程，包括液体吸入肺所致的湿性淹溺与咽喉痉挛所致的干性淹溺。由于罹难者淹没于水或其他液体中，液体充塞呼吸道及肺泡或反射性引起喉痉挛发生窒息、缺氧、二氧化碳潴留，并处于临床死亡状态，进而导致死亡。从水中救起后暂时性窒息，尚有大动脉搏动者，称为近淹溺。全球每年发生淹溺超过50万例，淹溺是引起儿童与青少年心搏骤停的主要原因。在我国淹溺是人群意外伤害致死的第3位死因，0～14岁年龄组为第1位死因。

二、中医病因病机

从中医临床角度来看，本病因淹没于水中，水液走于息道，致气道拘急闭塞，清气不能摄纳，浊气不能外排，呼吸机能受限，气机逆乱，清窍被水液痰浊之邪蒙蔽，终致阴阳不相依附，故主要以神昏、息微、面紫、肢凉、脉微为主要临床表现。

三、诊断与鉴别诊断

（一）疾病诊断要点

（1）发病特点：起病急骤，每见于落入水者，且短时间即可出现神昏，气息微弱等临床表现。

（2）证候特点：面部青紫、肿胀，双目充血，口腔、鼻孔和气道充满血性泡沫，神志昏愦，呼吸气微，面色苍白或灰白或紫赤，四肢冰凉，脉微或无。

（3）辅助检查：常见血压下降，甚至测不出，电解质可出现异常，动脉血气分析提示酸中毒，动脉血乳酸升高等。胸部CT提示双肺纹理增粗或双肺下叶可见斑片影。

（二）中医诊断要点

有落水病史，症见：神志昏愦，呼吸气微，面色苍白或灰白或紫赤，四肢冰凉，脉微或无，或口腔内可见异物或水液等。

（三）西医诊断要点

根据淹溺的病史和临床表现，即可诊断。但须鉴别继发于其他疾病的淹溺，要通过详细了解既往史和检查资料作出判断。

（四）鉴别诊断要点

（1）神昏：以神志不清为特征，可突然出现，更于慢性疾病过程中渐次出现，多见于内科杂病危重阶段，发病前可有头昏、恶心、呕吐、心慌、气急、肢麻、偏瘫、尿少、尿闭、浮肿等症状。

（2）厥证：以突然昏仆，不省人事，四肢厥冷，面色苍白，但短期内可逐渐苏醒为特征。实证居多。脱证常有大汗淋漓，目合口开，二便失禁，脉微或伏，不一定有昏仆，四肢厥冷。厥脱可以同时出现。

（3）西医鉴别诊断：主要是导致溺亡的机制之间的鉴别：液体吸入肺所致称为湿性淹溺，占淹溺患者的90%；因喉痉挛所致无（或很少）液体吸入肺，称为干性淹溺，占淹溺患者的10%。同时，也应对发生淹溺的液性介质海水和淡水之间进行区分。淡水属低渗液，海水属高渗液。

四、治　　疗

（一）现场急救——淹溺复苏

缺氧时间和程度是决定淹溺预后最重要的因素。最重要的紧急治疗是尽快对淹溺者进行通气和供氧。要尽可能迅速将淹溺者安全地从水中救出。一旦从水中救出，立即清除口鼻内水、泥沙污物及分泌物，保持呼吸道通畅，对无反应和无呼吸的淹溺者应立即按照开放气道（A）—人工呼吸（B）—胸外心脏按压（C）的顺序进行徒手心肺复苏（CPR），并呼救。

（二）急诊处理

经现场抢救的淹溺患者应及时送至医院给予进一步的评估和监护，采取综合措施支持循环呼吸功能。

1. 机械通气　对意识不清、呼吸急促、全身发绀、咳粉红色泡沫痰、血压下降及血氧饱和度＜85%，并有酸碱失衡、电解质紊乱的患者应进行气管插管，并行人工机械通气。

原则是尽可能维持合适氧供及尽可能低的气道压。当患者意识清楚、呼吸恢复、循环稳定、血气分析正常、胸部X线好转后再考虑撤机。

早期进行合理有效的机械通气是淹溺救治的关键，在进行机械通气时，要加强气道管理，勤翻身、拍背及清除气道分泌物，必要时可用支气管镜进行气道吸引灌洗，另外可给予镇静剂或肌松药，降低气道压力，减少气压伤的发生。

2. 补充血容量，维持水、电解质和酸碱平衡　淡水淹溺时，因血液稀释，应适当限制入水量，并适当补充氯化钠溶液、浓缩血浆和白蛋白。

海水淹溺时，由于大量体液渗入肺组织，血容量偏低，需及时补充液体，可用葡萄糖溶液、低分子右旋糖酐、血浆，严格控制氯化钠溶液；注意纠正高钾血症及酸中毒。

3. 防治急性肺损伤　早期、短程、足量应用糖皮质激素是防治淹溺后急性肺损伤的根本。

淹溺产生的炎性反应，即使患者迅速复苏，肺损伤过程仍要持续发展，出现透明膜形成，急性炎性渗出，广泛的肺水肿，严重时发生急性呼吸窘迫综合征（ARDS）。肾上腺皮质激素具有降低肺毛细血管通透性，减少渗出，并可刺激肺泡Ⅰ型细胞产生表面活性物质，有助于稳定肺泡功能，同时作用于肺损伤的多个环节，减轻炎性反应等作用。

4. 防治脑缺氧损伤、控制抽搐　及早有效的脑复苏是影响患者预后的重要因素。

患者淹溺后存在不同程度的缺氧性脑损害，尤其是发生呼吸衰竭的患者，因此，改善通气，维持血液中二氧化碳处于正常水平，降低颅内压是非常重要的。根据病情不同应用甘露醇、甘油果糖、白蛋白及呋塞米等治疗减轻脑水肿，降低脑组织的损害，改善患者的预后。

5. 防治低体温　对冷水中淹溺者按低体温处理，可采用体外和体内复温措施（参考二十四章第五节“冻伤”）。

6. 对症治疗　对血红蛋白尿、少尿或无尿患者，应积极防治急性肾功能不全的发生；溶血明显时可输血，以增加血液携氧能力；强有力的抗感染，保持酸碱、电解质平衡及支持治疗；防治多器官功能障碍等。

7. 益气回阳、醒神开窍　可选用参附注射液，或至宝丹、安宫牛黄丸、参附汤、独参汤、四逆汤鼻饲。配合针灸可选内关、大陵、百会。留针 30 ～ 60min，15min 行针 1 次；也可选主穴人中、内关，配穴少冲、少泽、中冲、涌泉。中度刺激，持续留针，间接捻转，至神志转清，血压回升出针。灸气海、关元 3 ～ 5 壮，以回阳益气。

（三）中医辨证救治

本病属急危重症，属浊邪蒙窍，为清窍被水液痰浊之邪蒙蔽，阴阳不相依附，或致离决。治疗上应回阳救阴，豁邪开窍。

症状：口内可见异物或水液等，神识昏愦，呼吸气微，面色苍白或灰白或紫赤，四肢冰凉，脉微或无。

治法：回阳救阴，豁邪开窍。

代表方：四味回阳饮合安宫牛黄丸或至宝丹。

常用药：人参、附子、炮姜、麦冬、五味子、甘草。

加减：汗出量多者加黄芪、牡蛎、白术以固表止汗，汗出不止者加龙骨、牡蛎固摄；若呼吸微弱，冷汗不止者可加附子、干姜温阳；寒象明显者加干姜、吴茱萸温阳固摄。

五、预防与调护

1. 预防

（1）做好溺水预防知识的宣教工作及溺水后的简要急救知识。

（2）容易被忽视和可能溺水处应树立标记，粪池、污水池和化学品贮槽要加盖。

（3）不要在饭后、酒后及雷雨天气等情况下游泳。

（4）风浪太大，水温太低、太凉不宜游泳。

（5）不要到不明水域游泳、跳水。

（6）水中切忌慌、乱，如遇抽筋，请保持冷静，改用仰漂。

（7）旁观者不会游泳，不要慌张，也不要随便下海救人，而应该先大声呼救。

2. 调护

（1）神志不清者，床边应有专人看护，防止意外伤害。

（2）如呕吐，则保持患者头侧卧位，防止窒息。

（3）建立特别护理记录，注意神志、面色、血压、心率、呼吸、体温、出汗、二便、舌苔、脉象情况。如无尿，注意膀胱是否充盈。尿潴留者，可予针灸或热敷或点按关元、中极穴。

（4）保持室内安静、通风、温暖。保持口腔清洁及呼吸道通畅。

六、历代医家有关论述

《金匮要略·杂疗方》曰："救溺死方：取灶中灰两石余，以埋人，从头至足，水出七孔，即活"。

《圣济总录·杂疗门》言："论曰凡人沉溺水中，水入腹则令气闭，暴绝而死，救治之法，宜泄其水，使气得通，则可复活，若救之后时，水不得出，心下不温者难治，古法或经半日及一日，犹有可疗者，谓其气虽绝，心下犹温，则亦可救也"。

《疡医大全》述："急倒提出水，用牛一头，令横卧，以腹卧牛脊上，牵牛缓行，令吐出腹中之水，用老姜擦牙即活。口噤者撬开，横一箸于牙间，使水得出。如无牛用锅覆地，将溺人脐对锅脐俯卧，脚后稍高，用手托其头，水出即活。或者皂角末用绵纸卷成条，通其谷道，其水自出。大约倒提出水时，人硬可救，如已绵软，是回过水不能救。用搐鼻通天散吹鼻中，得嚏即苏。（搐鼻通天散：猪牙皂角去皮弦一两，北细辛去叶，半夏各五钱，共研细末，每用一二分吹鼻中。）溺水及服金屑者，用鸭血灌之"。

注意："控水"法，它基本控出的是胃内容物和吸入胃内的水。呛入肺内的水则很难控出来。而控水过程导致胃内容物排出，反而增加了误吸风险，有害无益。另外，现在循证医学已经明确，控水法会拖延心肺复苏的施救时间，加重误吸，明显增加病死率。

本节案例请扫码

第四节 电击伤

一、概述

祖国医学对电击伤描述甚少，依据是电能生热生火，导致局部疮疡等致病特点，当属"风、寒、暑、湿、燥、火"六种病邪"火"的范畴。火热之邪易生风，火热之邪侵袭人体，易燔灼肝经，劫耗津血，导致经脉失养而肝风内动，出现神昏谵语、四肢抽搐、颈项强直、两目上视、角弓反张；扰乱心神则神识错乱，或神识丧失等；同时，火热易致疮痈，火热之邪夹毒入于血分，聚于局部，腐蚀血肉，而发为疮疡痈肿，以局部红肿热痛或破溃为特征。与电击伤引起的谵语抽搐，或神识丧失，局部表现为皮肤色红或黑，以及皮肤疮疡等相符。

现代医学认为电击伤指一定量的电流通过人体致使局部性和全身性损伤或功能障碍。不论是电流还是静电的电流量，均可引起电击伤。

二、常见原因

（1）主观因素：缺乏安全用电知识，安装和维修电器、电线不按规程操作。

（2）客观因素：高温、高湿和出汗使皮肤表面电阻降低，容易引起电损伤。

（3）意外事故：电线折断落到人体以及雷雨时于大树下躲雨或用铁柄伞而被闪电击中。

三、诊断与鉴别诊断

（一）疾病诊断要点

（1）发病特点：起病急骤，见于有触电或雷击史患者。

（2）证候特点：惊恐，面色苍白，神识呆滞，呼吸浅快，心跳增快，脉弦和或数，或神识丧失，颜面苍白或发绀，心搏骤停，呼吸浅缓或停止，脉微或无。

（3）辅助检查：心电图：各种心律失常、急性心肌损伤变化、非特异性 ST-T 改变；X 线：可有骨折；生化检查：心肌生化标志物、血淀粉酶升高，出现肌红蛋白、血红蛋白尿，血肌酐、尿素升高，高血钾；动脉血气分析有酸中毒、低氧血症等。根据电击伤的轻重程度，检查要点有所增减。

（二）中医诊断要点

患者有触电接触史，表现为：惊恐，面色苍白，神识呆滞，呼吸浅快，心跳增快，脉弦和或数，或神识丧失，颜面苍白或发绀，心搏骤停，呼吸浅缓或停止，脉微或无。局部表现为皮肤色红或黑，以及皮肤疮疡等。

（三）西医诊断要点

根据患者触电病史和现场情况，即可作出诊断。测定血 LDH、CK 及淀粉酶、检测尿肌红蛋白、血红蛋白，可辅助判断组织损伤程度。

（四）鉴别诊断要点

（1）神昏：以神志不清为特征，可突然出现，常见于慢性疾病过程中渐次出现，多见于内科杂病危重阶段，无触电史，发病前可有头昏、恶心、呕吐、心慌、气急、肢麻、偏瘫、尿少、尿闭、浮肿等症状。

（2）厥证：以突然昏仆，不省人事，四肢厥冷，面色苍白，但经移动身体等短期内可逐渐苏醒为特征。无触电史。

（3）中风：发病年龄多在 40 岁以上，且无触电史可询，急性起病，以突然昏仆，半身不遂，言语不利，口舌歪斜为主症。

（4）西医鉴别诊断：主要是电击引起损伤程度之间的诊断及鉴别。轻型：惊恐，面色苍白，表情呆滞，呼吸浅快，心跳增快；重型：意识丧失，颜面苍白或发绀，呼吸浅慢或不规则，休克，甚至心跳呼吸停止。

四、治　疗

（一）急救治疗

1. 现场急救

（1）脱离电源：首先强调确保现场救助者自身的安全。在第一时间切断触电现场的电源，或应用绝缘物使触电者与电源分离，或采取相应保护措施将伤者搬离危险区。

（2）生命体征评估

1）评估电击原因、部位、电压情况、局部烧伤程度。

2）评估意识、心律失常及其恢复情况。

3）对心搏骤停患者，积极评估复苏效果。

（3）心肺复苏：对心搏骤停患者，立即行心肺复苏，发生心室颤动者，应尽早电除颤，如果心室颤动波细小，可注射肾上腺素 1mg，使心室颤动波粗大，再行电除颤，有利于恢复窦性心律。电击后可能处于“假死状态”，不可轻易放弃抢救。

2. 急救治疗

（1）补液：对低血容量性休克和组织严重电烧伤者，应迅速静脉补液，补液量较同等面积烧伤者要多。输液量应依据患者对输液治疗效果来决定，包括每小时尿量、周围循环情况及中心静脉压监测。

（2）对症治疗：监测和预防高血钾症，纠正心功能不全，防治脑水肿，治疗急性肾功能不全。维持酸碱平衡等。

（3）创伤和烧伤的处理：消除电击创面坏死组织，有助于预防感染创面污染，并减少继续释放肌红蛋白的来源。因深部组织的损伤、坏死，伤口采取开放治疗。

（4）对于广泛组织烧伤、器官创伤及骨折者，应由有经验的专业医师及时予以相应处置，包括对坏死组织清创；对间隙综合征按需行筋膜切开减压；对需要截肢者，必须严格掌握手术指征；对肢体电击伤后深部组织损伤情况不明的应进一步检查；对继发感染给予抗生素治疗；内脏器官穿透性伤者行手术治疗，电击伤创面予分期处理等。

（二）中医辨证救治

本病属内科急危症，属阴虚风动，脑神被扰，依据是电能生热生火，属“火”的范畴，火热之邪侵袭人体，易燔灼肝经、扰神耗血，治疗上应滋阴息风，兼以醒神清窍。

症状：惊恐，面色苍白，神识呆滞，呼吸浅快，心跳增快，脉弦和或数，或神识丧失，颜面苍白或发绀，心搏骤停，呼吸浅缓或停止，脉微或无。局部表现为皮肤色红或黑，以及皮肤疮疡等。

治法：滋阴息风，兼以醒神清窍。

代表方：镇肝熄风汤合安宫牛黄丸加减。

常用药：怀牛膝、生赭石、生龙骨、生牡蛎、生龟板、生杭芍、玄参、天冬、川楝子、生麦芽、茵陈、甘草。

加减：抽搐明显者加乌蔹莓、地龙、全蝎、蜈蚣、白僵蚕、钩藤等，热相明显者可加黄芩、黄连、大黄、山栀、石膏等。

对于电击后昏迷者可选用安宫牛黄丸、至宝丹等鼻饲。针灸可选内关、人中、合谷。留针 30 ～ 60min，15min 行针 1 次；也可选主穴内关、水沟、三阴交，配穴极泉、尺泽、委中。中度刺激，持续留针，间接捻转，至神志转清，血压回升出针。

五、预防与调护

1. 预防

（1）加强用电安全知识的学习，尤其对小孩的教育尤为重要，不要玩弄开关、插销、收音机和其他各种电器等，以免发生危险。

（2）不要用湿的手触碰插座等有电的物品。

（3）当确要接触疑似带电物体时，用手背去碰，不要用手掌，因为即使该物体有电，即使有电，手自然反射会弹回，而不至于受伤。

（4）损坏的开关、插销、电线等应赶快修理或更换。

（5）不懂电气技术和一知半解的人，对电气设备不要轻易乱接、乱拆、乱装。

（6）不要靠近或用手去拿断电线，应用干木棍挑，或通知电工修理。

（7）雷雨天气时，要注意关好门窗，以防侧击雷和球状雷侵入；最好把家用电器的电源切断，并拔掉电源插头；不要使用带有外接天线的收音机和电视机；不要接打固定电话；不要接触天线、煤气管道、铁丝网、金属窗、建筑物外墙等；远离带电设备；不要赤脚站在泥地和水泥地上；不要在雷电交加时用喷头洗澡。

（8）雷雨天气时，在户外立即寻找避雷场所，可选择装有避雷针、钢架或钢筋混凝土的建筑物等处所。若找不到合适的避雷场所，可以蹲下，两脚并拢，双手抱膝，尽量降低身体重心，如能立即披上不透水的雨衣，防雷效果更好；不要待在露天游泳池、开阔的水域或小船上；不要停留在树林的边缘；不要待在电线杆、旗杆、干草堆、帐篷等没有防雷装置的物体附近；不要停留在外露金属物体旁边；不要靠近孤立的大树或烟囱（山顶孤立的大树边尤其危险）；不宜在旷野中打伞或高举羽毛球拍、高尔夫球杆、锄头等；应立即停止打高尔夫球、踢足球、攀登、钓鱼、游泳等户外活动；要避免开摩托车、骑自行车，更不能开摩托车、骑自行车在雷雨中狂奔；高压电线遭雷击落地时，近旁的人要保持高度警觉，当心地面“跨步电压”的电击。逃离时的正确方法是：双脚并拢，跳着离开危险地带；身处空旷地带宜关闭手机。

2. 调护

（1）注意保持气道通畅，以防窒息及呼吸道感染。

（2）神志不清或烦躁者，床边应有专人看护，防止意外伤害。

（3）建立特别护理记录，注意神志、面色、血压、心率、呼吸、体温、出汗、二便、舌苔、脉象情况。如无尿，注意膀胱是否充盈。尿潴留者，可予针灸或热敷或点按关元、中极穴。

（4）保持室内安静、通风、温暖。勤换药，保持电击局部清洁。

第五节　冻　　伤

本节案例请扫码

一、概　　述

冻伤俗称“烂手脚”，是指人体受风寒冷湿侵袭，引起局部血脉凝滞不通和皮肤肌肉筋骨损伤的疾患，表现为受冻部位皮肤红肿充血，自觉热、痒、灼痛，可伴有水疱，累及深部可出现水肿、剧痛、皮肤感觉迟钝，甚至出现皮肤呈黑色或紫褐色、肌肉坏死及局部感觉丧失。冻伤属祖国医学“冻烂疮”“冻瘃”等范畴。祖国医学对冻疮的论述较早，巢元方《诸病源候论》有云：“严冬之月，触冒风雪寒毒之气，伤于肌肤，气血窒滞，便成冻疮乃至皮肉溃烂．重者肢节堕落”。冻伤可致局部血脉凝滞，若不及时处理可引起肌肉筋骨损伤，甚至导致患者死亡。

现代医学认为冻伤是低温作用于机体的局部或全身引起损伤。低温强度和作用时间、空气湿度和风速与冻伤的轻重程度密切相关。年老、慢性疾病、营养不良、饥饿、疲劳、神志不清、痴呆、醉酒、休克和创伤等是冻伤的易患因素，常发生在鼻、耳、颜面、手和足等暴露部位。冻伤按损伤性质可分为冻结性冻伤（局部冻伤、冻僵）和非冻结性冻伤（冻疮、战壕足与浸泡足）。

二、中医病因病机

从中医临床角度来看，本病都有气血凝滞之象，如局部疼痛、皮肤发绀、肢冷、脉涩等。因此本证主要责之外感寒邪，凝滞气血，加之正气不足，则气血凝滞更甚。

（1）外感寒邪：适逢寒月感寒或天气突变，避寒不及或久居潮湿阴冷之地导致寒邪侵袭皮肉，寒邪凝滞，易使人体气血津液运行迟缓，凝滞阻塞而不通，“得温则行，得寒则凝”，日久则血败肉腐，化成青紫痈肿，甚则溃烂坏死。正如《外科正宗》所言：“肌肉寒极，气血不行，初起紫斑，久则变黑，腐烂作脓。治宜温阳散寒，调和营卫”。

（2）体虚：肾气不足，素体偏虚，或久病耗伤气血，或房事不节，肾精亏耗或思虑劳神过度，心神暗伤，则正气已虚，再受寒邪则更易发为本病。《外科启玄》指出：“受其寒冷，致令面、耳、手、足初痛，次肿，破出脓血，遇暖则发热；亦有元气弱之人，不耐其冷者有之”，先辈对体虚易患冻伤早有认识。

三、诊断与鉴别诊断

（一）疾病诊断要点

（1）发病特点：本病可见于常人或体虚之人，有感受寒邪病史。

（2）证候特点：患处温度低、皮肤苍白、麻木、刺痛，或患处皮肤冰冷坚硬、感觉麻木，或出现皮肤呈黑色或紫褐色、肌肉坏死及局部感觉丧失，或出现神识障碍，瞳仁扩大或缩小，甚至四肢僵硬、死亡。舌淡暗，脉沉或迟。

（3）辅助检查：局部感染时血常规白细胞等可出现异常，冻僵时可有代谢性酸中毒、低氧和高碳酸血症、氮质血症、血淀粉酶增高、凝血障碍等指标，心电图可表现为心动过缓和传导阻滞，PR、QRS 和 QT 间期延长，T 波倒置，室性心律失常，可出现 J 波。严重患者出现心室颤动、心室静止。根据冻伤程度及范围的不同，检查要点当有所侧重。

（二）中医诊断要点

常人或体虚之人，有感受寒邪病史，表现为患处温度低、皮肤苍白、麻木刺痛，或患处皮肤冰冷、坚硬、感觉麻木，或出现皮肤呈黑色或紫褐色、肌肉坏死及局部感觉丧失，或出现神识障碍，瞳仁扩大或缩小，甚至四肢僵硬、死亡，舌淡暗，脉沉或迟。

（三）西医诊断要点

通过了解受冻史、受湿冷史、保暖情况以及是否有诱因，即可确定冻伤的诊断，并判断冻伤类型与严重程度。特别应注意患者出现低体温前是否伴有药物过量、滥用酒精和外伤等情况。伴高血钾者需排除挤压伤和溶血。

中心体温的测量：临床上以接近中心体温的部位测量。虽然肺动脉测温最准确，但是直肠、膀胱、鼓膜、食管测温较常用，口腔测温可作为初筛监测。

（四）鉴别诊断要点

（1）药物过量：有明确使用退热药物等病史出现体温偏低，有相应的原发病的症状，如上呼吸道感染可有鼻塞，流涕，喷嚏等症状。

（2）滥用酒精：明确饮酒史情况下，呼吸气味可闻及酒味，同时还可有神志改变，或躁动，或神志模糊，或昏迷等。

（3）外伤：明确外伤史，当损伤体温调节中枢等部位时，可出现体温调节异常，低体温等，局部体查可见皮损，出血等。

（4）西医鉴别诊断：主要是各种冻伤之间的鉴别诊断，也要注意局部冻伤的程度分级。冻僵又称意外低温，是寒冷环境引起体温过低所导致以神经系统和心血管损伤为主的严重的全身性疾病，多发生于在寒冷环境中逗留和工作时间过久，而其保暖御寒措施不足，身体能量消耗增加以至耗竭，从而使体温不断下降，全身新陈代谢机能受到抑制而发生冻伤；局部冻伤人体局部接触冰点以下的低温，例如，在野外遇到暴风雪、陷入冰雪中或工作时不慎受致冷剂（液氮、固体 CO_2 等）损伤等所导致的局部损伤，可以分为四度：Ⅰ度冻伤：伤及表皮层。局部皮肤红肿，有发热、痒、刺痛的感觉（近似轻度冻疮，但冻伤发病经过较明确）。数日后表皮干脱而愈，不留瘢痕。Ⅱ度冻伤：损伤达真皮层。局部红肿较明显，且有水疱形成，水疱内为血清状液或稍带血性。有自觉疼痛，但试验知觉迟钝。若无感染，局部可成痂，经 2 ～ 3 周脱痂愈合，少有瘢痕。若并发感染，则创面形成溃疡，愈合后有瘢痕。Ⅲ度冻伤：损伤皮肤全层或深达皮下组织。创面由苍白变为黑褐色，试验知觉消失。其周围有红肿、疼痛，可出现血性水疱。若无感染，坏死组织干燥成痂，而后逐渐脱痂和形成肉芽创面，愈合甚慢而留有瘢痕。Ⅳ度冻伤：损伤深达肌、骨等组织。局部表现类似Ⅲ度冻伤，即伤处发生坏死，其周围有炎症反应，常需在处理中确定其深度。容易并发感染而成湿性坏疽；还可因血管病变（内皮损伤、血栓形成等）扩展而使坏死加重，治愈后多留有功能障碍或致残。

四、治　疗

（一）急救治疗

1. 冻僵

（1）关键是迅速恢复患者中心体温，防止并发症。

（2）迅速而稳妥地将患者移入温暖环境，脱掉衣服、鞋袜，采取全身保暖措施，盖以棉被或毛毯，并用热水袋、热水壶（应该注意用垫子，衣服或毯子隔开，不要直接放在皮肤上以防烫伤）放腋下及腹股沟，有条件时可用电毯包裹躯干，红外线和短波透热等，也可用温水，将患者浸入 40 ～ 42℃温浴盆中，水温自 34 ～ 35℃开始，5 ～ 10min 后提高水温到 42℃，待肛温升到 34℃，有了规则的呼吸和心跳时，停止加温。如患者意识存在，可给予温热饮料，静脉滴入加温 10% 葡萄糖水（可将输液管加长到 5 ～ 6m，浸泡在 38 ～ 40℃水浴中），有助于改善循环。

（3）除体表复温外，也可采用中心复温法，尤其是那些严重冻僵的伤员。可采用体外循环血液加温和腹膜透析。腹膜透析在一般医院都能进行，可用加温到 49 ～ 54℃的透析液悬挂在 3 ～ 4 尺高度（1 尺 ≈ 0.3 米），通过在 43℃水浴中保温的导管，灌入腹腔内，进行腹膜透析，每次 20 ～ 30min，可连续透析 5 ～ 6 次。每小时可使肛温升高 2.9 ～ 3.6℃，有助于改善心、肾功能。

（4）综合措施：包括对脏器功能监护和支持等综合措施，以及对低血容量、低血糖、应激性溃疡、胰腺坏死、心肌梗死、脑血管意外、深部静脉血栓形成、肺不张、肺水肿、肺炎等并发症的处理。

（5）益气回阳、醒脑开窍：益气回阳可以选用参附注射液，或参附汤、独参汤、四逆汤煎汤使用。醒脑开窍针刺可选人中、内关、中冲。中度刺激，持续留针，间接捻转，至神志转清，血压回升时拔针。针灸并用取百会、涌泉以提振阳气；灸合谷、气海、关元 3 ～ 5 壮，以回阳益气。

2. 局部冻伤

（1）治疗原则：①迅速脱离寒冷环境，防止继续受冻；②抓紧时间尽早快速复温；③局部涂敷冻伤膏；④改善局部微循环；⑤抗休克，抗感染和保暖；⑥应用内服活血化瘀等类药物；⑦Ⅱ、Ⅲ度冻伤未能分清者按Ⅲ度冻伤治疗；⑧冻伤的手术处理，应尽量减少伤残，最大限度地保留尚有存活能力的肢体功能。

（2）快速复温：尽快使伤员脱离寒冷环境，如有条件，应立即进行温水快速复温，复温后在充分保暖的条件下后送。如无快速复温条件，应尽早后送，后送途中应注意保暖，防止外伤。到达医疗单位后应立即进行温水快速复温。特别对于救治仍处于冻结状态的Ⅱ、Ⅲ、Ⅳ度烧伤，快速复温是效果显著而关键的措施。

具体方法：将冻肢浸泡于42℃（不宜过高）温水中，至冻区皮肤转红，尤其是指（趾）甲床潮红，组织变软为止，时间不宜过长。对于颜面冻伤，可用42℃的温水浸湿毛巾，进行局部热敷。在无温水的条件下，可将冻肢立即置于自身或救护者的温暖体部，如腋下、腹部或胸部，以达复温的目的。

救治时严禁火烤、雪搓，冷水浸泡或猛力捶打患部。

（3）改善局部微循环：Ⅲ度冻伤初期可应用低分子右旋糖酐静脉滴注，每天500～1000ml，维持7～10天，以降低血液黏稠度，改善微循环。必要时也可采用抗凝剂（如肝素）或血管扩张剂（罂粟碱、苄胺唑啉等）。

（4）局部处理

1）局部用药：复温后局部立即涂敷冻伤外用药膏，可适当涂厚些，指（趾）间均需涂敷，并以无菌敷料包扎，每日换药1～2次，面积小的Ⅰ、Ⅱ度冻伤，可不包扎，但注意保暖。

2）水疱的处理：应在无菌条件下抽出水疱液，如果水疱较大，也可低位切口引流。

3）感染创面和坏死痂皮的处理：对感染创面应该及时引流，防止痂下积脓，对坏死痂皮应及时蚕食脱痂。

4）及时清除坏死痂皮的处理：肉芽创面新鲜后尽早植皮，消灭创面。早期皮肤坏死形成干痂后，对于深部组织生活能力情况，往往不易判断，有时肢端已经坏死，但脱痂后露出肉芽创面（表明深部组织未坏死），经植皮后痊愈。因此，对冻伤后截肢应取慎重态度，一般认其自行分离脱落，尽量保留有活力的组织，必要时可进行动脉造影，以了解肢端血液循环情况。

（5）预防感染：严重冻伤应口服或注射抗生素，常规进行破伤风预防注射。

3. 非冻结性冻伤 非冻结性冻伤可在局部涂冻疮膏。局部用药应涂厚，每日数次温敷创面。并根据创面情况每日换药，用无菌纱布包扎。

（二）中医辨证救治

冻僵及局部严重冻伤以西医急救为主。冻疮等系寒邪侵袭局部，导致气血凝滞，属阴寒凝滞。治疗上应散寒通络为主，或兼以扶正。

症状：局部肿胀，皮色不变，酸痛无热，或局部冷感，麻木不仁，口中不渴舌淡苔白，脉沉细或迟细。

治法：温阳补血，散寒通滞。

代表方：阳和汤。

常用药：熟地、肉桂、白芥子、姜炭、生甘草、麻黄、鹿角胶。

加减：破溃流水者加半边莲、半枝莲，病久者加黄芪、党参，局部皮色紫暗血瘀明显者加当归、丹参、川芎；麻木不仁经络失养明显者加全蝎、地龙、威灵仙、川芎、木瓜；气血虚弱，宜加用调补气血、温通血脉之汤剂治疗，如人参养荣汤加减治疗；病情严重者宜重用温阳散寒之中药。

五、预防与调护

1. 预防　多数冻伤是可以预防的，主要预防措施如下：

（1）有计划地循序渐进地进行耐寒锻炼，例如，适当进行滑雪、跑步等，坚持冷水洗手、洗脸等，增强正气，使外邪不易入侵。

（2）掌握冻伤规律，抓住防冻重点，例如，容易发生冻伤的天气，主要是冷天和大风天，特别是气温骤变的天气；易冻部位，主要是身体暴露部位和肢端，如手足、耳、鼻、颜面等。掌握好以上规律，采取相应措施，可减少或防止冻伤的发生。

（3）做好物资保证。落实防冻保暖措施，入冬前维修门、窗、火炉、火墙，草垫。衣着应温暖不透风，且松紧适度，鞋袜不能过紧。

（4）积极改善饮食，按时进食，适当多食高蛋白食物，并保证吃热食，以防寒邪从口而入。

（5）在运送冻伤患者途中注意防寒保暖。切忌立即用火烤或用雪擦受冻部位。

（6）年老体虚者，尤应适时增加衣物等，做好防寒保暖工作，气温过低时尽量减少外出，以防风寒邪气乘虚而入。

2. 调护

（1）鼓励患者，使其充分建立克服困难的信心。

（2）调畅情志，保持心情舒畅，避免太过或不及。

（3）及时补充营养和水分，因冻伤后血液内的水分由血管内移至组织间隙，血液浓缩，黏度增加，故应鼓励患者适当多饮水和温热饮品，应进食高蛋白、高维生素、高热量饮食，如新鲜蔬菜、水果、鱼、牛奶、蛋、肉类等食品；忌烟、酒、油腻、辛辣等刺激性食物。

（4）做好皮肤护理，经积极治疗后，用无菌敷料覆盖包扎，保持局部干净，防止感染。

六、历代医家有关论述

《诸病源候论》有云："严冬之月，触冒风雪寒毒之气，伤于肌肤，气血窒滞，便成冻疮乃至皮肉溃烂，重者肢节堕落"。

《外科正宗》曰："肌肉寒极，气血不行，初起紫斑，久则变黑，腐烂作脓。治宜温阳散寒，调和营卫"。

《外科启玄》言："受其寒冷，致令面、耳、手、足初痛，次肿，破出脓血，遇暖则发热；亦有元气弱之人，不耐其冷者有之"。

《医宗金鉴》述："冻疮触犯严寒伤，气血肌硬肿僵"。

《圣济总录·疮肿门》言："经络气血，得热则淖泽，得寒则凝涩，冬时严寒，气血凝聚不流，则皮肉不温，瘃冻赤，肿痛而成疮，轻则溃烂，重则损坏肢节也"。

思维导图

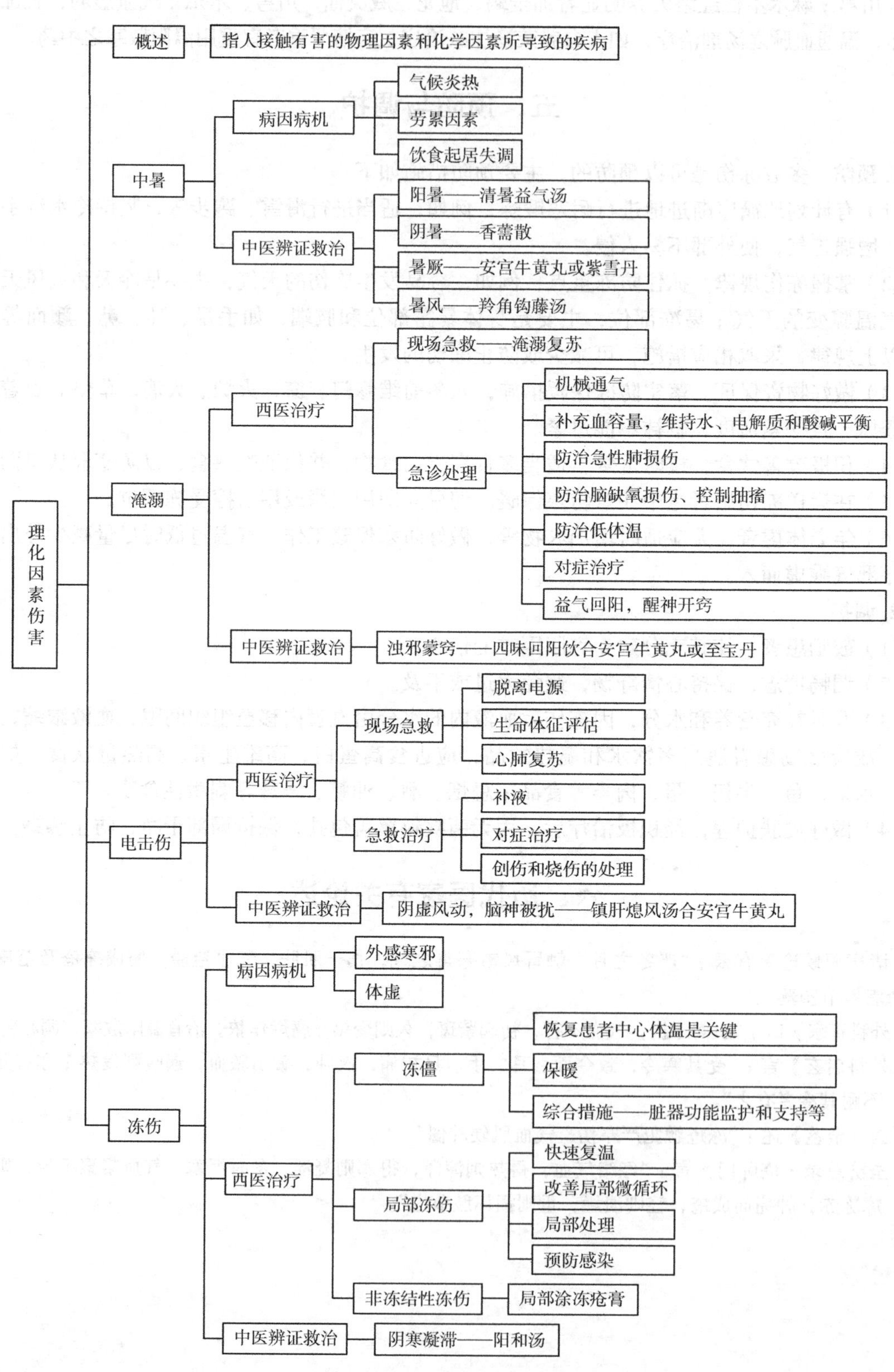

理化因素伤害
概述
指人接触有害的物理因素和化学因素所导致的疾病
中暑
病因病机
气候炎热
劳累因素
饮食起居失调
中医辨证救治
阳暑——清暑益气汤
阴暑——香薷散
暑厥——安宫牛黄丸或紫雪丹
暑风——羚角钩藤汤
淹溺
西医治疗
现场急救——淹溺复苏
急诊处理
机械通气
补充血容量，维持水、电解质和酸碱平衡
防治急性肺损伤
防治脑缺氧损伤、控制抽搐
防治低体温
对症治疗
益气回阳，醒神开窍
中医辨证救治
浊邪蒙窍——四味回阳饮合安宫牛黄丸或至宝丹
电击伤
西医治疗
现场急救
脱离电源
生命体征评估
心肺复苏
急救治疗
补液
对症治疗
创伤和烧伤的处理
中医辨证救治
阴虚风动，脑神被扰——镇肝熄风汤合安宫牛黄丸
冻伤
病因病机
外感寒邪
体虚
西医治疗
冻僵
恢复患者中心体温是关键
保暖
综合措施——脏器功能监护和支持等
局部冻伤
快速复温
改善局部微循环
局部处理
预防感染
非冻结性冻伤
局部涂冻疮膏
中医辨证救治
阴寒凝滞——阳和汤

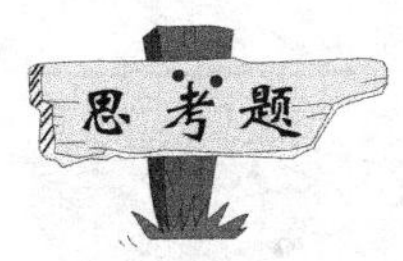

1. 掌握及论述淹溺的中医病因病机。
2. 熟悉淹溺的诊断及鉴别诊断。
3. 掌握及论述电击伤的现场急救及急诊治疗内容。
4. 论述冻疮的中医辨证论治。

第二十六章　灾难医学概述

第一节　灾难现场概述

灾难没有规律可循。没人能预测下一个灾难的复杂性、时间及发生地。事实上，所有的灾难，不管其发生原因是什么，都造成相似的医疗和公共卫生的后果。灾难的不同在于其后果的严重程度以及受灾地区正常的医疗和非医疗基础设施遭受破坏的程度。灾难时医护基本原则是尽最大的努力抢救最多患者，而平时医护原则是尽最大的努力抢救每个患者。

一、灾难医学概念

灾难医学是指各种灾难情况下实施紧急医学救治疾病预防和卫生保障的学科。灾难医学涉及灾难预防、灾难现场急救、救援的组织指挥管理和灾后恢复重建等，上至天文地理，下至理工农医，是一门独立的多学科相互交叉渗透的新兴边缘学科。其范畴涉及对临床医学各专业进行研究，并将其运用到实践中去，及时解决由灾难带来的卫生健康问题。

二、灾难医学救治的基本救治原则

（1）现代灾难医学救援“三七分”理论

在遇见灾难时，国际上通行的救治原则，即“三分救援，七分自救；三分急救，七分预防；三分业务，七分管理；三分战时，七分平时；三分提高，七分普及；三分研究，七分教育”。即用三分的力量提高灾难医学专业学术水平，以七分的努力向广大群众宣传推广普及灾害救生相关知识，让广大人民群众主动参与灾难救援及自救，这是灾难医学事业发展之必需。加强全体人民对难救援及现场救援的意识，从而提高广大人民群众对灾难救治的效率。

由于我国地域辽阔，救援资源有限。在灾难现场，第一时间展开救援的是绝大多数的普通群众，他们具有既是被救者又是救援者的双重身份。国内外资料表明，在灾难现场通常做出第一反应的是邻居、朋友、家人或者社区其他成员，唯有他们通过角色转换，在不到 5min 的时间里，实施决定性的自救互救方法，才可能使灾难中的伤员获得生存机会。

（2）突出“黄金 1h（golden hour）”概念

从重大灾难发生到灾后的 1h 是救援成功的最佳时间，伤者生存与死亡之间存在的这一个小时被称作“黄金 1h”。如果受灾者伤情严重，救援时要争取生存的最佳时间为 1h，虽然这段时间内受灾患者可能不会出现死亡，但伤后 1h 内发生在患者体内的某些病理生理改变已是不可恢复。

我国人口多、地域广，经济发展不平衡，人均资源并不富有，国民教育还有不完善的地方。

加之教育体制存在某些缺陷，日常生活中急需而实用的救援知识尚未完全纳入普及教育范畴，从而造成国民对相关知识的缺乏，尤其是救援知识缺乏。这就造成救治时间的延后，故应加强对“黄金 1h”救治概念的宣传，从而提高受灾者生存和今后的生活质量。

（3）人民群众是灾难现场救援的主力军。

将灾难现场的人民群众迅速、充分地组织调动起来，于第一时间（黄金 1h 内）展开救助，充分发挥其在时间、地点、人力及熟悉周围环境的优越性，在最短时间内因人而异、因地制宜地最大限度地保护自已、解救他人，才能有效弥补专业救援队伍的不足，最大限度地减少灾难造成死亡。减少人们对救援的误解，如认为救援往往指专业救援人员帮助受灾群众摆脱困境，而受灾群众本身也把自已处于一个被动的位置，总是更多地寄希望于专业救援人员来帮助自已及家人脱离危险。

但当灾难发生时，尤其是大范围受灾情况下，往往没有即刻的、足够的救援人员和装备可以依靠加之专业救援队伍的到来受到时间、交通、地域、天气等诸多因素的影响，难以在救援的“黄金 1h”内实施有效的救助即使专业救援队伍到达再迅速，也不如身处现场的人民群众来得及时。所以要加强对人民群众通用急救知识和技能（通气、止血、包扎、固定、搬运和心搏呼吸骤停的现场心肺复苏等）教育及培训。

（4）灾难救援的基本组织形式

由于发生灾难中专业救治人员数量以及外来援助的多少不确定，组织形式不一定。但基本的组织形式处理包含四个方面：搜寻与营救；分类与初步治疗；确定性治疗；疏散（伤员）。

灾难处理的第一阶段是经过有经验人员的快速评估，最快到达现场的救护人员可以根据实际情况正确选择上述四个方面的任意一项，它的最主要目的是降低病死率。现今复杂的灾难已使得当地急救组织无力应付，而必须取得外来专业医疗援助。

有一个问题至关重要，即就是必须认识到实施处理的四个医疗措施以及应对灾难的其他措施均受到一个由必不可少的非医疗要素组成的系统所支持。这一系统提供生活基本需求（食物、水、住所、卫生、安全）、生活用品、通信和交通。

三、灾难医学的重要伦理原则

灾难时伤员分检与资源配给原则：灾难中的最大难题纠结于如何分检和配给，以使群体利益最大化。典型的伦理指南出自功利主义（utilitarianism）。功利主义的重点是给最大多数以最大利益，从而使人类幸福或快乐最大化。

灾难时稀缺资源的分配的原则：灾难一般会打乱文明社会的正常运行，尤其会影响社会服务和卫生物资供应。此外，大量伤亡事件会冲击日常的医学伦理原则。因此，需要在灾难伦理原则中添加基于群体的原则：正义在此时的含义是在均衡（不是平均）分配资源时的相对公正。

第二节　常见灾害的救治特点及救治原则

一、交 通 事 故

交通事故是指由于交通事故造成人体损伤，简称交通伤。一般分为机动车事故、摩托车事故、自行车事故和人行事故等。世界卫生组织（WHO）明确指出：道路交通安全是一种严重的人类健康问题。

（一）灾情特点

（1）发生率高，病死率和致残率高，损失大，后果严重：交通事故发生频率较高，与人民生活息息相关，致家庭和社会影响较大。

（2）人、车辆和道路环境三方面因素相关：人为因素包括疲劳驾驶，超速驾驶，酒后驾驶，思想麻痹，违规驾驶；车辆因素包括机械故障和设计缺陷；道路设计施工缺陷，恶劣天气造成路面结冰、能见度降低。

（3）可以预防和减少的灾难。

（二）损伤机制

本病主要是由于撞击、碾压、切割/刺伤、跌落、挥鞭伤、安全带伤、方向盘伤、烧伤/爆炸伤等。

（三）救援原则

（1）环境评估：要确保伤员和施救者的安全。交通事故后的危险因素包括：车辆、危险物质、火灾、灰尘及伤员的血液和体液等。最常用和最简单有效的方法是设置提醒标志、使用灯光和反光背心等，防止其他来往车辆的伤害。同时还要注意车辆是否会燃烧或者爆炸，是否有落石、坍塌等危险。

（2）请求支援：现场环境评估后，要评估伤员的数量和严重程度，如需要急救系统、消防、警察等支援，应在开始救援前就发出求援。

（3）确认损伤机制：伤员分拣是灾害伤员医疗救援的基本方法。交通事故可能发生大量伤员，分拣的目的是短时间内熟练地对伤员进行初步的评估，确定伤员需要哪种类型的救护，缩短急救时间，使最需要紧急救护的伤员得到优先救治和后送。现场分拣的原则是经验性的，只能根据简要的病史和体检做出判断。最基本的共识做法是将伤员分为四类，并标以醒目的颜色标志：红色、黄色、绿色和黑色。

（4）对伤者进行初期生命评估：包括气道、呼吸、循环、意识、暴露等情况。其核心内容为维护呼吸和循环功能、止血、给氧、心肺复苏、骨折固定、保护伤口、减少污染等。其中重点要保护好伤者气道及固定颈椎，控制伤口出血，必要时多建立静脉通道，以保证能及时进行输液。整个救援过程救援人员需要时刻牢记“不伤害”原则。

二、火　　灾

火灾是指在时间或空间上失去控制的燃烧所造成的灾害。在各种灾害中，火灾是最经常、最普遍地威胁公众安全和社会发展的主要灾害之一。火灾通常是指违反人的意图而发生或扩大，最终在时间与空间上失去控制并造成财物和人身伤害的燃烧现象。根据火灾损失（人员伤亡、受灾户数和财物直接损失金额）分为一般火灾、重大火灾和特大火灾。

（一）灾情特点

（1）火焰、烟气蔓延迅速：火灾发生后，在热传导、热对流和热辐射作用下，极易蔓延扩大。扩大的火势又会生成大量的高温热烟，在烽火压力推动下，高温热烟气以 0.3 ～ 6m/s 的速率水平或垂直扩散，给人的逃生和灭火救助带来极大威胁和困难。

（2）空气污染、通气不畅、视线不良：火灾情况下通常出现断电。断线后，建筑物内光线极弱，烟雾阻隔，基本处于黑暗状态。如果发生室外火灾，即使在白天，由于烟雾、水汽的综合作用，人的视线也受到很大程度的影响，不便侦查火情和灭火救人。污染的空气中夹带着有毒物质，可能对人体造成损害。

（3）人物集聚，杂乱拥挤：火灾突发性强，救灾形势紧迫，现场常发生人员、车辆、交通、指挥方面的混乱。车辆拥挤，交通堵塞，各级通信指挥的口令、人员的呼喊声混为一片，造成人为阻滞，降低了救人灭火的效率。

（4）心理紧张、行为错乱：火灾中，人们处于极度紧张状态，救生者也面临着生死考验，在巨大的心理压力下，面临烈火浓烟，紧张的心理使思维简单、盲目，最终有可能导致判断和行为的错乱，如盲目聚集的行为、重返行为、跳楼行为等，都可能造成悲剧。救助人员由于心理压力过大，可能造成轻信、失信、胆怯、“热疲劳”性失调等不理智行为，对救援产生不利影响。

（5）大量人员伤亡和财产损失：火灾常发生于人口密集的场所，加上建筑防火标准不符合国家规范、消防设施不健全，人们缺乏必要的自救逃生训练，发生火灾时常造成较大的人员伤亡和财产损失，甚至影响社会稳定。

（二）损伤机制

1. 直接伤害

（1）火焰烧伤：火灾中火焰表面温度可达800℃，超过这个温度值，就会被烧伤。烧伤有火焰、辐射高温、热烟气流、灼热物质等作用于人体而引起。

（2）热烟灼伤：火灾中，通常伴有烟雾，烟雾中的微粒携带着高温热值，通过热对流传播给流动的物质，当人吸入高温的烟气，就会灼伤呼吸道，导致组织水肿、分泌物增多，阻塞呼吸道，造成窒息。

2. 间接伤害

（1）浓烟窒息：火灾中会产生大量浓烟，距火源越近，温度越高，烟气越大。人体吸入高浓度烟气之后，大量的微尘颗粒使气管和支气管严重阻塞，损伤肺泡壁，导致呼吸衰竭，造成严重缺氧。

（2）中毒：现代建筑和装修材料中的一些高分子化合物在高温燃烧条件下可以热解出剧毒悬浮微粒烟气，如氰化物、二氧化氮等，上述毒性物质的麻醉作用能使人迅速昏迷，并强烈地刺激人的呼吸中枢和影响肺部功能，引起中毒性死亡。资料统计表明，火灾中死亡人数的80%是由于吸入有毒气体而致死。

（3）砸伤、埋压：火灾区域的温度根据不同的燃烧物质而有所变化，通常在1000℃上下。在这样的高温下，建筑结构材料在超过耐火极限时就会造成坍塌，造成砸伤、摔伤、埋压等伤害。

（4）刺伤、割伤：火灾造成建筑物、构筑物坍塌，许多物质爆破后形成各种形式的利刃物，可能刺伤人体。

（三）救援原则

脱离热源：脱去燃烧的衣服，就地翻滚，用水喷洒着火衣物。切勿奔跑，以防风助火势。不宜用手部扑打以防手部烧伤。不得呼叫，防止吸入高温气流或烟雾造成吸入性损伤。

开放气道：要检查呼吸道是否通畅，清除口腔异物，积极吸氧。

冷水湿敷：对中小面积烧烫伤可用冷清水局部冲洗肢体、浸泡伤处，头面部等特殊部位用冰水或冷水湿敷，以降低皮肤表面温度。现场对严重烧伤和大面积烧伤则无此必要。寒冷季节进行冷疗时，需注意伤员保温和防冻。

包扎、止血、固定：对Ⅱ° 烧伤，表皮水疱不要刺破，不要在创面上涂任何油脂或膏药，应用干净清洁的敷料或干净的毛巾床单覆盖或简单包扎。对暴露的烧伤创面可用三角巾、消毒敷料或清洁的被单、毛巾、衣服等覆盖并进行简单的包扎，以减少创面的污染和再损伤，对伴有外伤大出血者应予止血。对骨折者应作临时固定。

维持水液电解质平衡：严重烧伤伤员应尽快建立静脉通道，快速有效的补液，预防和纠正休克。未建立静脉通道者可口服糖盐水。

镇静镇痛：对烧伤后创面疼痛难以忍受者，要安慰和鼓励受伤者，使其情绪稳定，勿惊恐、勿烦躁。可酌情使用地西泮或哌替啶肌内注射，或口服止痛药物。

中毒急救：火灾时产生大量有毒物质，均可使人员发生中毒，严重者可导致死亡。迅速将伤者移至通风处，呼吸新鲜空气，给予吸氧。严重者立即转送医院。

烧伤中医辨证治疗：

1. 毒热炽盛

治法：清营凉血解毒。

代表方：清营汤合黄连解毒汤。

常用药：水牛角粉、生地、玄参。

加减：若热毒传心者，加清心开窍之品，用安宫牛黄丸或紫雪丹；热邪传肺者加清肺化痰之品如生石膏、川贝、鱼腥草等；若热毒传肾，尿少或尿闭者，加车前子、白茅根、猪苓、泽泻；若腹胀便干可加枳实、厚朴、大黄等。

2. 热盛伤阴

治法：解毒利湿，养阴清热。

代表方：解毒养阴汤。

常用药：南北沙参、西洋参、石斛。

加减：若脾胃虚弱者宜调理脾胃为主，以参苓白术散加山药、扁豆、石斛；呃逆嗳气者加制半夏、柿蒂、竹茹。

三、矿　难

矿难是指在采矿过程中发生的事故，通常造成伤亡的危险性极大。常见的矿难有：瓦斯爆炸、煤尘爆炸、瓦斯突出、透水事故、矿井失火、顶板塌方等。

（一）灾情特点

其发生率高、病死率高、致残率高。受伤者以井下矿工为主，井下矿工多年轻、文化素质偏低，自救意识较为欠缺。矿难损伤类型主要以骨折、颅脑伤、内脏伤、软组织伤、烧伤为主，还常发生窒息、中毒、溺水等。

（二）损伤机制

砸伤：井下工作面的片帮、冒顶、塌方、煤块、渣块由高处落下等，均可砸伤人体，导致多部位的损伤，如四肢骨折、颅脑伤、胸腹及内脏损伤等。

挤压伤：矿车等移动物体挤压、碾压人体导致损伤，致使胸腹部、骨盆、四肢等部位损伤。

坠落伤：人体由高处坠落时，多数先为足踝部着地，地面的反作用力向上传导，造成典型的足踝－下肢－脊柱－颅脑损伤。

切割伤：绞车钢丝绳切割人体，致人体切割伤。

爆炸伤：开山放炮，井下处理哑炮时或违章操作突然爆炸，造成身体多处开放性损伤，引起内脏损伤及出血，以及头、面、颈、胸等部位广泛损伤。瓦斯爆炸造成多种损伤，并产生多种有害气体。雷管爆炸伤受伤部位广泛，以人体显露部分面部为主，受伤部位出血多、创面不整齐、创面内异物较多、处理复杂且比较困难。

溺水窒息：透水事故时，人员躲避不及被水冲走，导致溺水窒息。

（三）救援原则

根据国家《全国煤矿创伤急救工作规范》要求，非常强调组织领导、解脱急救、转运等各个环节的有机结合。在救援过程中主要以“先救后送、边救边送；自救互救”为原则。在救援中煤矿救护队员的急救技能训练是提高矿难现场救援水平的重要措施。同时增强自救互救意识和技能是矿难创伤救援的基础，救援中如何尽早开始是医疗救援成功的关键。

四、地　震

地震又称地动、地振动，是地壳快速释放能量过程中造成振动，期间会产生地震波的一种自然现象。地震常常造成严重人员伤亡，能引起火灾、水灾、有毒气体泄漏、细菌及放射性物质扩散，还可能造成海啸、滑坡、崩塌、地裂缝等次生灾害。

（一）灾情特点

（1）发生突然，防御难度大：地震的孕育是缓慢的，但发生却十分突然，令人猝不及防。一次地震，持续时间往往只有几十秒，却足以摧毁整座城市。人们毫无思想准备和防护措施，造成的人员伤亡非常惨重。此外，建筑抗震性能差，人们防御地震的意识差，都是造成地震防御难度大的原因。

（2）破坏力强，伤亡惨重：地震释放的能量巨大，破坏性极强，甚至是毁灭性的，首先是造成大量人员伤亡，大量建筑物毁坏。据相关研究资料表明，当发生里氏 8.0 级特大地震时，能量相当于 512 颗美国 1945 年在日本广岛投放的原子弹爆炸所产生的能量。还可造成山崩、滑坡、泥石流、地裂、地陷、喷砂、冒水等地表的破坏和海啸的发生。严重地震灾害可造成数以万计的人员伤亡，同时，造成人们精神、心理障碍。

（3）次生灾害多、复杂：地震次生灾害指强烈地震发生后，自然以及社会原有的状态被破坏，造成的山体滑坡、泥石流、水灾、瘟疫、火灾、爆炸、毒气泄漏、放射性物质扩散对生命产生威胁等一系列的因地震引起的灾害。火灾是次生灾害中最常见、最严重的。城市是各种生命线工程高度集中的地区，地上地下各种管网密布，次生灾害源集中，所以地震次生灾害重。

（二）救援原则

（1）确立救护指挥官

一般由医疗救援队队长担任，其主要任务：①向总指挥汇报现场情况及反应等级；②联系其他救援单位；③建立通信系统；④决定现场部署，通知指挥中心及其他救援单位；⑤分配救护人力，并监督各个部门的工作；⑥必要时请求支援；⑦根据现场情况的变化，提升或降低反应等级并通知指挥中心；⑧直接对现场救护工作的成败及效率负责。

（2）医疗救援队分组

医疗救援队需要若干个救援组组成，保证救灾工作能够协调高效进行：

1）现场抢救小组：由搜救人员和医护人员组成，负责寻找和抢救伤员。完成初步的救治工作和维持生命所必须的处理，这一组承担的任务是挽救患者性命的关键。

2）后送小组：由医护人员和运送单位组成，医护人员负责救护保障，根据震灾现场和救治医院的距离、路途、情况需要组织担架队、救护车、救护船运送，有时特殊的重伤员需直升机远距离运送。医疗救援队需要若干个救援组组成，保证救灾工作能够协调高效进行。

3）药械供应小组：负责医疗队的药品、器具供应，要保证供应足量的止血带、三角巾、多头带、急救包、小夹板、环甲膜切开器、止痛镇静药等。

4）救治医院：震灾地区及其附近能够开展工作的医院都应积极投入到救治工作中去，全力组织好医护人员，做好伤员的接诊、分类、登记和救治，尽快安排出足量的床位接受伤员。

（3）寻找和救护伤员的原则

1）抢救顺序：先救命后治伤，先抢救危重伤员后治轻伤，先易后难，先救活人后处置遗体。

2）对症处理和救命为主：先救命，后救伤。

3）处置迅速及时：力争早抢救，快转移，迅速脱离危险场所。对大出血、严重创伤、窒息、中毒脱水者应现场进行必要的急救处置。

4）救护过程环环紧扣：确保现场急救措施紧密衔接、完善，规范填写统一格式的简要医疗文书，以保障后续抢救的连续性和准确性。

5）转运与现场医疗急救相结合：在伤员转送途中要有专业医务人员随同。

（4）伤员现场搜救：伤员搜救要遵循以下原则：①迅速使伤员脱离险境；②保持呼吸道通畅；③心肺复苏；④快速止血；⑤及时处理气胸；⑥防止休克及抗感染；⑦及时处理伤口；⑧骨折固定包扎固定；⑨妥善保存离体组织器官；⑩正确搬运伤员。

（5）伤员分流与转运

1）根据伤员病情进行分类与分流

A. 病情危重、危及生命的伤员：包括如急性呼吸循环衰竭，严重的内外伤出血，严重的脏器损伤，严重颅脑损伤，严重烧伤，休克伤员或患者，在经现场救护，病情得到一定缓解后，应立即转送三级医院进行高级生命支持治疗。

B. 暂时不会危及生命，但是伤情比较严重的伤员：包括如单纯肢体骨折、轻度脏器损伤、一般外伤等，这类伤员不必立即后送，应在现场急救后，有计划地转送到医院进行高级生命支持。

C. 轻微伤伤员：可进行基本处置。

同样对伤员转运也要遵行一定的原则：①依据先重后轻的原则；②转运前要再次对待送伤员进行检伤分类；③在转运途中，必须严密观察伤情变化；④在转运过程中要正确搬运，避免造成二次损伤；⑤认真填写转运卡和现场救护的医疗护理记录，认真做好伤员的交接工作。

2）伤员后送的禁忌证

A. 活动性大出血者，或经现场止血仍未完全控制者。

B. 休克未纠正或途中可能发生休克者。

C. 四肢骨折未经固定，或虽经固定但固定肢体末梢循环不良者。

D. 颅脑损伤深昏迷，或因颅内血肿、脑水肿等颅内压增高，有发生脑疝可能者。

E. 颈椎损伤高位截瘫，且伴有高热和呼吸功能障碍，尚未经颈托固定或急救处理，途中可能伤情恶化者。

F. 呼吸道梗阻，有极度呼吸困难或窒息尚未解除者。

G. 胸部损伤伴有大量血气胸者，胸腔内继续出血或漏气，伤情有继续恶化可能者，或开放性气胸伤口未封闭者，或因张力性气胸胸腔内压力尚未解除者。

H. 伤情严重，途中无医疗监护或未确定转诊医院者。

（6）医护人员的自我防护原则

1）加强面对突发事件的个人防护知识学习。

2）熟悉突发事件发生后可能导致的医源性污染，开展个人防护的培训演练。

3）熟悉个人防护的分级原则，避免防护不足或防护过度现象的发生。

4）开展面对突发事件的心理防护知识培训。

五、海　啸

海啸是由海底地震、火山爆发、海底滑坡或气象变化产生的破坏性海浪，呼啸的海浪冰墙每隔数分钟或数十分钟就重复一次，摧毁堤岸，淹没陆地，夺走生命财产，破坏力极大。全球的海啸发生区大致与地震带一致。

（一）灾情特点

1. 海啸的伤害特点

（1）破坏力大：海啸的宽幅范围大，有时达数百公里，这种巨大的“水块”产生的破坏力巨大，严重危害岸上的建筑物和人的生命。从有关数据来看，海啸高达 2m，木制房屋会瞬间遭到破坏；海啸高达 20m 以上，钢筋水泥建筑物也难以招架。

（2）速度快：海啸的特征之一是速度快，地震发生的地方海水越深，海啸速度越快。海水越深，海底变动涌动的水量越多，因而形成海啸之后在海面移动的速度也越快。

由于前浪减速，后浪推过来发生重叠，因此海啸到岸边波浪升高，如果沿岸海底地形呈“V”字形，海啸掀起的海浪会更高。

（3）突发性强：海啸和地震一样具有突发性的特点，绝大部分海啸甚至本身就是由地震引发。

（4）次生灾害多：海啸常常诱发或引发多种次生灾害，如水灾、火灾、毒气或放射性物质外泄中毒、交通事故以及灾后瘟疫扩散蔓延等。

2. 海啸对人体所致伤亡特点

（1）救援环境恶劣，伤员分布面广，受伤人员多。

（2）伤情复杂，常导致多个脏器、多个部位受伤，伤情严重，相当一部分伤员死于致伤现场，即使一部分伤员往往死于后期的并发症。

（3）伤亡惨重：病死率为 50% 左右，甚至可达 80%。主要死因是溺水，以及由海浪冲击、海水带来碎片残骸造成的伤亡。

（4）骨折及挤压伤多：海啸使房屋等建筑物倒塌可产生大量挤压伤伤员，重者可产生挤压综合征，甚至死亡。海啸致伤死亡的原因除溺毙外，主要是创伤性休克和脑的严重创伤。

（5）漏诊和误诊：海啸时建筑物倒塌可产生一些闭合伤，此种伤情有时隐匿，表现出来的症状体征缺乏特异性。加之灾害现场救护条件有限、时间紧迫，难以实施全面的查体和仔细的观察，因此，海啸伤害极易误诊和漏诊。

（6）心理创伤严重。

（7）公共卫生问题十分突出：海啸发生后，公共设施、基本生活设施遭到极大破坏，食物、饮水遭受严重污染，极易致肠道疾病暴发与流行；灾区气候湿热，环境脏乱，导致蚊虫大量滋生，以疟疾、登革热为主的虫媒传染病有暴发可能。

（8）伤亡分类：一般分为溺亡、近似溺亡、吸入性肺炎、钝器伤、骨折、软组织受伤、中毒、冻伤、烧烫伤、脱水、野生动物叮咬、传染病及爆炸伤等。

（二）救援原则

（1）对个体而言先抢后救原则：现场救援是先抢后救，先救后治，先重伤后轻伤，以救为主，边救边送，伤情严重有生命危险时就地抢救，伤情稳定后方可后送。

（2）对群体而言分级分类救治原则：海啸发生后产生大量的伤员，需要采用应急医疗措施或军事医学救护原则进行分级分类救治。检伤分类目的是确定救援现场伤员救治的优先顺序，使有限的医疗资源最大限度地发挥救援能力，提高救援效率。检伤分类一般将伤者分为红色、黄色、绿色和黑色四类。现场医务人员第一优先处理红色类伤员，第二优先处理黄色类伤员，第三优先处理绿色类伤员，黑色类伤员一般不作处理。

（3）分区救治原则：救援现场可划分为

1）集中区（中心区）：通常在灾害现场或附近，最初医疗队不进入，待相对安全后才进入工作。

2）分类区：在稍外侧，紧邻中心区，主要从事检伤分类工作。

3）救护区：一般离事故现场稍远，又划分为红、黄、绿色区域，对不同伤者分别进行救治。

4）后送区：一般是伤员经过现场处理后转送到后方医疗单位的集结点。

（4）后送的原则。

伤病员转运时要做好如下各种准备工作：①转运前风险评估；②途中抢救设备及急救药品准备；③转运前，检查静脉通路及呼吸道通畅情况；转运中，确保各种管道通畅；严密观察病情，及时发现异常并采取积极有效的抢救措施；④做好与接收医院的协调工作；⑤做好转运后的交接。

（5）做好紧急卫生救援：海啸造成环境恶化，使灾民的生命给养难以正常维持。人体在应急和极度疲劳状态下免疫力、抗病能力显著下降。紧急卫生救援是救灾的关键一环，应做好：疫情检测与报告、饮水卫生、食品卫生、环境卫生、预防控制中毒事件、加强对蚊蝇鼠等病媒生物的控制，做好医疗卫生工作人员自身的防护。

（6）海啸常见伤害的救治

1）溺水：主要是因为人体被海啸产生的巨浪卷入水中或落入水中，大量海水进入呼吸道使呼吸道阻塞，或虽然进入少量海水，却反射性引起声门紧闭，空气不能进入肺内，发生窒息性缺氧死亡。

现场急救应该将溺水者打捞到陆地或船上，清除口腔和咽部异物，充分开放气道，进行口对口人工呼吸。心搏停搏时，及时进行胸外心脏按压。倒水虽然是习惯性动作，但没有循证医学的证据支持，不过分强调。

2）挤压综合征：指身体肌肉丰富的部位遭受挤压伤后出现以肌红蛋白尿、高血钾、高血磷、酸中毒和氮质血症等为特点的急性肾衰竭症候群。

挤压综合征的处理除遵循急性肾衰竭的常规处理原则外，应强调早期诊断，及时、妥善处理局部挤压伤；对严重挤压伤首先应该抗休克、抗感染、纠正酸中毒及高血钾症；休克平稳后，应尽早行筋膜间隙切开减压术，清除坏死组织，必要时行截肢术；保护肾功能。

1. 急诊科救治

（1）急诊科救治是灾难现场救治的延续，对救治的及时性、准确性和整体的把握上要求要高。应采取高级生命支持措施，保持生命体征的稳定，维护心、脑、肾等重要脏器的功能。

（2）急诊科要有完善的创伤救治体系：创伤急救的场所如诊断室、复苏室、手术室、创伤病房、创伤急救的人才队伍、抢救创伤患者所需的急救技术、创伤急救的组织或领导机构等。

应尽量避免分诊分科式救治：采用确定性的救治技术治疗创伤患者，对损伤严重、生理潜能临近耗竭的伤员采用损伤控制性手术，以挽救患者的生命和最大限度地恢复患者的生理功能。

2. 重症监护室救治

早期救治处理不是治疗的结束，而是系统治疗的开始，因为危重症患者的生理紊乱是一个较持久的过程，整个病情仍然在继续演变。阻碍患者康复甚至构成对生命重大威胁的往往是各种严重的并发症。实施严密的监护和精心的治疗十分必要，往往要送入重症监护室（ICU）进行系统、规范治疗。

六、洪　　水

（一）灾情特点

1. 我国洪水的发生特点

（1）分布范围广：我国幅员辽阔，大约 3/4 的国土面积存在着不同类型和不同程度的洪水灾害。防洪重点地区如东部平原地区，含辽河中下游、海河北部平原、长江中游（江汉平原、洞庭湖区、鄱阳湖区以及沿江一带）、珠江三角洲等，另外，东南沿海一些山区和滨海平原的接合部，都在洪泛区。我国洪泛区近 100 万平方公里，全国 70% 以上的工农业产值，40% 的人口，35% 的耕地，600 多座城市，主要铁路、公路、油田以及许多工矿企业受到洪水灾害的威胁。

（2）发生频繁：每年都有发生，只是大小有所不同。据史料统计，从公元前 206 年至 1949 年的 2155 年当中，全国各地发生较大的洪涝灾害 1092 次，平均约每两年发生 1 次。自新中国成立以来，特别是 20 世纪 50 年代，10 年中就发生大洪水 11 次。

（3）突发性强：我国东部地区常常发生强度大、范围广的暴雨，而江河防洪能力又较低，因此洪水灾害的突发性强。

（4）损失严重：据统计，20 世纪 90 年代，我国洪灾造成的直接经济损失约 12 000 亿元人民币，仅 1998 年就高达 2600 亿元人民币。水灾损失占国民生产总值（GNP）的比例在 1%～4%，为美国、日本等发达国家的 10～20 倍。

2. 洪水灾害对人体伤害特点

（1）淹溺：快速暴涨的洪水是引起淹溺死亡的主要原因。洪水往往流速较快，并且携带大量的石头、树木及其他大块物体，很容易造成水中的人员受伤。如人们低估这种损伤或试图救人及物，都有可能发生意外。机动车在流水中熄火，侧滑导致车祸。

（2）寒冷相关损伤：只要浸泡的水温低于人体正常温度，均可导致低温。不被水淹也可以因为风雨天气、气温低、无避难所、缺少衣物、缺乏食物而出现体温下降。严重低温甚至会诱发凝血障碍及心律失常，导致死亡。

（3）中暑：在炎热夏季，高气温、水源的短缺、过度的体力透支都可促成中暑的发生。

（4）爆炸及烧伤：洪水造成天然气运输管道或储气罐、电源线、化工厂原料罐等被破坏时，很容易发生爆炸及烧伤。另燃油料漂浮水面，可使火势蔓延。

（5）各种机械创伤：各种机械创伤在洪灾中很常见。建筑物倒塌或其他大件物品坠落——严重的挤压伤、肢体损毁及多发伤，甚至死亡；在灾中重体力劳动；坠落伤、皮肤挫裂伤也较常见。

（6）叮咬伤：洪水上涨时，家畜、老鼠、昆虫、爬行动物等开始迁徙，叮咬伤增多，导致感染狂犬病或者其他动物源性传染病。

（7）公共卫生问题及相关疾病：灾害动能因素导致严重污染水源，容易导致呼吸道感染、胃肠炎、各种传染病及虫媒疾病等。使用含氯及含碘消毒剂并不能灭活所有的病原体，预防接种代价大，收益小；如有放射性、化学有毒物质泄漏，可出现放射性疾病及导致多种中毒；在通风差环境中生活导致一氧化碳中毒。

（8）心理障碍：失去亲人、财产，疲劳、损伤等容易使人情绪不稳，甚至会使用暴力、滥用药物，出现抑郁以及创伤后神经紧张性障碍，此类精神障碍在15%～20%的自然灾害幸存者中存在。

（9）传染病：洪水灾害后人畜尸体腐烂、粪尿外溢，水源污染严重，蚊蝇滋生，食物缺乏，衣被短缺，居住条件简陋拥挤、生活环境极差，灾民生活紧张、心情焦急、睡眠不足、饮食不规则，使人体抵抗力降低，易形成各种传染病的流行，且疫情往往比较复杂。

（二）救援原则

1. 到达前

（1）明确任务：立即集中人员，传达任务，说明灾情和上级要求，明确编组和各组任务。检查补充药材装备及各种物资，并按规定分发到组，落实到人，定车辆、定位置。

（2）充分的物资准备：检查落实集体、个人赴灾区后工作生活的物资准备情况，包括救生衣、防水护目镜、防雨具、防寒衣物被褥、炊具、生熟食品、照明设备、帐篷、野外露宿、防暑、防虫害和净水、消毒药品等。

（3）争分夺秒：搭乘快速交通工具（如冲锋舟），迅速向指定地点开进。中途若遇道路中断、交通堵塞时，要立即携带必须急救药品器材徒步前往。

（4）保持联络通畅：到达灾区后，向救灾指挥部报道，了解灾情，接受任务。遇到困难及时向救灾指挥部报告。

（5）协同救援：大面积受灾时参加抢救的医疗单位多，医疗队应主动与友邻医疗队或地方卫生行政部门取得联系，协商划分抢救区域、明确分工。要同各类抢险救灾人员，如救灾部队、民兵、公安、消防、交通拯救队、运输部门等搞好协作，及时配合。

（6）合理开展救援：医疗站展开地点位置应尽量选择靠近伤病员多的地方；有较大的展开面积，靠近主要交通路口，便于车辆进出；避开可能出现的灾害威胁。

2. 现场救治

（1）做好伤病员分类：由有一定经验的医生组成分类组，在较宽敞的场所采取询问伤情和观察体征的简单方法，将需要紧急救治的伤病员，如窒息、大出血、气胸、颅脑伤等，迅速送往手术室；休克伤病员送往抗休克室；传染病员送到隔离室；其他伤病员送往伤病员室。对濒死伤病员要进行现场抢救。分类的同时要进行登记，补填伤票，并挂上分类标志。

（2）提高救治整体效能：除按灾难类型配备相应专业力量外，在救治过程中还要经常进行技术力量的调整。面对大量伤病员，各专科医生协同救援，可从事本专业以外的任务，提高救治整体效能。

（3）掌握工作重点，随时调整救治力量：工作重点应随着时间变化而有所不同。早期主要力量放在现场抢救上，当伤病员陆续转送到现场医疗点时，开始以拣伤分类为主。

（4）注意自身安全：伤病员多处于残垣危房、疾风暴雨、洪水急流等非常危险的境地，救援人员行动时要穿救生衣，并且不得单独行动。

七、泥 石 流

泥石流是指在山区或者其他沟谷深壑，地形险峻的地区，因为暴雨、暴雪或其他自然灾害引发的山体滑坡并携带有大量泥沙及石块的特殊洪流。泥石流具有突然性以及流速快、流量大、物质容量大和破坏力强等特点。发生泥石流常常会冲毁公路铁路等交通设施甚至村镇等，造成巨大损失。

（一）灾情特点

（1）突发性强：一切泥石流从启动到停止活动，短则几分钟，长也不过数小时。顷刻间它能冲刷搬运几万到几百万立方米的水和大量泥沙、石块、巨砾混合物，前峰常可形成几米至几十米高的“龙头”，依仗山势，倾泻而下，所到之处，所向披靡，以雷霆万钧之势摧毁沿途一切建筑物、障碍物。

（2）冲击力强：泥石流不同于山洪之处是其含有大量的固体物质。泥石流中固体物资体积含量为15%～80%，使泥石流冲击力强。

（3）季节性强：我国广大地区降水水汽主要来源于夏季季风，其中又以太平洋季风为主，其次为印度洋季风。因此，我国西南与西北地区的泥石流多发生于7～8月份。

（4）危害性大：泥石流的主要危害是冲毁城镇、企事业单位、工厂、矿山、乡村，造成人畜伤亡，破坏房屋及其他工程设施，破坏农作物、林木及耕地。有时也会淤塞河道，阻断航运，引起水灾。我国一直是泥石流的重灾区，自20世纪50年代以来，在城镇泥石流灾害中，死亡者近万，经济损失上百亿。

（5）泥石流对人类危害的特点：泥石流发生时常常具有暴发突然、来势凶猛、迅速之特点。并兼有崩塌、滑坡和洪水破坏的双重作用，危害更为广泛和严重。它对人类的危害具体表现在四个方面：①对居民点的危害；②对公路和铁路的危害；③对水利水电工程的危害；④对矿山的危害。

（二）救援原则

1. 统一指挥与独立救治相结合原则　迅速建立起由卫生主管部门负责人员和医疗救援专家共同组成的现场医疗救援指挥机构。紧急救援的医护人员在独立实施救护时，都应该服从指挥调度、相互配合、充分发挥团队的力量和优势。

2. 区域救治与巡回救治相结合的原则　医疗救治现场指挥者必须随时巡回，掌握事件现场的全面情况，不应该注重某一单个区域内的伤员救治情况。救援队应该配备一些经验丰富的医护人员组成巡回医疗队，除直接救治伤病员外，还负责帮助指导解决各个医疗点的疑难问题。

3. 地方自救与外来医疗机构救援相结合原则　发生泥石流地区应该尽快依靠自己的医疗力量积极开展自救。当国家、军队或其他地区医疗救援队到达后，当地卫生行政主管部门应该积极协助。

4. 分级救治与合理转运相结合原则　医疗救援队进行检伤分类，对伤员进行分级、分区急救处理和转运。不能单纯以伤情轻重来决定伤者分级处理以及转运的先后顺序，对于那些可以获得最大医疗救治效果的重症患者应该优先救治，其他轻症患者可在给予简单处理后转运，救治希望不大的濒临死亡或特重伤患者暂时不作处理。

5. 现场医疗救援安全第一原则　医疗救援人员到达现场前应该采取必要的防护措施，到达现场后要立刻确定自身是否安全。原则上尽量就地抢救，但在环境危险时，应该将伤者转移至安全处再检查处置。不提倡任何不科学的冒险救治。

6. 先救命，后治伤的原则 首先考虑呼吸、循环等致命问题，条件允许时尽早给氧，做好气道管理，积极止血并且适当补液，呼吸循环支持始终是医疗救援的关键。

7. 根据泥石流灾害对人体造成损伤特点针对性救治原则

（1）呼吸道阻塞性窒息：迅速将伤员抢救出来，转移到安全地带，解开伤者衣领，开放气道，解除舌根后坠，然后清理口腔异物，使呼吸道通畅，有条件者迅速给氧；对呼吸心跳停止者，应该立即做口对口人工呼吸及胸外心脏按压；如因为严重胸部外伤造成呼吸困难、窒息，应该迅速包扎胸部伤口；如果有张力性气胸，应该立即在伤侧胸壁第二肋间插入粗针头，行胸膜腔造口；情况好转的伤员，立即转送到附近有条件的医疗机构进一步抢救治疗。

（2）各种创伤：泥石流造成人体的创伤，主要是局部软组织损伤、血管破裂出血、骨折及脏器损伤等。

1）现场止血、包扎：①对不同部位的出血，可采用指压、加压包扎、上止血带、结扎血管等方法止血；对于暴露的伤口包扎；②胸部开放性伤口，严密覆盖，紧密包扎，阻断气体从伤口进出；③腹部开放性伤口，如有内脏脱出，不要还纳，可用纱布垫围一圈或者用碗、小盆等容器扣上，保护后进行包扎；④外露的骨折端不要还纳，可用无菌敷料或干净衣物临时包扎。

2）固定：有骨折或者严重软组织损伤的肢体，可用夹板或其他硬质材料将肢体固定，固定一般超过伤口上下关节，以减轻疼痛，防止再损伤。

3）转运：应采用担架、门板等就便器材。

4）建立静脉通道等给药途径，加强创伤性休克的防治。

5）尽快使用抗破伤风血清及破伤风类毒素，防止破伤风发生。

6）伤者尽快使用抗生素，有条件进行清创处理，防止感染。

8. 现场救治与卫生防疫相结合的原则 泥石流灾害较地震、海啸等灾害而言，伤员数量相对有限，基本完成了现场医疗救治工作后，灾后医学救援工作的重心应迅速从医疗救治转移至卫生防疫。内容涉及传染病疫情监测、病媒生物监测、消毒、生活垃圾处理、临时厕所设置及无害化处理、退水清淤区域消杀、遇难人员后期尸体处理、灾民安置点卫生防疫、灭鼠等方面。

9. 健康宣教和心理辅导相结合的原则 灾后健康教育使灾区居民对于饮水、食品、环境卫生等知识得以掌握，使其行为方式得以改善，对灾后防疫极其关键。灾难常会给人们造成心理创伤和其他不利的心理后遗症，对伤者、对家属，甚至对救援者都要进行心理辅导。

八、风　灾

风灾（台风、飓风、龙卷风），指因暴风、台风或飓风过境而造成的灾害。风对人类的生活具有很大影响，它可以用来发电，帮助致冷和传授植物花粉。但是，当风速和风力超过一定限度时，它也可以给人类带来巨大灾害。学习和了解风的基本知识，掌握对风灾防护的方法是提高防护技能的一种重要途径。

（一）灾情特点

台风可造成多种灾害，其带来的狂风、暴雨，掀起的海潮、巨浪是造成台风灾害的主要原因。

1. 台风危害特点

（1）狂风：是引起台风灾害的重要原因之一，最大风力可达到 12 级（> 32.6 米 / 秒），速度最大可达 110 米 / 秒。12 级以上的强风具有巨大的破坏力。

（2）暴雨：一天降水 100 ～ 300mm，甚至可达 500 ～ 800mm。主要是因为：一是台风生成于热带洋面，本身就具有丰沛的水汽；二是台风与周围的天气系统结合，如西风带的高空槽、冷锋等相遇结合，更会造成大范围的台风雨。暴雨造成的洪涝灾害，是最具危险性的灾害之一，在山区可能引起泥石流。

（3）风暴潮、巨浪：台风是一个很深的低压系统，中心的低气压可对海水起上吸作用，再加上台风区的风边旋转边向中心吹，使得台风中心附近水位更高。当台风移近海岸时，大风持续地正对海岸或海湾吹刮，迫使沿岸海水猛增，如果遇到天文大潮同时作用，就会使海水实际升高数米，翻越堤坝，汹涌上岸。

2. 龙卷风危害特点　龙卷风具有强大的破坏力，是目前已发现的破坏力最强的灾害性天气系统。巨大破坏能力是由龙卷风中强大的风速和强大的内外气压差造成的。被龙卷风驱使而四处横飞的杂物、碎块像弹片一样打击其他物体。因此，经过龙卷风袭击后，建筑物和设施破坏严重。龙卷风的破坏力虽大，但它影响的范围却比台风要小得多。

（二）救援原则

1. 准备阶段　目前不能控制台风等风灾的发生发展，但已能较准确地预测、及时准确地发布台风警报，使有关人员能及时做好防风防汛防洪的准备。紧急医学救援一般要等风灾过后才能大规模展开。

2. 紧急医学救援阶段

（1）医院指挥中心的准备：医院要成立专门的救灾指挥中心，负责灾前到灾后指挥协调医院运转。要有良好的有线及无线通信，能联系省级应急中心、手术室、血库及急诊部；要有互联网、当地及中央广播电视接收系统；要有备用办公室，覆盖全院的广播中心，以便更好地整合协调医院运转。

（2）医院水电资源的准备：彻底评估应急电力线路情况及设备情况、燃油储备情况、发电机情况；要保证关键部门如指挥中心、信息中心、检验室、影像科、手术麻醉室、急诊科等的正常运转。应急水的供应也十分重要，医院要能蓄水、维持水压，并保证水净化系统的正常运行。

（3）医疗物资的准备及后勤保障：储备血液制品、缝合器材、破伤风抗毒素及类毒素、抗蛇毒血清、广谱抗生素、创伤救护敷料等；尽可能搭建临时避难所，用于伤员家属的安置食物储备。

（4）急诊科的准备：安排有经验的医师熟练快速地对伤员进行分诊，要有充足的清创缝合包、破伤风抗毒素及广谱抗生素。

（5）现场救援要点：①伤员有无意识？若无意识，立即让伤员头后仰或偏向一侧，防止舌根下坠。②伤员的呼吸怎样？要是呼吸停止，保持呼吸道畅通，人工呼吸。③能否触及脉搏，是否有心跳？若心跳已经停止，立即开始胸外心脏按压术。④是否有体表大出血？若有出血，压迫或用加压包扎止血，尽可能减少使用止血带。⑤是否存在脊椎损伤的可能性？⑥四肢有骨折时，用夹板等物暂时固定。

（6）卫生救援：台风常常伴发洪涝水灾，对生活、生产、生态环境破坏严重，卫生救援任务紧迫而繁重，具体情况类似水灾、地震。

1）饮食卫生：主要是立即恢复水源、饮水消毒，食品卫生监督，杜绝食源性疾病和肠道传染病的发生、扩散。

2）环境卫生：及时清理掩埋人畜尸体，搞好环境卫生，建立卫生厕所，加强对粪便垃圾管理，定期喷洒杀虫剂、消毒液。

3）防疫检测：加强疾病检测报告工作，深入灾区巡回医疗，开展健康教育。

思维导图

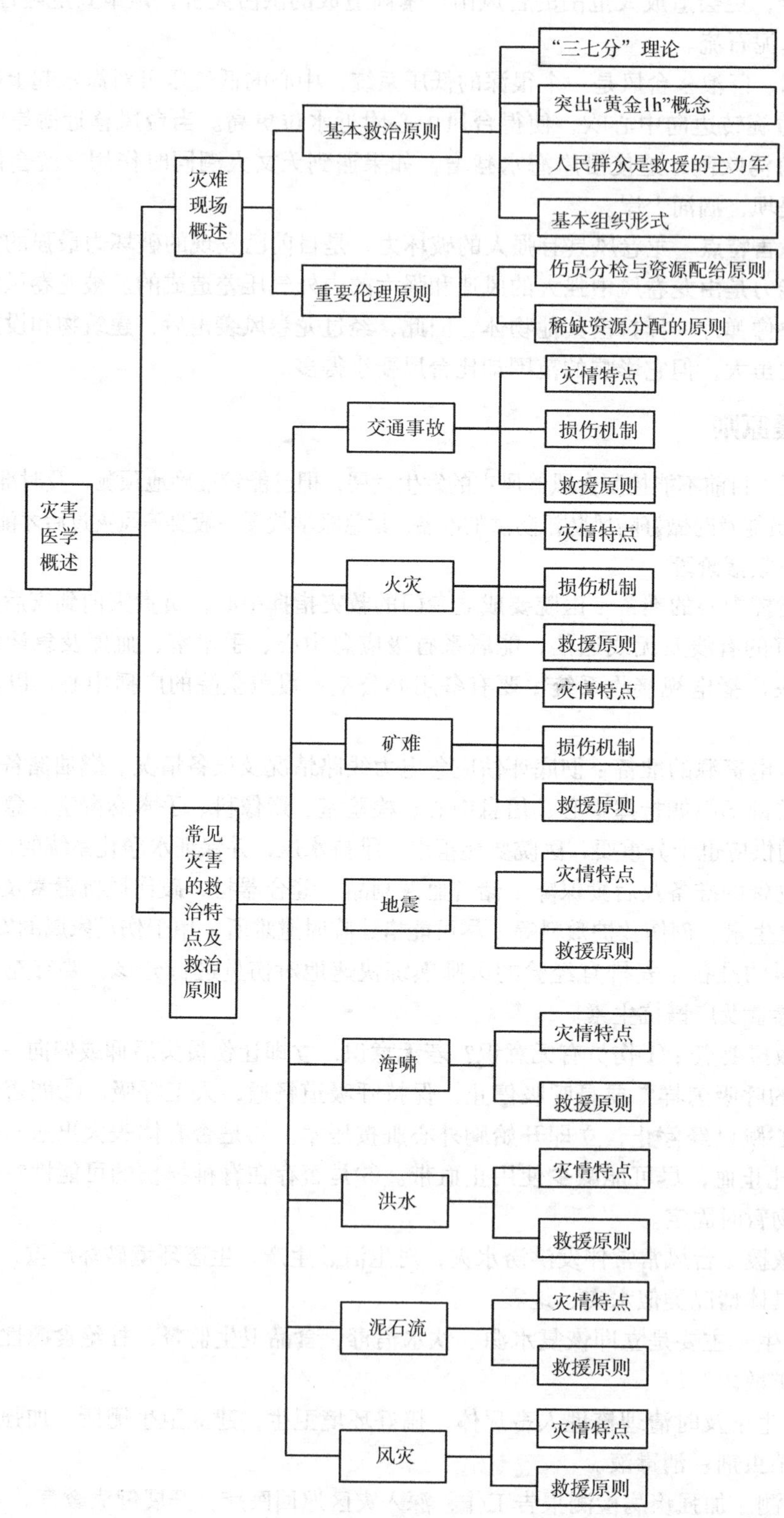

灾害医学概述
灾难现场概述
基本救治原则
"三七分"理论
突出"黄金1h"概念
人民群众是救援的主力军
基本组织形式
重要伦理原则
伤员分检与资源配给原则
稀缺资源分配的原则
常见灾害的救治特点及救治原则
交通事故
火灾
矿难
灾情特点
损伤机制
救援原则
地震
海啸
洪水
泥石流
风灾
灾情特点
救援原则

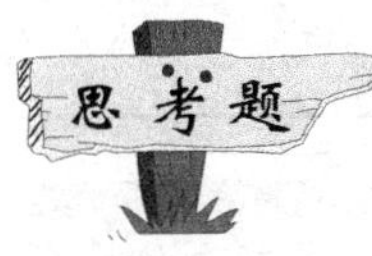

1. 何为灾难医学?
2. 灾难医学救治的基本救援原则有哪些?
3. 交通事故的灾情特点及救援原则有哪些?
4. 火灾的灾情特点及救援原则有哪些?
5. 矿难的灾情特点及救援原则有哪些?
6. 地震的灾情特点及救援原则有哪些?
7. 海啸的灾情特点及救援原则有哪些?
8. 洪水的灾情特点及救援原则有哪些?
9. 泥石流的灾情特点及救援原则有哪些?
10. 风灾的灾情特点及救援原则有哪些?

附 篇 常用危急重症诊疗与监护技术

第一节 心电监护技术

心电监护技术是利用专门的心电监护设备，对患者的心电情况进行持续监护，为早期发现心电改变及心律失常提供及时可靠的信息。目前的心电监护设备均是具有多功能的监测系统，包括了连续心电示波、呼吸、血压、血氧饱和度乃至血 pH、电解质浓度的连续监测。监护设备除了有良好的显示系统外，尚有报警装置，能对监测信息进行存贮、回放，对心律失常进行自动分析。目前，心电监护设备已成为急危重症患者非常常用的设施，在急危重症患者的抢救中发挥重大作用。

一、适 应 证

各种需要严密监测生命体征的急危重症患者均可应用。例如，心肺复苏后、休克、昏迷、各类器官衰竭、心律失常、中毒、严重创伤、各类手术后等。

二、工 作 原 理

通过感应系统如热敏电阻、电极、压力传感器、探头等接收来自患者的各种信息，经过导线输入到换能系统并放大，进一步计算和分析，最后显示到监护仪屏幕上，必要时可打印信息资料，主要由信号采集、模拟信号处理、数字信号处理及信息输出四部分组成。

三、操 作 流 程

（1）核对床号、患者姓名等信息，与患者或家属说明使用目的。

（2）携带物品至床边，接好电源。

（3）开机，选择导联和监护模式。

（4）检查仪器工作是否正常。

（5）夹好血氧饱和度监测探头。

（6）清洁患者胸前粘贴监护电极部位。

（7）连接心电监护导联电极贴。常用位置为：FA，右锁骨中线，锁骨下缘靠近右肩处；LA，左锁骨中线，锁骨下缘靠近左肩处；FL，右季肋部；LL，左季肋部；V，胸壁上。

（8）连接血压监测袖带。

（9）调节设定报警和自动测量参数：心率、血压、脉搏、呼吸、血氧饱和度。

（10）整理好各种导线和床上物品。

四、监 护 功 能

（一）心电监护

通过模拟导联，连续监测和显示患者的心电波形，并可自动分析计算心率、心律、ST-T 改变等，出现超过报警阈值的心率和 ST-T 改变、各种心律失常时，仪器会发出报警声报警。部分监护仪还带有记录和打印装置，可通过回放系统了解分析前期的心电情况。

（二）呼吸监护

采用阻抗法，利用患者胸部安置的心电监测电极，在监测心电波形的同时获得呼吸活动曲线和呼吸频率，并在监护仪上显示呼吸频率和呼吸波形。

（三）血氧饱和度监测

采用脉搏波血氧饱和度监测法，传感器多为指夹式，亦有夹于耳垂部位者。测量范围为 0% ～ 100%。在血氧饱和度 70% ～ 100% 范围内时，测量准确度高，误差在 ±2% 以内。

（四）无创血压监测

多采用袖带充气式血压监测，可手动测量，亦可自动定时测量。血压可显示收缩压、舒张压和平均动脉压。超过设定的血压报警阈值时仪器会自动报警。

五、注意事项

（1）心电监护电极片粘贴时要清洁患者胸壁相应部位，粘贴稳固，以降低阻抗，减少干扰。

（2）心电监护显示的心电图波形为模拟导联波形，不可代替正规心电图检查。

（3）心电监护出现报警时，应立即至床边评估患者，同时检查是否有监护仪电极脱落或干扰等情况。

（4）当各种原因如休克、动脉闭塞、寒冷等造成患者外周灌注不良，或心房颤动等心律失常或心率过快影响脉搏波灌注时，会影响脉搏波血氧饱和度监测的准确性，有时甚至无法测出。若患者涂有指甲油或严重黄疸等情况，也会影响指脉波血氧饱和度监测的准确性。

（5）心电监护仪开始使用时，必须根据不同患者病情特点和监测需要，设定各项功能的报警阈值和自动测定参数。

（6）严禁关闭心电监护仪的报警声音。

第二节 电除颤术

电除颤术（defibrillation）是将一定强度的电流通过心脏，使全部或绝大部分心肌在瞬间同时除极，然后心脏自律性最高的起搏点（通常为窦房结）重新主导心脏节律。

一、适应证

（1）心室颤动或心室扑动。

（2）无脉性室性心动过速：室性心动过速引起严重血流动力学障碍或心室完全丧失射血功能。

二、能量选择

心室颤动、心室扑动或无脉性室性心动过速的成人患者，单相波首次电击能量为 360J，双相波首次电击能量为 150 ～ 200J（截断指数波形）或 120J（直线双相波形）。

如不熟悉设备特定能量，双相波建议使用默认能量 200J。

后续除颤能量应与首次相同或者更高。

对于严重影响血流动力学的室速成人患者，首次除颤能量可选择 200J（单相波）或 150J（双相波）。

儿童除颤初始能量选择为 2 ～ 4J/kg，后续能量至少 4J/kg，但不超过 10J/kg。

三、操作流程

（一）手动除颤仪

（1）开启除颤仪电源，确认为非同步除颤模式。

（2）以电极板探查患者心律是否为可除颤心律：

1）确认除颤仪监护导联为 PADDLES 导联模式。

2）两电极板一般采用前侧位放置方法：前胸位电极板（STERNUM）放置于患者右侧锁骨下方的胸骨右缘，侧位电极板（APEX）中点放置于患者第 5 肋间隙与左腋中线交点处。

（3）快速清洁患者胸壁，双侧电极板上涂匀导电糊。

（4）选择合适能量并充电。

（5）放置两电极板，予适当压力（3 ～ 5kg）压紧患者胸壁。

（6）再次确认为可除颤心律。

（7）大喊提醒，确定无人员（包括操作者自身）直接接触患者，确定无氧气气流流经患者前胸部。

（8）同时按压双侧电极板上的两个放电按钮进行电击除颤。

（二）自动体外除颤仪

（1）打开自动体外除颤仪（automated external defibrillator，AED）电源。

（2）选择适当电极贴片（8 岁以下儿童使用儿童电极贴片）牢固粘贴于患者裸露皮肤上（位置参照手动除颤仪电极板放置位置）。

（3）将电极贴片连线的插头插入 AED 主机的插孔。

（4）AED 会自动分析患者心律（有些 AED 需要手动按分析键），分析心律时所有人不可接触患者以免干扰分析。

（5）分析完毕后 AED 会提示是否进行除颤的建议，当其建议除颤时，所有人均不可接触患者，操作者按下除颤键进行除颤放电。

四、注意事项

（1）心肺复苏时，电除颤后无需立即检查除颤是否成功，除颤一次后即立即开始胸外心脏按压，进行 5 个 30 ：2 的复苏循环后可再次检查是否可除颤。

（2）电除颤的并发症包括心肌损伤、急性肺水肿、皮肤灼伤等。

（3）对安装有植入式人工心脏起搏器的患者实施体外电除颤，电极板不能靠起搏器太近，以避免引发电弧放电或造成起搏器损坏。此类患者行电除颤时，电极板位置至少距离起搏器安装位置 12cm，或者采用后前位的放置方法。

（4）如果患者在水中，避免在水中使用除颤仪，应将患者脱离水中并迅速擦干胸部后再电除颤。若患者胸壁毛发较多而影响心律分析和除颤效果，可能需要快速刮去。

第三节　亚低温技术

亚低温疗法（又称“治疗性低温”）是为了减轻患者神经系统损伤而进行诱导的轻中度低温（32 ～ 34℃），通过物理或药物手段将患者体温降低到预期水平，从而达到治疗疾病或改善预后的方法。医学界一般将低温分为轻度低温（33 ～ 35℃）、中度低温（28 ～ 32℃）、深度低温（17 ～ 27℃）、超深度低温（0 ～ 16℃），其中 28 ～ 35℃被定义为亚低温。有临床证据表明，目标温度 33℃和 36℃有相似的神经功能预后，为反映最新推荐的目标温度范围的变化，《2015 年心肺复苏和心血管急救指南》采用了“目标温度管理”（targeted temperature management，TTM）的概念。所谓的 TTM 即是指应用物理方法把体温快速降到既定目标水平，并维持在恒定温度后一段时间再缓慢恢复至基础体温，并且避免体温反弹的过程。

一、适应证

（1）严重颅脑损伤患者，包括手术前后、脑水肿和颅内高压等情况。

（2）感染引起的高热、惊厥。

（3）中枢性高热患者。

（4）心肺复苏中自主循环恢复的患者。

（5）其他。

二、禁 忌 证

亚低温治疗无绝对禁忌证。严重的感染以及感染性休克、难以控制的出血、顽固性休克是相对禁忌证。

三、降 温 方 法

目前临床上常用的降温方法主要包括物理降温和药物降温，其中物理降温又分为体表降温和血管内降温两类。各种方法均有其优点和不足。

1. 体表降温 体表降温主要措施包括皮肤暴露、水或酒精擦浴、风扇、体表空气循环冷却系统、冰块冰敷、冰毯冰帽、体表水循环降温系统等。其中常用的如冰敷、酒精擦浴和风扇等使体温波动较大，降温效果不理想，且无法达到快速和维持恒定的目标温度，更不能缓慢复温，故而仅能作为辅助措施。目前推荐的Arctic Sun温度管理系统，由覆盖患者部分体表的能量传递垫和水循环温度控制系统两部分组成，降温效果理想，可快速达到和稳定维持目标体温，也可缓慢复温。

2. 血管内降温 血管内降温主要措施包括血管内灌注降温如快速输注冷却液体或自身血液，或是热交换导管技术。其优点在于可迅速达到目标体温，缺点是需要输注大量液体，且较难维持目标体温稳定。

3. 药物降温 药物降温主要药物有对乙酰氨基酚和非甾体抗炎药等。优点是经济花费小，人力成本低，缺点是几乎无法达到目标温度且无法控制温度稳定。目前一般不作为亚低温治疗的推荐措施。

四、亚低温技术的实施方法

1. 实施前准备 实施前需要进行充分的准备。以心电监护仪和有创血流动力学设备持续监测患者的心电、呼吸、血氧饱和度和中心静脉压等，并评估患者的容量和肺水情况。亚低温治疗实施中需要进行镇静和肌松治疗，因此应做好气管插管和呼吸机辅助通气准备，同时采用脑电双频指数监测仪等评估镇静深度。另外可选择膀胱、食管、鼻咽，以及经温度传感器测得的气管插管气囊和肺动脉的温度作为核心温度进行监测。

2. 实施过程 亚低温治疗一般分为诱导期、维持期和复温期三个阶段。诱导期应尽可能快地将核心温度降至目标温度（32～36℃之间的一个恒定温度），此期管理最重要，需要防治低血容量、电解质紊乱和高血糖，不断调整机械通气参数和镇静药、胰岛素及血管活性药物的剂量。维持期应控制核心温度不波动或轻微波动（幅度0.2～0.5℃）24h以上，此期发生不良反应的风险降低，但应注意预防感染、褥疮等长期并发症。复温期应缓慢并可控，对于心搏骤停患者，复温速度控制于0.25～0.5℃/h，其他患者可以采用0.1～0.2℃/h的速度升高体温至正常水平，复温后要避免发热，核心体温应控制于37.5℃以下。

五、常见不良反应和并发症

1. 寒战 低温可引起寒战。镇静药、麻醉药、镁、肌松剂等可减轻或消除寒战，皮肤保暖也是一种减轻寒战的辅助方法。

2. 酸碱、电解质平衡和代谢紊乱 低温降低机体代谢率，导致氧消耗和二氧化碳生成的降低，故而需要及时调整呼吸机参数。亚低温可导致胰岛素敏感性下降和胰岛素分泌量的增加，从而导致高血糖或胰岛素用量增加，因此需要实时监测血糖水平并及时调整胰岛素剂量。低温诱导期电解质向细胞内转移和肾小管功能障碍，可能引起钾、镁、磷的下降，从而引起心律失常或其他并发症，复温可导致反弹性高钾血症。

3. 循环系统 对于严重冠脉狭窄患者，低温可引起心脏血管收缩；低温也能通过增加静脉回流、激活心房利尿钠肽、降低抗利尿激素和肾脏的抗利尿激素水平以及肾小管功能障碍而引起“冷利尿”，导致低血容量。

4. 凝血障碍 低温能引起轻度的凝血功能障碍。轻度低温（35℃）不影响凝血，33 ～ 35℃会导致血小板功能障碍和轻度减少，低于 33℃则会影响其他凝血途径。

5. 药物清除 低温会使许多常用药物的清除率降低，同时也影响了药物的效能，低温治疗患者应充分考虑温度对药物的影响，特别是血管活性药物、镇静和镇痛药物。

6. 感染风险 低温能抑制炎症反应，且低温引起的胰岛素抵抗和高血糖也增加感染的风险，另外低温引起的皮肤血管收缩也可增加伤口感染和褥疮感染的风险。然而，亚低温治疗期间感染的一些常见迹象可缺如或被抑制，故而应严密监控患者感染的临床表现及合理应用抗生素防治感染。

7. 其他并发症 如肠道功能受损和胃潴留等，目前无针对性措施，可试用甲氧氯普胺及低剂量红霉素。

第四节 洗 胃 术

洗胃术（gastric lavage）是通过胃管向胃腔内反复注入液体，与胃内容物混合后再吸出，以达到冲洗胃腔、清除胃腔内未被吸收的内容物和（或）经胃黏膜重新分泌入胃腔的毒物、药物的一种治疗方法。洗胃应尽早进行，一般服毒后 6h 内洗胃效果较好，尤其是服毒 1h 内最佳。对超过 6h 者，仍应根据毒物性质、临床症状等判断洗胃的必要性，如抗胆碱能药物、三环类抗抑郁药、水杨酸盐类等在口服 6h 后洗胃仍可能有效。

一、适 应 证

（1）各种急性口服药物、毒物或其他有害物质中毒。

（2）幽门梗阻或胃扩张。

（3）需留取胃液标本送毒物分析者首选胃管洗胃术。

二、禁 忌 证

（1）口服腐蚀性毒物（强酸、强碱等）急性中毒者。

（2）肝硬化伴有胃食管静脉曲张者。

（3）食管或贲门狭窄或梗阻者、胃穿孔者。

（4）中毒引起的惊厥未控制者。

（5）意识障碍等气道不安全且未建立有效保护者、严重心肺疾患者慎行洗胃术。

三、用 品

（1）洗胃机、胃管、手套、纱布、水溶性润滑剂、压舌板、牙垫、开口器、治疗巾、注射器、听诊器、水桶、检验标本容器等。

（2）洗胃溶液

1）普通温开水或等渗盐水：最常用，适宜于所有不明毒物中毒时的紧急洗胃或无特异拮抗剂的毒物中毒时。

2）2% ～ 4% 碳酸氢钠溶液：适用于急性有机磷农药、拟除虫菊酯类药物、氨基甲酸酯类药物、香蕉水及某些重金属中毒。

3）1 ∶（2000 ～ 5000）高锰酸钾溶液：适用于急性巴比妥类、苯二氮䓬类、阿片类、氰化物或砷化物及毒蕈类中毒。

四、方 法

（1）自饮催吐法：在中毒现场可立即应用。通过自饮清水，然后刺激咽后壁引起反射性呕吐的方式，自行将胃内容物吐出。患者神志不清或老年人、小儿、孕妇等均不宜应用。

（2）注射器洗胃法：洗胃效果不确切，现逐步淘汰，但在无自动洗胃机的情况下仍可应用。

（3）自动洗胃机洗胃法：目前应用最广，洗胃彻底，效果确切。

五、操作流程

以洗胃机洗胃法为例，详细说明。

（1）履行告知义务，向患者本人（神志清楚者）或陪同的亲朋告知洗胃目的，取得配合。如患者有义齿，应取下。对有自杀倾向的患者，要做好心理护理及安全防范工作，防止再次发生意外。操作者戴口罩、帽子、洗手。

（2）清醒患者可取坐位或半坐卧位，昏迷患者取左侧头低位。

（3）胃管前段涂水溶性润滑剂，经口腔或鼻腔（多经口腔）将胃管缓慢送入胃内，成人一般进入45～50cm即到胃腔，先尽量抽尽胃内容物，必要时留取标本送检。

（4）以注射器向胃管内注入少量气体，在上腹部闻及气过水声或吸出胃内容物，以证实胃管确在胃内。

（5）胃管连接洗胃机，将洗胃机上的药液管一端放入洗胃液桶内液面以下，出水管一端放入污水桶内。调节好每次入液量大小，一般为200～300ml为宜，接通电源后按“手吸”键，吸出胃内容物，再按“自动”键，机器即开始自动洗胃。待冲洗干净后，按“停机”键。

（6）洗胃结束，若不需再次洗胃者，则反折胃管后迅速拔出，以防管内液体误入气管。若需要反复洗胃者，可暂时留置胃管，但须妥善固定。

（7）帮助患者清洁口腔和面部。

（8）整理用物并消毒，记录灌洗液和洗出液的总量及性质。

六、并发症

（1）反流、误吸和窒息、吸入性肺炎、呼吸衰竭。

（2）心律失常，严重时可致心搏骤停。

（3）鼻腔、口腔、胃肠道的机械性损伤，发生出血、穿孔、破裂等。

（4）水中毒和电解质、酸碱平衡紊乱，尤其需注意低钾血症和低氯性碱中毒。

七、注意事项

（1）中毒的毒物不明时，应抽出胃内容物送检，洗胃液可选用温开水或等渗盐水，待毒物性质明确后，可采用针对性的液体洗胃。

（2）必须确定胃管插入胃内后才开始灌洗，若误插入气管内时患者常有剧烈咳嗽或发绀。

（3）洗胃液量应遵循先出后入、快入快出、出入量大致相近的原则，每次进胃液量以200～300ml为宜，不能超过500ml。进胃液量过多，有导致液体从口鼻溢出而引起窒息、误吸的风险，并可致胃内压上升，增加毒物吸收；胃内液体过多，也可能引起迷走神经兴奋，导致反射性心搏骤停。

（4）洗胃过程中，如遇阻碍、严重疼痛、流出液有较多鲜血或出现休克现象，应立即停止洗胃。洗胃过程中，随时观察患者呼吸、血压、心率等生命体征，并做好记录。

（5）幽门梗阻患者洗胃，须计算并记录胃内滞留量。

（6）洗胃所需总液体量依毒物性质及毒物量而定，一般为2～10L，必要时可适量增加，确认胃内毒物彻底洗净后，结束洗胃。某些毒物具有经胃黏膜重新分泌入胃腔的特点，需要反复多次洗胃。

（7）由于酒精吸收迅速，洗胃术一般不适用于单纯酒精中毒患者，建议仅应用于具有下列情况之一者：①饮酒后2h内无呕吐，且评估病情可能恶化的昏迷患者；②同时存在或高度怀疑合并其他药物或毒物中毒者；③已留置胃管特别是昏迷伴休克者。每次入液量不超过200ml，总量多为2000～4000ml，胃内容物吸出干净即可。

第五节 清 创 术

清创术（debridement）是指用外科技术，对开放性污染伤口进行清洗去污、扩创、清除血块、异物和坏死组织、止血和固定，使之尽量减少污染，甚至变成清洁伤口，促进创伤愈合的一系列过程。

开放性伤口一般分为清洁、污染和感染 3 类。严格意义上的清洁伤口很少；意外创伤的伤口难免有不同程度的污染；污染严重，细菌量多且毒力强，8h 后即可演变为感染伤口。头面部伤口局部血运良好，伤后 12h 仍可按污染伤口行清创术。夏季气候炎热，伤口污染重，伤员有慢性病、体质差等情况下感染较易发生，而在冬季，伤口污染轻、伤员体质好等情况下感染不易发生，清创的时机可依情况做出调整。

一、适 应 证

（1）所有的开放性伤口均应尽早在 6 ～ 8h 内行彻底的初期外科处理。

（2）危及伤员生命的内脏伤已经处理，休克和水、电解质紊乱已纠正，全身情况能耐受手术。

（3）伤口 8h 以内的开放性伤口均应行清创术；8h 以上而无明显感染的伤口，如伤员一般情况好，也应行清创术。

二、禁 忌 证

（1）伤口已有明显感染者，不做清创，仅将伤口周围皮肤擦净，消毒周围皮肤后充分敞开引流。

（2）伤员合并严重的休克与水、电解质紊乱，全身情况不稳定。

（3）疑有火器伤所致的肢体主要血管损伤，血源缺乏，技术条件受限时。

（4）出口很小的软组织贯通伤，或浅而小的切线伤。

三、术前准备

（1）全面评估伤员情况，排除或处理重要的内脏伤情，确定是否合并有血管、神经和骨骼损伤。如有休克，应先抢救休克，待好转后争取时间进行清创。

（2）如颅脑、胸、腹部有严重损伤，应优先处理。如四肢有开放性损伤，应注意是否合并骨折，配合影像学检查协助诊断。

（3）纠正休克和水、电解质紊乱，改善伤员全身情况。根据手术大小和术中出血的可能，适当备血。

（4）应用止痛和术前镇痛药物。

（5）如伤口较大，污染严重，可预防性应用抗生素。术前 1h、术毕分别用一定量的抗生素。

（6）注射破伤风抗毒素，轻者用 1500U，重者用 3000U。

（7）运用影像学检查以协助判断异物的部位和数量。

四、麻醉和体位

上肢可选用臂丛麻醉，下肢可选用腰麻或硬膜外麻。若创口小，亦可采用局麻。较大的、复杂严重的可采用全麻。依据损伤部位对伤员采用不同体位。

五、手术步骤

（一）清洗去污

清洗去污分清洗皮肤和清洗伤口两步。

1. 清洗皮肤

以无菌敷料覆盖创面，剃除伤口周围皮肤的毛发。油垢可用汽油或乙醚擦去，再用肥皂水充分清洗，用等渗盐水冲洗干净后擦干。术者按常规方法洗手、戴手套，然后换另一只毛刷再刷洗一遍，用消毒纱布擦干伤口周围皮肤。两遍刷洗共需约 10min。

2. 清洗伤口

去掉覆盖创面的敷料，用大量等渗盐水冲洗伤口，以消毒镊子或小纱布球除去肉眼可见的伤道内异物、血块及脱落的组织碎片等。然后用 1% 过氧化氢溶液冲洗，最后用大量等渗盐水反复冲洗。冲洗完毕后，擦干皮肤，伤口内松的填入无菌纱块。

更换手套和器械，按无菌常规要求再次消毒皮肤。先换伤道内的消毒纱块，按常规要求消毒和铺巾、单。

（二）扩大创口和清创术

四肢伤可沿肢体纵轴方向切开，经过关节的切口应呈 S 形、Z 形或弧形。清创应由浅及深有次序的进行。所有失去生机的皮下组织和筋膜均应切除，并随时用无菌盐水冲洗。

（1）首先将皮肤、皮下组织和筋膜的创缘切除，切除范围一般以 0.5 ～ 1cm 为宜。头面、颈部和手部应尽量细心，避免因皮肤缺损过多造成功能障碍。伤口如有活动性出血，在清创前可先用止血钳钳夹或临时结扎止血，待清理伤口时重新结扎，除去污染线头。渗血可用温盐水纱布压迫止血，或用凝血酶等局部止血剂止血。

（2）对深部组织清创时，光源要充分，显露要清楚。将深筋膜做菱形切除，或在深筋膜切口中做横行切开，使之成“十”字形，或在筋膜切口两端做横切口，使切口成“工”字形，以预防筋膜间隙综合征的发生。应彻底切除失活的筋膜和肌肉，清除血块和异物，清洗创口后应仔细止血。尽量少用粗丝线结扎止血，以免过多的线头留在伤道内。若是贯通伤，应在入口和出口两处分别进行清创。对较深的盲管伤，有时为了引流或清除异物，需从对侧切开。对离开伤道较远的异物，如取出有困难，可暂不取出，以免加重伤肢的损伤。

（三）肌肉的清创

应将失活的肌肉彻底清除，判断肌肉是否失活一般可根据其色泽、张力、有无收缩力和是否出血等。凡遇肌肉组织的色泽有改变、变软、无张力、钳夹不收缩或切开后不出血等情况，都应切除。

（四）肌腱的处理

肌腱的连续性未中断者，清创时应尽量保护，勿使其断裂，并用皮下组织或周围组织瓣覆盖，勿使其外露。若肌腱完全断裂，不宜行初期缝合或移植，清创时只需修剪其不整齐的部分，将断端利用附近软组织加以包埋，以备后期重建。

（五）神经的处理

损伤的神经断端除手部与面部争取行初期吻合外，其他部位的神经均不行初期缝合，应将神经断端用正常的肌肉覆盖，留待后期处理。

（六）血管的处理

对影响肢体成活的肱动脉、腘动脉和股动脉等主要动脉的损伤，应在清创术后行血管的早期吻合术，非主要血管可以结扎，不作处理。主要动脉缺损过多，应采用自体大隐静脉移植修复。修复后，要用附近的软组织将其覆盖，勿使其外露。股骨骨折伴有肢体主要血管损伤时，血管吻合后，应采用骨牵引制动骨折，牵引力不宜过大。

（七）骨折的处理

清创后应将骨折复位，采用外固定治疗，不采用内固定。术中所见游离的小骨片可取出，但大的骨片和一切与软组织或骨膜相连的碎骨片都应尽量保留，防止造成骨缺损。即使有骨缺损，也不宜行植骨术。

（八）创口的处理

清创后立即缝合创口称为一期缝合，适用于污染程度轻、血供丰富的创伤，如头面部伤。胸腹腔、关节腔也应一期缝合关闭。污染重、已发生感染的伤口、火器伤的伤口一般不予一期缝合，而应待感染控制后作二期缝合。

六、术中注意事项

（1）伤口清洗必须反复用大量生理盐水冲洗，务必使伤口清洁后再做清创术。选用局麻者，必须在清洗伤口后再麻醉。

（2）清创时既要彻底切除已失去活力的组织，又要尽量爱护和保留存活的组织，这样才能既避免感染，又促进愈合，保存功能。

（3）组织缝合时应避免张力太大，以免造成缺血或坏死。

（4）术中应彻底止血，否则术后易发生血肿，导致感染形成。若是贯通伤，不要来回拉锯状清理伤道，以免引起深部血管和神经的损伤。

（5）肌肉清创时不能过多地切除，以免残留很大的无效腔造成愈合缓慢；清创后伤道要用生理盐水和过氧化氢溶液反复冲洗。

（6）创口内用纱布疏松地填充引流，最好用长条大纱布，不用小纱布，以免后续因情况不明而将纱布遗留在创腔深部，造成久治不愈的感染灶。纱布填塞不宜过紧，也不宜使用凡士林油纱，以免影响引流。贯通伤的入口与出口均应引流。

七、术后处理

（1）根据全身情况输血或输液。

（2）合理应用抗生素，防止伤口感染。

（3）注射破伤风毒素，若伤口深，污染重，应同时肌内注射气性坏疽抗毒血清。

（4）依创面情况及时行延期缝合（术后 4 ～ 7 天）或二期缝合（术后 8 ～ 14 天）以及晚二期缝合（术后 14 天以后）。

（5）抬高患肢，以利循环，减轻局部肿胀。注意保持有利于引流的体位。伤口引流条，一般应根据引流物情况，在术后 24 ～ 48h 内拔除。

（6）严密观察伤情，注意引流情况。及时检查伤口，如伤口有恶臭气体要警惕气性坏疽。局部引流不畅或有化脓感染时，应及时扩大创口，再次清创，去除坏死失活组织。若发现继发性出血，应及时处理。

（7）注意观察伤肢血运，伤口包扎松紧是否合适等。

（8）伤口出血或发生感染时，应立即拆除缝线，检查原因，进行处理。

（9）创口愈合后拆除缝线的时间依据不同情况而决定。一般情况下，面部 4 ～ 5 天，头皮 7 ～ 10 天，躯干部 10 天，四肢 10 天，关节部位 10 ～ 14 天，手部 10 ～ 14 天，足部 14 天。拆线应主要根据创口愈合情况而非机械遵循上述时间。

八、并 发 症

1. 伤口感染 伤口感染多为化脓性感染。如脓性分泌物多，伤员高热，应及时再清创，创面采用有效抗生素湿敷，并全身应用抗生素。初期彻底的清创术是防止伤口感染，尤其是深部创道感染的重要措施。

2. 关节功能障碍 清创术后，由于疼痛和组织瘢痕挛缩，有时会导致关节功能受限。因此，对有广泛性软组织或深部肌肉损伤者，术后要用石膏托功能位外固定。对已发生关节功能受限者，创口愈合后应积极配合理疗，加强锻炼，促进功能恢复，必要时可切除瘢痕行整形或矫形术。

第六节 气管插管术

气管插管术是指将特制的气管导管，通过口腔或鼻腔插入气管内的操作。它是建立人工气道的可靠方法，在危重患者的抢救与治疗中有着极其重要的作用，为急危重症医师必须掌握的临床技能。其作用有：①任何体位下均能保持呼吸道通畅；②便于呼吸管理或进行机械通气；③减少无效腔和降低呼吸道阻力从而增加有效气体交换量；④便于清除气管支气管内分泌物或其他异物；⑤防止呕吐物反流导致窒息；⑥便于气管内用药以进行呼吸道内局部治疗。

（一）适应证

（1）实施机械通气：需要接受机械通气的患者，首先应建立人工气道，提供与呼吸机连接的通道。主要用于呼吸心搏骤停、呼吸衰竭、呼吸肌麻痹和呼吸抑制者。

（2）上呼吸道梗阻：口鼻咽及喉部软组织损伤、异物或分泌物潴留者。

（3）气道保护机制受损：患者意识改变（尤其是昏迷）及麻醉时，正常的生理反射受到抑制，导致气道保护机制受损，易发生误吸及分泌物潴留，可能导致严重肺部感染。对于气道保护机制受损的患者，应建立人工气道，以防止误吸及分泌物潴留。

（二）禁忌证

经口气管插管无绝对禁忌证。但患者存在以下情况时，可能导致插管困难或有引起上呼吸道黏膜损伤和脊髓严重损伤的可能，应谨慎操作或选择其他人工气道建立的方法：①口腔颌面部外伤；②上呼吸道烧伤；③喉及气管外伤；④颈椎损伤。

（三）插管前检查与评估

在决定插管后，应迅速检查评估气道，评估患者是否存在困难插管，尽可能避免未预见的困难气道，尽管这在某些危重患者可能难以实现，我们仍应花最短的时间来评估。通常检查评估的内容包括：患者疾病对气道解剖及其毗邻结构的影响，颌面部骨与组织有无畸形，张口度测量，甲颏距测量，Mallampati 分级（包括静止及发声时），上唇咬合实验，头颈屈伸度测量。困难气道的危险有如下：张口切牙间距＜ 3cm；甲颏距＜ 6cm；Mallampati 分级Ⅳ级（发声时）；上颌前突畸形（小颏症）；颈项强直，下颌尖不能触及前胸或不能后伸。

气管插管分为经口气管插管，经鼻气管插管，困难气道患者还可经纤维支气管镜插管等。下面主要讲述经口及经鼻气管插管。

一、经口气管插管

（一）操作前准备

（1）器械准备：一是喉镜由镜柄和镜片两部分组成。镜片又分直镜片和弧形镜片两种，每种又有大、中、小三种规格，不同规格适用于不同年龄和不同身材的人。两种镜片的使用主要取决于使用者的习惯。二是气管导管，现在普遍使用的是硅胶导管，其表面光滑，对黏膜刺激性小，弹性及韧性均较好，规格的选择，主要根据不同年龄、不同身材选择。其他辅助器械有：氧气，面罩，带 PEEP 阀的呼吸球囊，吸引器及吸引管，不同型号的口咽通气道及鼻咽通气道、开口器、导管芯、注射器、牙垫、石蜡油、纱布、听诊器、手套、功能垫（小枕）等。

（2）患者准备：患者仰卧，肩下垫一小枕，头后仰位，清理口腔及鼻腔分泌物，检查患者口腔，取出异物及义齿。根据患者情况镇静、镇痛。若患者咽喉部暴露不充分或存在困难插管时，在充分供氧和简易呼吸器辅助呼吸的情况下使用肌松剂。密切监测呼吸频率、呼吸幅度、经皮血氧饱和度、心率和血压等生命体征的变化。

（3）药物准备：插管用药的目的在于为安全插管创造条件，缓解插管引起的不适及血流动力学紊乱。清醒插管可给予 4% 利多卡因喷雾实施口咽部麻醉，然后可使用 1 ～ 2ml 2% 的利多卡因凝胶涂抹口咽通气道外壁以加强麻醉效果，还可用利多卡因通过口咽通气道麻醉声带，需要注意利多卡因用量不可以超过其极量 400mg。不合作的患者可静脉给予镇静剂、镇痛剂及肌松剂。丙泊酚由于其快速起效和消除、容易滴定，成为静脉诱导的首选；但其有明显的心血管抑制作用。依托咪酯在药动学上与丙泊酚十分相似，但它不抑制心肌收缩，非常适用于危重患者；但其抑制肾上腺皮质激素的作用较强，因此在全身性感染及感染性休克患者中不推荐使用。就肌松药而言，目前首选仍为氯琥珀胆碱，1mg/kg 在 1min 之内即可提供良好的插管条件；但其可能导致恶性高热及血钾升高等不良反应，有恶性高热家族史及易感因素的患者以及可能发生高钾血症的患者应禁用。可选用罗库溴铵替代，0.8 ～ 1.2mg/kg 的剂量可提供良好的插管条件。

（二）操作要点

（1）患者仰卧位，头后仰，使口、咽、喉轴接近一条直线。

（2）检查导管气囊是否漏气，插入导管芯，用石蜡油润滑导管前端及喉镜末端。

（3）予以面罩和人工呼吸器吸入纯氧，当氧饱和度在 90% 以上时，才开始气管插管。如插管不顺利，或经皮血氧饱和度低于 90% 时，应立即停止操作。再次行面罩吸氧，直到经皮血氧饱和度恢复后再重新插管。

（4）操作者右手拇指推开患者下唇和下颏，食指抵住上门齿，必要时使用开口器，左手持喉镜沿口角右侧置入口腔，用镜片侧翼将舌体左推，使喉镜片移至正中位（附图 1A、B），暴露腭垂，观察口咽部，如有分泌物，需充分吸除。注意，插入喉镜时，应以持续温和的力量将镜片沿镜柄的长轴提起，不可以牙齿或下颏做支点。

（5）镜片继续前进，可见会厌及气管开口，将喉镜插入会厌与舌根之间或插入会厌下方，向前上方挑起，则可看到声门（附图 2，附图 3）。右手持导管从右侧弧形斜插口中，将导管前端对准声门后，轻柔插入气管内（附图 1C）。

（6）导管气囊过声门后，将导管芯拔出，插入适宜深度，男性距门齿 22 ～ 24cm，女性为 20 ～ 22cm（附图 1D）。导管外接简易呼吸器予通气，听诊两肺呼吸音，确定导管进入气管。

（7）导管气囊充气，注气量 3 ～ 5ml，置入牙垫，退出喉镜，连接呼吸机，导管固定满意（附图 1E）。理想的气管插管位置，在 X 线片下可见导管远端与气管隆突的距离应当为 3 ～ 4cm。

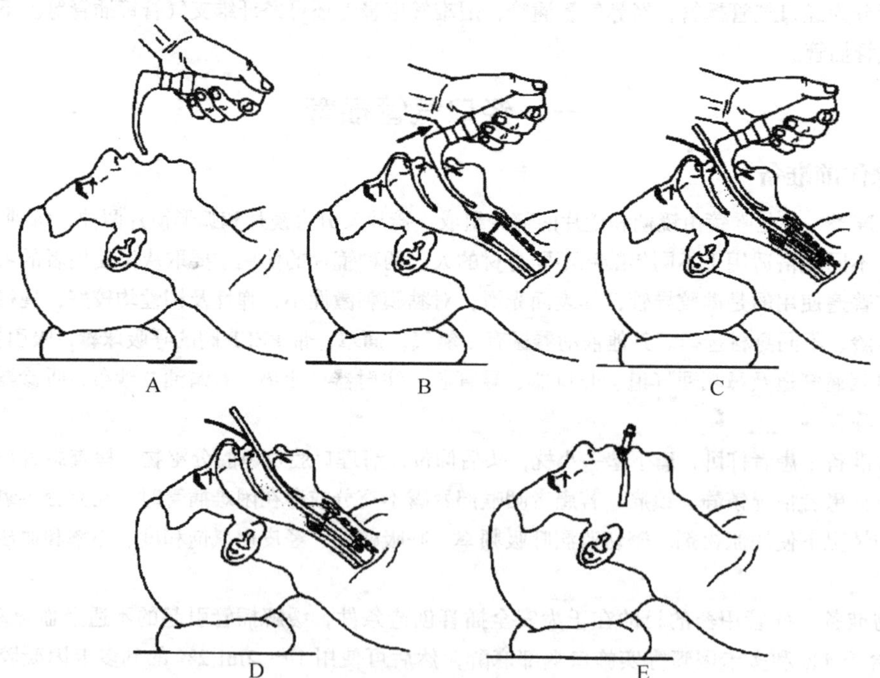

附图 1　经口气管插管过程

A. 插入喉镜；B. 喉镜镜片沿镜柄的长轴提起；C. 导管过声门，插入气道；D. 调整导管深度，气囊充气；E. 插入牙垫，固定气管导管

（三）注意事项

（1）插管前后都要用纯氧面罩和皮球辅助呼吸，需有良好的吸引器。插管中及插管后持续监测氧饱和度。

（2）进镜时注意以左手腕为支撑点，千万不能以上门齿作支撑点（附图 2）。

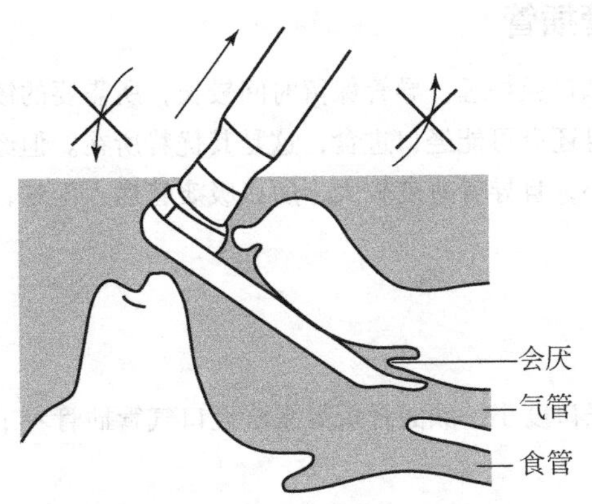

附图 2 插入喉镜时正确的用力方向

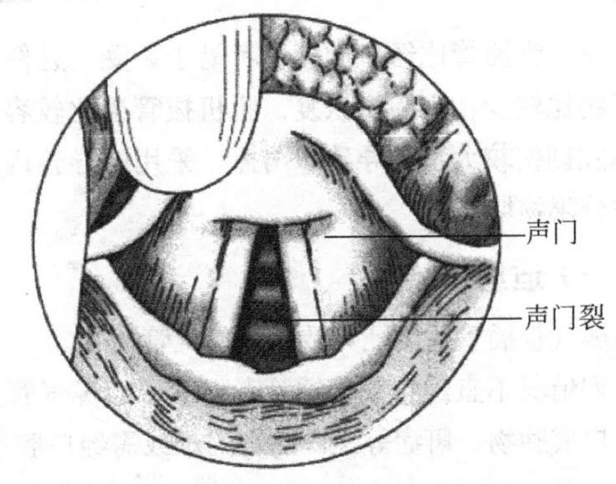

附图 3 喉镜下看到的声门、声门裂

（3）确定导管进入气道，主要有如下方法：用听诊器听胸部及腹部的呼吸音，导管位于气管时，胸部呼吸音较腹部强；监测患者呼出气二氧化碳分压，如插入气管，则可见呼气时呈现二氧化碳的方波；对于有自主呼吸的患者，可通过麻醉机气囊的收缩，确认导管插入气管；接有波形监测的呼吸机，若在呼气期见负相的呼吸波形，也可帮助确认气管导管在气管内（附表 1）。

附表 1 气管导管型号及插入深度

年龄	气管导管内径（mm）	从口腔插入深度（mm）	从鼻腔插入深度（mm）
1～6 个月	3.5	10	14
7～12 个月	4.0	12	16
1～2 岁	4.5	13	17
3～4 岁	5.0	14	18
5～6 岁	5.5	15～16	19
7～8 岁	6.0	16～17	20
9～10 岁	6.5	17～18	21
11～13 岁	7.0	18～20	23
成年女性	7.0 ~ 8.0	20～22	25
成年男性	8.0 ~ 8.5	22～24	25

（4）气囊的管理：正常成年人气管黏膜的动脉灌注压大约为 30mmHg（$41cmH_2O$），毛细血管静脉端压力为 18mmHg（$24cmH_2O$），淋巴管压力为 5mmHg（$6.8cmH_2O$）。由此推算，气囊压力高于 $40cmH_2O$ 时，气管黏膜动脉血流将完全阻断，可引起黏膜缺血；当气囊压力高于 $24cmH_2O$ 时，将引起气管黏膜静脉回流受阻而出现淤血；当气囊压力高于 $6.8cmH_2O$ 时，可影响淋巴回流而导致黏膜水肿。气囊充气过多、压力过高，会导致黏膜损伤；而压力过低，则不能有效封闭气囊与气管之间的间隙。因此应注意调整气囊压力，避免压力过高导致黏膜损伤，同时压力又不能过低。一般将气囊压力维持在 20～$35cmH_2O$。另外，目前不主张气囊定期放气、充气。

（5）气道管理

1）湿化：气管插管后，由于人工通气使气道水分散失，导致气道干燥，易形成痰栓阻塞气道而造成患者窒息，因此气道湿化尤其重要。

2）及时吸痰，保持呼吸道通畅。

二、经鼻气管插管

经鼻气管插管比经口插管患者易于耐受，且便于固定和口腔护理，导管保留时间较长，所需要的镇静和镇痛药物比较少，也利于恢复，脱机拔管也比较容易；而且还有可能经口进食，这是其优势所在。但经鼻插管对鼻腔创伤较大，易导致鼻出血；采用的导管内径多偏小，且导管弯度较大，所以吸痰管插入困难，导管也易被分泌物堵塞。

（一）适应证

经鼻气管插管适应证大致同经口气管插管。

下列情况不宜经口气管插管者可给予经鼻气管插管：张口度小、颜面骨折等无法经口气管插管者；口腔外伤、口底肿物、鼾症等经口插管困难或需经口腔手术者。

（二）操作方法

（1）准备用具

1）使用喉镜插管：喉镜、插管钳、气管导管、胶布、固定带、滴鼻用1%麻黄碱溶液。

2）使用纤支镜插管：消毒的纤维支气管镜、石蜡油、生理盐水、气管导管、胶布、固定带。

（2）检查患者鼻孔通畅程度，选择通畅的一侧鼻腔，用1%麻黄碱溶液滴鼻以收缩鼻黏膜血管。

（3）镇静：适当深度的静脉镇静，充分吸氧，患者情况允许时可考虑使用肌松剂。药物选用可参考经口气管插管。

（4）使用喉镜插管：插管经一侧鼻孔轻轻插入导管，先顺鼻孔进入1cm，之后将导管与面部缓慢垂直送入，过后鼻孔时会有一个突破感（阻力消失），再向前送管4～5cm。此时应用喉镜窥喉，明视下见到声门后，用插管钳协助将气管导管送入气管，确认深度合适后，气囊充气，固定气管导管。

（5）使用纤支镜插管：选择合适的气管导管，助手检查气囊是否漏气，石蜡油润滑纤支镜镜干及气管导管，将纤支镜放入气管导管内，由助手扶持患者头部于合适位置，操作者位于患者头部，将纤支镜经鼻腔置入（选择通畅的一侧鼻腔），出后鼻孔后即可见会厌，缓慢推进纤支镜并调整角度完全暴露声门，将纤支镜头端进入声门下气管内3～5cm，看到气管隆突后即可顺势导入气管导管，确认深度合适后退出纤维支气管镜，气囊充气，固定气管导管。

（6）经鼻盲探插管：若插管条件差（如张口度小的患者），可经鼻盲探插管，方法如下：用2%利多卡因溶液2ml行环甲膜穿刺注入气管内进行表面麻醉，防止患者在导管插入后剧烈呛咳；经一侧鼻孔轻轻插入导管，顺鼻孔进入1cm后将导管与面部缓慢垂直送入，过后鼻孔时会有一个突破感，导管应缓慢进入，到咽后壁的时候适当旋转导管，使其斜面和咽后壁一致，以减少损伤；插入导管17～20cm的时候，根据呼吸音来调整导管的方向。耳听导管口的气流音（患者呼吸气流），气流音清楚时缓慢向前送导管，气流音不清时让患者抬头、仰头或头向一侧倾斜，气流音清楚再送管，直至将导管送入气管内。成人导管进入气道的合适深度为导管尖端距鼻孔28cm，确认导管深度后给气囊充气，固定导管。

（三）注意事项

1. 监测 每次操作应密切监测血氧饱和度、心率和血压。

2. 插管时间 插管时间不应超过30～40s，如一次操作不成功，应立即面罩给氧，待血氧饱和度上升后再重复上述步骤。

3. 气囊压力 注意调整气囊压力，避免压力过高引起气管黏膜损伤，同时压力又不能过低，气囊与气管之间出现间隙。不需对气囊进行定期的放气－充气。

4. 气囊漏气 应常规作好紧急更换人工气道的必要准备，包括：准备同样型号（或偏小）的气管插管，紧急插管器械，面罩，手动呼吸囊等。一旦气囊漏气，及时更换。

5. 防止意外拔管

（1）正确、牢靠固定气管插管，每日检查，并及时更换固定胶布或固定带。

（2）检查气管插管深度，插管远端应距隆突 3 ～ 4cm，过浅易脱出。

（3）烦躁或意识不清者，用约束带将患者手臂固定，防止患者拔管。

（4）呼吸机管道不宜固定过牢，应具有一定的活动范围，以防患者翻身或头部活动时导管被牵拉而脱出。

6. 判断导管口与声门间的距离 插管时需根据导管内的呼吸气流声强弱或有无，来判断导管斜口与声门之间的位置和距离。导管口越正对声门，气流声音越响；反之。越偏离声门，声音越轻或无。

7. 导管位置不当 推进导管中如遇阻挡，同时呼吸气流声中断，提示导管前端已触及梨状窝，或误入食管，或进入舌根会厌间隙，有时还可在颈前皮肤感触到导管前端，此时应稍退出导管并调整头位后再试。

（四）并发症

1. 置管并发症

（1）缺氧：一般情况下每次操作时间不超过 30 ～ 40s，监测血氧饱和度，一旦低于 90%，应立即停止插管，保证氧气供应。

（2）损伤：如果插管有阻力，万不可用暴力猛插，徒劳无益，反而会损伤声门或喉头等部位，造成水肿和出血，严重的时候甚至会将导管插入黏膜下组织，造成出血不止。

（3）误吸：插管时可引起呕吐物和胃内容物误吸，导致严重的肺部感染和呼吸衰竭。必要时在插管前应放置胃管，尽可能吸尽胃内容物，避免误吸。

（4）插管位置不当：管道远端开口嵌顿于隆突、气管侧壁或支气管：多见于导管插入过深或位置不当等。立即调整气管插管位置。

2. 留管并发症

（1）气道梗阻：常见原因：①导管扭曲；②气囊疝出而崁顿导管远端开口；③痰栓或异物阻塞管道；④气道塌陷；⑤管道远端开口崁顿于隆突、气管侧壁或支气管。

（2）气道出血：常见原因包括气道抽吸、肺部感染、急性心源性肺水肿、肺栓塞、肺动脉导管过嵌、气道腐蚀和血液病等。

（3）气囊漏气：应密切观察、监测，以便及时发现气囊漏气。应常规做好紧急更换人工气道的准备，措施包括准备同样型号的气管插管导管或气管切开套管、紧急插管器械、面罩、简易呼吸囊等。一旦出现漏气，应及时更换气管插管导管。

第七节 气管切开术

气管切开术是指通过切开颈段气管前壁、置入气管导管以建立人工气道的方法。其可为气道的通畅、有效引流及机械通气提供条件。气管切开术不仅可以解除喉梗阻，而且可以降低呼吸阻力，也便于气道管理。相对于气管插管而言，气管切开更适用于上呼吸道梗阻、长期机械通气的患者，可以解放患者口腔，利于口腔护理、气道管理及脱机锻炼，可提高患者舒适度，使患者更好地交流，甚至进食，而且易于固定。

气管切开按病情危急的程度和切开方法不同，可分常规手术气管切开术、紧急气管切开术、环甲膜切开术、麻醉插管下气管切开术及经皮扩张气管切开术几种。

一、常规手术气管切开术

（一）适应证

（1）上呼吸道阻塞导致呼吸困难。

（2）下呼吸道分泌物潴留而咳嗽排痰不畅者。

（3）预期或需要较长时间机械通气治疗。

（4）为减少通气无效腔，利于机械通气支持。

（5）需建立人工气道而因鼻腔咽喉疾病不宜气管插管者。

（6）头颈部大手术或严重创伤需行预防性气管切开，以保证呼吸道通畅。

（7）呼吸道异物，因各种原因无法经口取出，亦可行气管切开急救经气管切口取出异物。

（二）禁忌证

气管切开术无绝对禁忌证，以下情况为相对禁忌证：

（1）儿童。

（2）颈部粗短肥胖，颈部肿块或解剖畸形。

（3）颈部创伤（不稳定的颈椎骨折）。

（4）甲状腺弥漫性肿大。

（5）局部软组织感染或恶性肿瘤浸润。

（6）难以纠正的严重凝血障碍。

（三）应用解剖

气管走行于胸骨上凹与甲状软骨之间的正中线上，由 16 ～ 20 个气管软骨环组成，气管切开的位置在第 3 ～ 5 软骨环。由浅入深的解剖有：皮肤、筋膜、胸骨舌骨肌和胸骨甲状肌、甲状腺。甲状腺峡部通畅位于第 3、4 软骨环水平。在气管两侧有颈部大血管和神经。在以甲状软骨为顶，两侧胸锁乳突肌为斜边，胸骨上凹为底边的三角形区域内，可以避开血管神经损伤，为颈部安全三角区。

（四）操作步骤

（1）体位和消毒：仰卧位，肩下垫枕，头后仰，固定头部（附图 4）。吸尽口腔、鼻咽部分泌物。用 3% 碘酊及 70% 乙醇或碘伏消毒颈部正中及周围皮肤。

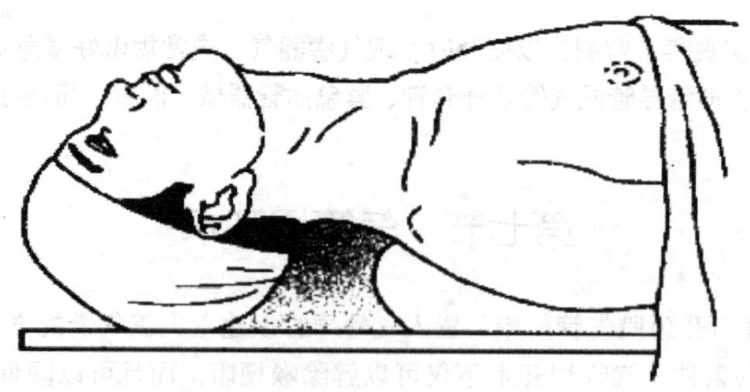

附图 4　气管切开术患者体位

（2）麻醉：一般采用局部麻醉。自甲状软骨下缘至胸骨上窝，注射已加少许肾上腺素的 2% 利多卡因，浸润麻醉皮肤及深部组织。气管暴露尚未切开时，对成年患者，用注射器刺入气管腔，注入 2% 利多卡因或 1% 丁卡因 1 ～ 2ml 麻醉气管黏膜，以便切开气管及插入气管套管时不致发生剧烈咳嗽。儿童患者禁用丁卡因，以免发生中毒。

（3）切口：有纵、横两种（附图 5）。纵切口操作方便，但颈前正中切口可能遗留瘢痕；横切口术后瘢痕不明显。

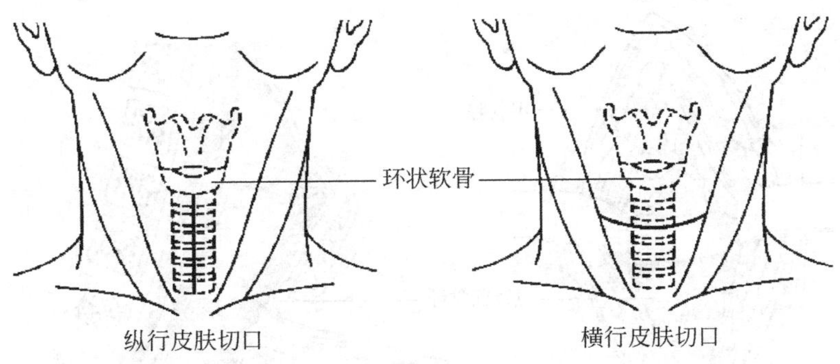

附图 5 气管切开术的皮肤切口

1）纵切口：在颈前正中，自环状软骨下缘至胸骨上 2 横指处，纵行切开皮肤、皮下组织并进行分离、止血，用钝拉钩向两侧牵拉，暴露颈前正中的颈白线。

2）横切口：在颈前环状软骨下约 3cm 处沿颈前皮肤横纹作 4 ～ 5cm 切口，切开皮肤、皮下组织及颈阔肌，向上下分离，暴露颈前带状肌及颈白线。

（4）分离气管前组织：用止血钳或剪，沿白线上下左右钝性或锐性分离，向深部分离两侧颈前肌，用拉钩将胸骨舌骨肌、胸骨甲状肌牵向两侧，以暴露气管前壁、甲状腺峡部及甲状腺下静脉丛。分离时可能遇到怒张的颈前静脉，可牵向两侧，其吻合支则予以切断结扎。如遇甲状腺下静脉的横支，将其结扎切断。甲状腺峡部可将其向上牵拉，即可暴露气管。若因峡部较宽而妨碍手术进行，可用两把止血钳将峡部钳夹切断，断端贯穿缝合结扎（附图 6）。在分离过程中，切口两侧拉钩的力量应均匀，并经常用手指触摸环状软骨和气管环，以便手术始终沿气管前中线进行，不可偏向一侧，以免进入肌肉内，引起出血或偏离气管。分离甲状腺后，可透过气管前筋膜看到灰白色的气管环，用手指可触摸到带有弹性的软骨环。小儿的气管环较软，注意与颈总动脉相鉴别，可用空针穿刺，如有气体抽出即可确定为气管。

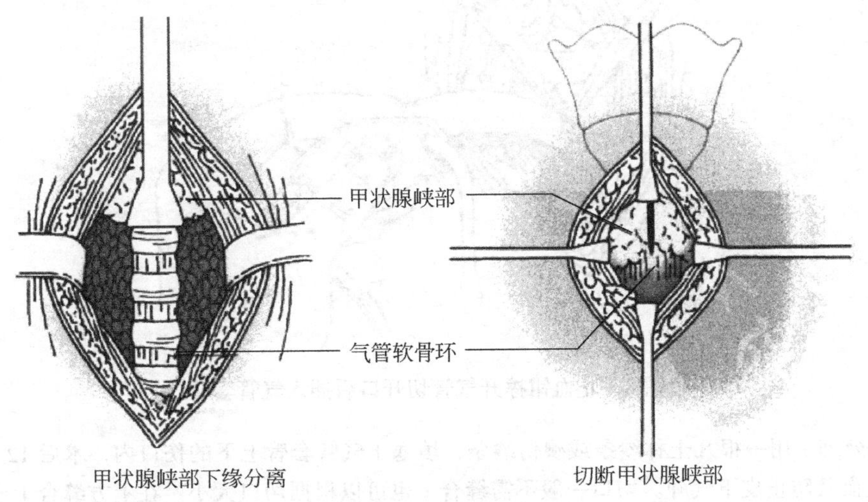

附图 6 分离甲状腺

（5）切开气管：气管前壁充分暴露后，不宜向气管两侧分离，避免发生纵隔气肿。确定气管 3 ～ 4 软骨环，用弯刀在预计切开的气管软骨环下方刺入气管，然后刀刃转向上，用刀尖挑开第 2、3 或第 3、4 气管软骨环。刀尖勿过深，以免损伤气管后壁和食管前壁（附图 7）。切口一般在 3、4 软骨环之间，称为中位气管切开术。

若切口位置过高，易伤及环状软骨，导致喉狭窄。如喉部施行手术，亦可行低位气管切开，切开第5～6气管软骨环。

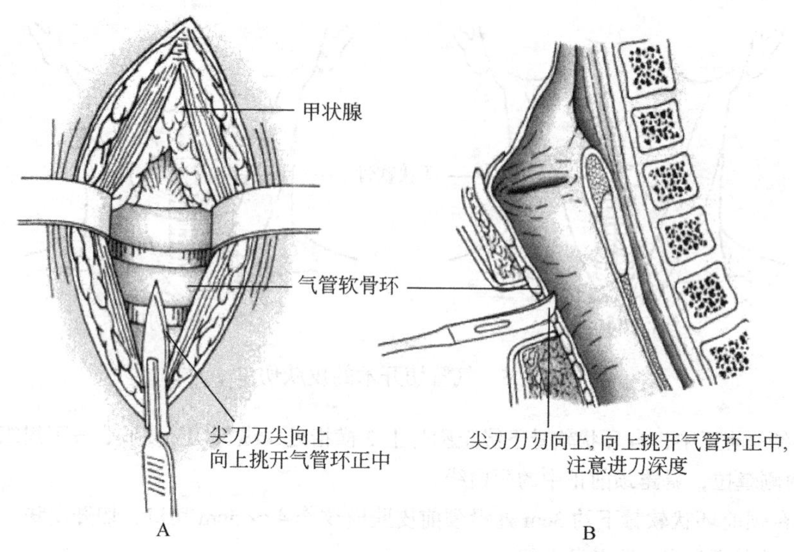

附图7　气管软骨环切开

A. 向上挑开气管环正中；B. 刀刃向上挑开气管环正中

（6）插入气管套管：切开气管后，用气管撑开器或弯止血钳伸入气管并撑开气管切口，插入大小合适、带有管芯的气管套管（附图8）。如有分泌物咳出，可用吸引器吸除。气管套管放入后，必须一直用手固定，直到系带固定套管，以免套管被咳出。

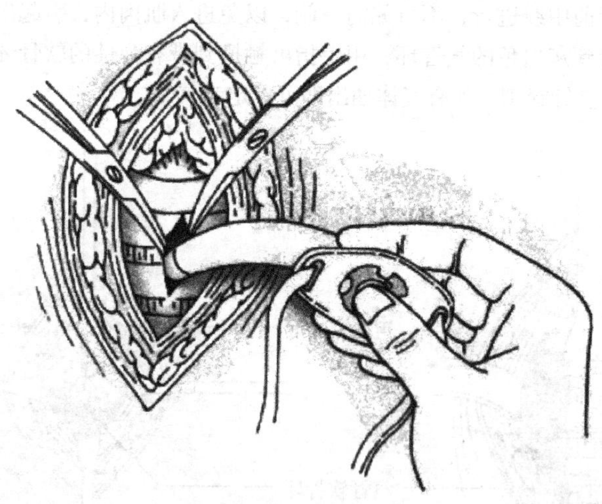

附图8　止血钳撑开气管切开口后插入气管套管

（7）伤口处理：用一根凡士林纱条或碘仿纱条，填塞于气管套管上下的伤口内，术后12～24h抽出。这样可压迫止血及防止皮下气肿。切口一般不需缝合；也可以根据切口大小，在上方缝合1～2针。用纱布垫入切口和套管之间，每天更换一次，并注意局部清洁消毒。线带打死结固定，与颈部的间隙不超过2横指。

（五）注意事项

（1）注意防止损伤双侧颈部血管神经及甲状腺峡部，切开气管及插入套管应避免用力过猛而损伤气管后壁。

（2）应同时切开气管及气管前筋膜，两者不可分离以免引起纵隔气肿。

（3）严禁切断和损伤第 1 软骨及环状软骨，以免导致喉狭窄。

（4）加强气道管理，定期进行气道湿化和痰液引流，以防气管导管阻塞。

（5）止血要彻底，切口内可用填塞油纱布压迫止血，皮肤缝合不必过紧、过密，利于一定程度渗出血液及气体。

（6）如患者烦躁不安、呼吸困难严重，则应先插管，防止缺氧发生。

（六）术后护理

（1）将患者安置于安静、清洁、空气新鲜的病室内，室温保持在 21℃，相对湿度保持在 90%，气管套口覆盖 1～2 层温湿纱布，室内经常洒水，或应用加湿器，定时以紫外线消毒室内空气。

（2）床旁放置无菌换药盘（内放气管扩张器、同型气管套管、无菌辅料及洗套管用品）及吸引器。

（3）密切观察患者呼吸，如有呼吸困难现象，如呼吸次数增多、阻力增大、有喘鸣音等，应立即检查气管套管及呼吸道内有无阻塞或压迫。

（4）要及时吸痰，经常注意清除套管内分泌物，以免咳出之痰液再次吸入气管内或结痂堵塞气道。如分泌物过稠，可先向套管内滴入生理盐水，然后吸引。吸痰操作应轻柔，避免损伤气管黏膜。

（5）注意创口及套管内有无出血，皮下有无气肿或血肿。如有出血现象，应仔细寻找原因，予以处理。

（6）预防局部感染：气管内套管每日取出清洁消毒 2～3 次，外套管一般在手术后 1 周气管切口形成窦道之后可拔出更换消毒，每周消毒 1 次。气管导管的纱布应保持清洁干燥，每日更换。经常检查创口周围皮肤有无感染或湿疹。

（7）保持口腔清洁，用含漱液漱口；不能漱口者，应做口腔护理。

（8）关心体贴患者，给予精神安慰：患者气管切开术后不能发音，可采用书面交谈或动作表示，预防患者因急躁而自己将套管拔出，必要时可保护性约束双手。

（七）术后并发症

（1）皮下气肿：最常见。多因手术时气管周围组织分离过多、气管切口过长或皮肤切口下端缝合过紧等所致。切开气管或插入套管时发生剧烈咳嗽，易促使气肿形成。吸气时气体经切口进入颈部软组织中，沿肌肉、筋膜、神经、血管壁间隙扩散而到达皮下。轻者仅限于颈部切口附近，重者蔓延至颌面部、胸背腹部等。皮下气肿一般 24h 内停止发展，可在 1 周左右自行吸收。严重者应立即拆除切口缝线，以利气体逸出。范围太大者应注意有无气胸或纵隔气肿。

（2）气胸与纵隔气肿：呼吸极度困难时，胸腔负压很大而肺内气压小，气管切开后，大量空气骤然进入肺泡；加上剧烈咳嗽，肺内压力剧升，可使肺泡破裂导致气胸。手术时损伤胸膜顶也是直接造成气胸的原因。过多分离气管前筋膜，气体可由此进入纵隔致纵隔气肿。少量时可自行吸收，严重者可行胸腔穿刺排气或引流。纵隔气肿可由气管前向纵隔插入钝针头或塑料管排气。

（3）出血：分为原发性和继发性出血。前者较常见，多因损伤颈前动脉、静脉、甲状腺等，术中止血不彻底或血管结扎线头脱落所致。术后少量出血，可在套管周围填入无菌纱条，压迫止血。若出血多，立即打开伤口，结扎出血点。继发性出血较少见，其原因为气管切口过低，套管下端过分向前弯曲磨损无名动脉、静脉，引起大出血。遇有大出血时，应立即换入带气囊的套管或麻醉插管，气囊充气，保持呼吸道通畅的同时采取积极的抢救措施。

（4）拔管困难：产生的原因为导致插管困难的原因未解除、气管软骨塌陷、气管切口部肉芽组织向气管内增生、环状软骨损伤或发生软骨膜炎而致瘢痕狭窄。应行喉镜、气管镜检查、喉侧位 X 线片等，查明原因加以治疗。

（5）气管切开段再狭窄：结缔组织增生、瘢痕挛缩，可导致气管切开段再狭窄。

（6）其他：伤口与下呼吸道感染、气管食管瘘、气管狭窄、气管扩张与软化等。

二、经皮扩张气管切开术

1985 年，Ciaglia 首次开展导丝扩张器经皮气管切开术，之后 30 年来，经皮气管切开技术不断修改更新，操作也越来越简便，出血和并发症少，临床应用越来越广泛。随着技术的进步，出现了多种经皮气管切开方法，国内应用较多的是导丝 - 扩张钳经皮扩张气管切开术。

（一）适应证

同常规手术气管切开术。

（二）禁忌证

同常规手术气管切开术。

（三）体位及手术定位

体位：正中仰卧位，头后伸，肩部垫高，下颏、喉结、胸骨上切迹三点一线，充分暴露颈部（附图 9）。

局部定位：选第 1 ～ 2 或第 2 ～ 3 气管软骨间隙（以甲状软骨为标志或以胸骨上窝上 3 ～ 4cm 为定位标准），过高容易损伤环状软骨而引起声门下的气管狭窄；过低容易损伤甲状腺峡部或无名动脉及其分支而引起大出血（附图 10）。

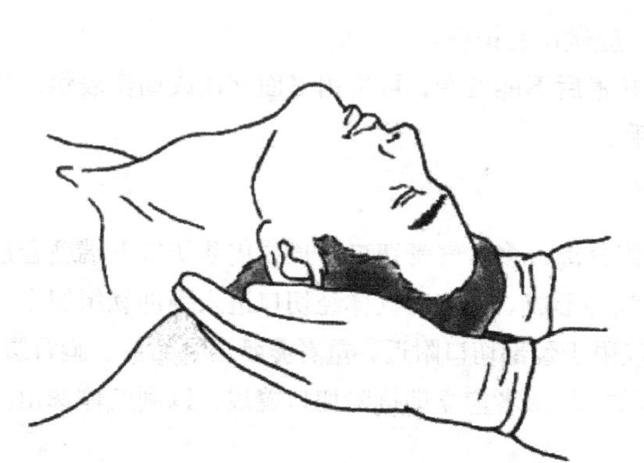

附图 9　经皮扩张气管切开术术前体位

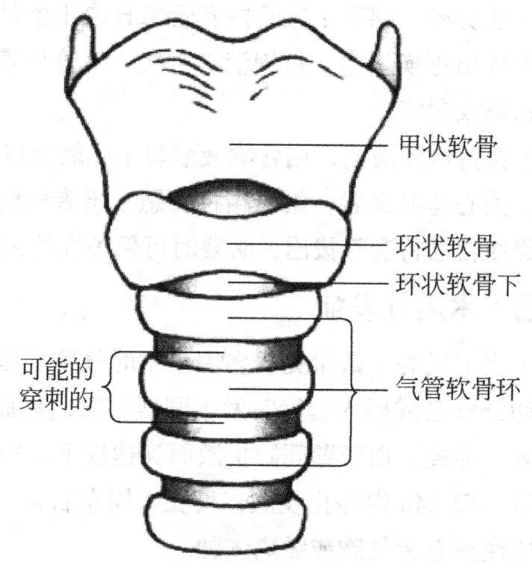

附图 10　颈部解剖结构与穿刺点定位

（四）操作步骤

（1）检查经皮气管切开包中的器械，确认：气管套管的气囊没有破漏并处于非充盈状态；气管套管的管芯可在气管套管内自由移动并易于取出；导丝可在扩张器及气管套管的管芯内自由移动；气管套管的管芯已固定在气管套管的两个侧翼上；气管套管的外管壁及管芯的头端涂有少量水溶性润滑剂以利于插管等。

（2）使患者处于仰卧位，颈、肩部垫枕以使颈部处于过伸位。检测患者的血氧饱和度、血压及心电图。操作前使患者吸入一段时间的纯氧。辨认甲状软骨、环状软骨、气管环、胸骨上窝等解剖标志。推荐在第 1 ～ 2 或第 2 ～ 3 气管软骨环间置入气管套管。若患者带有气管插管，将气管插管撤至声带以上。推荐在手术过程中使用支气管镜以确认导丝及气管套管置入的位置。

（3）局部消毒，铺巾，浸润麻醉。局部注射肾上腺素有利于减少出血。

（4）在选定的气管套管插入位置做水平或纵行切口，长 1.5 ～ 2cm。再次确认选定的插入位置是否位于颈部正中线上。

（5）在选定位置以带有软套管并已抽取适量生理盐水的注射器穿刺，注意针头斜面朝下（足部），以保证导丝向下走行而不会上行至喉部。穿刺适当深度后回抽注射器，若有大量气体流畅地进入注射器，表明软套管和针头位于气管管腔内。

（6）撤出注射器及针头而将软套管保留于原处。将注射器直接与软套管相接并回抽，再次确认软套管位于气管管腔内。

（7）适当分离导丝引导器和导丝鞘，移动导丝，使其尖端的“J”形伸直。将导丝引导器置入软套管，以拇指推动导丝经引导器、软套管进入气管管腔，长度不少于10cm，气管外导丝的长度约30cm（附图11A）。导丝进入气管后常会引起患者一定程度的咳嗽。注意勿使导丝扭曲或打结。经导丝置入其他配件时，注意固定其尾端，以防止其扭曲或受损，这一点非常重要。在此后的步骤中，可随时检查导丝是否受损、扭曲，及能否在气管内自由移动。

（8）经导丝引导置入扩张器，使扩张器穿透皮下软组织及气管前壁。确认导丝可在气管内自由移动后，拔除扩张器，将导丝保留在原处（附图11B）。

（9）合拢扩张钳，将导丝尾端从扩张钳顶端的小孔中置入，从扩张钳前端弯臂的侧孔中穿出。固定导丝尾端，将扩张钳经导丝置入皮下，角度同置入气管套管的角度一致。逐渐打开扩张钳，充分扩张皮下软组织，在打开状态下撤出扩张钳。

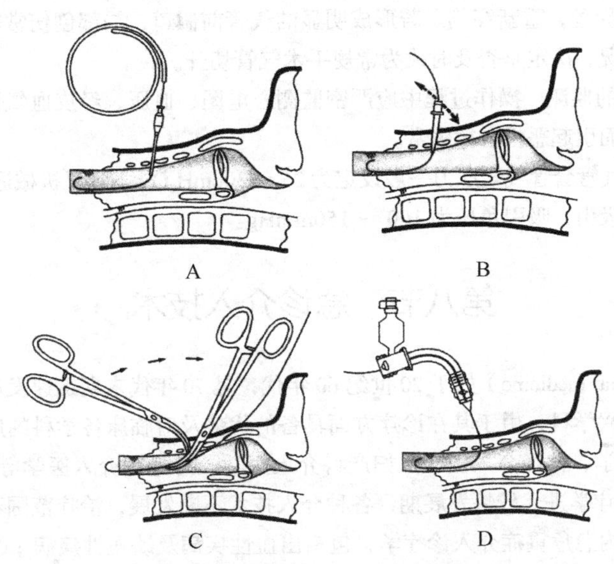

附图11 经皮扩张气管切开术

A. 套管针穿刺置入导丝；B. 扩张器垂直于气管长轴扩张；C. 物制扩张钳沿导丝逐层扩展；D. 沿导丝置入气切套管

（10）重复8、9步骤，直到扩张钳可经气管前壁进入气管管腔。

（11）经导丝引导，将扩张钳在闭合状态下置入气管。注意使扩张钳手柄处于气管中线位置并抬高手柄使其与气管相垂直，以利于扩张钳头端进入气管并沿气管纵向前进。逐渐打开扩张钳，充分扩张气管壁，在打开状态下撤出扩张钳（附图11C）。

（12）将导丝自气管套管管芯头端的小孔置入，将气管套管连同管芯经导丝引导置入气管（附图11D）。拔除管芯及导丝。

（13）吸除气管套管及气管内的分泌物及血性液体，确保呼吸道畅通。以注射器注入少量气体使套囊充盈。若患者带有气管插管，此时予以拔除。以缚带将气管套管的两外缘牢固地缚于颈部，以防脱出。缚带松紧要适度。

（五）注意事项

1. 气管插管的管理 经口气管插管患者实施气管切开前，应安排专人第二助手负责气管插管的管理。未确认已成功置入气管套管前，不应完全拔除气管插管，而且应在床旁准备简易呼吸器和面罩。

2. 穿刺过程中出血的处理 穿刺位置较高或甲状腺肿大时，穿刺出血多为甲状腺血管损伤所致。甲状腺的血运丰富，血管损伤后的出血量较多。若在第 2 ～ 3 气管软骨环水平以下穿刺，穿刺出血多为甲状腺下静脉（暗红色出血）或甲状腺下动脉（鲜红色出血）损伤所致，这两条血管走行于气管正中。当发生出血时，应保持冷静，若出血量不多，可继续按步骤进行。成功置入气管套管后，由于套管的局部压迫作用，出血多可停止。但应注意在每部操作期间均应按压切口，避免持续出血积聚在气管前间隙而造成误吸。置管后充分吸引，并观察气管内或切口内是否继续出血。若持续出血，可先压迫止血，无效时手术探查。若操作过程不顺利，应果断放弃穿刺置管方法，扩大切口，充分止血，改行常规手术气管切开。

3. 导丝置入困难 在穿刺气管时，针尖应偏向患者足端，与垂直线的角度为 15° ～ 30° 。垂直进针存在将导丝置向患者咽喉部的危险。此外，由于穿刺针外套管间断与针尖的距离较长，穿刺成功后，应将外套管轻轻向前旋转，置入气管内，不仅有利于后续导丝的进入，还可使用注射器检查外套管是否在气管内，从而提高导丝置入的成功率。

4. 套管置入困难 置入导丝后适当扩张穿刺入路，套管多能顺利置入。若在置入套管的过程中发生困难，应检查导丝是否能够在套管内自由滑动。若不能顺利滑动，说明导丝折叠，套管误入气管前假道的可能性非常大。这时应拔出套管和导丝，重新穿刺。若形成明显的气管前假道，局部创伤常较严重，发生并发症的危险大大增加。应视具体情况，决定是否及时改为常规手术气管切开。

5. 操作期间生命体征的监测 操作过程中应严密监测心电图、血压、经皮血氧饱和度的变化，注意导丝过深时可能刺激气管黏膜而引起恶性心律失常。

6. 气管套管的管理 气管套管气囊压力一般设定为 25 ～ 30cmH_2O，不建议机械通气患者常规定期放气囊。气管切开后最好行声门下吸引，吸引负压为 100 ～ 150mmHg。

第八节 急诊介入技术

介入医学（interventional medicine）始于 20 世纪 60 年代，是 70 年代末期迅速发展起来一门集医学影像学和临床治疗学为一体的新兴学科，由于其在诊疗方面具备的优势及对临床各学科的广泛渗透，已逐步形成腹部介入医学、心脏介入医学、神经介入医学、妇产科介入医学及急危重介入医学等相关学科。进入 20 世纪 90 年代以后，急诊介入诊疗学进入较快发展期，各种介入技术不断发展，治疗范围不断扩大。介入医学大致可分为两大类：①血管腔内急危重症介入诊疗学，包括出血性疾病及缺血性疾病；②非血管腔内急危重症介入诊疗学，包括危重气道狭窄、食管狭窄与阻塞、急危重症胆道梗阻、腹腔脓肿、血肿及囊肿引流术等。

一、出血性疾病介入诊疗技术

全身适合介入诊疗的出血性疾病可分为以下几类：①创伤性疾病，如腹部、盆部、胸部、四肢及头面部创伤；②消化道疾病，如食管胃底静脉、出血性胃炎、溃疡性疾病出血；③肿瘤学疾病，如妇科肿瘤、肺癌、肝癌、泌尿系统肿瘤等；④血管性疾病，如颅内动脉瘤、主动脉夹层、血管畸形和高血压；⑤手术后并发症，如产后大出血、各种手术吻合口出血。

出血性疾病介入诊疗方法主要分为经导管血管内灌注止血术和经导管栓塞止血术，现分别介绍如下：

（一）经导管血管内灌注止血术

1. 灌注药物 灌注药物主要为血管升压素和肾上腺素。

2. 治疗原则 尽量做到选择性导管，使导管尖端接近出血部位，以提高疗效，减少用药量，降低因灌注药物而带来的并发症。

3. 治疗方法

（1）一次性血管内灌注：适合小血管分支出血或出血病变较局限者。

（2）持续血管内灌注：适合大血管分支或出血病变较大者。

4. 适应证 目前主要用于消化道出血，如胃炎、应激性溃疡等。

5. 并发症 血管收缩所致痉挛性疼痛、高血压、心动过缓和血栓形成等。

（二）经导管栓塞止血术

1. 栓塞材料

（1）短中效栓塞材料：自体血块、明胶海绵，具有取材方便，短期内栓塞血管可再通。

（2）永久栓塞材料：无水乙醇、α-氰基丙烯酸丁酯、弹簧钢圈、可脱性球囊、各种微球、聚乙烯醇、手术丝线等，栓塞疗效持久，但部分材料成本较高。

2. 治疗原则 在保证治疗效果的前提下，尽量做到选择性插管，使导管尖端接近出血部位，降低因永久栓塞而带来的并发症；同时要根据栓塞材料的特性、拟栓塞血管粗细和流速、栓塞器官和组织的供血情况、病变的性质、栓塞时间的要求选择适宜的栓塞材料。

3. 治疗方法

（1）血管床栓塞：主要用于肿瘤出血性病变和部分动静脉畸形，可采用微球、液态永久栓塞剂、明胶海绵等。

（2）小动脉栓塞：主要用于创伤性、肿瘤出血性病变和动静脉畸形等，常用明胶海绵、微钢圈等。

（3）动脉主干（瘘口）栓塞：主要用于创伤性病变、血管性病变（动脉瘤、动脉夹层和动静脉瘘），常用弹簧钢圈、带膜支架和明胶海绵等。

导管栓塞术技术关键是在明确诊断的基础上，选用适宜的栓塞材料，周密设计栓塞方案和评估栓塞效果，准确插管和释放栓塞材料。

4. 适应证 临床应用远较经导管血管内灌注术广泛，几乎所有出血性病变均可应用。

5. 并发症 ①非靶血管或靶器官栓塞；②过度栓塞；③血管痉挛；④发热、恶性、呕吐等。

尽管出血性疾病的介入诊疗已得到空前的发展，但目前该学科的应用极不平衡，认同观念相距甚远，如同一疾病介入诊疗的适应证和禁忌证指征掌握和介入诊疗流程在不同医院可完全不同，出血患者一旦确定有介入指征，应在第一时间行介入诊疗和其他抢救治疗。如何将介入诊疗技术与其他内外科治疗手段有机结合治疗急危重症出血性疾病，始终是一个现实的挑战。

二、缺血性疾病介入诊疗技术

适合介入诊疗的缺血性疾病主要为血管性疾病，如急性冠脉综合征、急性脑血栓、急性肠系膜血管缺血、四肢动脉缺血及肺栓塞。诊疗方法主要分为经皮导管血管内药物灌注术、经皮血栓清除术、经皮球囊扩张成形术和经皮支架扩张术等方法，分别介绍如下。

（一）经皮导管血管内药物灌注术

1. 灌注药物 血栓性病变药主要为尿激酶、链激酶和组织型纤溶酶原激活物（t-PA），临床以尿激酶更为常用。

2. 治疗原则 尽量使用选择性插管，使导管尖端接近缺血部位，血栓性病变需更换直状多侧孔导管，最好能插进血栓内部，以提高疗效，减少药量，降低因灌注药物而带来的并发症。

3. 治疗方法

（1）大剂量快速滴注：最常用的方法，适合于大部分血栓性病变的治疗。

（2）小剂量慢速滴注：适合于急重症胰腺炎和血栓性病变后续治疗。

4. 适应证 该技术主要用于动脉血栓形成或栓塞，动脉痉挛，雷诺病，血栓闭塞性脉管炎等。

5. 并发症及注意事项 溶栓不当可致出血，因此在溶栓过程中需定期监测凝血机制各项指标，溶栓完毕后要保留血管鞘，以防止抗凝状态下局部难以止血和形成血肿，同时便于复查血管再通情况。

（二）经皮血栓清除术

经皮血栓清除术包括血栓抽吸术、流变血栓清除术等。

1. 血栓抽吸术

（1）介入材料：抽吸导管或导引导管。

（2）治疗方法：采用与靶血管相匹配的导管对血栓直接抽吸，必要时需反复推进与抽出导管，在抽吸过程中注意一定要抽到无血栓或斑块碎片方可造影检查以避免造成远端栓塞。疗效满意后可置换小导管，保持24h小剂量慢速滴注尿激酶以巩固疗效。

2. 流变血栓清除术 其原理是通过高压注射器将生理盐水注入流变导管，在导管头端射出的高压生理盐水方向正对着导管较粗的引流腔，从而产生负压环境，吸拽并粉碎血栓，再通过引流腔自动排出体外。

（1）介入材料：6F、7F、8F流变导管。

（2）治疗方法：适合于2～12mm直径的血管；高压注射器的注射压力200～750psi，注射速度3～5ml/s；导管推进速度0.5～1cm/s，并不断旋转导管；观察疗效可通过引流腔手推造影，切不可使用高压注射器；效果欠佳可反复进行，但盐水总剂量宜控制在500ml以内，以免发生失血性贫血。

（三）经皮球囊扩张成形术

经皮球囊扩张成形术是治疗缺血性病变的重要方法，其原理是采用球囊导管，通过膨胀球囊对病理性血管进行扩张成形，从而恢复和改善受损组织的血供。

1. 介入材料 介入材料主要为双腔球囊导管，由超薄塑料球囊和导管组成，依其性能、用途和大小可分为以下几种球囊。

（1）非顺应性球囊：最常使用，膨胀到一定程度不会顺应血管的弯曲，而是将血管原有的曲度撑直，耐高压和膨胀力强是其特点，临床应用于较直和较短的血管病变。

（2）顺应性球囊：其膨胀时不会将弯曲走行血管撑直，其优点是球囊长度可达到10cm以上，缺点是不耐高压，临床应用于腘动脉以下细小狭窄血管。

（3）切割球囊：为新品种，它是在非顺应性球囊表面巧妙地纵向装上3～4个微刀片，未使用时，刀片被折叠的球囊所掩藏，扩张时刀片被打开，首先接触血管壁并切割3～4个小口而后扩张成形。临床应用于坚韧性狭窄、股动脉以下狭窄和支架植入术后再狭窄的治疗。

2. 治疗方法 导丝和球囊导管安全通过狭窄甚至闭塞的血管是技术成功的关键。根据狭窄血管的走行方向选择适当的入路可减少通过的困难。

先采用超滑导丝在导管的引导支持下用钻挤手法通过狭窄或闭塞血管，再跟进血管，手推造影确立远端为正常血管后，可跟进硬导丝，沿硬导丝跟进球囊进行扩张。技术成功的指标是狭窄对球囊的压迫消失，造影复查显示残余狭窄小于30%。

3. 适应证 该技术主要用于冠状动脉、肾、髂、股及头臂动脉局限性狭窄治疗，颅内动脉和下肢远端动脉狭窄球囊扩张术的应用也逐步增多。

4. 并发症 并发症包括闭塞血管远端栓塞、急性狭窄和闭塞、再狭窄，球囊破裂、血管破裂出血及假性动脉瘤。

（四）经皮支架扩张术

经皮支架扩张术是治疗冠状动脉综合征等缺血性病变的主要方法，主要原理是经导管内置入适宜支架，对病理性血管进行扩张，从而恢复和改善受损组织血供。

1. 介入材料 介入材料包括：网状支架或涂层支架，涂层支架多数为药物涂层支架。

2. 适应证 经皮支架扩张术主要用于冠状动脉、肾、髂、股及头臂动脉局限性狭窄治疗，特别是 PTA 无效的病例。

3. 并发症 并发症包括支架位置不当，再狭窄、支架移位、断裂等。

三、非血管腔内急危重症介入诊疗技术

非血管腔内急危重症介入诊疗技术包括：气道重建，胆道重建，腹腔脓肿、血肿及囊肿引流术。

（一）气道重建

1. 适应证 中央气道包括气管和叶以上的支气管器质性狭窄的管腔重建；气管裂口或瘘口的封堵；气管软化症的气道支撑。

2. 相对禁忌证 出血性疾病；严重、甚至危及生命的心律失常；狭窄过于严重导致引导钢丝不能通过。

3. 并发症 并发症包括支架移位、支架放置后再狭窄、支架放置后出现痰堵、放置过程中出现大出血等。

（二）胆道重建

1. 适应证 重症急性胆管炎，胆囊炎，尤其是老年人；不能承受手术、内镜治疗的胆道结石引起的高龄重症梗阻性黄疸；重症恶性肿瘤梗阻性黄疸，肿瘤常有转移；肝移植、胆总管术后胆总管吻合口狭窄。

2. 相对禁忌证 凝血功能不好，有出血倾向；大量腹水，肝脏与腹壁分开为相对禁忌。

3. 并发症 腹腔出血，胆汁瘘，肝内门静脉胆道瘘、气胸、血气胸等。

（三）腹腔脓肿、血肿、囊肿引流术

1. 适应证 腹腔内膈下脓肿、肝脓肿、空腔脏器穿孔化脓感染、肠间脓肿；腹腔内实质脏器的囊肿如肝肾巨大囊肿；腹部外伤后腹腔内出血及手术后出血形成血肿；盆腔脓肿。

2. 相对禁忌证 严重凝血功能异常；大量腹水。

3. 并发症 损伤血管致腹腔出血；肠道瘘或胆瘘；脓毒症或并发弥散性血管内凝血。

第九节 三腔二囊管压迫止血术

三腔二囊管压迫止血术是控制肝硬化门静脉高压导致的食管胃底静脉曲张破裂出血最方便、高效、安全的方法。因此，迅速成功完成三腔管的置入，使其达到有效的止血目的是抢救成功的关键。

一、应用原理

利用柔软的气囊压力，直接压在出血的曲张静脉上，以达到止血目的。

二、适应证

肝硬化并食管下段、胃底静脉曲张破裂出血（附图 12）。

三、禁忌证

（1）病情垂危或深昏迷无法配合者。

（2）咽喉、食管肿瘤性病变史或局部手术治疗者。

（3）胸、腹主动脉瘤者。

（4）高血压、冠心病、严重心功能不全者慎用。

四、操作准备

1. 患者评估

（1）患者仰卧位。向患者做好解释工作。稳定其情绪以取得充分合作。对躁动不安或不合作患者，可静脉注射丙泊酚、咪达唑仑等镇静剂。注意在床边密切监测患者生命指征。

（2）清除口鼻腔内的结痂及分泌物。准确评估患者病情。

2. 器械准备

（1）三腔二囊管：气囊完整、质地良好。头端有注水 - 吸引孔。找到管壁上 45cm、60cm、65cm 三处标记及三腔通道的外孔（附图 13）。

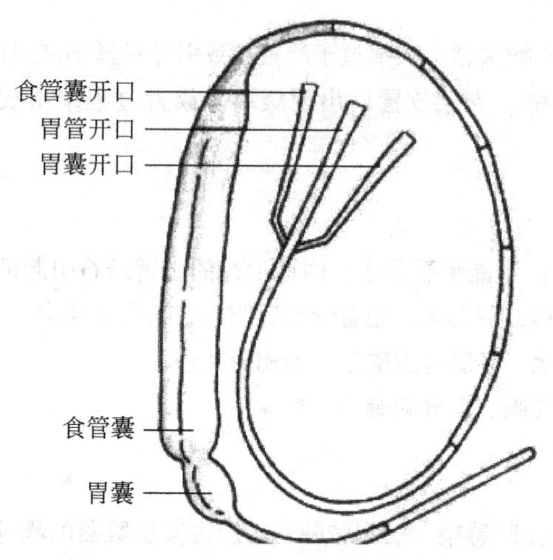

附图 12　食管 – 胃底静脉曲线破裂出血

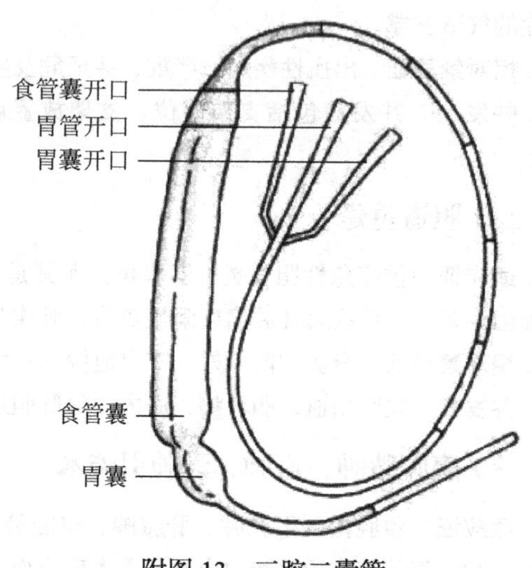

附图 13　三腔二囊管

（2）血管钳：数量 3 把，分别夹闭三腔管口。

（3）注射器（50ml）：数量 2 支，分干、湿两用。

（4）治疗碗：数量 2 只，分别盛放温开水和石蜡油。

（5）其他：治疗巾、手套、弯盘、纱布、棉签、胶布、开口器、听诊器、测压器、床旁牵引装置（0.5kg 的沙袋或盐水瓶）。

3. 操作步骤

（1）认真检查三腔二囊管气囊有无松脱、漏气，充气后膨胀是否均匀，通向食管囊、胃囊和胃腔的管道是否通畅。

（2）从体外向两气囊内注气，观察并记录胃囊和食管囊压力分别为 40 ～ 60mmHg、20 ～ 40mmHg 时的注气量；抽尽双囊内气体，用止血钳封闭两囊管口。

（3）协助患者取半卧位，右侧卧位或平卧位头偏向一侧。

（4）铺治疗巾，清洁鼻腔。

（5）将三腔管之前端及气囊涂以液体石蜡油，由鼻腔徐徐插入，嘱患者深呼吸。至咽喉部时（12 ～ 15cm），嘱患者做吞咽动作，以通过三腔管。

（6）三腔管送入深度 55 ～ 65cm 时，经检查确认已达胃内。检查方法如下：胃管腔抽出胃内容物；快速注入气体，听诊可及气过水声。

（7）确认三腔管已入胃后，抽尽胃液，予冰生理盐水反复灌洗，直至抽出液转清（灌洗前需简单固定）。

（8）向胃囊管注气 200 ～ 250ml（囊内压 40 ～ 50mmHg），用血管钳夹闭三腔管，缓慢向外牵拉，遇有中等度弹性阻力时，表示胃气囊已压向胃底贲门部（附图 14），牵引绳另一端用 0.5kg 重物通过滑轮牵引，牵引角度 30° ～ 40° ，离地高约 30cm，并用胶布将管固定于患者鼻翼。

（9）胃囊充气后观察 5min，若仍有出血，再向食管囊内注入空气 100 ～ 200ml（囊内压 30 ～ 40mmHg），使气囊直接压迫在食管下段的曲张静脉处（附图 15）。胃囊注气后已止血者无需食管囊注气。

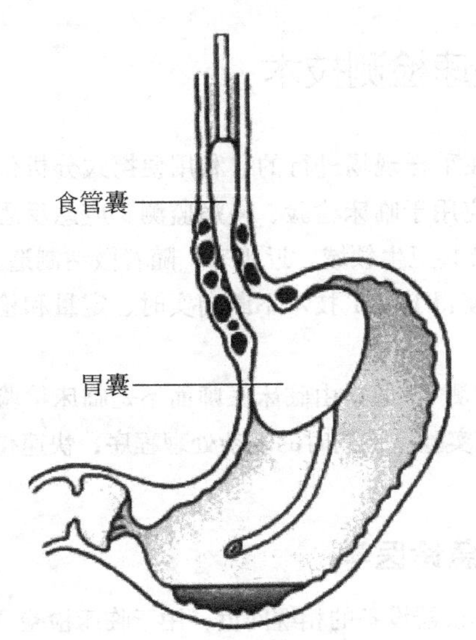

附图 14 胃囊充气

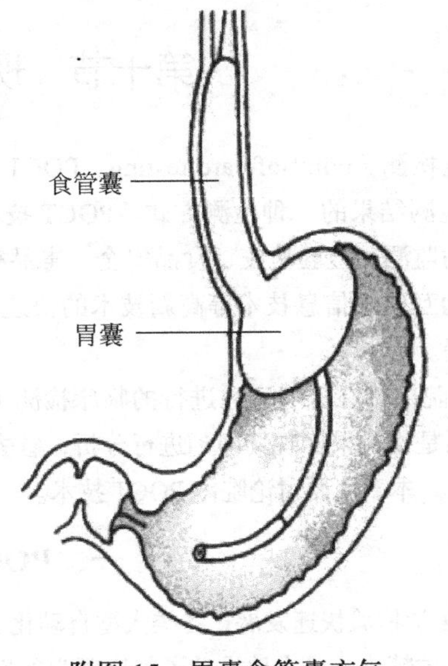

附图 15 胃囊食管囊充气

（10）置管固定后，定时抽吸胃内容物观察止血效果（附图 16），并可注入止血药物及其他相关治疗。

（11）拔除三腔二囊管：出血停止 24h 后，取下牵引袋，并将食管囊和胃囊放气，继续留管于胃内观察 24h；如未再出血，可先口服液体石蜡 15 ～ 20ml 以润滑食管壁，然后缓慢旋转拔出三腔管。

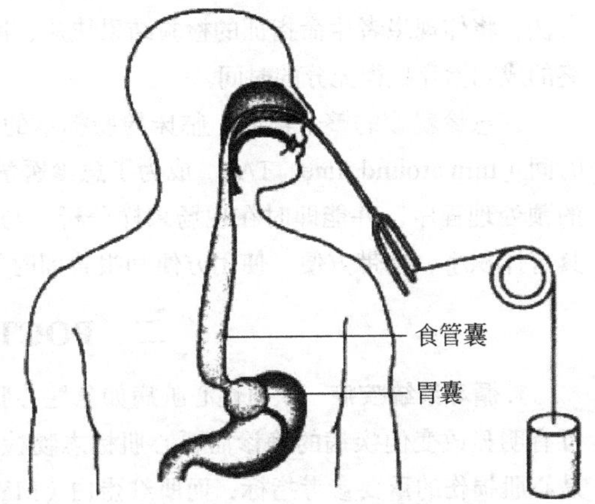

附图 16 固定三腔二囊管

五、注意事项

（1）置管后应尽可能侧卧或保持头部侧转，便于分泌物吐出，防止吸入性肺炎。

（2）干湿注射器需分开使用，不可向囊内注入液体或食物，以免拔管困难。

（3）注意气囊的顺序，置管时先胃囊后食管囊、拔管时先食管囊后胃囊。

（4）每日口腔护理 2 次，使患者口腔清洁舒适；口唇涂以石蜡油，防止口唇干裂及口腔炎症的发生。

（5）三腔二囊管置管后禁止经口进食。

（6）三腔管压迫时限不宜超过 72 ～ 120h，若出血不止可适当延长。

（7）每 8 ～ 12h 放松牵引并放气 1 次，以防止胃底黏膜与气囊粘连坏死，30min 后重复充气并牵引。

（8）使用三腔二囊管过程中注意观察患者有无心悸、胸闷、呼吸困难、窒息等表现。可能是因为食管囊压力过大，或三腔管移位压迫心脏、气管、喉部所致。可立即食管囊减压，或二囊放气，调整所需位置后重新注气测压固定，监测血氧饱和度。

六、并 发 症

并发症包括：胃底、食管及鼻黏膜发生溃疡，严重可致缺血坏死，食管被压迫处糜烂、坏死，严重者食管破裂；呼吸困难甚至窒息；吸入性肺炎；心律失常；持续呃逆等。

第十节 现场快速检测技术

现场快速检测（point-of-care testing，POCT）是指在采样现场进行的、利用便携式分析仪器及配套试剂快速得到检测结果的一种检测方式。POCT 技术广泛应用于临床检验、慢病监测、应急反恐、灾害医学救援、传染病监测、检验检疫、食品安全、毒品检验等公共卫生领域。近年来，随着微纳制造、生物科技、新材料、移动互联网信息技术等高新技术的快速发展，使得 POCT 技术不断向实时、定量和检测设备小型化的方向发展。

POCT 在院内指在患者旁边进行的临床检测（床边检测），通常由临床医师而不是临床检验师来进行操作。在院外则是指在采样现场即刻进行分析，省去标本在实验室检测时的复杂处理程序，快速得到检测结果的一类新方法。本章主要讨论院内 POCT 技术。

一、POCT 与急诊医学

近 20 年医学检验快速发展，各类大型自动化、高效率仪器设备的相继问世，用于临床检验项目越来越多其结果也越来越精确，极大地推动了临床医学的发展。而急诊医学关注的焦点是以最快的速度、最有效的手段，尽最大可能挽救患者的生命和最大限度地减轻患者的伤残。这就要求一种能就地取材、即时报告的检验方法，将体现患者生命指征的检验结果快速、准确地反馈到医生手中，帮助医生做出准确及时的诊断，为最终的成功治疗赢得充分的时间。

在急诊就诊的整个期间，临床检验标本的采集和运输花费了大量时间，如何最大可能的缩短检验周转时间（turn around time，TAT）成为了急诊医学快速诊断快速治疗的关键。而 POCT 检验因省去了标本复杂的预处理程序，并能即时在现场采样分析，与传统实验室检验相比极大地缩短了检验周转时间，且 POCT 具有体积小、携带方便、使用方便和报告即时等诸多优点，在急诊医学各领域的应用得到了迅猛的发展。

二、POCT 在急诊医学中的应用

1. 循环系统疾病 缺血性心脏病如急性心肌梗死（AMI）等是急诊中常见的疾病，虽然即刻的心电图常可有明显改变但疾病的确诊需要心肌标志物检查，肌酸激酶同工酶（CK-MB）及肌钙蛋白（cTnI，cTnT）是心肌损伤的重要参考指标，而肌红蛋白（MYO）是诊断早期 AMI 最重要的指标，目前已有 POCT 设备可于数分钟内同时定量测定 CK-MB、cTnI、cTnT 及 MYO，而中心实验室检查常需 1h 以上。近来研究者发现心脏型脂肪酸结合蛋白（H-FAB）P 对 AMI 诊断的敏感性更高，另一项在急诊循环系统疾病诊断中发挥重要作用的实验室指标为 BNP。BNP 不仅可用于 AMI 的诊断，而且可以用于心力衰竭患者的鉴别诊断，BNP 和 pro-BNP 对表现为呼吸困难的心力衰竭患者诊断敏感性分别达到了 97% 和 95%，且 POCT 仪器检测的 BNP 结果与中心实验室的检测结果相关性很好，因而通过 POCT 快速检测 BNP 水平对于鉴别急性心源性及肺源性呼吸困难有很大的临床意义。

2. 感染性疾病 免疫层析技术的日新月异带来了 POCT 的革命，POCT 诊断试纸、仪器已广泛应用于细菌和病毒的检测，其敏感性特异性均远优于传统的培养法和染色法。POCT 艾滋病检测技术可在 0.5h 内检测患者是否携带 HIV，准确率可达 99.7%，目前已广泛应用于大规模艾滋病患者的筛选工作。另外，乙肝病毒、梅毒、流感病毒、结核杆菌及一些细菌性肺炎等都可通过 POCT 方法迅速得到检测。

作为急性炎性反应产物 CRP 在感染性疾病中的诊断价值已得到了临床医生的认可，CRP 可用于急性咳嗽

患者呼吸道感染的辅助诊断：CRP<20 基本排除呼吸道感染；CRP>100 时表明严重的感染且肺炎可能性极大。

感染性疾病是急诊科常见的疾病之一，由感染引起的全身炎症反应综合征是脓毒症最根本的病理生理学改变。降钙素原（procalcitonin，PCT）与感染和脓毒症的相关性很好，经过近 20 年的研究和实践，已经被推荐用于细菌感染性脓毒症的诊断、分层、治疗监测和预后评估。PCT 质量浓度的临床意义和处置建议见附表 2。

3. 糖尿病　各种快速血糖仪、多种无创伤性血糖检测仪的使用使报告时间大大缩短；全定量免疫荧光检测仪检测糖尿病患者的糖化血红蛋白与尿微量白蛋白等指标，有助于早期发现糖尿病肾病，有利于患者病情的估计与长期监测。

附表 2　对于 PCT 结果判读的建议

PCT 质量浓度（ng/ml）	临床意义	处置建议
＜0.05	正常值	—
＜0.5	无或轻度全身炎症反应，可能为局部炎症或局部感染	建议查找感染或者其他导致 PCT 增高的病因
0.5～2	中度全身炎症反应。可能存在感染，也可能是其他情况，如严重创伤、大型手术、心源性休克	建议查找可能的感染因素。如果发现感染，建议 6～24h后复查 PCT
2～10	很可能为脓毒症、严重脓毒症或脓毒性休克。具有高度器官功能障碍风险	建议每日复查 PCT。如果 PCT 持续高水平（＞4 天）：重新考虑脓毒症治疗方案
≥10	几乎均为严重细菌性脓毒症或脓毒性休克。常伴有器官功能衰竭，具有高度死亡风险	建议每日检测 PCT 以评价治疗效果

注：PCT 水平必须结合临床情况进行判读。应避免脱离患者具体病情而进行判读，并应考虑假阳性和假阴性的可能性

4. 创伤　创伤患者的快速、全面评估要求尽可能快地获得内环境相关的实验室指标，POCT 的应用满足了这一要求，现代化的 POCT 仪器可以迅速获得血红蛋白、电解质、乳酸等指标，如雅培公司的 i-STAT 血气分析仪可以快速评估创伤患者病情指导进一步治疗。有研究者评估了 POCT 在急性创伤患者治疗中的应用，发现 POCT 可以明显缩短检验周转时间，有利于提前采取更积极的干预治疗，总的病死率也显著降低。

5. 凝血指标检测　POCT 技术在血栓性疾病快速筛查及在止凝血检验中的应用日渐成熟。目前一些患者各种原因需要较长时间使用抗凝剂以防止血栓形成，而在使用抗凝剂过程中必须经常监测血液中某些凝血指标以防止其抗凝剂使用不足或者使用过度带来的危险。但如果此类患者通过住院或者经常到门诊检测凝血指标将会非常不便和增加经济负担。使用 POCT 方法凝血指标检测结果与中心实验室大型仪器检测结果相比，有很好的可比性。

6. 毒品检测　随着人们对毒品危害认识的提高，毒品的检测技术也得到快速发展，最近一种名为 Triage 免疫荧光快速药物滥用 POCT 检测方法问世，可检测目前常见的 8 种主要药物，15min 之内即可得到结果。

7.ICU 病房内的应用　在 ICU 病房，目前临床上已使用的有：用于体外监测的电化学感应器，可周期性地控制患者的血气、电解质、血细胞比容和血糖等；用于体内监测的生物传感器，将其安装在探针或导管壁上，置于动脉或静脉管腔内，通过监视器可定期获取待测指标的数据。

三、存在问题

（1）质量保证问题：各种 POCT 分析仪的准确度和精密度各不相同，而且没有统一的室内和室间严格的质量控制，无法确保分析系统的质量。

（2）循证医学评估问题：POCT 仪器及检验结果本身来说，尚缺乏循证医学的评估。

（3）费用问题：POCT 单个检验费用，高于常规性检验。

（4）报告书写不规范。

第十一节 呼吸机的临床应用

呼吸机是临床使用率最高的器官功能替代治疗手段。一般来说，由于各种病因导致患者不能保持气道开放或足够的氧合与通气时，都需要考虑使用呼吸机。临床上需要使用呼吸机的情况主要是循环与呼吸系统疾病。此外，在进行麻醉手术时，也需要呼吸机支持，维持患者的正常通气。

一、人工气道

呼吸机主机通过呼吸回路与患者端的人工气道相连接。根据人工气道的建立模式不同可将呼吸机的使用大致分为两种模式：无创（noninvasive）与有创（invasive）。无创呼吸机是指人工气道的建立是通过各种面罩或者喉罩完成的。有创呼吸机则是通过各种气管内置管完成人工气道的建立，包括经鼻气管插管、经口气管插管及气管切开等方式，其中经口气管插管是最常见的方式。无创呼吸机具有简易、耐受性好、创伤小的优点，适用于神志清楚、可配合的患者。但是通气效率较低、易漏气、气道管理难。有创呼吸机直接将通气导管置入气管内，提高了通气效率，且方便吸痰，易于气道管理。但是其创伤较大，易引起置管处机械损伤。且患者耐受性差，通常需要合并使用镇静剂。同时有创呼吸机相关感染的风险也要大于无创呼吸机。临床上选择有创或者无创时，主要基于患者的基础疾病与自身情况而决定。一般来说，对于神志清楚且能配合呼吸机使用的患者，通常首先选择无创通气模式。若患者出现不能耐受的情况或病情恶化需要更高的呼吸机支持力度时，可从无创通气改为有创通气。当然，如果患者病情改善，不需要再进行有创呼吸机治疗，也可以改为向无创通气进行过渡。

二、呼吸机常用模式

在开始呼吸机治疗前需要对呼吸机主机进行模式设定。常用的呼吸机模式有容量控制和压力控制两种模式。最新的模式可以做到两者兼顾。气体的特性决定压力和容量存在直接关联，因此无论哪种模式，两者的参数必然存在一定的联系。

（1）控制通气、辅助通气和辅助－控制通气：控制通气（controlled ventilation，CV）是指呼吸机决定通气方式，并输送预定潮气量，与患者的自主呼吸无关。辅助通气（assisted ventilation，AV）是由患者自主呼吸触发，触发后呼吸机即按预设潮气量（或压力）、频率、吸气和呼吸时间将气体输送给患者。辅助－控制通气（assist-control ventilation，A/CV）是将 AV 和 CV 的特点结合应用。自主呼吸能力超过预设呼吸频率为辅助通气，等于预设呼吸频率则为控制通气。以上三种模式统称为持续指令通气（continuous mandatory ventilation，CMV）。间歇正压通气是临床上最常用的 CMV 模式的一种。

（2）间歇指令通气和同步间歇指令通气：间歇指令通气（intermittent mandatory ventilation，IMV）指呼吸机根据预设呼吸频率给予间歇正压通气。两次指令通气之间允许自主呼吸，此时呼吸机只提供气量。同步间歇指令通气（synchronized intermittent mandatory ventilation，SIMV）指呼吸机按预设的呼吸参数进行指令通气，在触发窗内出现自主呼吸时，便触发间歇正压通气，若在触发窗内无自主呼吸，触发窗结束后呼吸机便会自动给予间歇正压通气。现代呼吸机皆有同步功能，因此 SIMV 模式与 IMV 模式属于同一种模式。

（3）压力支持通气（pressure support ventilation，PSV）是指自主呼吸触发和维持吸气过程，呼吸机给予一定的压力辅助。呼吸频率和潮气量都由患者吸气力量和胸肺顺应性决定。当患者呼吸不稳定时，单纯 PSV 模式可发生通气不足或过度，因此一般与 SIMV 合用。

（4）持续气道正压（continuous positive airway pressure，CPAP）是指整个呼吸过程中，均由患者自主触发，呼吸机仅提供维持气道内正压的恒定压力。CPAP 只能用于有自主呼吸、呼吸中枢功能正常的患者。

（5）双相气道正压通气（biphasic positive airway pressure，BIPAP）是压力控制模式的一种，指在患者自主呼吸条件下，分别设置两个气道正压水平和持续时间，两个压力水平交替变化，也就是两个水平的 CPAP。

高压和低压水平均允许患者自主呼吸，即自主呼吸和控制呼吸均可应用。若患者没有自主呼吸，则 BIPAP 就为时间切换的压力控制通气。

（6）压力调节容量控制（pressure regulated volume control，PRVC）是指压力控制通气时，呼吸机根据压力－容积曲线自动调节压力水平，使潮气量不低于设定的最低水平。实质是将压力控制通气的人工调节改为电脑自动调节。

三、呼吸机参数设定

选定呼吸机工作模式后需要对参数进行设定。常见的需要设定的呼吸机参数包括潮气量，呼吸频率，吸呼比，流速，吸氧浓度，呼气末正压以及触发灵敏度。

（1）潮气量：潮气量（tidal volume，Vt）与呼吸频率的设定决定了每分钟通气量的大小。在成年人最常用的范围是 6 ～ 12ml/kg。近二十年的研究发现，过大的潮气量容易引起呼吸机相关肺损伤（ventilator-induced lung injury，VILI），特别是对肺顺应性下降的疾病，如急性呼吸窘迫综合征（acute respiratory distress syndrome，ARDS），病死率会明显升高，而小潮气量对肺有明显保护作用。因此，即使在肺顺应性没有受到损伤的情况下，潮气量的设定也不能过高。

（2）呼吸频率（respiratory rate，RR）：对于成年人机械通气频率可设置到 16 ～ 20 次 / 分。对 Vt 设定较小的患者可相对增加 RR，以此达到相对稳定的分钟通气量。RR 可以通过监测 PaO_2、$PaCO_2$ 和 pH 的值来进行调整。

（3）吸呼比：呼吸功能基本正常者，吸呼比一般为 1 ：（1.5 ～ 2）；阻塞性通气障碍延长呼气时间，可调至 1 ：（2 ～ 2.5），限制性通气障碍可调至 1 ：（1 ～ 1.5）。

（4）流速：只有在容量控制通气中才直接设定流速，应结合患者吸气用力水平和每分钟通气量来设置流速，一般成年人选择 40 ～ 100L/min，平均 60L/min。对慢性阻塞性肺病患者可选择 100L/min。

（5）吸氧浓度：吸氧浓度（FiO_2）设置范围 21% ～ 100%，其设置主要考虑 PaO_2 目标水平，PaO_2 目标为 60mmHg 或 SaO_2 90%。对严重氧合障碍的患者，设定吸氧浓度时还需要结合 PEEP 的数值。

（6）呼气末正压：呼气末正压（PEEP）的调节原则为从小渐增。最佳 PEEP 应满足对循环影响小，而又能达到最大肺顺应性、最小肺内分流、最低 FiO_2 时的最小 PEEP 值。一般从 2.5cmH_2O 开始，逐渐增加至能有效改善氧合，而血压无明显下降。

（7）触发灵敏度：吸气触发分压力触发和流速触发两种。压力触发灵敏度设置在 -1.5 ～ -0.5cmH_2O，流速触发灵敏度设置在 1 ～ 3L/min。过高会增加呼吸肌做功，导致呼吸肌疲劳；过低会出现误触发，导致人机对抗。呼气触发灵敏度指从吸气相进入呼气相时的吸气峰流速下降的百分比，一般为 25%。

四、呼吸机应用的适应证与禁忌证

呼吸机的作用主要为保持气道持续开放以及维持正常的通气。因此临床上一旦出现影响气道开放和通气的情况，都是使用呼吸机治疗的适应证。

（一）适应证

（1）机械性因素导致气道梗阻或开放不全。常见的疾病如上气道梗阻、痰液窒息或胸廓疾病压迫气道，表现为通气不足，可发生缺氧和二氧化碳潴留，需用呼吸机辅助通气纠正。

（2）各种原因导致的呼吸肌无力。常见于神经肌肉疾病如格林巴利综合征、重症肌无力等，呼吸肌无力导致外周呼吸驱动力不足。

（3）中枢性呼吸衰竭。主要由于呼吸中枢受抑制引起，见于脑外伤、脑水肿、颅脑感染或镇静药使用过量等。

（4）换气功能障碍。见于充血性心力衰竭、ARDS、严重的肺部感染、肺间质纤维化、急性肺水肿、哮喘持续状态等。

（5）通气功能障碍。主要见于慢性阻塞性肺疾病导致的呼吸衰竭，主要表现为通气不足，二氧化碳潴留。

（6）呼吸支持。外科手术患者接受麻醉后，或是严重创伤以及心肺复苏术后患者，需要呼吸机支持维持通气与气体交换。

（二）禁忌证

呼吸机治疗没有绝对禁忌证。临床上只要患者出现呼吸衰竭，都可以使用呼吸机治疗。但在某些特殊情况下，仅仅使用呼吸机治疗对疾病的恢复会产生负面影响，因此需要先采取必要的处理后再给予呼吸机治疗。此种情况视为相对禁忌证。

（1）休克或心脏功能衰竭。两种疾病最终病理生理改变都是循环容量绝对或相对不足，临床表现为血压下降。如使用正压通气会进一步减少回心血量和心排血量，可能加重低血压的症状。因此该类患者如出现严重的缺氧和呼吸衰竭，必须使用呼吸机治疗时，应选择适当的通气模式和 PEEP，并密切监测血流动力学变化。

（2）张力性气胸。必须首先进行胸腔闭式引流并保证引流通畅后再给予呼吸机治疗，否则会加重病情甚至导致死亡。

（3）大咯血。咯血量较大时且不能及时排出体外时，会阻塞气道，因此大咯血的患者如病情需要使用呼吸机，必须选择有创呼吸机模式，这样有利于呼吸道清理与气道管理。

（4）肺大泡。肺大泡不是呼吸机使用的禁忌证，但是如果压力过高时容易引起肺大泡破裂，发生气胸。因此存在巨大肺大泡的患者，应慎用呼吸机。若必须应用呼吸机，可尝试给予小潮气量、低压通气，避免使用过高的 PEEP，出现气胸时应及时行胸腔闭式引流。

五、呼吸机应用的并发症

呼吸机应用的并发症可分为三个部分。

（一）人工气道的并发症

（1）气道损伤：是气管插管和气管切开最常见并发症，导管经过的区域，包括口唇或鼻腔至气管各个部位都有可能出现损伤。

（2）面部或颈部皮肤溃疡：无创呼吸机使用时，皮肤与面罩接触时间过长可能导致皮肤溃疡，尤其是戴面罩的患者特别容易发生。使用头罩接呼吸机时相对面罩的溃疡发生概率有所下降。

（3）气管食管瘘：气管插管与气管切开的患者都可能出现气管食管瘘。气囊长时间压迫及局部低灌注引起气管后壁和食管破裂。

（4）气道梗阻：是人工气道最严重的并发症，常危及生命。原因包括导管扭曲、痰栓或异物阻塞管道、管道塌陷等。

（二）机械通气直接引起的并发症

（1）气压伤：平均气道压升高或出现部分肺泡过度膨胀，可造成呼吸道或肺泡壁损伤，表现为气胸、纵隔气肿、皮下气肿、肺间质积气、气腹等。

（2）呼吸机相关性肺炎：主要病因包括呼吸道分泌物的清除和病原菌侵袭的防御能力下降、胃肠道反流和误吸增加肺部感染的机会等。

（3）呼吸机相关肺损伤：呼吸机使用过程中参数设定不当引起受损肺组织损伤加重或正常肺组织出现损伤，表现为炎性细胞浸润、血管通透性增加、透明膜形成及肺水肿等，称为呼吸机相关肺损伤。使用小潮气量、低平台压的肺保护性通气策略可以减少 VILI 发生的概率。

（4）心血管系统并发症：正压通气时，胸腔内压升高，回心血量减少，心排血量下降，从而引起血压下降和休克。在建立气道开始呼吸机治疗前即应补足血容量，并降低压力支持力度，必要时应用血管活性药物。

（三）长时间不活动及不能正常饮食导致的并发症

（1）皮肤溃疡：长时间不活动易引起皮肤接触面溃疡，尤其是重力承受面如骶尾部发生的概率较大。

（2）消化系统并发症：长时间无法正常进食易引起应激性溃疡或急性胃黏膜病变，导致上消化道出血。

（3）营养不良和肌肉萎缩。

六、呼吸机的脱机

呼吸机是器官功能支持治疗，因此积极治疗原发疾病是呼吸机脱机的首要原则。当原发疾病基本纠正，呼吸衰竭症状改善时，需要对患者进行充分评估，包括血流动力学是否稳定，呼吸驱动力是否正常，营养与电解质酸碱平衡等。如机体一般状态允许，可以尝试通过T形管或CPAP模式进行自主呼吸试验。如果患者可以维持较好的氧合（吸氧浓度＜50%而氧合指数＞150），且快浅呼吸指数，即患者自主呼吸频率（次/分）/潮气量（L）＜105时，提示自主呼吸有望成功，可尝试脱机。需要注意的是，部分患者脱机后存在再次插管的可能，而脱机后再插管是预后不佳的独立危险因素。因此对于呼吸机治疗的患者，不宜过早尝试脱机。需保证其基础疾病治疗与一般情况都达到理想状态再进行脱机尝试。

第十二节　血液净化疗法

血液净化（blood purification）是指使用物理或化学方法进行血液中溶质的交换，包括清除血液中内源性或外源性有害物质，如机体代谢产物、毒物、自身抗体等，以及补充机体所需的电解质和碱基，维持正常的水、电解质和酸碱平衡。历史学家称最早的血液净化技术见于古罗马皇帝的浴池，沸腾的池水使那些尿毒症患者通过出汗和蒸汽浴将体内的毒素和水分排出。但血液净化技术的快速发展，始于1854年，现代透析之父Thomas Graham提出“透析”概念之后。1913年，美国John Hopkins医学院的John Abel医生利于自制的透析器，对兔子进行了首次血液透析，开创了血液净化事业。1926年开始透析技术被尝试应用于人类。1960年可用于反复透析的血管通路被发明。1966年，Brescia医生用手术的方法创建了动静脉瘘，使得血液透析可以反复多次进行，成为透析史上重要的里程碑。此后，新兴的血液净化技术不断出现，其治疗适应证也不断扩大，受益人群不断增加。在现今的医疗工作中，血液净化不仅是肾脏病领域中的常用诊疗技术，在急诊、危重症及其他领域也已广泛开展。本章节将对目前常用的血液净化技术包括血液透析、血浆置换、血液灌流和血液滤过等分别进行介绍。

一、血液透析

血液透析（hemodialysis，HD）是将血液引出体外，通过透析器进行血液与透析液交换溶质的过程。血液透析清除的是机体内多余的水分和小分子溶质，其中清除水的原理是对流机制，即通过在血液侧施加正压或透析液侧施加负压，促使水由血液侧向透析液侧移动，临床上通常称为超滤；而清除溶质的原理是扩散机制，即溶质由化学浓度较高的血液侧向化学浓度较低的透析液侧转运。

血液透析是血液净化疗法的核心，也是最早出现的血液净化疗法。其创新之处在于通过体外循环进行溶质清除。荷兰医生Willem Kolff在1943年设计出第一个现代转股式血透装置，命名为“人工肾”，这就是现代血透设备的雏形。1945年人工肾第一次成功抢救一名急性胆囊炎伴急性肾衰竭的患者，标志着血液透析技术的可行性。直到20世纪60年代透析器与血管通路技术的革新后，血液透析开始广泛用于临床，是急、慢性肾衰竭最有效的治疗方法之一。在这之后，通过对滤过装置的不断革新，演变出了血浆置换、血液灌流等其他血液净化技术。

（一）适应证

（1）急性肾衰竭公认的开始透析指征为：①明显的水潴留、心力衰竭及肺水肿迹象；②血钾在6.0 mmol/L以上或心电图有高钾表现；③无尿2天或少尿2天以上；④高分解代谢状态；⑤血尿素氮＞17.8 mmol/L（50 mg/dl）；⑥少尿2天，并伴有体液潴留或尿毒症症状或血肌酐442μmol/L以上或血钾在5.5 mmol/L以上。

（2）慢性肾衰竭透析指征为：①eGFR＜15ml/（min·1.73m^2），糖尿病患者可相对放宽指征至＜20 ml/（min·1.73m^2）；②水潴留、心力衰竭或尿毒症心包炎；③难以控制的高血压、高磷血症或软组织钙化；④尿毒症所致神经系统受损或精神障碍。

（3）急性药物过量或者毒物中毒：如药物或毒物满足分子量小、水溶性高、蛋白结合率低、游离浓度高等特点，可行血液透析治疗。能通过血液透析清除的药物和毒物包括巴比妥类、甲丙氨酯、甲喹酮、氯氮平、水合氯醛、异烟肼、砷、汞、铜、氯化物、溴化物、氨、内毒素、硼酸、毒蕈碱、四氯化碳、三氯乙烯和链霉素、卡那霉素、新霉素、万古霉素、多黏菌素等。

（4）其他疾病如难治性充血性心力衰竭、急性肺水肿和肝肾综合征等。

（二）禁忌证

血液透析没有绝对禁忌证，特别是抢救急性肾功能不全或是急性肺水肿的患者时。但在以下情况时行透析需慎重：休克、低血压或其他原因导致血流动力学不稳定；难以控制的出血或严重出血等抗凝禁忌证；心脑血管并发症；无法配合的患者。

（三）血液透析系统建立

（1）血管通路的建立：临时性血管通路多用于急危重患者的紧急治疗，通常采用直接动静脉穿刺或者中心静脉置管，常见的血管选择包括颈内静脉、锁骨下静脉、股静脉等。对慢性肾衰竭需要长期血液透析替代治疗的患者通常采用的是动静脉内分流或内瘘。

（2）血液透析装置的选择：透析器是血液透析治疗的核心部分，选择透析器的原则是基于溶质清除效能、水清除效能以及生物相容性等多方面因素考虑。虽然经处理后透析器可以反复使用，但因会增加感染概率因此并不建议。透析液中不同离子浓度一般接近正常血浆水平，但仍可根据需要作适当调整。特别对急诊危重症患者来说，血液透析是调整体内水、电解质以及酸碱平衡的一个重要手段。因此需要根据患者的具体情况进行调整。

（3）血液透析抗凝方法。为了使血液透析顺利完成，必须使用抗凝剂保证血液在体外循环中不凝固。肝素是目前血液透析中最常用的抗凝药。常规肝素抗凝是先以肝素生理盐水（生理盐水500 ml+肝素1250～1875U）浸泡和循环透析器和血路管5～20min。此后在血透开始前5～15min体内首剂肝素2000 U（50 U/kg），然后以500～2000 U/h持续滴注，使凝血指标在相应的目标范围内，透析结束前0.5～1h停用。对于有活动性出血或者高危出血倾向患者可采用小剂量肝素（边缘肝素化）及局部体外肝素抗凝法以减少出血的发生。此外，还可以采用无肝素透析，或者使用低分子肝素抗凝剂局部枸橼酸抗凝法。

（四）并发症

（1）失衡综合征：多见于初次透析、快速透析或透析结束后不久，表现为以神经精神症状为主要表现的临床综合征。轻度者表现为焦虑、烦躁、头痛、恶心、呕吐，有时血压升高；中度者尚有肌阵挛、震颤、失定向、嗜睡；重度者可有癫痫样大发作、昏迷，甚至死亡。目前考虑发病机制与透析过快，脑组织的渗透压过高，引起脑水肿有关。一旦出现失衡综合征，应予吸氧、静脉注射高渗溶液等对症治疗。严重者应停止透析，输注甘露醇，并予生命支持治疗。一般症状会在24h内好转。

（2）低血压等其他心血管并发症：多由超滤过多、过快引起的有效血容量不足所致。由于血液透析时血流动力学持续的变化，也会诱发患者基础心血管疾病加重，导致如心律失常、心肌梗死、心力衰竭等症状发生。一旦出现心血管并发症，应立即停止透析，并积极治疗原发病。对低血压患者可采用头低脚高位，必要时静脉补液。

（3）过敏反应：首次使用综合征即用新透析器在短时间内出现过敏反应。多数在开始透析后15～30min发生，主要表现为皮肤瘙痒、胸痛和背痛，严重者可出现全身烧灼感、胸腹剧痛、呼吸困难、血压下降，需立即停止透析，给予吸氧、抗过敏治疗。

（4）感染：包括感染性疾病与血液传染病。前者是由于细菌通过透析管路入血引起脓毒症；后者是因为血液传染病病原体通过输血、复用透析器等情况进入患者体内。感染是血液透析患者死亡主要原因之一。严格无菌操作，减少复用透析器使用，充分透析，加强营养等均有利于预防感染。

（5）急性溶血：在血液透析过程中出现急性溶血少见，几乎均与透析液有关，偶见于异型输血、血泵性能差所造成红细胞破裂等。一旦发现应立即停止透析，夹闭血路管，丢弃管路中血液，必要时输新鲜全血。

（6）空气栓塞：非常严重的并发症。由于透析结束时用空气回血，补液结束时未及时停止，管路连接处泄漏，管路破裂等均可导致空气进入。一旦发现应立即阻断静脉回路，左侧卧位并取头胸部低位，从而使空气聚集在右心房。如出现心搏骤停，除维持心肺复苏外，应施心房穿刺抽气术。

（7）其他并发症：如痛性肌肉阵挛、发热、低血糖发作、出血等。

二、其他急救常用血液净化技术

（一）血浆置换

血浆置换（plasma exchange，PE）是指通过离心法或膜分离法分离血浆和细胞成分，弃去血浆，将细胞成分回输体内的血液净化方法。与血液透析和腹膜透析不同的是，血浆置换的清除目标是自身抗体、免疫复合物等致病物质。其管路的连接与系统建立与血液透析类似。

1. 适应证 血浆置换的主要适应证是一些自身免疫因素引起的疾病，如抗肾小球基膜抗体、肾小球肾炎和免疫复合物性肾小球肾炎；自身免疫溶血性贫血、溶血尿毒症综合征、血栓性血小板减少性紫癜；重症肌无力，多发性神经根炎；免疫复合物新月体肾炎；高黏滞血症；冷球蛋白血症；结缔组织病；肝性脑病；其他，如家族性高胆固醇血症、重症银屑病、毒蕈中毒、肾移植后急性排异反应等。

2. 血浆置换系统建立 血浆置换的血管通路建立与血液透析类似。血液通过管路进入血浆分离装置，经处理后弃去血浆再回到人体。血浆分离可分为离心式分离和膜式滤过两种。离心式分离方法是将全血引入血浆分离器中，通过离心的方法使血浆与血细胞成分分离。模式滤过是目前比较普遍使用的方法，是将血液引入形似空心纤维滤过器，类似血液透析的透析器，通过控制分离膜孔径大小滤过血浆成分、截留血细胞成分。

相比血液透析，血浆置换的抗凝要求更高，通常是血液透析剂量的两倍。多数血浆置换中采用 4% ～ 5% 白蛋白来代替被置换掉的血浆，其输液反应少，更适用于需快速补液病例。新鲜冷冻血浆常用于需补充血浆凝血因子的病例。

3. 并发症 除血液体外循环常见的并发症外，常见并发症包括：过敏反应、低血压、发热、电解质紊乱、感染等。

（二）血液灌流

血液灌流（hemoperfusion，HP）是目前临床上一种非常有效的用于治疗药物及毒物中毒的血液净化手段。富含吸附剂的血液灌流器替代了透析器，通过吸附的方式将血液中的有害物质清除。通常的药物或毒物中毒经过 2 ～ 3 次血液灌流治疗即可大部清除。

1. 适应证 与血液透析相比，血液灌流更适用于一些脂溶性的药物或毒物中毒，包括巴比妥类、苯二氮䓬类；非巴比妥类催眠镇定药如氯丙嗪、非那西丁、水合氯醛等；某些抗癌药物如多柔比星、卡莫司汀、甲氨蝶呤等；除草剂和杀虫剂如氯丹、甲基对硫磷、百草枯等；抗生素类如氨苄西林、庆大霉素、氯霉素等，以及地高辛、奎尼丁、氨茶碱、甲醇、氟乙胺、酚类、毒蕈类、四氯化碳等。

2. 血液灌流系统建立 血液灌流的血管通路与血液透析类似，仅透析器由灌流器取代。灌流器内预存吸附剂。目前最常见的吸附剂是活性炭和吸附树脂。与传统血液透析相比，进行血液灌流时需要较多的抗凝药物及较慢的血液流速。

3. 并发症 最常见的并发症为血小板下降，大部分患者 24 h 后能回升至正常范围。其次是吸附剂微粒脱落导致的血管栓塞。其余并发症与血液透析相仿，包括心血管并发症等。

（三）血液滤过

血液滤过（hemofiltration，HF）是一种模拟了肾小球滤过作用的血液净化治疗。血液引出体外进入血液滤过器后，在跨膜压作用下，水分及其溶质大量滤出，并依靠输液装置从滤器同步输入与细胞外液成分相仿的等量或低于超滤量的置换液。

1. 适应证 血液滤过的适应证与血液透析类似，主要是急、慢性肾功能不全的肾脏替代治疗以及难治性充血性心力衰竭、急性肺水肿和肝肾综合征等。相比 HD，HF 时血浆渗透压基本不变，细胞外液容量相对稳定，因此对血流动力学影响较小，适用于 HD 后出现低血压或是基础疾病存在心血管功能不全的患者。其次，HF 对中分子物质的清除能力较强，且能清除炎症介质和细胞因子，因此，可用于重症胰腺炎、急性呼吸窘迫综合征及多器官功能障碍综合征的治疗。

2. 血液滤过系统建立 血液滤过系统建立与血液透析类似。不同的是，在 HF 过程中，置换液在滤器前输入体内称为前稀释，在滤器后输入称为后稀释。前稀释法的优点是血液在进入滤器前即稀释，血流阻力小，可减少肝素用量，血流量要求相对低，滤过率稳定，不易在膜上形成蛋白覆盖层，但清除率相对低，所需置换液量大，价格高。后稀释法提高了血滤的清除率，减少了置换液用量，降低了成本，但血流阻力大，抗凝要求高，肝素用量大，而且滤器内易形成蛋白覆盖层，导致滤过率的逐步下降。

3. 并发症 主要并发症是营养丢失、激素丢失以及其他血液净化的常见并发症如出血、血栓和感染等。其中，由于 HF 的超滤量较大，因此营养与微量元素的丢失要多于 HD。

（四）连续性肾脏替代治疗

连续性肾脏替代治疗（continuous renal replacement therapy，CRRT）是采用每天连续 24 h 或接近 24 h 的一种连续性血液净化疗法以替代受损肾脏功能。近年来，CRRT 技术不再局限于肾脏替代治疗，已经演变成为各种危重患者及 MODS 患者的重要支持疗法。常见的 CRRT 种类包括连续性静脉 – 静脉血液滤过（CVVH）、连续性动脉 – 静脉血液透析（CAVHD）、连续性静脉 – 静脉血液透析（CVVHD）、连续性动脉 – 静脉血液透析滤过（CAVHDF）、连续性静脉 – 静脉血液透析滤过（CVVHDF）、缓慢连续性超滤（SCUF）、连续性高流量透析（CHFD）、高容量血液滤过（HVHF）等。

相比传统的血液净化治疗方法，CRRT 具有对血流动力学影响小，水和溶质清除量大的优点，因此适用于伴有血流动力学不稳定，且同时合并严重水钠潴留、严重电解质紊乱或是严重高分解代谢状态的患者。此外，CRRT 对机体的炎症状态也可起到一定的调节作用，严重脓毒症、ARDS 与急性重症胰腺炎等均是 CRRT 最常见的非肾性适应证。CRRT 没有绝对禁忌证，仅对于存在抗凝禁忌证的患者，需要谨慎使用。

第十三节　体外膜式氧合技术

应用机械装置，长时间进行对患者心和（或）肺功能的支持，称为体外生命支持（extracorporeal life support，ECLS）。体外膜式氧合，又称为体外膜肺氧合或体外膜氧合（ECMO），属于 ECLS 的一种，指的是通过在患者胸腔外置管，通过机械进行心肺功能支持。但从某种程度来说，两者都是描述心肺功能衰竭患者通过体外机械装置进行支持治疗，因此可认为是同义。ECMO 最早起源于心脏外科手术时使用的体外循环，在气体交换装置发明后即开始应用于重症监护室（intensive care unit，ICU）内严重心肺衰竭的患者。最早的 ECMO 应用对象主要是儿童，包括胎粪吸入综合征、新生儿肺动脉高压、先天性膈疝等一些引起婴幼儿发生严重心肺功能衰竭的疾病，使用 ECMO 治疗后可以明显改善病死率。但用于成人时治疗效果并没有如此明显以及较多的出血、感染等并发症，导致其在成人领域的应用停滞。直至 21 世纪初的 SARS、H7N9 等严重呼吸道传染疾病流行时，ECMO 在治疗这些严重呼吸衰竭的患者时发挥了巨大的作用，才让其重新回到了众人的视线中。

简单地说，ECMO 是通过完全密闭的管道将静脉血引出至体外进行气体交换，再通过静脉或动脉将血液输入体内的装置。整个装置通常由血泵，膜式氧合器，气体混合器，加热器以及动静脉置管和连接管路组成。根据血液回到机体的途径可将 ECMO 分为动脉 – 静脉 ECMO（venoarterial ECMO，VA ECMO）和静脉 – 静脉 ECMO（venovenous ECMO，VV ECMO）两种。

一、适 应 证

ECMO 应用核心是生命支持，为患者争取治疗原发疾病或器官移植的时间，因此其主要适应证都是可逆性疾病引起的严重心肺功能衰竭。

（一）VA ECMO 适应证

（1）心肌梗死后心源性休克：心源性休克是急性心肌梗死的主要死亡原因。VA ECMO 可以为患者争取时间进行冠状动脉介入治疗。

（2）暴发性心肌炎：为患者争取时间让心肌自我修复或进行心脏移植。

（3）脓毒症引起的心肌顿抑。

（4）体外心肺复苏：VA ECMO 可以进行体外心肺复苏（extracorporeal cardiopulmonary resuscitation，ECPR），这是高级生命支持（advanced life support，ALS）的技术延伸，可以改善院内心搏骤停患者的预后。

（5）心脏外科手术后心力衰竭或原发性移植心力衰竭。心脏外科术后心排血量过低，无法脱离体外循环；或是心脏移植术后出现心力衰竭，都是 VA ECMO 的治疗指征。

（6）心脏移植或等待心脏辅助装置植入的过渡。

（二）VV ECMO 适应证

（1）各种原因引起的急性呼吸窘迫综合征（acute respiratory distress syndrome，ARDS）。ARDS 是 VV ECMO 最主要的治疗适应证。如果高 PEEP 和高吸氧浓度仍无法维持氧合，且辅助治疗也无效时需考虑 ECMO 治疗。

（2）慢性阻塞性肺病急性发作或其他原因引起的高碳酸血症。$ECMO_2R$ 与 $AVCO_2R$ 的存在使得机械通气无法纠正的高碳酸血症有了其他治疗选择。此外，如哮喘持续状态等引起持续的肺过度膨胀，导致的高碳酸血症也是 ECMO 的治疗适应证。

（3）肺移植过渡或原发肺移植衰竭。

（4）引起婴儿严重呼吸衰竭的疾病。如先天性膈疝、胎粪吸入等，通过 VV ECMO 治疗效果较好。

二、禁 忌 证

随着 ECMO 技术发展，既往的绝对禁忌证现在部分转变成为相对禁忌证。但是由于其属于生命支持技术，因此如果基础疾病无法被逆转的时候仍不建议使用 ECMO。

（一）绝对禁忌证

（1）未经控制的活动性大出血。因 ECMO 治疗过程中需抗凝，因此出血仍然是绝对禁忌证。

（2）无法治疗的心肺疾病，且不在器官移植的等候名单上或不愿进行其他辅助治疗。

（3）疾病的终末期状态，如已出现远处多发转移的恶性肿瘤或慢性器官功能衰竭。

（4）无目击者的心搏骤停或 CPR 时间过长，组织缺少有效灌注。

（二）相对禁忌证

（1）高支持力度机械通气时间超过 7 天。临床试验证实如患者高吸氧浓度以及高压力参数支持超过 7 天，死亡风险极大，使用 ECMO 治疗获益较少。

（2）高龄患者。年龄大于 60 岁是 ARDS 患者死亡的独立危险因素，因此 ECMO 用于高龄患者可能无法获益。

（3）不可逆的中枢神经系统损伤。

（4）存在抗凝的相对禁忌证。

（5）过度肥胖。

三、ECMO 的管理

（一）ECMO 参数设定

当明确患者满足 ECMO 治疗适应证以及选择了适当的治疗模式后，ICU 医生或是外科医生开始置管，而 ECMO 治疗师或护士开始进行机器管路连接、预冲及机器调试。这些都完成后即可以开始 ECMO 治疗。整个治疗过程中需要关注以下参数。

（1）ECMO 流量：是由血泵的转速、管路的前负荷及后负荷共同决定的。常见的引起流量下降的患者因素包括高血压、低血容量、心包填塞及张力性气胸等。此外，某些机器因素如氧合器中的血块或管路扭结也会引起阻力上升，导致流量下降。流量越大，氧输送程度就越高。

（2）混合气体中的氧含量：气体混合器将空气和纯氧混合，输入膜式氧合器，与管路中的血液进行气体交换。因此混合气体中的纯氧比例越高，血液中的氧含量就越大。

（3）混合气体流速：静脉血进入氧合器后与混合气体接触以此完成气体交换，其中二氧化碳的清除是靠其自身弥散完成的，而经过膜肺排出的二氧化碳和混合气体流量相关。因此混合气体流速越快，二氧化碳清除越彻底。

（二）ECMO 监测

（1）凝血功能监测：在 ECMO 过程中需要抗凝，通常选择是肝素。抗凝不充分的话会在管路中，尤其是氧合器内形成凝血块，阻碍气体交换，甚至是造成患者机体的栓塞。凝血功能的监测通常是进行活化凝血时间（activated clotting time，ACT）的测定。ACT 应该每小时监测，目标维持在 160 ～ 220s。根据 ACT 的数值调整肝素使用的剂量。因此 ECMO 的抗凝治疗需要个体化，在综合评估出血以及血栓风险后决定具体抗凝目标与药物用量。

（2）机械通气监测：ECMO 治疗可以替代肺功能，可以做到真正的让肺休息，因此在 ECMO 的过程可以充分贯彻小潮气量的保护性肺通气策略。事实上，只要情况允许，甚至可以采用超小潮气量（3 ～ 6ml/kg）的设定。

（3）容量水平监测：心肺功能衰竭的患者通常存在容量负荷过重的情况，需要脱水达到容量的负平衡。同时，ECMO 的患者也常合并急性肾损伤，需要肾脏替代治疗。因此，肾脏替代治疗对 ECMO 患者来说是非常好的容量控制手段。

四、ECMO 治疗的并发症

在 ECMO 治疗时出现并发症是很常见的。这些并发症可能是由于需要 ECMO 治疗的原发疾病引起的，也可能是 ECMO 治疗过程造成的。一般来说，VV ECMO 出现并发症的概率要小于 VA ECMO；儿童小于成人；ECMO 用于 ECPR 是出现并发症最多、最严重的情况。

（1）出血：是 ECMO 最常见的并发症，大约有 50% 的患者会出血。最常见的出血部位是置管及手术位置，但也有体内大出血的情况，如肺脏、颅内或是消化道出血。导致出血的原因主要是因为全身肝素化，血小板功能下降及凝血因子稀释。

（2）感染：也较常见，包括新发的感染灶如手术部位感染或是血流感染，或是基础的脓毒症感染加重。

（3）急性肾损伤：ECMO 虽然可以替代心脏功能，但是其提供的是非搏动性灌注。肾脏对非搏动性血流较敏感，因此长时间的 ECMO 治疗会引起肾小管坏死，引起急性肾损伤，发病率在 15% 左右。

（4）其他并发症：VA ECMO 的患者有时会出现下肢缺血坏死。如果抗凝不充分会在管路中特别是氧合器内形成血块，易引起肺动脉或是其他血管的栓塞，血栓对 VA ECMO 的影响要大于 VV ECMO。置入右心房的导管少见地会引起心脏破裂。管路密闭不充分时会引起空气栓塞。其他报道的并发症包括肝素诱导的血小板减少及神经系统并发症等。

五、ECMO 脱 机

ECMO 作为生命支持技术，其应用的最主要目的是为患者争取治疗原发疾病的时间。因此最理想的脱机状态是患者原发疾病缓解或是患者可以进行心肺等器官移植。但临床实践时并非每个患者都可以达到如此的治疗终点，且仍存在较多阻碍 ECMO 更长时间应用的情况未得到有效控制。因此器官功能的评判是 ECMO 脱机的主要标准。

（1）肺功能恢复：没有改变呼吸机参数或 ECMO 设置条件下 PaO_2 升高或 $PaCO_2$ 降低，经呼吸道测得 VO_2 和 VCO_2 增多，肺顺应性增加。此时可尝试关闭膜肺，仅维持体外血流连续循环。如气体交换和血流动力学稳定，可尝试调低呼吸机支持力度。如吸氧浓度在 50% 以下仍能稳定可考虑脱机。

（2）心功能恢复。机体拥有平稳的动脉血气和乳酸水平，且心脏超声提示充分的心室充盈和泵血后，逐步增加呼吸机支持力度并减少 ECMO 流量。如仍能保持较好的血气和乳酸水平，可继续逐步下调 ECMO 流量至阻断患者插管，仅通过旁路维持体外循环管路内血液处于内循环状态。此时，如气体交换和灌注足够可考虑脱机。

第十四节 中医急救适宜技术

一、针刺疗法

针刺疗法是用金属针具刺入穴位，通过经络腧穴调整人体的脏腑气血，而达到治疗疾病的目的。该疗法包括普通体针针刺、平衡针、腹针、火针、皮肤针等不同针刺疗法。

（一）操作流程

（1）针具选择：根据患者病情、年龄、胖瘦、体质、施术部位等因素选择适宜的针具。一般而言，年轻、体壮、肥胖、病位较深、肌肉丰厚的腧穴，宜选较粗较长的毫针；老幼、体弱、形瘦、病位较浅、肌肉浅薄部位的腧穴，宜选较细、较短的毫针。

（2）体位选择：临床上选择体位，应以医生取穴准确、操作方便，患者自然舒适、能够持久留针为原则。同时还要注意对于初诊、精神紧张、年老、体弱、病重者，最好选择仰卧位，以防晕针。选穴处方时尽可能采用一种体位进行取穴针刺。

（3）消毒：针刺治疗前必须严格消毒，消毒的范围包括针具器械、医者手指、患者施术部位、治疗室等。

（4）针刺手法：毫针操作时，一般将医者持针施术的手称为“刺手”，按压穴位局部的手称为“押手”。持针姿势主要是以拇、示、中三指夹持针柄，拇指指腹与示、中指指腹之间相对，其状如握毛笔。刺手与押手应协同操作，紧密配合。进针方式可采用单手进针法、双手进针法、针管进针法。

（5）针刺方向、角度与深度的选择：直刺（针身与皮肤表面呈 90° 左右）适用于肌肉较为丰厚的大部分腧穴；斜刺（针身与皮肤表面呈 45° 左右）适用于肌肉较薄或内有重要脏器的部位；平刺（针身与皮肤表面呈 15° 左右）适用于皮薄肉少的腧穴，如头面部。

（6）行针与留针：进针至一定深度后，使用提插、捻转或刮柄、弹柄、搓柄、轻微震颤针身等方法，使患者有酸、麻、胀、重或触电样感觉，称“得气”。得气后根据病情选择强刺激、中刺激和弱刺激等强弱程度不同的扶正祛邪方法。留针时间根据病情而定，一般情况留针 20 ～ 30min，期间每 10min 行针 1 次，实证留针时间可适当延长，虚证留针时间宜短，对于意识不清患者，可反复行针直到促醒。

（7）出针：在行针施术或留针后即可出针，出针时一般先以左手拇、食指按住针孔周围皮肤，右手持针作轻微捻转，慢慢将针提至皮下，然后将针起出，用消毒干棉球揉按针孔，以防出血。出针后患者应休息片刻方可活动，医者应检查针数，以防遗漏，还应注意有无晕针延迟反应征象。

（二）适应证

针刺疗法使用范围广泛，临床各科具有广泛的适应证。对高热、昏迷、晕厥、中风、痛证、抽搐等内科急症，常有急救之功。

（三）禁忌证

自发性出血患者，局部皮肤感染、溃疡、瘢痕、肿瘤的部位，以及孕妇的腹部、腰骶部均禁针。

（四）应用举例

一般毫针刺法根据不同证型辨证选穴，操作方法众多。平衡针刺对症治疗，具有强刺激、不留针、起效快的特点，此处介绍普通体针针刺与平衡针刺的急诊常用治疗选穴方法。

1. 普通针刺

（1）高热：取督脉、手阳明经穴、十二井穴为主。

主穴：曲池、合谷、大椎、十二井或十宣。配穴：兼见风寒表证配风池；风热表证配风门；暑湿遏表配风门、心俞；热郁卫气配外关、阳陵泉；热入营血配心俞、膈俞。

（2）抽搐：取督脉、足厥阴经穴为主。

主穴：印堂、内关、太冲、合谷、水沟、百会。配穴：热极生风者配中冲、曲池、大椎；肝阳化风配肝俞；风痰闭阻证加中脘、丰隆；虚风内动配太溪、三阴交；癔症性抽搐配涌泉；破伤风引起者配八风、八邪；中毒性抽搐者加十宣、曲泽、委中。

（3）昏迷：以督脉、手厥阴经穴为主。

主穴：百会、印堂、水沟、中冲、涌泉。配穴：疫毒炽盛证加曲泽、委中、尺泽、十宣或十二井穴；湿浊蒙蔽证加阴陵泉、中脘；阴竭阳脱证加神阙、气海、关元。

（4）晕厥：取督脉经穴为主。

主穴：水沟、百会、印堂、中冲、涌泉。配穴：虚证者，配气海、足三里；气厥实证者，配膻中、太冲；痰厥证配中脘、丰隆、隐白。

（5）虚脱：以督脉、任脉、足少阴肾经穴为主。

主穴：素髎、神阙、内关、涌泉。配穴：气脱证配气海；阴脱证配关元；大汗淋漓配少商、合谷；阳脱证配关元。神阙、关元、气海、足三里、三阴交、膻中、少商、合谷重用灸法。其他穴位毫针刺，行平补平泻或补法。

（6）心绞痛：取手厥阴、任脉、督脉经穴为主。

主穴：内关、郄门、至阳、太冲、膻中。配穴：气滞血瘀者，配合谷、巨阙；寒邪凝滞配关元、心俞；阳气虚衰配心俞、关元、神阙；痰湿闭阻加中脘、丰隆。

（7）胆绞痛：取足少阳经穴及相应俞募穴为主。

主穴：胆囊穴、阳陵泉、胆俞、日月、人迎。配穴：肝胆气滞者，配太冲、合谷；肝胆湿热者，配行间、阴陵泉；呕吐者，加内关、公孙；黄疸者，加阳陵泉；发热者，加曲池、大椎。

（8）肾绞痛：取肾和膀胱的募穴、背俞穴为主。

主穴：肾俞、膀胱俞、京门、中极、三阴交、中渚。配穴：下焦湿热者，配委阳、阴陵泉；气滞血瘀者，配血海、太冲；肾气不足者，配气海、关元；尿血者，配地机、太冲。

（9）鼻衄：取手太阴经、手足阳明经、足厥阴经为主。

主穴：孔最、足三里、太冲、合谷。配穴：肺经郁热证配鱼际、阴谷；胃火炽盛证配内庭、经渠；肝火上炎证配行间、劳宫、百会；阴虚火旺证配太溪、鱼际；气虚不摄证配肺俞、脾俞、中脘；出血量多色鲜红者加百会、色淡红者加隐白、至阴；发热者加大椎、大杼；血液病者加膈俞、绝骨、脾俞、肺俞；中毒者加十宣、十二井穴。

（10）咯血：取手太阴经穴为主。

主穴：孔最、肺俞、鱼际、中府。配穴：燥热伤肺证配尺泽、大椎、少商；肝火犯肺证配肝俞、行间、心俞；阴虚肺热证配百劳、太溪；烦躁易怒者配太冲；精神紧张者配百会、印堂；支气管扩张者加郄门、公孙；肺结核者加百虫窝；肺癌者加承山、照海；咯血量多者加涌泉。

（11）便血：以足太阳经穴、背俞穴、下合穴为主。

主穴：大肠俞、上巨虚、长强、承山；配穴：大肠湿热证配阴陵泉、曲池；气虚不摄证配脾俞、地机；脾胃虚寒证配脾俞、胃俞、隐白；腹痛者加公孙、足三里；便血色鲜红量多者配肝俞、心俞；大便暗红血量多着配隐白、商阳、脾俞；上消化道出血加胃俞、足三里；下消化道出血者加孔最、肺俞。

（12）呕血：以胃的募穴、下合穴及胃经郄穴为主。

主穴：中脘、足三里、梁丘、太冲。配穴：胃热壅盛证配内庭、劳宫；肝火犯胃证配行间、肝俞；脾不统血证配隐白、脾俞；呕血明显者配公孙、内关；吐血色鲜红量多者配中冲、厉兑、大敦；吐血色暗红量多者配隐白、太白、地机；头晕、心悸者配气海、关元、涌泉；胃十二指肠溃疡者加孔最、少泽；胃食管恶性肿瘤者加膏肓俞、承山、痞根。

（13）崩漏：以任脉、足太阴经穴为主。

主穴：关元、三阴交、公孙、隐白、太冲。配穴：血热妄行证加行间、劳宫；瘀血内阻证加血海、膈俞；脾虚失摄证加足三里、脾俞；肾虚不固证加太溪、肾俞、肺俞；出血量多者加太冲、至阴；腰酸痛者加气海、关元；贫血者加足三里、脾俞。

（14）中暑：取督脉、手少阴经、手厥阴经穴为主。

主穴：大椎、百会、曲泽、内关、合谷。配穴：头晕头痛加太阳、印堂；呕吐者加中脘、天枢；手足抽搐加太冲、阳陵泉；神志昏迷者加水沟、十宣。

2. 平衡针刺 平衡针刺技术是通过针刺体表的特定反应点来治疗疾病的一种针灸技术。平衡针刺技术理论主要是通过针刺神经干或神经分支，促使原来失调的机体恢复平衡。

（1）眩晕。主穴：头痛穴。配穴：头颈痛配颈痛穴；恶心呕吐配胃痛穴；耳鸣配耳聋穴；心慌配胸痛穴。

（2）高热。主穴：大椎穴。配穴：耳尖穴。

（3）昏迷。主穴：急救穴。配穴：胸痛穴、升提穴。

（4）胸痛。主穴：胸痛穴。配穴：高血压配降压穴；呕吐配胃痛穴。

（5）腹痛。主穴：腹痛穴。配穴：呕吐配胃痛穴。

（6）头痛。主穴：头痛穴。配穴：肩颈疼痛配肩痛穴。

（7）咽痛。主穴：咽痛穴。配穴：流涕配感冒穴；肩僵痛配肩痛穴。

（五）注意事项

（1）患者在过于饥饿、疲劳、精神过度紧张时，不宜立即针刺。对体弱、气血亏虚患者进行针刺时手法不宜过强，并应尽量选择卧位，避免晕针。

（2）孕妇不宜针刺腹部、腰骶部的腧穴，对于三阴交、合谷、昆仑、至阴等一些活血通络的腧穴，在怀孕期间也应避免针刺。如妇女行经时，如非为了调经，也不应针刺。

（3）小儿囟门未闭时，头顶部腧穴不宜针刺。

（4）体表有感染、溃疡、瘢痕、肿瘤及出血倾向者，不宜针刺。

（5）针刺胸背部穴位不能过深，避免刺伤肺组织而引起气胸或血气胸。

（6）有自发性出血，或损伤后出血不止的患者，不宜针刺。

（7）尿潴留等患者在针刺小腹部腧穴时，应把握好针刺的方向、角度、深度等，以免误伤膀胱等脏器而出现意外事故。

二、三棱针疗法

三棱针疗法是用三棱针刺入腧穴或血络，放出适量血液，从而达到治疗疾病目的的一种方法，又称放血疗法。

（一）操作流程

（1）施术部位选择。根据病情选择腧穴、血络、阳性反应点、病灶局部等。

（2）体位选择和消毒。选择患者舒适、医生方便操作的体位。针具、施术部位应严格消毒，有条件者建议选用一次性三棱针或注射针头，医生双手消毒或戴一次性医用手套。

（3）操作方法。针刺方法可分为点刺法、散刺法、刺络法。

1）点刺法：针刺前，在预定针刺部位及周围推按，使血液积聚在针刺部位。常规消毒后，左手拇、示、中三指捏紧被刺部位或穴位，右手持针，用拇指、示指捏住针柄，中指指腹紧靠针身下端，针尖露出3～5mm，对准部位或穴位，刺入3～5mm，随即将针迅速退出，轻轻挤压针孔周围使血流出，然后用消毒棉球按压针孔。

2）散刺法：是对穴位或病变局部周围进行点刺的一种方法。首先对针刺局部皮肤常规消毒，根据病变部位的不同，可刺10～20针。施针时由病变外缘环形向中心点刺，刺时速度要快，针刺深浅根据局部肌肉厚薄、血管深浅而定。

3）刺络法：也称刺络放血法，选用止血带或橡皮管，结扎在针刺部位上端（近心端），然后常规消毒。左手拇指压在被刺部位下端，右手持三棱针对准被针刺部位的静脉或血络，刺入脉络2～3mm并迅速出针，使其流出适量血液。出血停止后，再用消毒棉球按压针孔止血。

（二）适应证

三棱针疗法具有活血通络、开窍泻热、消肿止痛等作用。临床上可用于治疗各种实证、热证、瘀血、疼痛等病症，如急性热病、急性吐泻、急性腰扭伤、咽喉肿痛、目赤肿痛、疮痈初起、丹毒、急性面瘫、抽搐、昏迷、中暑、中风闭证、偏头痛等。

（三）禁忌证

（1）严重心、肝、肾功能损害者。

（2）血友病、血小板减少症等凝血功能障碍者。

（3）孕妇、习惯性流产者。

（4）大动脉处。

（5）外伤有大出血患者。

（四）应用举例

（1）偏头痛：太阳、尺泽穴为主点刺放血治疗偏头痛。

（2）血管性头痛：太阳、角孙、风门点刺放血治疗血管性头痛。

（3）痛经：月经期交替点刺隐白、大敦两穴治疗痛经，经期结束后停止治疗。

（4）小儿疳积：点刺四缝、足三里穴治疗小儿疳积。

（5）急性扁桃体炎：用曲泽穴及附近充盈静脉刺络放血。

（6）高热：点刺大椎、十宣或少商穴治疗高热。

（7）荨麻疹：治疗荨麻疹用大椎、肺俞穴点刺放血。

（8）急性腰扭伤：治疗急性腰扭伤用阿是穴、委中穴点刺放血。

（五）注意事项

（1）向患者或其家属做好解释工作，以消除思想顾虑，使其乐意接受治疗。

（2）注意严格消毒，以防感染。

（3）注意控制出血量，刺络法一般出血不宜过多，注意切勿刺伤深部大血管。若不慎误伤动脉出血，可用消毒棉球局部加压止血。

（4）饥饿、疲劳、精神高度紧张者，应进食、休息、精神放松后再行治疗。

（5）体质虚弱者、孕妇、产后及有出血倾向者，均不宜使用本法。

三、艾灸法

灸法是指采用以艾绒为主的施灸材料，烧灼、熏熨体表的一定部位或腧穴，借灸火的热力给人体以温热性刺激，通过经络腧穴的作用，达到防治疾病目的的一种方法。艾灸分为艾炷灸、艾条灸、温针灸、温灸器灸，其中艾炷灸包括直接灸、间接灸，直接灸可分为瘢痕灸和非瘢痕灸，间接灸有隔姜灸、隔蒜灸等。艾条灸包括悬起灸、实按灸，悬起灸包括温和灸和雀啄灸；实按灸包括太乙针灸、雷火针灸。以下主要介绍艾条灸。

（一）操作流程

艾条灸是将艾绒制作成艾条，将其一端点燃，对准穴位或患处施灸的一种方法。艾条灸可分为悬起灸和实按灸两种方式。

1. 悬起灸　施灸时将艾条悬放在距离穴位一定高度上进行熏烤，不使艾条点燃端直接接触皮肤，称为悬起灸。悬起灸根据实际操作方法不同，分为温和灸、雀啄灸和回旋灸。

（1）温和灸：施灸时将艾条一端点燃，对准应灸的腧穴或患处，距皮肤 2 ～ 3cm 处，进行熏烤，使患者局部有温热感而无灼痛为宜，一般每处灸 10 ～ 15min，至皮肤红晕为度。对于晕厥、局部感觉迟钝的患者，医者可将中、食指分开，置于施灸部位的两侧，这样可以通过医者手指的感觉来测知患者局部的受热程度，以便随时调节施灸的距离，防止烫伤。

（2）雀啄灸：施灸时，将艾条点燃的一端与施灸部位的皮肤不固定在一定距离，而是像鸟雀啄食一样，上下活动施灸。

（3）回旋灸：艾条点燃的一端与施灸部位的皮肤保持一定的距离，但不固定，而是向左右方向移动或反复旋转地施灸。

各种不同的悬起灸对一般适用灸法的病证均可采用，但温和灸多用于灸治慢性病，雀啄灸、回旋灸多用于灸治急性病。

2. 实按灸　将点燃的艾条隔布或隔绵纸数层实按在穴位上，使热气透入皮肉深部，火灭热减后重新点火按灸，称为实按灸。常用的实按灸有太乙针灸和雷火针灸。

（1）太乙针灸：取纯净细软的艾绒 150g 平铺在 $40cm^2$ 的桑皮纸上，将硫黄 2 钱，麝香、乳香、没药、丁香、松香、雄黄、穿山甲、桂枝、杜仲、枳壳、皂角、细辛、川芎、独活、全蝎、白芷各 1 钱共为细末，和匀，取药末 24g 掺入艾绒内，紧卷呈爆竹状，外用鸡蛋清封固，阴干后备用。施灸时，将太乙针的一端烧着，用布七层包裹其烧着的一端，立即紧按于应灸的腧穴或患处，进行灸熨，针冷则再燃再熨。如此反复灸熨 7 ～ 10 次为度。

（2）雷火针灸：其制作方法与“太乙针”相同，唯药物处方有异。方用纯净细软的艾绒 125g，沉香、木香、乳香、羌活、干姜、穿山甲各 9g，共为细末，麝香少许。施灸方法与太乙针灸相同。

（二）适应证

风寒湿痹，寒邪为患之胃脘痛、腹痛、泄泻、痢疾，各种虚寒证、寒厥证、虚脱证，中气不足、阳气下陷所致的遗尿、脱肛、阴挺、崩漏、带下病证等，气血凝滞疾病如乳痈初起、瘰疬、瘿瘤等，半身不遂、口眼㖞斜、哮喘等虚证、寒证。以及无病施灸，可激发人体正气，增强抗病能力。

（三）禁忌证

（1）对实热证、阴虚发热者，一般均不适宜艾灸。

（2）对颜面、五官和有大血管的部位，不宜采用瘢痕灸。

（3）孕妇的腹部和腰骶部不宜施灸。

（4）一般空腹、过饱、极度疲劳和对灸法恐惧者，均应慎用灸法。

（四）应用举例

根据不同病情，辨证论治选择不同穴位进行艾灸治疗。

1. 胃脘痛

穴位：中脘穴。

适宜证型：脾胃虚寒。

2. 恶心呕吐

穴位：中脘穴。

适宜证型：虚证、寒湿证。

3. 顽固性呃逆

穴位：天突穴。

适宜证型：虚证。

4. 眩晕

穴位：百会。

适宜证型：气血亏虚、风痰上扰证。

5. 四肢痿软

穴位：①上肢穴位：合谷、手三里、曲池、手五里。②下肢穴位：梁门、髀关、伏兔、梁丘、足三里、丰隆、解溪。

适宜证型：虚证、寒湿证。

6. 崩漏

穴位：隐白，大敦（灸隐白醒脾益气，统摄血行；灸大敦疏肝达木，调节血量）。

适宜证型：所有中医证型，尤其以脾虚型为显效。

7. 拔除尿管后的小便淋沥

穴位：关元、气海、中极、水道。

适宜证型：一般适用于所有中医证型，尤以寒湿证、虚证效果好。

8. 膀胱痉挛（膀胱刺激征）

穴位：关元、气海。

适宜证型：一般适用于所有中医证型，尤其以肾阳虚衰、中气不足更为显效。

9. 癃闭

穴位：中极、关元、气海。

适宜证型：风寒湿阻、气虚血瘀。

（五）注意事项

（1）施灸过程中注意保暖，随时询问患者有无灼痛感，及时调整艾火与皮肤的距离；对温热不敏感者如糖尿病患者、老年人等尤应注意局部皮肤情况。

（2）施灸中及时将艾灰弹入弯盘内，防止烧伤皮肤及烧坏衣物。

（3）熄灭后的艾条，应装入小口玻璃瓶或筒内，以防复燃发生火灾。

（4）艾灸后局部皮肤出现微红灼热，属于正常现象，无需处理。若因施灸过量，时间过长，局部出现小水疱，只要注意不擦破，无需处理可任其自行吸收。如出现大水疱，可用消毒的毫针刺破水疱，放出水液，或用无菌注射器抽去疱内液体，再涂以烫伤油等，并以无菌纱布覆盖，保持干燥，防止感染，待其自然愈合。

（5）施灸时间：每处 5 ～ 15min。

（6）凡实证、热证，阴虚发热以及大血管处禁用，孕妇慎用。

四、刮痧疗法

刮痧疗法是中国传统医学中的一种技法，是应用边缘钝滑的器具，如牛角刮板、玉石、瓷匙等，在患者体表一定部位反复刮动，使局部皮下出现瘀斑而达到治疗目的的一种治疗方法。刮痧疗法具有活血化瘀、疏通经络、祛邪排毒、益气扶正、调节免疫能力等功能。

（一）操作流程

（1）患者取合理体位，暴露刮痧部位，常用部位有头颈部、背部、腰部和四肢。

（2）手持刮具，蘸刮痧油或其他润滑剂，沿着一定的方向进行刮擦，一般从上向下，由内到外，单方向刮拭。如刮背部，应在脊柱两侧延肋间隙呈弧线由内向外刮，每次刮 8 ～ 10 条，每条长 6 ～ 15cm。

（3）每个部位一般刮拭 20 ～ 30 次，3 ～ 5min，通常一个患者选 3 ～ 5 个部位。两次刮痧之间宜间隔 5 ～ 7 天，或以皮肤上痧退、手压皮肤无痛感为宜。新病急性病 2 ～ 3 次为一个疗程，久病慢性病以 4 ～ 5 次为一个疗程，休息 10 天后可以开始第 2 个疗程。

（4）在刮治过程中，随时询问患者有无疼痛、心中烦闷、欲吐泻等不适，观察局部皮肤颜色变化，根据患者的反应来及时调整手法的轻、重、快、慢。

（5）刮痧完毕，清洁局部皮肤。请患者稍事休息，可饮温开水或姜汤，1 ～ 3 小时内勿用冷水洗脸及手足，忌进食生冷、油腻、酸辣及难消化的食物。

（二）适应证

感冒、项痹病、肩凝症、腰痛病、痤疮、小儿积滞等。

（三）禁忌证

（1）严重心脑血管疾病，极度虚弱或消瘦者。

（2）有出血倾向疾病者，孕妇的腹部、腰骶部。

（3）传染性皮肤病、皮肤溃烂、皮肤高度过敏、伤口、新鲜骨折处等均禁用此法。

（四）应用举例

（1）感冒。刮拭头部两侧、头前部、头后部，颈部督脉循行区，重点刮大椎穴，刮肩部，并在风池、肩井穴加点压、揉按手法，前臂手太阴肺经循行区域。

（2）项痹病。刮拭头部，重点刮拭太阳、百会和风池穴，颈部正中及两侧，脊柱两侧膀胱经，前臂手阳明大肠经脉循行区域。

（3）肩凝症。颈肩部，重点刮拭肩部，前臂手阳明大肠经脉，足阳明胃经循行区域。

（4）腰痛病。刮拭腰部正中，脊柱两侧，腰骶部，下肢后侧及外侧。

（五）注意事项

（1）刮痧前，刮痧部位应清洁或消毒。刮痧时冬季应注意室内保暖，夏季避免风扇、空调直吹刮拭部位。

（2）刮痧后 1 ～ 2 天局部出现轻微疼痛、痒感等属正常现象；出痧后 30min 以内忌洗凉水澡。刮痧结束后最好饮一杯温水，不宜即刻食用生冷食物。

（3）刮痧过程中若出现头晕、心慌、汗出、面色苍白等晕刮现象，应立即停止刮痧，使患者呈头高脚低平卧位，饮用温水或温糖水，并注意保暖。

（4）使用过的刮具，应消毒后备用。

五、拔罐疗法

拔罐法是一种以罐为工具，借助热力、抽气等方法排除其中空气，造成负压，使之吸附于腧穴或应拔部位的体表，而产生刺激，从而达到防治疾病目的的方法。拔罐法能刺激神经，牵拉血管、肌肉，促进血液循环、缓解平滑肌痉挛，激发和调整人体经气，调节脏腑功能，具有通经活络、活血化瘀、祛湿驱寒、消肿止痛、通利关节等作用。火罐是临床最常用的拔罐疗法，以下主要介绍火罐疗法。

（一）操作流程

（1）评估患者，准备用物。

（2）取合理体位，暴露拔罐部位，注意保暖及保护患者隐私。

（3）用止血钳夹取酒精棉球，点燃后在罐内中段绕 1 ～ 2 圈后，迅速退出，立即将罐扣在相应治疗部位。

（4）根据患者的体质强弱、肌肉厚薄、邪气轻重，一般留罐 10 ～ 15min，直至皮肤呈瘀斑现象。

（5）起罐时一手扶住罐体，另一手以拇指或示指按压罐口一侧皮肤，待空气进入罐内即可起去。

（6）清洁局部皮肤，整理用具，消毒火罐。

（二）适应证

感冒、咳嗽、哮喘等呼吸系统疾病；腹痛、泄泻、便秘等消化系统疾病；头痛、面痛、面瘫、咽痛等头面五官疾病；月经不调、痛经、闭经等妇科疾病；积滞、小儿肺炎、小儿遗尿、小儿多动症等儿科疾病；对颈肩腰腿疼痛、慢性疲劳、类风湿关节炎、神经衰弱和失眠等患者亦有疗效。

（三）禁忌证

严重心脏病、极度衰弱、精神病不能配合的患者；皮肤病、局部皮肤破损、传染病、骨折患者；孕妇、妇女经期；过饥、过饱、过度疲劳、醉酒均慎用或禁用本法。

（四）应用举例

1. 颈肩腰腿痛 颈肩腰腿痛可选大椎、肩井、肾俞、内外膝眼及阿是穴等常用穴位。

2. 风湿痹痛 腰痛选肾俞、腰俞、腰阳关；腿痛选环跳、阴市、伏兔、委中；上肢痛可选合谷、外关、曲池，再加局部阿是穴。

3. 哮喘 哮喘可选天宗、肺俞、膻中。

4. 腹泻 腹泻可选神阙、天枢等穴。

5. 腹痛 腹痛可选中脘、天枢、关元。

6. 神经衰弱 神经衰弱可选神门、合谷、足三里、三阴交、心俞等穴。

7. 月经病及带下病 月经病及带下病可选关元、气海、带脉、归来、命门、中枢、三阴交、天枢等穴。

（五）注意事项

（1）拔罐时宜选肌肉较丰满的部位，具有弹力如胸、背、腰、腹、大腿等，皮肤过敏、皮肤破裂、肌肉瘦削、骨骼凹凸不平、毛发过多处、孕妇腰骶部及下腹部均不宜拔罐。

（2）选择适当的体位，最好采取卧位，皮肤有皱纹、松弛或有骨骼凹凸不平处，宜用小口径火罐，否则易脱落。火罐拔上后不宜移动体位，以免火罐脱落。

（3）点火用的棉球酒精不宜太多，应用止血钳拧干夹紧，防止棉球滴酒精或脱落烫伤患者的皮肤，并应防止酒精沾着罐口。

（4）在走罐时，不宜在皮肤瘦薄骨骼突出处，以免损伤皮肤或火罐漏气脱落。

（5）拔罐过程中，要随时观察火罐吸附情况和皮肤颜色。

（6）起罐时手法宜轻缓，用手指按压一侧灌口边缘皮肤，使气漏入，罐具自然脱落，切勿强拉，以免损伤皮肤。拔罐后皮肤出现潮红或瘀红为正常现象，拔罐后引起的张力性水疱可按外科常规处理。

（7）拔罐间隔时间依病情而定，一般慢性病隔日一次，急性病每日 1 ～ 2 次，但留罐时间不宜过长，一般 7 ～ 10 日为一个疗程，如病情需要再进行下一个疗程治疗。

（8）冬天注意保暖，但拔罐部位不宜覆盖厚重的棉被，必要时用屏风遮挡患者。

六、贴敷疗法

贴敷疗法也称外敷疗法，是在中医理论指导下，应用中草药制剂，施治于皮肤、孔窍、腧穴及病变局部等部位的治疗方法，属于中药外治法。常用的治疗方法有天灸疗法、中药膏剂或散剂贴敷等。本节主要介绍具有代表性的天灸疗法及吴茱萸热敷疗法。

（一）天灸疗法

1. 操作流程

（1）取岭南传统天灸的药末适量，以生姜汁（生姜去皮绞汁过滤）调和成约 1cm×1cm×1cm 大小的膏状药饼。

（2）将天灸膏置于医用胶布上（5cm 直径圆形或方形胶布），贴于穴位上，到达贴药程度后去除胶布，擦干净药膏即可。

（3）贴药时间：根据年龄、体质等因素，成人一般以 30 ～ 60min 为宜，小孩时间酌减一般以 15 ～ 30min 为宜。贴药后皮肤一般均会有局部灼热感，如自觉明显不适时可提前自行将药物除去。

2. 适应证

（1）肺系相关病症：过敏性鼻炎、慢性咳嗽、哮喘、虚人感冒等。

（2）痛症：颈肩腰腿痛、膝骨性关节炎、风湿性关节炎、胃痛、痛经等。

（3）其他类疾病：失眠、慢性肠炎、消化不良、夜尿症等。

3. 禁忌证

（1）畏惧天灸者。

（2）孕妇、哺乳妇女。

（3）容易皮肤过敏者，皮肤病患者或皮肤破损者。

（4）合并严重心脑血管、肝、肾、造血系统等疾病者。严重精神心理疾患者。

（5）对天灸药物过敏者。

4. 应用举例

（1）支气管炎：肺俞、脾俞、肾俞、大椎。

（2）变应性鼻炎：中脘、建里、滑肉门、肺俞、心俞、胆俞、肾俞。

（3）支气管哮喘：肺俞、脾俞、肾俞、定喘。

（4）小便失禁：中极、关元、脾俞、肾俞。

（5）胃脘痛：天枢、中脘、脾俞、气海。

（6）腰痛：厥阴俞、脾俞、膀胱俞、腰阳关、命门、水分、天枢、阴交。

（7）颈痛：百劳、肩中俞、肩井、心俞、胆俞、肾俞。

（8）失眠：肺俞、心俞、膈俞、胆俞、脾俞、肾俞。

5. 注意事项

（1）敷药穴位的皮肤不能有破溃或疔疮，颜面部不宜敷药。

（2）敷药时间以患者自觉皮肤灼热，皮肤潮红或起小水疱为度，每次 6 ～ 8 个穴位为宜。

（3）天灸致皮肤过敏者，可自行服用抗过敏药物；若全身过敏症状严重或伴有发热，需就医诊治。

（4）如皮肤起水疱应着柔软衣物防治破损，外涂宝肤灵、氧化锌油等烫伤软膏。水疱较大者，可自行取用消毒针刺破，并外涂药水，可适当予以珍珠层粉、云南白药涂抹促使创口愈合。

（5）天灸期间清淡饮食，戒辛辣、生冷，不宜食用鸡、鸭、鹅、牛肉、虾、蟹等发物。

（6）天气炎热时注意保持皮肤干燥，防止药膏脱落。

（二）吴茱萸加粗盐热熨疗法

利用吴茱萸与粗盐混合加热后药物与热的作用，达到行气活血、散寒止痛、祛瘀消肿、温经通络的作用。

1. 操作流程

（1）将吴茱萸 250g 与粗盐 250g 放置于锅中炒热至 65 ～ 70℃，或用小布袋装好放入微波炉加温。

（2）将药熨袋放在热熨部位顺时针旋转推熨，力量均匀，开始用力要轻，速度稍快；随着药袋温度的降低，力量可增大，速度减慢。

（3）药物温度过低时可换药袋，每次 20 ～ 30min，每日 1 ～ 2 次。

2. 适应证 各种原因引起的腹胀、腹痛，关节冷痛、麻木，证属虚寒、气滞者，以及脾胃虚弱型胃痛、寒性呕吐等。

3. 禁忌证

（1）机械性肠梗阻及实热证腹痛患者。

（2）局部皮肤有破损、溃疡及水疱者。

（3）不明肿块及出血倾向患者。

（4）各种湿热证或麻醉未清醒者禁用。

（5）孕妇、腹痛性质不明禁用，身体大血管处忌用。

（6）严重的糖尿病、偏瘫等感觉神经功能障碍患者忌用。

4. 应用举例 中焦虚寒、虚寒气滞型腹痛、腹胀，选择胃脘部、腹部疼痛处，或神阙穴、中脘、关元、中极穴。

5. 注意事项

（1）药熨前嘱患者排空小便，注意保暖、体位舒适。

（2）药熨温度不宜超过 70℃，50 ～ 60℃为宜。操作前让患者先试温，以能耐受为宜。

（3）药熨过程中注意保暖、适当补充水分，观察局部皮肤，防止烫伤。药熨后擦净局部皮肤，观察皮肤有无烫伤或起小水泡，及时处理。

（4）药物冷却后应及时更换或加热，中药可连续反复使用 1 周。

本教材课件

主要参考文献

陈灏珠，林果为，王吉耀．2013. 实用内科学．第 14 版．北京：人民卫生出版社．
陈镜合，周海平．1997. 中医急重症医学．广州：广东高等教育出版社．
陈孝平．2011. 外科学．第 2 版．北京：人民卫生出版社．
崔乃杰，秦英智，傅强 2009. 中西医结合重症医学．武汉：华中科技大学出版社．
方邦江．2010. 中医急诊内科学．北京：科学出版社．
方邦江．2015. 朱培庭治疗危急疑难病经验．北京：中国中医药出版社．
方邦江．2017. 中西医结合急救医学．新世纪第 3 版．北京：中国中医药出版社．
方邦江，2021. 急救医学．第 2 版．北京：人民卫生出版社．
方邦江，方晓磊．2017. 国医大师治疗危急重症学术精选．北京：人民卫生出版社．
方邦江，刘清泉．2015. 中西结合急救医学．北京：人民卫生出版社．
方邦江，罗翌．2013. 急救医学学习指导与习题集．北京：人民卫生出版社．
方邦江，齐文升，黄烨．2020. 新型冠状病毒感染的肺炎中西医结合防控手册．北京：人民卫生出版社．
方邦江，裘世轲．2016. 国医大师裘沛然治疗疑难危急重症经验集．北京：中国中医药出版社．
方邦江，张洪春．2021. 国医大师晁恩祥治疗危急疑难重症学术经验．北京：人民卫生出版社．
方邦江，张晓云．2018. 中西医结合急救医学临床研究．北京：人民卫生出版社．
方邦江，张忠德．2021. 中医内科学·急诊分册（中医、中西医结合类住院医师培训教材）．北京：人民卫生出版社．
方邦江，周爽．2013. 国医大师朱良春治疗疑难危急重症经验集．北京：中国中医药出版社．
管向东，司向．2019. 休克定义及分型的再思考．协和医学杂志，10（5）：438-441.
贾建平．2008. 神经病学．第 6 版．北京：人民卫生出版社．
金惠铭，王建枝．2008. 病理生理学．第 7 版．北京：人民卫生出版社．
雷纳·克鲁门勒．2009. 自然灾害，王勋华．译．武汉：湖北教育出版社．
李志军，王东强．2015. 内科急危重病中西医结合诊疗对策．北京：人民卫生出版社．
梁克玉，邓小川，何建成．2013. 四肢骨折．武汉：湖北科学技术出版社．
刘南．2013. 中西结合内科急症学．第 2 版．广州：广东高等教育出版社．
刘清泉，方邦江．2021. 中医急诊学．第 2 版．北京：中国中医药出版社．
刘清泉，张晓云，孔立，等．2014. 高热（脓毒症）中医诊疗专家共识意见 [J]. 中国中医急症，23（11）：1961-1963.
鲁瑛，常雪健，肖红霞，等．2008. 中医四部经典．太原：山西科学技术出版社．
梅广源，邹旭，罗翌．2008. 中西医结合急诊内科学．北京：科学出版社．
任继学．1997. 中医急诊学．上海：上海科学技术出版社．
沈洪，刘中民．2013. 急诊与灾难医学．第 2 版．北京：人民卫生出版社．
石学敏．2007. 针灸学．北京：中国中医药出版社．
宋景春，马林浩，陈淼．2015. 弥散性血管内凝血中西医结合治疗学．北京：军事医学科学出版社．
孙广仁，郑洪新．2015. 中医基础理论．北京：中国中医药出版社，205-229，246-270.
孙广仁．2007. 中医基础理论．第 2 版．北京：中国中医药出版社．

王和鸣 . 2007. 中医骨伤科学 . 第 2 版 . 北京 : 中国中医药出版社 .

王一镗，刘中民 . 2009. 灾难医学 . 镇江 : 江苏大学出版社 .

王一镗，沈洪 . 2007. 心肺脑复苏 . 上海 : 上海科学技术出版社 .

王永炎 . 2001. 中医内科学 . 上海 : 上海科学技术出版社 .

王正国 . 2002. 王正国创伤外科学 . 上海 : 上海科学技术出版社 .

吴在德，吴肇汉 . 2008. 外科学 . 第 7 版 . 北京 : 人民卫生出版社 .

胥少汀，葛宝丰，徐印坎 . 2012. 实用骨科学 . 第 4 版 . 北京 : 人民军医出版社 .

徐叔云 . 2004. 临床药理学 . 第 3 版 . 北京 : 人民卫生出版社 .

许能贵，符文彬 . 2015. 临床针灸学 . 北京 : 科学出版社 .

杨杰 . 2014. 休克的识别与处理 . 中国临床医生，42（4）: 73-75.

张文武 . 2007. 急诊医学 . 第 2 版 . 北京 : 人民卫生出版社 .

张晓云，袁维真 . 2012. 中西医临床危重病学 . 北京 : 人民卫生出版社 .

中国医师协会急诊医师分会，中国毒理学会中毒与救治专业委员会 . 2016. 急性中毒诊断与治疗中国专家共识 . 中华危重病急救医学，28（11）: 966.

中国医师协会急诊医师分会 . 2016. 急性有机磷农药中毒诊治临床专家共识（2016）. 中国急救医学，36（12）: 1057-1065.

中华医学会神经病学分会，中华医学会神经病学分会脑血管病学组 . 2018. 中国急性缺血性脑卒中诊治指南 2018[J]. 中华神经科杂志，51（9）: 666-682.

周爽，卜建宏，孙丽华，宋景春 . 2018. 方邦江治疗急重疑难病证学术经验 . 北京 : 中国中医药出版社 .

周仲瑛，王志英，过伟峰 . 2000. 中医内科急症概论（上）. 南京中医药大学学报（自然科学版），（5）: 263-266.

周仲瑛，周学平，顾勤 . 2000. 中医内科急症概论（下）. 南京中医药大学学报（自然科学版），（6）: 329-332.

朱蕾 . 2012. 机械通气 . 第 3 版 . 上海 : 上海科学技术出版社 .

Britt L D, PeitzmanA B. BARRIE P S. et al. 2015. 急诊外科学 . 张连阳，白祥军，赵晓东，译 . 北京 : 人民军医出版社 .

In Stone CK. Humphries. 2004. Current emergency medicineconcept and clinieal practise. 6th ed. Saint. Louis: Mosby Ine.

Marx J A. 2010. Rosen's emergency medicine. 7th ed. saunder.

Meurs K V. 2011. ECMO : 危重病体外心肺支持 . 第 3 版 . 李欣，王伟，译 . 北京 : 科学出版社 .

Moore E E，Feliciano. D V, Mattox K L. 2007. 创伤学 . 高建川，朱敬民，崔晓林，等译 . 北京 : 人民军医出版社 .